内容提要

本书根据对高级卫生专业技术资格人员的要求，结合目前的学科发展状况，系统地介绍了护理学总论和内科护理学发展的新理论。全书共20章，以整体护理为主线，以内科疾病护理为目标，重点论述了内科各系统疾病的护理。本书具有权威性、实用性和指导性，可作为护理人员专业知识的培训教程，且能提高主管护师以上职称医务人员的临床科研、带教和临床教学水平，是高年资护理人员必备案头工具书。

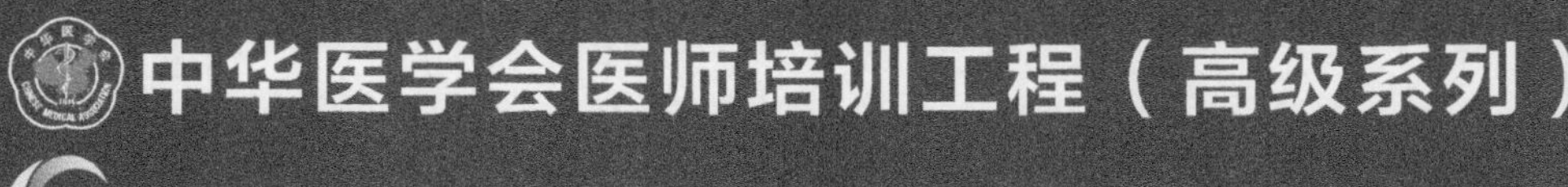

内科护理学高级教程

主 编 / 黄人健　李秀华

中华医学会组织编著

中華醫學電子音像出版社
CHINESE MEDICAL MULTIMEDIA PRESS
北 京

图书在版编目（CIP）数据

内科护理学高级教程 / 黄人健，李秀华主编. —北京：中华医学电子音像出版社，2023.3
ISBN 978-7-83005-231-7

Ⅰ. ①内… Ⅱ. ①黄… ②李… Ⅲ. ①内科学－护理学－资格考试－教材 Ⅳ. ① R473.5
中国版本图书馆 CIP 数据核字（2019）第 273332 号

内科护理学高级教程
NEIKEHULIXUE GAOJI JIAOCHENG

主　　编：黄人健　李秀华
策划编辑：裴　燕
责任编辑：赵文羽
文字编辑：周寇扣
校　　对：朱士军
责任印刷：李振坤
出版发行：中華醫學電子音像出版社
通信地址：北京市西城区东河沿街 69 号中华医学会 610 室
邮　　编：100052
E - mail：cma-cmc@cma.org.cn
购书热线：010-51322677
经　　销：新华书店
印　　刷：北京虎彩文化传播有限公司
开　　本：889 mm×1194 mm　1/16
印　　张：30.25
字　　数：905 千字
版　　次：2023 年 3 月第 1 版　2024 年 2 月第 2 次印刷
定　　价（含习题卡）：260.00 元

《内科护理学高级教程》

编委会

主　编　黄人健 李秀华

副主编　（以姓氏笔画为序）

刘纯艳　刘绍金　吴欣娟　张黎明　倪国华　徐润华

编　委（以姓氏笔画为序）

丁炎明　北京大学第一医院
于丽莎　中国人民解放军第 302 医院
马玉芬　中国医学科学院北京协和医院
马秀芝　首都儿科研究所
王立新　北京妇产医院
王丽霞　首都医科大学附属北京儿童医院
叶文琴　第二军医大学附属长海医院
成守珍　中山大学附属第一医院
刘纯艳　天津医科大学护理学院
刘绍金　中国医学科学院北京协和医院
刘春华　北京大学妇产儿童医院
李庆印　中国医学科学院阜外心血管病医院
李秀华　中日友好医院
李春燕　首都医科大学附属北京朝阳医院
吴欣娟　中国医学科学院北京协和医院
汪四花　浙江大学医学院附属第二医院
宋书梅　中国医学科学院北京协和医院
张晓静　中国医学科学院北京协和医院
张海燕　北京大学人民医院
张培生　浙江绿城职业培训学校
张黎明　中国人民解放军总医院
陈　东　首都医科大学附属北京佑安医院
陈伟菊　暨南大学附属第一医院
陈京立　中国协和医科大学护理学院
陈建军　北京大学第一医院
陈湘玉　南京大学医学院附属鼓楼医院
郑一宁　首都医科大学附属北京友谊医院
赵继军　第二军医大学附属长海医院
顾则娟　南京医科大学第一附属医院
倪国华　杭州师范学院护理学院

徐　波　中国医学科学院肿瘤医院
徐润华　首都医科大学附属北京儿童医院
徐筱萍　复旦大学附属中山医院
高凤莉　中国医学科学院北京协和医院
黄人健　中国医学科学院北京协和医院
黄惟清　北京护士学校
曹文媚　天津市第一中心医院
屠丽君　南京医科大学附属脑科医院

序

我国现有的医师培养过程分为医学院校教育、毕业后医学教育和继续医学教育三个阶段。专科医师规范化培训是毕业后医学教育的重要组成部分，是在住院医师规范化培训的基础上，继续培养能够独立、规范地从事疾病专科诊疗工作临床医师的必经途径。2017 年 7 月，国务院办公厅印发《关于深化医教协同进一步推进医学教育改革与发展的意见》（国办发〔2017〕63 号），文件中提出把医学教育和人才培养摆在卫生与健康事业优先发展的战略地位，为建设健康中国提供坚实的人才保障……支持行业学（协）会参与学科专业设置、人才培养规划、标准制（修）订和考核评估等工作，相关公共服务逐步交由社会组织承担。2015 年发布的《关于开展专科医师规范化培训制度试点的指导意见》（国卫科教发〔2015〕97 号）中明确提出：探索建立有关行业协（学）会协助政府部门做好专科医师规范化培训制度试点的业务指导、组织实施与日常管理监督的工作机制。根据需要，可组建由有关专家和医疗卫生机构、高等医学院校、相关事业单位、行业组织和政府相关部门等多方面代表组成的专科医师规范化培训专家委员会，协助开展有关工作。

中华医学会成立于 1915 年，经过百年的励精图治，已经成为党和政府联系医学科技工作者的桥梁和纽带、中国科协学会的翘楚、全国医学科技工作者的家园，其宗旨是团结医务工作者，传播医学科学知识，弘扬医学道德，崇尚社会正义。由中华医学会第二十五届理事会第四次会议审议通过的《中华医学会章程》中明确将“参与开展毕业后医学教育及专科医师培训、考核等工作”作为学会的业务范围之一。鉴于我国适用于专科医师规范化培训的教材存在系统性较差、内容质量参差不齐、学科覆盖不全面等诸多不足，中华医学会所属中华医学电子音像出版社依托学会 91 个专科分会的千余名专家力量，配合出版社三十余年传统出版和数字出版相结合的出版经验，策划了《中华医学会医师培训工程（高级系列）丛书》，旨在通过本丛书引导医学教育健康发展和卫生行业人才的规范化培养。本套丛书的内容不仅包括专科医师应该掌握的知识，更力求与时俱进，反映目前本学科发展的国际规范指南和前沿动态，巩固和提高专科医师的临床诊治、临床会诊、综合分析疑难病例及开展医疗先进技术的能力，同时还增加了测试题，作为考查专科医师对专业知识掌握情况的依据。除此之外，本丛书还充分利用新兴媒体技术，就部分内容配备了相应的多媒体视频，以加强医务人员对理论知识和实际操作技术的理解。

在2016年举办的“全国卫生与健康大会”上，习近平总书记发表重要讲话，强调“没有全民健康，就没有全面小康”；在第十八届中共中央政治局常委会同中外记者首次见面会上，习近平总书记表达出对人民健康福祉的密切关注：我们的人民热爱生活，期盼有更可靠的社会保障、更高水平的医疗卫生服务、更优美的环境……实现全民健康离不开高水平医疗卫生服务的保障，开展高水平的医疗卫生服务离不开一支高素质、高水平的医疗队伍，这也是中华医学会组织国内各学科学术带头人、知名专家编写本丛书的目的所在。

本丛书在编写过程中多次召开组稿会和定稿会，各位参编的专家、教授群策群力，在繁忙的临床和教学工作之余高效率、高质量地完成了编写工作，在此，我表示衷心的感谢和敬佩！

出版说明

为引导我国医学教育的健康发展，加强卫生人才培养工作，助力健康中国战略的实施，在中华医学会及所属91个专科分会的支持下，我们精心策划出版了《中华医学会医师培训工程（高级系列）丛书》暨《国家级继续医学教育项目教材》。

本套丛书的内容不仅包括医学各专业高年资从业者应该掌握的基本知识，更力求与时俱进，反映本学科发展的前沿动态，侧重医务人员临床诊治技能、疑难病例处理以及开展医疗先进技术能力的培养，具有专业性、权威性和实用性，因此既可作为正在试点推动的专科医师规范化培训的工具用书，又可作为医务人员或医疗行政管理部门开展继续医学教育的必备教材。同时，本套丛书在系统梳理专业知识的基础上均配备练习题库和模拟考试情境，有助于检验专业知识的掌握情况，亦可作为拟晋升高级职称应试者的考前复习参考用书。

限于编写时间紧迫、经验不足，本套教材会有很多不足之处，真诚希望广大读者谅解并提出宝贵意见，我们将于再版时加以改正。

目 录

第一篇 护理学总论

第二篇 内科护理学

第一篇　护理学总论

第 1 章

护理伦理

第一节　基本概念

一、道德与伦理

医学伦理学是以医学领域中的道德现象和道德关系为自己的研究对象。中国古代的“道德”一词，主要指人与人之间的行为原则和规范的总和，也兼指个人的道德行为、思想品质和修养境界。西方的“道德(morals)”一词最早起源于拉丁文的“molalis”，其单数“mos”指个人的性格和品性，复数“moles”指风俗和习惯。在近代汉语中，“伦理”引申为习俗、品性、思想等。西方的“伦理(ethics)”一词源自希腊语“ethos”，是一种有关“辨别对与错的行为素养”。尽管伦理和道德的词源、涵义不尽相同，但它们是相通的。

二、护理道德与护理伦理

护理道德是社会一般道德在护理实践领域中的特殊体现，是护理人员在护理领域内处理各种道德关系的职业意识和行为规范。

护理伦理(nursing ethics)是制约护理行为的一系列道德原则，包括护理人员与病人、病人家属、医护同仁，以及整个社会的关系，它也用来制约医疗行业的道德义务。护理伦理是护理专业人员的专业伦理(professional ethics)，是社会舆论要求护理专业人员必须遵守的职业道德。

每个行业都有自己的职业道德和伦理，护理是以治病救人为目的的社会活动，其服务对象是人，因此，研究护理道德和护理伦理就有着更重要的意义。

护理道德与护理伦理既有区别又有联系。护理道德是护理伦理的基础。护理伦理是护理道德的系统化与理论化，并且它反过来又促进良好的护理道德的形成与发展。因此，护理伦理学又是研究护理道德关系的一门学科。护理伦理学的研究对象包括：护理人员与患者及其家属之间的关系，护理人员之间、护理人员与其他医务人员之间的关系，护理人员与护理学科发展之间的关系。

第二节　相关理论

生命论、义务论、功利论、美德论都是护理伦理理论的重要组成部分。所不同的是，生命论从人的生命价值定位，而义务论、功利论和美德论则从精神层面彰显人生命的主观诉求。义务论和功利论着眼于行为的善恶，而美德论强调的不止是行为，还着眼于行为的动机，即遵循道德准则行动者的人。生命论、功利论与义务论解决我们应该做什么的问题，美德论则是解决我们应该成为什么样性质的人的问题。

护理美德论是指护理人员在工作中应具备的职业道德品格，主要内容包括护理人员的护理道德认知与观念、护理道德意识和信念等。护理美德论的具体内容有护理同情、善良、仁爱，护理关怀和帮助，护理勤奋与公正、诚实、谦和、果断、信用等护理道德素质。美德论适用于对护理学生专业精神的培养，更适合作为护理学生教学中道德教育的理论基础。当其他利益与严肃的道德规范发生碰撞时，只有潜移默化的道德教育，才能使天平倾向于道德规范。道德教育最适当的时机就在于护理人员学历教育阶段，一旦将这种德性内化为一个人的品性，那么无论护理人员的专业技能和理论水平上升到什么层次，公众的利益都会得到保护。

第三节　护理道德的基本原则、规范和范畴

护理道德的基本原则、规范和范畴是护理伦理学研究的重点对象与核心内容。其基本原则与规范是指导护理行为的准则。

一、护理道德的基本原则

护理道德的基本原则指护理人员在护理工作中处理人与人之间、个人与社会之间关系时所应遵循的根本指导原则。它统帅护理道德规范和范畴，是衡量护理人员道德水平的最高道德标准。

1981年全国第一届医学伦理学学术会议上确立了社会主义医学道德的基本原则："救死扶伤，防病治病，实行社会主义人道主义，全心全意为人民的健康服务。"护理是医学的一部分，医学道德的基本原则自然也适用于护理。

1989年，由Beauchamp和Childress在Principles of Biomedical Ethics一书中提出的"四原则"：自主原则（The principle of respect for autonomy）、公平原则（The principle of justice）、有益原则（The principle of beneficence）、不伤害原则（The principle of non-maleficence）已被国际上广泛认可，并应用于医学及护理伦理领域。

二、护理道德的基本规范

护理道德规范是护理人员在实践过程中应遵循的行为准则，是协调护理人员与病人、其他医务人员及社会之间关系的行为标准，也是评价护理人员职业道德的具体标准。国际护士协会在1953年7月国际护士大会上通过的《护士伦理学国际法》就是国际性的护理人员道德规范。我国卫生部1981年10月8日颁发的《医院工作人员守则》及1988年12月15日颁发的《医务人员医德规范及实施办法》也提出了护理人员的道德规范。护理道德规范主要表现在以下几个方面。

1. 爱岗敬业、自尊自强　护理职业是一项平凡而又崇高的事业。护理人员只有热爱护理职业，不断深化对护理工作内涵的认识，才能更好地为社会人群服务。

护理工作在社会中承担着重要的角色，它关系到社会的发展、民族的繁衍和广大人民群众的身心健康，护理人员应该充分认识到自己的职业价值，并敬重自己的职业。

随着传统的以"疾病"为中心的生物医学模式转变为以"人"为中心的现代医学模式，护理学的内涵得到了进一步的提升，作用也越来越凸显出来，护理人员不仅是护理活动的执行者，还是健康教育者、健康协调者、健康咨询者以及病人利益的维护者。护理人员应视病人为整体，从身体和心理上关心爱护病人。这就要求护理工作者不仅具备扎实的护理基本知识、理论和技能，而且需要学习护理伦理学、护理心理学、美学以及社会学等相关学科的知识，同时，还应具备良好的沟通和表达能力，从而为患者提供优质护理服务。

2. 尊重病人、关心病人　尊重病人，爱护关心病人是护理人员最基本的道德要求，护理人员应把救死扶伤，防病治病，全心全意为病人服务作为自己的最高职责。

首先，要尊重病人，即尊重病人的生命价值，尊重病人的人格和权利。人的生命价值是由其生命质量决定的，护理人员在工作过程中必须努力提高病人的生命质量，无论从生理还是心理上，都应该采取最佳的措施，减轻患者的痛苦，使他们更有勇气面临困难、战胜疾病，从而更好地回归社会。病人的权力，包括平等的医护权利、知情同意的权利、要求保守秘密的权利等，护理人员应对患者一视同仁，不论贫富地位、远近亲疏，都应以诚相待；在医疗护理中，对于病人的隐私，护理人员应负有保守秘密的义务，绝不能随意泄露或当众议论。护理人员应充分尊重患者的以上权利，成为病人权力的忠实维护者，这也是建立良好护患关系的前提。

其次，要关心体贴病人。护理人员应适当的移情，设身处地地体谅病人患病的痛苦，看病的艰难和治疗带来的一系列身体和心理的伤害和打击，以

最优的服务态度和技术为病人提供治疗和护理。南丁格尔曾说过:“护士必须有一颗同情的心。”护理人员只有真正地走进病人的心里,与患者产生共鸣,才能更好地为病人服务。

3. 认真负责、技术求精　以病人为中心,一切为了病人的利益是护理工作的出发点与归宿,护理工作直接关系到病人的安危,来不得半点疏忽。在道德要求上:护理人员必须以高度的责任心对待工作,谨慎细心,严格执行“三查七对”,严防各种差错事故;严格遵守护理的各项规章制度和操作流程;严密实施各项护理操作,做到及时准确。同时,还应培养敏锐的观察能力,及时发现病情变化并报告医生解决问题。护理人员还应有批判性的思维,辩证地执行医嘱,这也是对病人认真负责的一种表现。

精湛的护理技术也是对护理人员职业道德的基本要求,护理人员应在保证不增加病人痛苦的基础上,努力熟练掌握各项护理技术操作,不断积累经验,从而更快捷高效地完成护理工作。随着现代医疗和护理的不断发展,许多医学诊断治疗新技术的应用,康复医学、社区护理和家庭病房的兴起,护理工作的内容和范围也在不断地扩大,护理人员在这种医疗大环境下更应该不断地学习,完善相关的知识结构,自我提高,从而适应社会的发展,满足患者的需要。

4. 热忱服务、乐于奉献　护理的本质就是照顾,在护理实践过程中满足病人的各种需要,热忱服务正是这一本质的具体体现。护理人员应全心全意为病人服务,在生活上悉心照料,在治疗上以精湛的技术为病人提供服务,在心理上给予病人最大的安慰。特别是对待老年病人、危重症病人、婴幼儿病人、精神病人,应给予更多的关心和照顾,要耐心解释,细心观察患者的病情变化和心理反应,及时发现问题,解决问题。

在提倡文明服务的今天,护理人员还应发扬乐于奉献的精神,把解决病人的痛苦放在首位,不怕脏不怕累,不辞辛苦,不厌其烦,全心全意为人民的健康服务。

5. 举止端庄、言语文明　护士是白衣天使,是美的化身,这是社会给予护理人员的高度肯定。护理人员的言行举止是体现护理道德的主要途径,端庄的举止,文明的用语是拉近护患关系的重要桥梁。

端庄的举止要求护理人员在上班时衣帽整齐,精神饱满,态度和蔼,不勾肩搭背,不打闹,遇同事或熟悉的病人要主动礼节性示意或问候。护士站、坐、行要稳重、端庄、大方、优美。仪容上应自然大方,切忌浓妆艳抹,不宜涂染指甲,也不宜佩戴耳环、戒指或手镯等。

文明的用语有利于护患之间的交流沟通,并且可以对大脑皮质起保护作用,使病人机体减少潜能的消耗并增强防御能力,因此,护理人员应针对不同的病人、根据不同的场合和不同的情景,采用不同的语言,使病人感到亲切愉快。

6. 互尊互学、团结协作　随着现代医学的发展,护理工作与其他部门的联系也越来越紧密,如行政管理和后勤保障部门等,这就要求护理人员除了和病人及病人家属建立良好的护患关系外,还应与医务人员、管理人员、实验技术人员等建立良好的合作关系,在工作中应相互尊重,相互理解和支持,密切配合,协调一致。在护理人员之间,大家既是同事又是姐妹,更应该相互尊重,相互关心,营造一个和谐的、温馨的工作氛围,从而为护理质量的提高和护理人才的健康发展创造有利条件。

三、护理道德的范畴

范畴(category)是构成一门学科的基本概念。在哲学中,范畴是指在实践基础上,人们对客观事物和客观现象的本质属性及其关系的概括和反映。护理道德范畴就是对护理道德的本质属性及关系的概括和反映。护理道德原则及规范是护理道德范畴的基础,决定了范畴;同时范畴又反映和体现了原则及规范。范畴是原则和规范的细化和个体化,原则和规范通过范畴发挥作用。如果说原则和规范是对护理人员道德的外在约束,那么范畴就是护理人员的内在自我约束与道德愿望。护理道德范畴的内容有以下几方面。

1. 权利　病人的权利是指作为一个病人“角色”,应该得以行使的权利和应享受的利益。尊重病人的权利,是护理道德的重要基础之一。病人的权利主要有:

(1)平等享有医疗护理的权利。《中华人民共和国民法通则》中规定:“公民享有生命健康权。”求生存健康的愿望是每个人的基本权益。一旦人的生命和健康受到了疾病的威胁,病人有权继续生存,有权获得医疗和护理救助,任何医务人员不得拒绝病人的求医要求。

另外,任何人享受医疗护理的权利是平等的。

唐代孙思邈曾说过："若有疾厄来求救者，不得问其贵贱贫富，长幼妍媸，怨亲善友，华夷愚智，普同一等，皆如至亲之想。"因此，医务人员对待病人应一视同仁，保证医疗权利人人平等。

(2)知情同意的权利。在医疗护理过程中，病人有获得关于自己疾病的病因、严重程度、治疗护理措施等情况的权利。对病人进行侵入性的或存在风险的操作前必须征得患者和患者家属的同意，并签字。病人也有提出医疗护理意见并得到答复，以及要求解释医疗费用等监督医疗护理过程的权利。

此外，病人还有要求医护人员为自己隐私和病情保密的权利，以及因病免除一定社会责任和义务的权利。

2. 义务　义务是指个人对社会、对他人应尽的责任。在伦理学上，义务与责任、职责、使命是同等意义的。

护理道德的义务范畴，指的是护理人员在其职业活动中，对患者、对同行、对社会应尽的责任，它是依靠人们内心信念、习惯、意志自觉地履行的，没有明显的强制作用。同时，护理道德中的义务总是以或多或少的自我牺牲为前提的。

护理道德的义务要求主要有：第一，热爱护理工作，忠于护理事业；第二，防病治病，认真为患者进行医疗护理；第三，为患者进行医疗护理服务应以不讲有无代价、有无报偿为前提；第四，把对患者个人尽义务同对社会尽义务统一起来。

3. 良心　良心是指人们对是非、善恶、荣辱、美丑的内心深刻认识和感受，是对所负道德责任的内心感知和行为的自我评价和自我意识，它具有稳定性和自觉性的特点，并且良心是人们道德的"自我法庭"，人们在选择和评价自己的行为时受着良心的指导。

护理人员的良心，是护理人员在履行对病人和对社会的义务过程中形成的道德责任的自觉认识和自我评价能力，它要求护理人员在任何情况下，都忠实于病人，在工作中一丝不苟，具有慎独的精神；良心还要求护理人员忠于护理事业，具有为事业献身的精神；同时，道德良心还要求护理人员忠实于社会，不收取病人的任何礼品，不受贿，自觉维护白衣天使的美好形象。

4. 情感　情感，是人们内心世界的自然流露，是对客观事物和周围环境的一种感受反应和态度体验，它是心理学和伦理学的重要范畴。道德情感，是指在一定的社会条件下，人们根据社会道德原则和规范，去感知、评价个人和他人行为时的态度。

护理道德情感的基本内容：第一是同情心。护理人员应有扶危济困的同情心，对患者的不幸和痛苦产生共鸣，真正理解患者，从而对他们的愿望和要求给予大力支持和热情帮助。第二是责任感，这是高层次的情感内容。护理人员应把护理工作看做是自己应该履行的崇高职责，并升华成一种道德情感，从而全身心地投入到护理工作中去。第三是理智感，指的是护理人员对患者的情感是建立在理智和科学的基础上。对患者的关心、照顾必须是在医学科学允许的范围内进行，对患者不合理的要求不迁就，不徇私情。

5. 审慎　审慎即周密而谨慎。护理道德中的审慎是指护理人员在医疗护理行为前的周密思考与行为过程中的谨慎、认真、细心的一种道德作风。审慎是护理人员对病人和对社会的义务感、责任感、同情心的总体表现。

护理审慎的要求：第一，护理诊断要审慎。护理人员在接触病人的过程中，应详细了解患者的病情，仔细全面地收集资料，通过周密的分析和思考对病人作出正确的诊断。第二，护理语言要审慎。护理人员的语言要求是小心、严密、准确，护理人员通过语言可以向患者传递健康知识，安慰鼓励患者，从而使患者树立战胜疾病的信心。护理人员不应对患者言语粗鲁，这是不负责任的表现。第三，护理技术操作要审慎。护理人员是通过一系列的护理技术操作向病人提供护理服务的，护理人员在操作上应该不断地积累经验，提高操作技术水平。随着医学的进步和发展，越来越多的高精端仪器应用于临床，护理人员应该不断地学习，刻苦钻研，秉着严谨、认真负责的态度，为患者提供高效的、高质量的护理服务。

6. 荣誉　荣誉是同义务密切联系的道德范畴，指人们履行了社会义务之后，受到道德上的表扬、奖励和赞许。

护理人员的荣誉指为病人身心健康贡献自己的智慧和力量并得到社会的公认和赞扬，个人也得到了良心上的满足和自我内心的欣慰。

护理道德荣誉观的基本要求是：第一，以病人为中心，为患者、为社会服务，是护理人员衡量荣誉的标准。护理人员应该把患者的利益和社会的利益放在第一位，对他人服务越多，贡献越大，从而获得的荣誉也就越大。第二，正确处理个人荣誉与集体荣誉的关系。护理人员应把个人荣誉归功于集体，看做是集体对自己的鼓励和鞭策。第三，在荣誉面前应该谦逊。

第四节　护理人际关系伦理

一、护患关系中的道德

1. *护患关系的基本内容*　护患关系是在特定的条件下，护理人员通过医疗、护理等活动与病人建立起一定联系的人际关系。狭义的护患关系是指护理人员与病人的关系；广义的护患关系是指护理人员与病人及家属、陪护人、监护人的关系。护患关系中的道德是指协调护患关系所遵循的行为准则和要求，它是护理关系中最主要的内容。护患关系的内容可归纳为技术与非技术两方面的内容。

护患关系中的技术交往是指在实际的护理措施的决定和实施当中，护理人员和病人的相互关系。如护士给病人打针、发药、换药等。在这种技术关系中，护理人员通常是专业的，有一定医学知识和技能的，占有主动地位的内行，而病人多半是缺乏医学知识和技能的外行，处于相对被动的地位。技术关系极为重要，它是非技术关系的基础。

非技术关系是指护患双方由于社会的、心理的、教育的、经济的等多种因素的影响，在实施医学技术过程中所形成的道德、利益、法律、价值等多种内容的关系。

(1)道德关系：是非技术关系中最重要的内容。在护理实践当中，虽然护理人员和病人双方所处的地位、环境、利益以及文化教育、道德修养不同，可能在治疗上存在一定的矛盾，但双方都应该尊重对方的人格、权力和利益，以一定的道德原则规范约束自身的行为。

(2)利益关系：指护患双方在相互关心的基础上发生的物质和精神利益方面的关系。护理人员的利益主要表现在两个方面：一是护理人员在为患者服务中消耗的脑力劳动和体力劳动而得到的补偿如工资等经济利益；二是护理人员通过对患者的服务而逐渐积累的经验和技能。患者的利益主要表现在支付了医药费的同时，满足了其解除病痛，恢复健康的需求。

(3)法律关系：护理人员从事护理活动和患者就医都受到法律的保护。对于患者而言，其得到合理诊治等权利若受到侵犯，且造成一定不良后果的，病人或家属有权诉诸法律以维护自身权益。同样，对于护理人员而言，在护理活动中，若受到患者或家属的辱骂、殴打等，法律会对其当事人进行制裁。

(4)价值关系：价值关系是容易被人们忽视的一种关系。护患双方在治疗护理过程中相互影响、相互作用，都体现了为实现人的价值而作出的努力。护理人员运用自身的知识和技能为患者提供医疗服务，减轻患者的痛苦，从而体现了护理人员的个人社会价值。而患者在恢复了健康重返社会的同时，也实现了个人的社会价值。

2. *护患关系的3种模式*　护患关系的模式是在护理人员与病人的接触中产生出来的，是根据病人的需要提出来的。1976年，美国学者Szasy和Hollander提出了医患关系的3种模式，这种医患关系模式也同样适用于护理关系。护患关系一般来说有以下3种模式。

(1)主动-被动型：这是护患关系中最古老的方式。护理人员对病人的护理处于主动的主导地位，而病人则处于完全被动的、接受的从属地位。这种模式对处于危重休克、昏迷、失去知觉和意识障碍的患者，以及婴幼儿等某些难于表达自己主观意志的病人，无疑是适当的。但对于大多数有清醒的自主意识的患者来说，就不应忽视患者的主观能动作用，反而应鼓励患者参与进来，鼓励病人表达自己的意志和想法。在现代医疗护理中，一般不采用此种模式。

(2)指导-合作型：这种模式在护患关系中普遍存在。这种模式认为护患双方在护理活动中都具有主动性。病人的主动是以执行护士的意志为基础，护士的权威在护患关系中仍然是决定性的作用，但病人可以充分表达自己的意志和需要，同时对治疗效果提供多种信息。在这种模式下，护患关系比较融洽，有利于提高诊治效果。比起主动-被动型的护患关系模式，指导-合作型关系前进了一大步，值得提倡和推广。

(3)共同参与型：这种模式指出护患关系是双向的，在医疗、护理的过程中，护理人员与患者具有大致同等的主动性和权利，共同参与护理措施的决策与实施。此时，患者可向医护人员表达自己的治疗效果，从而进一步帮助医护人员作出正确的诊治，提高诊断的准确性、预见性和治疗的有效性，对提高改善护患关系也会起到积极的作用。因此，我们应该大力提倡这种平等合作的护患关系。此种模式多适用于长期慢性病病人和受过良好教育的病人，对于有意识障碍或难以表达自己主观意志的病人显然是不适用的。

3. 护患关系中的道德要求　护患关系的道德作用在于协调护理人员与病人的关系，建立指导-合作型、共同参与型模式，从而提高护理质量。良好的护患关系道德不仅能调动病人的积极性和争取病人的合作，而且能直接影响病人的心情和应激状态，使病人从不良的心理状态转化为良好的心理状态，从而提高治疗效果。因此，在护患关系中对护士提出应有的道德要求，提高护士的道德责任是十分必要的。

(1)尊重和爱护患者：这是护患关系道德最基本的道德要求。护理人员与患者接触最多，交往机会也最多，护士的举止行为和态度都会对患者无论在身体上还是心理上产生深刻的影响。而尊重爱护患者无疑是对患者精神和心理上最大的鼓舞。

①尊重患者的人格：在任何情况下，护理人员都应尊重患者的人格，不应侮辱诋毁患者，不能乘人之危追求个人不道德的目的。

②要尊重人的生命价值：生命对每个人来说只有一次，护理人员应该充分地尊重患者的生命价值。无论患者的疾病轻重，有无传染性，还是预后好坏，护理人员都应认真负责，不能有半点懈怠。

③尊重患者的权利：护理人员应该尊重患者的各项权利：平等的医疗护理权利、知情同意的权利、获得有关医疗信息的权利、保守个人秘密的权利和因病免除一定社会责任和义务的权利，时刻牢记自己是患者权利的忠实维护者。

(2)同情与关心患者：护理工作创始人南丁格尔曾提出一条原则："护理要从人道主义出发，着眼于病人。"患病给患者带来了极大的痛苦，身体和心理受到双重打击，护理人员应同情关心患者，用温暖的语言和行动给患者一点慰藉，鼓励患者，增加患者战胜疾病的信心，对患者以无微不至的照顾，全心全意地服务于患者。

(3)精心与热忱服务：护理人员应该同时具备良好的思想道德素质和精湛的技术以及相关的学科知识，才能为患者提供优质的护理服务。护理人员要始终饱含热情，以认真负责的工作态度，一丝不苟，不怕脏不怕累，热情主动地服务于人民。

(4)积极为患者做好健康指导：随着社会的发展和人类的不断进步，人们对健康的需求越来越多，从而赋予了护理人员更多的责任，使护理工作的内容在不断地扩大，其中，健康指导越来越受到人们的重视。护理人员对患者的健康指导主要有以下3种。

①常规指导：即患者初入院时，护理人员应该热情地接待病人，并做好入院环境介绍、作息制度等各项指导，使患者有宾至如归的感觉。

②疾病指导：即护理人员针对患者的疾病对患者进行一系列的健康教育，包括疾病知识，如疾病的发生发展、自我病情监测以及用药知识等。

③心理指导：即护理人员对患者在住院期间存在的心理问题，运用心理学的相关知识，对患者进行疏导，从而排除患者各种消极情绪，以利病情向积极的方向发展。

4. 护理人员与家属关系的道德要求　护理人员除了与患者有着紧密的联系外，与患者家属也有着一定的间接联系。护理人员与患者家属是团结协作的关系，在患者住院期间共同协助患者，为患者服务。患者家属通常对患者的疾病情况和心理状态比较了解，护理人员可以通过患者家属间接了解患者病情。处理与患者家属关系的道德要求如下。

(1)尊重：护理人员在尊重患者的同时也应该尊重患者家属。护理人员面对患者家属的担心、焦虑以及对治疗的疑问，应耐心地指导和解释。对患者提出的合理要求，应该尽量满足。如果因条件受限而不能满足患者家属的需求，护理人员也应做好解释工作，而不是一味的否定或置之不理，态度冷漠。

(2)知情：患者家属有权知道患者的病情，护理人员应对患者家属适当的介绍患者所患疾病的情况，如病人的病情、治疗、护理、预后等，以求得到患者家属的配合，共同提高治疗和护理效果。

(3)宽慰：患者家属是患者至亲的人，面对患者的疾病，看着自己的亲人遭受痛苦，患者家属难免情绪低落，焦虑不安。护理人员在密切观察患者病情变化的同时，也应留意患者家属的心理状态，及时进行干预，这对患者的心理也会产生间接的积极影响。若遇到不幸失去亲人的家属，护理人员更应表示同情，并尽量宽慰家属。

(4)虚心：在患者住院期间，护士与患者、患者家属接触最多，对于患者家属提出的一些意见，护理人员应虚心听取，有的意见对患者的治疗极有价值，有的意见可能会避免一些医疗事故的出现。同时护理人员应主动向患者家属征求意见，不断改进护理质量。

二、护士与其他医务人员之间的道德关系

在整个医疗护理过程中，护理人员除了要搞好护患关系外，还必须围绕护患关系这个中心搞好医际关系，医务人员之间必须加强合作，同心同德、相互支持才能有利于提高诊治水平和护理质量。

1. *护士与医生之间的道德关系* 医生和护士是与疾病作斗争的同盟军，他们之间的配合是最多也是最紧密的。两者在医疗中是完全平等的，只是社会分工不同而已。医生主管诊断和制订治疗方案，护士负责执行医嘱，观察患者病情，为患者提供护理服务，但他们又有着不可分割的联系，医生与护士必须紧密配合，相互协作才能使患者达到最佳的诊疗效果。医护关系的道德原则如下。

(1)要相互尊重和信任：医护之间的平等性，是指双方要充分认识对方的工作职责和作用，承认对方工作的独立性和重要性。医生不应轻视护士在诊疗中的作用，不应认为护士就是简单地执行医嘱。护士在治疗过程中，接触患者的机会最多，对患者的病情比较了解。通过细致的观察，护理人员还能及时发现问题，特别是患者的病情变化以及治疗用药效果。医生应该充分信任护士，重视护士提出的疑问和合理意见，及时地修改治疗方案。同时，护士也要尊重医生，主动协助医生工作，认真执行医嘱。

(2)要相互协作和谅解：医护之间的相互协作有利于高质量地完成诊疗工作。医护人员在制订各自的诊疗护理方案时，都应考虑对方的情况，多替对方排忧解难。对彼此出现的一些差错，要善意地指出，而不能袖手旁观，相互责备。对于疑难病例的讨论，医生护士都应参加，这是一个相互学习的过程，同时也有利于更加全面地掌握患者的病情。

(3)要相互制约和监督：维护病人的利益是医护关系最重要的道德原则，医生护士要共同努力保护病人的生命安全，严防差错事故。在诊疗活动中，医生护士应相互制约和监督，坚持批评与自我批评，纠正不良的医疗行为和作风。

2. *护士与护士之间的道德关系* 护理人员之间建立良好的护际关系，是圆满完成护理任务，提高护理质量的基础。护士之间是同事、同志和姐妹，在工作中应该相互尊重、相互帮助、密切配合、团结一致，发挥团队协作精神；在学习上应相互鼓励、交流经验共同提高，低年资的护士应主动虚心向高年资的护士学习，学习她们宝贵的护理临床经验和熟练的护理技术，高年资的护士应给低年资的护士树立良好的榜样，对工作认真负责，并应关心爱护体贴年轻护士，多鼓励肯定她们；在生活中要相互关心、真诚相处。只有这样，才能形成一种良好的工作氛围，同时也利于稳定护理团队，让护士在辛苦工作的同时能感到一丝温暖。

3. *护士与医技科室人员之间的道德关系* 护士与医技科室人员之间的关系也是平等团结协作的关系。护理人员应该熟悉各医技科室的工作特点和规律，相互配合、相互支持，为临床提供及时、准确的诊疗依据。遇有疑问时，护理人员应主动沟通联系，把问题澄清，而不应让患者跑来跑去。

4. *护士与行政、后勤人员之间的道德关系* 现代医院管理已由经验化走向了科学化、系统化、信息化。医疗技术设备要不断更新，客观形势要求行政管理人员、后勤工作人员要把医疗任务放在首要位置，协调好各类医务人员之间的关系。

护理人员要客观反映临床一线的需要，要求行政人员解决实际问题，同时要充分理解行政人员的压力和难处，大力支持他们的工作。遇到矛盾的地方应友好协商，相互尊重，相互理解，以最佳的方式解决问题。

对待后勤人员，护理人员要尊重他们的劳动。后勤工作是医院工作顺利有序开展的重要支持，它负责物资仪器设备、生活设施的提供和维修，也是护理工作有效运转的重要保证。护理人员应充分认识他们工作的重要性，尊重后勤人员，尊重后勤人员的劳动成果，遇到问题及时与他们取得联系，并支持他们工作的顺利完成。同时，后勤人员也应当树立为患者和工作人员、为医院全心全意服务的思想，保证后勤工作有效完成。

第五节　护理实践伦理

一、基础护理伦理

1. 基础护理　基础护理包括护理基本理论、基本知识和基本技能，是各专科护理的共同基础，是各护理人员必须掌握的基本技能和知识。目标是为病人提供一个接受治疗的最佳身心环境。

2. 基础护理伦理原则　基础护理伦理是护理人员在实施基础护理的过程中应该遵循的准则和规范。

(1)虚心踏实，安心本职工作：基础护理平凡、琐碎、繁重，却有很强的科学性，基础护理是否到位对病人的康复有很大影响。不愿意做基础护理，认为基础护理“没有什么技术含量”，看不到基础护理重要性的护士就不是一个称职的护士。在南丁格尔的《护理札记》中详细阐述了通风、清洁、床褥等基础护理对于病人的重要性，“……他们得到的不仅仅是舒服和放松。实际上他们的感觉正好反映了把一直粘在皮肤上的有害物质清除掉后，皮肤和身体都能够重新获得相当大的生命力。因此，护士必须要十分注意病人的个人卫生，而不应该借口说所有的个人卫生的清洁工作不过只是让病人舒服一点而已，从而不做这样的工作或者是延误为病人清洁个人卫生。”

(2)细心观察，认真谨慎：下面一个案例说明细节的重要性。

患者张某因颅脑外伤由外院转入进一步治疗。入院时，张某处于浅昏迷状态，留置胃管，气管切开。林护士在给张某入院评估时发现痰液为暗红色，性质稀薄，痰液量中等。经过向患者家属询问，得知患者在入院前两天几乎未鼻饲，这引起林护士的注意。于是马上检查张某胃管的位置、回抽胃液。经过林护士判断，胃管位置合适，但是回抽的胃液是暗红色。林护士立即向主管医生汇报了张某的病情，张某得到了及时的诊断和处理。

基础护理虽然不像有些工作那么容易体现业绩，但就是在细微之处更考验护士是否称职。除了上述的案例，还有无数的实例已经告诉我们，很多时候，正是护士的细心观察及时发现病人病情变化，才挽救了病人生命。南丁格尔在《护理札记》中这样定位细心观察的重要性：“仔细准确观察的习惯本身不能带给我们能干的护士，但是没有仔细准确的观察我们将会在所有的职责领域中都不称职。”基础护理，虽然不像有些技术那么深奥，但是我们护理工作的对象是人，基础护理的好坏直接影响着病人的健康、生命安危。这就要求护士执行每一个技术操作时都要严格遵守操作规程和医院的规章制度，坚守“慎独”精神，每一步都必须准确无误，保证每一个护理技术的安全性，做到认真负责，一丝不苟。

(3)热情服务，文明有礼：基础护理工作繁杂、辛劳，不论有多累，护理人员都应保持精神饱满、热情和蔼、文明礼貌，细心、耐心为病人服务。

二、整体护理伦理

1. 整体护理　整体护理是以病人为中心，以现代护理观为指导，以护理程序为基础框架，对病人实施身心整体护理。整体护理的目标是根据病人的生理、心理、社会、文化、精神等多方面的需要，提供适合病人的最佳护理。

2. 整体护理的伦理原则

(1)以人为本，促进健康：整体护理改变了过去针对疾病的护理，强调身心整体的护理，促使护理伦理学也改变了过去的只针对病人自然属性、病人生命的护理道德。它要求护理人员在处理与病人关系时，必须树立“以病人为中心”的指导思想，把服务对象视为“整体的人”，从病人的生物的、心理的、社会文化的需要出发，根据病人实际需要，主动安排护理措施，全面考虑护理措施。不仅如此，整体护理要求护理行为不仅要有利于病人的利益，而且要有利于人类的利益和社会的进步，这是我国“救死扶伤，防病治病，实行社会主义人道主义，全心全意为人民服务”的护理道德基本原则的要求与体现。

(2)爱岗敬业、积极主动：整体护理以护理程序为基础，强调自觉地运用护理程序对病人进行动态的、系统的评价，“评估、诊断、计划、实施、评价”如此循环，积极发现病人的健康问题，及时解决。整体护理要求护理人员不再是被动地、单纯地执行医嘱，完成护理操作，而是发挥主观能动性，有计划、有目标、系统地进行护理工作。护理人员要积极承担起运用护理程序的科学方法为病人解决问题的责任，根据病人的身心问题制订出确实可行的护理计划，并实施计划，评价并及时更新护理措施，保证护理质量。

(3)独立思考、个体化服务：整体护理认为，人是一个系统，是一个与外界环境不断发生联系和作用的开放系统，疾病的发生既有生理的因素，也有心理、社会因素的参与。这就要求护理人员具有独立思考及评判性思维的能力，针对病人的不同特点、文化背景、生活习惯等影响病人健康的诸多因素进行认真、具体地分析，结合病人的身心状况进行综合思考，具体问题具体分析，提出护理问题，并制订个体化的护理措施，实现恢复和保持病人健康的目的。

(4)刻苦钻研、精益求精：整体护理要求的“全人护理”对护理人员的素质提出了更高的要求，护理人员除了在职业道德、身心健康等方面要达到标准外，在业务水平上要不断完善自我，除了具有过硬的理论知识、娴熟的操作技能，敏锐的病情观察能力，良好的人际沟通能力和协作能力，又要掌握管理学、心理学、社会学等人文社会科学知识。勤奋学习、不断进取是整体护理模式对护理人员提出的要求，也是每位护理人员追求个人价值和自我完善的必备道德品质。

三、护理管理伦理

1. 护理管理　世界卫生组织将护理管理的定义为：“护理管理是为了提高人们健康水平，系统地应用护士潜能和有关其他人员或设备、环境和社会活动的过程。”护理管理的任务是研究护理工作特点，找出规律，运用科学的理论和方法对护理工作进行管理；目的在于提高护理质量、护理工作效率、效果，对病人实施安全、有效、及时、完善的护理。

2. 护理管理的伦理原则

(1)以病人为中心：随着医学模式的转变和社会对护理保健需求的增加，护理的工作重点从以疾病为中心转变为以病人为中心。同时为适应新的经济体制，医疗服务的模式也逐渐由以医院、医务人员为中心转变为以病人为中心的模式。把病人利益放在首位，病人至上，为病人提供优质护理服务是当前医院护理工作的道德原则。医院的规章、规范的制定和执行也要树立一切为病人服务的信念。

(2)把护理服务质量放在首位：如果说水是生命之源，那么质量就是医院的生命。卫生部2009年医院管理年活动的主题就是“以病人为中心，以提高医疗服务质量”。护理质量管理是为了保证和促进护理服务质量能够达到安全护理、促进病人健康的质量要求所必需的管理，当与其他利益发生矛盾时，护理服务质量至上。

(3)经济效益与社会效益兼顾：“医乃仁术”，社会主义医学道德的基本原则是：“救死扶伤，防病治病，实行社会主义人道主义，全心全意为人民的健康服务。”治病救人是医学的天然本性、伦理本性，因此，护理管理应坚持兼顾经济效益与社会效益的统一，获得经济效益必须以取得社会效益为前提。在当前的医疗体制下，医院的社会效益与经济效益是统一、相互依存的，社会效益是医院的最终价值目标，而经济效益是医院实现社会效益的动力与手段。离开社会效益谈经济效益，医院就失去了原本的价值目标，而离开经济效益谈社会效益，医院就失去了发展的动力和手段。必须坚持社会效益第一，病人利益第一的原则。

(4)以人为本：护理管理的对象包括人、财、物等许多内容，最核心的是人。以人为本是现代医院管理的根本原则，所谓“以人为本”的护理管理，指在管理过程中以护理人员为出发点和中心，围绕着激发和调动其主动性、积极性、创造性展开的，以实现护理人员与医院共同发展的一系列管理活动。护理人员是医院管理的客体，同时也是医院实施护理服务的主体。促进护理人员的发展才能从根本上促进护理服务质量的提高。在护理管理中注重“以人为本”，就应重视护理人员的价值，维护其尊严、权利，实施人性化管理，为其创造良好的工作和发展环境。

四、临终护理伦理

1. 临终关怀　临终，在医学界中，是指临近死亡的生命过程。临终病人在接受治疗性或姑息性治疗后，病情仍然继续恶化，尽管意识还清醒，然而各种征象已显示生命即将完结。临终关怀(hospice care)指由医生、护士、心理学家、社会工作者、宗教人员和志愿者等多学科、多方面人员组成的团队提供的对晚期病人及其家属的全面照护，其宗旨是使晚期病人的生命质量得到提高，能够无痛苦、舒适、安详和有尊严地走完人生的最后旅程；同时，使晚期病人家属的身心健康得到保护和增强。临终阶段，以治愈为主的治疗转为以对症疗法为主的照料，病人的生活几乎全靠护士昼夜的护理。护士是临终护理的重要角色。

2. 临终护理伦理原则

(1)尊重临终病人的权利:临终病人虽已进入临终期,但只要他没有进入昏迷状态,他仍然有思维、情感,仍有自主权和维护个人利益的权利。所以,护理人员要尊重和维护临终病人的权利和利益。尊重临终病人的自主权,例如尊重病人参与自我决策的权利,尊重晚期病人和家属的宗教信仰,尊重其合理选择,满足其合理要求。维护病人的各项权利,工作人员应懂得临终病人和其他病人一样,也具有平等医疗权、知情同意权、获得医疗信息权、要求隐私保密权等;当临终病人意识清醒、能够自己行使权利时,医护人员要尊重病人的选择。

(2)提高临终病人的生活质量:尽管即将死亡是临终病人不可改变的事实,但是临终病人也有生活,只不过是一种特殊类型的生活。正确认识、识别临终病人正在经历的心理时期,帮助和疏导临终病人正确面对死亡,提高临终病人的生活质量是临终护理的目标之一。及时为病人做好生活护理,心理护理、控制疼痛,给病人提供一个安静、安全、整洁的环境。尊重病人的生活习惯,当病人尚能够自理时,应尽量帮助他们实现自我护理,以增加其自主生活的乐趣,提高生活质量。

(3)尊重临终病人的人格,维护其尊严:病人的个人尊严不应该因为生命的即将结束或已经结束而被剥夺,无论病人是否还有意识,都要像对待其他病人一样维护其尊严。临终关怀的先驱桑德斯博士曾经有过这样一段讲话:“你是重要的。因为你是你,直到你活到最后一刻仍是那样重要。我们会尽一切努力帮助你安详逝去,但也尽一切努力令你活到最后一刻。”尊重临终病人的生命,只要病人存活一天,其生命就有价值,就要竭力做好照护工作。

(4)重视临终病人家属,耐心服务:病人家属面对亲人处于濒死状态、经历着丧亲之痛,处于心理的应激时期。护理人员要理解家属此时的心情,只要是合理的要求、能办到的,应尽可能给予满足。尽心尽责照顾好病人,让家属放心。对于未成年或成年之无意识病人的医疗,应重视病人家属的意愿。

五、精神科病人的护理伦理

1. 精神科病人的特点　精神科病人是一个特殊的群体,病人的精神活动失调、紊乱,丧失自知力和自制力。在护理精神科病人时,护理人员除了要具备精神科病人的护理知识和技能外,更需要具有高尚的道德品质。

2. 精神科病人的护理伦理原则

(1)尊重病人:1977年第六届世界精神病学大会一致通过的《夏威夷宣言》中指出:“把精神错乱的人作为一个人来尊重,是我们最高的道德责任和医疗义务。”尊重病人的人格和权利,不能因精神病人由病态思维导致的异常举止、粗暴行为而忽视对病人人格的尊重。对病人的合理、正当要求应尽量给予满足;对需要病人配合治疗的措施应尽量给予解释,讲道理;不轻易约束患者,除非治疗需要。

(2)隐私保密:世界医学会《日内瓦宣言》(修订版)中规定:“我会尊重病人告诉我的一切秘密,即使病人已经死去。”保护病人隐私是任何病人都享有的权利,精神科病人也不例外。精神科患者病情复杂,由于治疗护理的需要,护理人员需要详细了解病人的个人经历、家庭情况、婚姻状况等诸多涉及个人隐私的资料。对病人的隐私保密是护理人员应当遵循的基本职业道德,是护患之间相互信任的基础,是对病人的尊重,也是对个人人格的尊重。违背了这一原则,会破坏护患之间的信任关系,更严重的是会影响患者的治疗护理和康复。

(3)宽容正直:精神科的病人由于思维情感的紊乱、行为失常,有的患者由于幻觉、妄想的驱使,可能发生言语不敬、毁物伤人的行为,此时护理人员应该保持头脑冷静,提醒自己,他们是病人,其言行都是疾病所致,不可冲动回击,要做到打不还手,骂不还口。这才是宽容正直的道德境界。

六、传染科病人的护理伦理

1. 传染科病人的特点　传染科病人心理负担重,除了担心疾病恢复及预后,还担心亲人、朋友、社会对自己的看法。陌生的住院环境以及隔离治疗可能会带给病人孤独感、自卑感。传染科病人大多需要不同种类的隔离治疗,消毒隔离的规章制度除了需要监督护理人员严格遵守外,还需要病人及家属的配合,这给病房的管理带来了较高的要求。传染科护理人员时刻接触传染病人,尽管有消毒隔离措施,但是受感染的机会仍高于其他科室,这就要求护理人员具备无私奉献的高尚道德情操。

2. 传染科病人的护理伦理原则

(1)认真负责:这里的每一个病人都是传染源,护理人员必须严格执行消毒隔离措施,以科学的、严谨的态度实施预防、消毒隔离和护理。不能有一丝马虎,既是对自己负责,更是对其他病人及社会负责。

(2)无私奉献:唐代孙思邈之《大医精诚》,被誉为是“东方的希波克拉底誓言”。它指出作为一名优秀的医务人员,不光要有精湛的医疗技术,还要拥有良好的医德。“凡大医治病,必当安神定志,无欲无求,先发大慈恻隐之心,誓愿普救含灵之苦……不得瞻前顾后,自虑吉凶,护惜身命。”在2003年抗击非典型肺炎、2008年汶川地震、1998抗击洪水时,那些无私无畏,冲锋在前的医务人员用自己的实际行动、用生命诠释了何谓“大医精诚”,何谓“无私奉献”。

(3)尊重病人:尊重病人,例如,护理人员不能歧视、疏远患AIDS的病人,不管病人患的什么疾病,为何患该病,都应该一视同仁,给予无私的照护,这是作为一名护士应该具备的道德情操。

第六节 护理科研伦理

一、护理科研

护理科研是用科学的方法反复地探索、回答和解决护理领域的问题,直接或间接地指导护理实践的过程,是提高人的生命质量和价值的一种护理实践活动。护理科研除了同其他科学研究一样,具有探索性和创新性等一般特点外,还具有实用性、复杂性、多学科性的特点。

1. 实用性 护理行业的服务性特点及以病人为中心护理模式的发展,决定着护理研究的最终目的是能够提高护理服务质量,促进病人健康;研究起点始于病人,最终成果又用于病人,而人不仅具有生物学属性,更具有众多的社会属性,因此护理研究不能用单纯的生物医学规律、模式去推理分析,还必须用心理学、社会学的规律去说明,一切要从病人的实际出发,而又实际运用于病人。

2. 复杂性 护理科研的研究对象是人,而人是生物学属性和社会属性的统一体。护理科研除了需要有护理学的知识以外,还必须运用心理学、社会学等许多人文领域的学科知识进行综合分析研究。同时,人体在躯体、心理上的差异较大,所处的环境、条件也不同,致使我们在一个病人或一种疾病上总结的经验不能应用于每一个病人或每一种疾病上。这就要求研究工作必须对这些差异进行严谨的分析,采用科学的方法总结概括。再者,护理科研很少能在实验室进行,研究直接涉及病人,必须遵守伦理原则,所以很多科研干预都无法实施,而以调查分析、总结经验为主。

3. 多学科性 随着医学模式及整体护理模式的发展,社会对医疗护理要求的不断提升,学科发展的相互渗透,无论是在理论上还是在实践上,护理的概念、内容、要求都发生着很大变化。护理科研日益丰富与深入,与医学、人文相关学科的交叉研究日益增多。

二、护理科研伦理

护理科研伦理是科研工作者的行动指南,是保证护理科研沿着健康方向发展的重要条件。护理科研应遵循的伦理原则如下。

1. 科研动机端正 1996年国际护士节主题为:“通过护理科研促进健康”,护理科研是为了提高护理服务水平,改善护理服务质量,归根结底,其目的就是维护和促进人民群众的身心健康。如果护理科研不是为了上述目的,而是为了个人或小集体的名和利,就违背了护理科研的伦理原则,是决不允许的。

2. 实事求是 尊重科学、实事求是是护理科研最基本的准则。任何护理科研项目,它的每一个步骤、每一个数据都应该尊重事实,只有这样才能保证科研的意义,才能达到探索护理科学真谛的目的。“失之毫厘,谬以千里”,科研来不得半点虚假,历史的教训告诉我们,对科研数据、材料的任何有意无意地歪曲、篡改、捏造都是弄虚作假的行为,严重违背了护理科研伦理,最终导致的就是使人民的生命健康受到威胁。坚持实事求是,还应该诚实守信,尊重同行的科研成果,坚决杜绝剽窃行为,对参考别人成果或文献时,应该表明出处。

3. 团结协作 科学包括护理科学都是人类共同的事业和财富,任何一个重大的科研工程、项目及其突破都是集体努力的结果。护理科研的复杂性、艰巨性、多学科性决定了光靠个人努力,科研工作很难顺利开展。科研工作者只有坚持团队合作、相互支持、相互帮助,才能不断提高护理科研水平。

三、人体研究护理伦理的相关原则

人体研究，通常是指直接以人的活体作为受试对象，用科学的实验方法，有控制地对受试对象进行观察和研究，以判断假说真理性的实践活动。其中受试者既可能是病人，也可能是健康人。医学的进步与人体研究密不可分，为了促进人类健康，必须进行人体研究。但是，人体研究要符合科学的规律与伦理要求，才能避免给人类带来风险与损害。近几十年来，人体研究中保护受试者的权益越来越受到重视，当人成为研究对象时，其研究方案必须经过伦理委员会的仔细审查，以确保研究对象的权益能够得到最大的保护、避免伤害。目前，严重违反护理伦理的研究已不多见，但是如果研究者缺乏护理研究的伦理知识，就容易出现研究设计违背护理伦理的情形。《纽伦堡法典》(the Nuremberg Code)是第二次世界大战后提出的第一个人体试验的国际性伦理法则。1964 年世界医学会提出的《赫尔辛基宣言》是关于人体试验的第二个国际文件，比《纽伦堡法典》更加全面、具体和完善。1993 年，国际医学科学组织委员会(CIOMS)制定了《人体生物医学研究国际道德指南》(International Ethical Guidelines for Biomedical Research Involving Subjects)，2002 年 8 月曾给予修订，该准则遵守《赫尔辛基宣言》，同时，对涉及人类为受试者生物医学研究做了更为明确的规定。

四、人体研究护理伦理的考虑重点

1. 知情同意原则　案例：护士/病人在病房的对话。

护士：我们正在研究这种护理方法对您这种手术后康复的影响，您愿意参加吗?

病人：好啊，收费吗?

护士：不收费，您同意了就请在《知情同意书》上签字。

从护理伦理的角度看，这个案例存在的伦理问题主要是：护士没有向病人详细说明可能发生的各种不良反应及病人参加研究的利益和风险，没有向病人说明其享有的权利：拒绝和随时退出该研究，没有向病人承诺科研资料的保密性。

护理研究的知情同意是指研究对象有权知道关于研究的信息，并且充分理解这些信息，而且可以自由选择是否参与或退出研究。从完整意义上来说知情同意权包括：了解权、被告知权、拒绝权和同意权，是病人充分行使自主权的前提和基础。《赫尔辛基宣言》指出：参加研究的对象必须是自愿的，了解研究项目的情况。《人体生物医学研究国际道德指南》也指出：对于所有的人体生物医学研究，研究者必须获得受试者自愿做出的知情同意……免除知情同意被认为是不寻常的和例外的，在任何情况下都必须经伦理审查委员会批准。为了让研究对象在充分了解的情况下作出选择，研究者应该给予详细说明，包括研究的目的、方法、经费来源、任何可能的利益冲突、研究者所属机构、研究的预期收益以及潜在的风险和可能伴随的不便。在确信研究对象已了解研究情况后，研究者才能获取研究对象的知情同意书。

2. 隐私保密原则　隐私保密，具体来说就是研究对象享有隐私权、匿名权、保密权。研究者必须采取有效措施保护受试者研究数据的机密。《人体生物医学研究国际道德指南》指出：研究对象应被告知研究者须保守机密以及机密泄露的可能后果，其权力受到法律和其他规定的限制。

3. 避免伤害原则　在人体研究中，应该优先考虑研究对象的健康，其次才考虑科学和社会收益。研究对象有免于受伤害权。保护研究对象免于受到伤害是研究者的主要责任。每个涉及人体对象的研究项目的潜在风险都必须经过评估，凡是可能会对研究对象造成伤害的措施，都应避免。

第七节　现代医学护理学的伦理难题

随着现代生物医学科技的高度发展，医学界涌现出很多新诊疗手段和技术，一方面，这些新技术使得医学服务人类的能力大大提高，人们可以更有效地诊断、治疗和预防疾病，甚至能够操纵遗传基因；另一方面，这些高新技术的使用在造福人类的同时，也带来了许多生与死的伦理学难题，使人们面临前所未有的困难的选择和矛盾的心态。人们不禁思考：生命是神圣不可侵犯的吗？生命的尊严在哪里？生命的价值是什么？生命的质量如何衡量？新技术的使用是否有个限度？在生与死的重要关头，高新技术该如何取舍？

现代生物技术干预人的生命活动的适度性问题引起各国政府和学者越来越多的关注和广泛的讨论，并逐渐成为全球性的伦理问题。这些伦理问题难以单纯地用传统的社会伦理或医学专业伦理去解释和回答。如：辅助生殖技术带来的婚姻和家庭伦理问题，安乐死的伦理争论，器官移植涉及的伦理道德问题等。伦理问题是应该做什么（实质伦理学）和该怎么做（程序伦理学）的问题，科学技术是解决能干什么，而伦理学则是解决该干什么。所以，科学技术要以伦理学为前提和指导，否则违反伦理学，就有侵犯人权的倾向。

一、生命伦理学

生命伦理学（bioethics），也称为生物医学伦理学（biomedical ethics），是研究、探讨生命科学技术和医疗卫生保健中的伦理问题的学问。它最早被称为生物伦理学，兴起于20世纪70年代，由美国人波特在其《生物伦理学：通往未来的桥梁》一书中首先使用“生物伦理学”来探讨有关人口和环境的伦理问题，并把生物伦理学定义为用生物科学来改善生命的质量，从而更好地生存的科学，尽管他把应用科学和伦理学混为一谈。

生命伦理学是建立在现代生命科学发展的基础上的，它解决的是围绕如何对待生命、完善生命、发展生命，以及如何控制生命的质量和提高生命的质量而展开的一系列的伦理问题。生命伦理学不仅研究疾病的预防、治疗与恢复健康的问题，而且还研究发展生命、完善生命和提高生存质量的问题；不仅研究在疾病诊疗过程中，人与人、人与社会、人与自然的关系问题，还研究生命过程中产生的各种关系的道德原则问题；不仅研究权利义务和个人伦理问题，还研究功利、价值、公益与社会伦理问题。

生命伦理学的兴起，与传统医学道德观念发生了巨大的冲突。这种冲突首先表现在对生死观念的问题上，传统的医学道德观（生命神圣论）认为人的生命是神圣不可侵犯的，只有无条件地保护生命才是道德的，而生命伦理学则认为当代生物医学技术对生命的保护是有条件的，我们可以有条件地保护生命，亦可以有条件地接受死亡。其次，表现在道德观的变化上。传统的观念认为，医学伦理学的价值目标体现在生命的生物学价值；而生命伦理学追求的则是以人的自我价值和社会价值为前提的生物学价值和医学价值，要求把生命的尊严和神圣性与生命的价值和质量结合起来。最后，传统医学道德认为，医生与病人之间只有义务的关系，医务人员的高尚道德仅仅表现在对病人的尽职尽责上，只是对病人负责；生命伦理学不仅要求对病人本身负责，还同时要求对社会和人类负责。生命伦理学为医学伦理难题的解决提供了一个新的参照体系。

二、生殖技术中的伦理难题

辅助生殖技术（assisted reproductive techniques，ART）是指运用现代科学和医学技术及手段对配子（卵子和精子）、受精卵或胚胎进行人工操作，以达到受孕目的的技术，可以代替自然人类生殖过程中的某一步骤或全部步骤的生殖技术手段。包括人工授精、体外受精、无性生殖等。ART的应用给无数不孕不育的家庭带来希望和幸福，但是同时也带来了许多复杂和惹人争议的社会伦理问题。

1. 人工授精的伦理问题　人工授精是指用人工手段将精子注入母体子宫使其受孕的技术。主要解决丈夫不育而妻子可以受孕而引起的生理、心理、家庭和社会等一系列问题。目前这一技术已广泛运用于临床，世界上人工授精出生的孩子已达几十万人。所带来的伦理问题首先是人工授精制造出新的家庭婚姻关系矛盾，将以生育为结局的婚姻切断，将神圣的生育过程变成了生物学实验过程，从而破坏了婚姻关系。其次，人工授精冲淡了传统的血缘关系的纽带，采用社会供体者的精液发育而来的孩子存在提供一半遗传物质的生物学父亲和有抚养关系的社会父亲，在客观上造成了家庭血缘关系的复杂化。传统的亲子观念受到严峻的挑战。再次由于孩子是人工授精所生，作为一个社会个体，有权力得知自己的身世，由此而产生了如下问题，父母是否该告诉孩子？在何时以何种方式告诉孩子人工授精的实情？父母在告诉孩子前后应如何做好孩子的心理辅导？

2. 试管婴儿的伦理问题　首先，这与自然法则相悖。从人类进化的角度看，人类群体内存在部分不能生育的个体是其生育能力经受自然选择的必然结果。既然如此，用人工技术手段使其生育后代，是否与自然法则不相吻合？通过人工的方式干预自然生殖是否与传统生殖相悖？

其次，它打乱了传统血缘关系、家庭伦理观念。第一代试管婴儿实验是从有生殖器官功能障碍的母体内取卵，与其丈夫的精子在体外受精，然后移植回原母体子宫内发育成熟，这其中没有夫妻之外的人参与，因此，应当说是没有什么伦理道德问题的。但在其后来的发展过程中却产生了很多伦理道德问题。如夫妻中在男方无法获取精子的情况下，运用其他男子精子与母体卵子实现体外受精，使其受孕，使得试管婴儿同时存在遗传学和法律上的两位父亲。如果一名提供者向若干受体母亲提供精子的现象发生时，由这些母亲生育的子女之间均为“同父异母”关系。他们之间完全有可能因互不知情而发生相互婚配，而由此产生的遗传上和伦理关系上的混乱是令我们难以想象的。同理，如若“借用子宫”也使得婴儿存在两位母亲，一位是遗传学上的母亲，一位是具有生养关系的母亲。这些都打乱了传统的血缘关系和家庭伦理关系。

三、器官移植中的伦理问题

器官移植是摘除一个身体的器官并把它置于同一个体（自体移植）或同种另一个体（同种异体移植）或不同种个体（异种移植）的相同部位（常位）或不同部位（异位）。器官移植是生物医学工程领域中具有划时代意义的技术，对于挽救终末期器官功能衰竭病人的生命具有重要意义。然而，器官移植产生的伦理道德争论和问题，直接影响了器官移植技术的应用和发展，特别是在我国器官移植工作中，来自伦理道德观念障碍造成供体缺乏显得尤为突出。第一个探讨器官移植伦理学问题的人是美国的肯宁汉（B. T. CunningHan），他在 1944 年所著《器官移植的道德》一书中，针对当时对器官移植的种种怀疑甚至责难，对器官移植的道德合理性作了肯定的论述。①活体器官移植的伦理问题：对活体器官移植，特别是以未成年人或利用再生育孩子作为供体的利弊评价有争论。②尸体器官移植的伦理问题：尸体器官移植面临着传统观念的束缚；当死者生前没有捐献遗体器官的意愿而又无反对表示时，能否将其作为供体；当涉及不同死亡标准时，如何确定和选择摘取器官的时机。③可供移植器官分配的伦理问题：在器官供不应求的情况下，器官如何分配？器官能否商业化？能否进行异种器官移植？④卫生资源配置的伦理问题：如何处理昂贵的器官移植与防治常见病两者之间的矛盾，才能体现卫生资源宏观分配的公正合理性。

（成守珍）

■ 参考文献

[1] 尹梅，等. 护理伦理学. 北京：人民卫生出版社，2009

[2] 况成云，兰明银，张昌军，等. 医学伦理学. 北京：人民卫生出版社，2008

[3] 史宝欣，等. 生命的尊严与临终护理. 重庆：重庆出版社，2007

[4] 兰礼吉. 应用护理伦理学. 成都：四川大学出版社，2004

[5] 弗罗伦斯·南丁格尔. 护理札记. 庞洵译. 北京：中国人民大学出版社，2004

[6] 郭照江，等. 医学伦理学. 人民军医出版社，2003

[7] 卢美秀. 护理伦理学. 北京：科学技术文献出版社，2000

[8] 李向东，等. 护理与临终关怀. 北京：北京医科大学、中国协和医科大学联合出版社，1998

[9] 杜慧群，等. 护理伦理学. 北京：北京医科大学、中国协和医科大学联合出版社，1997

[10] 尹裕君，等. 护理伦理概论. 台北：华杏出版股份有限公司，1997

[11] 李晓云，陈向军，蒋英梦，等. 护理伦理学. 广州：广东高等教育出版社，1994

[12] 李本富，丁蕙孙，等. 护理伦理学. 北京：科学出版社，1989

第2章

心理护理

第一节　心理护理的基本概念和内容

一、心理护理概念

1. *心理护理的概述*　心理护理是指护理全过程中，护理人员应用心理学的理论和技术，通过护患间的人际交往，积极地影响患者的心理活动，帮助患者在其自身条件下获得最适宜的身心状态。心理护理是护理心理学的一个重要组成部分，是护理心理学理论及方法在临床护理工作中的体现。

“患者的身心状态”并非仅与其疾病严重程度成正比，更主要取决于其自身的主观体验。“帮助患者获得最适宜身心状态”不同于“促进患者身心康复”，它可涵盖所有患者，而“促进患者身心康复”却无法涵盖临终患者。

患者的适宜身心状态，并非恒定的绝对值，而是动态的相对值，它随时可因患者的病程及一切可能影响患者主观体验的因素而上下波动。虽然患者能够获得身心康复或其进程顺利与否，并不仅仅取决于护理方式，但护士却可以竭尽护理之手段，帮助各类患者获得最适宜身心状态。

心理护理概念有广义和狭义之分。广义的心理护理是指护士以良好的医德和服务态度，赢得患者的信赖与合作，使患者树立与疾病作斗争的信心和决心，促进疾病的早日康复。狭义的心理护理是指护士在护理过程中应用心理学方法，通过人际交往，以行为来影响、改变患者的认知，帮助患者达成最适宜身心状态的过程。

心理护理的广义、狭义概念，可将其简要地概括为3个“不”：不同于心理治疗；不同于思想工作；不限于护患交谈。

2. *心理护理与心理治疗的异同*　“心理护理”与“心理治疗”是两个有联系亦有区别的不同概念。心理治疗侧重神经症、人格障碍等精神异常患者的诊治研究，主张运用心理学的理论和技术协同精神医学专业治疗精神障碍的患者。心理护理则更侧重精神健康人群的心理健康，强调对身心疾病、躯体疾病而无明显精神疾病的患者及健康人群提供心理健康的指导或干预。

3. *心理护理与其他护理方法的异同*　心理护理与其他护理方法有相同的实施对象——患者和(或)健康人群。它们共存于整体护理的新型模式。心理护理只有与其他护理方法紧密联系，才能充分体现其独特功能；只有更深入地依存、渗透、融会贯通于护理全过程，才能突显其影响患者心态的良好效用。但这两者也存在一定的区别，测量患者的心理状态及情绪特征，必须遵循心理学原理，使用依存心理学原理研制的测评工具；其他护理的方法学，需要依据物理学原理，采用以物理学原理设计的测量工具。

4. *心理护理在整体护理中的作用*　在全方位的关怀与照顾的整体护理中，心理护理是其核心内容，主要体现在以下几方面。

(1)心理护理是整体护理的核心成分：个体心理状态的优劣对其自身的健康水平具有直接的、决定性的影响。通过心理护理，给护理对象以良好的心理支持，鼓励他们以积极的心态战胜疾病或超越死亡，预防或减少其身心健康方面的损害，从而确保整体护理的目标得以顺利实现。

(2)整体护理促进了心理护理的深入发展：心理护理要适应、支持或改革人的生命过程，促进个人适应内外环境，使人的生命潜能得到发挥。整体护理等新型护理模式为心理护理的开展提供了条件和机遇。随着整体护理的不断完善和成熟，心理护理的理论体系将进一步完善，心理护理的实践模式也将更为优化。

二、心理护理原则

1. 服务性原则　心理护理是护理工作的一部分，同其他护理工作一样具有服务性。

2. 交往性原则　心理护理是在护士与患者交往过程中完成的，交往有利于医疗护理工作的顺利进行，可以帮助患者保持良好的心理状态。

3. 针对性原则　患者在疾病的不同阶段可能会出现不同的心理状态，应根据患者的具体情况采取有针对性的对策。

4. 个体化原则　由于每个人先天素质、后天教育和训练、生活方式、社会经历等方面的差异，形成了自己独特的个性心理，护士应根据每个患者对疾病的认知、情绪以及行为等方面的心理反应，采取针对性的护理措施，对患者实施个体化的心理护理。

5. 启迪原则　应用心理学的知识及原理，启发患者表达自己的心理愿望，发泄自己的心理压力，并与患者一起讨论所面临的问题，使患者在护士的启发下自由选择自己所采取的措施。

6. 自我护理原则　护士应帮助、启发和指导患者尽可能地进行自我护理。心理护理中的自理原则体现在两个方面，第一，通过心理护理消除患者的心理依赖感，使患者达到最大限度的自理；第二，自理是心理健康的标志之一，鼓励患者在生活各个方面的自理，会促进患者的心理健康。

7. 心身整体原则　人是一个整体，躯体上的痛苦和不适，会影响到患者的心理状态，不良的心境也会加重躯体的不适感。

8. 支持原则　人在患病时，需要护士在心理护理过程中给患者以支持，并要求护士对患者的家属及相关人员进行教育和指导，使他们也能及时为患者提供适当的心理支持。

9. 动态与应变的原则　心理护理应遵循疾病发生、发展和转归的规律，把握好疾病在动态发展的各阶段患者出现的心理反应，及时调整心理护理的措施，灵活有效地运用心理学的知识与技能。

三、心理护理要素

1. 心理护理要素的内容　心理护理的基本要素，是指对心理护理的科学性、有效性具有决定性影响的关键因素，主要包括 4 个成分，即护士、患者、心理学理论和技术、患者的心理问题。心理护理的基本要素，是启动心理护理运转系统的前提条件。这 4 个要素相互依存，彼此相扣，其中任何环节的空缺，都会导致整个系统的运转失灵。

其他因素，如患者家属、医务工作者等，但这些因素一般只对心理护理的运转起到推动或干扰作用，并不直接对运转系统的启动具有决定作用。

2. 心理护理基本要素的作用

(1)心理学理论和技术是科学实施心理护理的指南：临床心理护理的实施是否具有科学性，很大程度上取决于实施心理护理的护士能否较好地掌握借以指导临床实践的心理学理论和技能，这种心理学理论和技能是建立在清晰概念上的临床心理护理的新理论、新技术。

(2)患者心理问题的准确评估是选择心理护理对策的前提：“患者心理问题”指患者的心理状况不佳，轻者有心理偏差，重者有心理失衡或危机。护士清晰、准确地描述患者的心理问题，有助于其对患者的不良情绪状态实施调控。

评估患者的心理问题，应主要把握下列 3 个环节：确定患者主要心理反应的性质；确定患者主要心理反应的强度；确定导致患者负性心理反应的主要原因，如疾病认知、社会支持、人格特征或环境影响等。

(3)患者的密切合作是有效实施心理护理的基础：心理护理的实施能否获得明显疗效，很大程度上取决于患者能否给予积极主动地配合，其主动权掌握在实施心理护理的护士一边。要使心理护理作用得到有效的发挥，首先护士必须维护患者的个人尊严及隐私权；其次，护士宜采用询问口吻和关切态度；再次，护士应尊重患者的主观意愿和个人习惯，包括考虑患者原有的社会角色，选择较适当场合，采取较为适宜的方式为患者实施心理干预。

(4)护士积极的职业心态是优化心理护理氛围的关键：护士积极的职业心态为要素之本、要素之源。护士的职业心态越积极，其潜力就越容易得到充分调动，工作就越有主动性和创造力。

四、心理护理作用

1. 帮助患者接受患者的角色，以良好的心态对待疾病　患病是人身心受损的痛苦经历，一般患者在由健康人的各种社会角色转换为患者角色时会出现一系列的角色转换问题。因此,护士应通过应用相关的心理学理论及知识,转变患者的不良心理,使患者正确认识自己的疾病,以良好的心态接受疾病及患者角色。

2. 密切护患交往,使护士取得患者的信任 患者对护士的高度信任感是心理护理成功的关键。要想取得患者的信任,就要同患者密切交往,缩短护患间的心理距离。

3. 能使患者熟悉医院环境,安心住院,积极配合诊治 心理护理主要目的之一就是要与患者住院求治的目的相和谐、相统一,所以心理护理应做到使患者尽快熟悉医院环境,消除患者陌生感及紧张、焦虑情绪,安心住院,积极配合诊治。

4. 帮助患者减轻或消除负性情绪 护士应帮助患者减轻或消除负性情绪,减轻患者的心理压力,调动患者的积极性,以利于患者的康复。

5. 可使患者学会自我护理,以求早日身心康复 在心理护理过程中,护士是患者的指导者,在疾病转归至治愈的任何一个环节,都离不开护士的精心照顾和指导。患者在与护士良好交往过程中,会逐步正确地领会诊疗和护理的意图,会积极配合医疗和护理、主动地做好自我护理,使自己的身心处于最佳状态。

第二节 临床心理评估内容与常用方法

一、心理评估的概念

1. 定义 心理评估是应用心理学的理论和方法对个体某一个心理现象进行全面、深入的客观描述。当为临床医学目的所用时,称为临床心理评估。

2. 意义 护士对患者进行心理护理评估是心理护理程序的第一步,其意义如下所述。

(1)为医生提供患者的基础信息:患者治疗前的基础资料,包括个人基本信息(姓名、性别、年龄、文化)、个人史、既往史、治疗史、家族史及生活事件等,如果在医生临床干预前就充分获取,将提高医生诊断的效率和准确性。

(2)对临床干预过程中的各种心理表现实施监测和提供信息反馈:患者的心理行为只有在其生活情景中才能最真实、充分地表现出来,因此,护士对患者进行充分、仔细地观察和监测将更好地提高治疗效率,如患者的情绪变化、日常应对方式、对疾病的态度、对治疗的信心、对生活的态度、对医生的信任等,或手术、药物干预后患者的心理行为变化等,信息反馈不仅能提高工作质量,而且可以为医生实施其治疗方案提供有价值的参考。

(3)对疾病进行评估:当患者的一个治疗阶段结束时,对其情绪、认知、行为等的临床心理评估将有助于客观的反馈治疗效果。

(4)为康复者提供健康指导:许多患者治疗结束后会产生一种脱离医生指导后的不安全心理,因而带来一些情绪上的波动,如担忧、焦虑等,其不良的生活习惯和有危害的应对方式也可能影响患者的进一步康复。此时,护士需要根据康复前期疾病的心理评估资料,为其制订针对性的康复方案,如对其生活、应对方式、环境影响、个人性格、情绪调控等进行健康指导。

二、心理评估的常用方法

1. 调查法 调查法是借助于各种问卷、调查表和晤谈等方式,了解被评估者心理特征的一种研究方法。调查方式可以采用一般询问、调查表或问卷形式,以及电话和信函方式进行。调查法的优点是使用方便,基本不受时间、空间限制,可以结合历史调查和现状调查两个方面,内容广泛而全面,且可以在短时间内获得大量资料。不足之处在于调查材料的真实性容易受到被调查者主观因素的影响。调查者不能确定被调查者是否真实地回答问题,因此可能导致调查结果的不真实。被调查者记忆错误也可能影响到调查结果的准确性。

2. 观察法 观察法是心理学研究中最基本的方法,也是心理评估的基本方法之一。评估者通过对被评估者的可观察行为表现,进行有目的、有计划地观察和记录而进行的评估。观察的途径可以是直接观察或间接观察。观察法的优点是使用方便,得到的材料比较真实而客观,对儿童和一些精神障碍者进行心理评估显得尤为重要,且观察结果可以为以后的研究指明方向。观察法的不足之处是观察法得到的资料只能说明"是什么",而不能解释"为什么",因此由观察法所发现的问题还需要用其他的方法作进一步的研究。

3. 访谈法 访谈法的基本形式是评估者与被

评估者面对面的谈话方式而进行的评估。分结构式访谈、半结构式访谈和非结构式访谈。

(1)结构式访谈:按照事先设计好的、有固定结构的问卷进行,有标准化的提问方法、顺序及记录方式。在结构式访谈中,访谈者对访谈的走向和步骤起主导作用。优点是谈话的内容有所限制,谈话的效率高。评估者主观因素的影响较小,得到的资料比较客观。根据统一的方法处理被评估者的回答,资料便于统计分析和交流。不足之处是缺乏灵活性,气氛死板,形成简单回答的局面,被评估者也可能感到不自在。

(2)半结构式访谈:访谈者对于需要提出的问题或主题事先有一定的安排,对访谈结构有一定的控制,比如有一个粗略的访谈提纲。但后续问题的提出,可依据应答者的反应稍做调整,鼓励患者积极参与,提出他自己的问题。

(3)非结构式访谈:无固定的访谈问题,或者所提问题无预先设计的程序,鼓励受访者发表自己的看法,主要依据访谈对象的回答及访谈者本人的临时插入进行访谈。非结构式访谈通常用来描述问题,如对价值观、信念等个人思想、经历、行为所隐含的意义等的描述,其目的是最大限度地了解受访者的个人信息。非结构式访谈中访谈双方以自然的方式进行交流。谈话是开放的,没有固定的问题和程序。优点是气氛比较轻松,且可以获得较为真实的资料。不足之处是在于访谈结果的信度和效度的确定性较差,聚焦困难,费时。

4. *心理测验法*　心理测验是依据心理学的原理和技术,对人的心理现象或行为进行数量化测量,从而确定心理现象在性质和程度上的差异。在心理评估领域,心理测验占据着重要的地位。通过各种心理测验可以客观地对个体的心理状态、认知过程、情绪、意志、个性特征等方面进行评估。心理测验可以为心理评估提供巨大的帮助,但应用不当也会造成不良后果。因此,对心理测验的应用和测验结果的解释应当慎重,不可夸大和滥用,应当结合其他资料进行综合分析,以充分发挥心理测验的效力。

三、应用心理测验的一般原则

1. 标准化原则　所谓标准化原则是指测验的编制、实施、记分和测验分数解释程序的一致性。保证对所有被试者来说题目、施测条件、记分方法都相同,这样不同被试的测验结果才具有可比性,才能减少无关因素对测验结果的影响,保证测验结果的准确性和客观性。标准化也是提高信度和效度的有效保证。为了达到这项要求,使用者应用心理测验的过程中,要做到以下几点。

(1)标准化工具:选择公认的标准化心理测验。

(2)标准化指导语:所谓指导语一般是指对测验的说明和解释,有时包括对特殊情况发生时应如何处理的指示。它包括两部分,一种是对主试的,即指导测验的现场主持者如何实施测验;另一种是对被试的,即指导被测验者如何解答题目或对题目做出反应。在测验实施的过程中,要使用统一的指导语。

(3)标准施测方法:要严格根据测验指导手册规定实施测验。某些心理测验是不限时的,例如人格测验。但智力测验、特殊能力测验对时间多有明确要求。在多个分测验中,对测验顺序往往有固定的要求,不可随意更换测验的顺序。

(4)固定施测条件:标准心理测验的指导手册中,对测验环境都有严格要求。应用心理测验时,必须完全遵守手册中的要求。如果测验中出现任何意外的影响因素,主试者都应当详细记录,在解释测验结果时也必须考虑这些意外因素的影响。

(5)标准记分方法:记分时要完全按照测验使用手册的要求和标准答案,记分方法尽量客观化,有时可以使用机器记分以减少主观因素的影响。

(6)代表性常模:常模是解释测验分数的标准。常模是否可靠决定了是否可以从测验中得到正确的结论,而得到可靠常模的关键在于选择有代表性的被试样本。

2. 保密原则　保密涉及两个方面,一是测验工具的保密,即关于测验的内容、答案及记分方法只有做此项工作的有关人员才能掌握,决不允许随意扩散,更不允许在出版物上公开发表。否则必然会影响测验结果的真实性。二是对测验结果的保密,这涉及个人的隐私权。有关工作人员应尊重受试者的权益。另外,保密原则也是对编制者辛勤工作的尊重。

3. 客观性原则　对实验结果的解释应当要遵循客观性原则。对结果的解释要符合受试者的实际情况。如何测试都不可能准确无误的测量个体的真实面貌,测量结果和真实情况之间总会存在一定的误差。不要依据一次心理测验的结果来下定论,尤其是对于年龄小的儿童作智力发育障碍的诊断,更要注意这一点。总之,在下结论时,评价者应结合受试者的生活经历、家庭、社会环境以及通过会谈、观察获得的其他资料全面考虑,以便作出准确的、全面的判断。

四、常用的心理测验与评定量表

(一)智力测验

智力是一种潜在的、非单一的能力,它是一种知觉、分析和理解信息的复杂的混合体。

智商(IQ):智商是智力的量化单位,它有两种,即比率智商和离差智商。

1. 比率智商　也称年龄智商,它是以一个人的年龄为参照尺度对智力进行测量。其计算公式是:智商 IQ＝智力年龄(MA)/实际年龄(CA)×100。比率智商有一定的局限性,因为人的年龄增长与智力发展并非平行,而且人和人之间有很大的个体差异,所以比率智商只限于16岁以下的未成年人。

2. 离差智商　它是用统计学中的均数和标准差计算出来的,表示被试者的成绩偏离同年龄组成绩的差距(以标准差为单位)。每个年龄组IQ的均值为100,标准差为15。这是根据测验分数的常态分配来决定的。计算公式是:智商(IQ)＝$(X-M)/SD+100$。式中:X为某人实得分数,M为某人所在年龄组的平均数,SD为该年龄组分数的标准差。离差智商克服了比率智商计算受年龄限制的缺点,已成为通用的智商计算方法。

国际上通用的智力量表有比奈量表、韦氏量表(表2-1)和Kaufman儿童能力成套测验等。

表2-1　韦氏智力等级分类及比例

智力等级	智商范围	理论分布
非常优秀	130以上	2.2%
优秀	120～129	6.7%
中上(聪明)	110～119	16.1%
中等	90～109	50.0%
中小(愚笨)	80～89	16.1%
临界	70～79	6.7%
智力缺陷	69以下	2.2%

韦氏智力测验是在临床医学中最常用的是韦氏量表。韦氏量表包括成年人、儿童及学龄前3个年龄本。韦氏成人量表(WAIS),全部量表含有11个分测验。根据测验结果,按常模可换算出3个智商,即全量表智商、语言智商和操作智商。语言量表的分测验包括:知识、领悟、计算、相似性、背数、词汇。操作量表的分测验包括:数字-符号、填图、积木图案、图片排列、拼物。

(二)人格测验

人格测验是人格描述的一种方法。临床人格评估主要研究人格特征和类型与健康和疾病的关系。人格测验主要是对人格进行特征或划分类型的描述,没有量化单位。人格测验在临床中主要应用于诊断、咨询和心理治疗。

临床中常用的人格量表有明尼苏达多相人格调查表(MMPI);艾森克人格(个性)问卷(EPQ);十六项人格因素问卷(16PF);洛夏测验和主题统觉测验等。

1. 明尼苏达多相人格调查表(MMPI)　是由美国明尼苏达大学的哈撒韦(Hathaway)、麦金利(Mckiney)于20世纪40年代共同编制的。MMPI包括566个自我陈述式题目,与临床有关的题目多集中在399题之前,其中16个为重复题目。测验有14个量表,其中有10个临床量表和4个效度量表。临床量表包括:疑病、抑郁、癔症、病理性偏离、男性/女性化、偏执狂、精神衰弱、精神分裂症、躁狂、社会-内外向。效度量表包括:掩饰量表、稀少回答、校正装好和装坏的量表、不能回答。此量表的实施有一定的教育程度的要求,至少要有小学毕业或初中1～2年级的文化程度。量表的结果需将原始分转换成"T"分才有解释的意义。MMPI不仅是人格描述量表,也用于协助精神病的诊断工作。

2. 艾森克人格(个性)问卷(EPQ)　是英国心理学家艾森克(Eysenck)编制的,是目前国内外广泛采用的人格量表之一,有成年人和儿童两种。其中包括P、E、N 3个分量表和L效度量表。P量表表示心理状态是否正常,E量表表示性格的内外倾向,N量表表示情绪是否稳定。L量表用来测定被测者的掩饰程度。在测验时被试者对每题回答"是"或"否",按照测定手册规定的标准进行记分,依据年龄及性别常模进行解释。

3. 十六项人格因素问卷(16PF)　是由美国心理学家卡特尔(Cattell)教授1946年编制。他通过因素分析获得了16种人格的根源特质,他认为每一个人的人格都可以用这16种相互独立的人格特质加以描述,16PF就是测定这16种人格特制的量表。量表共有187个题目,适用于16岁以上的成人,该测验对了解个体的人格倾向、选拔人才和职业咨询等有一定的参考价值。该量表需通过粗分转换成标准分，然后参照不同常模剖图分布型来解释受试者的测验剖图意义。

4. 洛夏墨迹测验(RIT) 是瑞士精神科医生洛夏(H-Rorschach)1921年设计编制的。多数学者认为洛夏墨迹测验是适用于成年人和儿童的良好的人格投射测验，主要用作异常人格的诊断。但是这种测验的技术复杂，训练要求高，掌握比较困难，费时甚多。RIT测验是由10张墨迹组成，其中5张是水墨图，另5张是全部或部分彩色墨迹图片。测验时将10张墨迹图片按规定的顺序逐一呈现给被试者，要求他看着图片说出他在图片上看到的事物，被试者尽可能地说出一种或几种事物，主试者根据他所说的东西进行记录，然后根据其反应，作出结果分析和评估。

(三)评定量表

临床常用的评定量表多为症状量表，大都是由具有丰富临床经验的心理学家和精神病学家根据大量的临床资料整理、设计编制而成的，是心理评估的重要工具。在选择评定量表时，首先要根据研究的目的选择信度、效率都比较高的量表。根据评定者的性质，可分为自评量表和他评量表。此外，每种评定量表都有一定的针对对象，选择时也要注意病种、年龄等条件。评定时间范围也需要注意。症状量表多为评定检查当时或过去一周或两周的情况，评定者应当明确所用量表的评定范围以免造成误差。

常用的临床评定量表有：简易精神状况检查(MMSE)、症状自评量表(SCL-90)、Hamilton抑郁量表(HAMD)、Hamilton焦虑量表(HAMA)和Achenbach儿童行为校核表(CBCL)等。

1. 症状自评量表(symptom checklist90，SCL-90) SCL-90是由90个常见心理症状的项目组成。该量表内容多，反映症状丰富，能比较准确评估患者自觉症状，故可以广泛应用于精神科和心理咨询门诊，作为了解来访者心理卫生问题的一种手段。也可以用于综合性医院，以了解躯体疾病患者的精神症状。

SCL-90包括9个因子，分别为躯体化、强迫症状、人际关系敏感、抑郁、焦虑、敌对、恐怖、偏执和精神病性。此外，有7个项目不能归入以上因子，一般将它们归入因子10“其他”中，主要反映睡眠和饮食情况。

(1)评定方法：每个项目均采用5级评分，没有反向评分项目。

没有：自觉无该项症状(问题)。

轻度：自觉有该项症状，但发生得并不频繁、严重。

中度：自觉有该项症状，对被试者有一定的影响。

偏重：自觉有该项症状，对被试者有相当程度的影响。

严重：自觉有该项症状，频度和强度都十分严重。

(2)统计指标

总分：将所有项目评分相加，即得到的总分。

阳性项目数：单项分≥2的项目数，表示患者在多少项目中呈现“有症状”。

因子数：将各因子的项目评分相加得因子粗分，再将因子粗分除以因子项目数，即得到因子分。

根据总分、阳性项目数、因子分等评分结果情况，判断是否有阳性症状及其严重程度，或是否需进一步检查。因子分越高，反映症状越多，障碍越严重。

2. 抑郁自评量表(self-rating depression scale，SDS) 由Zung1965年编制，用于衡量抑郁状态的轻重程度及其在治疗中的变化。特别适用于综合医院，以发现抑郁症患者。

SDS分别由20个陈述句和相应问题条目组成。每一个条目相当于一个有关症状，按1～4级评分。评定时间为过去1周。

SDS主要统计指标是总分。20个项目的分数相加即得到原始粗分。以原始粗分乘以1.25，取整数部分即得到标准总分。记分时要注意量表中的反向评分题目。中国常模SDS总粗分分界值为41分，标准分分界值为53分。

3. 焦虑自评量表(self-rating anxiety scale，SAS) 由Zung1971年编制，用于评定焦虑患者的主观感受。焦虑是心理门诊中较常见的一种情绪障碍，SAS已作为了解患者焦虑症状的一种自评工具。

SAS与SDS非常相似，它也含有20个项目，采用4级评分。评定时间为过去1周。

SAS主要统计指标是总分。20个项目的分数相加即得到原始粗分。以原始粗分乘以1.25，取整数部分即得到标准总分。记分时要注意量表中的反向评分题目。中国常模SAS总粗分正常上限为40分，标准总分的正常上限为50分。

第三节 一般患者的心理护理

一、患者角色与心理需求

1. 患者角色

(1)定义:在社会人群中与医疗卫生系统发生关系,经医生检查证实确实患有某种疾病、伴有疾病行为、寻求医疗帮助的社会人群称为患者角色。

(2)患者角色的特征:美国社会学家帕森斯(Parsons T.)1951年在《社会制度》一书中提到,患者角色的概念包括4个方面。

①患者可以从常态的社会角色中解脱出来,免除其原有的社会责任和义务。

②患者对陷入疾病状态是没有责任的。疾病是超出个体的自控能力的一种状态,也不符合患者的意愿,患者本身就是疾病的受害者,他无需对此负责。

③患者应该努力使自己痊愈,有接受治疗,努力康复的义务。

④患者应求得有效的帮助,并在治疗中积极配合,主要是寻求医生的诊治与医生合作。

(3)患者角色的转化:人们期望患者的言行完全符合患者角色的要求,但在现实中,实际角色与期望角色常有一定差距。就是说,从患病以前的常态向患者角色转化,或者病后向常态转变,都有一个角色适应的过程,如果适应不良,往往导致心理障碍,而且可能进一步影响健康和生活。患者角色适应不良大致有5种类型。

①角色行为缺如:否认自己有病,未能进入角色。虽然医生诊断为有病,但本人否认自己有病,根本没有或不愿意识到自己是患者。

②角色行为冲突:患者角色与其他角色发生心理冲突。同一个体常常承担着多种社会角色。当患病并需要从其他角色转化为患者角色时,患者一时难以实现角色适应。

③角色行为减退:因其他角色冲击患者角色,从事了不应承担的活动。已进入角色的患者,由于更强烈的情感需要,不顾病情而从事力所不及的活动,表现出对病、伤的考虑不充分或不够重视,而影响到疾病的治疗。

④角色行为强化:安于患者角色的现状,期望继续享有患者角色所获得的利益。由于依赖性加强和自信心减弱,患者对自己的能力表示怀疑,对承担原来的社会角色恐慌不安,安心于已适应的患者角色现状,或者自觉病情严重程度超过实际情况,小病大养。

⑤角色行为异常:患者受病痛折磨感到悲观、失望等不良心境的影响导致行为异常,如对医务人员的攻击性言行,病态固执、抑郁、厌世,以至自杀等。

2. 心理需求 疾病不仅打破了人们正常的生活模式和生活状态,而且还改变着患者的心理和行为,它使患者对需要的关注焦点转移到自身。因此,患者和正常人相比,需要的重点存在着明显的不同。患者既有正常人的一般需要,又产生了与疾病有关的各种心理需要的层次和变化。主要包括以下几个方面。

(1)需要尊重:一旦成为患者,原有的社会角色随之丧失或减弱。在新的环境中被认识、被尊重的需要变得更加迫切,自尊的需求更强烈、更敏感。在新的环境中他们需要得到别人的关心、体贴与尊重。若得不到满足,患者就会产生自卑感和无助感,甚至变为不满和愤怒。因此,医护人员要充分尊重患者的人格,使患者获得被尊重的感受,这对患者的康复有积极的意义。

(2)需要接纳和关心:由于疾病的缘故,改变了患者原来的生活习惯和生活规律,当进入到一个陌生的医疗环境之中,会感到孤独、寂寞,并会产生强烈的归属感,比任何时候都渴望得到家庭、朋友、单位以及医护人员的支持、关爱和呵护。患者需要了解别人,也需要让别人熟悉自己,得到新环境人际群体的接纳。同时患者又放心不下家庭、单位的事情,很想了解这些情况。因此,医护人员应帮助患者尽快融入新的群体之中,主动和患者沟通,消除病友之间的陌生感,让患者在温馨和谐的人际氛围中感到温暖、有希望、有信心,情绪稳定,减少孤独和自卑心理,在宽松的环境下安心养病,接受治疗。

(3)需要信息:住院后,患者脱离了原有的社会角色,其活动受到约束,原有的社会交往在不同程度上受到限制,出现了人际隔离的现象。由此患者便产生了强烈的与社会联系和交往的需要。一方面患者需要获得医院这一特定环境的大量信息。如医院的规章制度、治疗设备和医疗水平情况,还急于了解疾病的诊断、治疗、预后及医药费支付等方面的信息；另一方面，希望保持和原有社会环境的接触，了解工作单位及本人事业方面的信息，以及家人、亲朋好友在生活、工作等方面的信息，如不能得到这些信息，便会感到焦虑和茫然。总之，患者需要得到来自医院、社会、家庭等方面的信息和情感支持。提供这些信息不仅可以消除患者的疑虑，还可以避免消极情绪反应的产生。

(4)需要安全：安全感是患者最普遍、最重要的心理需要。在疾病诊治过程中，往往会面临一些影响患者安全的因素。如交叉感染、放射线检查、用药后的不良反应、手术等。所以患者会格外重视自身的生命安全和医疗过程的安全。即人越是在安全受到威胁的时候，对安全的需要越强烈，这就是人在病情严重时，特别关注自身安全的原因。因此，医护人员对患者实施诊治、护理措施时，要向患者详尽解释说明每项工作的具体内容，让患者明明白白地接受诊治和护理，消除顾虑心理，以增强患者的安全感，给患者营造安全、可靠、放心的医疗环境。

(5)需要和谐环境、适度活动和刺激：患者住院后，生活空间缩小了，一切活动都被限制在"白色"世界里。以往的工作、学习、生活规律和习惯都处于被动状态下，难免产生单调乏味感，进而发展成厌烦情绪。再加之疾病的困扰，更易产生度日如年之感。因此，患者不仅需要宽松和谐的医疗环境，需要安静舒适的医院生活，同时还需要适当的活动刺激，以调节和改善自己的心境。医务人员可根据医院的实际情况，提供必要的获得刺激的条件，可以组织和安排有新鲜感的娱乐活动。如下棋、欣赏音乐、收看电视、录像、自我保健知识宣传等，以此丰富住院患者的业余生活，使其以积极的心态接受治疗，促进健康。

二、常见的心理问题

患者一旦知道自己患了病，在心理上必然有反应，概括起来，患者易于产生如下各种心理活动。

1. 抑郁　抑郁是现实生活中较为常见的以情绪低落为特点的消极情绪反应，是患者因可能丧失和实际丧失而引起的闷闷不乐、压抑的消极心态。在抑郁状态下，表现为悲观失望、无助、冷漠、绝望等不良心境，并伴有消极的自我意识产生，如自我评价的下降、丧失自信心、有自卑感；在行动方面有活动水平下降、寡言少语。长期严重的抑郁对患者是不利的，抑郁一方面影响医生对疾病的诊断和治疗，另一方面也会降低患者的免疫力，从而引发新的疾病。

2. 焦虑　焦虑是人们过分担心发生威胁自身安全和其他不良后果时产生的一种心态。主要表现为经常或持续的、无明确对象或固定内容的紧张不安，或对现实生活中的某些问题过分担心或烦恼。这种紧张不安、担心或烦恼与现实很不相称，使患者感到难以忍受，但又无法摆脱，常伴有自主神经功能亢进，运动性紧张和过分机警。

3. 怀疑　患者的怀疑大都是一种自我消极暗示，由于缺乏根据，常影响对客观事物的正确判断。患病后常变得异常敏感，听到别人低声细语，就以为是在说自己的病情严重或无法救治，甚至曲解别人的好意，怀疑诊断的正确性，怕吃错药、打错针。有的凭自己一知半解的医学和药理知识，推断药物，推断预后。害怕药物的不良反应，担心偶尔的医疗差错或意外不幸降落在自己身上。身体某部位稍有异常感觉，便乱作猜测。如果严重偏执，甚至出现病理性的妄想。

4. 孤独　孤独感是与分离相联系的一种消极心理反应，也称社会隔离。主要是患者住院后，离开了家庭和工作单位，周围接触的都是陌生人。医生只在每天一次的查房时和患者说几句话，护士定时打针送药，交谈机会也较少，这样患者很容易产生孤独感。因此，在他们住进病室的第一天常有度日如年之感。他们希望尽快熟悉环境，希望尽快结识病友，还希望亲友的陪伴。长期住院的患者由于感到生活无聊、乏味，希望病友之间多交谈，希望有适当的文化娱乐活动，以活跃病房生活。社会信息剥夺和对亲人依恋的需要不能满足，是患者产生孤独感的主要原因。

5. 被动依赖　依赖是患者进入患者角色后产生的一种退化的心理和行为模式。患者进入患者角色之后，大都产生一种被动依赖的心理状态。这是因为，一个人一旦患了病，自然就会受到家人和周围同志的关心照顾，成为被人关照的中心。同时，通过自我暗示，患者自己也变得软绵绵的不像以往那样生气勃勃，变得被动、顺从、娇嗔、依赖，变得情感脆弱，甚至带点幼稚的色彩。只要亲人在场，本来可以自己干的事也让别人做；本来能吃下去的东西几经劝说也吃不下去；一向意志独立性很强的人变得没有主见；一向自负好胜的人变得没有信心；即使做惯了领导工作和处于支配地位的人，现在对医务人员的嘱咐也百依百顺。这时他们的爱和归属感增加，希望得到更多亲友的探望，希望得到更多的关心和温暖，否则就会感到孤独、自怜。

6. 否认　否认是患者怀疑和否定自己患病的心理状态，尤其是对癌症等预后不良的疾病，否认心理更为常见。明知自己患有癌症，却矢口否认，当他(她)看到病历上写的诊断时，还说经治医生写错了。有的医护人员对这种现象感到不可思议，实际上这正是某些患者应付危害情境的一种自我防卫方式。大量研究证明，一定程度的否认，对缓解心理应激是可取的，可以避免过分的焦虑与恐惧。

否认虽在一定程度上起自我保护的作用，但在许多情况下又起贻误病情的消极作用。例如，有的患者身患乳腺癌，自己却矢口否认，拒绝治疗，最后因延误治疗时机，癌转移而死亡。

三、不同年龄阶段患者的心理护理

1. 儿童患者的心理与护理　儿童患者的突出特点是年龄小，对疾病缺乏深刻认识，心理活动多随活动情境而迅速变化。因为他们注意力转移较快，情感表露又比较直率、外露和单纯，所以只要依据其心理活动特点进行护理，易于引导他们适应新的环境。儿童患者常见的心理活动特点有下列几方面。

(1)分离性焦虑：儿童从出生时起，就在母爱的呵护下，形成了对周围环境的安全感和信赖感。一旦因病情需要而必须住院，儿童大都会恐惧、焦虑和不安，经常哭闹、拒食及不服药。心理学家认为，人体间的接触和抚摸是婴儿天生的需求。在医院里，护士对他们轻拍、抚摸及搂抱，会使患儿产生安全感，减轻焦虑心理。

(2)情绪反应强烈：由于儿童患者病情急、变化快，又不善于表达，哭闹是最为突出的情绪变化，常常用哭声代表一切。所以要求护士要有高度的责任感，经常深入病房，善于从细微变化中发现问题，采取措施，防止突然事件发生。

(3)恐惧：住院后，患儿离开了父母的陪伴，加之陌生的环境、陌生的面孔、陌生的诊疗措施，易产生生疏感。表现为：紧张、惶恐不安、沉闷、执拗、不合作、哭闹不止。为消除患儿恐惧心理，护士要多加鼓励，不要训斥和恐吓，要成为患儿的贴心人。病房应有玩具，护士要带领患儿游戏玩耍。提倡儿科护士不穿白大衣，穿一些带小花的衣服，以消除儿童患者的恐惧感，博得他们的喜爱。给患儿打针治疗时，要利用儿童注意力易被转移及喜欢表扬鼓励等特点，尽量减轻他们的疼痛感。儿科护士应有一颗慈母般的心，温暖、体贴、爱护那些受创伤的幼小心灵。

不同年龄的儿童个性差异极大，其心理特点也很不相同。因此，他们的心理状态只能从其言语和非言语行为(表情、目光、体态等)中仔细体会理解。所以，儿科护士是否懂得儿童心理学，应成为考核儿科护士素质的重要内容。

2. 青年患者的心理与心理护理　青年正是人生朝气蓬勃的时期，对于自己患病这一事实会感到很大的震惊。青年患者的心理特点主要表现在对工作、前途、恋爱、婚姻、学业等方面的心理顾虑。

(1)否认：疾病初期患者只是猜疑，存在侥幸心理，甚至不相信医生的诊断，否认自己患病。有的患者表现为不在意，有的患者会上网搜索查询，希望找到自己没有患病的证据。护士不必强迫患者放弃否认，立即面对现实，因为大多数患者的否认过程会自然消失。护士可以严谨的工作态度，告知患者各种检查结果，肯定诊断的正确性，激发患者的遵医行为，主动配合治疗。

(2)担心：患者担心疾病耽误自己的学习和工作，对自己恋爱、婚姻、生活和前途有不利的影响。有的青年不愿意把自己的病情告诉自己的同事或同学。护士要针对青年患者的不同心理状态，实事求是地将病情及转归告诉他们，引导他们正确处理个人问题，消除其对疾病的错误认识，并帮助解决一些实际问题，使其坚定战胜疾病的信心，主动配合治疗；同时，有计划地组织开展娱乐活动，活跃文化生活，使患者身心愉快，早日康复。

(3)紧张急躁：青年人一旦承认有病，就会变得紧张急躁，希望能迅速好转，事事询问：为什么打这个针、吃这个药？病程需多长？有无后遗症等。护士应体谅和理解患者，耐心细致地做好解释工作，帮助患者树立对疾病的科学态度。

(4)情绪强烈：青年人情绪特点是强烈而不稳定。若病情稍有好转，他们就盲目乐观，往往不再认真执行医疗护理计划，不按时吃药。但患者如果得知病程较长或有后遗症，就会自暴自弃、悲观失望，情感变得异常抑郁而捉摸不定。由于疾病的巨大挫折，他们会出现严重的精神紧张和焦虑，甚至导致理智失控，产生自杀念头，发生难以想象的后果。护士要采取有效的心理支持的方法，帮助患者减轻压力，树立信心，降低焦虑。对症状严重的患者，要予以关注，做好相应的调试。也可以把青年人安排在同一病室，他们在一起可激发生活的乐趣，并消除孤独感。

由于青年患者的心理活动错综复杂、易变化，所以护理人员必须密切注视、预防可能发生的后果，要注意多给予心理支持，循循善诱，耐心疏导。

3. *中年患者的心理与心理护理* 一般认为，中年是人生历程中最值得回首寻味的年代。在这个时期，中年人的社会角色比较突出，既是家庭的支柱，又是社会的中坚力量，这个时期患病，患者的心理压力较大。

(1)恐惧、焦虑：当他们受到疾病折磨时，心理活动尤为沉重和复杂，他们担心家庭经济生活，牵挂着老人的赡养和子女的教育，又惦念着自身事业的进展和个人成就等。对中年患者的心理护理，一是要劝导他们真正接纳疾病并认真对待疾病；二是使患者认识到，治疗疾病是当务之急，身体恢复健康是家庭和事业的根本。

(2)孤独、寂寞：患者患病之前多为家庭生活的支柱，工作的主力，但患病时间一长，就会失去原来的心理平衡。患者希望得到亲人的安慰、朋友的帮助、同事的关心，使其不感到孤独、寂寞。人际关系的亲密感增加，可使患者心理上得到支持，减少或忘记疾病所带来的痛苦，并可从中获得与疾病抗争的力量。

对中年人的心理护理还要动员其家庭和工作单位妥善安排患者所牵挂的人和事，尽量减少他在养病治病时的后顾之忧。再是利用中年人世界观已经成熟稳定，对现实具有评价和判断的能力，对挫折的承受力比较强等特点，鼓励他们充分发挥主观能动性，配合医护人员尽快地把病治好。

4. *老年患者的心理与心理护理* 由于老年人生理功能开始出现退行性变化，逐渐衰退，机体的适应能力和抗病能力逐渐降低，易患各种疾病。一旦患病，健康受到威胁，加之退休后产生的失落感，其心理反应较为强烈。

(1)恐惧：老年人患病后多为悲观，情绪低落，对疾病的治愈缺乏信心，有时怕出现并发症，担心无人照料，表现出明显的焦虑。当病情加重时，对死亡的恐惧心态越发强烈，因而出现怕死、恐惧、易激惹等负性情绪反应。护士要理解老人的心情，细心照顾他们，讲解一些关于疾病的基本知识，比如病因、临床表现、治疗、护理及预防知识，同时根据病情鼓励老人适当做一些活动，做到医患配合，使身体尽快康复。

(2)孤独：老年人一般都有慢性或老年性疾病，所以当某种疾病较重而就医时，他们对病情估计多为悲观，心理上也突出表现为孤独感。护士在临床护理工作中，应多与患者沟通，了解患者需要，根据其个体特点给予关心和鼓励，同时要告诉家人多来探望，减少老人的孤独感。

(3)自尊：老年人有很强的自尊心，希望得到家人、社会、医院的重视与尊重。他们突出的要求是被重视、受尊敬。因此，有的老年人患病后生活自理能力下降，也不愿意麻烦他人，做一些力所不能及的事。所以护士对老年患者的意见要尽可能听取和采纳，对他们的称呼须有尊敬之意，谈话要不怕麻烦，声音要大些。要尽量尊重老人的生活习惯，同时要主动巡视病房，多关心问候，了解患者的需求，取得信赖。

(4)抑郁：老年人一般都有慢性病或老年性疾病，所以当某种疾病较重时，由于对病情不了解，就会出现恐惧、焦虑的心理，由于过度紧张引起心理上的消极状态，造成心情抑郁。患者入院后，护士应主动热情地迎接他们，耐心、温和、细致地做好入院宣教，采取不同方式与患者交流，增强患者的信任感，消除患者的焦虑、恐惧心理。

护理人员在护理全过程中，要始终把握患者的心理状态这个主要因素，要以深切的理解与真诚的善心去照顾患者，帮助其树立乐观的情绪和战胜疾病的信心，促使患者早日康复。

四、不同疾病阶段患者的心理护理

患者在患病后会出现一系列的心理变化，这些变化在疾病的各个阶段的表现和特点又有所不同。护士应敏锐灵活地掌握患者的心理动态变化，预见性地开展心理护理。

1. *疾病初期的心理护理* 患病初期，无论轻症或重症患者，无论急性病或慢性病患者，必然会产生心理反应，但反应程度不一，表现复杂多样。护士应尽快了解和确定患者的心理特点，有针对性地做好心理护理。

(1)心理特点

①否认与侥幸：否认期的患者认为自己是健康的，否认患病事实。患者可表现出各种不同程度的否认，其中忘记是一种轻微的否认方式，严重者可表现为到处寻求咨询，希望能够听到他们所想听到的自己没有患病的答案，迟迟不愿进入患者角色。

②抱怨与负罪感：当确认自己患病，有的患者

会抱怨家人关心不够，没有照顾好自己；自怨没有量力而行导致身体健康受损。有的患者感受到疾病的痛苦与折磨，认为自己患病是一种惩罚，则可能产生负罪感。患者常以消极与生气的方式对待疾病，不愿诉说疾病的痛苦与症状，或向医护人员、家人寻事争吵，以发泄内心痛苦。

③恐惧与忧心忡忡：患者由于平时身体健康，突然得知患病，毫无思想准备，很容易产生恐惧心理。特别是身患难治疾病或不治之症或面临大手术的患者，疾病可能影响身体功能与形象极易产生恐惧反应，表现为焦虑不安、紧张、忧心忡忡、夜不能寐、日不思饮，再加之周围人的紧张与过分关心，患者会更加恐惧，认为自己的病情严重，出现强烈和复杂的心理反应。

④轻视或满足：有的患者因工作繁重、经济压力或知识不足等而轻视疾病；有的患者因患一般疾病，病程不长，预后较好，能暂时脱离紧张的工作岗位，或受到别人的照顾，成为亲朋好友关注的对象，虽然有病，心理却得到一定的满足，表现为情绪轻松，愿意谈自己的病情及预后。

(2)心理护理：心理护理的重点是给予较多的心理支持，协助患者正确认识和对待病情，减少患者的紧张情绪，使之初步适应医院的环境，较好配合治疗和护理。

①建立良好的护患关系：护士要善于应用人际沟通的各种技巧，建立融洽的护患关系。对刚刚入院的患者，护士应礼貌、热情接待患者，安排整洁、安静、舒适的病房环境；向患者介绍病房的环境及有关医院的制度，向患者介绍主治医师的情况；了解患者的病情及需要，给患者以安慰等。通过良好的言语和行为，同患者建立相互信任的人际关系。

②满足各种需要：在不违反治疗原则的情况下，尽量满足患者的生活需要，适当照顾患者的原有生活习惯和爱好；对病情严重、生活不能自理的患者，协助他们保持整洁与卫生；对患者不愿提及的生理缺陷或其他隐私，应严守秘密，维护其自尊，帮助患者接触病友，消除或减轻其陌生感和孤独感。

③心理支持和疏导：鼓励患者表达感受，倾听其诉说，帮助患者宣泄恐惧、忧虑等不良情绪；鼓励恢复期的病友现身说法，解除同类患者的顾虑，动员患者的社会支持系统，鼓励家属和亲朋来访，使患者感受到被关心和重视，获得心理支持。

④认知干预：帮助轻视和否认患病、心存侥幸、抱怨和负罪感的患者理清思路，摆出问题，指导患者提高认知和应对能力，帮助患者尽快进入角色，解除负罪感，正视疾病，积极配合治疗和护理。

2. *疾病发展期(稳定期)的心理护理*　经过一段时间的诊断、治疗和护理，多数患者的病情明确，且日趋稳定和好转，患者的心理反应较前和缓。慢性疾病患者可因病情较长、病情反复发作，导致情绪不稳。此期加强心理护理有利于增强治疗效果，缩短病程。

(1)心理特点

①接受和适应：此期患者已接受自己有病，逐渐适应医院的社会；患者变得顺从，与医护人员关系和谐、依赖，迫切要求多用药、用好药，早日解除病痛；患者把注意力集中于身体体征的变化，想了解自己的体温、脉搏、血压等情况，想了解病情和治疗方案，急切想知道各项检查的结果。

②担心和焦虑：有些患者的情绪随着病情发展而变化，有时高兴，有时失望，急躁、紧张、焦虑等消极情绪时常出现，有些患者仍对疾病心存疑虑，担心急性病变成慢性病；术后的患者常担心切口裂开或出血等意外，害怕活动会造成切口愈合困难不愿下床活动；病情反复发作、迁延不愈又无特效药治疗的慢性疾病患者，常陷入求生不得，求死不成的无奈、焦虑状态。

③沮丧与厌倦：主要见于患慢性疾病的患者，患者可因疾病需长期治疗且经久不愈、甚至终身生存在慢性病痛中而陷入沮丧、失望等心境；有的患者认为给家人和亲朋造成沉重的经济和照顾负担，失去生活信念，悲观绝望，产生厌世意念。

(2)心理护理：①重点是保持良好的护患关系，加强与患者的沟通，调节患者的不良情绪。继续协助患者的生活护理，关心患者的起居，鼓励患者适当活动，使患者感到温暖，维护已建立的良好护患关系。②及时将病情好转的信息反馈给患者，消除患者的顾虑，增强其战胜疾病的信心，沟通过程中注意应用积极暗示性语言，鼓励患者为早日康复做出努力，提醒患者的亲友在探视时话题不宜集中在病情，可利用间歇或专门时间开设健康教育讲座，宣传相关疾病的知识，说明疾病的演变过程，减轻患者的心理压力。

3. *疾病恢复期的心理护理*　恢复期指患者经过治疗和护理，身体逐步康复，生活逐步恢复正常的过程。此期间，患者的心理由于病情变化、文化层次、个性体征、经济状况等因素，表现多种多样，有些心理状态可致恢复期延长，护士应采取有效措施，加强指导，协助患者身心早日康复。

(1)心理特点

①兴奋与欣慰：有些患者因病痛减轻或消除，自认为病愈而产生兴奋情绪，甚至不听从医护人员的劝说，过多活动；多数患者为身体的逐步康复，即将离开治疗和休养的环境，回到正常的生活中而感到欣慰。

②焦虑与忧伤：有的患者害怕疾病恢复不彻底而形成慢性迁移性疾病；特别是疾病或外伤遗留残疾者，无一例外地忧患日后的学习、婚姻、生活及工作能力、社会适应等问题，他们担心难以胜任原来的工作，担心出院后能否得到家庭、单位的接纳和照顾，因而产生焦虑情绪。

③悲观与绝望：主要见于意外创伤造成永久性严重残疾的患者，他们无法承受残疾对未来人生所造成的重大挫折，对如何度过漫长且艰难的人生感到悲观绝望，自暴自弃，严重时可产生轻生念头。患者放弃必需的功能锻炼，康复过程延长，结果可导致"小残大废"，使局部的残疾成为背负终身的沉重包袱。

④依赖和退缩：久病后患者依赖性增强，始终认为自己不能多活动、不能工作，不愿脱离患者角色，安逸于别人照顾的生活。有些患者有退缩表现，如术后因怕痛而放弃功能锻炼；或怀疑身体尚未痊愈，害怕疾病反复，希望延长住院时间，急危重症患者可能对重症监护病房产生依赖。

(2)心理护理：此期的护理重点是提供支持和咨询，帮助患者恢复自主生活，提高适应能力，恢复社会角色功能，使患者从心理、身体和社会三方面获得全面康复。

①提供信息和知识：加强健康教育，说明疾病的转归，介绍出院后自我护理、保健常识、学会康复方法，使患者正确领会出院后如何服药、巩固疗效、加强功能锻炼，以减轻因出院而产生的焦虑。

②心理支持与疏导：鼓励患者参与制订康复计划，克服依赖性，尽快适应病情生活。对不能恢复病情状况的患者，给予精神上的安慰和疏导，帮助他们面对现实，从焦虑和忧伤中解脱，建立乐观的生活态度，做情绪的主人。

③自护行为塑造：运用强化理论，通过赞扬的方式强化患者的自护行为；以奖励的方式消退依赖行为，给予正性行为强化，指导患者在力所能及的范围内承担生活的责任，做力所能及的工作，提高适应生活及社会的能力。

④协助认知治疗：对遗留残障、悲观绝望的抑郁患者，特别是烧伤毁容或肢体残缺的年轻未婚者，协助医生实施认知疗法，帮助患者建立正确的认知方式，正确面对目前的健康状态；用模范事例鼓励他们建立正确的认知方式，正确面对目前的健康状态；用模范事例鼓励他们建立信心，克服消极情绪，从绝望中走出，适应新的生活方式；最大限度发挥自己的潜能。避免因身体残疾导致心理障碍甚至精神异常。

4. 临终患者的心理护理

(1)心理特点：临终患者由于躯体疾病的折磨，对生的渴望和对死的恐惧会产生一系列复杂的心理变化，甚至行为与人格的改变。美国精神病学家库布勒-罗斯(Kubler-Ross)对临终患者心理、行为的研究在世界上具有开拓性意义。她于1969年在《死亡与濒死》一书中将身患绝症的患者从获知病情到临终时期的心理反应和行为改变总结归纳为5个典型阶段：否认期、愤怒期、妥协期、抑郁期和接受期。在不同的阶段，患者有不同的心理需要。护理人员在面对临终患者时，要根据患者所处的不同阶段，给予相应的心理护理，协助患者走向人生的终点。

①否认期："不，这不会是我，那不是真的！"当一个人在得知自己患了某种严重疾病时，典型的反应是震惊和否认。否认，是患者应付突降不幸的心理防御。因为我们每个人可以承受的心理压力是有限的。如果突然受到的心理打击超过我们的耐受能力，我们就需要采取措施保护自己。否认正是起到了这种缓冲的作用。

此时，护理人员不宜强求患者面对现实，要采取理解、同情的态度，认真倾听其感受，注意非语言的交流，满足患者心理需要，协助患者逐渐适应和接受即将死亡的现实。

②愤怒期："为什么是我？""这太不公平了！"当否认无法再持续下去，患者开始接受患病的现实时，最常见的反应是愤怒。患者抱怨命运的不公平，气愤命运对自己的捉弄。怨恨、嫉妒、无助、痛苦等交织在一起的情绪，使患者常迁怒医护人员和家属，发泄内心不满、苦闷和无奈，责怪上帝的不公平。

护理人员要理解患者的发怒是缘于害怕和无助，并非针对家属和医务人员的。护理人员应当理解患者的内心痛苦，尽可能满足患者的各种要求。

不能因为患者“事多”而表现出厌烦情绪，否则患者会感到更加绝望和孤独。同时要做好家属的工作，给予患者宽容、关爱和理解。

③妥协期：“是的，就是我，但是……”患者的愤怒心理消失，不再抱怨，而是请求医生想尽一切办法治疗疾病，期望奇迹的出现。患者的心情逐渐平静，开始理智地考虑一些现实的问题。他们对生命还怀有希望，开始希望通过采取某些措施而达到延长生存时间的目的。他们常常与医务人员商讨“如果我现在……能不能多活……(时间)”。在这一阶段，他们对治疗态度积极，非常合作和顺从。

此时期的患者对治疗是积极的，应当充分利用这段时间，调动患者的主观能动性，配合治疗，延长患者的生存时间。

④抑郁期：“好吧，就是我”，这时患者意识到无论采取什么手段，都已经于事无补了，死亡将不可避免。患者真正绝望了。于是患者表现出来的是一种消沉、抑郁、沮丧的心理情绪。患者体验到一种准备后事的悲哀，变得沉默寡言，情绪极度消沉、压抑，对外界的事物完全丧失了兴趣，甚至不愿同最亲近的人接触。家人难以通过鼓励、劝导和支持来帮助患者改善情绪。患者开始现实地对待死亡，着手安排后事。

这时应当告诉家属不必试图使患者高兴起来，试图使患者高兴是家属的希望而不是患者的希望。患者已经认识到生命即将结束，感到悲哀是正常的。患者也有权表达自己的悲哀。要让患者有机会表达出自己的情绪。当患者谈及死亡等内容时，家属和医护人员应当耐心倾听，给予及时而准确的回应，使患者感到被接纳。如果家属和医护人员不能理解和体会患者的心理要求，有意无意地回避谈论死亡问题，就会使患者感到自己的情感不被他人所接受，感到孤独和疏远，从而关闭了情感交流的通道。这样做不利于患者顺利度过抑郁期。

⑤接受期：“我准备好了。”患者进入到此阶段时，认为自己已完成了人生的一切并准备接纳死亡的到来。患者对死亡采取了接受的态度，能够平静地思考即将到来的死亡，对死亡已经做好了心理准备，以平和的心态迎接死亡的到来。患者对死亡已不再恐惧和悲伤，而有一种“认命”感，表现为比较平静、安详、少言，非常希望自己最亲近的人能够陪伴在身边，伴随自己走过人生的最后阶段。

尊重患者，不要强迫与其交谈，给予临终患者一个安静、明亮、单独的环境，减少外界干扰。告知患者家属尽量陪伴患者，尽可能满足患者的心理需要。在这个阶段，护理人员除了满足患者的基本生理需要外，还应当保持与患者的交往，协助患者实现各种愿望，使患者在安详的气氛中走完人生旅途。

(2)心理护理：对临终患者护理已经成为护理领域的一个研究方向，许多研究者对临终患者的护理进行过研究，提出了临终护理应当达到的目标。一般认为，对临终患者进行护理时，应当努力达到以下护理目标。

①使患者尽可能享受最后的时光，与亲人相伴，感受家庭的温暖和幸福。

②帮助患者尽可能完成未完成的工作或愿望，使患者临终前感到人生无憾，并获得最后的乐趣和满足。

③采取有效措施控制患者的疼痛，尽可能减少患者的痛苦和烦恼。

④尊重患者的愿望，让患者有尊严地离开人世。

第四节　患者心理健康教育与护理人员心理素养

一、患者心理健康教育

(一)患者心理健康教育的概述

1. 心理健康教育的概念　心理健康教育是指专业人员通过有组织、有计划、有评价的教育活动，促使人们认识心理健康与躯体健康的关系，建立有益于心理健康的防御机制和行为应对方式，掌握心理自助和心理保健方法，提高心理健康水平，预防心理疾病。

2. 患者心理健康教育的概念　患者心理健康教育是指以医院为基地，以患者为对象，通过有目的、有计划、有评价的教育过程，使患者认识社会心理因素与疾病发生、发展和转归的关系，改变不利于健康的错误思维、观念和行为，建立良好的心理防御机制和应对方式，促进身心健康。

3. 心理健康教育的作用　①心理健康教育是患者健康教育的重要组成部分；②心理健康教育为护士实施心理护理提供了方法；③心理健康教育是

激发患者潜能的推进器。

4. 心理健康教育的原则　①科学性原则;②针对性原则;③尊重性原则;④保密性原则;⑤专业性原则。

5. 心理健康教育的主要内容　心理健康教育的内容可以涵盖与人类心理健康相关的诸多方面。

(1)按心理发展的年龄特征可分为:幼儿心理健康教育、儿童心理健康教育、青少年心理健康教育、中年心理健康教育、更年期心理健康教育、老年心理健康教育等。

(2)按群体心理问题及心理健康的特点可分为:家庭心理健康教育、学校心理健康教育、工矿心理健康教育、机动车驾驶心理健康教育、航海心理健康教育、航空航天心理健康教育、军人心理健康教育、医护人员心理健康教育等。

(3)按与心理健康相关的症状特点可分为:情绪障碍心理健康教育、睡眠障碍心理健康教育、人格障碍心理健康教育、疼痛问题心理健康教育和性心理问题心理健康教育。

(4)按心理健康与疾病的特点分为:亚健康人群心理健康教育、患者心理健康教育和康复者心理健康教育。

(二)患者心理健康教育的主要内容

1. 心理疾病患者的心理健康教育要点

(1)帮助患者认识影响健康的心理社会因素:这些影响因素包括外部因素和内部因素。其中外部因素主要包括生活事件、社会支持与慢性应激性刺激;内部因素主要包括个体易感性和应对方式。心理健康教育的目的是帮助患者认清心理社会因素对健康的影响具有双向性特征,它既是影响健康的致病因素,又可以是促进健康的治疗因素。对于因心理社会因素患病或病情加重的患者,应帮助其建立积极的心理防御机制和社会支持系统,努力消除心理社会因素对患者健康造成的消极影响。

(2)帮助有生活事件的患者减少负面影响:生活事件对人体的影响依事件的性质不同而各不相同。当在对患者评估时发现患者有近期生活事件和慢性应激性刺激时,应进一步评价这些刺激因素对患者健康的影响程度,应用"生活再适应量表"对患者进行测评,根据积分预测患者出现健康问题的可能性。依据评估结果,指导患者理解和认清生活事件对个体的影响,加深对心理社会因素是致病因素的认识,减少个体易感性,减轻心理反应程度,主动消除心理社会因素对患者健康的负面影响。

(3)帮助有不良应对方式的患者建立积极的心理防御机制:人们应对由心理社会因素导致的疾病所采用的应对方式有两种:积极地应对和消极地应对。采用何种方式,与压力的性质、对压力的感知程度、以往应对压力的能力或经验、个体的人格特征、个体的支持系统等有关。

护士在向患者实施心理健康教育之前,需要对这些因素进行评估,对于有严重生活事件打击的、对压力感知程度高、反应敏感、缺乏处理压力经验和社会支持系统的患者,应作为重要的教育对象,帮助其建立积极的心理防御机制。

防御机制的基本功能是:帮助个体延长彻底处理冲突的时间;掩盖真实的感情、害怕和冲突;减轻焦虑;以社会可接受的方式释放内心强烈的感受;将不可接受的行为转化为可接受的方式。

患者常见的防御机制有:①抑制,即将不愉快的想法压抑于潜意识中,不愿释放和表达;②文饰,以自圆其说来解释自己的行为,将自己的真实感受掩盖起来;③投射,将自己不愉快的情绪归因于他人;④退化,个体的行为倒退到早期幼稚的行为阶段;⑤置换,将情绪中的一个目标转移到可以接受的另一个目标,以减轻不良情绪所带来的痛苦;⑥升华,将无意识的冲突以社会能接受的方式表示,使之具有建设性。前4种属于消极防御机制,后2种为积极防御机制。护士在实施心理健康教育时,要注意观察患者对不同情形的行为反应、患者对这些反应的解释,以及这些反应的有效性,从而判断患者的行为属于何种应对方式。以举例的方式向患者解释消极应对方式的弊端,帮助患者学会运用积极的应对方式促进机体的康复,充分发挥患者心理防御机制对机体的保护功能。

(4)帮助无助的患者建立良好的心理社会支持系统:心理社会支持系统是患者可利用的外部资源,包括家庭、亲属、朋友、同事、伙伴、单位、工会等个人或组织所给予患者精神上和物质上的帮助与支持。在进行心理健康教育过程中,要对患者的心理社会支持程度、患者利用心理社会支持资源的情况进行综合评估,判断患者有无心理社会支持系统,支持的来源、数量和利用度,患者对支持的需求和反应等,以便在教育时有目的地调动和利用有效的、患者需要得到的外部资源。在实施教育时,向缺乏社会支持的患者说明心理社会支持系统对促进疾病康复的意义,调动其利用社会支持的积极性,同时向家属说明为患者提供心理社会支持的作用、意义、方法，共同为促进患者康复建立起良好的心理社会支持系统。

2. 心身疾病患者的心理健康教育的内容

(1)常见的心身疾病如下。

①循环系统疾病：冠心病、原发性高血压、心律失常。

②呼吸系统疾病：支气管哮喘、过敏性鼻炎、过度换气综合征、花粉症。

③消化系统疾病：消化性溃疡、溃疡性结肠炎、结肠过敏、神经性厌食、神经性呕吐及食管、贲门或幽门痉挛等。

④泌尿生殖系统疾病：神经性多尿症、阳萎、月经紊乱、经前紧张征。

⑤内分泌代谢系统疾病：肥胖症、消瘦、糖尿病、甲状腺功能亢进症。

⑥神经系统疾病：偏头痛、紧张性头痛、痛觉过敏、痉挛性疾病。

⑦肌肉骨骼系统疾病：类风湿关节炎、痉挛性斜颈。

⑧皮肤系统疾病：神经性皮炎、慢性荨麻疹、湿疹、银屑病、斑秃、多汗症。

⑨其他：恶性肿瘤、妊娠、毒血症、青光眼、弱视、口腔炎等。

(2)心身疾病具有的主要患病特点：①在患者的躯体上可以查出器质性病变或病理生理过程；②本病是由情绪和人格因素引起的；③躯体变化与正常心理反应时的生理变化相同，但更为强烈和持久；④本病不是神经症和精神病。

(3)心身疾病患者心理健康教育的要点：

①帮助患者认识心身疾病的特点，有助于增强患者的防病意识，减少心理因素对机体的不利影响。

②帮助患者认识心身疾病的常见症状。向患者说明心身疾病的症状概括起来主要有两大类：躯体症状和心理障碍，如高血压常伴有焦虑状态，溃疡病常伴有紧张、抑郁状态等。躯体症状和心理障碍互为因果关系，致使患者在不同的疾病阶段，表现出不同的躯体症状和心理紊乱症状。

最常见的心身症状有：注意力不集中、记忆减退、脑力疲劳、易激惹、兴奋性增高、情绪不稳定、焦虑、抑郁、睡眠障碍、头晕、晕厥、性功能减退、胸前区压迫感和刺痛、胸部压迫感、呼吸困难、喉部块状阻塞感、食欲减退、厌食、口干、呕吐、上腹部压痛、胃肠痉挛、颈肩部疼痛、腰痛、肢体痛和痛经等。此外还可见到客观的躯体症状或体征，如血压波动、脉搏易变、心动过速、期前收缩等。护士应指导患者向医生正确描述病情、具体的心身症状的特点，以及引起这些症状的原因，为医生正确诊断和及时治疗提供可靠依据。

③帮助患者明确心身疾病治疗的要点：临床上治疗心身疾病的基本原则是在治疗躯体疾病的基础上，积极进行心理干预。护士在进行心理健康教育时，应根据患者所患心身疾病的特点和治疗方法，做好相关治疗知识的宣教和指导。如心理治疗是一个用时较长的过程，需要多次复诊，不可能一次解决所有心理问题，也不可以随意减少或终止；对于用药，要说明用药的注意事项，尽量按医生的要求做到足量、足疗程，不能随意减少药量或自行停药。同时告知患者一般药物的起效期为2周，此期出现的胃肠道症状、焦虑反应和神经系统的反应，均属正常反应，告诉患者不必紧张，不能自行停药，待2周后，这些症状可逐渐减轻或消失。鼓励患者积极配合治疗，提高患者治疗的依从性。

3. 躯体疾病患者心理健康教育的要点　许多躯体疾病虽然没有明显的心理社会致病因素，但在患病过程中，疾病的症状始终被大脑所感知着、评价着，会产生相应的心理或行为反应。认识这些反应，对于护士指导患者积极应对疾病、减少心理因素的消极影响，具有十分重要的作用。

(1)躯体疾病患者的反应

①疼痛反应：是临床最常见的症状。

②感知过敏反应：当患者感知到疾病原因、疾病痛苦和行为的社会后果时，可以出现感知过敏状态，表现为警觉性增高，对突然发生的轻微声响或动作也易引起惊跳，常因小事吵闹不止，注意力不集中，思维杂乱，做事茫然无序，被动接触等。

③躯体转移性反应：由于个体易感性因素，部分患者可出现躯体转移症状，如病变器官心因性功能障碍加剧，出现尿频、里急后重感、心悸、手颤、面部肌肉紧张、多梦、失眠、全身倦怠等。

④过度防御反应：正常的防御反应可以在短时间内使患者心理平衡。如果持续存在消极的或过度的、过强的心理防御反应，就有可能将躯体疾病演化为心理障碍。

上述反应可在各类躯体疾病中出现，但有的症状十分隐匿，护士能够及时发现和处理躯体疾病伴随的心理反应，是进行心理健康教育时的重要任务。

(2)心理健康教育要点

①帮助患者认识躯体障碍对心理活动的影响：躯体疾病对患者心理活动或态度的影响取决于疾病的性质、病情的严重程度和患者的个性心理特征、年龄、经验，以及当时的心理状态。患相同疾病的患者，不同的心态会产生不同的求医行为和治疗行为：性格开朗的患者，可表现为理智地承认患病的现实，主动地要求就医治疗；而谨慎、内向性格的患者，可能会出现怀疑、多虑、烦躁不安等情绪反应，脱离现实的处理问题，如采取轻视病情，不按时就医等行为，极有可能会延误疾病的治疗。因此，护士在实施心理健康教育时，应帮助患者认识心理活动产生的原因和对疾病的影响，指导患者在疾病发生、发展和转归的过程中，始终保持积极向上的心态，客观地处理好躯体疾病带来的心理问题。

②帮助患者认识躯体疾病引起的心理行为异常现象：躯体疾病常常导致器官功能的丧失、活动的异常、疼痛或继发该系统功能失调，它的性质、部位、程度、持续时间和生物学后果会严重影响患者的认知、情绪、行为方式和态度，使患者出现不同的心理应激反应、情绪反应和心理防御反应。躯体疾病所致的心理行为异常主要表现如下。

意识障碍：意识障碍的症状多数为一过性的或暂时性的，会随着病情的好转和稳定逐渐减退或消失。

认知障碍：对有认知障碍的患者，护士在实施心理健康教育时，一定要向家属说明认知功能障碍的危害，帮助家属增强安全防护意识，加强对患者的监护和关爱，随时防止意外事件的发生。

情绪障碍：躯体疾病所致的情绪障碍多数为消极反应，这种负性情绪往往成为影响患者心身康复的重要因素，如果得不到及时有效的调整则会增加并发症发生的概率，加重病情，甚至危及生命。临床常见的负性情绪有3种：反应性焦虑、反应性抑郁和抑郁焦虑的混合状态。对于外科手术患者的情绪反应，护士在实施心理健康教育时，应针对其情绪反应特点，做好围术期的心理健康指导，利用术前准备、术前访视和术后监护的时机对患者进行情绪疏导和手术适应行为训练，努力减少负性情绪对手术效果的影响。对于内科患者，尤其是长期患病导致的抑郁情绪，若得不到及时发现并得到有效的干预，会影响疾病的康复，而且严重的抑郁发作会使患者产生自杀观念或自杀行为。因此，护士在进行心理健康教育时，对于易产生抑郁障碍的躯体疾病患者应给予高度重视，发现情绪障碍的迹象，应及时进行心理疏导，分析引起抑郁的原因，同时利用患者的社会支持系统对患者给予感情支持，帮助家属认识抑郁发作的症状和引起自杀的危害，并加强对患者的安全监护。

行为异常：某些躯体疾病还会伴随一些行为异常的表现，如兴奋、躁狂、呆滞、淡漠、行为迟缓等表现，重者可出现重性精神病的行为表现，如人格改变、不修边幅，甚至丧失工作能力。某些隐私性疾病、传染性疾病患者，心理上有被歧视、恐惧的感觉，会产生退缩行为或报复行为。因此，护士在为易于发生行为异常的患者实施心理健康教育时，应注意观察患者行为异常的特征，判断患者的行为表现可能引起的不安全因素，教会家属识别患者的异常行为，并在发生异常行为时采取及时有效的措施加以防护。

4. *康复患者心理健康教育的要点*　现代康复观强调全面的康复，除机体康复外，还注重心理康复和重返社会。心理康复在全面康复中扮演着极其重要的角色，它对机体康复、恢复社会功能、预防疾病和防止疾病复发，起着积极的促进作用。心理康复的过程就是将患者在患病期间出现的心理紊乱现象调整到心理平衡状态，促进患者向着全面康复的方向发展。

康复患者的心理健康教育主要有两大任务：一是促进患者的心理健康，使其达到全面康复的水平；二是减少不良心理因素对康复过程的影响，提高患者对执行康复计划的依从性。其目的是使患者充分认识心理康复对促进康复和重返社会的意义和作用，积极调整因躯体疾病引起的心理紊乱状态，以积极的心态主动进行康复治疗。其心理健康教育的要点主要包括以下两种。

(1)帮助患者认识心理康复在全面康复中的作用：通过心理健康教育，帮助患者树立全面的康复观，使患者能积极参与心理康复活动，主动改变不利于疾病康复的行为模式，努力达到全面康复。

(2)帮助患者认识康复过程中的心理问题，及时予以疏导和纠正。在疾病康复中，有些因素会影响康复治疗的进程和效果，较常见的情况有以下几种。

①错误认知对康复过程的阻碍与干预：康复过程中的一些错误认知，如否认作用、认同延迟、失能评价、不合理信念等，都会阻碍患者心理康复的进程。

对于持否定态度的患者，在实施心理健康教育时，教育重点是说明持久性康复的意义，鼓励患者积极参与制订康复计划，并努力配合和完成计划，避免一味的纠正否定态度。

认同延迟的患者往往采取逃避的方式，拒绝治疗或不配合治疗。护士在教育中应注意评估患者的行为表现，判断逃避的原因，及时修订康复计划，循序渐进地增加康复内容，以减少训练中的负面影响，指导家属对于患者的配合行为及时给予鼓励，使患者能够坚定信心，积极进行康复训练。

由于躯体疾病可能会导致患者机体的某些功能丧失，有的患者终生需要别人照顾。这将会导致患者抑郁、焦虑、失望，甚至产生自杀意念或行为，拒绝治疗、绝食，甚至有攻击行为，加之大多数患者和家属不十分了解疾病发展的医学知识，对失能作出不正确的评价，有的过分夸大或看轻事实，有的歪曲事实。由此而导致的后续行为将严重影响对残疾的适应以及对康复计划的执行。因此，护士在实施心理健康教育时，其教育的重点是向患者及家属解释躯体疾病病残的部分失能是客观现实，以免患者认为“残疾是暂时的”，抱有不现实的幻想或导致否认躯体病残的事实；其次，病前适应能力较好的患者，可以明确向患者公开病残的失能程度和可以恢复的程度，使患者明确康复的目标，激发患者的行为动力。

由于社会文化背景的差异，而导致一些患者对某些躯体疾病产生不合理信念，多见于因残疾引起的性功能丧失的患者。护士在进行心理健康教育时的重要任务是帮助患者改变不合理信念，告诉患者人类的性行为是取决于生物和心理两方面因素，性问题不仅是生理现象，还是一种情绪体验，生物方面的损伤可以通过情绪体验来弥补。通过科学知识的学习，消除患者因性问题所带来的焦虑和抑郁情绪，鼓励患者积极采取医学措施加以改善，从而提高生活质量。

②不良情绪对康复的影响与干预：病残对患者的影响主要体现在自尊的丧失和因不能自理而产生的负性情绪，影响康复最常见的负性情绪是焦虑、抑郁、愤怒和过分依赖。患者情绪不稳定，易激惹，充满敌意和攻击性，缺乏动力，对前途悲观失望，甚至因绝望而自杀。在心理健康教育中，护士要善于观察这些负性情绪的行为表现，及时发现和处理不良情绪的发作，如患者情绪突然由阴转晴，假装愉快来麻痹亲人或医务人员，以寻求自杀的机会；过度依赖的患者其行为会像儿童一样，希望得到额外的照顾，不愿意接受自理能力的训练等，护士在进行心理健康教育的同时，要将这些负性情绪特点告诉家属，取得家属的配合，使患者出现这些情绪反应时，能够及时得到积极的心理支持和疏导，帮助患者建立康复的信心，对于康复过程中取得的微小进步要及时给予肯定和鼓励，当出现焦虑、抑郁情绪和攻击行为时，要指导患者运用放松技术缓解情绪压力。

③不健全人格对康复的影响和干预：不健全的人格特征在疾病的发生、发展和转归中起重要的作用，可能成为影响疾病康复的重要因素。如偏执型人格患者，在遇到挫折时容易将病残的责任推给别人，视别人的好意为动机不良，甚至怀疑治疗效果，因此严重阻碍了康复的进程。对于此类患者应向患者做好人格与疾病关系的解释工作，使患者能够意识到不良人格给康复治疗带来的负面影响，消除患者的多疑心理，以科学的态度对待治疗。对于暗示心理较强的患者，护士可利用此特点，采用积极的暗示，提高康复的依从性。对于冲动型人格患者，要积极稳定情绪，减少刺激，避免因冲动而做出不利于康复的行为。

④不良社会因素对康复的影响与干预：不良社会因素对康复的影响，主要表现在家庭成员、工作单位、社会对患者的态度和社会支持系统的保障力度上。同情、理解、支持、接纳、关心、鼓励的态度对患者建立康复信心、努力重返社会的目标具有积极的促进作用。相反，如果对患者采取厌恶、遗弃、歧视、嘲弄、侮辱、以致把他们当作累赘的态度，将会对患者的心理造成致命的打击，不仅影响患者的康复进程，还有可能导致患者放弃治疗，甚至采取自杀的恶性后果。护士在对这类患者进行心理健康教育时，应对影响患者康复的社会因素进行评价，向患者家属及单位领导等说明积极的社会支持系统的意义和作用，帮助建立完善的社会支持系统，使患者对回归社会充满信心。

⑤医源性因素对康复的影响和干预：医护人员在与患者的密切接触过程中，各种医源性因素必然会对患者心理产生某些影响，最常见的因素有医护人员的态度、语言、操作水平、治疗程序的复杂程度、治疗过程中的痛苦程度、治疗时间的长短以及治疗费用等。疾病康复是一个缓慢的过程，要使患者在整个缓慢的过程中始终保持良好的治疗心态，医护人员也必须调整良好的心态，做好长期作战、

付出艰辛努力的准备，与患者和家属达成同盟，共同克服康复过程中遇到的障碍，为患者的康复各尽其责，促使患者早日康复回归社会。

二、心理健康促进的原则

1. 心理健康促进的基本概念

(1)定义：第三届国际心理卫生大会将心理健康定义为：所谓心理健康，是指在身体、智能以及情感上与他人的心理健康不相矛盾，将个人的心境发展成最佳状态。心理健康包括两层含义：一是与绝大多数人相比，其心理功能正常，无心理疾病；二是能积极调节自己的心理状态，顺应环境，建设性地发展完善自我，充分发挥自己的能力，过有效率的生活。也就是说，心理健康不仅意味着没有心理疾病，还意味着个人的良好适应和充分发展。

(2)心理健康的一般标准：综合国内外心理学家的观点，参照现实社会生活及人们的心理和行为表现，现代人的心理健康标准应从以下 7 个方面来判断。

①智力正常：智力正常是人正常生活最基本的心理条件，是心理健康的首要标准。世界卫生组织(WHO)提出的国际疾病分类体系，把智力发育不全或阻滞视为一种心理障碍和变态行为。一般地讲，智商在 130 以上，为超常；智商在 90 以上，为正常；智商为 70～89，为亚中常；智商在 70 以下，为智力落后。智力落后的人较难适应社会生活，很难完成学习或工作任务。衡量一个人的智力发展水平要与同龄人的智力水平相比较，及早发现和防止智力的畸形发展。例如，对外界刺激的反应过于敏感或迟滞、知觉出现幻觉、思维出现妄想等，都是智力不正常的表现。

②情绪适中：情绪适中是指情绪是由适当的原因所引起；情绪的持续时间随着客观情况的变化而变化；情绪活动的主流是愉快的、欢乐的、稳定的。有人认为，快乐表示心理健康如同体温表示身体健康一样的准确。一个人的情绪适中，就会使整个身心处于积极向上的状态，对一切充满信心和希望。

③意志健全：一个人的意志是否健全主要表现在意志品质上，意志品质是衡量心理健康的主要标准，其中行动的自觉性、果断性和顽强性是意志健全的重要标志。行动的自觉性是对自己的行动目的有正确的认识，能主动支配自己的行动，以达到预期的目标；行动的果断性是善于明辨是非，适当而又当机立断地采取决定并执行决定；行动的顽强性是在作出决定、执行决定的过程中，克服困难、排除干扰、坚持不懈的奋斗精神。

④人格统一：心理健康的人，其人格结构包括气质、能力、性格和理想、信念、动机、兴趣、人生观等各方面能平衡发展，人格在人的整体的精神面貌中能够完整、协调、和谐地表现出来。思考问题的方式是适中和合理的，待人接物能采取恰当灵活的态度，对外界刺激不会有偏颇的情绪和行为反应，能够与社会的步调合拍，能与集体融为一体。

⑤人际关系和谐：人际关系和谐是心理健康的重要标准，也是维持心理健康的重要条件之一。人际关系和谐具体表现为：在人际交往中，心理相容，互相接纳、尊重，而不是心理相克，相互排斥、贬低；对人情感真诚、善良，而不是冷漠无情、施虐、害人；以集体利益为重，关心、奉献，而不是私字当头，损人利己等。

⑥与社会协调一致：心理健康的人，应与社会保持良好的接触，认识社会，了解社会，使自己的思想、信念、目标和行动跟上时代发展的步伐，与社会的进步与发展协调一致。如果与社会的进步和发展产生了矛盾和冲突，应及时调节，修正或放弃自己的计划和行动，顺历史潮流而行，而不是逃避现实，悲观失望，或妄自尊大、一意孤行，逆历史潮流而动。

⑦心理特点符合年龄特点：在人的生命发展的不同年龄阶段，都有相对应的不同的心理行为表现，从而形成不同年龄独特的心理行为模式。心理健康的人应具有与同年龄段大多数人相符合的心理行为特征。如果一个人的心理行为经常严重偏离自己的年龄特征，一般都是心理不健康的表现。

(3)心理健康促进定义：心理健康促进，是指提高人们心理耐受性和适应水平，预防心理障碍的发生；提高社会识别、理解精神疾病的水平，减少精神疾病的复发。

2. 心理健康促进的原则　要培养良好的心理素养，心理健康是基础。社会变革常常引起人们心态的起伏变化。20 世纪人类社会的政治、经济、科技、文化和自然环境的巨大变化，给人类带来了狂热、欢悦、振奋和希望，也同时带来了某些人的消沉、痛苦、失意和迷惘。心理健康的促进奏出了现代人生活的一支“主旋律”。

(1)认识自己，悦纳自己：德国的一位学者说：“一个人真正伟大之处，就在于他能够认识自己”。悦纳自己是发展健康的自我体验的关键与核心。

一个心理健康的人能体验到自己的存在价值，既能了解自己，又能接受自己，具有自知之明，即对自己的能力、性格、情绪和优缺点作出恰当、客观的评价，对自己不会提出苛刻的非分期望与要求；对自己的生活目标和理想也能制定得切合实际，因而对自己总是满意的，同时，努力发展自身的潜能，即使对自己无法补救的缺陷，也能安然处之。

(2)面对现实，适应环境：心理健康的人能够面对现实、接受现实，并能够主动地去适应现实，进一步地改造现实，而不是逃避现实。对周围事物和环境能作出客观的认识和评价并能与现实环境保持良好的接触，既有高于现实的理想，又不会沉湎于不切实际的幻想与奢望。对自己的能力有充分的信心，对生活、学习、工作中的各种困难和挑战都能妥善处理。心理健康才能与现实保持良好的接触。一则让他们能发挥自己最大的能力去改造环境，治愈或减轻患者痛苦，以求外界现实符合自己的主观愿望；另则在力所不能及的情况下，他们又能另择目标或重选方法以适应环境，让患者以良好的心态去面对顽症。

(3)结交知己，与人为善：心理健康的人乐于与他人交往，和他人建立良好的关系，是心理健康的必备条件。不仅能接受自我、也能接受他人，能认可他人存在的重要作用，能为他人所理解，为他人和集体所接受，能与他人相互沟通和交往，人际关系协调和谐，在生活小集体中能融为一体，乐群性强。在与人相处时，积极的态度(如同情、友善、信任、尊敬等)总是多于消极的态度(如猜疑、嫉妒、敌视等)，在社会生活中有较强的适应能力和较充足的安全感。与他人在一起，不仅可得到帮助和获得信息，还可使自身的苦痛、快乐和能力得到宣泄、分享和体现，从而促使自己保持心理平衡与健康。

(4)挫折磨砺，积极进取：成功的机会往往存在于挫折之中。强者的奥秘就在于自觉运用这个哲理处理生活道路上的困境。遇事退一步，海阔天空；凡事论曲直，路窄林深。请体会一下郑板桥“吃亏是福”“难得糊涂”的宽大胸怀吧！

医护人员只有将自身的心理健康达到一个更高的境界与水准，才能将现代医学模式所要求的临床工作做好。

三、护理人员心理素养的培养

1. *护理人员应具备的心理素养* 护理人员应具备的心理素质和特点，从广义来说，就是要医德高尚、大公无私、全心全意为患者服务的品德。从狭义来说，护理人员的心理素养则主要体现在情感、能力、意志、兴趣、性格等几个方面。

(1)情感：情感是人对客观事物是否符合需要而产生的内心体验与外部表现。作为负有救死扶伤责任的护士，应具有高尚的心理品格，忠于职守，对患者具有责任心、同情心和爱心，对患者如亲人，将患者的病痛当作自己的病痛，事事处处为患者着想，一心一意为患者解除疾苦。如果缺乏这种真挚的情感，就不是一名合格的护士。

护士的情感对患者有直接的感染作用，特别是对于暗示性强的患者，这种感染作用更为突出。我们应以良好的情感去影响患者的心理状态，去唤起患者对生活的热爱，增强战胜疾病的信心，积极配合治疗。一名优秀的护士，不但要善于应用良好的情感鼓励患者，同时也要学会控制自己的某些不良情绪，以免带给患者消极的影响和暗示。对不同疾病、心理状态的患者，恰当地运用表情动作、体态姿势、言语等，这是护理人员应该掌握的艺术。

(2)能力：能力是人能够顺利地完成某种活动的个性心理特征。人要顺利地、成功地完成任何一种活动，总要有一定的心理和行动方面的条件作保证，它直接影响活动的效率。能力可分为一般能力和特殊能力两类。

一般能力是指完成各种活动都需要的共同能力，它是有效地掌握知识和顺利地完成活动所必不可少的心理条件，一般能力大致包括有观察力、记忆力、想象力、思维能力、语言能力、操作能力、自学能力和科研能力等。特殊能力是指从事某种特殊活动或专业活动所必需的能力。任何一种专业活动都是与该专业内容相符合的几种能力的结合。

一般能力是特殊能力发展的基础和内部条件，一般能力在活动中具体化和专门化，在各种活动中发展相应的特殊能力的同时，也发展了一般能力。能力是在人的先天素质的基础上通过后天的学习和锻炼而形成发展起来的。素质本身不是能力，只是能力发展必要的物质基础。在同样素质基础上可以形成各种不同的能力，这完全取决于后天条件，如营养、社会实践，早期教育以及个人的勤奋努力等都起着重要的作用，护士需要具备以下能力。

①敏锐的观察力：观察是一种有目的、有计划的有意知觉，是人对现实认识的一种主动形式。当有意知觉探索和了解客观事物的矛盾和变化，并有系统地、独立地进行，就是观察。观察力是发现事

物典型特征的能力，是一种稳定的心理特征。

护理人员需要有敏锐的观察力，善于从患者的言语、行为特点去发现他们的内心活动。敏锐的观察力是护理人员工作质量优劣的重要标志。在疾病的过程中把握各复杂因素的变化，对于诊断、治疗和护理的效果及预计可能发生的问题等，都是非常重要的。观察必须具有科学性和系统性。护理人员除了观察患者的生命体征，还应观察患者细微的肌肉运动，如面部表情、眼神、举止、体态、手势以及言语的声调等，以便了解患者的内心活动和躯体的情况。仔细地观察往往能得到较之询问更为可靠的初步信息，如想了解患者喜欢哪种食物，只要认真观察剩下饭菜的数量、品种，就可以清楚地了解这个问题。又如某些患者由于治疗效果不佳，他们的焦虑情绪随着病程的延长而加重，表现为吃不下、睡不好，本来开朗健谈的人变得沉默寡言了。

②准确的记忆力：记忆力是指人脑对经历过的事物的识记、保持、再认和重现（回忆）。记忆是人脑对外界信息的编码、存储和提取的过程。记忆是一种积极能动的心理活动。护士要熟悉各种药物的配伍禁忌、对病房中每一个患者的病情需要有较详细的了解，以及手术室的护士在不同手术步骤中正确无误地传递器械等，都需要护理人员具有良好的记忆力和科学的记忆术，否则是难以完成治疗、护理任务的。

③丰富的想象力：想象力是在头脑中改造记忆的表象而创造新形象的过程，也是对过去经验中已经形成的那些暂时联系进行新的结合过程。人的任何心理过程都离不开想象力。想象力能丰富情感，激起情绪，促进行动。爱因斯坦曾说："想象力比知识更重要，因为知识是有限的，而想象力概括着世界上一切，推动着进步，并且是知识的源泉。严格地说，想象力是科学研究中的实在因素。"具有丰富想象力的护士，不仅能了解患者的病情、心理状态，而且能根据患者的特点，预料他们的发展动向，给予某些护理的措施，使其获得预期的效果。

④独立的思维力：思维是人脑对客观事物的一般特性和规律性的一种概括、间接的反映过程。概括性、间接性是思维的主要特征。思维力是能力结构的核心，是能力水平的标志。例如，医生通过看见描记 ST 段下移和 T 波倒置，凭借对人体正常知识的掌握和认识，进行推理，可间接地诊断患者有心肌缺血。临床上疾病的诊断，治疗方案的选用，护理计划的制订，都是思维的结果。思维的任务在于解决问题。这需要护理人员培养自己创造性思维的能力。创造是更高一层的解决问题。创造性思维的特点是新颖性、奇特性和创造性。它的形式有两种，即发散性思维和复合性思维。没有两个患者的病情是完全一样的。因此，护理工作不能千篇一律，必须因人因时而异，对不同的患者采取不同的护理措施。工作中要不断探索新的途径和新的方法，创造性地去解决问题。

⑤善于沟通的能力：语言是思维的外壳，思维概括和间接的反映客观事物，均凭借语言来实现。语言是人们在社会生活中广泛运用的交际工具，它好像一面镜子，反映了一个人的思想、情操、道德、文化修养等状况。它对于协调医护人员与患者、社会的关系起着重要作用。医护人员的一句话，一个表情，对于患者的心理状态、情绪变化、健康恢复有很大影响。良好的言语能使患者感到温暖和力量，能鼓舞患者战胜疾病的信心，能使患者的某些不利于治疗的心理反应，转化为接受治疗的良好的心理状态。然而因言语不当，会引起患者精神负担，导致病情加重，甚至引起新的心因性疾患。因此，护理人员要加强语言修养，充分认识话言的精神力量。

⑥良好的社会适应能力：护士职业的社会属性，要求护士必须具备良好的环境适应能力，无论在急诊室、手术室、ICU 或一般病房护士都应尽快适应，全身心地投入工作；无论在进行常规护理操作，还是抢救患者，护士都能沉着镇定，应对自如。

⑦娴熟的操作能力：经过反复练习而达到或接近自动化的动作称为技能。技能可分为动作技能和心智技能两种。前者主要是肌肉运动，它表现在外部行动上，表现在对事物的直接行动中。心智技能主要是认识活动，思维是它的核心成分。所有的护理人员都应该熟练地掌握与自己职业或专业相关的操作技能。操作技能的熟练程度在某种意义上标志着医疗、护理水平的高低。因此，娴熟的操作技能是护理人员的重要心理素养之一，也是完成医疗、护理任务的关键因素。

⑧自学能力：自学能力是以主观定向设计的方式寻觅知识的能力，这在现代科学知识急剧增长的情况下尤为必要。护士从学校毕业后.一般较少有机会进行理论上系统的进修，所以自学也是终生教育的主要途径。

⑨科研能力：护理人员不但要能胜任各项护理

工作，而且也要具有一定的科研能力。科研能力主要指能顺利地完成如下的研究步骤：合理选择科研课题、制订周密的科研计划及课题设计、合理组织实施、熟练地掌握实验操作、科学地作出总结、写成论文等。

(3)意志：意志是自觉地确定目的，并根据目的来支配、调节行动，克服各种困难，从而实现目的的心理过程。护理人员在进行护理活动过程中，主观和客观的困难很多，如果没有克服困难的坚强意志，就难以很好地完成任务。护理人员完成任务的明确目的和力求达到这一目的的坚定意向，是克服困难的内在动力。这种坚定的意向表现在精力和毅力方面。能够精神饱满地从事护理工作，坚持长期努力，遇到困难时仍勇往直前，抢救患者时争分夺秒，连续操作，夜以继日，不顾疲劳，战胜困难完成任务。

此外，护理人员的沉着、自制、耐心和坚韧也是有效地影响患者意志的重要素养。倾听患者的诉说尤其需要耐心，倾听患者诉说的过程是心理治疗和心理咨询的过程。患者诉说自己的痛苦、积怨和愤懑，是一种宣泄和疏发。护理人员给予适当的解释和诱导，可使之得到安慰和解脱。顺畅的倾诉，甚至可以减轻一半病痛。所以在听取患者诉说时，不可漫不经心，更不应表现出不耐烦或打断和阻止患者的叙述。

(4)兴趣：兴趣是人们力求认识或掌握某种事物，力求参与某种活动，并具有积极情绪色彩的心理倾向，兴趣也是在需要的基础上，在生活、实践过程中形成和发展起来的。兴趣对一个人知识的获得，眼界的开阔，心理生活内容的丰富具有重要意义。兴趣是取得各项工作成就的重要动力之一。作为护理人员，应在广泛兴趣的基础上，突出一种中心兴趣，这样的兴趣才有深度。护士的中心兴趣应当是事业和信念相结合的护理工作。这种兴趣不仅促使他们更好地关心患者，研究患者的需要，解决患者的疾苦，而且促使他们去刻苦钻研，努力创新。同时，还应使兴趣保持长期稳定，持之以恒，切不可朝三暮四、见异思迁，不然将一事无成。

(5)气质和性格

气质：气质是不依活动目的和内容为转移的典型、稳定的心理活动的动力特性，也就是性情、秉性和脾气。气质特征既有稳固性，又有可塑性。大量实验结果表明，经外界环境影响和主观意志努力，原来的气质可被掩盖或转换。因此护理人员在工作实践中应吸取自己气质的优点，塑造成热情、开朗、耐心、充满朝气、自制、镇静等良好的品质。此外，我们在工作中，还要重视观察了解和分析患者的气质倾向，以便因势利导，因人施治。

性格：性格是个人对客观现实稳定的态度及与之相适应的习惯化的行为方式。性格是个性特征的核心，受意识倾向性的制约，能反映一个人的生活经历及本质属性。在生活过程中形成的对现实稳固态度，以及与之相适应的习惯化的行为方式。人的性格特征不是先天具有，而是由后天生活条件、教育，特别是个人的实践活动所决定的。人的性格还和他的理想、信念、世界观等有着密切关系。一名合格的护理人员应该具有认真负责、热情理智、勤奋坚毅、耐心细致、灵活果断，沉着镇定、任劳任怨等良好的性格。

2. *护理人员心理素养的培养* 护理人员的优良心理素养不是天生的，而是在教育、生活、工作实践中依靠渐强的意志逐渐形成和发展起来的，培养良好的心理素养应做到以下几方面。

(1)树立职业理想，培养职业兴趣：要想成为一名优秀的护理人员，首先必须树立热爱护理事业并为护理事业献身的崇高理想，这是对护理人员最基本的、最首要的职业素质要求。只有这样，护理人员才会主动、自觉地加强优良心理素质的培养，以满足职业需求；才能真正爱护并尊重自己的工作对象，把解除患者痛苦视为己任；才会对护理工作产生浓厚兴趣，愉快、积极地投身于护理工作，发现问题、解决问题，工作中精益求精，并从中获得使命感和自豪感。

(2)学习相关知识：护理是一门以人为研究对象的工作。要想取得良好的护理效果，除了学习自然学科外，还必须学习如社会学、伦理学、人际关系学等社会人文学的知识，尤其要注重对心理学的深入研究。这样做一方面是为了更好地掌握良好心理素质的形成和发展规律，指导护理人员心理素质的培养，加强心理健康意识，为正确对待工作压力、了解自我心理健康方面的不足、学会自我调适技术与方法提供了必要的知识储备；另一方面也是为了更好地理解和预见患者的心身反应，为其提供有效的整体护理，促进其身心康复。

(3)加强实践锻炼：优良的心理素质是在实践中形成的，并通过实践得以体现。为使心理素质得到更快、更好的锻炼，应注意以下几点。①目的明确:把实践视为培养锻炼心理素质的良好机会和场所,通过各种活动有意识地培养心理素质。②经常评价:经常将自身情况与护理人员应有的优良素质对比,与自己的过去比,与同行比,与患者及其家属的期望值比,通过比较,巩固已取得的成绩,克服尚存在的不足。③自觉严格地遵守制度:临床上各项规章制度的制订都是为了保证护理工作的质量。护士应力争把制度上的要求变成自己习惯化了的行为方式,这本身也是对优良心理品质的培养。

(4)加强自身修养,提高自我控制能力:修养是指经过自我教育、勤奋学习、自我陶冶和锻炼,养成良好素质的过程。护理人员在工作过程中面临很多的应激源,如:长期的超负荷工作,与形形色色的患者及其家属接触,高度紧张甚至危险的工作环境,"三班倒"的工作制度等,如何积极适应是对护理人员自身素质的一种考验。为此,护理人员应加强自身修养,培养稳定的情绪、良好的性格、敏锐的观察、坚强的意志、善于沟通的能力以及自我控制能力。

护理人员良好心理素质的培养,除了接受学校教育和社会磨炼外,还必须加强道德、语言、性格等方面的自身修养。要善于进行自我调解,运用理智的力量,自觉地用意志来指导自己的行为,变工作压力为动力,提高自我控制能力,处理好护理工作中遇到的各种问题。

四、护理人员心理健康的维护

护士心理健康状况不但直接影响工作业绩,而且影响职业心态,因此护士心理健康的维护是十分重要的。维护护士心理健康的主要对策有以下几方面。

1. *加强护士的社会支持* 社会支持不但能对应激状态下的个体提供保护,即对应激起到缓冲作用,而且对维护良好的情绪体验具有重要意义。社会支持包括来自家庭、朋友和上级领导的支持、认同和鼓励。各级领导应给予护士群体关心和重视,鼓励护士正确面对工作中的问题,以积极乐观的心态去适应环境。

各级护理管理者应重视公共关系工作,充分利用新闻媒体宣传护士工作的重要性、科学性和艺术性,这不仅对社会公众了解、认识护士行业起到重要作用,而且还能在全社会形成尊重护士的良好风尚,提高护士的社会地位。

同时,建立良好的护患关系,同情、理解、体贴患者,为患者提供正确的信息、纠正患者错误的认知、帮助患者尽快适应病房生活,其本身就是一种有效的社会支持。

此外,还应强化护士职业意识和知识技能的教育与培养,提高护士整体素质,塑造良好的职业形象;科学培养和使用护士,改善医院和社会环境,拓宽护士的服务范围,真正使护理成为终生职业;建立健全各项法律法规,促进护理事业持续健康地发展。

2. *提高护士的心理调适能力* 护士的职业特点决定了她的一生都要把患者的利益和人类的健康放在第一位。为此,护士应对自己所从事的工作有充分的认识,培养良好的心理素质,加强自我心理调适能力。

护理管理者为了解护士心理健康存在的问题,可建立护士档案,从人力资源管理的角度,对每一位护士的性格特征、心理健康水平、能力、兴趣爱好等方面有所了解,才能知人善用;心理档案可以作为使用、培养、选拔护士的基础资料。

举办心理健康教育方面的讲座,提高护士自我护理意识,正确对待工作压力,提高护士感知自我和他人情绪的能力,掌握疏导负性情绪的方法,如有氧运动、听音乐、肌肉放松、旅游、购物、散步、看喜剧等。

3. *营造人性化工作化环境,解除护士的心理压力* 管理者应为护士营造宽松、愉悦、团结、奋进的工作氛围,培养缜密、热情、精细、顽强、幽默的工作团队。通过具体的心理减压措施,如定期组织运动比赛、郊游、文艺表演等活动,协助护士放松心情,缓解压力。

4. *养成良好的生活习惯*

(1)常规运动锻炼:可以增强个体心肺功能,增加血液循环,改善肌肉张力和姿势,控制体重,减轻紧张,促进肌肉放松,从而达到缓解应激反应和提高护士应对应激的能力。

(2)饮食与营养:不良饮食习惯和摄入不当均可增强应激反应,使个体易激惹、多动、焦虑,加重应激对机体的损害。因此,保持良好的饮食习惯,注意饮食平衡搭配,多进食含丰富维生素、矿物质及营养丰富的食物。

(3)休息:养成良好的休息和睡眠习惯,安排足够的休息和睡眠时间,这样才能消除疲劳,放松精神,有足够的精力解决面临的问题。

5. 建立心理督导机构 可组织心理咨询小组或借助心理咨询机构对护士的心理健康进行维护，可采取个人、小组、团体等形式，定期咨询，对突发事件引发的心理危机应有心理干预方案。

（郑一宁）

■参考文献

[1] 张俐.护理心理学[M].北京：中国协和医科大学出版社，2004：207

[2] 梁光霞.护理心理学[M].上海：复旦大学出版社，1999：78-79

[3] 吴玉斌.护理心理学[M].北京：高等教育出版社，2003：100-101

[4] 王颖，张银铃.护理心理学[M].北京：中国医药科技出版社，2005：152-153

[5] 刘晓红.护理心理学[M].上海：上海科学技术出版社，2005：277-290

[6] 汪勇，张柏华，郭红英.护理心理学[M].西安：陕西人民出版社，2007：270-271

[7] 张银铃，雷鹤.护理心理学[M].西安：第四军医大学出版社，2003：128

[8] 张智光.护理心理学[M].南京：东南大学出版社，2002：140-141

[9] 胡佩诚.医护心理学.第2版.北京：北京大学出版社，2008：192，197-199，217-222

[10] 韩继明.护理心理学.北京：清华大学出版社，2006：113，115-121

[11] 北京大学护理学院.护理学专业（护师）资格考试应试指导.北京：北京大学医学出版社，2005：23

[12] 全国卫生专业技术资格考试指导.护理学（师）.北京：人民卫生出版社，2009：176-177

[13] 刘喜文，尼春平.护理学导论.西安：第四军医大学出版社，2005：185-186

[14] 汪向东，王希林，马弘.心理卫生评定量表手册.北京：中国心理卫生杂志社，1999：31，192，236

[15] 卫生部教材办公室策划.国家临床职业助理医师资格考试大纲阐释.北京：人民卫生出版社，2002：624-625

[16] 邓红，胡岗.护理心理学.西安：第四军医大学出版社，2010：90-96

[17] 陈素坤，等.临床护理心理学教程.北京：人民军医出版社，2007：67-68，310-329

[18] 顾瑜琦，等.健康心理学.北京：北京科学技术出版社，2004：242-243

第3章

护理教育学

第一节 基本概念

一、教 育

1. *教育的词源* 在先秦古籍中,“教”与“育”连用的很少,大都只用一个“教”字来论述教育的事情。最早将“教”“育”二字用在一起的是孟子,他说:“得天下英才而教育之,三乐也。”《中庸》上记载:“天明之谓性,修道之谓教。”《荀子·修身》中说:“以善先人者谓之教。”东汉许慎在《说文解字》中解释为:“教,上所施,下所效也”“育,养子使作善也。”

“教育”一词来源于拉丁语“educare”,意思是“养育”“培养”“饲养”。从词源上来看,汉语中的“教育”一词意指上一代对下一代的培养,包括精神上和肌体上的。塑造、陶冶、训练、灌输、说教、规劝、训示、改造、教化、感化、濡化等,通常一概称之为“教育”。西方文化中的“教育”一词含有“内发”之意,强调教育是一种顺其自然的活动,旨在把自然人所固有的或潜在的素质自内而外引发出来,把某种本来就潜藏于人身上的东西引导出来,从一种潜质变为一种现实,成为现实的发展状态。用教育学的术语来解释就是“启发”意思。

2. *教育的定义* 教育广义的定义一般是指:凡是有目的地增进人的知识技能,影响人的思想品德,增强人的体质的活动,不论是有组织的或是无组织的,系统的或是零碎的,都是教育。它包括人们在家庭中、学校里、亲友间、社会上所受到的各种有目的的影响。狭义的教育,即学校教育,是由专职人员和专门机构承担的有计划、有组织的以影响学习者的身心发展为直接目标的社会活动。学校教育与其他教育相比较,最主要的区别在于:①学校教育的目的性、系统性、组织性最强,因而可控性最强;②学校教育是由专门的机构、专职人员承担的;③学校的任务只有专门培养人,而这些人是取得入学资格的。

3. *教育的要素*

(1)教育者:从广义上说,凡是增进人们的知识技能,对受教育者的智力、体力和思想意识发挥教育影响作用的人,都可以称之为教育者。教育是教育者有目的、有意识地向受教育者传授人类生产斗争经验和社会生活经验的活动。教育者是构建教育实践活动的基本要素,是教育活动的主导者。一个真正的教育者必须有明确的目的,理解他在实践活动中的所肩负的促进个体发展及社会发展的任务或使命。教育者的根本特征,是他所从事的是一种以培养和教育人为目的的社会实践活动。

(2)受教育者:受教育者是指在各种教育活动中从事学习的人,既包括学校中学习的儿童、青少年,也包括各种形式的成人教育中的学生。受教育者是教育的对象,是学习的主体,也是构成教育活动的基本要素,缺少这一要素就无法构成教育活动。受教育者有其自身的特征:第一,不同的人有不同的学习目的;第二,不同的人有不同的学习背景或者基础,并由此影响到各自的学习兴趣、能力或风格;第三,不同的人在学习的过程中所遭遇的问题与困难不同,因此,进行有效的学习所需要的帮助也不同;第四,不同的学习者对于自身学习行为反思和管理意识与能力不同,从而影响到他们各自的学习效率和质量。学习是一种高度个性化的活动,教育者要想成功地促使受教育者有效学习和高效学习,就必须把握受教育者之间的共性的同时，花大力气把握他们彼此之间十分不同的个性。从一定意义上说，对受教育者个性的把握程度，决定了教育有效性的大小与教学所能达到的境界的高低。

(3)教育措施：教育措施是实现教育目的所采取的办法，它包括教育的内容、教育方法与组织形式和教育手段等。教育的内容是教育者用来作用于受教育者的影响物，它是根据教育的目的，经过选择和加工的影响物。人类积累了丰富的各种经验，教育内容是挑选那些符合教育的目的、最有价值和适合受教育者的身心发展水平的影响物。教育内容是教育活动的媒介，是教育者和受教育者互动的媒体，也是教育者借以实现教育意图、受教育者借以实现发展意图的媒介。教育工作的全部要旨就在于充分和有效地利用这个媒介来直接促使受教育者的最大发展，并间接满足整个社会的最大发展需要。在不同的历史条件下，教育的内容有所不同；对不同的教育对象，在内容上有所不同。

二、教　育　学

1. 教育学的概念　“教育学”最早是从希腊语“教仆”派生而来的。在中国，“教育学”是个译名，应是从日本中转译过来的，时间大约在20世纪初。随着社会生活中对教育的需求日益增加和人们主观因素的影响范围不断扩大，教育学已成为研究各年龄段的人施加教育影响的一门科学。因此，教育学(pedagogy)是研究人类教育现象和教育问题，揭示教育规律的一门科学。

2. 教育学的发展阶段

(1)教育学的萌芽：自从有了人类社会以来，由于学校的产生，教育实践的发展，人类开始对教育实践中积累的经验进行概括和总结，这些都反映在古代一部分思想家的言论与著作中。我国古代的《学记》是世界上最早的一部教育专著。它高度概括了我国古代的教育思想和教育经验，其中，有的已经达到了规律性的认识，经过两千年的教育实践检验，至今仍具有普遍的指导意义。但是，由于历史条件的限制，此时的教育尚未形成独立的体系，仅以某种教育思想的形式与政治、哲学、伦理、文化及宗教等交织在一起。这些总结与概括也往往停留在现象、经验的描述，形象的比喻和简单形式逻辑的推理上，缺乏科学的根据，因而不可避免地带有主观随意性。

(2)独立形态教育学的产生：从欧洲文艺复兴时期起，教育学发展进入一个新阶段。它从哲学中分化出来独立的教育学教育体系，夸美纽斯的《大教学论》建立了适合学生年龄特征的学校教育制度，全面系统地阐述了教育的基本原则与方法，确立了班级授课制，规定了广泛的教学内容。赫尔巴特进一步使教育学科化，他的《普通教育学》以心理学、伦理学为基础，全面阐述了教育、教学问题，提出了教学的教育性原则和教学阶段理论，标志着教育学成为一门独立的学科。

(3)科学教育学的建立：马克思主义诞生之后，历史唯物主义和辩证唯物主义不仅为科学教育的建立提供了世界观与方法论的指导，而且对教育学中的一些根本问题，诸如教育的社会性质与作用、教育与人的发展及教育与其他社会现象之间的关系等，作出了科学的回答，使教育学真正成为一门科学。

(4)教育学的多元化发展：第二次世界大战后，科学技术发展高度分化的同时，呈现出高度整体化、综合化的新趋势。教育学与心理学、社会学、经济学和系统论等科学的联系日益密切，促使教育学的理论背景学科体系发生分化，产生了许多新的交叉学科与分支学科。随着社会的发展、文化的交流和人的主题性的彰显，现代教育学的发展也形成了立体、交叉的学科网络结构和多元化的研究和发展的格局。

三、护理教育学

1. 护理教育的概念　护理教育(nursing education)是指护理教育者根据社会和护理专业发展的需要，对护生进行有目的、有计划、有组织地传授知识，培养各种能力和专业态度，使其成为人类健康服务的专业人才的活动。护理教育起始于护理实践，而护理实践的起源则依赖于医学的实践活动，而逐渐发展到独立的学科体系，成为医学领域的重要组成部分。护理教育同临床护理、护理管理一样，均为护理学科的重要范畴。护理教育担负着为社会培养护理人才的使命，既来源于护理实践，又往往先于护理实践，汇集临床护理发展之精粹使之得到继承与升华，以指导和推动护理事业的不断发展，因此护理教育关系到21世纪的社会健康事业的发展。

2. 护理教育学的概念　护理教育学是护理学与教育学相结合而形成的一门交叉学科，是一门研究护理领域内教育活动及规律的应用学科。护理教育学是护理专业教师、临床教学人员和健康教育者的必修科目。在护理院校中，护理专业课的教学，如护理管理学、社区护理学、临床内科护理学、临床外科护理学等通常由护理院校毕业留校的老师或临床的护理教师担任。护理教师有责任向学生传授护理专科知识、培养护理技能、帮助和引导护生们形成积极的专业价值观。教师们只有了解和掌握了护理教育学，才能有效地促进护生们的学习，才能达到教学目标。而从事护理教育的工作者理应承担起培育社会卫生事业发展所需的护理人才的重任，使教育的功能得到充分体现。

四、护理教育的性质和任务

1. 护理教育的性质　就整个教育系统而言，护理教育的性质与教育的性质是一致的，护理教育是一种培养护理人才的专业教育活动。护生接受护理教育的直接目的是为今后从事护理工作作好准备，以及能够更好地开展临床护理工作。护理教育是具有很强的实践性，是一种护理院校与医院临床密切结合、共同完成的教育。

2. 护理教育的任务

(1)培养合格的护理人才：护理教育负担着为国家、为社会培养各层次合格的护理人才的使命，这是护理教育的基本任务。

(2)开展护理科学研究和护理教育研究：护理院校集中了具有护理学专业较高水平的教师、科研人员，护理专业较齐全，实验设备条件较好，各种信息较集中而且交流较快，学术活动容易开展，同时又有大量本科生、研究生等科研所需的人力保证。所以护理院校是护理科学研究和教育研究的重要力量。

(3)发展社会服务的项目：社会服务是指护理院校除教学、科研以外的面向社会的服务活动。例如，开展各种护理咨询活动、护理科研成果的推广与应用、举办护理技能培训班、卫生保健知识讲座、为社会承担教育和预防保健的任务等。

五、护理教育的基本特点

护理教育是建立在普通教育的基础上，以培养护理人才为目标的专业教育。护理教育培养的是服务于人类生命与健康的专业人才。一方面，护理教育与普通教育一样，都具有教育的基本属性；另一方面，由于护理专业学科特性、岗位特性以及工作内容的特性，使得护理教育有别于普通教育及其他专业教育的固有特点。

1. 护理教育的科学性　护理学是综合了自然科学、社会科学及人文科学的一门应用性学科，是研究有关预防保健与疾病防治过程中护理理论、护理技术和护理方法的学科。护士通过学习解剖学、生理学、病理学、药理学等医学基础知识，才能观察与辨别生理与病理的变化，提供正确的病情记录，协助医生作出正确的判断，实施有效地治疗与护理及判断护理效果。

2. 护理教育的实践性　在促进人类健康服务中，护士通过开展护理实践活动得以实现。通过基础护理技术，专科护理技术的学习和训练，形成其独立的职业技能，帮助病人解除病痛，减轻痛苦、恢复健康。因此在教学的过程中，许多护理知识与技能的学习必须通过对患者的直接护理行为来体现，这就决定了护理教育不可能单独在学校、在课堂上完成。护理教育依赖于教学医院、社区卫生服务中心的支持与配合。这对护理的教学组织安排、教学方法的选用与改革提出了特殊的要求。

3. 护理教育的人文性　随着医学护理模式的转变和整体护理思想的确立，护理的目标已指向不仅使护理对象身体方面，同时在心理、情感和社会方面达到健康状态。因此，护士必须通过学习心理学、社会学等，才能进一步了解和认识影响健康的因素，帮助服务对象解除因疾病产生的心理、生理问题，并以良好的护理职业素养，提供优质的服务，满足服务对象心理需求的护理。

六、护理教育学的体系结构

1. 护理教育体系的层次结构

(1)中等护理教育：中等护理教育(diploma nursing programs)的任务是培养初级护理人员。我国的护理教育在很长一段时间内以中等教育为主，先后培养了一大批工作在各级医院的护理人员，为地方医院的建设与发展作出了突出贡献。但随着医学模式的转变，中等护理教育发展水准已不能适应现代社会对护理人员素质的基本需求，因此现在国内大多地区已经取消了中等护理教育。

(2)护理专科教育：护理专科教育(associate degree nursing programs)的任务是培养具有实际工作能力的中级护理人才。护理专科教育的对象：参加高考的应届毕业生为主要的生源，同时也可以是中专毕业参加工作的护士。护理专科教育的办学形式多样，可由普通医科大学或学院开办，也可由专科学校独立设置，还可以由职工大学、函授大学等开办。学习年限一般为3年，通常是2年的医学护理理论课学习及1年临床实习。为了实现现代医学模式下专科护理专业的培养目标，在课程设置上重实用型人才的培养，突出护理特色。通过学习，使学生在掌握基础理论、基础知识和技能的基础上，提高专科护理理论和技能水平，掌握基本的科研知识及运用护理科研成果的能力。

(3)护理本科教育：护理本科教育(baccalaureate degree nursing programs)的任务是培养较系统地掌握护理学基础理论、基本知识和基本技能，具有创新精神、独立解决问题能力和自我发展能力，具有护理管理、护理教学和护理科研的基本能力，能在医疗卫生、保健机构从事临床护理、预防保健工作的高级护理专业人才。护理本科教育的目标是使本科护理学专业毕业生除了具备初步的教学、科研和管理能力外，应更注重护理实践能力的培养，使其更好地充实护理实践场所，为护理对象提供到位的一线服务。目前我国护理本科教育主要有两种形式，一是学生高中毕业通过国家统一入学考试，进入护理院校，学习年限为4～5年。二是通过国家统一自学考试、全日制专科升本科、函授专科升本科、成人夜大专科升本科等教育形式，学习期限一般为3年。学生按教学计划规定修完全部课程，各门成绩经考试全部合格，准予毕业，发给毕业证书，按国家颁布的学位条例规定授予学士学位。我国本科护理教育为社会培养了大量高质量的护理专业人才，对提升护理队伍的数量和学历层次发挥了非常重要的作用。

(4)护理研究生教育：护理研究生教育是我国目前高等护理教育体系中最高层次的教育。这一层次的护理教育分为两个层次，即护理硕士研究生教育和护理博士研究生教育。

护理硕士研究生教育：护理硕士研究生教育(master's degree nursing programs)的任务是培养具有从事科学研究、教学工作或独立担负专门技术工作能力的高级护理人才。目前我国实施护理硕士教育的机构主要是各医科大学或综合大学的护理学院或护理系，招生对象是已获取医学相关专业本科毕业或具有同等学历者，经过国家统一入学考试合格后，择优录取，学习年限一般为2～3年。学习期间，由研究生的指导教师按照专业培养目标的要求，根据研究生管理部门的相关制度，制订每个研究生的个人培养计划。该计划对研究生的研究方向、学习课程、时间安排、指导方式、考核期、学位论文和培养方法等都有具体的规定。研究生在学习期间，修满规定学分，各门课程经考查或考核，成绩合格并达到规定分数，通过论文答辩，并经国家授权的硕士学位评定委员会批准，可授予硕士学位及硕士学历毕业证书。护理研究生教育事关培养一流创造性人才，是护理事业向更高层次发展的关键环节。

护理博士研究生教育：护理博士研究生教育(doctoral degree nursing programs)的任务是培养具有坚实宽厚的基础知识和系统精深的专门学科知识，具有独立从事科学研究和教学工作能力，能够在科学和专门技术领域内作出创造性成果的高级护理人才。博士学位护理教育应着重培养能用独立的方式和抽象的科学思维处理事物，具有专业咨询技能和科研能力的智能型领导，具有广博的护理学、医学、人文科学和行为科学知识的人才。入学对象是已经获得硕士学位或具有相当水平的护理人才。学习年限一般为3年。护理学博士生入学后在导师指导下，按照培养计划学习规定课程，通过考试，并在导师指导下完成科研课题，写出具有一定的创新性的学术应用价值的论文，通过答辩方能毕业。凡符合《中华人民共和国学位条例》规定要求者，授予博士学位。博士研究生毕业后一般能成为我国护理学科骨干力量和学术带头人。

2. 护理教育体系的形式结构

(1)基础护理学教育：基础护理学教育(basic nursing education)过去称护理执业前教育(pre-registration education)，是建立在普通教育基础上的护理专业教育，根据教育目标目前在两种水平上实施：即中等护理教育和高等护理教育。高等护理教育含护理专科教育(高职、高专)和护理本科教育，其目的是为学生毕业后从事临床、社区护理或进入后续教育作好准备。

(2)毕业后护理学教育：毕业后护理学教育(postgraduate nursing education)是指在完成基础护理学教育，并在取得注册护士资格后所实施的教育培训。根据我国和世界大多数国家现行的护理教育制度，毕业后护理教育采取两种方式进行，即注册后护理学教育及研究生教育。

(3)临床护理教育：临床护理教育(clinical teaching)是帮助护理专业学生将课堂上所学到的专业知识和技术运用到临床护理实践中，使之获得应有的专业技能、态度和行为的教学组织形式。临床护理教育是护理教育系统中不可缺少的一个重要的环节，是培养护理人才的关键阶段。临床教育质量的高低，直接影响着所培养护理人才的素质和护理教育的整体质量。临床护理教师不仅承担着对中专、大专、本科甚至护理研究生的临床实习的教学任务，同时还承担着对新护士、各层级护士、进修护士等的培训教学任务。临床教学工作大都由临床护理人员专职或兼职承担。在临床实习阶段，护生将所学的知识运用于实践，学习去了解病人、为病人解决问题，在实践中使他们的知识得到不断的积累、增长。

(4)继续护理学教育：继续护理学教育(continuing nursing education)是为正在从事实际工作的护理人员提供的教育，是以学习新理论、新知识和新方法为目标的、持续终生的在职教育。继续护理学教育的目的是使护理技术人员在整个专业生涯中，保持高尚的医德医风，不断提高专业工作能力和业务水平，跟上护理学学科的发展。从教育的职能上看，它属于成人教育的范畴，是专业教育的继续、补充和完善。继续护理教育的内容包括：学术会议、学术讲座、专题讨论会、专题讲学班、专题调研、疑难病历护理讨论会、技术操作示教、短期或长期培训；为同行继续护理学教育提供教学、学术报告、发表论文和出版著作等。目前我国的继续护理学教育已向制度化、规范化方向发展，对促进护士个人成长和业务水平、学术水平和带教水平的提高起了积极的作用。

第二节　国内外进展和发展趋势

一、国外护理教育的进展和发展趋势

1.19世纪中叶前的护理教育　19世纪中叶以前，世界各国没有正规的护理专业，医院也很少，医学无科学根据，医药护不分家，医生可担任治疗、护理和药剂师的工作，大多数治疗和护理由教会担任，在当时护理具有很强的宗教色彩，主要是以基督教徒的宗旨意识来安排护理，主要是由修女处于人道主义的关怀和宗教意识对护理的对象提供生活护理和精神关怀，但没有接受正规的教育。

1633年，法国的罗马天主教神父圣·文森保罗在巴黎成立了“慈善姊妹社”，召集有一定文化的天主教徒学习护理知识，然后到医院和母婴室服务。但是这种护理教育的活动与宗教活动、医学教育混为一体，受教育的对象大多是教徒。1798年，席曼博士(Seaman V)在美国纽约医院创办了第一个有组织的护理课程，但并没有产生大的影响。直至1836年，德国的牧师西奥多·费力德尔在凯塞维尔斯城为教会女执事设立了护士训练学校，实际上是护士短期培训班。

2.19世纪中叶后的以医院护校为基础的现代护理教育　欧洲和北美女权主义者因反对歧视妇女从事医疗职业，从19世纪50年代开始在医院中采用带徒培训方式，在医生的培养下，培养女青年从事护理工作，当时护士需从事6个月不付报酬的护理工作，然后取得护士资格证。1854年，欧洲爆发了克里米亚战争。在克里米亚战争中，南丁格尔领导的护理人员在战地中实施卓有成效的救护，使伤员的死亡率从42%下降到2.2%，她的功绩获得英国政府及人民的高度赞誉，同时也使人们认识到护理工作的重要性。

真正意义上的护理教育开始于南丁格尔创办的护士学校。19世纪下半叶，欧美的现代医学得到了迅速的发展，随着医院的发展，对护士的需求也迅猛增加，通过带徒的方式培养护士已不能适应护理工作的需要。1860年在南丁格尔的领导下创建了第一所医院办护士学校——圣托马斯医院护士学校。它标志着正规护理教育的开始。南丁格尔根据自己担任医院管理工作和战地救护工作所获得的经验，提出了全新的护理教育办学思想。在南丁格尔不懈的努力下，由她创建的护理教育制度成为此后欧洲、北美及日本等其他国家护理教育的标准模式，在这些国家普遍建立了以医院为基础的护士学校。美国于1871年在新英格兰妇幼医院开设了院办护校。日本、欧洲各国也先后建立院办护校并开始正规的护理教育。自1860年至20世纪50年代，医院办护校一直是世界各国培养护士的主要途径。

3.20世纪的高等护理教育的兴起和发展　高等护理教育兴起于美国。1899年美国在哥伦比亚大学教育学院家政系开设了医院经济学的课程，目的是培养护校校长、教师和护士长，这可谓高等护理教育的先声。1909年，美国明尼苏达大学开设了以培养专业护士为目标的3年制大学护理系课程，

成为现代高等教育的开端。以大学为基础，以授予学士学位为目标的4年制护理本科专业教育开始于1924年成立的美国耶鲁大学护理学院。1920年以后，随着护理院系的普遍建立，护理教育逐步从职业培训向专业化发展，逐步成为高等教育的一部分。1928年，随着英国皇家护理学院的建立，毕业后的护理教育成为护理教育的一部分，但它是一种向医院的护校毕业生提供的，以培养护理管理人员、医院护校的教师和专科护士为目标的进修教育。1950年以前，欧美各国基本形成的是由基础教育、毕业后教育和继续教育三部分所组成的护理教育体系。

第二次世界大战以后，随着医学科学的进步和专科化医疗的发展，社会急需要受过高等教育的护士，在职的护士也迫切需要进入高等学校接受继续教育。1924年，美国耶鲁大学护理学院设立了护理硕士教育。1963年，加利福尼亚大学开设了护理博士教育。在欧洲，1977年6月27日，随着欧洲共同体护理指导法的公布，欧共体的教育也进行了相应的改革。欧共体《护理指导法》公布，规定护理教育应以高中毕业为起点，学制3年。为遵照法律，欧共体各国的护理教育从学制到课程都进行了相应的改革。目前，美国、加拿大、韩国、菲律宾、泰国、澳大利亚等国家都已经形成了从学士到博士的完整护理教育体系。在日本，据2001年统计，开设了高等护理教育的院校有70所，其中设有护理学硕士教育的院校36所，设护理博士教育的院校9所。

美国的高等教育已有95年的历史，已基本构建起一个从初级水平到高级水平，从应用型技术人员到研究型人才培养的完整体系，各层次办学规模及比例比较合理，各层次教育之间的衔接科学性强。在课程设立上，早在20世纪60年代，就引入了社会科学和人文科学。根据专业需求的改变，及时开设特色护理课程。20世纪80年代，开设远程教育，为满足需求提供了有益途径。在教学方法方面，表现为重视对批判性思维能力、自学能力的培养。教学方法灵活多样，逐步由以课堂和教室为中心的教学，转向以学生为中心的合作式学习。教育的重点是发展学生提出问题的能力、自学能力、评论知识和护理文化的能力。美国护理教育体系已经形成了准学士、学士、硕士、博士多层次、多渠道的完整护理教育体系。目前，美国有两种不同的博士护理学位：一个为哲学博士（PHD），为学院派的博士学位，侧重护理科研与理论的研究；另一个为护理学博士，为专业的护理博士学位（DNS），强调实际的护理应用及临床研究，旨在加强临床与科研的关系。近20年来，为满足护士接受继续教育和获得更高学位的需要，美国的远程教育还提供4种学位课程教育：护理学理学士、学士、硕士和博士。护理教育体系完整、科学、合理、理念明确，强调哲学概念和职业观念对护理行为的影响，要求对从业者素质、能力、价值观的培养。在未来10年里，社会需要越来越多的拥有博士学位的护理人员在教育、科研、护理管理领域发挥领导作用。

从20世纪70年代中期至90年代早期，澳大利亚培养注册护士的护理教育课程从医疗保健系统转到了高等教育系统。护士的培养从早期的雇员形式的学习转换为获得技能为目的的学习。这种护理教育形式的转变使得护理作为一种职业，其地位在澳大利亚得到加强。从正规高等教育机构获得学位使得护士能与医疗领域的其他专业人员处于同等的地位。护理教育向高等教育系统的转化也直接使护士毕业后有多种选择。当前注册护士可以在大学里学习获得学士学位直至博士学位。在学士与博士学位之间护士还可能被授予各种层次的教育证书。在硕士课程中，学生学完所有规定的课程及足够的学分后可获得硕士学位；也可以侧重于研究，学生除修完规定的课程外还需对护理领域内某一问题进行独立及有创见性的研究。澳大利亚还引入了职业博士学位，包括护理学博士和助产术博士学位。职业博士和传统的哲学博士（PHD）的主要区别是：职业博士需要修完一定数量的课程而哲学博士则主要侧重于设计和完成某一领域的创新研究；职业博士的引入主要是为了直接影响护理实践。

日本、德国、加拿大大部分护理教育是3年制专业的基础教育，继而是在护士基础上进行的2年制专科继续教育。日本是在1985年逐渐取消中等教育，普及护士的高等教育。德国是在1990年开办了高等护理教育，现已设有护理专业博士点。加拿大1994年提出，到2000年所有从事临床护理实践的护理人员必须具备本科学历。这些国家的护理专业课程设置富有个性，课程没有固定的教材，其内容涉及面广，考试灵活，教学方式多样化，多以开放式和启发式为主，特别注重学生能力的培养。

4. 国际护理教育的发展趋势　高等教育国际化、跨文化、全球化的教育理念在教学、科研和服务

中越来越明显。高等护理教育人才培养,不仅要满足国内护理临床科研教学管理各个方面的需要,还要适应国际市场对护理人才的需求。从目前护理教育发展趋势来看,发展高等护理教育,培养高等护理人才,为不同人群提供多种形式、多种层次的护理服务,以适应社会发展及市场经济的需要,是高等护理教育时代的抉择。高等教育课程改革的总方向是综合化、基础化和现代化,文理相互渗透,相互融合,是世界各国大学课程改革的一大趋势。

随着人们对健康、保健要求的迅速增长,导致护理实践复杂性日趋增加,为使学生在以后的工作中能应对这一挑战,趋向加强学生能力的培养。课堂教学中,必须明确学生是学习的主体,改革传统的讲授式教学方法,增加创新教学法,培养学生发现问题、解决问题的能力。随着护理教育的发展,护理教师应逐步过渡到由有硕士学位以上的人才能担任。对聘用教师进行岗前教育学及高等教育心理学理论培训,重视教师教学技能的培训和养成,组织教师学习现代教育技术。加快建立并完善护士继续教育制度是高等护理教育改革中非常重要的一环,是提高护理人员素质、保证护理质量的一件大事,也是护理教育改革的一方面内容。

二、国内护理教育的进展和发展趋势

1. *新中国成立前的护理教育*　鸦片战争前后,各国的西方医学、传教士进入中国,我国的护理教育业开始兴起。1884 年,美国第一个来华护士兼传教士麦克尼奇(Mckechnie EM)在中国率先开办护士训练班,可认为这是中国近代护理教育的开端。1888 年,美国护士约翰逊女士(Johnson)在福州医院开办了中国的第一所护士学校,开始了较为正规的中国近代护理教育。1912 年 3 月,中国护士会在牯岭召开的第三次会议决定,统一中国护士学校的课程,规定全国护士统一考试时间并订立章程,同时成立护士教育委员会,促使我国近代护理向初步规范化迈出了开创性的一步。1920 年 10 月,北京协和医院与燕京大学、金陵女子文理学院、东吴大学、岭南大学、齐鲁大学等 5 所大学合办了高等护士专科学校,这是我国第一所培养高等护理人才的学校。在 1949 年前,由于国内政治动荡和帝国主义列强侵略,护理教育屡受挫折,发展缓慢,至 1948 年在中华护士学会注册的护校仅 183 所。

2. *新中国成立后中等护理教育的发展*　1949 年新中国诞生后,为满足战后经济建设对中级护理人员的大量需求,1950 年第一届全国卫生工作会议上,护理教育被列为中等专业教育之一,并纳入正规教育系统。招生对象为初中毕业生,同时停办高等护理教育。当时由于对护理专业的重要性认识不足,没有及时建立高等护理教育制度,使护理教育严重滞后于整个医学教育。1966—1976 年,十年动乱期间,护理教育形成断层,全国几乎所有的护士学校均被停办、解散或被迁往边远地区,护理教育基本停滞。导致护理质量大幅度下降,中国的护理事业与世界的护理事业之间的差距拉大。

3. *1977 年恢复高考后高等护理教育的复苏、迅速发展*　20 世纪 80 年代是我国高等护理教育恢复和发展的新时期。1977 年,恢复高等院校招生,各医学院校纷纷创办护理大专教育。1983 年,天津医科大学率先招收了首届学士学位的本科护理专业学生。1990 年 12 月,经国务院学位委员会审定,批准北京医科大学护理专业硕士学位授予权。1992 年,北京医科大学获准正式招收护理专业硕士研究生。近年来我国护理学研究生教育办学点迅速增加,根据教育部的数据,虽然目前我国护理学硕士教育规模不大,但也提示了硕士教育已进入快速发展阶段。至 2008 年底我国已有 60 所大学可以招收护理硕士生。2004 年我国开始护理学博士的培养。2007 年博士教育办学点为 4 所,但近 2 年新增招收博士生的单位较多,目前总数已超过 20 所。近年我国的高等护理教育发展较快,但由于高等护理教育的开始仍较发达国家晚,所以我国在护理硕士和博士的培养上较发达国家落后。

4. *国内护理教育的发展趋势*　国内高等护理教育发展逐渐成熟,教学质量由低到高。高等护理教育已经形成了大专、本科、硕博研究生比较完整的、多层次、多形式的护理教育体系的格局,而且举办护理专业高等教育的院校逐年增加,办学规模不断扩大,护理教育改革取得一定成效,办学质量和效益得到提高。高等护理教育的不断发展,为护理教育界注入了专业的护理教学人才,逐渐改变过去"医师教护理"的局面,使医学知识更好地与护理学内容相融合,并运用到教学过程中。

在护理教育不断发展的进程中,教育目标、课程设置、教学内容、教学方法等方面逐步调整,突出护理专业特点,以适应医疗卫生工作对护理人才的需要。如将高等护理教育目标概括定位于"培养具有现代护理知识的临床护理、护理教育、护理管理、护理科研人才";优化课程体系,创立体现生物-心理-社会医学模式的、以人为本的课程体系，改变只注重疾病而不注重心理变化的课程体系；注重学科知识结构的整体性，加强社会和人文学科建设；设置了家庭护理、社区护理课程等特色的护理课程。护士培养从临床型向临床-科研结合型发展，以往的中专护理教育，由于受教育年限的限制，均没有培养护士的科研能力和临床分析能力，导致护士似乎只会打针、发药而成为医生的助手。随着高等护理教育的迅猛发展，护理科研能力的培养纳入了本科和硕博士研究生教育的始终。尤其是护理本科生，毕业后多数在医院工作，为临床护理科研注入了活力。他们在临床上有较强的发现问题、分析问题和解决问题的能力，并对一些临床难题能够通过科研方法来寻找证据。护理硕士研究生，由于他们较强的科研能力，毕业后很快就成为带动临床护理发展的骨干力量。

第三节　教学方法

教学方法(method of instruction)是师生为完成一定的教学任务，在共同活动中所采用的教学方式、途径和手段的总称。教学方法包括教师教的方法(教授法)和学生学的方法(学习方法)两大方面，是教授方法与学习方法的统一。教学方法不仅受教学目的和教学内容的制约，同时还受到一定社会时代的教学目标及内容的制约。教学方法还受到学生认识发展规律的制约。护理教育中常用的教学方法主要包括以下几种。

一、以语言传递为主的教学方法

以语言传递为主的教学方法，是指通过教师和学生口头的语言活动以及学生独立阅读书面语言为主的教学方法。教育者与受教育者之间信息的传递大量是靠书面语言和口头语言来实现。教学效果主要取决于教师是否具有良好的口头表达能力和学生是否具有较强的阅读书面语言的能力。护理教育中以语言为主要传递形式的教学方法主要有讲授法、谈话法、讨论法、读书指导法。

(一)讲授法

1. 概念　讲授法(Lecture mothod)：又称“口述教学法”，是指教师运用口头语言系统连贯地向学生传授知识、进行教育教学的方法。由于通过讲授法可以在短时间内向学生传授较多的知识，因此，长期以来讲授法是教学的一种基本方法，常和其他的教学方法配合使用。讲授法可以分讲述、讲解、讲演三种。讲述一般用于教师向学生们叙述事实材料或描绘所讲的对象。讲解是教师向学生解释、说明和论证事物的原理、概念和公式等。讲演则要求教师不仅要向学生进行系统而全面的描述事实，而且要深入分析和论证事实，通过分析和论证来归纳和概括科学的结论。它比讲述、讲解所涉及的问题更深广，所需要的时间更长。在课堂教学中这三种方法常常结合起来一起运用。

2. 讲授法的优缺点

优点。①教学效率高：短时间对众多的学生同时传授较多的知识信息；②教学支出经济：相对于其他教学方法成本低；③教师运用方便：不受时间和空间的限制，在任何时间和场合都能进行；④教师可充分发挥主导作用：教师可根据自身的教学能力，将医学和护理学等知识，科学连贯地传递给学生。

缺点。①以教师为中心，单行传递知识，忽视了学生学习的自主性、参与性及个体差异，不利于综合素质的培养；②学生注意力集中的时间有限，连续听课会使学生感到疲劳、乏味、枯燥；③面对大多数学生，难以因材施教；④提供理论性、总结性的知识多，不利于培养学生的自学能力。

3. 增进讲授法教学效果的措施

(1)教学内容应充实，结构清晰：教学内容应根据教学大纲设定，可适当地添加前沿知识，介绍科研动态，开阔学生视野，注重启发式教学。

(2)教师思路应明确，有目的讲授：在大纲的指导下，根据教材的内容有目的、有重点地讲解。切忌漫无目的、不着边际、即兴发挥。

(3)教授时注意理论联系实际：护理是一门实践性很强的学科，护理教师不仅要讲解理论产生的实际根据，还要注意说明理论在实践中的具体应用。

(4)注重教学语言的表达技巧：将教案、讲稿的内容转化成口头的教学语言，力求通俗易懂，但口语化并非等于方言化。注意语音、语调的变化，使语言具有特殊的表现力与感染力。注重教学语言的科学性和讲解性，语言要符合科学和事实，对重点难点要注重重复和强调。讲究教学语言的专业性、逻辑性、艺术性。

(5)掌握教学中非语言性的表达：非语言表达系统是由副语言、手势、面部表情、眼神、体态等组成的。非语言行为能帮助教师表达难以用语言表达的情感和态度，加强语言的感染力。

(二)谈话法

1. 概念　谈话法(conversation method)又称问答法、提问法，是教师根据学生已有的知识和经验提出新的问题，引起学生积极思考，通过师生之间的问答，得出结论，获得知识和发展智力的教学方法。从心理机制方面看，谈话法属于探究性的，可使学生由被动变为主动学习，激发学生独立思考问题。谈话法可用于护理学科的各门课程教学，同时也适用于临床参观、见习和实习等现场教学形式，易于学生保持注意力和兴趣。谈话法是一种以问题引导学生获取知识的教学方法，问题的设计是运用该法的关键。

2. 谈话法的优缺点

优点：激发学生思维活动，调动其积极性。学生可通过独立思考获取知识，利于培养学生的语言表达能力和独立思考能力。

缺点：谈话法耗时较多。教师提问不科学、不得要领，易导致讨论停留于形式，起不到促进和激发学生思维的作用。

3. 增进谈话法教学效果的措施

(1)谈话前，教师应以教学目标为指引、教学内容为依据精心设计问题。

(2)问题应包括基本概念、基本原理，也要涵盖教材中的难点和重点的内容，并且要具有启发性。

(3)教师设置问题时应考虑到学生的知识水平和心智发展水平，做到问题难易适当。

(4)教师应注意掌控谈话的过程，要围绕谈话的题目、线索和关键问题进行。

(5)注意谈话节奏，根据问题的多少、难易和提问对象的学习层次来掌握时间。

(6)提问面向全体学生，鼓励学生大胆谈论自己的观点和认识，对回答问题好的学生应以鼓励，对回答不正确或不全的学生也不能随意指责批评。

(三)讨论法

1. 概念　讨论法(discussion method)：学生在教师的指导下，通过集体训练(小组或全班)的组织形式，围绕某个题目，发表自己的看法，从而相互启发、搞清问题的一种教学方法。讨论法既可以用于阶段复习，巩固原有的知识；也可用于学习新知识，尤其是有探讨性、争议性的问题。讨论法可分为全班讨论或小组讨论。讨论的问题可以是预先准备和临时穿插的问题。讨论法为一种双向的互动式教学，学生参与程度高。可采用不同的方式进行分组，如自由组合、按座位、按单双数、按观点等分组。

2. 讨论法的优缺点

优点：①有助于师生之间交流思想，互相启发，共同切磋学术，集思广益，利于群体智慧共同研究问题；②加深师生之间和同学之间的了解，发展人际交往的技能，对培养学生的思维能力和语言表达能力，以及运用理论知识解决问题的能力均有较好的效果；③加深学生对知识的理解，激发学生思考问题，提高学生的思维能力；④培养学生的团队协作精神和对团队的责任心。

缺点：①讨论法耗时较多，组织不当，可能偏离教学目标；②低能力或不善表达的学生易处于被动地位。

3. 增进讨论法教学效果的措施

(1)在讨论之前明确讨论的目的和要求。讨论的题目要有可争辩性和可讨论性。

(2)教师在讨论前制定一定的规则，并对讨论的过程给予适时控制，保证讨论的质量和效率。

(3)小组讨论不宜过大，一般5人或6人为宜，最多不超过每组12人，理想的人数视不同活动方式而定。

(4)明确教师角色，给予适时组织协调和引导，把握控制好现场气氛。

(5)讨论结束时，做好总结。教师注意总结学生在讨论过程中的表现和讨论的结果，并对讨论的结果进行分析，对新奇、有趣的观点给予肯定。

(四)读书指导法

1. 概念　读书指导法(reading tutoring method)是指教师指导学生通过阅读教科书和参考书，以获取知识，培养学生自学能力的教学方法。读书指导法还可以弥补教师讲解中的不足。教师指导学生读书，包括指导学生阅读教科书、使用工具书和阅读课外书籍两个方面。阅读的方法通常有两种：一是泛读，即快速阅读的方法，目的是为了了解阅读材料的中心思想，或是寻找某种资料的方法；二是精读，即围绕一个中心阅读的方法，是对学习内容系统的学习，反复领会，以求融会贯通。教师可根据学习的需要将精读和泛读做不同的组合。

2. 读书指导法的优缺点　优点：利于培养学生的自学能力，养成读书和独立思考问题的习惯；缺点：读书指导法受学生以往经验、知识水平和认识方法的影响。

3. 增进读书指导法教学效果的措施

(1)明确阅读目的、要求,给出思考题。思考题应围绕教学的重点、难点和关键问题,侧重对基本概念、基本理论的理解。

(2)选择适合学生理解和阅读的参考书籍,题材应多样化,以拓展学生视野。

(3)教师应指导学生做好读书笔记。读书笔记常用的形式如下。①摘录:抄写书中精妙的句子、主要事实的论述及结论等。②提纲:对于阅读主要内容和中心思想的基本概括。③概要:用自己的话组织概括阅读的内容。

(4)指导学生制订和完善阅读计划。教师应定期组织读书报告会、座谈会等交流读书心得。

(五)自学指导法

1. 概念　自学指导法(guided self-study method)又称学导式教学法,源于美国心理学家斯金纳的“程序教学”。自学指导法的核心是由教师讲授为主转为以学生自学为主,教学的中心由教师转为学生。学习指导法特别适用于学生有一定的基础知识而新的学习内容难度不大时选用,运用时以小班教学为宜,并应选择适合学生自学的教材。

2. 自学指导法的优缺点

优点:①学生可根据自己的学习需要进行个别化学习;②使学生的学习含有更高的智力活动成分;③有利于学生知识体系的内化;④对学生自学能力的培养有较大的促进作用。

缺点:①接受知识的效率可能较听课低;②缺乏课堂气氛。

3. 增进自学指导法教学效果的措施

(1)根据不同的教学目标精心选择和准备学习的活动、内容和媒体资源等。

(2)及时获取学习知识的反馈信息,了解学生的学习情况。

(3)通过各种途径与同学及时交往,以便指导、帮助学生获取知识。

二、以直接知觉为主的教学方法

以直接知觉为主的教学方法,主要是指教师通过对实物或直观教具的演示、组织教学参观等,使学生学习知识,形成正确的认识方法。护理教育中以直接知觉为主要的教学方法主要有演示法、参观法等。

(一)演示法

1. 概念　演示法(demonstration method):是教师通过向学生展示实物、直观教具或示范性的操作、实验等传授知识和技能的一种方法。根据使用演示教具类型的不同,可将演示法分为4类:实物、标本和模型实物演示;图片和图表的演示;试验及实际操作的演示;幻灯、录像、录音和教学电影的演示。根据教学要求,则可分为两类:单个或部分物体或现象的演示和事物发展过程的演示。

2. 演示法的优缺点

优点:①易获得丰富感性资料,加深对学习对象的印象,激发学生的学习兴趣,集中学生的注意力;②通过演示,复杂的操作过程变得很容易理解,学习的知识易于理解和巩固;③演示的视觉效果有助于对内容的形象记忆;④专家通过演示,可以形成技能操作的模式。

缺点:①练习过程重复多次后,枯燥无味;②高耗材限制练习次数。

3. 增进演示法教学效果的措施

(1)根据演示内容选择合适演示工具,提高演示熟练度,如果是示范实验,则要预先进行操作。注意演示的教具不宜太多,避免学生“走马观花”。

(2)演示前,明确演示的目的和要求,让学生带着目的和任务去观察操作的每个步骤。注意演示速度,注重演示流程,全程演示,突出重点,演示过程中及时提出思考问题。

(3)演示应与讲解、提问密切结合,引导学生边看边思考,使学生在获得感性认识的同时,加深对相关概念、原理的理解。

(4)注意合理的安排演示完毕后的练习。根据学生的年龄、技能的复杂程度和劳累程度、特定的任务目标、学生的经验和水平、练习的环境,决定练习的频率和方式。

(5)演示要适时,根据授课内容把握演示时机。不应过早的展示教具分散学生注意力,削弱新鲜感,降低感知兴趣。演示完毕注意及时收起教具,以免分散学生注意力。

(二)参观法

1. 概念　参观法(visiting method)是教师根据教学要求,组织学生到现场,观察、接触客观的事物和现象,以获得新知识和巩固验证已学知识的一种教学方法。根据教学过程中安排的时间不同,可将参观法分为3类:预备性参观,一般在讲授某一科目前先组织学生参观有关的事物;并行性参观,是在讲授某一科目的进程中，为了使理论与实际更好地结合起来而进行的参观；总结性参观，是指讲完某一课程后，组织学生去参观已讲过的内容。参观法是护理教学中常用的方法。

2. 参观法的优缺点

优点：①有利于理论知识与实际临床实践紧密相连，帮助学生更好地领会课本所学的知识；②拓展学生知识面，开阔视野，发现未知，激发求知欲；③帮助学生在临床实践中，获得生动的专业思想和职业道德教育。

缺点：①组织实施困难，受到医院实际环境的限制；②同学易脱离参观队伍，把目光放在与本次主题无关的其他临床事件上。

3. 增强参观法教学效果的措施

(1)根据教学大纲制定和明确的教学目的及要求。

(2)参观前要确定参观的地点和内容，根据实际情况制定合理的参观程序。

(3)教师应明确参观的目的、具体要求、观察对象、进行的步骤和注意事项。

(4)参观时注意引导学生有目的、有重点地参观，适时提问，做好记录。

(5)参观结束后教师检查参观计划完成情况并进行总结。要求学生整理参观笔记，对知识点进行概括和总结，指导其写出参观报告。

三、以实际训练为主的教学方法

以实际训练为主的教学方法，是以形成技能、行为习惯和发展学生实际运用知识的能力为主的一类教学方法。该方法是以学生为中心，并强调手脑并用，让学生通过各种实际活动来逐步形成和发展自己的认知结构，教师则起辅助作用。护理教育中以实际训练为主的教学方法主要有实验法、练习法、实习作业等。

(一)实验法

1. 概念　实验法(experimental method)是学生在教师的指导下，运用一定的仪器设备进行独立作业，以获取知识，培养动手能力的一种教学方法。实验法是通过亲自观察和操作获得直接经验，实验法可分为3种：演示性实验、验证性实验和设计性实验(又称开发性实验)。演示性实验一般在新课前进行，让学生对新课有感性的认识；验证性实验常在课后进行，目的在于验证课本所学；设计性实验一般在学生具备一定的基础理论和实验技能的基础上进行，难度较大，综合性强，研究性突出。

2. 实验法的优缺点

优点：①培养学生正确使用仪器进行科学实验的基本技能，以及初步的科研能力；②有助于培养学生科学研究的兴趣，养成严谨求实的科学态度和科学精神，发展学生观察问题、分析问题和解决问题的能力。

缺点：①实验的效果受到实验器材和实验场地的影响，精密的实验对器材要求较高；②实验器材及耗材的费用较高。

3. 增强实验法教学效果的措施

(1)实验前应备有实验计划，实验计划应根据教学大纲和教材编写。

(2)教师应进行必要的预实验，以便对实验中可能出现的问题做到心中有数。

(3)实验开始前，教师应仔细检查实验所需的仪器设备和实验材料，保证实验安全顺利的进行。同时应简明扼要地说明实验的目的、要求、原理、操作过程及仪器设备的使用方法，必要时进行演示。

(4)对同学进行合理分组，一般以2～4人为宜，并分配好小组学生需使用的仪器设备及实验材料。在巡视的过程中，发现困难较大的小组和个人，则给予个别化指导。

(5)做好实验小结。实验结束后可先指定学生报告实验进程和结果，然后由老师做出概括和总结，分析实验中存在的问题、提出改进意见，指导学生写出实验报告并进行审阅和批改。

(二)练习法

1. 概念　练习法(exercising method)是学生在教师的指导下完成某些动作或活动方式，以巩固知识和形成技能、技巧的教学方法，在护理专业各科教学中被广泛应用。练习法的种类包括：听说练习；解答问题练习；绘图、制图练习；操作技能练习。

2. 练习法的优缺点

优点：①帮助学生巩固所学知识，并把知识转化为技能、技巧；②培养学生认真工作的态度和克服困难的毅力。

缺点：单一、重复的练习容易使学生产生厌倦的心理。

3. 增强练习法教学效果的措施

(1)向学生讲解每次练习的目的和要求。

(2)指导学生掌握正确的练习方法，提高练习的效果。

(3)在学生练习的过程中，指导教师注意巡视，查看练习效果，及时作出指导。

(4)练习结束时，指导教师要注意总结和讲评学生在练习中存在的情况。

(三)实习作业法

1. 概念　实习作业法(practical work method)又称实践活动法，是教师根据教学大纲要求，组织和指导学生在校内外从事实际操作活动，将书本知识应用于实践的教学方法。

2. 实习作业法的优缺点

优点：①能够将理论和实践，教学与临床相结合，有利于巩固和充实所学的理论知识；②有利于培养学生的实际工作能力。

缺点：实习的效果受到临床工作环境的影响。

3. 增强实习作业法教学效果的措施

(1)实习的内容应以教学大纲为依据，在相应理论的指导下进行。

(2)实习前要做好实习作业的计划。

(3)实习结束时，教师注意评阅学生的实习作业和评价学生的实习效果。

四、以陶冶训练为主的教学方法

以陶冶训练为主的教学方法，是指教师根据一定的教学要求，有计划使学生处于一种类似真实的活动情境中，利用其中教育因素综合地对学生施加影响的一类方法。特点学生在不知不觉中接受教育。护理教育中以陶冶训练为主的教学方法主要有角色扮演法、情景教学法等。

(一)角色扮演

1. 概念　角色扮演(role play method)是指教师根据一定的教学要求，有计划地组织学生运用表演和想象情境，启发及引导学生共同探讨情感、态度、价值、人际关系及解决问题策略的一种教学方法。学生可根据自己的角色特征自由想象与发挥。学生扮演自己的角色时，其余护生就可以观察和分析表演的行为，这种教学方法能够唤起学习者的感情和激情。

2. 角色扮演的优缺点

优点：①学生参与程度高，学习兴趣大。学生在不知不觉、潜移默化中受到教育，获得真实的体验，形成真实的认识，发展积极的情感；②有助于学生对复杂人类行为的理解；③有助于护生发挥主观能动性，加深对所扮演的人物或事物的理解；④增强学生的观察能力。

缺点：①部分护生羞于表达或角色不适应，影响教学效果；②护生表演太戏剧化，脱离教学内容，使内容失去真实性、可信性；③部分内容不能靠学生的角色扮演法来掌握。

3. 提高角色扮演法教育效果的措施

(1)明确角色扮演的目的，扮演在小范围内实施。

(2)扮演前教师应了解每位护生对角色的理解程度，适当引导，注重护生自身的发挥。

(3)教师应向护生明确扮演时间，最好将扮演时间控制在 15min 以内，扮演过程中，教师不应催促护生。

(4)扮演完毕鼓励护生共同讨论对人物或事物的看法，写出或说出活动后的心得体会。

(5)不要把重点放在表演能力上，更多地关注活动中学生学到了什么。

(二)情景教学法

1. 概念　情景教学法(situational teaching method)，又称模拟教学(simulated teaching method)，是指通过设置具体生动的模拟情景，以激发学生主动学习的兴趣，帮助学生巩固知识，学习特定专业场景中所需的技能技巧的教学方法。情景教学法常用于专业课的临床教学及训练，是护理理论课讲授的重要补充和延伸。情景教学应用主要有 3 种形式：一是使用教学器材开展情景教学；二是通过角色扮演开展情景教学；三是借助计算机辅助系统开展情景教学。

2. 情景教学法的优缺点

优点：①具体逼真、生动活泼的模拟情景，有利于激发学生的学习兴趣，提高学生参与的积极性；②通过模拟临床各种真实的情景，可以使学生体验到专业人员(护理人员)的角色、作用、处境、工作要领，能让学生接受到一定的专业素养训练；③通过模拟情境，可以减轻学生进入真实工作情景的焦虑情绪；④为应对模拟情境中的事件，学生必须将所学的知识迁移到模拟情境中，有利于提高学生对实际问题的预测和解决问题的能力；⑤学生可以从模拟活动中得出的结论或结果中领悟到事件或事物的发展演变规律，帮助学生理解和巩固已学知识。

缺点：①学生容易把主要精力集中在事件的发生和发展的过程，而忽略对深层次理论问题的思考；②模拟环境中遇到的问题与现实医疗环境存在一定的差距；③教师较难控制学习过程。

3. 增强情景教学法教学效果的措施

(1)要对情境教学进行系统的方案设计。情景教学法应用步骤为：设计情景教学方案；准备场景与器材；公布情景课题与背景资料；分配情景模拟的角色与演练任务；情景演练准备、实施、效果验证；教师讲评，组织撰写情景演练报告。

(2)要重视教学手段的丰富和教学设备的利用。为了创设有情之境，教师选择趣味性较强的教学方式，如游戏、演讲、表演等各种形式，来导入新课，利用图像、多媒体、办公自动化实训室等教学设备来辅助教学，并采用分组式、“结对子”等形式组织课堂教学活动，尽量做到通过课堂教学手段的多样性来活跃思维，创设趣味盎然的学习氛围，从而激发学生的学习兴趣。

(3)注重对考核方式的改革。如果还是像传统教学那样仅仅以期末一张试卷来评定学生的成绩，必然会影响学生参与情境教学活动的积极性，同时也不能准确全面反映学生在学习过程中的学习能力和学习状况。因此可把学生成绩的评定分为3个部分：一部分为期末考试；一部分为学生上课时综合能力展示分，即课堂讨论、演示参与；一部分为平时作业成绩，包括情境设计方案及日常作业。通过对学生成绩的合理分配，有利于调动学生参与教学的积极性，同时提高学生活学活用课本知识以解决实际问题的能力。

五、计算机辅助教学法

1. 概念　计算机辅助教学法(computer assisted instruction，CAI)是指以计算机为工具、以学生与计算机的交互式“人机对话”方式进行的教学方法。计算机辅助教学系统由计算机系统、教师、学生、教学信息或多媒体教材等基本教材组成。与以往任何一种先进媒体的应用相比，多媒体技术的引入，使传统的教育方式发生了更深刻的改革，教育质量和教学效率也有了显著提高，其中最关键的因素是多媒体信息对教育有着巨大的促进作用。与传统教育相比，多媒体技术可直接把现实世界表现出来。随着多媒体技术在教学中应用的日益广泛，多媒体的发展方向趋于工具化、智能化、网络化。根据其功能的不同，CAI可分为操作和练习、个别指导、模拟、教学游戏、问题解决等5种基本教学模式。

2. 计算机辅助教学法的优缺点

(1)优点

①计算机辅助教学系统能将抽象的教学内容具体化，枯燥的教学内容生动化、形象化，有利于激发学生的学习兴趣，帮助学生较快地掌握相关知识。

②计算机辅助教学实现了复习和考试的标准化，并对学习效果提供及时的反馈和强化，极大方便了学生学习。

③学生可根据自己的学习要求选择合适自己的教学课件，每个课件提供了不同的学习模式，因此计算机辅助教学可实现个别化教育。

④利于教学资源的传播与交流。多媒体课件是教师心血和智慧的体现，可通过网络技术或其他通讯手段广泛传播，便于学生自学和教师交流。课件以可长期保存的电子文档方式记录教师积累的教学经验和成果，其保存和应用将成为教学生命的延续，为课程的建设和发展积累过程性资料。

⑤能够呈现单纯的文字、数字等字符教学信息，而且还能输出动画、视频、图像和声音，能非常容易做到教学信息的图、文、声并茂，这种多维立体的教育信息传播，增强了信息的真实感和表现力。

(2)缺点

①计算机辅助教学不能提供学生身心发展所需的非智力因素。缺少个人感情的交流融合的机会，不利于团队精神及语言表达能力的培养。

②计算机能实现大容量、高密度的信息交换，教师在利用计算机辅助教学时将与课程有关的所有材料事无巨细尽数罗列，或任意合并教学单元，一节课中出现过多的概念、原理及定律，过分加大课堂的容量，变成现代化的“注入式”教学，受课时限制，只能加快单位时间传输的信息量。大量多媒体信息包围学生，学生难以接受，无法对知识进行“同化”“顺化”，直接影响到学生对所学内容的理解。

③限制了学生思维，影响师生互动。一些教师在教学课件中使用的直观形象素材，使学生散失了想象的空间，约束了学生思考的广度和深度。教师操纵演示课件，展示问题答案，学生按照预先设定的模式、思路、线索进行人机交互，根本没有足够的时间深入地思考，只能顺应设计者的思维方式作一些简单的应答，学生成为课件的欣赏者和旁观者，课堂缺少师生思维和灵感火花的碰撞，遏制了学生思维能力尤其是求异思维的发展，不利于培养学生的想象力和创造能力。

3. 增强计算机辅助教学法的措施

(1)课件的内容应根据教学目标设定，课件尽可能真实化、形象化、生动化。

(2)注重教师素质的培养,对教师进行计算机知识的培训。

(3)将优秀教师与专业软件人员有机结合:优秀教师将教材的重点、难点及突破方法的设想、构想与专业编程人员沟通,专业人员用他们的技巧来完成我们教师的设想。

六、以问题为基础的教学方法

1. 概念　以问题为基础的教学方法(problem-based learning,PBL),是一种以临床问题激发学生学习动机并引导学生把握学习内容的教学方法。由美国神经病学教授巴罗斯(Barrows HS)于1969年在加拿大麦克马斯特大学创立,在国外医学教育与护理教育领域中得到较为广泛的使用。解决问题不是目的,它是一个载体。学生在解决问题的过程中,学习必要的知识,学会正确的临床思维和推理方法,培养自学能力。根据PBL的组织结构和课程设置分为经典PBL和非经典PBL。

经典PBL是一种导师制的小组教学形式,取消了班级的形式,由6名或7名学生组成学习小组,每组配备1名导师,实行导师制。在此模式中,以学科为界限的传统课程设置被打破,取而代之的是围绕病人疾病问题所编制的综合课程。非经典PBL基本上仍以班级为形式,以学科为界限编制课程,由1名任课教师组织学生进行班内小组讨论而非导师制教学。严格来说,这种方法并非完整意义上的PBL,但它的理念、步骤以及基本方法仍然与经典PBL一致,同样也能促进和提高学生的临床推理、批判思维和自学等多方面能力。从心理机制来说,此方法是属于探究性的,能激发学生的思维活动。教学的基本组织形式为小组教学,学生需通过团队合作来共同解决问题,因而可锻炼学生的团队合作、团队管理和沟通能力。因此,PBL已不单纯是一种教师教书育人的"教"的方法,它更强调的是一种以学生为中心的、以培养学生的学习能力为目的的"学"的方法。

2. 以问题为基础的教学方法的优缺点

(1)优点:①强调调动学生的主观能动性,让学生自己寻找解决问题的方法,并在解决问题的过程中学习知识和技能;②可有效地促进学生自学、综合分析以及独立工作能力。

(2)缺点:①学生对PBL教学模式的普遍反应是课时过长,时间消耗太多。②PBL教学模式提倡以临床问题为引导进行基础理论学习,打破了基础知识完整性,漏掉了一些内容。这种模式只注重创新、实践能力的提高,忽视了全面的、系统的理论学习。③PBL教学模式不适合大班教学。在我国现行师资紧缺的状况下,师资力量不易达到。教师水平参差不齐,也影响到教学质量。

3. 教学模式的应用步骤

(1)选取教材的全部内容或部分内容,教师先讲授总论及重点内容、基本概念作为过渡。

(2)有关专家和教师设计一定难度、能包含学习目标、有实际价值的PBL辅导材料预习。

(3)学生根据材料中的病案、理论思考题等提出一系列问题,分析、归纳出解答这些问题所需要的相关基础知识、临床知识,制订学习计划。

(4)小组成员分工合作,利用各种工具学习及解决问题。

(5)小组内部讨论,学生分享信息。

(6)各小组将讨论的结果带入课堂讨论。

(7)教师精讲和总结。

七、目标教学法

1. 概念　目标教学法(objective-based teaching method)是以教育目标分类理论为依据,以设置明确、具体、可操作、可测量的教学目标作为教学导向的教学方法,主要包括教学目标设计和目标教学实施两个过程。目标教学在教学目标的导向下,以教学评价为动力,以反馈和矫正为核心,通过班级和个别化教学相结合的方式,可使绝大多学生达到教学目标的要求。目标教学以单元为教学过程的基本单位,在实现单元目标后再进行下一个单元的教学,一切教学活动以教学目标为中心进行组织教学,将教学评价作为教学过程的有效保障。

2. 教学模式的应用步骤

(1)课前展示目标,辅以解释,以助理解。每章节教学前,任课教师应向学生讲解本单元教学目标,作为学生的学习导向,使学生的认识有明确的方向性。

(2)课中提示目标,集中注意,提高课堂吸收率。在教学过程中,教师在讲解教学目标内容时,应及时提示学生注意,使学生能当堂消化、吸收课程的知识点和教学的重点内容。

(3)课后验证目标,了解教学效果,强化学习记忆。下课前预留几分钟的时间,给予学生验证性习题,使教学双方及时了解教学效果,概括重点知识点,提高学生记忆水平。

(4)复习强调目标，把握考试重点，自测掌握水平。课程终考复习时，再次分析目标，帮助学生梳理学科知识点，将基础理论、基本知识和基本技能作为复习的重点内容。

(5)考试围绕目标，控制考试质量，提高测评可比性。编制试卷时，应控制85%以上的试题是教学目标的内容，目标外内容一般不超过15%。

八、发现教学法

1. 概念　发现教学法(discovery teaching method)亦称假设法和探究法，是指学生运用教师提供的按发现过程编制的材料或学习材料，在教师的指导下，通过自身的探索性学习，发现事物变化的起因和内部联系，从中找出所学内容的结构、结论及规律，进而掌握知识并发展创造性的思维和发展能力的一种教学方法。它的指导思想是以学生为主体，独立实现认识过程。即在教师的启发下，使学生自觉地、主动地探索科学知识和解决问题的方法及步骤，研究客观事物的属性，发现事物发展的起因和事物的内部联系，从中找出规律，形成自己的概念。教师扮演学习促进者的角色，引导学生对这种情境发问并自己搜集证据，让学生从中有所发现。发现教学是由美国心理学家和教育学家布鲁纳首先提出的。

2. 教学模式的应用步骤

(1)学生从教师的若干素材中发现问题，带着问题发现观察具体的事物。

(2)借助推理和直觉，提出试探性的假设。

(3)学生用更多的感性知识检验试探性的假设。

(4)假设证实后将其付诸实施。

九、临床护理教学方法

临床护理教学主要有两种形式：临床见习和临床实习。临床见习是指在讲授专业课期间，为了使学生获得课堂理论知识与护理实践相结合的完整知识而进行的临床实践的一种教学形式。临床见习主要通过看、问、想、操作等教学活动，使理论与实践相结合，巩固和加深课堂学到的理论知识。临床实习，又称生产实习或毕业实习，是指全部课堂教学完成后，集中时间对学生进行临床综合训练的一种教学形式。临床护理实习时间通常集中安排在最后1年，临床护理实习是护理教学过程中重要的教学阶段，也是完成和达到教学计划所规定的培养目标的最后阶段，是整个护理学专业教学计划的重要组成部分。通过安排学生直接到医院科室，学习担任护士职业工作，巩固所学理论知识和技能，使理论知识和护理实践有机地结合，培养学生良好的职业道德和行为。

(一)带教制

1. 概念　带教制是一名学生在一定的时期内固定跟随一位护理人员(带教教师)实习的形式被称为带教制。在这种教学模式中，带教教师对学生提供个体化的指导，并促进其专业角色的习得。

2. 方法　学生全程跟随带教老师一起工作，学生的所有班次与带教老师的一致，使学生能够完全体会到不同工作班次的特点。这样学生可全面观察、学习带教老师从事临床护理工作的全部内容和方式，包括各种护理操作、对患者的整体护理过程、与各类人员的沟通、对患者的态度等。同时，学生可就观察过程中产生的问题向教师提问，获得解释。在观察过程中，护生会受到老师潜移默化的影响。带教老师还要按照教学计划，要根据学生的具体情况，安排其动手实践的机会，并提供反馈意见。除专业带教外，带教老师还要关心学生的思想和生活等方面的情况，与学生建立和谐的师生关系。

3. 带教制的优缺点

优点：①病房工作随机性很强，病人病情变化快，教师可以抓住临床上稍纵即逝的现象进行讲解，提高学生的理论水平，加强理论知识与临床实践的联系；②加强了教学内容的稳定性、逻辑性和系统性；③增强了带教老师领导能力和教学技能；④通过教与学的双向活动，引导护生对知识的获取、分析、判断、储存、运用和创新。

缺点：①带教老师知识层次参差不齐，部分带教老师临床教学经验不足，教学方法简单或教学意识淡漠，对学生的临床学习有一定的影响。②带教老师缺乏足够时间指导学生的临床护理实践，医院里的护理工作繁重，而目前临床护理教学大都由临床护士兼职完成。多数实习科室的老师除了承担护生的临床实习指导外，还负责分管病人，造成带教老师没有足够的时间指导学生。③学生在不同的科室间轮转，频繁地更换带教教师，不能保证教学连续性。

(二)导师负责制

1. 概念　导师责任制指的是被称为导师的教师在一定时期内，对所负责的学生进行个别指导的教学方法。我国的导师制主要用于研究生教育，但在20世纪90年代末，本科生导师制在我国高校以各种方式试运行。部分院校已开始实行了本科生导师制，同时有研究表明护理本科生临床实习教学实施了导师制后取得了较好的效果。教育界认为导师制对本科生的思想教育、学生管理和学风建设具有重要的作用，并且导师在导师制活动中具有示范作用和权威作用。

2. 方法　每位导师负责1～3名临床实习的学生。学生进入临床时，导师对所指导的学生进行实习前评估，了解学生基本情况，并根据评估结果及学生的特点制订重点实习方案，使实习更具有针对性、目的性。结合自身经历，向学生传授临床工作中的基本思路和学习方法、推荐参考书等，主动了解学生在实习期间的状况并加以指导。及时与病区带教老师联系，帮助解决问题；及时掌握实习计划完成情况，对其实习全过程进行动态、连续、主动指导和监控。

3. 导师负责制的优缺点

优点：①师生关系呈良师益友、和谐融洽；②着重思想与人格的陶冶，陶冶学生健康的职业认同感；③重视情感智力的培养，调节自我消极情绪；④对带教教师也提出了较高的要求，增加了他们的压力感和责任心，促使其不断地学习、钻研新理论、新知识，改善知识结构，提升自己的学术水平。

缺点：①对导师的要求较高，对导师的评定有一定的标准，达到导师水平的临床护理教师数量不足；②导师直接指导学生临床实践学习的时间不多，导师难以全面了解整个实习进展的状况。

（三）经验学习法

1. 概念　经验学习法是指那些从经验中获得知识的教学方法，其实质是通过自己“做”进行学习，而不是听别人讲述或自己阅读来学习知识。经验学习法的最大特点是以学生为中心，通过积极参与，从自己参加的事件中获得直接经验。

2. 形式

(1)经验学习日记：是鼓励学生进行反思的行之有效的方法。在日记中，学生除了记录自己所经历的具体事件外，还要描述他们对事件的认识、感受和体会。

(2)反思性小组讨论会：每次实习结束时，组织学生进行反思性讨论。在讨论中，学生不仅可以反思自己的临床经历，而且可以讨论其他同学的经历，分享别人的感受，从而可以积累更多的临床经验。

(3)实地参观学习：包括社区的实践，如进行家庭访视。带学生访视前，应该向学生解释访视的目的、内容和要求。访视结束后，安排时间让学生向其他同学及教师进行学习心得汇报，从而促进反思。

(4)应用课题：应用课题包括两种形式。一个是个案研究：让学生对一个案例进行较深入的研究。通过案例研究，促使学生综合运用各种知识。另一种形式是小型科研。学生在教师的指导下，选择临床小问题，进行科研程序的训练。这种方法不仅可以锻炼学生的科研能力，而且能够促使学生对某些问题进行深入的思考。

3. 经验学习法的优缺点

优点：①促使学生进行主动思考，培养临床护理思维；②大量思考的经历和经验，为学生在解决问题方面提供了可供参考的经验准备。

缺点：①学生直接经验不足，理论知识和实践有脱节，难以进入较深层次的思考；②学生对专业有浓厚的兴趣时，方可激起思考的热情。

（四）临床实习讨论会

1. 概念　临床实习讨论会是一种重要的临床教学活动。通过这种形式的活动，学生可以分享观点和经历，发展解决问题和评判性思维的技能，锻炼和提高口头表达能力，学会与他人合作的精神。

2. 形式

(1)实习前讨论：是在临床活动开始前进行的讨论。讨论会由临床教师主导。教师事先为学生选好病例，对要讨论的病例了解清楚，学生在讨论中可以提出有关其临床护理实习活动中的问题、使对该患者护理及临床实践方面的问题有清晰的了解。实习前讨论会有助于学生识别患者的健康问题，制订护理计划，为临床护理学习实践做准备。

(2)实习后讨论会：是在每次实习活动结束后举行的讨论。实习后讨论给每位学生提供了深刻分析其经历的机会。每位护生要介绍自己当天对患者采取的主要措施、评价措施的有效性，这些措施与护理目标和理论的相关性、实习中遇到的问题以及处理的方法、处理的结果以及自己的感受和意见。此外，学生可以回答同学的提问，也可以提出自己的观点，学生也可以将自己护理患者方面的疑惑向同学或老师提出，请求给予进一步的解释。小组成员在讨论会中分享彼此的经验和情感。

(3)专题讨论会：是小组就某些专题进行讨论。这些专题的范围很广，可以涉及文化、经济、政治、专业等方面的问题。讨论的题目可由教师指定或学生提出。

(4)重要事件讨论会：是小组同学对实习中遇到的重要事件进行的讨论。讨论时，由教师或学生先对事件本身以书面或口头的方式介绍给全组成员，然后展开讨论。学生可以问有关事件的细节，以得到充分的资料来发现问题所在，学生可以提出不同的解决方法，并向小组介绍自己的方法及采取此方法的理由，或者学生以小组工作的形式共同探讨决定解决问题的方案。讨论结束时，由老师总结讨论的结果，并澄清学生中存在的误解。

3. 临床实习讨论会的优缺点

优点：①为学生提供较多的锻炼机会，提高学生的口头表达能力；②营造了一种开放性的论坛气氛，让学生各抒己见，提高了学生对临床护理实践的兴趣；③促进合作性学习的技能，促进评判性思维的发展。

缺点：①讨论前需要充分地准备，并需要学生的积极配合才能达到良好的教学效果；②对某些内向、不善于口头表达的学生，易造成紧张、消极的情绪。

(五)契约学习法

1. 概念　契约学习法是教师与学生共同制订学习计划，并严格按契约的内容进行学习的一种方法。契约学习是以学习契约为载体的一种教育组织形式，同时又是一种具体的学习方法。20 世纪 70 年代美国成人教育大师诺尔斯(Knowles)综合独立研究、个别化教育、自我导向式学习以及终身学习等理论，形成了“契约学习”的基本思想和方法。这种方法更能提高护理学生自主学习倾向和学习技能，有利于提高护理学生的综合素质。

2. 方法　契约学习是让实习护生根据自身情况，写出一份适合自身的学习契约，内容包括个体化的学习目标、实现目标的策略及日期、目标实现的判断标准和方法，然后跟教师共同签订学习契约、拟订计划。护生在实习过程中按照契约的内容进行执行，经常对照契约，检查学习契约落实情况。带教老师经常检查其完成情况，为保证落实有效，要求护生每周总结学习工作情况，做好翔实的实施记录，在记录中及时查找不足，及时纠正和弥补不足，以保证契约内容的完成。护生根据实习、学习过程中遇到的问题，及时与带教老师讨论、协商，对契约做相应的调整。执行过程中，如发现学习内容与学习方法发生变化，应对学习契约进行再次修改。护生在契约规定的时间内对学习效果进行验收，由于契约明确了各科室的实习目标、实习计划，所以护生学习方向性明确，且契约由护生自己拟定，与带教老师共同磋商形成，学习契约对护生和带教老师都有指导和约束作用，因此师生都非常重视契约内容的完成情况。

3. 契约学习法的优缺点

优点：①可以规范教学行为，增强教师的教学意识、调动教师的教学积极性、改善师生关系，能激发护生的学习热情；②提高护生的学习兴趣、培养护生自主学习和对学习的操控能力、丰富护生的学习经验，对以后参与终生护理学教育起到了积极的帮助作用；③拓宽护生的知识面，提高理论、技能水平和综合素质，培养自我导向式学习及终身学习的能力。

缺点：①加大了带教老师的教学工作量，对带教老师的教学职责提出严峻挑战；②把护理实习的内容局限在一种具体的范围，当学习资源或学习方式有改变时，会给实习生带来困惑；③契约学习的协商性与学习契约的强制性较难统一，契约学习强调学习目标、内容、过程的可协商性，但学习契约实际上是一份协议，既然是协议就有一定的强制性，而契约学习又不能不要“强制”。

第四节　临床护理教学查房

临床护理教学查房是临床工作中为了提高护理质量及临床教学水平而采取的一种较好的教学方式，是为了提高临床护士及护生的认识能力而采取的一种加深对某个问题认识的一种教学方法。临床护理教学查房是一种常规、有效的护理工作方式。临床教学中运用护理教学查房，可以促进临床护士及护生护理患者的综合能力的提高和发展。临床护理教学查房通常在患者床边进行，但对于某些敏感的问题，应在床边查房结束后到其他地方进行讨论。临床护理教学查房可由护士长或资深护士主持。

一、形　式

1. 临床护理技能查房　观摩有经验的护士技

术操作示范、规范基础或专科的护理操作规程、临床应用操作技术的技巧等，通过演示、录像、现场操作等形式，也可以通过优质护理病例展示和健康教育的实施方法等，达到教学示范和传、帮、带的作用。不同层次的护士均可成为教师角色，参加的人员为护士和护生。

2. *典型护理案例查房* 由病区的主管护师以上人员或带教老师组织的护理教学活动。选择典型病例，提出查房的目的和达到的教学目标。运用护理程序的方法，通过收集资料、确定护理问题、制订护理计划、实施护理措施、反馈护理效果等过程的学习与讨论，帮助护士掌握运用护理程序的思维方法，进一步了解新的专业知识理论。还具有可发现临床护理工作中值得注意的问题，在教与学的过程中规范护理流程、了解新理论以及掌握新进展的目的。

3. *临床护理带教查房* 由带教老师负责组织，护士与护生参加。重点是护理的基础知识和理论，根据实习护生的需要确定查房的内容和形式。围绕实习护生在临床工作中的重点和难点，每月进行1次或2次的临床带教查房，如操作演示、案例点评、病例讨论等。

二、护理教学查房案例

(一)查房案例

谭治雄，男，46岁；科别：ICU 2床；住院号：249959；入院时间：2010-07-24。

诊断：第7胸、第11胸椎体压缩性骨折；急性呼吸窘迫综合征

病史简介：患者约3h前不慎跌落于2m深的河中，头背部着地跌入河中，吞咽一口污水后，被人救起即感头痛、颈痛、胸背部疼痛、胸闷、呼吸困难，翻身时剧烈疼痛，无法站立。无恶心呕吐，无头晕昏迷，无肢体麻木，被送来我院就诊。入院体格检查：体温37.2℃，脉搏106/min，呼吸22/min，血压18.3/105kPa(137/79mmHg)，神志清，急性痛苦面容，平车入病房。腹部平坦，全腹肌紧张，压痛明显，无反跳痛。脊柱胸段前凸稍减轻，广泛压痛，第7胸、第11胸椎体棘突旁叩击痛明显。双上肢活动正常。双下肢各肌群肌力可，加强试验(—)，双股神经牵拉试验(—)，双下肢生理反射存在，病理反射未引出。X检查提示：第7胸、第11胸椎体压缩性骨折，于2010-07-27 14:30在全麻下行T_{11}切开复位椎弓根钉内固定术，术后病人动脉血氧饱和度在0.80左右，气管中有大量黄色痰液，考虑为双肺挫伤所致，于2010-07-27 20:00转入ICU治疗。

(二)护理评估

1. *健康感知-健康管理型态* 2010-07-24患者平素身体较差，10年前于其他医院诊断为肝硬化早期、乙型肝炎、胆囊炎；遵医嘱长期服用护肝药物，具体药物不详，定期到医院检查肝功能，注意饮食，进食优质蛋白，减少坚硬食物的摄入。3年前诊断为前列腺肥大，有尿频史。吸烟30余年，每天20支，无嗜酒史。生活作息正常，规律锻炼，每周爬山活动2次。否认糖尿病、高血压病史。否认外伤、手术史、输血史。否认药物食物过敏史，预防接种史不详。

2. *营养/代谢型态* 2010-07-27禁食，肠外营养支持治疗；补液量3 800ml，出量4 890ml；体温波动在37.1～37.5℃；口腔黏膜湿润，皮肤完整无破损，无水肿、脱水，弹性好；体格检查：身高168cm，体重无法估算(因胸椎压缩性骨折，患者平车入院)，毛发浓密，口唇红润，血红蛋白为154g/L，清蛋白为37.5g/L。

3. *排泄型态* 2010-07-24留置14号双腔尿管，引出淡黄色尿液，尿量2 400ml。患者4d未排大便。体格检查：腹部听诊为鼓音，听诊肠鸣音＜3/min。

4. *活动-运动型态* 2010-07-24患者平车入院，因疾病限制活动。2010-07-27转入ICU后因烦躁给予镇静、镇痛治疗，并制动。术后平卧位。

5. *睡眠-休息型态* 2010-07-27患者行气管插管辅助呼吸，因使用镇静、镇痛药治疗，Ramsay评分为Ⅳ级，表现为入睡，对声音和刺激眉间反应迅速。

6. *认知-感知型态* 2010-07-27患者对声音刺激反应迅速，听觉正常；吸痰时表情痛苦皱眉；能用写字板与患者沟通；患者对时间、地点、空间、人物的定向力正确。

7. *自我概念型态* 平日以娱乐为主，无承担其他社会家庭事务。自我认同感强，在家中地位表示肯定。

8. *角色/关系型态* 患者第一角色：男性，46岁；第二角色：丈夫、父亲、兄弟；第三角色：合作的病人。家庭结构为主干家庭，与妻子、子女、父亲同住，家庭和睦。

9. *性/生殖型态* 患者男性，生殖器官外观正常，适龄结婚，育有3女，夫妻关系和睦。

10. 压力与应对型态　患者失业，家庭主要经济收入主要靠妻子外出打工，家庭收入为每月2 000～3 000元；三子女均为在校大学生，家庭开支大，存在经济压力。患者对疾病认识不足，存在焦虑、恐慌的情绪。

11. 价值-信念型态　患者为汉族，无宗教信仰。

(三)护理诊断、预期目标、护理措施

【护理诊断1】

气体交换受损　与急性肺损伤有关。

【预期目标】

维持指脉血氧饱和度在0.90以上。

【护理措施】

1. 气道管理

(1)吸痰时机的选择：在病人咳嗽有痰、呼吸不畅、呼吸机送气困难、气道压力＞3.92kPa($40cmH_2O$)、血氧饱和度下降至0.90以下、肺部听诊有痰鸣音时。

(2)吸痰方法：使用密闭式吸痰管吸痰，预防PEEP的丢失，吸痰前后给予吸入纯氧气2min，保证氧储备。吸痰时吸引器的压力＜2.96kPa(22.2mmHg)，每次吸痰时间不超过15s，每次吸痰间隔3～5min。

(3)吸痰过程中密切观察病人的呼吸、发绀及心率等情况，出现血氧下降，心率加快等情况，立即停止吸痰，给予纯氧吸入2min。

(4)吸痰后观察血氧有无改善。听诊肺部痰鸣音是否减少，双肺呼吸是否对称。

(5)气道湿化，呼吸机的湿化罐温度刻度标识在中等水平，水温保持在32～36℃，保证湿化充足，防止气道干燥避免痰液黏稠。

(6)人工气道固定。妥善固定气管插管，每班评估气管插管外露的长度，一般气管插管外露距门齿9～10cm，评估固定边带的松紧度，以半指松为宜。

(7)导管气囊的护理。每班次用气囊测压表测压，气囊压力为2.45kPa($25cmH_2O$)，与毛细血管压相等，避免压力过大造成对气管壁的损害。

2. 机械通气的护理

(1)观察呼吸机的运转情况。监测潮气量与设定潮气量是否相符(本患者设定潮气量为450ml)。观察呼吸机送气情况、气道压力、自主呼吸频率(本患者呼吸频率为15/min)。潮气量不足或人机对抗时及时查找原因并进行处理。

(2)报警参数的设定与处理。潮气量低于设定值的70%时，查找低潮气量的原因，如管道漏气、气囊漏气、接水杯是否有裂缝等。呼吸机气道压力高于3.92kPa($40cmH_2O$)时，观察是否为痰液堵塞、管道扭曲、人机对抗等。

(3)呼吸机回路的维护。呼吸机回路及储水杯的位置应低于人工气道的水平面。及时倾倒储水杯积水，防治逆流。每周更换呼吸机管道，并做好记录。

3. 预防呼吸机相关性肺炎

(1)口腔护理：采用生理盐水，每日3次，口腔护理时观察口腔有无溃疡或口腔感染。

(2)吸痰时严格遵循无菌操作原则。

(3)每班监测呼吸导管气囊压。

(4)患者因胸椎压缩性骨折，不能选取半坐卧位预防呼吸机相关性肺炎。采取平卧位，禁食、持续胃肠减压。每班注意检查负压瓶的负压情况，密切观察患者有无反流现象。

【护理诊断2】

有体液失衡的危险　与液体摄入量与排出量有关。

【预期目标】

每日体液摄入成负平衡状态，体液摄入量每日为－1 000ml。

【护理措施】

1. 动态记录液体输入及尿量情况，保持每日的液体出入量呈负平衡状态，出量大于入量1 000ml左右。

2. 根据尿量决定液体的摄入量和速度。将医嘱所开的液体量，在24h内匀速输入，在输注期间注意观察每小时尿量(尿量保持＞80ml/h)，保持体液输注的负平衡状态。

3. 注意每日查看生化结果，关注电解质的平衡情况。

【护理诊断3】

PC　感染。

【预期目标】

无感染出现。

【护理措施】

1. 观察锁骨下静脉穿刺处有无渗血、渗液情况，每5天更换敷料1次。有血迹、血痂及分泌物时随时更换，更换无菌薄膜敷料时以穿刺点为中心，至少覆盖穿刺点周围2cm以上。

2. 输液管道系统每天更换1次。用于输血、血制品、脂肪乳的管道应每天更换肝素锁、三通接头。避免使用深静脉导管采血治疗。

3. 保持尿管的引流通畅，预防管道打折或受压。保持会阴部的清洁，每天 2 次会阴冲洗，有分泌物时随时清洁。保持尿管的密闭完整及尿管与尿袋的连接处清洁。注意尿袋的位置，尿袋应低于膀胱。尿管接集尿袋后引流管从患者肢体上面经过，以免身体压迫尿管和皮肤受损。

4. 胃管护理。保持有效负压引流和胃管通畅，翻身时固定好胃管，防止胃管受压、扭曲。喂药前后用温水 20ml 冲管，预防胃管堵塞。

5. 切口引流管的护理：做好引流管的标识，观察记录引流液的性质、颜色、引流量，翻身时注意保护好管道，预防脱出、受压或扭曲。

【护理诊断 4】

皮肤完整性受损的危险　与治疗需卧床有关。

【预期目标】

皮肤完整，无压疮出现。

【护理措施】

1. 使用气垫床。在骶尾部、肩胛骨、足跟等骨隆突处加水垫，每 2 小时更换水垫，按摩受压部位的皮肤。

2. 做好晨晚间护理，保持床单位平整、干洁。

3. 每班交接皮肤情况：足跟、骶尾部、肩部、枕部受压情况，皮肤有无发红、淤血、破损。

4. 观察气管插管边带固定处有无皮肤压损，胃管对局部皮肤的压迫情况。

【护理诊断 5】

便秘　与长期卧床和禁食有关。

【预期目标】

形成规律的排便习惯。

【护理措施】

1. 环形按摩腹部，操作者用单手或双手的示指、中指和环指沿结肠解剖部位自右向左环形按摩。

2. 大黄粉 9g 加 50ml 温开水，鼻饲，每天 3 次，至排出大便后停止鼻饲。

【护理诊断 6】

焦虑　与插管无法表达、陌生环境及和家人分离有关。

【预期目标】

焦虑症状减轻。

【护理措施】

1. 每天下午 4:30～5:00 安排探视，让家属和患者会面沟通，提供心理支持。

2. 为患者提供非语言性的沟通条件，如笔、写字板，多陪伴在患者身边，满足患者的心理要求。

3. 护理操作前，向患者耐心解释目的，减少患者的不安全感。

4. 使用约束带约束患者时，充分与其沟通，说明约束的必要性，使患者愿意接受约束。

5. 尽可能地为患者提供安静的空间，如用隔布帘子遮挡，避免其他患者对他的影响，工作人员自觉维护 ICU 安静的环境，做到不向远处传话，不大声喧哗。

6. 及时与家属沟通，让家属第一时间了解患者的病情、用药及费用等情况。

7. 药物辅助镇静、镇痛护理。使用 Ramsay 评分标准对意识状态进行评估，动态调整镇静药物的剂量，使评分标准维持在Ⅲ～Ⅳ级水平。

(四)护理评价

管床护士于 2010 年 7 月 30 日给予护理评价，评价内容如下。

1. 指脉血氧饱和度维持在 0.95%以上。

2. 每日液体摄入呈负平衡状态，液体总量为每日出量大于入量约 1 000ml。

3. 焦虑症状减轻，无意外拔管，患者较安静地接受机械通气治疗。

4. 皮肤完整，无压疮出现。

5. 形成规律的排便习惯。

（陈伟菊）

参考文献

[1] 北京师范大学出版社组. 教育学专业基础[M]. 北京：北京师范大学出版社，2006

[2] 姜安丽. 护理教育学[M]. 第 1 版. 北京：人民卫生出版社，2002

[3] 王守恒，查啸虎，周兴国. 教育学新论[M]. 合肥：中国科学技术大学出版社，2004

[4] 孙宏玉，简福爱. 护理教育[M]. 北京：中国中医药出版社，2005

[5] 刘义兰，王桂兰，赵光红. 现代护理教育[M]. 北京：中国协和医科大学出版社，2002

[6] 朱秀丽. 美国护理教育发展现状[J]. 国外医学护理学分册，2000，19(8)：364-366

[7] 汉瑞娟. 国内外护理教育改革现状与发展趋势[J]. 中国误诊学杂志，

2007,7(2):224-226

[8] 许友君.美国护理教育思想及其对我国的启示.大连大学学报,2005,26(6)

[9] 孟瑞芹,聂春明.澳大利亚护理概况[J].国外医学护理学分册,2002,21(4):151-152

[10] 赵萍.澳洲护理教育及临床管理[J].中国护理研究,2005,19(9):1782

[11] 贾玉梅.高校计算机辅助教学利弊浅析[J].绍兴文理学院学报,2009,29(10):102-103

[12] 蔡金凤.浅谈计算机辅助教学[J].内蒙古石油化工,2010,(8)

[13] 杨芳宇,沈宁.PBL在护理教育中的应用现状[J].国外医学:护理学分册,2002,21(2):55-58

[14] 沈建新.PBL:一种新型的教学模式[J].国外医学:教育分册,2001,22(2):36-38

[15] 郭红霞,姜永东.PBL在我国护理教育中的应用研究现状[J].护理学报,2007,14(1):25-26

[16] 陶宝英,曹银.观PBL在我国护理教育中的应用现状[J].护士进修杂志,2008,23(6):508-509

[17] http://baike.baidu.com/view/548810.htm

[18] http://www.papers8.cn/shownews/QingJingJiaoXueFaZaiMiShuZhuanYe_7086.htm

[19] 尤黎明,罗志民,万丽红,等.中国护理教育资源现状及发展趋势的研究[J].中华护理杂志,2010,7(4):147

[20] 吕宏.中美研究生教育的比较研究[J].开封教育学院学报,2002,22(3):6

[21] 张丽,陈桂艳,郑莉莉,等.继续护理教育在护理工作中的重要性[J].吉林医学,2010,31(8):1151

[22] 郑修霞.我国本科护理教育发展的概况、面临的机遇及挑战[J].中华护理教育,2009,6(3):139

[23] 宋晓丽,王培席.浅谈我国护理研究生教育现状及发展趋势[J].河南医学研究,2009,18(3):245

[24] 刘业惠,赵衍青,陈来芳,等.分层次契约学习在临床护理实践教学中的应用研究[J].中国医学前沿,2008,3(22):50

[25] 侯继丹,张徐宁,张巧玲,等.契约学习在护生实习中的应用[J].护理研究,中旬版,2005,19:2428-2429

[26] 迟风玉,蔡宝英,王秋华.护理教学查房管理的实践与思考[J].中华护理志,2001,36(7):524

[27] 王平,卢岩,王勤.契约学习法与传统讲授法的效果研究[J].中华护理杂志,2005,40(3):214-215

[28] 李云峰,蔡昕怡,段林灿.导师负责制在肿瘤外科本科生临床实习中的应用[J].医学西北教育,2009,17(1):173-174

[29] 谢少清,朱禧庆,牛娟,等.专科护士临床教学引入导师负责制的设想[J].护理研究,2006,20(12):3179

[30] 钮美娥,薛小玲.护理临床教学中实施带教制的利弊分析[J].护理教育,2002,18(5):72-73

[31] 陈小燕,陈宝玉契约学习法在临床护理教学中的应用实践[J].解放军护理杂志,2009,26(1A):68

[32] 陈伟菊,彭刚艺.临床护理文书规范(专科篇)[M].广州:广东科技出版社,2009

[33] 傅建明,虞伟庚.教育原理与教学技术[M].广州:广东教育出版社,2005

第4章

护理管理

人类的管理活动源远流长，但是管理学的出现是近一百年的事情。护理管理学是管理科学在护理管理事业中的具体应用，通过对管理的涵义、内容、方式以及管理活动规律的系统研究，实现对医院护理工作的有效管理。合格的护理管理必须掌握护理管理科学规律，了解当今国际先进的管理理论和方法，提高管理能力和水平，在管理实践中不断探索和创新，建立完善的适合我国医院工作实际的护理管理理论和方法。

第一节　基本概念

一、管理与管理学

1. *管理与管理学的概念*　管理(management)是管理者通过计划、组织、人事、领导、控制等各项职能工作，合理有效利用和协调组织管理所拥有的资源要素，与被管理者共同实现组织目标的过程。要准确理解这一概念，需要明确以下几点：管理的对象是组织管理者所拥有的资源，包括人、财、物、信息、空间和时间六个方面，其中人是管理的主要对象，人际管理是管理的核心问题；由于时间具有不可逆性，所以时间是管理过程中最稀有、最特殊的资源；管理要解决的基本矛盾是有限的资源与相互竞争的多种目标之间的矛盾；管理是为实现组织管理目标服务的，是一个有意识、有目的的行为过程。

管理学是研究管理活动基本规律与方法的综合性应用科学。管理学发展到今天，已经形成一个庞大的管理学体系，几乎每个领域都已经形成了专门的管理学，如为医院护理管理服务的护理管理学。

2. *管理的对象*　管理对象是指管理过程中管理者所作用的对象，是管理的客体，管理对象包括组织中的所有资源，其中人是组织中最重要的管理资源。

(1)人力资源：人是组织中最重要的资源，如何使人的主动性、积极性、创造性得以充分发挥，提高组织劳动生产率，是管理者面临的管理挑战。

(2)财力资源：在市场经济中，财力资源既是各种资源的价值体现，又是具有一定独立性和运动规律的特殊资源，财力资源管理目标就是通过管理者对组织财力资源的科学合理管理，做到以财生财，用有效的财力资源为组织创造更大的社会效益和经济效益。

(3)物力资源：物是人们从事社会实践活动的基础，所有组织的生存和发展都离不开物质基础，在进行组织物力管理时，管理者要遵循事物发展的客观规律，根据组织管理目标和实际情况，对各种物力资源进行最优配置和最佳的组合利用，做到物尽其用。

(4)信息资源：信息是物质属性和关系的特征，信息是医院护理管理中不可缺少的构成要素，随着信息社会的到来，广泛地收集信息、快速准确地传递处理信息、有效利用信息为管理活动服务已成为护理信息管理的重要内容。管理者应保持对信息的敏感性和具有对信息迅速做出反应的能力，并通过信息管理提高管理的有效性。

(5)时间资源：时间是运动着的物质的存在形式，物质与时间、空间与时间都是客观存在且密不可分的，管理者要善于管理和安排时间，做到在最短的时间完成更多的事情，创造更多的财富。

3. 管理的方法

(1)行政方法:行政方法是指在一定的组织内部,以组织的行政权力为依据,运用行政手段,按照行政隶属关系来执行管理职能,实施管理的一种方法。行政方法的特点:有一定的强制性;具有明确的范围,只能在行政权力所能管辖的范围内起到作用;不平等性。

(2)经济方法:经济方法是指以人们的物质利益需要为基础,按照客观经济规律的要求,运用各种物质利益手段来执行管理职能,实现管理目标的方法。经济方法的特点:利益性、交换性、关联性。

(3)教育方法:教育是按照一定的目的、要求对受教育者从德智体诸多方面施加影响,使受教育者改变行为的一种有计划的活动。教育方法的特点:教育是一个缓慢的过程;教育是一个互动的过程;教育形式的多样性。

(4)数量分析方法:数量分析方法是建立在现代系统论、信息论、控制论等科学基础上的一系列数量分析、决策方法。数量分析方法的特点:模型化、客观性强。

4. 管理者的角色

(1)人际角色:包括头面人物的角色,是象征性的首脑,必须履行法律性或社交性的例行义务;领导者的角色,负责激励和指导下属;联络者的角色,与外部能够提供好处和信息的人保持接触和联系网络。

(2)信息传递角色:包括监控者、传播者、发言人的角色,所有管理者在某种程度上都要从其他组织或机构接受或收集一些信息,这种活动最典型的是通过阅读杂志和与别人交谈来了解公众需求的变化、竞争者可能在做什么计划等,这是监控者角色,管理者也会像导体一样给组织成员传送信息,这是信息发送者的角色;当管理者代表组织与外界交往时,扮演的是发言人的角色。

(3)决策角色:在企业家角色中,管理者激发并监督能改善组织绩效的新项目;作为混乱处理者,管理者对事先未预测到的问题采取正确的行动;作为资源分配者,管理者负责分配人力、物力和财力资源,作为谈判者,他们与其他部门协商和谈判,为自己的部门争取好处。

5. 管理的职能　管理的职能,也就是管理的作用或功能,包括计划、组织、领导、人力资源管理、控制5个方面。

(1)计划:计划是为实现组织的管理目标而对未来行动方案做出选择和安排的工作过程,具体就是确定做什么,为什么做,什么人去做,什么时间做,在什么地点去做和怎样去做,好的计划可以促进和保证管理人员在工作中开展有效的管理,有助于将预期目标变成现实。

(2)组织:组织职能的主要内容包括组织的结构设计、人员配备、医院护理管理的规划与变动、医院护理管理授权等。组织是分配和安排医院护理管理成员之间的工作、权利和资源、实现医院护理管理目标的过程。组织职能使医院护理管理当中的各种关系结构化,从而保证计划得以实行。

(3)领导:领导是指导和督促组织成员去完成任务的一项管理职能,护理管理的领导职能就是管理者带领和指挥护理人员同心协力实现组织目标的过程,领导工作成功的关键在于创造和保持一个良好的工作环境,激励下属努力工作,提高组织工作效率。

(4)人力资源管理:人力资源管理职能是指管理者根据组织管理内部的人力资源供求状况所进行的人员选择、使用、评价、培训的活动过程,目的是保证组织任务的顺利完成。

(5)控制:控制是为实现组织目标,管理者对被管理者的行为活动进行的规范、监督、调整等管理的过程。控制职能与计划职能密不可分,计划是控制的前提,它为控制提供了目标和标准;控制是实现计划的手段,没有控制,计划就不能顺利实现。

二、护理管理

1. 护理管理的概念　联合国世界卫生组织医院和护理管理护理专家委员会认为:护理管理是为提高人类健康水平,系统地发挥护士的潜在能力及有关人员或设备、环境及社会活动作用的过程。

美国护理专家吉利斯认为,护理管理若能具备规划、组织、领导、控制的能力,对人力、财力、物力、时间能做最经济有效的运用,就能达到最高效率并收到最大效果。

护理管理是以提高护理质量和工作效率为主要目的的活动过程。管理中要对护理工作的诸多要素进行科学的计划、组织、领导、控制、协调,以便使护理系统实现最优运转,为服务对象提供最优的护理服务。护理管理学是管理科学在护理管理工作中的具体应用,是在结合护理工作特点的基础上,研究医院护理管理活动的基本规律和方法的一门科学,已经为越来越多的专家、学者和管理人员所接受,对医院护理管理实践具有积极的指导作用。

2. *护理管理者的角色* 大多数医院的护理管理体制包括护理部主任、总护士长、护士长三级管理或总护士长、护士长两级管理体制。护士长是医院护理管理最基层的管理者,是病房或护理单元工作的具体护理管理者,在医院护理管理中扮演重要角色。

(1)联络者:护士长在工作中需要不断地与护理人员、上级护理管理者、医师、其他医技人员等进行沟通,保证创造一个良好的工作场所和利于患者治疗康复的环境。

(2)代表者:在处理行政、业务工作中,护士长代表病房参加各种会议,接待来访者等。

(3)监督者:护士长有责任对病房的各项护理活动与资料进行监督,促进各项护理活动顺利进行。

(4)传达和宣传者:护士长要主持各种会议,将上级的文件、指令、命令和政策精神等传达给护理人员,宣传有关的方针、规定及有关护理知识等。

(5)护、患代言人:护士长应维护护理人员群体利益,代表护理人员与其他医务人员协商业务工作,与行政后勤部门协商保护护理人员的权益。护士长还须代表患者反映其要求,与相关人员联络沟通,以解决患者的问题,满足他们的健康需求。

(6)计划者:护士长要规划病房护理业务工作,制订年度、季和月工作计划,提出工作改进方案,促进护理质量的提高。

(7)冲突处理者:护士长有责任协调病房人员之间的冲突和矛盾,通过双方协商、劝告、解释说明等管理手段,使双方相互理解,求同存异,维持部门工作氛围的团结和谐。

(8)资源调配者:护士长负责病房资源的合理分配和有效利用,包括合理有效的护理人力资源组合、保证各班次的护理人力能够满足病房护理工作需要,对科室医疗仪器、设备、办公用品等消耗性物质的计划、申请、领取、保管、维修和报废,保证临床医疗护理工作的正常运转。

(9)协商谈判者:护士长的管理工作需要与有关部门人员进行正式、非正式的协商和谈判。如向上级申请调整护理人员,增添医疗仪器设备等。

(10)教育者:病房是患者健康教育最直接的场所,护士长有责任对自已本单元的护理人员进行教育,不断提高护理人员的素质,是护理人员、进修护士、护士学生在护理业务技术方面的指导者和教育者;同时要安排科室护理人员开展病人健康教育项目,对患者及家属进行护理指导、健康教育。

(11)变革者:护士长是医院临床第一线的管理者,有着丰富的基层护理管理经验,最能发现护理管理上的问题,对病房护理管理有一定的权威性。护士长在病房护理的服务模式上有较大的自主权,可以大胆变革、创新,提高护理服务质量。

第二节 相关理论

一、古典管理理论

1. *泰勒的科学管理理论* 美国的佛雷德里可·泰勒(Frederick Taylor)是科学管理学派奠基人。在产业革命以后,改进工厂的管理、提高效率、解决劳资双方的矛盾是管理学家迫切需要解决的问题。泰勒在科学管理理论上的主要贡献是:有关工作定额方面的时间与动作研究;有关工作能力与工作相适应的人员合理适用研究;有关提高工作效率的工具标准化研究;有关劳资方面的工资制度的研究;有关组织方面的计划与执行部门、职能部门的研究。

泰勒虽然运用时间研究以及根据科学的方法对工作进行甄选、训练及培养,使得工作成果增加,但是他的管理过程过分强调工作场所及方法,而忽略了组织整体。同时,也由于他高估薪酬对工人的重要性,而忽略了组织中社会满足的重要,因此引起劳工组织激烈的反对。因为他们认为科学管理的方法使工人有如机器般工作,奖金又迫使工人必须保持高水准的绩效,而生产力增加的成果对业主的利益大于雇工。不过,无论其缺点如何,不可否认科学管理是管理工作科学化、系统化的开端,是管理理论发展史上的重要里程碑。科学管理理论在护理管理中的应用:

(1)以科学的研究方法对各项护理业务的改进进行探讨。

(2)各阶层的护理管理者有其特定的职责,各班护理人员也有固定的角色与功能,护士长负责护理单元业务的统筹、规划、控制等事宜。

(3)进行护理人员的甄选、分配、训练和再教育。

(4)部分护理工作标准化。

(5)护理管理人员的管理、领导能力训练。

(6)建立奖励制度和绩效考核。

2. 法约尔的管理过程理论　与科学管理理论并肩而行的另一管理理论是管理过程理论。它不同于科学管理学派的标准化、制度化，而是探讨如何使管理过程合理有效等问题，法约尔是此学派中的代表人物。

法约尔曾撰写《一般与工业管理》一书，书中指出管理过程可分为规划(planning)、组织(organization)、指挥(command)、协调(coordination)及控制(control)等5项功能，并提出如下14项管理原则：

(1)合理的分工。

(2)权责的对应。

(3)严明的纪律。

(4)统一指挥。

(5)目标与计划一致。

(6)集体利益重于个人利益。

(7)公平合理的奖酬原则。

(8)权力应予以集中。

(9)良好的等级系统状态。

(10)良好的工作秩序。

(11)对雇员一视同仁。

(12)人员的相对稳定。

(13)鼓励和发展下属。

(14)养成团体意识与合作精神。

法约尔对管理过程的职能划分，为近代管理学科的研究提供了理论的框架，也为现代的管理科学理论体系的形成奠定了牢固的基础。其一般性管理理论的提出，扩展了管理理论的领域，为社会各种组织的管理活动提供了科学依据。

管理过程理论在护理管理中的应用：①强调护理管理者必须负责本单位内各项工作的规划、组织、领导、协调与控制等事宜；②有正式的护理管理组织，每一阶层有其职责，每一员工有一主管，每人的权利与责任对等，并将工作进行分工，护理部主任是最高的护理主管，各单位都朝护理部的目标努力；③护理部及各单位都设有奖惩方法，强调奖罚分明，并设有留任措施，以减少护理人员的流动；④护理工作是团队的工作，所以强调团队的合作；⑤有一套固定的员工薪资办法，使员工的薪劳公平化；⑥通过制定护理技术手册，使护理技术一致化，并成为正式的工作说明单。

3. 韦伯的行政组织理论　韦伯在古典管理组织上的最大贡献是在他的代表作《社会理论与经济组织》一书中提出的“理想的行政组织模式”理论，该模式具有以下特点：

(1)明确的组织分工，即每一职位都应有明确规定的权利和义务。

(2)自上而下的等级体系，即权职应按照等级原则建立指挥系统。

(3)合理任用人员，即任用人员完全要通过职务的要求，经过考核和教育训练来执行。

(4)建立职业性的管理人员制度，即管理人员应有固定的薪金和明文规定的升迁制度，并作为一种职业人员去对待。

(5)建立严格的、不受各种因素影响的规则和纪律。

(6)建立理性的行动准则，即人与人之间的关系只有职位的区别，不应受个人情感的影响，人与人之间应具有一种不偏不倚的态度。

二、行为科学理论

1. 弗莱特的管理理论　弗莱特是美国管理学家，其观点主要集中在她的《新国家》《创造性的经验》等著作中，其内容可归纳为四点：通过利益的结合去减少冲突；变服从个人权力为遵循形式规律；通过协作和控制去达到目标；领导应以领导的拥护者的相互影响为基础。

2. 孟斯特伯格的工业心理学理论　孟斯特伯格是德国人，他在管理方面的最大贡献是首先把心理学知识与测试方法应用于工商管理的实践中，他批评过去的管理者只注重人的体力与技能，却忽视了人的智力与心理状态，这实质上是一个严重的错误，他认为人员选用的同时就应该考虑到“职业要求”和“个人心智”，并用测验方法加以确定。他在《心理学与工业效率》一书中，明确指出了实践心理学应系统地应用在人员的选用上，其目的是要发现：

(1)如何使每个人的心理特征适合于他的工作。

(2)什么样的心理状态下能使每个人达到最高效率。

(3)什么方法的刺激才能诱导人们去达到最满意的产量和最高的效率。

3. 梅奥的人际关系理论　梅奥在他所著的《工业文明中的人类问题》一书中，首次提出了“人际关系的思想”，主要内容可归纳为以下4个方面：

(1)以前的管理把人视为“经纪人”，认为金钱是刺激积极性的唯一动力，而霍桑试验证明人是

"社会人"，是受社会和心理因素影响的。

(2)以前的管理认为生产效率主要受工作方法和条件的限制，而霍桑试验证明生产的效率主要取决于工人的积极性、职工的家庭和社会生活及组织内部人与人之间的关系。

(3)以前的管理只注重管理组织机构、职能划分及规章制度的建立，而霍桑试验发现除了正式的团体和组织外，职工中还存在各种非正式的小团体，并且这种无形的组织有它的情感影响力，能左右其成员的行为活动。

(4)以前的管理只强调管理的强制作用，而霍桑试验发现新型有效的领导，应该是提高职工的满足感、善于倾听和沟通工人的意见，使人们的情感和需要发生转变。

4. *马斯洛的人类需要层次理论* 马斯洛提出人有五种需要，是依次要求、依次满足、递级上升的五个层次，这五种需要是：①生理的需要；②安全的需要；③社会交往(爱和所属)的需要；④自尊和受人尊重的需要；⑤自我实现的需要。当需要未被满足时，就可以成为激励的起点，马斯洛的人类需要层次论为研究人类行为的产生和发展规律奠定了基础，在国内外管理中得到了广泛的应用。

5. *路因的人类行为领域* 路因主张一个员工的行为受到员工的性格、工作群体的结构以及工作场所的工作气氛三者互动的影响。其主要观点如下：

(1)群体是一种非正式组织，是处于相对平衡状态的一种"力场"，群体行为就是各种相互影响的力的结合，这些力也修正个人行为。

(2)群体形成有从属的目标。

(3)群体的内聚力，即群体对每一成员的吸引程度。他可用每个成员对群体的忠诚、责任感、对外来攻击的防御、友谊和志趣相投等态度来说明。

(4)群体有本身的规范。

(5)群体的结构。在非正式群体中，包括正式成员、非正式成员、领导成员和孤立者，其中领导成员重视保持群体的团结及组织结构。

(6)群体领导方式有3种，即专制的、民主的、自由放任的，各有不同效果。

(7)群体的领导者要创造条件促使参加者作出贡献。

(8)群体中的团结、消除紧张、同意、提建议、确定方向、征求意见、不同意、造成紧张、对立等行为。

(9)基本团队趋向于规模较小，以便成员间相互交往的团队。

三、现代管理理论

1. *管理科学学派* 管理科学在狭义上是指制定数学和统计模型，并通过电子计算机应用于管理，使管理工作中大量的数字筹算、统计、决策、检索及大型复杂的控制等问题简单化，降低不确定性，不仅节省人力、物力，而且提高了精确度。

管理科学学派具有这样的特征：①以决策为主要着眼点，通过数学分析求得最优决策；②以经济效果标准作为评价的依据；③依靠数学模型和电子计算机作为处理和解决问题的方法和手段。

2. *系统管理学派* 系统理论学派提倡将管理的对象视为系统，从系统的整体性出发进行管理活动。系统管理学派的主要观点如下：

(1)管理系统是一个由人、财、物、信息等要素构成的有机整体，各要素之间相互影响、相互作用，领导人员的责任在于保持各要素间的动态平衡和相对稳定。

(2)管理系统是一个开放式系统，与外界环境有着密切的联系，管理人员在制订计划时应考虑市场、服务和盈利。

(3)管理系统是一个输入、输出系统，输入的是人力、物质、信息和时间等要素，输出的是产品、服务和盈利。

系统理论为护理管理人员提供了一种独到的见解，打开了新的思想领域，在护理上应用很广泛，护理组织系统内的人员组成、层级结构、职务权责的分界，以及各种护理活动，如：使用护理计划、病人分类、人力规划、排班、护理品质改进等都是系统理论的应用。

第三节 进 展

一、人力资源管理

在所有的管理对象中，人是首要的因素，员工的素质和行为表现是实现组织目标的关键，人才便是资本。护理人力资源是以促进疾病康复，提高全体人民的健康水平，延长寿命为目标的国家卫生计划所需要的一种人力资源，他们是受过不同的护理职业培训，能够根据病人的需求而提供护理服务、贡献自己才能和智慧的人，包括已经在卫生服务场所工作的护理人员，正在接受教育和培训、达到一定的学历或技术水平后能提供卫生服务的人员。

(一)我国护理人力资源现状

1. 护理人力资源总量及分布　据卫生部统计，2007 年我国卫生机构为 31.5 万个，医院 19 900 个，床位 314.4 万张，卫生技术人员数 468.3 万人，执业医师 204.0 万人，注册护士 147.0 万人，注册护士占卫生技术人员总数的 31.4%，医护比为 1∶0.72。与 2003 年相比，注册护士增加了 20.4 万人，每千人口注册护士由 1.00 人增加到 1.12 人。2008 年全国医院共有注册护士 119.8 万人，占当年全国注册护士总数的 72.4%，占医院卫技人员总数的 40.1%。《医院管理评价指南(2008 版)》指出医院护士至少占卫生部统计人员比例的 50%，然而统计数据显示，该比例在护理人力资源相对集中的上海、北京、广东、江苏、浙江等地区，分别只达 38.2%，36.8%，35.4%，34.6%，32.2%。

护理人力资源分布地区差异较大，每千人口注册护士：北京为 3.94 人，上海 3.17 人，西藏 3.43 人，山西为 2.38 人，重庆仅为 1.02 人。城乡分布差异大，我国 80%的人口在农村，而每千户农业人口注册护士仅有 0.53 人；另据卫生部统计，截至 2005 年底，中国共有注册护士 134.96 万人，其中从事社区护理工作的仅 10 972 人，不到 1%。

2. 护理人力资源结构状况

(1)年龄结构：据国家卫生部统计，2005 年我国护士年龄小于 25 岁者占 10.1%，25～34 岁者占 40.3%，35～44 岁者占 31.6%，44～54 岁者占 17.3%，55～59 岁以上者占 0.7%，年龄主要分布在 25～45 岁。

(2)职称结构：据 2005 年统计数据显示，全国护理人员共 1 349 589 人，其中护士与护师占总数的 68.1%。主管护师、副主任护师、主任护师的数量逐年增加，占注册护士总数的比例分别为 30.3%、1.2%、0.4%。上海市调查的数据显示护士队伍中初级职称或无职称占 87.51%，中级职称占 11.99%，高级职称 0.51%。

(3)学历结构：据 2006 年上海市卫生局、上海市政协对全市 40 家二三级医院进行的调查，学历以中专为主，占 75.56%，大专、本科比例少，大专占 22.18%，本科占 2.22%，硕士以上占 0.08%。

(4)性别结构：女性比例占绝对优势，男性比例极低。

3. 护理人力资源培训现状　我国的护理高等教育起步较晚，1983 年恢复本科教育，1990 年第二军医大学率先在国内开始培养护理学硕士研究生，2007 年护理学硕士招生院校为 58 所，招生人数 428 名，受过高等教育的人还很少，与发达国家相比有很大的差距。

我国护理继续教育的作用和地位越来越受到重视，国家卫生部颁发了《继续护理教育暂行规定》和《继续护理教育学历授予试行办法》，对继续护理教育的内容、时间、对象都作了详细的阐述。但是目前我国护理继续教育还未能很好地落实，很多医院还是采取临时讲课、短期培训的方式为主，未形成目标明确、阶段性的教育模式，需要进一步的规范和完善。

我国专业护士的发展还处在初级阶段，虽然近几年专业护士培训发展迅速，北京、江苏、广东等省已开设了不同专业的专科护士培训班，但是与发达国家相比还存在着很大的差距。美国高级实践护士(advanced practice nurse，APN)发展迅速，美国的 APN 占护士总数的 7%，日本从 1993 年引进美国临床护理专家(clinical nurse specialist，CNS)和专科护士培训制度，并发展迅速，现已有 13 个专科护理领域。

(二)护理人员的编配

护理人力资源管理就是对护理人员进行有效选择、安置、考评、培训和开发，使之能达到岗位和组织的要求，而人力资源管理的目的就是根据医院的结构、目标、护理模式，给予每个护理单元、每个班次足够的、高质量的护理人员。护理人员编配，是指对护理人员进行有效恰当的选择，以充实组织结构中所规定的各项职务，完成各项护理任务。人员编制是否合理，比例是否适合，直接影响到工作效率、护理质量、服务水平和成本消耗，甚至影响护理人员的流动及流失率。因此，护理管理者要在有限的内部经费限制下，合理配置护理人员，最大限度地满足病人需要。

1. 编配原则　护理人员编配除了遵循人员管理的基本要求，还应该遵守以下原则。

(1)以病人为中心：医院护理工作的目标是为病人提供最佳的整体护理。因此，配置护理人员的数量、结构等应满足病人的护理需要，即有利于护理目标的实现，并结合医院情况和护理工作的科学性、社会性和持续性等特点，进行全面安排。

(2)结构合理：护理人员编配不仅要考虑数量，

而且要考虑人员群体的结构比例。护理队伍中，高、中、初级专业技术职务人员；老、中、青不同资历人员；护士与护理员；临床护理与教学、科研人员等，都应有合理的比例。只有编设不同数量和不同层次结构的护理人员，才能优化人才组织结构，做到不同个性、智能、素质特长优势互补，从而充分发挥个人潜能，以最少的投入达到最大效益。

(3)能级对应：即按照工作职能编制人员，使护理人员的资历、级别等与之相适应。由于各级医院及医院各科室的性质、规模不同，服务对象的数量和层次不同，护理人员编制标准也就不同。如普通病房从事护理技术操作的以初级护理人员为主，而重症监护病房则需要配备较多高学历、实践能力较强、专科知识扎实、有临床护理经验的护理人员。选择合适的人去担任所规定的各项任务，做到人员的资历、能力、素质所担负的固定职务相适应，才能提高护理工作的质量和运转速度。

(4)控制成本：护理人员的配置不仅要根据病人和护理工作的需要，同时也要参照医院的经济效应。护理管理者应考虑预算中的人事费用，制定合理的人员编制，较大限度地发挥人力资源的效能，减少成本。

(5)动态调整：护理专业的发展，服务对象的变化，医院在体制、制度、机构等方面的不断变革，客观上对人员编制的动态管理提出了要求。护理管理者应根据实际情况，不断进行人员动态调整，包括引进新的护理人员、重视和落实在编人员的继续教育，从而在人事工作上发挥对护理人员的筛选、调配、选用、培养的作用，为配合医院总体发展，提供护理人员编配的决策性建议。

2. *护理人员的编配方法*

(1)国内护理人力配置方法

①宏观卫生人力资源配置的预测方法：目前我国宏观的卫生人力资源配置的研究方法是以医生人数为主要研究对象，护士数量则通过医护比例来确定。《综合医院组织编制原则试行草案》规定，临床医护比为1∶2，卫护比为1∶0.5。宏观配置方法不能直接计算出应配置的护理人员数量，必须由医生数间接计算，并受医生数结果的影响，随着社会的发展对护理人员的需要及要求的变化，此方法早已不再适应现代护理模式的要求。

②床护比计算法：目前，国内的大多数医院仍然在采用卫生部1978年颁布的《关于县及县以上综合性医院组织编制原则(试行)草案》进行配置，即医院500张床位以上，床护比1∶(0.58～0.61)；300～500张床位，1∶(0.50～0.52)；<300张床位，1∶(0.40～0.46)；临床平均床护比为1∶0.4。该计算方法没有考虑到医院或科室之间床位使用率、工作量大小，以及病人病情严重程度的不同，已不再适应医院护理人员需求的新局面。

③护理工作量测定配置法：护理工作量测定法是在准确测定护理工时的基础上运用公式计算，合理配置护理人力资源的方法。护理人力的计算公式为：

护士人数=(病房床位数×床位使用率×平均护理时数)×(1+机动系数)/每名护士每天工作时间；平均护理时数=各级患者护理时数总和/该病房患者总数；床位使用率=占用床位数/开放床位数；每名护士平均每日工作时间应去除每周公休时间。

护理工作量的测定方法：护理工作量包括直接护理时间和间接护理时间，直接护理时间是护士每日直接为病人提供服务的护理活动，如晨间护理、输液、输血等；间接护理时间是护士为直接护理服务所准备的项目，以及沟通协调工作(包括会议、交接班、书写记录)所需要的护理活动，如参加医生查房、处理医嘱、领药等。

此外，护理工作量测定方法还包括按患者日常生活自理能力等级测定法、按护理级别测定法、按患者照顾需要分类测定法等。

目前我国护理工作者对护理工作量的测量方法做了很多研究，但是还没有一个公认的可靠的测量方法，且工时测定只测量了我们所做的而不是我们应该做的，还是有一定的缺陷，测量结果应做到标准化、计算机化；测量结果应在医院的各个科室之间或在全国范围内的各医院之间进行比较。

(2)国外护理人力配置方法：关于护理人力资源配置的相关研究，国外起始于20世纪50年代，目前已趋于成熟。

①宏观护理人力资源配置的预测方法：如北爱尔兰卫生部和社会服务系统运用护理人力资源数据库和护理计划聘用护士，不断评价和测算护理人员在岗与离职情况，并用图表显示各种比例，以便动态调整。

②国外微观护理人力资源的配置方法如下。

PRN信息管理方法：PRN(project of research in nursing，护理科研项目)起源于加拿大，是一种医院护理体系信息管理系统，目前被许多国家广泛应用，该方法通过累加每名患者每日所需每项护理工作的时间，得出每名患者每日所需的直接护理和间接护理时间总和，用来指导护理人员的配置。

患者分类系统配置（patient classification system，PCS）：是北美护理工作量的主要测量方法，该方法对患者在特定时间内所需求的护理等级进行分类，再根据各类情况分配工作、预估经费、计算人力等。该方法包括原型分类法、患者分类量表法、因素分类法等，这些方法的应用有效利用了护理人力资源，提高了护理效率。

治疗性干预评分系统（therapeutic intervention scoring system，TISS）：该系统1974年由麻省医院建立，于1983年更新并被应用于重症监护病房，它被用来判断疾病的严重程度、评估病床的使用和需求及确定护患比。通过为患者接受的干预行为打分来判断病情严重程度，再根据分值将患者分类（Ⅰ类≤10分，Ⅳ类≥40分）。该系统的优点在于，所搜集的干预措施很容易被床旁护士识别，是评估监护室患者护理需求的有效手段，但它的分值是与医疗项目密切关联，所以使用范围不广。

应用计算机技术进行配置：美国的Medicus Systems计算机公司编制的医疗软件在美国被广泛应用于护理人力资源的配置，它根据护理患者的工作量需求安排护理人员在班数。该方法在一些发达国家和地区实施情况证明它能够科学合理地配置护理人力资源，避免人员紧缺和浪费，是一种有效的人力资源配置方法。

【例】　二级与三级综合性医院护理人力资源的配置研究

2005年7月，中华人民共和国卫生部颁布了《中国护理事业发展规划纲要（2005—2010）》，《纲要》强调，护士队伍建设亟待进一步加强。医疗机构临床护理岗位的护士数量不足，提出了要增加临床一线护士总量，实现护理人力资源的合理配置。根据纲要的要求，上海市确定了二级与三级综合性医院护理人力资源配置专项研究课题，根据诊疗技术的发展和临床护理工作的实际需要，设置护理岗位，制定医院护士配置标准，为合理制定护理人力资源配置标准提供科学的理论依据。

1. 对象与方法

(1)研究对象：本次研究时间为2005年7月至2006年12月，研究分两个阶段进行。第一阶段研究：采用分层随机抽样法在上海市抽取34所二级与三级综合性医院进行现况调查。第二阶段研究：采用分层随机抽样法在上海市抽取40所二级与三级综合性医院作为研究对象。对上述医院进行现况调查，内容包括医院护士和床位的总体配置情况和个别护理单元的配置情况。从第二阶段抽取的40所医院中选择10所医院进行为期1周的“护理项目工时测算”，用于护理人力资源配置数量的计算。

(2)研究方法

专家咨询：两个阶段研究所使用的调查问卷和护理项目工时测算表，均在阅读文献的基础上使用头脑风暴法自行设计，由专家咨询确定表格，对其进行信度和效度分析，调查问卷克朗巴哈系数为0.827 67，被咨询专家权威系数C为0.88。

问卷调查第一阶段研究：针对34所医院不同层次人员发放5种调查问卷，调查的对象包括医院行政管理人员、护理部主任、护士长、临床一线护理人员、患者家庭等；调查的内容有护理人员数量与现有配置情况，护理人员的学历结构、职称结构，护理工作主要问题与需求等。共发放问卷4 826份，回收4 768份，回收率为98.80%，有效问卷4 704份，有效率为98.66%。第二阶段研究：针对40所选定医院护理管理人员发放5类调查问卷（综合问卷、门诊问卷、急诊问卷、手术室问卷、消毒供应室问卷）共200份，回收200份，回收率为100%；回收问卷全部有效，有效率为100%。

工时测算选定10所医院发放工时测算表格3类（直接工时测算表、间接工时测算表、频数登记表）共160份，回收160份，回收率为100%。课题组对10所即将进行工时测定的医院负责人和调查员进行测算前培训。工时测算采用体育专用计时秒表，时间单位精确到秒(s)。10所医院同时在普通外科、骨科、神经内科、呼吸内科、ICU及精神科、妇科、儿科、五官科、急诊观察室、中心输液室、门诊换药室、门诊注射室、内科等科室展开测定，使用“一对一”跟踪测定，3班24h不间断，力求准确全面。

研究指标：①护理人员休假机动系数：机动系数又称为机动率，它是一个比值，指因正常缺勤而在一般编制人数基础上需另外增加的人数比例。根据机动系数的概念可知，机动系数＝全年所有休假人数/全院护理人员全年工作日；②医院整体护理人员配置：本次研究在结果表达中使用两类数据，即实际配置数值和标准配置数值。实际配置是基于目前临床护士实际从事直接护理和间接护理工作的计算结果，未考虑配置公式中的机动系数部分(即机动系数=0)。其计算使用：科室护士实际配置数值一(病房床位数×床位使用率×平均护理时数)÷每名护士每天工作时间(每天工作5.71 h)。标准配置是考虑护理人员的事假、产假、病假、节日长假、脱产教学等实际缺勤情况的计算结果，在计算过程中考虑机动系数(即机动数=0.079)。计算公式为：科室护士标准配置数值=实际配置数值×(1+机动系数)。

统计学处理：使用 EpiData 3.0，SPSS 12.0 和 Excel 2003 中文版软件，建立数据库，将全部调查问卷和工时测定表格数据录入。

2. 结果

(1)机动系数：本研究第二阶段调查了40所医院2005年度护理人员不在岗情况(双休日休息不在其内)。由公式计算40所医院机动系数并进行相关分析，结果为护理人员休假机动系数均数为0.079，标准差为0.003 95，95%参考值范围为0.071～0.087。

(2)配置结果：经过两个阶段的调查研究，我们将现况调查和护理项目工时测定数据整合、汇总，根据护理人员配置公式，计算出了不同级别医院内外科、重症监护护理单元护理人员配置的床护比数值。

①普通病房配置：普通病房是住院患者接受治疗、护理的场所，也是医护人员开展临床科研、教学的场所，它是医院的基本组成单位。主要包括内科病房(呼吸内科、心血管内科、消化内科、血液内科等科室)和外科病房(普通外科、心胸外科、泌尿外科、骨科、神经外科等科室)。根据实际配置公式计算，结果见例表4-1；根据标准配置公式计算，结果见表4-2。

②医院整体护理人员配置：应用以上配置方法分别形成监护病房、急诊、门诊、手术室、消毒供应室等5个单元的配置模型，并且综合以上各单元护理人力资源实际配置数值和标准配置数值，得出综合性医院整体护理人力资源配置模型，见例表4-3。

(三)护理人员的排班

排班是指护理管理者根据人员管理和工作的计划，以每天及每班为基础，分配护理人员的过程。为了达到工作的最大效能、为病人提供最佳的服务，护理管理者必须根据护理模式、护理工作任务、护理人员的数量、职称，合理安排人力，否则会导致病人需求与护理人员数量不平衡。护理是24小时不间断的，护理人员必须轮流在不同的时间上班，包括晚班及节假日上班，这样就会造成护理人员生理时钟、日常生活、社交活动的改变，甚至影响护理人员的健康及工作的质量。护理人员常抱怨轮班后出现睡眠紊乱、食欲缺乏、烦躁、疲倦及对疾病的抵抗力降低等生理方面的改变，以致在工作中反应迟钝、工作效率降低，甚至有可能造成给药错误、仪器操作失败及问题处理不当等错误。因此，护理管理者应实施合理排班，最大限度地减少轮班的影

例表4-1 综合性医院普通病房护理人员实际配置

医院级别	实际床护比	95%参考值范围下限
三级综合医院	1∶0.42	0.397 7～0.443 1
二级综合医院	1∶0.40	0.380 5～0.424 1

例表4-2 综合性医院普通病房护理人员标准配置

医院级别	标准床护比	95%参考值范围下限
三级综合医院	1∶0.45	0.429 1～0.478 1
二级综合医院	1∶0.43	0.410 6～0.457 6

例表4-3 综合性医院整体护理人力资源配置模型

医院级别	平均展开床位	实际配置床护比	标准配置床护比
三级综合医院	1 091.60	1∶0.62	1∶0.67
二级综合医院	596.94	1∶0.56	1∶0.60

响,使护理人员在工作和个人生活之间达到一种状态。

1. 排班的目标

(1)达到以病人需要为基础的管理目标,提供持续性的照顾,使病人获得最佳的护理。

(2)实现人力运作的最大效果,以最少的人力完成最多的工作,避免护理人员工作负担过重或闲置。

(3)力求让每位护理人员都得到公平的待遇,至少对同一级工作人员的节假日安排有一定的原则可循。

(4)激励护理人员专业技能的发挥,提升护理人员的满足感。

(5)维护排班的弹性和机动性,提供应付紧急状况的排班模式,避免人力过多或不足的情形发生。

2. 排班的原则

(1)以病人需要为中心,合理安排人力,保证护理工作的安全性、连续性。

(2)根据护理人员的不同层次结构来排班,实现职能匹配。

(3)让护理人员参与排班,尽量给护理人员安排喜欢的班以及给予其足够的时间安排私人事宜、学习、生活等。当病人所需照顾与护理人员需求发生冲突时,应优先考虑病人需求。

(4)掌握工作规律,实行弹性排班,保证护理工作量与护理人力相一致,节假日备机动人员,做好应急准备。

(5)尽量避免长期连续的工作,防止工作效率降低。

(6)节假日可适当减少护理人员,但要确保病人得到持续的照顾。同时考虑护理人员排班的公平性,最好是假日轮流连续休息 2d,其次是在一周中间连续休息 2d。

(7)避免增加护理人员的紧张度,勿将“排班”作为奖惩工具,降低护理人员的紧张度,提高工作积极性。

(8)排班必须依据劳动法、医院及护理部的政策和规定实施。

3. 排班的影响因素　Maier rotho & Wolfe 认为一般性的影响排班的因素有下列 6 点。

(1)护士的不同素质:依教育程度而言,护士有职校、专科和大学毕业等。个人的经验、教育的背景、生长的历程等均影响其工作的绩效及工作的承受能力。

(2)不同时段的工作性质:医院的护理工作是全天 24h 的提供,每周工作 7 天,白天的工作量负荷较重,需要较多的人力;晚、夜班的工作量依次减轻,需要的人力也较少。一般来说,白天、晚班、夜班的人力配置为 50%,30%,20%。星期六、日病人出入院减少,医生的医嘱及病人的化验、检查均减少,因此,护理工作量是星期一至星期五的 70%或 80%。

(3)医院的政策:排班与人力的充足与否有密切的关系。然而,人力的状况与医院管理者的政策方向息息相关。例如:A 医院的政策是赚钱第一,服务第二,则人力的运作必然是以最少的人力获取最大的利润。B 医院的政策是服务第一,赚钱第二,则人力的运作会考虑到服务的品质,如医院有盈余的资金会聘用较多的护士。

(4)排班的方法:不同的排班方法,就会产生不同的人力运用情形。例如:有传统式排班、周期性排班、每 8 小时轮班的三班制,或每 12 小时的轮班方式等。

(5)护理的模式:提供护理的方式不同,则排班的方式也不相同。如功能制护理、小组护理或整体护理等不同护理模式在人力的需求或安排上各有不同。

(6)单位的特殊性:监护中心、手术室、门诊部、产房等病区均有其特殊性,因此与普通病区的排班有不同之处。

4. 排班的种类

(1)集权式排班:由护理部门的一级、二级管理者负责所有单位护理人员的排班。随着计算机的临床应用,亦可由电脑负责操作。负责人员管理的协调者要清楚每天可运用的护理人数,并根据每日护理人员或病情不同的需要而做改变,使人员运用能完全满足医院护理的需要。优点:对人员管理有全盘的了解,可随时调整各单位的人数,避免忙闲不均;节省护士长的时间,使其能处理其他的管理问题;运用一致的政策及目标,使所有的护理人员得到公平的待遇。缺点:没有顾及个人及单位的需要,影响下级人员的满意度;单位层次责任感低,不利于发挥人力所长;管理者较少参与人员的管理,容易忽视人员预算的控制。

(2)分权式排班:排班者为单位护士长,可依自己的排班计划,配合护理人员的愿望,及病人的需要来排班,为目前最常见的排班方式。优点:排班者熟悉单位临床及护理人员的需要,能有效利用人力,表现自主力,也称有弹性;能增加护理人员管理的责任感;能较好满足护理人员的需要。缺点:护士长花过多的时间在排班的非护理性工作上;可能会造成工作人员间为得到好的班次而产生不良竞争;造成护理单位间不一致的政策;可能会成为护士长用来惩罚或奖励护理人员的工具;可利用的人力资源较少;使护理人员有较多的机会提出特殊要求;较不符合经济效益。

(3)自我排班:指病区管理者和护士共同制订工作时间安排表。优点:可增强向心力,改善主管与工作人员的合作关系,使工作人员的自觉性增强;同时护士长亦可节省排班所费的时间。缺点:排班规则不完善,易导致人力不能有效利用;护理人员的需求不易协调。

5. *排班方式*

(1)传统式排班:是目前普遍采用的排班法。由护士长对护理人员的上班时间做大致上的分配,通常是以单位所使用的护理模式、护理人员数、病人数及病情等因素作为排班的依据,这种方式的好处在于它比较有规律性,也可以随时调整,管理者实施起来比较方便。缺点是缺乏弹性,人力与工作需要不能较好匹配。三八制混合排班是常见的传统式排班,即实行每日8h工作,二日夜班制,夜班后休息2d。而12h、24h多适用于产房、手术室或其他非病房科室。

(2)循环式排班:即护理人员按照重复的排班方式实施,一般是4周或6周循环1次。这种排班方式优点是:品质高、涵盖面广、稳定佳、公平性高及成本低,且护理人员可预见自己的上班时间,因而可以及早安排自己的活动,另外护士长花在排班上的时间减少、护理人员间的冲突也减少。但是,这种排班方式有一个很明显的缺点就是没有弹性。

(3)电脑辅助的传统式排班:电脑可根据既定的排班政策及护理人员过去的排班方式来协助排班,也可帮助快速及完整地寻找过去的较好的排班表,计算护理时数及统计护理人员的夜班费。这种排班方式不但具有传统排班方式的弹性、产生高品质的排班,也可配合政策使稳定性增加,成本降低,还能减少时间的浪费。此方法多用于集权式的排班中。目前,国内已有多家医院的护理部采用电脑辅助的排班方式。

(4)自我排班:是一种由单位的护理人员共同决定后采取的以月为单位的排班过程。实施自我排班的单位,护理人员能表现出较高的自主性及工作满意度、护理人员间协调及沟通的能力增加、士气提高、能较好完成各单位预定的目标,可使离职率下降、成本降低、要求换班及怠工的情形减少。自我排班包括5个步骤:①委员会征集护士要求,提出自己要求的工作日、班次和休息日。②委员会汇总,制订出一张排班表,突出强调尚待安排的班次与休息日。③张贴公布尚待安排的班次,以便护士自愿改变工作日填补。④委员会调整排班,填补空缺的班次,在一个排班周期内,一个护士最多被调班1次。护士轮流调班,保证被调班的护士在下一排班周期之内不再被排班。⑤张贴最终病区排班表,若再有任何改动则通过护士私人间协商解决。护士长应给予护士自我排班练习的时间,先试验两三次,提出改进措施,待完成排班规则后正式实行。

(5)弹性排班方式:介于传统及循环式排班间的排班方式,由管理者根据工作的性质、病人的数量、病情,弹性调整工作时间安排的排班方式。它可以合理使用人力,提高护士积极性。

(四)护理人员的绩效考核

绩效考核是人力资源管理中的重要环节,它能给人力资源管理的各个方面提供反馈信息,是工资管理、晋升、人员使用和培训的主要依据,也是调动员工工作积极性的重要手段。绩效考核是"知人"的主要手段,而"知人"是用人的主要前提和依据,即绩效考核是护士人力资源与开发的手段、前提与依据。

1. *绩效考核的定义* 绩效考核,又称人事考核、绩效评估、员工考核等,是指按照一定的标准,采用科学的方法,检查和评定员工对职务所规定的职责履行程度,以确定其工作成绩的一种有效管理方法。简而言之,是指主管或相关人员对员工的工作做系统的考核。

2. *绩效考核的功能* 绩效考核有悠久的历史,古今中外都有很多记载,当今世界各国政府和企业对人员绩效考核越来越重视,主要是因为考核具有以下重要功能。

(1)控制功能:绩效考核是人力资源管理中主要的控制手段。通过考核,可以使工作过程保持合理的数量、质量、进度和协作关系,使各项管理工作能够按计划进行。对员工本人来说,也是一种控制手段,员工能明确自己的工作职能,因而能提高员工按照规章制度工作的自觉性。

（2）激励功能：通过考核，对员工的工作成绩给予肯定，使员工能够体验到对成功的满足感、对成就的自豪感，由此调动员工的积极性。

（3）标准功能：考核为各项人事管理提供了一项科学而公平的标准，管理者依据这个考核结果决定人员的晋升、奖惩、调配。这样，便可使组织形成事事按标准办事的风气，从而促进人力资源管理标准化。

（4）发展功能：考核的发展功能，主要表现在两个方面：一方面，组织可以根据考核的结果制订正确的培训计划，达到提高全体素质的目标，以推动专业的发展；另一方面，它可以发现员工的长处和特点，从而决定员工的培养方向和使用办法，充分发挥人员的长处，促进个人发展。

（5）沟通能力：考核的结果出来以后，管理者向员工说明考核结果、听取员工的申诉和看法，并帮助其分析原因、提出改进措施，为领导与员工的沟通提供了相互理解的机会。

3. *考核的内容*　考核护理人员绩效时，管理者所选定的考核标准，对考核结果有重要的影响，如用“能遵守三查七对制度”来评价护理人员行为，不如用“差错事故发生率”来评价更直接、更有意义。因此，对护理人员应该考核什么？3 种最为常用的标准是：个人完成任务的结果、行为、特质。

（1）结果：如果重要的是结果而不是手段，那么管理者就应对护理人员任务完成的结果进行考核。比如，使用任务结果来评价护士长的标准是：行政管理质量、业务管理质量、安全管理质量。

（2）行为：许多情况下，工作效果很难直接归结为护理人员活动的具体结果，因为许多护理工作任务属于群体工作的一部分，在这种情况下，群体的绩效可能易于评价，但每个成员的贡献就很难判断，因此，管理者可对护理人员的行为进行评价，如职业态度、缺勤次数、夜班数等。

（3）特质：个人特质是最弱的一个标准，因为它离实际的工作绩效最远，但应用却很广泛。如“梯度良好”“合作”“经验丰富”这样的特质，不一定与良好的绩效高度相关，但不能忽视，因此也能被组织用作评价人员绩效的标准。

由于每个医院都有它自身的特点、独特的历史和未来目标。因此，工作评价内容要与医院的任务、目标和宗旨相一致。个人行为表现的标准包括任务的完成情况、工作满意度、个人的成长；部门的行为标准包括有效的护理病人、组织纪律、缺勤情况、周转率和有效的资源利用；医院的行为反映在有效的资源利用和投入回报。

4. *绩效考核的类型*　在传统观念中，管理者权利的表现形式之一是评估下属的绩效，这种观念背后的理论基础是：管理者对下属的绩效负有责任，只有他们来进行绩效评估才有意义，但是实际上，采取多种考核方式，可能会达到更好的效果。

（1）上级考核：医院对护理人员的绩效评估，95%是由他们的直接上司来做的。但是，有些医院已经认识到这种评估方式的缺陷，因为管理者负责的事务太多，不可能充分的和每个部属直接接触，也不可能熟悉所有部属整体的表现。最理想的办法是由每个员工的上一级督导人员来考核该员工的表现。

（2）同行评议：同事的评估是最可靠的评估资料来源之一。因为同事之间的行动密切相关，日常接触使他们对自己同事的绩效有一个全面的认识，通过同行评议，可以增加人员之间的信任、减少冲突，使人员勇于面对困难和努力进行改进行为，同时还能使护士提高交流技能、增加责任感。

（3）自我考核：让护理人员评估自己的工作绩效，与自我管理和授权是一致的。自我评估法得到员工的高度评价，因为它有助于消除员工对评估过程的抵触，有效地刺激员工和他们的上司就工作绩效问题展开讨论。但是，这种方法难免存在自我服务偏见，造成评估结果被夸大。因此，自我评估更适用于员工的自我开发计划。

（4）下属评价：直接下属的评估也能够提供关于管理者行为的准确信息，因为评估者与被评估者的接触比较频繁。但是这种评价方式存在的问题是，员工害怕对上级的评价太低而受到不利影响。因此，想要得到准确的评估结果，在评估中应采取匿名的形式。

（5）全方位评估（360 度评估）：最新的绩效评估方法是 360 度评估法，这种方法提供的绩效反馈比较全面。评估者可为护理人员在日常工作中接触到的所有人，如病人及其家属、上级、同事等。但实施起来比较困难。

5. *绩效考核的方法*　明确了绩效评估的内容和评估方式后，就要采用具体的考核技术来评估员工的绩效。下面介绍几种主要的绩效考核方法。

（1）书面报告法：即写一篇短文来描述一下员工的缺点、优点、过去的绩效状况、潜能和改善建议。书面报告不需要复杂的形式，也不需要多少训练就可以做。但是,这种评估法反映的常常是写作者的能力,表现在评估结果的好坏往往一半取决于评估者的写作技巧,一半取决于员工的实际绩效水平。

(2)关键事件法:关键事件法将绩效考核的注意力集中在那些有效从事一项工作与无效从事一项工作的关键行为上。也就是说,评估者记录下护理人员的哪些行为是特别有效和无效的。这里的关键是描述的重点必须是具体的行为,而不是定义模糊的人格特质。此种方法有助于护理人员提高应变能力和维持较高的工作水准,也可以提供丰富的行为榜样,让护理人员知道哪些行为是符合要求的,哪些行为是需要改进的。

(3)评定量表法:由于编制和实施中花费时间较少,而且可以进行定量分析和比较,因此是绩效考核中使用的一种最古老又最常用的方法。这种方法是把一系列绩效因素罗列出来,如工作的质与量、知识能力、合作、忠诚感、主动性等。

(4)专人复审法:专家复审法是所有绩效考核方法中成本最高的,需要外请护理专家与各单位主管、护理成员与同事一起讨论工作人员的表现。由于考核人员为外聘,因此考核结果比较公正,也较专业。

(5)要素评定法:把被考评岗位的工作内容划分为相互独立的几个考核要素,并把每个考核要素划分为若干等级,且对每个等级均用明确的定义或说明,来描述达到该等级的标准,然后按此进行评估,最后再综合得出总的评价。

(6)多人比较法:这种评估法是在与别人绩效水平对比的过程中评估每个人的绩效水平,因而是一种相对的而非绝对的测量手段。最常用的 3 种比较方法是:小组顺序排列法、个人排序法和配对比较法。

小组顺序排列法:要求评估者把员工置于特定的类别中,在挑选护理骨干时,可采用这种方法,以判断某个护士是否排在全科护士优等之列,还是中等之列。

个人排序法:把护理人员从最好到最差排出顺序,如果管理者要评估 30 名护理人员,这种方法先假设第 1 名和第 2 名之间的差别与第 21 名和第 22 名的差别一样大。虽然有些员工之间差别很小,但这种方法不允许名次并列,这样就能清晰对员工绩效排出最好的到最差的顺序。

配对比较法:把每一个员工与另外所有人员进行比较。在两个人的比较中评出优劣。在配对比较得分的基础上,给每个员工一个总和的等级。这种方法可以保证每个员工都与其他员工做一次比较,但是如果员工人数太多,这种比较就难以进行了。

(五)护理人力资源发展趋势

人力资源是社会组织在激烈竞争中生存、发展、充满生机和活力的特殊资源。护理人力资源是发展护理事业所需资源的重要组成部分,是护理资源中最重要且最具活力的部分,其状况直接影响到护理质量的提高和护理事业的发展,我国护理人才队伍的素质、结构都将面临新的挑战,护理人力资源管理急需建立全新的思维模式和管理模式。

1. 人力资源的影响因素

(1)护理服务需求的变化

①护理服务需求的层次增多、要求提高:随着社会进步和经济发展,人们的健康观开始出现变化,对生活质量和健康更加关注,对卫生保健服务的期望和要求也越来越高;医学领域的迅速发展,使护理强度大大增加,护理队伍必须不断充实并提高自身的素质,才能适应发展的需要;人口老龄化的到来,社会需要照料生活的人数越来越多,使老年护理专业的发展面临挑战,长期的保健工作,还没有利用专业护士,并充分发挥其才能;医疗保健成本迅速增加、卫生保健制度的改革要求卫生保健系统加快改革步伐,提供优质、高效、低耗、便捷的卫生保健服务,也使得护理工作需要着眼于财力、人力的管理。护理管理者在促进人力资源需求的重建及有效的管理方面,已处于关键位置。

②医疗保健机构功能分化:社会对卫生保健需求的变化和医学科技发展内在规律的作用,使传统的医疗保健功能发生变化,出现了以解决疑难病症的诊断治疗为主,具有科教研和开发新技术能力,拥有更多高水平资源的区域医疗中心和面向社区,以常见病多发病诊断治疗康复、预防保健、健康教育咨询指导为主要任务的社区保健中心。这种变化使医疗保健机构必须更合理、更有效地配置和使用人力资源,提供不同层次的卫生保健服务使大众能够得到更方便、更经济、更有针对性的服务。

③卫生人力的需求发生变化:在传统的医疗结构中,卫生技术人员一般被分为主系列和辅助系列,即医疗岗位和药、护、技等技术岗位,后者一般围绕医疗工作的需要提供技术支持,这种人员配置和工作模式已经不能适应现代化医院发展的需要。

随着医学模式的发展，专业分工越来越细，岗位要求越来越高，医疗机构内部岗位的主辅界限在逐渐消失，护理也变得越来越专业化，国内外现代医院中出现的临床护理专家就是有力的证明。这一发展趋势需要大批在护理领域具有较高水平的掌握护理知识、具有良好沟通和合作能力的专业人才。护理人力资源管理应该根据卫生人力需求这种变化，在护理人员的培训、配置、管理方面做出调整，建立相应的专科化体系，建立专科的准入制度及有梯度的学位体系。使在职护士能更好地向专科化发展，保证护理人员的质量和数量能够满足现代医院发展的需要。

我国已经进入老龄化社会，老年人因衰老导致的身体功能减退、多重慢性疾病缠身，因社会活动圈狭小易出现精神心理问题，解决这些健康问题，需要护理人员能够提供包括身体健康情况监测、预防保健、慢性病治疗康复咨询指导、不良行为生活方式的健康教育等方面的服务，并将心理、社会疾病列入常规防治范畴。目前我国社区护理人力资源力量较弱，社区护理人才的教育培训也相对滞后，工作规范化程度不高，很难满足人民群众日益增长的保健需要。

(2)经济全球化对护理人力资源管理的影响

①人才竞争和流动：随着经济的发展，人才竞争与流动日益频繁，如何发现、保留、发展优秀人才，使它们构成组织的核心竞争力，是人力资源管理必须认真对待的问题，护理人力资源中知识型员工占有很大比重，拥有更大的独立性、自由性、灵活性，且可替代性差。

②新技术与服务性工作的挑战：随着医学科技的迅猛发展，医疗机构的知识和服务密集的特点越来越突出，管理者应该为组织招募和培养更多高素质的员工，使传统的纯技能性的“劳动者”转变为多技能性的“知识员工”。

③环境变化与管理变革：面对动态的环境，管理者需要不断地改变以往做事的方式和进行变革，这种变革可能是受外部因素的压力，也有可能是组织主动迎接变化，医疗卫生体制改革就是一场大的变革，变革是否成功，在相当大的程度上是人的问题，既包括管理者，也包括每一位员工。

④医疗安全和经济效益：在医疗保健活动中，质量保证对于提高组织的竞争力十分重要，现代管理中质量包含了安全和经济效益两重含义，实施全面质量管理对质量进行全面、全员、全过程的控制，不仅可以保证提供安全的服务，而且有利于在服务的各个环节重视成本控制。

2. *护理人力资源的管理的发展趋势*　随着医疗保健体制改革的不断深入，医疗保健机构的内外环境均在发生变化。通过对人力资源管理发展变化影响因素的分析，护理管理可以从中得到宝贵的启示，加快护理管理现代化的步伐。

(1)建立“以人为本”的管理模式：传统的护理管理基本上属于行政事务式的管理，更多注重的是对“事”控制；现代管理强调以“人”为中心，把人作为活的资源加以开发，注重人与事相宜，事与职匹配，达到人、事、职能效益最大化。管理以人为本不应该仅仅是一个口号，护理人力资源的管理必须提升到战略高度来认识，转变管理模式，切实营造一个能够使员工不断学习、不断获取发展和积累知识的环境。

(2)实现护理人力资源管理专业化：从国内外成功的经验看，人力资源管理在现代管理中的地位和作用越来越重要，专业化的程度越来越高，这是传统的部门管理或专业管理很难胜任的，因此，护理管理必须在人力资源规划、员工招聘和甄选、定向和培训、绩效评估、职业发展、薪酬确定等方面与人力资源管理部门合作，才能提高护理人力资源管理的水平。管理要从建立规范入手，逐步完成从行业规范管理为主到依法管理的转变，实现护理管理现代化。

(3)培养临床专科护理人才：根据现代人力资源管理理论，护理人才队伍建设必须考虑卫生服务需求发生的变化及其对人力资源需求的影响，认真做好护理人力资源规划，抓紧专科护理人才队伍的建设，培养具有较高水平、掌握专业知识的专家型护士，他们是专业建设、学科发展、管理变革的中坚力量，能够在护理实践中充分展现护理工作的专业价值，对于提高护理队伍整体水平具有良好的示范和牵引作用。

(4)完善护理支持系统：目前护士用于非护理专业事务的时间较多，造成了人力资源的浪费，临床已逐步成立护理支持系统，包括改进方法和操作规程、流水线系统，改变工作分配的方式和护理人员的结构，将计算机用于病人的护理等，以较少的专业时间更有效地完成常规的非专业性的和间接的护理任务，在今后的工作中，管理者要进一步完善支持系统，包括制订职工的工作标准与工作计划、建立工作监视系统等，提高医院资源的使用效率。

二、护理质量管理

护理质量是医院质量的重要组成部分，护理质量管理是指按照护理质量形成的过程和规律，对构成护理质量的各要素进行计划、组织、协调和控制，以保证护理服务达到规定的标准和满足服务对象需要的活动过程。开展护理质量管理必须建立护理质量管理体系，并有效运行，护理质量才有保证；应制订护理管理标准，有了标准，管理才有依据；要对护理过程中影响护理质量的各要素，按标准进行质量控制，才能达到满足服务对象需要的目的。

（一）护理质量管理模式

美国质量专家戴明博士于1954年根据信息反馈原理提出了“PDCA”质量管理循环程序是质量管理的基本模式之一，亦称戴明环。李丽传等推荐了国外的D×T×A模式，QUACERS模式，以单位为基础的护理质量管理模式，美国JCAHO ten steps质量管理模式和质量管理圈。

1. *PDCA循环*　PDCA是在管理活动中，为提高护理质量和管理效应所进行的计划（plan，P）、实施（do，D）、检查（check，C）、处理（action，A）4个阶段循环的质量管理过程。

（1）PDCA质量管理循环的4个阶段8个步骤

计划阶段：①分析现状，找出存在的质量问题；②分析产生问题的各种影响因素；③找出主要因素；④针对影响质量的主要因素，制订工作计划和活动措施。

实施阶段：⑤按照制定的计划措施认真执行。

检查阶段：⑥根据计划的要求，检查实际执行的效果，判断是否达到预期的结果。

处理阶段：⑦肯定成功的经验，形成标准、制度或规定，知道今后的工作；总结记录失败的教训，作为前车之鉴，防止以后再次发生类似事件。⑧提出这一循环中存在的问题，并转入下一循环去解决。

（2）PDCA循环的特点

①PDCA 4个阶段是一个有机的整体。有个计划，不去实施，等于没有计划；有计划、有实施，但不检查，则无法了解其效果；计划、实施、检查都有了，缺乏处理，则工作成果无法巩固，管理水平无法提高。因此，4个阶段的有效运行才能形成完整的循环。

②大循环套小循环，互相衔接，互相促进。在大PDCA循环管理中，包含若干小PDCA循环。护理质量管理是一个独立的质量管理系统，也是医院质量管理中一个重要组成部分。它既可以在护理系统内进行不同层次的循环管理，也是医院管理大循环中的一个小循环。

③阶梯式的运行，不断上升的循环。PDCA 4个阶段周而复始的运行，每运转一个循环都会解决一些实际问题，并充实新的内容与目标，使质量水平有所提高。新一轮循环建立在提高了的基础上进行。

④处理阶段是PDCA循环的关键环节。把计划执行中的成功经验和失败教训都纳入有关的标准、规程、制度中去，作为今后工作的指南和借鉴，才能使质量水平在原有基础上提高一步。处理阶段具有承上启下的作用。

2. *D×T×A模式*　D×T×A模式是简单而有效的质量管理架构，该模式将质量管理的成效视为资料（data）、工具（tool）和态度（attitude）三者交互作用的结果。“×”是乘式符号，意味着当其中一项为0的时候，则质量管理的成效也将等于0。所以当质量管理失败时，应该考虑从这3个方面来寻找失败的原因。

3. *QUACERS模式*　1981年M. N. Adair提出QUACERS模式（the quality assurance，cost effectiveness，risk management，and staff need），确认护理质量管理的4个方向，并确认质量管理的均衡发展，即：①做好病人护理的质量管理保证；②有效掌握医疗护理的成本效益；③做好病人及工作人员的安全措施，有效运用危机处理技巧；④满足工作人员的需求，包括薪水、升迁机会、专业成长与成就感。

4. *以单位为基础的护理质量保证模式*　1984年施罗德结合美国护理行政协会及梅尔的护理质量管理模式，形成了以单位为基础的护理质量管理模式（nuit-based practice model for nursing quality assurance），如图4-1。

5. *美国JCAHO ten steps*　美国医疗护理机构评鉴联合委员会建议医疗机构采用10个步骤实施质量管理计划，以确保质量管理计划。

（1）审视机构的理念、目标、目的及管理模式，以界定质量管理的责任。

（2）在病人护理、工作人员绩效、成本效益3个监测管理系统责任区内，明确主要功能及措施。

（3）确定主要服务范围及相关活动。应以病人种类、检查治疗形态与基本临床护理活动来考虑，并以该活动是否与高危险性、多量性、潜在性问题

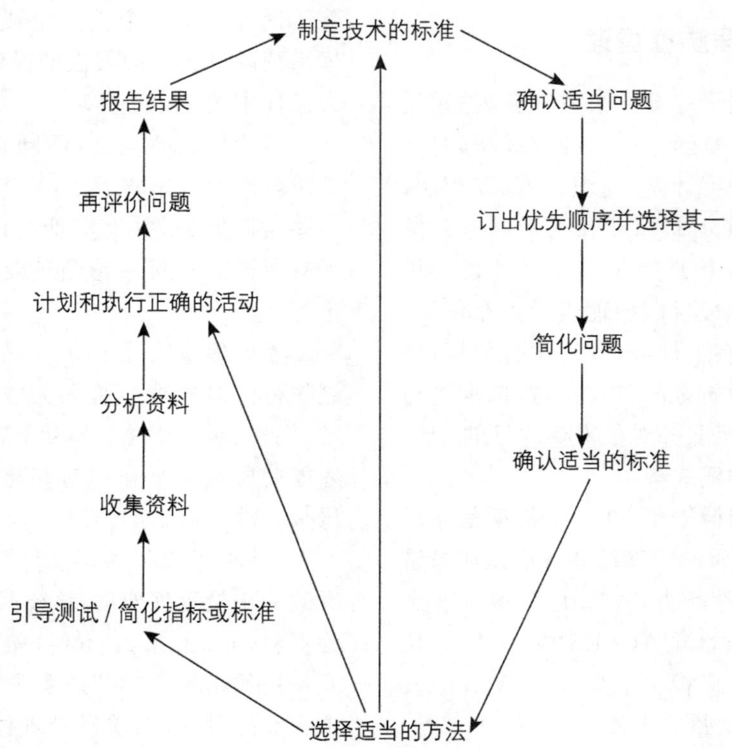

图 4-1　以单位为基础的护理质量保证模式

（摘自：李丽传．护理管理．北京：科学技术文献出版社，2000）

及高成本等相关，作为选择重要质量管理监测项目的依据。

(4)建立标准及确定测量指标。

(5)建立阈值。

(6)收集及组织资料，需考虑资料数据的频数、样本数和方法。

(7)分析、评价其变异因素并与常态做比较。

(8)选择并执行行动，优异表现应给予鼓励，存在问题应寻求解决、修正并追踪。

(9)追踪评价，做好记录。

(10)进行有成效的沟通与整合；内容须呈现正、负面结果，并提出总结与建议。

6. *质量管理圈*　质量管理圈（quality control circle，QCC）是由同一现场工作人员或者工作性质相近的同仁，运用简单有效的质量管理方法和理念，对自身的工作环境进行持续的改进。实施过程体现自动、自发、互助的团队精神，按以下 8 个步骤进行，即：组圈、选定主题、现况分析、制订活动目标、检查对策、实施对策、确认成效及标准化。

(1)圈员自愿来自同一单位或一起工作者，可以轮换。

(2)圈员每周开会 1 次，或者每个月至少 2 次，每次 30min 至 1h；遇有临时问题则随时开会，每次 20～30min。

(3)圈员应注意主持会议的技巧，采取指名发言、接力发言或反问等方式引导全体发言。

(4)遵守有效开会的原则，准时开会，不做人身攻击及尊重不同的意见。

(5)圈员应适时学习并运用辨识问题及解决问题的质量管理新技巧。

(6)一般由工作现场的督导者来辅导质量管理圈的活动，注意重在激发员工的创意，而不是去指示员工该如何做。

(7)质量管理圈需要高层管理者给予强有力的支持，比较容易成功。

(8)应重视人员的发展和现场工作者所提供的创意，以提高生产力及效率。

(二)护理质量体系

1. *护理质量体系的概念*　护理质量体系是指实施护理质量管理所需的组织机构、程序、过程和资源。潘绍山等认为，通常所称的质量保证体系、质量管理体系应统一称之为护理质量体系。它包括以下三方面内容：①护理质量管理的组织机构、质量职能、质量职责以及机构之间的纵向、横向关系、质量工作网络、质量信息传递与反馈；②为进行某项活动所规定的途径，所有工作都是通过过程来完成的，每一过程都有输入和输出，输出是过程的结果，护理质量管理是通过对各个过程进行管理来实现的；③人员和物质是护理质量体系的硬件，是实施护理质量管理，实现质量目标的前提和基础，必须给予有力的保证。

医院护理质量体系包含在质量管理的范畴内，是为了实施护理质量管理而建立和运行的。建立护理质量体系必须结合医院的具体情况和内外环境来考虑，实际上任何一个医院都有一个护理质量体系，按照ISO 9000质量体系的标准建立健全护理质量体系，是为了使护理质量体系更加完善、科学和有效。建立护理质量体系可采用不同的步骤与方法，一般按以下程序实施：建立护理质量体系的组织准备→编写护理质量体系文件→护理质量体系的实施。

2. *护理质量体系的建立* 护理质量体系有4个基本要素，即：管理者职责、人员和物质资源、质量体系结构及与护理对象沟通，也是质量体系的关键因素。护理对象是护理质量体系3个基本要素围绕的核心和焦点，4个基本要素之间相互作用和影响，只有当4个基本要素协调一致时，才能取得满意的服务效果。因此使护理对象满意，既是医院每个护理人员为之努力的主要目标，也是医院护理质量管理的最高目标。

(1)管理者职责

①制定质量方针：质量方针是指医院的质量宗旨和质量方向，是进行质量管理、建立和实施质量体系、开展各项质量活动的准则。质量方针的内容包括质量宗旨和达到的总体质量水平；应树立形象与信誉；各项具体质量目标；在追求质量目标中采取的措施等。

②明确质量目标：质量目标是实现质量方针的具体内容，是为实现中长期的质量宗旨和质量方向而提出的短期内质量方面要达到的具体目标和活动。

③规定质量职责与权责：为达到质量目标，要建立一个结构设置合理、隶属关系合理、管理与技术人员比例合理的质量体系机构，对护理质量进行有效控制、评价和改进，并明确机构中所有人员的质量职责和权责，使他们在一定岗位上做到有职有权，为实现质量方针和巩固努力目标工作。

④实施管理者评审：管理者评审是指护理管理者正式的、定期对质量体系运行的有效性和服务成绩及效果进行评审，对质量体系及其运行存在的问题及时予以修正，使质量体系更加符合医院护理质量管理的实际。

(2)人员和物质资源：人员和物质资源是质量体系有效运行的保证。通过资源保证把质量改进与医学护理技术的进步与发展联系起来。

①人力资源：护理人员是护理组织最重要的资源。首先，护理管理者要灵活运用激励机制，调动每个护理人员的积极性，以保证质量方针和目标的落实。其次，做好培训与开发。培训包括两个方面：一是质量体系教育；二是知识更新。通过培训可以提高质量控制的自觉性和控制技能；开发是对护理人员的业绩进行评价，了解他们的发展需要和潜力。三是培养沟通联络能力。护理人员应具备与病人和内部工作人员之间进行有效沟通的知识和技能，这是确保护理质量极为重要的无形资源。

②物质资源：物质可以帮助改善服务条件和服务环境，加快服务过程中的信息流转速度，提高服务效率和质量。护理服务所需要的物质，在科技高速发展的今天已经成为影响护理服务质量的重要因素。因此，护理管理者要把好护理设备和卫生材料的质量关，防止因这些物质的质量问题而影响护理质量；应注意护理设备的更新，采用先进的护理手段为病人服务。

(3)护理质量体系结构：护理质量体系结构包括护理服务质量环、质量文件和记录、内部质量审核。

①护理服务质量环：护理服务质量环概括了医院门诊和住院护理服务全过程的运转情况，包括5个作业过程和3个评价过程。护理服务质量环从质量改进的原理上清晰地阐述了质量体系各运转要素之间的关系，从病人入院开始，到最终满足病人需要的服务结果，充分体现了"病人至上"的服务宗旨，显示了全过程的质量信息反馈系统，以评价护理质量，了解服务在各个阶段中存在的问题，并作为质量改进的依据。

②护理质量文件和记录：体系文件——护理质量体系文件是评审护理质量体系及其运行情况的依据。构成护理质量体系的全部服务要素、要求和规定均应明确并形成文件。质量体系文件包括：护理质量手册、护理质量计划、护理质量程序、护理质量记录和附件(技术规程)。

护理质量手册：是护理质量体系文件中的纲领

性文件，主要阐述质量方针、质量目标、组织结构（含职责）、质量体系要素和护理质量活动的基本方法、措施及护理质量体系文件的结构和分发等。通过质量手册可以对一个医院的护理质量管理状况有较全面和清楚的了解。

护理质量计划：是质量体系要求在具体事务上的反映，指针对某一项护理活动作出的包括质量措施、所需资源和活动顺序、进度的具体部署和安排。

护理质量程序：是质量手册的支持性文件，是落实质量手册的要求而规定的实施细则，是以书面文件的形式，规定医院为满足病人需要开展的护理活动的方法、目的和范围，以及活动如何实施、控制和记录等，使各项质量活动处于受控制状态，使与质量活动有关人员明确职责、权限和相互关系，为执行、验证和评审质量活动提供依据。

护理质量记录：是证明护理服务达到的程度，并验证服务质量体系有效性的原始数据资料，为实现护理服务的可追溯性及采取预防、纠正措施提供信息。

文件管理——体系文件应做到字迹清楚、内容明确、易于识别和具有权威性，注明文件修订、再版日期。建立严格的质量文件管理程序，包括文件的发布、发放、修订和管理办法。所有文件应保证做到：由授权人员批准；在需要此文件的范围内发放和保证其有效；使用者能够理解和接受；对任何必要的修订进行评审；文件作废时给予撤销。

③内部质量审核：目的是为了验证护理质量体系的实施效果，进行持续质量改进。应按照已形成文件的程序，由与受审和活动或领域无关的、能胜任的人员有计划地完成并记录档案。审核结论应形成文件并提交上级管理者。对被审核活动，管理者应负责确保采取必要的、和审核结论相适应的纠正措施。应当评定由前次审核产生的纠正措施的落实情况和效果。

（4）与护理对象的沟通：与护理对象的沟通贯穿于护理的全过程，融洽的护患关系是与护理对象良好沟通的前提。与护理对象的沟通包括：①了解护理对象的需要，获取与治疗护理有关的信息；②向护理对象说明诊疗方法和要求，以取得护理对象的合作；③进行健康教育，增强护理对象自我保健水平和能力；④收集护理对象对护理服务质量的感受，便于进行质量改进。护理管理者应致力于护理人员与护理对象之间建立有效的相互协作关系，帮助护理人员掌握与护理对象及内部工作人员的沟通联络方法与技巧。

3. *护理质量体系的实施*

（1）加强组织协调：护理质量体系的有效实施，必须确定组织机构，把相应的工作职责和权责分解到各级质量机构和人员。质量职责的分解应遵循职、责、权、利统一的原则，保证各级机构和人员能够严格、有效履行职责，同时做好部门之间、人员之间的协调管理，及时纠正偏差，以保证护理质量体系的有效运作。

（2）进行质量教育：在建立护理质量体系的基础上，应对全体护理人员进行质量教育培训，以程序文件的内容为重点，提高护理人员对建立和实施质量体系的认识，明确建立和实施质量体系的目的、意义、作用和方法，使他们在质量意识上、技术方法上和管理手段上适应新的要求。

（3）建立信息反馈：对质量体系运行过程中的质量信息，应分层次、分等级进行收集、整理、储存、分析、处理和输出反馈到执行和决策部门，为管理者作出正确决策提供依据。在质量体系实施过程中，只有确保信息流通迅速，分析处理及时、准确，才能保证质量控制扎实有效，使护理质量保证在一个稳定的状态中。

（4）定期评审与审核：在质量体系实施过程中，应在一定的时间内，对质量体系运行的过程和结果，组织有关人员进行评审与审核。通过评审，修改质量体系文件，使质量体系运行更科学有效；通过评价结果，对相关人员进行鼓励，调动护理人员实施质量体系的积极性。

（5）持续质量改进：持续质量改进的目的是向病人提供高价值的服务和使他们满意。质量改进的关键是预防问题的出现，而不是等到出了问题采取改进。

（三）护理质量控制

1. *护理质量控制的概念*　控制工作是管理的重要职能之一。它是为了确保组织的目标以及为此而拟定的计划能得以实现，各级主管人员根据预定标准或发展的需要而重新拟定的标准，对下级的工作进行衡量和评价，并在出现偏差时进行纠正，以防止偏差继续发展或今后再度发生。管理活动中的控制是一个复杂并反复进行的工作过程。

护理质量控制是一种有目的的管理行为，其实质是保持或改变管理对象的某种状态，使其达到管理者预期的目的。如果管理对象没有状态变化，也就不需要控制。因而，研究管理对象状态变化及其与目的的关系,也就成为控制理论需要研究解决的核心问题。控制理论正是从这一角度出发,把主观和客观有机地结合起来,把预先的愿望同实现这种愿望的活动结合起来,铺平了理论通向实践的道路。护理质量管理活动中控制的过程也就是主客观逐步统一的过程。护理管理者能否对管理对象的变化状态进行有效的控制,主要取决于两方面的因素:一是要有明确的目的;二是要有实现目的的相应手段。护理质量控制,首先必须要有明确的护理质量指标,同时还必须具有必要的人力、物力、财力、信息及组织机构。

护理质量控制工作贯穿在护理质量管理活动的全过程中。护理质量控制只能是与质量管理的计划、决策、人员管理等活动密切联系在一起作为管理过程的整体发挥管理作用,即:控制是质量计划实施的保证,质量计划是控制的标准和依据;决策目标决定控制内容,控制工作为实现决策目标服务;组织成员的工作成效评价的有效性在许多方面也与控制工作的质量直接相关。因此,控制工作不仅可以维持其他职能的正确活动,而且在必要时可以通过采取纠正偏差,改变其他职能的活动。当护理质量控制发现原定目标和标准不能实现时,管理者可能采取调整原计划、重新确定目标或标准的行动;可能调整组织机构;或重新配备合适人选;采取加强领导和指导等重大改变,以便纠正偏差,完成工作任务。因此,护理质量控制工作对于衡量标准的执行程度,揭示标准执行中的偏差,以及指明纠正措施等均非常重要。

2. *护理质量控制的原则* 护理质量控制必须针对具体目标,由控制者与控制对象共同参与,按实际情况设计质量控制系统。建立控制系统时应遵循以下基本原则。

(1)组织机构健全原则:在质量控制工作中,被控制的组织要机构健全、责任明确,所设计的控制系统能反映机构中岗位的责任,使控制工作有利于纠正偏差。当出现偏差时,应责任分明,责任与负责执行质量管理计划的岗位职务相适应。有效的质量控制不仅可以指出偏差,而且可以纠正这种偏差。如护理质量中发生的偏差应能明确地判明科室、病房和人员的责任,并加以纠正。

(2)与组织相一致的原则:质量控制系统的建立要反映质量计划所提出的要求。确立质量控制标准和控制手段也都要依据质量计划,质量控制过程中应力求使实际活动与计划目标相一致。在设计质量控制系统、运用控制技术进行控制活动之前,必须制定质量标准,控制系统要反映计划所提出的要求。例如:护理教学要有教学计划和教学质量控制标准,控制手段要依据教学计划设计;临床护理服务质量的控制标准与方法要反映临床护理工作计划的要求,社区护理、护理科研等不同工作都应分别按各自的计划要求设计控制系统。

(3)控制关键问题的原则:管理者在护理质量控制工作中,应着重于计划完成的关键性问题和实现质量计划的主要影响因素上。关键点的选择是一种管理艺术。临床护理工作细致,项目繁多,质量控制应选择对完成工作目标有重要意义的关键标准和指标,重点放在容易出现偏差或偏差造成的危害较大的环节。

(4)直接控制的原则:直接控制原则的指导思想是:合格的人员发生差错最少,并能及时觉察、及时纠正,减少或防止出现偏差。直接控制相对于间接控制而言,是控制工作的重要方式,以采取措施保证所属人员的质量,提高人员素质,而不只在工作出现了偏差后采取纠正措施,追究责任。下属人员越能胜任所担负的职务,自身就越能觉察执行计划的偏差,及时采取措施纠正偏差。因此,在护理质量管理中,应不断提高护理人员的医德、医风、专业、心理、体格等素质,保证提供护理的人员质量。

(5)标准合理性原则:应建立客观、准确、有效、适当的质量标准。标准太高或不合理,不会起到激励作用;标准不准确,不能测量,控制工作就会失败。

(6)追求卓越的原则:要使所属人员具有追求卓越的精神。在质量控制工作中,发现问题、分析原因、纠正偏差时,应寻求发展,追求卓越;在制订质量计划和质量标准、控制指标时,应具有一定的先进性、科学性,使组织和个人经过一定的努力方能达到,而不是可以随意轻取。

3. *护理质量控制的方法* 前馈控制、同期控制和反馈控制称为控制的三级结构理论,也是护理质量控制的基本方法。

(1)前馈控制:前馈控制又称预先控制,是一种积极的、主动的控制,指在活动之前就对结果进行认真的分析、研究、预测,并采取必要的防范措施,使可能出现的偏差在事先就得到控制的方法,前馈控制的纠正措施作用在计划执行过程的输入环节上,工作重点是防止所使用的各种资源在质和量上产生偏差,是通过对人力、财力、物力等资源的控制来实现的。其优越性在于面向未来，通过控制影响因素，而不是控制结果来实现控制目的。

(2)同期控制：同期控制又称过程控制或环节质量控制，是管理人员对正在进行的各种具体工作方法和过程进行恰当的指导、监督和纠正。同期控制的纠正措施作用于正在进行的计划过程之中，是在执行计划过程中对环节质量的控制，这是护士长经常使用的一种控制方法，其有效性很大程度上取决于管理者的素质与能力，以及护士对管理者指示的理解程度。

4. 护理质量控制的过程　护理质量控制工作的过程包括 3 个基本程序：确立工作标准；根据标准衡量成效；纠正计划执行过程中偏差了标准的误差。

(1)确立标准：标准是计量实现预期工作成果的尺度。标准是根据计划而制定的，是计划工作的个体化，是在完整的计划程序中选出的对工作成果进行衡量的关键点。确立护理质量控制标准，首先应明确控制的对象，即体现目标特性和影响目标实现的要素。护理质量控制的对象有护理工作和提供护理的人员，控制标准应针对两方面来制定。护理服务质量的控制应抓住影响护理服务质量的关键点制定出标准。标准的类型很多，如实物标准、费用标准、时间标准、效率指标；有形和无形标准；定量和定性的标准等。一般把目标作为标准是一类比较理想的控制标准，即在各级质量管理机构中建立可考核的完整的目标网络，以使无形标准的作用逐渐减少。

(2)衡量成效：衡量成效是为了确定实际工作绩效而对所控制的管理系统运行效果做定性或定量的描述和评价，直接关系到能否实现管理目标。管理者首先需要收集必要的信息，然后将实际绩效与标准进行比较，确定计划执行的进度和出现的偏差。在实施过程中，要考虑到衡量的精度和频率的问题。所谓精度是指衡量指标能够反映出被控制对象多大幅度的变化，精度越高，越能准确反映管理活动状况，但同时也越复杂。频率是指对被控对象多长时间进行一次考核和评定，频率越高，越能及时掌握情况，但同时也增加了监测机构的工作量，或者根本做不到。在护理质量控制工作中，许多问题很难定出精确的标准，工作成效也难以用定量的方法进行衡量，因此，除了用定量的方法进行考核和评定外，大量的定性指标要规定得尽量具体，并按不同的重要性用一定的级数表示出来，最后用权重方法进行综合评价，使定性的指标趋向定量。权重的确定可以采用专家评审法进行。

(3)纠正偏差：成效与标准之间总存在着一定的偏差。偏差的出现总有一定的原因。系统变化不只是受到控制影响的作用，还受其他一些影响因素的作用，找到这些因素也就找到了导致偏差的原因。找到偏差的原因后，应根据偏差的大小和控制能力，制订纠正偏差的方案。有两种方法：一种是当系统的控制能力有限，在现有条件下根本无法达到要求的目标时，只有改变标准，才能纠正偏差；另一种是改变输入的质量和数量，改变人、财、物、信息和系统的结构，提高系统的控制能力，输出满足目标的要求。

在某些活动中难免会出现一些偏差，但要确定可以接受的偏差范围。衡量成效要通过实际绩效与标准的比较找出偏差，并确定是否在可以接受的范围，如护理技术操作合格率控制范围是 90%～95%，低于 90%则不能接受。管理者要把握好偏差的大小和方向，这是非常重要的。

(四)护理质量评价

我国医院护理质量管理经历了由定性管理到定量管理、由经验管理到科学管理的发展过程。科学的质量评价不仅有利于维护病人的利益，对劣质服务进行惩处和改进，同时也有利于维护医院与医务人员的利益，使优质服务得到肯定。然而由于护理工作面临的情况复杂，不可控因素多，如何建立起更加科学、客观、可信、有效的护理质量评价方法，是值得卫生主管部门和医院管理者共同深入探讨的问题。

1. 护理质量评价　护理质量的评价是护理管理中的控制工作。评价一般指衡量所订标准或目标是否实现或实现的程度如何，即对一项工作成效大小、工作好坏、进展好慢、对策正确与否等方面作出判断的过程。评价贯穿在工作的全过程中，而不应仅在工作结束以后。护理质量评价的意义在于：①说明护理工作的价值，证明和使人确认提供给病人的是有质量的护理；②衡量工作计划是否完成，并按预定的目标或方向进行，工作进展的程度和达到的水平；③根据提供护理服务的数量、质量，评价护理工作需要满足病人需求的程度、未满足的原因及其影响因素，为管理者改进和提高护理质量提供参考；④通过比较评价，选择最佳方案，达到肯定成绩，纠正偏差，持续改进提高的目的。

在进行护理质量评价时应遵循两项原则：实事

求是的原则，即评价应尊重客观事实，将实际执行情况与制定的标准进行比较，而标准应是评价对象能够接受的，并在实际工作中能够衡量的；评价标准适当的原则，即确定的标准应适当，不能过高或过低，并具有可比性。

医院护理质量评价指标是说明医院护理工作中某项现象数量特征的科学概念和具体数值表现的统一体，它由一个名称和一个数值组合而成，护理质量的评价和比较可在医院之间进行，也可在同一医院内的不同科室之间进行。一项护理质量评价指标只能反映医院护理工作的某个或某些侧面，只有当不同来源和用途的各个方面护理质量评价指标有序地集合在一起，形成护理质量评价指标体系，才能对医院的全面护理质量发挥评价作用。

指标及指标体系是管理科学的产物，也是进行质量管理最基本、最重要的手段。护理质量评价指标对医院护理工作起着关键的导向性作用。各医院现行的护理质量评价指标主要参照：国家卫生部《医院分级管理标准》、全国“百佳”医院评审标准、《医疗护理技术操作常规》以及各省、自治区、直辖市卫生部门制订的医疗护理评价指标。军队医院还同时参照《军队医院护理质量主要评价指标》《军队医院分级管理办法和评审标准》。

《军队医院护理质量主要评价指标》将护理质量评价指标分为工作效率、工作质量和管理质量三类。工作效率指标主要反映护理工作的负荷程度，包括特级护理床日用率、一级护理床日用率2项；工作质量指标主要反映临床护理和环节质量，包括基础护理质量合格率、特护及一级护理质量合格率、年度压疮发生数、护理技术操作合格率4项；管理质量指标重点控制护理管理过程，包括服务态度优良率、病区管理合格率、急救物品器材准备合格率、五种护理文书书写合格率、陪护率、年度护理事故发生数、年度严重护理差错发生率、年度护理差错发生率、护理人员年培训率、护理人员考核合格率10项。

卫生部《医院分级管理标准》中设置了11项护理质量评价指标，与《军队医院护理质量主要评价指标》基本相同，不同的是设置了责任制护理和整体护理开展病房数、常规器械消毒灭菌合格率，一人一针一管执行率等指标。

随着国家和军队护理学科水平的不断提高和发展，以及医学模式的转变，人们的健康观、服务观、质量观都发生了较大的改变，原有的评价指标有待进一步调整和扩大。自卫生部倡导整体护理工作模式以来，对传统的护理质量管理和评价工作提出了新的要求。我国各大医院的护理管理者积极探讨整体护理的理论与实践，不断完善整体护理质量评价标准。

2. *护理质量评价指标的设置原则* 护理质量评价指标的设立是一项复杂的系统工程。要紧紧围绕进行护理质量评价的目的来设置。一项质量指标就是一项原则、程序、标准、评价尺度或其他能保证提供高水平护理的测量手段，是反映护理工作质量特性的科学概念和具体素质的统一体。因此，每一项指标的设置都应建立在科学、充分的论证和调研，以及对收集的数据进行准确统计分析的基础上，指标的设置除了遵循科学性原则外，还应遵循以下原则。

（1）实用性和可操作性：即确定的指标应能切实反映护理质量的核心，能合理解释护理质量现象，同时应考虑到质量管理的成本因素。指标的概念和原理要便于理解，指标的计算公式、运算过程也要简单实用。

（2）代表性和独立性：即选择能反映目标完成程度的指标，如病人满意度较好地反映了服务水平、技术水平和管理水平，具有一定的代表性。指标还应具有独立的信息，互相不能替代。

（3）确定性和灵敏性：即指标必须客观、确定、容易判断，不会受检查人员的主观因素影响。某些需要现场检查判定结果的指标，如基础护理合格率、病区管理合格率、护理文书合格率，由于评价结果容易受检查人员主观因素的影响，故确定性较差，必须通过合理设计调查和正确的统计学处理，以提高其确定性。对于需要通过向病人发放调查问卷才能取得数据的指标，如病人满意度，只有经过严格设计的调查工具、方式和统计方法取得的数值才具有说服力。指标还应有一定的波动范围，以区别质量的变化。如抢救物品完好率多为100%，其灵敏度较差，起不到比较评价的作用。

评价指标的筛选可选用：专家咨询法；基本统计量法；聚类分类法，即将评价指标分类，选择出具有代表性的指标，以减少评价信息的交叉重复；主成分分析法，即将多个相关评价指标合成转化为数个相互独立的主成分，并保留大部分信息；变异系数法，即选择 *CV* 值中的指标，筛除迟钝和过于敏感的指标。

3. *护理质量评价指标体系的构成* 护理质量

评价指标体系按管理层次可分为医院间评价指标体系和医院内评价指标体系。医院间评价指标体系适用于上级卫生管理部门了解和评价各医院护理质量水平和状况，为辅助决策提供依据；医院内评价指标体系适用于医院了解和评价各科室护理单元的护理质量水平和状况，奖优罚劣，提高医院护理服务水平。

传统的护理质量评价指标主要侧重临床护理质量，即执行医嘱是否及时、准确；护理文书、表格填写是否正确、清晰；生活护理是否周到、舒适、整洁、安全；有无因护理不当而给病人造成的痛苦和损害等。随着整体护理模式的广泛应用和护理工作内涵与功能的扩展，护理质量评价也应由上述狭义的概念发展为广义概念。

美国学者 Avedis Donabedian 于 1968 年首次提出质量评价的 3 个层次，即卫生服务系统的基本框架是结构质量、过程质量和结果质量的动态构成。我国则按管理流程分为要素质量、环节质量和终末质量。

(1)要素质量评价：要素质量是指构成护理工作的基本要素，主要着眼于评价执行护理工作的基本条件。评价内容如下。

①机构和人员：建立健全与等级医院功能、任务和规模相适应的护理管理体系。可设置 2～3 级质控组织，即护理部专职质量监控组；总护士长级质量监控组；护士长级质量监控小组，定期进行质量控制与改进活动。护理人员编配合理，在数量和质量上符合卫生部规定标准，如护理人员占全院卫生技术人员构成比(50%)，医护比(1∶2)、床护比(1∶0.4)，医院和病区主管护师以上人员构成比、大专以上学历人员构成比、具有执业资格护士构成比等。

②环境、物质和设备：反映医院设施、医疗护理活动空间、环境卫生检查、护理装备水平及物资设备等合格程度。如各护理单元是否安全、整洁、舒适、便捷，床单位设备齐全，护士站离重病人单元的距离、加床数以及常规物品器械消毒灭菌合格率、每年引进护理新仪器设备总值或护理仪器设备占全院构成比、护理仪器设备完好率、急救物品完好率等。

③知识及技术：反映护理业务功能与水平、开展的技术服务项目及执行护理技术常规的合格程度。如护理人员"三基"水平达标率、护理人员年考核合格率、护理人员年培训率、开展整体护理病房构成比、年发表论文数、年科研成果或革新项目数等。

④管理制度：护理工作有计划并按计划落实，规章制度健全并严格贯彻执行，护理资料齐全并尽量达到计算机管理，如年计划目标达标率。

(2)环节质量评价：环节质量管理注重在护理工作的过程中实施控制，将偏差控制在萌芽状态，属前馈控制。目前国内医院进行护理环节质量评价最常用的指标主要包括以下两类：病人护理质量指标，如：基础护理合格率、特级与一级护理合格率、病人对护理工作满意度等；护理环境和人员管理指标，如：病区管理合格率、消毒隔离管理合格率、急救物品准备完好率、陪护率、护理表格书写合格率、一人一针一管执行率、护理技术操作合格率。部分医院还增加了一些反映护理观察和诊疗处置及时程度的指标，如护理处置及时率、巡视病房及时率、输液病人呼叫率等。

长期以来，国内医院将环节质量管理作为质量监控的重点，并取得了一定的经验。主要采用的检查和评价方法为若干名护理专家现场检查某医院一定数量的病区和病人，对照相应的检查项目和标准扣分，被检查项目达到标准分数记为合格，未达到标准分数记为不合格，最后统计合格率。

(3)终末质量评价：终末质量是病人所得到的护理效果的综合反映，终末质量评价是对病人最终的护理效果的评价，属于传统的事后评价或后馈控制。这些指标的主要特点是从病人角度进行评价。常用指标包括：年度压疮发生数、年度护理事故发生次数、年度严重护理差错发生率、年度护理差错发生率、抢救成功率、出院病人对护理工作满意度、病人投诉数、护患纠纷发生次数等。有研究者认为护理效果的评价应从对病人产生的结果和对医院的影响两方面进行分析，前者包括临床护理效果、病人满意率和健康教育效果；后者包括对医院质量、医院形象和医院经济效益等方面的影响。

为了全面反映护理服务的质量要求，一般采用要素质量、环节质量和终末质量相结合的评价，三者的关系应是：着眼于要素质量，以统筹质量控制的全局；具体抓环节质量有效实施护理措施；以终末质量评价进行反馈控制。

4. 护理质量评价方法　护理质量评价是一项系统工程。评价主体由病人、工作人员、科室、护理部、医院及院外评审机构构成；评价客体由护理项目、护理病例、护士、科室和医院构成系统；评价过

程按搜集资料——资料与标准比较——作出判断的系统过程实施。按护理质量评价的对象分类的评价方法如下。

(1)以护理项目为评价对象:护理项目是质量评价的基本单元,传统的护理质量评价主要将护理项目作为评价对象,如特护及一级护理质量、护理技术操作合格率、健康教育的实施效果等。

(2)以病例为评价对象:整体护理的开展,实现了护理工作模式由功能制护理到以病人为中心的转变,而护理质量评价尚未很好地关注对整体病例的评价,即根据病例分型识别和评价病人的护理需要程度。有以下六种分型:①病情分型,区分病人的危重程度;②自理能力分型,识别需要生活照顾的病人;③心理状态分型,把握有心理服务需要和有纠纷倾向的病人;④经济地位分型,把贫困病人与社会名流区分出来;⑤护理措施分型,把不同护理等级和使用高新技术与风险技术的病人区分出来;⑥满意度分型,把不满意的病人区分开来,根据上述病例分型,建立重点病例报告制和病历质量评价标准和评价表,评价整体护理质量。

(3)以病种为评价对象:病种质量评价是一个群体质量评价层次,主要病种的护理质量在一定程度上可反映专科和医院的护理质量水平,目前国内医院护理质量评价采用的指标信息较混杂,以整体病例为评价单位,则实施过程又过细。病种质量评价体现了宏观与微观的结合,且为非随机性抽样检查,有较好的可靠性和代表性,因此正日益受到重视,但至今尚未引进国内护理管理领域。

(4)以病人满意度为评价对象:全面质量管理就是要达到让所有"顾客"满意,达到他们的期望。病人满意度评价方法,旨在从病人的角度评价医疗护理质量。由病人作出满意度评价是一种市场行为,对病人评价的重视程度,是医院市场观念的标志。从病人的观点看,护理效果质量是评价质量的主要内容,建立在病人对服务过程主观描述基础上的满意度测评,对于管理者评价护理质量非常重要,越来越受到重视。在英国,病人满意度调查已经被提议作为一项常规的审计内容。

满意度测评可以在住院病人中进行,需要专人定期访问住院医院,对一个医院来说操作性尚可,但对上级卫生主管部门来说,则较难做到。同时,住院病人的疾病转归尚未明确,有的人病情仍较重,在接受调查、回答问题或填写问卷时往往有顾虑,使调查结果与实际情况有较大出入,影响评价结果的客观、真实和公正,选择出院病人作为调查对象,可较好的避免上述问题,已被上级卫生主管部门和院内评价时采用。收集信息可采用问卷调查、电话咨询、设立意见簿、出院随访等测评方法。

满意度测评的步骤:①确定目标及评价的目的。②根据评价的目的和评价方法的优缺点选择适当的方法。③设计数据收集工具。调查表是常用的方法,必须经过周密的设计,保证其信度和效度。调查内容既要全面深入,又要简洁方便,以开放式问题作为选择。问题答案选项按标准满意度问卷调查表的 Likert 五级设计法,按各选项以 25 分的间距在 0～100 分的范围设计 5 个选项,分别为"非常好""较好""一般""较差""极差",使各医院问卷调查指标值的离散度加大,更利于进行院间评价。④数据收集与储存。调查表的发放与回收采用"双盲法",即由病人经治科室或医院的上级业务主管部门确定调查问卷的内容,病人填妥调查表后直接寄往发信机关,由上级医疗管理机关对调查表进行分析评价,以保证数据来源的真实性和准确性。⑤数据分析和报告,数据分析可从描述和深入分析两方面处理;报告时层次要清楚,重点应突出。⑥信息转化,对评价结果作出快速反应是持续质量改进的基本前提。

第四节 经济效用

护理的各项经费占了医院经费的很大一部分,护理部门对成本的控制、对预算的操纵,将对整个医院的经济利益产生深刻影响。成本核算是提高医疗卫生单位经济管理水平的重要手段,通过实行成本管理,可以降低成本,提高效率,向社会提供更好的医疗卫生服务。

一、成本控制

(一)护理成本概述

成本是在生产过程中的生产资料和劳动消耗。医疗卫生领域中,成本是指实施某项卫生规划或方案所要投入的人力、物力和财力等全部卫生资源的消耗价值。成本通常可以用货币单位统一计量，卫生经济评价要求将成本划分成两部分：一是直接成本，即某方案实施过程中卫生资源的直接消耗，如与疾病直接相关的诊断、治疗等费用；二是间接成本，即人们由于疾病或死亡给社会造成的经济损失，如疾病引起的休工、休学等造成的经济损失。

护理成本是医疗单位在护理服务过程中所消耗的物质资源价值和必要的劳动价值的货币表现。卫生经济评价要求将护理成本划分为两部分，即直接护理成本和间接护理成本。直接护理成本是与护理服务直接相关的卫生资源的直接消耗，如护理人员的工资和护理材料消耗。间接护理成本并不与护理工作直接有关，但是为护理服务的提供起必要的支持作用，如物质资料消耗所转移的价值，包括房屋、医疗器械设备折旧等劳动资料和医院为进行护理业务活动所开支的各项管理费用。

护理成本分类：根据会计核算和医院管理目的的不同，对成本进行不同的分类。

1. 按成本与服务量的关系分类

(1)固定成本：有些成本总额在一定时期内和一定服务量范围内，不受服务量增减变化的影响而保持不变关系，称为固定成本。如护理部主任的固定工资，在一定时期及一定业务量范围内，其总额不随工作量的变动而变动。

(2)变动成本：有些成本总额与业务量增加呈正比例变动关系，称为变动成本，但每一单位成本额保持不变，变动成本包括卫生材料费、低值易损耗品等。如医院使用的一次性注射器的成本总额，随注射人数的增加而增加，此类成本为变动成本。

(3)总成本：指在特定技术水平和要素价格条件下，生产某一特定产量所需要的成本总额，是固定成本与变动成本之和。

(4)混合成本：有些成本总额随医疗服务量变动而变动，但不保持正比例变动关系，这种兼有固定成本和变动成本特性的成本，称为混合成本。比如电费，医院或护理院要花费一定的成本用于走廊等公共区的照明，而病房只有在有病人时才回收照明费。因此，尽管包括一部分固定成本，电费还是随病人住院天数的增加而增长。

(5)阶梯固定成本：阶梯式成本与固定和变动成本相关，在一定范围内变动，但在较小的范围内保持不变。如在一定工作负荷下，一个护理单元需要聘用 5 名护士，一旦超出此范围就会聘用 6 名，显然，病人越多、病情越重，就需要更多的护理时数，如果按每个住院病人需要 4.2h 的护理时数配置护士，医院不会因为增加了 1 名病人，而为了多出的 4.2h 的护理时数去增加 1 名护士。

2. 按成本的计入方法分类

(1)直接成本：直接成本是指护理服务过程中耗费的可依据凭证直接计入护理服务成本的费用，如工资、卫生材料及低值易耗品。

(2)间接成本：间接成本是指在护理服务过程中无法直接计入某服务项目，而需经过合理分摊进行分配的成本，如行政管理、后勤辅助部门的费用等。

3. 按成本的可控性分类

(1)可控成本：可控成本是指某一时期内，在某个部门或某个人职责范围内能够直接确定和控制的成本。如医疗服务中的药品费、卫生材料费。

(2)不可控成本：不可控成本是指在一定时期内，某个特定部门无法直接掌控，或不受某个特定部门服务量直接影响的成本。如固定资产折旧、大修理费等。

一般情况下，变动成本属于可控成本，固定成本属于不可控成本；直接成本属于可控成本，间接成本属于不可控成本。

4. 按成本在经营决策中的属性分类

(1)机会成本：指某项资源未能得到充分利用而放弃掉的机会所带来的成本，在卫生决策中，选择了一种方案，必然放弃其他一些方案，在被放弃的方案中最好的一个方案的效益，就是所选择方案的机会成本。机会成本并非实际支出，不计入账册，只是在评价和决策时作为参考依据。

(2)边际成本：指增加一单位的产量所要增加的成本量，即总成本对应于总产量的变化率。

(3)沉没成本：指过去的规划已支付的成本，与目前要进行的决策无关。

(二)护理成本核算

成本核算是提高医疗卫生单位经济管理水平的重要手段，通过实行成本管理，可以使有限的卫生投入，依靠技术进步、科学管理和结构调整，来降低成本，提高效率，向社会提供更好的医疗卫生服务。

1. 护理成本核算的作用

(1)成本核算是降低医疗护理成本的有效途径：通过护理成本核算，可以明确为病人服务过程中实际消耗的护理人力、物力和财力，真实地反映护理资源的耗费，从而提出最有效的护理方案，以降低护理成本，减轻病人负担，达到以较低的成本提供较高质量服务的目的。因此，加强护理成本核算和成本分析，对节省护理资源、降低卫生费用有重要意义。

(2)成本核算是确定护理服务价格的重要依据：护理服务价格是护理服务价值的货币表现，依据成本定价是医院得以维持并为人民提供医疗服务的保证。护理服务消耗需通过合理收费得到合理补偿，护理成本核算可为国家、卫生部门、医院制定合理护理价格提供正确依据。

(3)成本核算是评价护理工作效益的基础：护理服务成本的高低表示护理服务过程中耗费劳动量的大小，通过劳动耗费与劳动成果的比较，可以发现管理中的问题和薄弱环节，有利于促使医院不断挖掘和充分利用潜在力量，达到向管理要效益的目的。护理服务成本在很大程度上反映了护理服务的社会效益和经济效益，是反映医院工作质量的一个重要指标，成本核算同时也为评价卫生服务综合效益提供信息资源。

2. *护理成本核算的原则* 成本核算的目标是努力提供实际成本信息，要提高成本信息的质量，发挥成本核算的作用，必须遵循以下原则。

(1)按实际成本计价的原则：护理成本必须正确反映实际发生的经济资源耗费，成本计算应当按实际发生额核算成本，不得以估价成本、计划成本代替。

(2)分期核算原则：成本核算应与整个会计分期一致，分别核算各期成本，以确认成本发生的时间和分配时间，一般按月进行，同一项成本，计算期内核算的支出、收入和起止日期必须一致。

(3)责权发生制原则：这一原则是按收益原则正确进行成本计算的基础，凡是应由成本负担的支出，不论是否在本期支付，都应计入本期成本，本期支付应由本期和以后各期负担的费用，应按一定标准分别计入本期和以后各期；凡是不应由本期成本负担的费用，即使在本期支付，也不应计入本期成本。

(4)一致性原则：成本核算时各种成本费用的计价方法、固定资产折旧方法、成本核算的对象、成本计算项目、间接费用的分摊方法等，前后会计期间必须保持一致，不得随意更改，这样才能具有可比性。

(5)重要性原则：指在成本核算过程中应基于管理的要求区分主次，对于那些对成本有重大影响的内容和项目，应重点处理，力求简洁；对无重大影响的成本，可简化处理，以提高效率。

3. *护理成本核算的内容*

(1)护理人力成本：包括各级护理人员的工资、奖金及补贴。

(2)材料成本：主要指护理过程中消耗的卫生材料和低值易耗品的消费。

(3)设备成本：固定资产折旧及大修费。

(4)药品成本：护理过程中使用的药品费用。

(5)作业费：公务费、卫生业务费、供应消毒费、洗涤费。

(6)行政管理费。

(7)教学及研究费用。

4. *护理成本测算方法*

(1)项目法：项目法是以护理项目为对象，归集费用与分配费用来核算成本的方法，如一级护理中更换床单、口腔护理、预防压疮护理成本的核算。制定计算护理项目成本可以为指定和调整护理收费标准提供可靠的依据，也可以为国家调整对医院的补贴提供可靠依据。但是项目法不能反映每一疾病的护理成本，也不能反映不同严重程度疾病的护理成本。

(2)床日成本核算：护理费用的核算包含在平均的床日成本中，护理成本与住院时间直接相关，床日所包含的服务内容虽有一定的差别，但一般常规性服务项目都包含在内，这种方法并未考虑护理等级。

(3)相对严重度测算法：将病人的严重程度与利用护理资源的情况相联系。

(4)病人分类法：以病人分类系统为基础，测算护理需求或工作量的成本核算方法，根据病人的病情程度判定护理需要，计算护理点数及护理时数，确定护理成本和收费标准。

(5)病种分类法：病种分类法是以病种为成本计算对象，归集预分配费用，计算出每一病种所需护理照顾的成本的方法，以病种服务收费是将全部的病种按诊断、手术项目、住院时间、并发症和病人的年龄、性别分成467个病种组，对同一病种组的任何病人，无论实际住院费用是多少，均按统一的标准对医院补偿。

(6)综合法：即计算机辅助法，结合病人分类系统及疾病诊断相关分类法（diagnosis，related groups，DRGs）分类，应用计算机技术建立相应护理需求的标准实施护理。

二、预算管理

(一)预算相关概念

预算就是计划，是经营决策所确定的具体目标，通过有关数据集中而系统地反映出来就是预算，预算控制是通过预算形式对企业未来经营活动发生的成本、费用、收入、利润等加以干预、协调和指导过程。

1. 预算的分类

(1)操作预算：操作预算是由日进出量得到年收入与支出的计划，如果显示收入大于支出，意味着1年有望获利；如果是以盈利为目的的医院，那么一些利润将以股息的形式支付给股东，至于非盈利的医院赚得的利润将用来更换设备、修缮旧建筑或扩大服务范围。

操作预算中的收入从医疗保险、医疗补助、其他个人保险、自费医疗和捐助中获得。操作预算也是每个部门经营的计划。

(2)零基预算：零基预算是对任何一笔预算收支，都必须以零为起点，从根本上去考虑他们的必要性和规律。这样能使所编制的预算数字更切合当期的实际情况，从而使预算充分发挥其控制实际收支的作用。

(3)长期预算：长期预算是管理者建立的长远计划，操作预算只是对第2年的详细计划，而医院的许多部门需要一个长期计划。可以是未来的3年、5年或10年的规划，通常长期预算不必很详细。

(4)项目预算：项目预算是分析特定项目的预算，一般用于发展新项目或对现有项目的检测，项目预算不仅仅是对第2年的收入与支出的计划，其目的是做决定，即是否采用此新项目。即使是基本项目，也面临如何选择的问题。通常，特定项目的预算是长期预算的结果，项目预算经常跨越几个部门，他们必须由几个主要部门组成的委员会来决定。

(5)资金预算：卫生保健机构项目的许多花费需要一年多的时间，这些被称为资金花费，在整个项目前不必考虑，也不会影响整个项目的预算，资金预算只需与一个部门或单元关联，可能是已有项目的一部分，但资金花费经常涉及特定目的的大量资金。资金项目着眼于投资，资金预算可以超出现金，用更广的视角看待成本与利润，可考虑到给组织带来的一般利益，为了机构生存，管理者必须知道哪些会有利润、哪些会亏损，要有足够的营利活动去弥补那些亏损。

(6)产品线预算：卫生保健机构的预算部门主要着眼于科室或部门，如放射科、营养科、护理部等分别制定自己部门的预算。在实施部门预算的时候，卫生保健机构已开始了产品线预算。产品线是指一群具有共同特征可以归类的病人，如同一诊断的病人。

(7)现金预算：现金是机构的活力，机构的生存依赖于持有足够的现金，使其能满足支出的需要，操作预算注重于机构的收入和支出，如果机构亏损，将会反映在操作预算上，但是，即使没有亏损，机构也可能面临现金危机。组织的现金花费是很普遍的，如工资通常按月、双周或周支付，但现金收入如果因病人账单或其他原因在某些部门拖延，即使机构盈利，也逐渐用完现金，而且这种情况会随着病人的增多而日益严重。

另一现金问题与主要资金费用有关，仅一年的资金花费可以在操作预算中表示来年的花费，比如机构预算增加1 000万元的设备，预算寿命为20年，那么每年花费1/20，也就是每年有50万元作为折旧费在操作预算中，但这1 000万元必须以用现金支付才能建成，结果将比操作预算中多花费950万元。

(8)绩效预算：绩效预算是一种用于根据成本中心所取得的成就，以及取得此成就所需的成本来评估中心活动的预算方法。它是一种以具体设计来评估成本中心复合成果的预算方法，而不是一种单一的预算产出。

2. 预算方法

(1)预算准备的合适时间：管理者经常遇到这样的问题：何时做预算？做的频率如何？这个问题随预算种类而定，有些只做1次，有些10年做几次，有些1年1次。

一次预算：有些特殊目的的预算，只需准备1次，项目预算是在机构提供新服务新项目评估时必须考虑的，预算项目对于给定项目一般只用一次，如果项目被拒绝，就没必要定时回顾了，如果被采用，则需要定时回顾，并比较实际的预算和结果。

很少做的预算：长期预算一般很少做，这种预算会跨越5年或10年，虽然一些机构每年都会做调整，但预算的主题在这几年内仍不改变，以保持其计划执行的稳定性，长期预算每年还需回顾一下是否有没预料到的情况出现，及时修正计划。长期预算比项目预算简略，所以没必要像项目预算那么长的时间准备，但它不是只与一个部门、科室项目有关，而是关于机构为什么存在和其发展方向这些核心问题，如果机构确定发展方向有困难，将要花费几个月的时间使机构和雇员对计划意见达成一致。

年度、月度预算，操作、资金、现金、进展预算均是这种，每年都必须做，但也有必要把年度预算分成几个短的时期控制成本，如果把科室、部门、机构作为一个整体，等到年底做预算很不方便，因为到年底很多问题已经出现，应该在中途就改正；也有些问题虽然可以在来年预算中改正，但到那时只能等到来年年底才能知道是否成功，所以月度预算对控制运行很重要。

连续预算，一个系统中常注重于操作和现金的年度预算，实际上，如果预算做的烦琐些，一些弱点就可以克服，连续预算是每个月做来年这个月的预算，比如知道了一月份的实际结果，就可在二月份中或二月份底做来年一月份的预算。连续预算与传统年度预算相比有4个问题能被解决，即对预算的态度、时间的管理、预算的精确性和对将来的把握。

(2)态度：许多管理者发现预算与他们的工作相去甚远。预算1年1次，与日常工作有很大的不同，需要用几周或更多时间去完成明年的预算，因此很不情愿面对。但是，如果将预算建立在每个月计划的基础上，使它成为正常工作的一部分而不是插入部分。管理者就不会觉得繁重。

(3)时间管理：时间问题与态度问题息息相关。在连续预算中，有很多事要做，整整一年庞大的计划被摆出来，如果1个月中有几天不工作，这个月里就没有什么重大的进展，1个月有几周不工作就有很多事要被拖延，要花几个月的努力赶上。所以在预算中时间管理很重要，不可使预算任务在拖延中变得繁重。

(4)精确性：在今年七月份过去时做明年七月份的预算，可使明年七月份的预算更实际、精确地反映七月份的状况，连续预算发展的月预算并不是最终批准的预算，每年要做1次协商和改进。

(二)护理预算目的及程序

预算对于大医院或小的医疗机构都很重要，无论是卫生管理机构、社区、医院还是养老院的护理管理人员，都需要进行预算及掌握预算技巧。

1. 预算的目的

(1)有效运用资源：财务管理者曾经尝试给护理部和科室提供预算，护理管理者只要被告知自己需要雇佣多少护士，需要花费多少就可以，然而，这种方法提供预算注定要失败，因为财务管理者不是能监控影响护理的因素，然而，护士由于直接统计疾病种类的变动和护理技术的改变，并要知道医生要进一步治疗还是终止，知道哪些病人需要住院多长时间，因此，只有工作在护理部或科室的护士才可以合理评估所需的护理资源。

(2)提供管理绩效评价的标准：预算是各部门、各职工要努力达到的标准，也是评定和考核业绩的依据。预算并不与临床工作相隔离，相反，预算常常直接面对临床护理工作量及工作方式，在护士为病人制订护理计划时，同样应把预算作为计划贯穿于临床护理中，应提供什么样的临床护理，只有这样才能使每一位病人都受益。

(3)提供管理的功能：预算可以使护理部更好地计划自己的活动和控制成本，并在财政范围内提供尽可能好的服务，预算是护理管理者的一种工具，使管理者将资源更好地服务于病人，避免浪费，管理者必须了解预算项目及过程，才能建立合理、可行、有效地预算。预算中制定的数量目标就是工作中应控制的标准，在预算执行过程中，管理者要关注于预算过程而不是完成一份标准的表格。

(4)提供沟通的功能：预算使管理者必须先做计划，让他们提前注意到问题和机会，有足够的时间应对，预算可以使科室及部门之间更高效地合作，避免重复劳动并及时共享重要的信息，通过编制预算可以正确处理各部门之间的关系，协调他们的工作。

(5)作为决策的基础：医院编制各种预算就是制定各种具体目标，编制全面预算就是制定全部计划的总目标。预算实质上是反映管理部门和职工的期望。因此，编制预算的过程也是制定和明确目标的过程，同时，通过预算平衡，可以把各个部门的工作有机结合起来，统一于一个共同的奋斗目标中，从而有目的、有计划地安排好各项工作。

2. 编制预算的程序　编制预算的程序概括起来就是有两种类型：一种是自上而下的由各级领导编制，最后让下级部门执行的工作程序；另一种是最先由最低层编制自身的预算，然后交上级审查，反复修改平衡后交最高领导批准的自上而下的工作程序，这种编制预算的程序叫做“自我参与预算”，西方企业大部分采用“自我参与预算”的程序，因为，这种预算受到广大职工的欢迎和支持，容易贯彻执行，能较好地完成预算确定的各项目标和任务。为了更好地完成编制预算的工作，西方大中企业还成立了专门的预算指导机构，即预算委员会。预算委员会由各部门负责人参加，财务副总经理等高级会计领导人主管，委员会负责各部门预算的协调工作，解决冲突，作出决定。医院编制预算的程序具体分为以下几步。

(1)预算期前，医院最高领导人提出战略，这是各级、各部门编制预算的标准。

(2)在预算期前一定时间(一般为 1 个月)，由各基层部门主管人员根据战略目标和群众意见做出详细的部门预算。

(3)部门领导人审定所属机构的预算，并在预算期前报预算委员会。

(4)预算委员会审查各部门的预算，经过反复协调和平衡后汇编全面预算，并报最高领导人审批。

(5)在临近预算期，企业最高领导人把审批的全面预算交预算委员会并分别下达到所属各部门贯彻执行。

(三)绩效预算

绩效预算可根据成本中心所取得的成就及所花费的成本来评估成本中心的活动。它是一种以具体设计来评估组织成果的预算方法，通过绩效预算可以更好地理解资源投入与产出水平以及质量三者之间的关系，绩效预算是护理管理者应掌握的一种重要工具。

传统意义上说，预算主要强调的是部门或成本中心使用的资源，如护士的数量和工资、一次性使用物品的价格和消耗、护理培训教育费用等医院为了达到目标所需要的资源投入。绩效预算将注意力从计划要使用的资源转移到达到的目的上。绩效预算的步骤如下。

1. *辨明成本中心的绩效领域*　绩效领域是指科室的目标或所要达到成果的领域，在开发绩效领域时，管理者应当考虑许多问题，比如：需要测量哪些重要目标？护士长应掌握哪些绩效因素，哪些绩效还未掌握？护士长如何最有效地利用工作时间？护理人员如何最有效地利用工作时间？常见的绩效领域包括护理质量、病人满意度、工作人员满意度、生产率和创新。

进行绩效预算首先应了解目标管理，目标管理是一种预算技术。当管理者及其下属制定并认同了一组目标，这组目标将被视为绩效测量的基础，目标管理要求给每位护士长一套具体的、可测量的目标，这些目标代表了管理者的业绩，并非整个医院的业绩。护理管理人员必须努力地为护理单元工作，配置员工，控制成本，提高生产率，改善病人和员工的满意度，革新和进行长期规划，这些都是护理管理者和医院的一些关键绩效领域。

2. *评估现行成本中心的项目预算*　绩效评估可用来评估成本中心的操作预算成本，在一个护理单元里这种预算包括下列一些项目的成本，如护理管理人员的工资、临床护理人员的工资、教育培训费和低值易耗品费用等。

3. *决定每一绩效领域中资源的应用分配比例*　通过开发资源分配模型，能够使管理人员去思考哪些是工作中真正重要的部分，以及他们的重要程度，例如：病人的满意度对医院非常重要，那么管理人员就必须思考在提高病人满意度方面，是否投入了足够的时间和精力。因此，护理管理人员进行提高病人满意度这一绩效预算时，在资源的分配上，就应考虑自身投入多少时间、护士投入多少时间，以及其他资源投入多少。

由于资源的有限性，为了达到预期目标，护理管理者将决定如何来分配资源，总投入将按照一定比例投到不同的绩效领域，如在护理质量管理上需投入多少资源。此外，每种资源都根据不同需要进行分配，例如护士长将其时间的 5%，临床护士时间的 35%和低价易耗品的 90%用于病人的直接护理。资源的分配应以医院工作重点为基础，但最初进行绩效预算时，管理者可根据历史信息来决定资源的分配。信息可以通过两种途径获得：一是让所有护理人员对几个星期的工作时间进行记录；二是让他们对自己的工作时间进行一个恰当的估计。一旦绩效预算完成了，护理管理人员就能获得更多的信息，同时也能做出更明确的选择，以更有效的方式重新分配资源。

4. *将中心的预算成本按比例分配到各自的绩效领域中去*　一旦决定了每种资源应用到每一绩效领域的百分比，接下来就必须计算有多少资金将被用于每一绩效领域。方法为：用每一被分配到对应绩效领域项目的百分比乘以预算中心该项目的资金总数。例如：若护理管理人员的薪水是 50 000 元，其工作时间的 10%用于改善护理质量，那么花在质量管理上的资金就是 5 000 元，如果此单位的护理人员总共赚了 5 000 000 元，他们花了自己的

5%的时间去改善质量，那么就有另外25 000元被用于改善质量，最终用于质量提高这一绩效领域的总成本为30 000元。

5. 为每一绩效领域选择绩效测量法，确定各部门的目标成本　不同绩效领域可以有不同的绩效测量方法，护理管理者根据所选测量法来决定各部门每一目标的预算成本。例如：护理管理人员要以给药错误的次数来测量护理质量提高的效果，假设该绩效预算要达到减少30次的给药错误，上面提到30 000元被计划用于质量提高，那么可以说减少每例给药错误的预算为1 000元，第2年的绩效预算仍需要这样一笔资金，以确保护理质量保持在这一水平上。

我们需要选择合适的绩效领域，选择适当的绩效测量方法，从而使护理管理人员明确每一关键领域中工作的完成情况，明确领域达到的各项目标，例如：绩效预算要确定究竟会减少多少次给药差错；还要确定未达到这一目标究竟需要投入多少。所以，为达到减少给药差错这一目标，就要对护理人员投入的时间进行预算，这样才能使目标与资源投入相匹配。

（叶文琴）

参考文献

[1] 叶文琴，朱建英. 现代医院护理管理学. 上海：复旦大学出版社，2004

[2] 李继平. 护理管理学. 北京：人民卫生出版社，2006：11

[3] 郭子恒. 医院管理学[M]. 5版. 北京：人民卫生出版社，2000：118

[4] 杜萍，叶文琴. 翁素贞. 上海市护理人员工作满意度现状研究[J]. 护士进修杂志，2007，22(17)：1556-1558

[5] 叶文琴，徐筱萍，王小兰. 二级与三级综合性医院护理人力资源的配置模型[J]. 解放军护理杂志，2008，10(25)：10-12

[6] 杜萍，叶文琴，王小兰. 上海市三级综合性医院护理人力资源配置模型研究[J]. 护士进修杂志，2008，23(16)：1447-1449

[7] 王小兰，叶文琴. 对我国现行护理工作量测量方法的思考[J]. 护士进修杂志，2007，22(7)：601-602

[8] 赵芹芹，刘华平. 重症监护室护理人力资源配置方法的研究进展[J]. 中国护理管理，2007，7(4)：43-46

[9] 李秀娥，李文秀，杨悦，等. 工作量分析法在护理管理中的应用[J]. 护士进修杂志，2007，22(11)：1002-1003

[10] 王小兰，叶文琴，杜萍，等. 上海市三级综合性医院急诊科护理人力资源配置模型的建立[J]. 解放军护理杂志，2008，5(25)：7-9

[11] 杜萍，叶文琴，张玲娟. 医院护理人力资源配置方法的研究现状[J]. 解放军护理杂志，2007，24(6)：47-48

[12] 曹洁，张玲娟，陆小英，等. 国外护理人力资源配置研究方法介绍[J]. 护理学杂志，2007，22(21)：89-91

[13] 叶文琴，刘玮琳，宫克. 上海市三级甲等医院外科等级护理项目成本研究[J]. 中华护理杂志，2005，40(11)：812-815

[14] 田梅梅，杜萍，叶文琴. 肿瘤内科患者入住康复护理床位标准总原则的研究[J]. 护理学杂志，2009，24(15)：1-4

[15] 杜萍，叶文琴，田梅梅. 基于Delphi法的康复护理床位内科入住病种研究[J]. 护士进修杂志，2009，24(16)：1462-1464

[16] 刘华平，巩玉秀，幺莉，等. 护士人力资源现状分析和配置标准研究[J]. 中国护理管理，2005，5(4)：22-25

[17] 杜萍，叶文琴. 医院护理人力资源配置现状与对策[J]. 中国卫生资源，2006，9(5)：202-203

[18] 卫生部统计信息中心. 2009中国卫生统计年鉴[DB/OL]. [2010-01-08]. http://www. moh. gov. cn/publicfiles/business/htmlfiles/zwgkzt/ptjnj/200908/42635. htm

[19] 曹洁，叶文琴，周咏梅. 某三级甲等医院护理人员等级划分的研究[J]. 中国护理管理，2008，8(6)：14-16

[20] 叶文琴，杜萍，徐筱萍. 上海市护理人力资源配置现状研究. 中华护理杂志[J]，2006，41(10)：874-877

[21] Ernell S, Ayah J, Julie S, et al. The Registered Nurse Population March 2000[M]. USA：Department of Health and Human Services Health Resources and Service Administration Division of Nursing，2002：25

[22] 李淑花，商临萍. 我国护理学硕士研究生教育培养现状[J]. 护理研究，2009，23(3A)：582-584

[23] 程海燕. 我国护理人力资源现状分析与对策[J]. 齐鲁护理杂志，2008，14(7)：93-94

[24] 闫怡静. 医院护理人员配备的研究进展[J]. 中华护理杂志，2003，38(4)：295-296

[25] 卫生部统计信息中心. 2008年中国卫生统计提要[R/OI]. [2008-05-30] http://www. moh. gov. cn/publicfiles/business/htmlfiles/zwgkzt/ptjty/200805/35671. htm

[26] 潘孟昭. 护理学导论[M]. 北京：人民卫生出版社，1999：42

[27] 叶文琴，杜萍. 上海市护理人力资源配置与人才需求研究. 中国护理管理[J]，2006，6(11)：14-18

第5章

医院感染护理

第一节　医院感染护理学绪论

医院感染的预防和控制措施贯穿于护理活动的全过程，涉及护理工作的诸多方面。世界卫生组织(WHO)提出的有效控制医院感染的关键措施为：消毒、灭菌、无菌技术、隔离、合理使用抗生素，以及监测和通过监测进行效果评价。这些无一不与护理密切相关。实际上，这些预防、控制医院感染的手段，就是护理工作的基础，要想做好任何一项实质性护理，都离不开这几方面的知识和技术。因此，研究医院感染的发生、发展规律及其预防和控制方法，尽力降低感染发生率不仅是护理学的主要任务，也是提高护理质量，促进护理学科发展的重要内容之一。

一、医院感染的基本概念

1. 医院感染的定义　医院感染(nosocomial infections，hospital infections)亦称医院获得性感染(hospital acquired infections，HAI)。笼统地说，它是指发生在医院内的一切感染。我国卫生部于1997年组织国内专家根据我国医院感染研究进展，重新修订了医院感染诊断标准，并于2001年1月3日颁发实施。新的诊断标准将医院感染定义为：住院病人在医院内获得的感染，包括在住院期间发生的感染和在医院内获得出院后发生的感染；但不包括入院前已开始或入院时已存在的感染。医院工作人员在医院内获得的感染也属医院感染。

在医院感染诊断中首先应明确是医院感染或非医院感染，判别的原则如下。

下列情况属于医院感染：①无明确潜伏期的感染，规定入院48h后发生的感染为医院感染；有明确潜伏期的感染，自入院时起超过平均潜伏期后发生的感染为医院感染。②本次感染直接与上次住院有关。③在原有感染基础上出现其他部位新的感染(除外脓毒血症迁徙灶)，或在原感染已知病原体基础上又分离出新的病原体(排除污染和原来的混合污染)的感染。④新生儿经母体产道时获得的感染。⑤由于诊疗措施激活的潜在性感染，如疱疹病毒、结核杆菌等的感染。⑥医务人员在医院工作期间获得的感染。

下列情况不属于医院感染：①皮肤黏膜开放性伤口只有细菌定植而无炎症表现；②由于创伤或非生物性因子刺激而产生的炎症表现；③新生儿经胎盘获得(出生后48h内发病)的感染，如单独疱疹、弓形虫病、水痘等；④患者原有的慢性感染在医院内急性发作。

医院感染按临床诊断报告，力求作出病原学诊断。医院感染分系统及部位诊断，限于篇幅本节未录入，请参见原文件。

2. 医院感染的研究对象　广义地说，医院感染研究的对象是指一切在医院活动过的人群，如住院病人、医院职工、门诊病人、探视者或陪护家属。但由于以上部分人群在医院里逗留的时间短暂，而且感染因素较多，难以确定其感染源是否来自医院。因此，医院感染的研究对象主要应为住院病人和医务人员。

二、医院感染的分类

医院感染按其病原体的来源可分为内源性和外源性；按其预防性可分为可预防性和难预防性；按其感染途径又可分为交叉感染、医源性感染和自身感染三类。由于后两种分法，其界限往往不易肯定，多数人常采用前一种分类。

1. 外源性感染　外源性感染(exogenous infections)，通常是指病原体来自病人体外，如其他病人、病原携带者，包括医院工作人员及探视者，以及污染的医疗器械、血液制品、病房用物及环境等的医院感染。这类感染通过现代的消毒、灭菌、隔离和屏障护理、无菌技术等措施的应用，基本上能达到有效地预防和控制。

2. 内源性感染　内源性感染(endogenous infections)也称自身感染(autogenous infections)。引起这类感染的微生物来自病人体内或体表的正常菌群或条件致病菌，包括虽从其他病人或周围环境中来的，但已在该病人身上定植(colonization)的微生物。在平时定植的正常菌群对宿主不致病，形成相互依存、相互制约的生态体系。但是，当病人健康状况不佳，抵抗力下降或免疫功能受损，以及抗生素的应用等因素，可导致菌群失调或使原有生态平衡失调，菌群移位(易位)，从而引发感染。

针对具有内源性感染危险因素的病人，通常采取以下预防原则：①避免扰乱和破坏病人的正常防疫机制；②严格执行合理使用抗生素规定，注意保护正常菌群抗定植的能力，尤其是尽量减少使用广谱抗生素，必要时实施限制使用抗生素制度；③仔细检查和明确病人的潜在病灶(如龋齿、鼻窦炎、胆囊炎等)及金黄色葡萄球菌、沙门菌等带菌状态，并及时给予适当治疗；④对感染危险指数高的病人，采取保护性隔离和选择性去污染等措施，控制内源性感染的发生条件。

第二节　医院感染的传播过程

感染是病原微生物经由一定途径侵入易感宿主的体内，或者病人自身某一部分原有菌群通过移位途径进入另一部位，并在该部位生长、繁殖而引起的病理变化。感染的发生必须具备 3 个基本条件(或 3 个环节)：感染源、传播途径和易感宿主。所谓“感染链”即由这三者共同组成。三者同时存在，并相互联系，感染就会发生。预防、控制感染就是要干预和阻断三者之间的联系。

一、感　染　源

导致医院感染的感染源可归纳为：①来自病人自身特定部位(胃肠道、呼吸道、皮肤、泌尿生殖道、口腔黏膜等部位的寄居菌)的正常菌群；②来自周围已感染或带菌的病人(现患者、潜伏期病人及带菌者)；③来自医院带菌的工作人员；④来自带菌的病人家属及探视者；⑤来自医院的环境(主要指病房中设备和其他物体，特别是有水的环境常成为环境储菌源)；⑥来自未彻底消毒灭菌的医疗器械和不合格的一次性使用无菌物品；⑦来自血液制品、药物；⑧动物感染源等。

感染源传播性的强弱，取决于疾病的种类，排出的病原体数量、频率，以及活动的方式和范围。

二、传 播 途 径

传播途径是指病原微生物从感染源传到新宿主的途径和方式。微生物可通过多种途径传播，即使同一微生物也可通过多种途径传播。传播途径主要有六种类型：接触、飞沫、空气、共同媒介传播、医源性传播、生物媒介传播。

1. 接触传播　接触传播是医院感染主要而且常见的传播途径，一般有下列两种形式：①直接传播；②间接传播。

2. 飞沫传播　理论上是接触传播的形式，但又不同于接触传播，它与直接接触或间接接触的机械移动传播有很大的不同，因此将其从接触传播中分离出来。人在咳嗽、打喷嚏或谈笑时，会从口腔、鼻孔喷出很多微小液滴，称为飞沫，医护人员在进行诊疗操作，如支气管镜或吸痰操作时，也可接触许多含微生物飞沫(主要为呼吸道黏膜的分泌物，一次咳嗽或喷嚏可产生含有微生物飞沫颗粒 10^5 个以上)。其中较大的飞沫在空气中悬浮的时间不长，喷射的距离不过 1m 左右，因此，专用的空气处理和通风设备不是必需的，也不需要采取空气隔离。但若易感者处于近处，接触到含致病菌的飞沫，即可引发感染。

3. 空气传播　这是病原微生物经由悬浮在空气中的微粒-气溶胶来传播的方式(气溶胶是指固体或液体微粒散布、悬浮在空气中的一种胶态分散系，常含有大量病原微生物)。微生物气溶胶的种类繁多而构形复杂，但传播医院感染的主要由从感染源排出的带菌飞沫水分蒸发，形成脱水蛋白质外壳，内含病原体，称为飞沫核或形成灰尘粒子(菌尘)，粒径多数 $<5\mu m$。这种微粒能在空气中悬浮较长时间，并可随气流漂浮到较远处(所以可造成

多人感染，甚至导致医院感染暴发流行)。因此，需要依靠环境屏蔽，如单人房间、专门的空气处理系统和通风设备，以防止空气传播。经空气传播的微生物包括：结核、麻疹、水痘等。

4. 共同媒介传播　主要指通过微生物污染的水、食物、医药和设备等传播。

5. 医源性传播　传播涉及的范围往往比较广泛，而且常可导致医院感染的暴发流行。在医院中其媒介物大致可分下列三类。

(1)血液及血液制品传播。

(2)输液制品与药品的传播。

(3)各种诊疗设备、微生物实验室的各项操作，以及空气调节系统等，均可能造成医源性传播。

6. 生物媒介传播　是指某些动物和媒介昆虫携带病原微生物的传播，如蚊子传播疟疾、乙型脑炎、登革热等，带病毒的革螨叮咬使受体感染出血热病毒(汉坦病毒)引起流行性出血热(肾综合征出血热)，以及苍蝇、蟑螂、鼠类扩散污染物质而造成感染等。

三、易感宿主

易感宿主是指对某种感染性疾病缺乏免疫力而容易感染的人。若把易感者(宿主)作为一个总体来考虑，则称为易感人群。人群遭受感染程度称为人群易感性。易感性取决于构成人群的每一个体的易感状态，反映该人群内易感者与有免疫力者之间的相对关系，可用易感率来表示。病原体传播给宿主之后，并不能总引起感染，这主要取决于病原体的致病性(毒性)、宿主防御功能的强弱及环境条件(传播方式)三要素，组成了感染流行病学“三角”。因此，免疫低下的易感宿主的存在，是医院感染发生和流行的主要危险因素之一。

病人对同一种致病微生物的抵抗力差别很大；有些人能抵抗并消灭致病微生物；另一些人接触后与之共存而成为携带者；而还有些人则发展成疾病，如糖尿病，或接受放射治疗、使用抗生素、皮质类固醇及免疫抑制药等治疗的淋巴肉瘤、白血病、恶性肿瘤、粒细胞减少症和尿毒症，患者特别易感；老龄、慢性消耗疾病、休克、昏迷、创伤、术后等都可使人成为易感者。

总的来说，预防和控制医院感染就是要排除危险因素，即找到并消除感染源，切断传播途径，或提高宿主的免疫力。但是，要完全消除感染源或改善宿主的状况是不易做到的，最简单、直接而又有效地中断感染链的方法就是利用消毒、隔离、无菌技术等手段来阻断传播途径。

第三节　医院感染的微生物学原理

一、人体的正常菌群

在人体的皮肤、黏膜与外界相通的各种腔道(如口腔、鼻咽腔、肠道、生殖泌尿道)等部位，均存在着对人体无害的庞大微生物群，包括大量停留在机体中的原籍菌和外籍菌(过路菌)。正常菌群绝大部分是厌氧菌，它们在人体特定部位定植，且密度极高，与定植区的黏膜上皮细胞有密切关系。这些微生物群在发生、发展过程中，无论是群体内部或它们与人体之间，均形成一种自然生态体系，互相依存、互相制约，经常保持着生态平衡；由于人们对细菌及真菌了解得较多，故习惯称为正常菌群。

人类各部位的正常菌群一般不仅对人体无害，反而有利。正常菌群的生理作用包括降解肠道未消化的食物残渣，以利吸收，同时参与合成各种维生素的营养作用；能产生多种抗原物质，刺激机体免疫应答，是非特异性免疫功能不可缺少的组成部分；有定植抵抗力，通过争夺营养物质和空间位置，产生代谢产物杀伤侵入的有害细菌等。而且，在人体皮肤、黏膜表面特定部位的正常菌群，通过黏附和繁殖能形成一层自然菌膜，有利于抗拒致病微生物的侵袭及定植，被视为机体防止外来菌侵入的生物屏障。

二、微生态的失衡

微生态的平衡是指在长期进化过程中形成的正常微生物群与不同宿主在不同发育阶段动态的生理性组合，达到定位、定性、定量3个方面的平衡。微生态平衡对人体的健康十分重要，但许多因素如疾病状态、有创诊疗措施及大量广谱抗生素使用等，都会影响人体微生态的平衡。微生态失衡是指在外环境影响下，正常微生物之间及正常微生物与宿主之间平衡状态改变，由生理性组合转变成病理组合的状态。微生态失衡会引起菌群失调和移位。

1. 原位菌群失调　原位菌群失调是指正常菌

群虽仍生活在原来部位，亦无外来菌入侵，但发生了数量或种类结构上的变化，即出现了偏离正常生理组合的生态学现象，可对宿主产生某种不良影响。根据失调程度不同，原位菌群失调可分为三类。

(1)一度失调：在外环境因素、宿主患病或所采取的医疗措施(如使用抗生素或化学药物治疗)的作用下，一部分细菌受到了抑制，而另一部分细菌却得到了过度生长的机会，造成某些部位正常菌群的结构和数量发生暂时性的变动，即为一度失调。这种失调可通过细菌定量检查得到反映。失调的因素被消除后，正常菌群可自然恢复，临床上称之为可逆性失调。

(2)二度失调：正常菌群的结构、比例失调呈相持状态；菌群内由生理波动转变为病理波动。去除失调因素后菌群仍处于失调状态，不易恢复，即具有不可逆性。多表现为慢性腹泻(肠炎)、肠功能紊乱及慢性咽喉炎、口腔炎、阴道炎等，临床常称为比例失调。

(3)三度失调：原正常菌群大部分被抑制，只有少数菌种占决定性优势。发生三度失调的原因常为广谱抗菌药物的大量应用，使大部分正常菌群消失，而代之以过路菌或外袭菌，并大量繁殖而成为该部位的优势菌。三度失调表现为急性重病症状，如难辨梭菌引起的假膜性肠炎。白色念珠菌、铜绿假单胞菌和葡萄球菌等都可能成为三度失调的优势菌。正常菌群的三度失调亦称菌群交替症或二重感染。

2. 移位菌群失调　在医院中更严重的是移位菌群失调，也称定位转移或易位，即正常菌群由原籍生境转移到外籍生境或本来无菌的部位定植或定居，如大肠中的大肠埃希菌、铜绿假单胞菌转移到呼吸道或泌尿道定居。其原因多为不适当地使用抗生素，即该部位的正常菌群被抗生素抑制或消失，从而为外来菌或过路菌提供了生存的空间和定植的条件。

移位菌群失调表现为：横向转移，如下消化道向上消化道转移，上呼吸道向下呼吸道转移；纵向转移，如皮肤及黏膜表层向深层转移；肠腔向腹腔转移；经血液循环或淋巴循环向远处转移。外科手术、插管等侵入性诊疗容易引发移位菌群失调；免疫力低下的病人，如大面积烧伤病人等也易于发生移位菌群失调。

三、细菌的定植

各种微生物(细菌)经常从不同环境落到人体，并能在一定部位定居和不断生长、繁殖后代，这种现象通常称为“细菌定植”。细菌定植是人类的机体与正常菌群或其他各种微生物在长期进化过程中形成的一种共生关系。定植的微生物必须依靠人体不断供给营养物质才能生长和繁殖，进而才能对人体产生影响(如导致感染)。但是，人体也在进化过程中发展出一系列防御机制，在正常情况下足以抵御各种微生物的侵袭。

四、医院感染中常见的病原体

医院感染中常见的病原体通常可分为细菌、病毒、真菌、肺孢子虫、弓形体、衣原体和疟原虫等，其中以各种细菌最为常见，约占 95%以上。

1. 医院感染的常见病原体特点

(1)大部分为人体正常菌群的转移菌或条件致病菌，对某些环境有特殊的适应性。例如表皮葡萄球菌和不动杆菌，可黏附于塑料表面，一旦静脉或动脉插入的塑料管被它们污染，就很容易引起败血症；大肠埃希菌能黏附在泌尿道的上皮细胞上，从而成为泌尿道感染的主要病原菌。

(2)常为多重耐药菌株，对抗生素有较强和较广的耐药性。大量而广泛应用抗生素，易于选择出或形成耐药菌株。耐药菌株可传染给医院环境里及人体表面的某些腐生菌。它们可保存所接受的耐药性基因，并能传递给其他条件致病菌，而促成医院感染。

(3)常侵犯免疫功能低下的宿主，因此判断病原菌的种类往往比较困难。医院感染主要受害者是病人，原因首先是病人通常抵抗力弱，对细菌较敏感；其次，病人往往接受过某些侵入性诊断或治疗，常给细菌造成入侵之机，极易导致发生医院感染。

2. 医院感染中常见的细菌

(1)金黄色葡萄球菌(Staphylococcus aureus)是革兰阳性球菌，属葡萄球菌属。凝固酶阳性的金黄色葡萄球菌是人感染的主要致病菌。广泛分布于自然界、人和动物的皮肤与外界相通的腔道中。在人群中，金黄色葡萄球菌带菌状态相当普遍，15%的人慢性携带致病性金黄色葡萄球菌。金黄色葡萄球菌的感染途径主要是通过污染的手，导致人与人之间的传播，从有操作的皮肤黏膜侵入，或食入含有金黄色葡萄球菌肠毒素的食物或吸入染菌尘埃致病。有活动性金黄色葡萄球菌感染或有大量该菌定植的病人可排出大量细菌，是导致院内感染的主要感染源。金黄色葡萄球菌对全身各系统均可引起感染性疾病。其中在医院内感染的病原体中，耐甲氧西林金黄色葡萄球菌（MRSA）引起感染增加，越来越受到重视。

（2）铜绿假单胞菌（Pseudomonas aeruginosa）是革兰阳性杆菌、非发酵菌、假单胞菌属。是医院感染中主要的病原菌之一。它广泛分布于医院的各种潮湿地方、物品上，对外界环境的抵抗力较其他细菌更强。铜绿假单胞菌可引起泌尿道、伤口、皮肤与软组织等部位感染，其传播途径可来自环境污染（如消毒液、尿壶、尿管等）、医务人员的手、病人之间的交叉感染，以及病人自身的内部源性感染。铜绿假单胞菌引起医院感染发生率逐年上升，耐药谱广，日益受到重视。

（3）大肠埃希菌（E. coli）为革兰阴性杆菌，广泛存在于自然界、水和土壤中，是人和动物肠道的正常菌群，是条件致病菌。根据其对人的致病性可以分为肠道感染和肠道外感染。常引起泌尿道、腹腔、胆道、血液等部位的感染。可通过病人之间及工作人员与病人之间的接触或各种侵入性诊疗操作如安置尿管、静脉置管等引起感染。

（4）肺炎克雷伯菌（Klebsiella pneumoniae）是革兰阴性杆菌。广泛存在于自然界的水和土壤中，也是人和动物肠道和上呼吸道的正常菌群的组成部分。易在病人的上呼吸道定植，是ICU最常见的条件致病菌。它可以通过医护人员的手传播。该菌可引起呼吸道、泌尿道、手术切口及血液的感染。

3．医院感染中常见的其他病原体

（1）真菌：近年来，真菌引起的院内感染呈现进一步增长的趋势，常见的真菌感染是白色念珠菌、热带念珠菌和曲霉菌。念珠菌感染多发生在长期应用广谱抗生素或免疫力低下的病人身上，常导致深部感染。

（2）病毒：病毒引起的医院感染暴发流行年屡有报道，引起各界关注。引起医院感染的病毒包括流感病毒、副流感病毒、呼吸道合胞病毒、腺病毒、柯萨奇病毒、单纯疱疹病毒、巨细胞病毒、HIV等。

第四节　医院感染监测与报告

一、医院感染的监测

医院感染的监测是长期、系统、连续地收集、分析医院感染在一定人群中的发生、分布及其影响因素，并将监测结果报送和反馈给有关部门和科室，为医院感染的预防、控制和管理提供科学依据。

医院感染监测可分为全面综合性监测和目标监测两大类。全面综合性监测（hospital-wide surveillance）是指连续不断地对所有临床科室的全部住院患者和医务人员进行医院感染及其有关危险因素的监测。目标性监测（target surveillance）是针对高危人群、高发感染部位等开展的医院感染及其危险因素的监测，如重症监护病房医院感染监测、新生儿病房医院感染监测、手术部位感染监测、抗菌药物临床应用与细菌耐药性的监测等。

医院感染发生率的监测包括下列各项：①全院医院感染发生率的监测；②医院感染各科室发病率监测；③医院感染部位发病率的监测；④医院感染高危科室、高危人群的监测；⑤医院感染危险因素的监测；⑥漏报率的监测；⑦医院感染暴发流行的监测；⑧其他监测等。

医院应建立有效的医院感染监测和通报制度，及时诊断医院感染病例，分析发生医院感染的危险因素，采取针对性预防与控制措施。医院感染管理科必须每个月对监测资料进行汇总、分析，每季度向院长、医院感染管理委员会书面汇报，向全院医务人员反馈，监测资料应妥善保存。特殊情况及时汇报和反馈。

当出现医院感染散发病例时，经治医师应及时向本科室医院感染监控小组负责人报告，并于24h内填表报告医院感染管理科。科室监控小组负责人应在医院感染管理科的指导下，及时组织经治医师、护士查找感染原因，采取有效控制措施。确诊为传染病的医院感染，按《传染病防治法》的有关规定报告和控制。

二、医院感染资料收集与整理

1．医院感染资料收集　患者信息的收集包括患者基本资料、医院感染信息、相关危险因素、病原体及病原菌的药物敏感试验结果和抗菌药物的使用情况。查房、病例讨论、查阅医疗和护理记录、实验室与影像学报告和其他部门的信息。病原学的收集包括临床微生物学、病毒学、病理学和血清学检查结果。

凡符合“医院感染诊断标准”的病历均应填写医院感染病例报告卡，按说明逐项填写。已确诊的医院感染病例即可编号建档。

2. 医院感染资料整理　定期对收集到的各种监测资料进行分析、比较、归纳和综合，得出医院感染的发生率，从中找出医院感染的发生规律，为制定针对性预防措施提供依据。医院感染发生率常用的指标及其统计方法如下。

(1)医院感染发生率：医院感染发生率是指在一定时间和一定人群(通常为住院病人)中新发生的医院感染的频率。其计算公式为：

$$\text{医院感染发生率}=\frac{\text{(同一时期内)新发生医院感染例数}}{\text{(同一时期内)处于危险中病人数}}\times 100\%$$

$$\text{或}=\frac{\text{同期新发生医院感染例数}}{\text{同期住院病人数(或出院病人数)}}\times 100\%$$

(2)罹患率：用来统计处于危险人群中新发生医院感染的频率，其分母必须是易感人群数，分子必须是该人群的一部分，常用于表示较短时间和小范围内感染的暴发或流行情况。观察时间的单位可以是日、周或月。其计算公式为：

$$\text{医院感染罹患率}=\frac{\text{同期新发生医院感染例数}}{\text{观察期间具感染危险的住院病人数}}\times 100\%$$

(3)医院感染部位发生率：用来统计处于特定部位感染危险人群中新发生该部位医院感染的频率。特别要强调的是分母一定是这个部位易感人群(危险人群)数，如术后切口感染发生率，其分母一定是住院病人中接受过手术的病人总体，分子则是手术病人中发生切口感染的病例数。其计算公式为：

$$\text{部位感染发生率}=\frac{\text{同期新发生特定部位感染的例数}}{\text{同期处于该部位医院感染危险的人数}}\times 100\%$$

(4)医院感染患病率：医院感染患病率又称医院感染现患率，是指在一定时间或时期内，在一定的危险人群(住院病例)中实际感染(新、老医院感染)例数所占的百分比。观察的时间可以是一天或一个时间点，称为时点患病率，若是在一段时间内则称为期间患病率。其计算公式为：

$$\text{医院感染患病率}=\frac{\text{(特定时间)存在的医院感染例数}}{\text{观察期间处于感染危险中的病人数}}\times 100\%$$

医院感染患病率与医院感染发生率不同，主要区别在于分子上，发生率是指在某一期间内住院人群中发生医院感染的例数所占的比率，而患病率是指某一时间在住院人群中存在的医院感染病例所占的比率；只要观察期间仍为未痊愈的医院感染均为统计对象，而不管其发生的时间。患病率通常都高于发生率。进行现患率调查必须强调实查率，只有实查率达到90%～100%，统计分析的材料才有意义和说服力。实查率的计算公式为：

$$\text{实查率}=\frac{\text{实际调查病人数}}{\text{调查期间住院病人数}}\times 100\%$$

患病调查率又称现况调查或横断面研究，是很有用的方法，可在较短的时间内了解医院感染的基本情况。在缺乏条件开展全面综合性监测的医院里，可定期或不定期地进行患病率调查，即能用较少的时间和人力投入，达到较快地摸清感染主要情况的目的。患病率调查主要应用了解医院感染概况、发展趋势和初步评价监测效果。它的主要缺点是缺乏完整性和精确性。

(5)构成比：用以说明某一事物的各组成所占的比重或分布，常用百分比表示。其特点是各构成比之和必须等于100%，但可因小数点后四舍五入影响，构成比之和会在100%上下略有波动，可通过近似取舍的方法调整。当总体中某部分的构成比减少时，其他部分的构成比必然会相应增加。因此，构成比不同于发生率，要注意避免以比代率的错误概念。

3. 医院感染资料报告　将医院感染资料汇总，统计分析后绘制成图表来表达，内容简明扼要、重点突出，一目了然，便于对照、比较，这要比用文字来说明优越得多。

统计表的上方应写一突出的简明标题，并注明收集的时间、地点等。表中数据采用阿拉伯数字，数位对齐。表的下方应有“备注”栏，用于文字说明。

统计图有圆形图、直方图、直条图、统计地图和线段图等：圆形图常用来表示事物各组成部分的百分比构成；直条图常用于表达比较性质相似而不连续的资料，以直条的长短来表示数值的大小；线段图用于说明连续性资料，表示事物数量在时间上的变动情况或一种现象随另一种现象变动情况；直方图则用来表示连续变量的频数分布情况。

收集到的资料和信息经过整理分析，除绘制成相应的图表外，还应进行总结并写出报告，送交医院感染管理委员会(或组)，讨论以期判明医院感染的来源、危险因素、传播途径和易感人群等，从而提出有效的针对性预防措施。监测结果及报告均需按要求上报和分送有关医护人员。通常，在相关的院务和业务会议上，每个月1次由感染监控人员报告医院感染监测、调查的结果，以作为进一步开展感染管理工作的基础和依据。

三、医院感染暴发流行

1. 医院感染暴发　医院感染暴发是指在某医院、某科室的住院病人中，短时间内突然发生许多医院感染病例的现象。发生下列情况，医疗机构应于12h内报告所在地的县(区)级地方人民政府卫生行政部门，同时向所在地疾病预防控制机构报告：

(1)5例以上的医院感染暴发。

(2)由于医院感染暴发直接导致患者死亡。

(3)由于医院感染暴发直接导致3人以上人身损害后果。

医疗机构发生以下情形时，应按照《国家突发公共卫生事件相关工作规范(试行)》的要求在2h内进行报告：

(1)10例以上的医院感染暴发事件。

(2)发生特殊病原体或新发病原体的医院感染。

(3)可能造成重大公共影响或者严重后果的医院感染。

2. 医院感染暴发的调查　主要根据所得的信息资料做好感染病例三间(空间、人间和时间)分布的描述及暴发因素的分析和判断。

(1)空间分布：亦称地区分布，可按科室、病房甚至病室，外科还可按手术间来分析。观察病例是否集中于某地区，计算并比较不同地区(单位)的罹患率。

(2)人间分布：亦称人群分布，主要是计算和比较有无暴露史的两组病人的罹患率。外科可按不同的手术医生或某一操作，来描述感染病例在不同人群中的分布情况。

(3)时间分布：根据病例的发生情况，计算单位时间内发生感染的人群或罹患率。单位时间可以是小时、日或月。计算结果可绘制成直条图来表示。

(4)暴发因素的分析：根据对三间分布特点的分析和比较，来推测可能的传染源，传播途径和暴发流行因素，并结合实验结果及采取措施的效果作出综合判断。在分析、比较中找出与暴发流行有关的因素，并进行验证，同时可评估所采取措施的意义。

3. 医院感染暴发调查报告的形式　为了总结经验，吸取教训，杜绝事件再发生，可从下述几个方面写感染暴发流行调查报告。

(1)本次暴发流行的性质、病原体、临床表现和罹患率等。

(2)传播方式及有关各因素的判断和推测。

(3)感染来源的形成经过。

(4)采取的措施及效果。

(5)导致暴发流行的起因。

(6)得出的经验及应吸取的教训。

(7)需要改进的预防控制措施等。

第五节　消毒与灭菌

消毒是指杀灭或清除外环境中传播媒介物上的病原微生物及有害微生物，使其达到无害化水平。

灭菌是指杀灭外环境的传播媒介物上所有的活的微生物。包括病原微生物及有害微生物，同时也，包括细菌繁殖体、芽胞、真菌及真菌孢子。

一、消毒灭菌原则

1. 医务人员必须遵守消毒灭菌原则，进入人体组织或无菌器官的医疗用品必须灭菌；接触皮肤黏膜的器具和用品必须消毒。

2. 用过的医疗器材和物品，应先去污物，彻底清洗干净，再消毒或灭菌；其中感染症病人用过的医疗器材和物品，应先消毒，彻底清洗干净，再消毒或灭菌。所有医疗器械在检修前应先经消毒或灭菌处理。

3. 根据物品的性能采用物理或化学方法进行消毒灭菌。耐热、耐湿物品灭菌首选物理灭菌法；手术器具及物品、各种穿刺针、注射器等首选压力蒸汽灭菌；油、粉、膏等首选干热灭菌。不耐热物品如各种导管、精密仪器、人工移植物等可选用化学灭菌法，如环氧乙烷灭菌等，内镜可选用环氧乙烷灭菌或2%戊二醛浸泡灭菌。消毒首选物理方法，不能用物理方法消毒的方选化学方法。

4. 化学灭菌或消毒，可根据不同情况分别选择灭菌、高效、中效、低效消毒剂。使用化学消毒剂必须了解消毒剂的性能、作用、使用方法、影响灭菌或消毒效果的因素等，配制时注意有效浓度，并按规定定期监测。更换灭菌剂时，必须对用于浸泡灭菌物品的容器进行灭菌处理。

5. 自然挥发熏蒸法的甲醛熏箱不能用于消毒和灭菌，也不可用于无菌物品的保存。甲醛不宜用于空气的消毒。

6. 连续使用的氧气湿化瓶、雾化器、呼吸机的管道、早产儿暖箱的湿化器等器材，必须每日消毒，用毕终末消毒，干燥保存。湿化液应用灭菌水。

二、医用物品的消毒与灭菌

1. 消毒作用水平　根据消毒因子的适当剂量（浓度）或强度和作用时间对微生物的杀菌能力，可将其分为4个作用水平的消毒方法。

(1)灭菌：可杀灭一切微生物（包括细菌芽胞）达到灭菌保证水平的方法。属于此类的方法有：热力灭菌、电离辐射灭菌、微波灭菌、等离子体灭菌等物理灭菌方法，以及甲醛、戊二醛、环氧乙烷、过氧乙酸、过氧化氢等化学灭菌方法。

(2)高水平消毒法：可以杀灭各种微生物，对细菌芽胞杀灭达到消毒效果的方法。这类消毒方法应能杀灭一切细菌繁殖体（包括结核分枝杆菌）、病毒、真菌及其孢子和绝大多数细菌芽胞。属于此类的方法有：热力、电离辐射、微波和紫外线等以及用含氯、二氧化氯、过氧乙酸、过氧化氢、含溴消毒剂、臭氧、二溴海因等甲基乙内酰脲类化合物和一些复配的消毒剂等消毒因子进行消毒的方法。

(3)中水平消毒法：是可以杀灭和去除细菌芽胞以外的各种病原微生物的消毒方法，包括超声波、碘类消毒剂（碘伏、碘酊等）、醇类、醇类和氯己定的复方、醇类和季铵盐（包括双链季铵盐）类化合物的复方、酚类等消毒剂进行消毒的方法。

(4)低水平消毒法：只能杀灭细菌繁殖体（分枝杆菌除外）和亲脂病毒的化学消毒剂和通风换气、冲洗等机械除菌法。如单链季铵盐类消毒剂（苯扎溴铵等）、双胍类消毒剂如氯己定、植物类消毒剂和汞、银、铜等金属离子消毒剂等进行消毒的方法。

2. 医用物品的危险性分类　医用物品对人体的危险性是指物品污染后造成危害的程度。根据其危害程度将其分为3类。

(1)高度危险性物品：这类物品是穿过皮肤或黏膜进入无菌的组织或器官内部的器材，或与破损的组织、皮肤黏膜密切接触的器材和用品，例如，手术器械和用品、穿刺针、腹腔镜、脏器移植物和活体组织检查钳等。

(2)中度危险性物品：这类物品仅和皮肤黏膜相接触，而不进入无菌的组织内。例如，呼吸机管道、胃肠道内镜、气管镜、麻醉机管道、子宫帽、避孕环、压舌板、喉镜、体温表等。

(3)低度危险性物品：虽有微生物污染，但一般情况下无害。只有当受到一定量病原菌污染时才造成危害的物品。这类物品和器材仅直接或间接地和健康无损的皮肤相接触。包括生活卫生用品和病人、医护人员生活和工作环境中的物品。例如毛巾、面盆、痰盂（杯）、地面、便器、餐具、茶具、墙面、桌面、床面、被褥、一般诊断用品（听诊器、听筒、血压计袖带等）等。

3. 选择消毒、灭菌方法的原则

(1)使用经卫生行政部门批准的消毒物品，并按照批准的范围和方法在医疗卫生机构和疫源地等消毒中使用。

(2)根据物品污染后的危害程度，选择消毒、灭菌的方法

①高度危险性物品，必须选用灭菌方法处理。

②中度危险性物品，一般情况下达到消毒即可，可选用中水平或高水平消毒法。但中度危险性物品的消毒要求并不相同，有些要求严格，例如内镜、体温表等必须达到高水平消毒，需采用高水平消毒方法消毒。

③低度危险性物品，一般可用低水平消毒方法，或只做一般的清洁处理即可，仅在特殊情况下，才做特殊消毒要求。例如，当有病原微生物污染时，必须针对污染病原微生物种类选用有效的消毒方法。

(3)根据物品上污染微生物的种类、数量和危害性，选择消毒、灭菌方法：

①对受到细菌芽胞、真菌孢子、分枝杆菌和经血液传播病原体（乙型肝炎病毒、丙型肝炎病毒、艾滋病病毒等）污染的物品，选用高水平消毒法或灭菌法。

②对受到真菌、亲水病毒、螺旋体、支原体和病原微生物污染的物品，选用中水平以上的消毒法。

③对受到一般细菌和亲脂病毒等污染的物品，

可选用中水平或低水平消毒法。

④对存在较多有机物的物品消毒时，应加大消毒剂的使用剂量和(或)延长消毒作用时间。

⑤消毒物品上微生物污染特别严重时，应加大消毒剂的使用剂量和(或)延长消毒作用时间。

(4)根据消毒物品的性质，选择消毒方法：选择消毒方法时需考虑，一是要保护消毒物品不受损坏，二是使消毒方法易于发挥作用。

①耐高温、耐湿度的物品和器材，应首选压力蒸汽灭菌；耐高温的玻璃器材、油剂类和干粉类等可选用干热灭菌。

②不耐热、不耐湿，以及贵重物品，可选择环氧乙烷或低温蒸汽甲醛气体消毒、灭菌。

③器械的浸泡灭菌，应选择对金属基本无腐蚀性的消毒剂。

④选择表面消毒方法，应考虑表面性质，光滑表面可选择紫外线消毒器近距离照射，或液体消毒剂擦拭；多孔材料表面可采用喷雾消毒法。

三、常用的消毒灭菌方法

1. 液体化学消毒剂的使用规范

(1)戊二醛：戊二醛属灭菌剂，具有广谱、高效的杀菌作用。具有对金属腐蚀性小，受有机物影响小等特点。常用灭菌浓度为2%。也可使用卫生行政机构批准使用的浓度。适用于不耐热的医疗器械和精密仪器等消毒与灭菌。使用方法包括①灭菌处理：常用浸泡法。将清洗、晾干待灭菌处理的医疗器械及物品浸没于装有2%戊二醛的容器中，加盖，浸泡10h后，无菌操作取出，用无菌水冲洗干净，并无菌擦干后使用。②消毒用浸泡法，将清洗、晾干的待消毒处理医疗器械及物品浸没于装有2%戊二醛或1%增效戊二醛的容器中，加盖，一般10～20min，取出后用灭菌水冲洗干净并擦干。

使用戊二醛应注意：①戊二醛对手术刀片等碳钢制品有腐蚀性，使用前应先加入0.5%亚硝酸钠防锈；②使用过程中应加强戊二醛浓度监测；③戊二醛对皮肤黏膜有刺激性，接触戊二醛溶液时应戴橡胶手套，防止溅入眼内或吸入体内；④盛装戊二醛消毒液的容器应加盖，放于通风良好处。

(2)过氧乙酸：过氧乙酸属灭菌剂，具有广谱、高效、低毒、对金属及织物有腐蚀性，受有机物影响大，稳定性差等特点。其浓度为16%～20%(g/ml)。适用于耐腐蚀物品、环境及皮肤等的消毒与灭菌。

常用消毒方法有浸泡、擦拭、喷洒等。①浸泡法：凡能够浸泡的物品均可用过氧乙酸浸泡消毒。消毒时，将待消毒的物品放入装有过氧乙酸的容器中，加盖。对一般污染物品的消毒，用0.05%(500mg/L)过氧乙酸溶液浸泡；对细菌芽胞污染物品的消毒用1%(10 000mg/L)过氧乙酸浸泡5min，灭菌时，浸泡30min。然后，诊疗器材用无菌蒸馏水冲洗干净并擦干后使用。②擦拭法：对大件物品或其他不能用浸泡法消毒的物品用擦拭法消毒。消毒所有药物浓度和作用时间参见浸泡法。③喷洒法：对一般污染表面的消毒用0.2%～0.4%(2 000～4 000mg/L)过氧乙酸喷洒作用30～60min。

使用中注意：①过氧乙酸不稳定，应储存于通风阴凉处，用前应测定有效含量，原液浓度低于12%时禁止使用。②稀释液临用前配制。③配制溶液时，忌与碱或有机物相混合。④过氧乙酸对金属有腐蚀性，对织物有漂白作用。金属制品与织物经浸泡消毒后，即时用清水冲洗干净。⑤使用浓溶液时，谨防溅入眼内或皮肤黏膜上，一旦溅上，及时用清水冲洗。

(3)过氧化氢：过氧化氢属高效消毒剂，具有广谱、高效、速效、无毒、对金属及织物有腐蚀性，受有机物影响大，纯品稳定性好，稀释液不稳定等特点。适用于丙烯酸树脂制成的外科埋植物，隐形眼镜、不耐热的塑料制品、餐具、服装、饮水等消毒和口腔含漱、外科伤口清洗。

常用消毒方法有浸泡、擦拭等。①浸泡法：将清洗、晾干的待消毒物品浸没于装有3%过氧化氢溶液的容器中，加盖，浸泡30min。②擦拭法：对大件物品或其他不能用浸泡法消毒的物品用擦拭法消毒。所有药物浓度和作用时间参见浸泡法。③其他方法：用1%～1.5%过氧化氢溶液漱口；用3%过氧化氢冲洗伤口。

使用中应注意：①过氧化氢应储存于通风阴凉处，用前应测定有效含量；②稀释液不稳定，临用前配制；③配制溶液时，忌与还原剂、碱、碘化物、高锰酸钾等强氧化剂相混合；④过氧化氢对金属有腐蚀性，对织物有漂白作用；⑤使用浓溶液时，谨防溅入眼内或皮肤黏膜上，一旦溅上，即时用清水冲洗；⑥消毒被血液、脓液等污染的物品时，需适当延长作用时间。

(4)含氯消毒剂：含氯消毒剂属高效消毒剂，具有广谱、速效、低毒或无毒、对金属有腐蚀性、对织物有漂白作用，受有机物影响大，粉剂稳定而水剂不稳定等特点。适用于餐(茶)具、环境、水、疫源地等消毒。

常用的消毒方法有浸泡、擦拭、喷洒与干粉消毒等方法。①浸泡方法：将待消毒的物品放入装有含氯消毒剂溶液的容器中，加盖。对细菌繁殖体污染的物品的消毒，用含有效氯 200mg/L 的消毒液浸泡 10min 以上；对经血液传播病原体、分枝杆菌和细菌芽胞污染物品的消毒，用含有效氯 2 000～5 000mg/L消毒液浸泡 30min 以上。②擦拭法：对大件物品或其他不能用浸泡法消毒的物品用擦拭法消毒。消毒所用药物浓度和作用时间参见浸泡法。③喷洒法：对一般污染的物品表面，用 1 000mg/L的消毒液均匀喷洒(墙面：200ml/m^2；水泥地面，350ml/m^2，土质地面，1 000ml/m^2)，作用 30min 以上；对经血液传播病原体、结核杆菌等污染的表面的消毒，用含有效氯 2 000mg/L 的消毒液均匀喷洒(喷洒量同前)，作用 60min 以上。④干粉消毒法：对排泄物的消毒，用含氯消毒剂干粉加入排泄物中，使含有效氯 10 000mg/L，略加搅拌后，作用 2～6h，对医院污水的消毒，用干粉按有效氯 50mg/L 用量加入污水中，并搅拌均匀，作用 2h 后排放。

使用过程中应注意：①粉剂应于阴凉处避光、防潮、密封保存；水剂应于阴凉处避光、密闭保存。所需溶液应现配现用。②配制漂白粉等粉剂溶液时，应戴口罩，橡胶手套。③未加防锈剂的含氯消毒剂对金属有腐蚀性，不应用于金属器械的消毒；加防锈剂的含氯消毒剂对金属器械消毒后，应用无菌蒸馏水冲洗干净，并擦干后使用。④对织物有腐蚀和漂白作用，不应用于有色织物的消毒。⑤用于消毒餐具，应即时用清水冲洗。⑥消毒时，若存在大量有机物时，应提高使用浓度或延长作用时间。⑦用于污水消毒时，应根据污水中还原性物质含量适当增加浓度。

(5)乙醇：乙醇属中效消毒剂，具有中效、速效、无毒、对皮肤黏膜有刺激性、对金属无腐蚀性，受有机物影响很大，易挥发、不稳定等特点。其含量为 95%(ml/ml)。适用于皮肤、环境表面及医疗器械的消毒等。

常用消毒方法有浸泡法和擦拭法。①浸泡法：将待消毒的物品放入装有乙醇溶液的容器中，加盖。对细菌繁殖体污染医疗器械等物品的消毒，用 75%的乙醇溶液浸泡 10min 以上。②擦拭法：对皮肤的消毒。用 75%乙醇棉球擦拭。注意必须使用医用乙醇，严禁使用工业乙醇消毒和作为原材料配制消毒剂。

(6)碘伏：碘伏属中效消毒剂，具有中效、速效、低毒、对皮肤黏膜无刺激并无黄染、对铜、铝、碳钢等二价金属有腐蚀性，受有机物影响很大，稳定性好等特点。适用于皮肤、黏膜等的消毒。

常用消毒方法有浸泡、擦拭、冲洗等方法。①浸泡法：将清洗、晾干的待消毒物品浸没于装有碘伏溶液的容器中，加盖。对细菌繁殖体污染物品的消毒，用含有效碘 250mg/L 的消毒液浸泡 30min。②擦拭法：对皮肤、黏膜用擦拭法消毒。消毒时，用浸有碘伏消毒液的无菌棉球或其他替代物品擦拭被消毒部位。对外科洗手用含有效碘 2 500～5 000mg/L的消毒液擦拭作用 3min。对于手术部位及注射部位的皮肤消毒，用含有效碘 2 500～5 000mg/L的消毒液局部擦拭，作用 2min；对口腔黏膜及创口黏膜创面消毒，用含有效碘 500～1 000mg/L的消毒液擦拭，作用 3～5min。注射部位消毒也可用市售碘伏棉签（含有效碘 2 000mg/L)擦拭，作用 2～3min。③冲洗法：对阴道黏膜及伤口黏膜创面的消毒，用含有效碘 250ml/L 的消毒液冲洗 3～5min。

使用时应注意：①碘伏应于阴凉处避光、防潮、密封保存；②碘伏对二价金属制品有腐蚀性，不应用于相应金属制品的消毒；③消毒时，若存在有机物，应提高药物浓度或延长消毒时间；④避免与拮抗药物同用。

(7)氯已定：包括醋酸氯已定和葡萄糖酸氯已定。均属低效消毒剂，具有低效、速效、对皮肤黏膜无刺激性、对金属和织物无腐蚀性，受有机物影响轻微，稳定性好等特点。适用于外科洗手消毒、手术部位皮肤消毒、黏膜消毒等。

常用消毒方法有浸泡、擦拭和冲洗等方法。①擦拭法：手术部位及注射部位皮肤消毒。用 5 000mg/L 醋酸氯已定-乙醇(75%)溶液局部擦拭 2 遍，作用 2min；对伤口创面消毒，用 5 000mg/L 醋酸氯已定水溶液擦拭创面 2～3 遍，作用 2min。外科洗手可用相同浓度和作用时间。②冲洗法。对阴道、膀胱或伤口黏膜创面的消毒，用 500～1 000mg/L醋酸氯已定水溶液冲洗，至冲洗液变清为止。

使用中应注意：①勿与肥皂、洗衣粉等阴性离子表面活性剂混合使用或前后使用；②冲洗消毒时，若创面脓液过多，应延长冲洗时间。

(8)季铵盐类消毒剂：本类消毒剂包括单链季铵盐和双长链季铵盐两类，前者只能杀灭某些细菌繁殖体和亲脂病毒，属低效消毒剂，例如苯扎溴铵(新洁尔灭)；后者可杀灭多种微生物，包括细菌繁殖体，某些真菌和病毒。季铵盐类可与乙醇或异丙醇配成复方制剂，其杀菌效果明显增加。季铵盐类消毒剂的特点是对皮肤黏膜无刺激，毒性小，稳定性好，对消毒物品无损害等。

使用方法包括：①皮肤消毒：单链季铵盐消毒剂 500～1 000mg/L，皮肤擦拭或浸泡消毒，作用时间 3～5min，或用双链季铵盐 500mg/L，擦拭或浸泡消毒，作用 2～5min。②黏膜消毒：用 500mg/L 单链季铵盐作用 3～5min，或用双链季铵盐 100～500mg/L，作用 1～3min。③环境表面消毒：根据污染微生物的种类选择用双链还是用单链季铵盐消毒剂，一般用 1 000～2 000mg/L，浸泡、擦拭或喷洒消毒，作用时间 30min。

使用中应注意：①阴离子表面活性剂，例如肥皂、洗衣粉等对其消毒效果有影响，不宜合用。②有机物对其消毒效果有影响，严重污染时应加大使用剂量或延长作用时间。③近年来的研究发现，有些微生物对季铵盐类化合物有耐药作用，对有耐药性微生物消毒时，应加大剂量。

2. 压力蒸汽灭菌　适用于耐高温、高湿的医用器械和物品的灭菌。不能用于凡士林等油类和粉剂的灭菌。压力蒸汽灭菌器根据排放冷空气的方式和程度不同，分为下排气式压力蒸汽灭菌器和预真空压力蒸汽灭菌器两大类。下排气式压力蒸汽灭菌器，其灭菌原理是利用重力置换原理，使热蒸汽在灭菌器中从上而下，将冷空气由下排气孔排出：排出的冷空气由饱和蒸汽取代，利用蒸汽释放的潜伏热使物品达到灭菌。预真空压力蒸汽灭菌器，其灭菌原理是利用机械抽真空的方法，使灭菌柜室内形成负压，蒸汽得以迅速穿透到物品内部进行灭菌。蒸汽压力达 205.8kPa($2.1kg/cm^2$)，温度达 132℃或以上，达到灭菌时间后，抽真空使灭菌物品迅速干燥。应用压力蒸汽灭菌必须注意尽量排除灭菌器中的冷空气，以免影响蒸汽向待灭菌物品内穿透；严格按照要求进行灭菌物品的包装、注意物品在灭菌器中的装量和摆放；合理计算灭菌时间和温度等，并按要求进行监测。

3. 干热灭菌　适用于高温下不损坏、不变质、不蒸发物品的灭菌，用于不耐湿热的金属器械的灭菌，用于蒸汽或气体不能穿透物品的灭菌。如油脂、粉剂和金属、玻璃等制品的消毒灭菌。干热灭菌方法包括：烧灼、干烤。

四、消毒灭菌效果监测

医院必须对消毒、灭菌效果定期进行监测。灭菌合格率必须达到 100%，不合格物品不得进入临床使用部门。

1. 化学消毒剂　使用中的消毒剂、灭菌剂应进行生物和化学监测。

(1)生物监测：①消毒剂每季度 1 次，其细菌含量必须<100cfu/ml，不得检出致病性微生物；②灭菌剂每个月监测 1 次，不得检出任何微生物。

(2)化学监测：①应根据消毒、灭菌剂的性能定期监测，如含氯消毒剂、过氧乙酸等应每日监测，对戊二醛的监测应每周不少于 1 次；②应同时对消毒、灭菌物品进行消毒、灭菌效果监测，消毒物品不得检出致病性微生物，灭菌物品不得检出任何微生物。

2. 压力蒸汽灭菌效果监测　压力蒸汽灭菌必须进行工艺监测、化学监测和生物监测。

(1)工艺监测：应每锅进行，并详细记录。

(2)化学监测：①应每包进行，手术包尚需进行中心部位的化学监测；②预真空压力蒸汽灭菌器每天灭菌前进行 B-D 试验。

(3)生物监测：①应每周进行，新灭菌器使用前必须先进行生物监测，合格后才能使用；②对拟采用的新包装容器、摆放方式、排气方式及特殊灭菌工艺也必须先进行生物监测，合格后才能采用。

3. 紫外线消毒效果监测　应进行日常监测、紫外灯管照射强度监测和生物监测。日常监测包括灯管开关时间、累计照射时间和使用人签名，对新的和使用中的紫外灯管应进行照射强度监测。

(1)新灯管的照射强度不得低于 90～100$\mu W/cm^2$。

(2)使用中灯管不得低于 70$\mu W/cm^2$。

(3)照射强度监测应每 6 个月 1 次。

(4)生物监测必要时进行，经消毒后的物品或空气中的自然菌减少 90.00%以上，人工染菌杀灭率应达到 99.00%。

第六节 手 卫 生

手卫生包括洗手、卫生手消毒和外科手消毒。洗手是指用肥皂(皂液)和流动水洗手,去除手部皮肤污垢、碎屑和部分致病菌的过程。卫生手消毒是指用速干手消毒剂揉搓双手,以减少手部暂驻菌的过程。外科手消毒是指外科手术前医务人员用肥皂(皂液)和流动水洗手,再用手消毒剂清除或杀灭手部暂驻菌和减少常驻菌的过程。

一、手部微生物

手部皮肤的细菌分为暂驻菌和常驻菌。暂驻菌主要是寄居在皮肤表面,常规洗手容易被清除的微生物;常驻菌通常是指皮肤上定植的正常菌群。

二、洗手和卫生手消毒

1. *洗手和对卫生手消毒的指征*

(1)直接接触每一个患者前后,从同一患者身体的污染部位移动到清洁部位时。

(2)接触患者黏膜、破损皮肤或伤口前后,接触患者的血液、体液、分泌物、排泄物、伤口敷料等之后。

(3)穿脱隔离衣前后,摘手套后。

(4)进行无菌操作,接触清洁、无菌物品之前。

(5)接触患者周围环境及物品后。

(6)处理药物或配餐前。

2. *洗手设施*

(1)手术室、产房、导管室、层流洁净病房、骨髓移植病房、器官移植病房、重症监护病房、新生儿室、母婴室、血液透析病房、烧伤病房、感染疾病科、口腔科、消毒供应中心等重点部门应配备非手触式水龙头。有条件的医疗机构在诊疗区域均宜配备非手触式水龙头。

(2)肥皂应保持清洁和干燥。有条件的医院可用皂液,当皂液出现浑浊或变色时及时更换,盛换皂液的容器宜为一次性使用,重复使用的容器应每周清洁消毒。

(3)应配备干手物品或设施。可选用纸巾、风干机、擦手毛巾等擦干双手。擦手毛巾应保持清洁、干燥,每日消毒。

三、外科手消毒

外科手消毒要求先洗手、后消毒。不同患者手术之间、手套破损或手被污染时,应重新进行外科手消毒。

1. *冲洗手消毒方法* 取适量的手消毒剂涂抹至双手的每个部位、前臂和上臂下1/3,并认真揉搓2～6min,用流动水冲净双手、前臂和上臂下1/3,无菌巾彻底擦干。流动水应达到GB5749的规定。特殊情况水质达不到要求时,手术医师在戴手套前,应用醇类手消毒剂再消毒双手后戴手套。手消毒剂的取液量、揉搓时间及使用方法遵循产品的使用说明。

2. *免冲洗手消毒方法* 取适量的免冲洗手消毒剂涂抹至双手的每个部位、前臂和上臂下1/3,并认真揉搓直至消毒剂干燥。手消毒剂的取液量、揉搓时间及使用方法遵循产品的使用说明。

第七节 医院环境和消毒

一、医院环境分类和空气卫生学标准

医院环境分为4类区域,Ⅰ类环境包括层流洁净手术室和层流洁净病房。Ⅱ类环境包括普通手术室、产房、婴儿室、早产儿室、普通保护性隔离室、供应室无菌区、烧伤病房、重症监护病房。Ⅲ类环境的空气消毒:这类环境包括儿科病房,妇产科检查室,注射室、换药室、治疗室、供应室清洁区、急诊室、化验室、各类普通病室和房间,Ⅳ类指传染科和病房。各区域的空气卫生学标准如下。

Ⅰ类区域:细菌总数≤10cfu/m^3(或0.2cfu平板),未检出金黄色葡萄球菌、溶血性链球菌为消毒合格;

Ⅱ类区域:细菌总数≤200cfu/m^3(或4cfu平板),未检出金黄色葡萄球菌、溶血性链球菌为消毒合格;

Ⅲ类区域:细菌总数≤500cfu/m^3(或10cfu平板),未检出金黄色葡萄球菌、溶血性链球菌为消毒合格。

二、不同区域的空气消毒方法

根据GB15982-1995中规定Ⅰ、Ⅱ、Ⅲ、Ⅳ类环境室内空气的消毒。

1. Ⅰ类环境的空气消毒　这类环境要求空气中的细菌总数≤10cfu/m³，只能采用层流通风，才能使空气中的微生物减到此标准以下。

2. Ⅱ类环境的空气消毒

(1)循环风紫外线空气消毒器：这种消毒器由高强度紫外线灯和过滤系统组成，可以有效地滤除空气中的尘埃，并可将进入消毒器的空气中的微生物杀死。按产品说明书安装消毒器，开机器30min后即可达到消毒要求，以后每过15min开机1次，消毒15min，一直反复开机、关机循环至预定时间。本机采用低臭氧紫外线灯制备，消毒环境中臭氧浓度低于0.2mg/m³，对人安全，故可在有人的房间内进行消毒。

(2)静电吸附式空气消毒器：这类消毒器采用静电吸附原理，加以过滤系统，不仅可过滤和吸附空气中带菌的尘埃，也可吸附微生物。在一个20～30m²的房间内，使用一台大型静电式空气消毒器，消毒30min后，可达到国家卫生标准。可用于有人在房间内空气的消毒。

(3)注意事项

①所用消毒器的循环风量(m³/h)必须是房间体积的8倍以上。

②有些小型的上述消毒器，经试验证明不能达到上述消毒效果，则不宜用于Ⅱ类环境空气消毒。用户可查验其检测报告和经卫生行政部门发证时批准的使用说明书。

③Ⅱ类环境均为有人房间，必须采用对人无毒无害，且可连续消毒的方法。

3. Ⅲ类环境的空气消毒　这类环境要求空气中的细菌总数≤500cfu/m³。可采用下述方法。

(1)消毒Ⅱ类环境使用的方法均可采用。

(2)臭氧消毒：市售的管式、板式和沿面放电式臭氧发生器均可选用。要求达到臭氧浓度≥20cfu/m³，在RH≥70%条件下，消毒时间≥30min。消毒时人必须离开房间。消毒后待房间内闻不到臭氧气味时才可进入(大约在关机后30min)。

(3)紫外线消毒：可选用产生臭氧的紫外线灯，以利用紫外线和臭氧的协同作用。一般按每立方米空间装紫外线灯瓦数≥1.5W，计算出装灯数。考虑到紫外线兼有表面消毒和空气消毒的双重作用，可安装在桌面上方1m处。不考虑表面消毒的房间。可吸顶安装。也可采用活动式紫外线灯照射。上述各种方式使用的紫外线灯，照射时间一般均应超过30min。使用紫外线灯直接照射消毒，人不得在室内。

第八节　医院隔离与预防

一、隔离预防的基本原理和技术

1. 隔离预防的基本原理

(1)隔离的定义：将处于传染期内的病人，可疑传染病人和病原携带者同其他病人分开，或将感染者置于不能传染给他人的条件下，即称之为隔离(isolation)。

(2)隔离的目的：是切断感染链中的传播途径，保护易感者，最终控制或消灭感染源。因此，它是防止感染性疾病传播的重要措施。从医疗角度讲“隔离”的目标是防止感染扩散并最终消灭或控制感染源。即防止和限制感染病人的传染因子直接或间接地传染给易感者，或传染给可能将这种因子再传给他人者，同时，使感染病人在控制下得到及时治疗并尽早恢复健康。

(3)隔离的对象

①一般隔离：针对疑似或确诊具有传染性的病人。

②保护性隔离：针对免疫功能低下的易感宿主。

③混合性隔离：疑似或确诊具有传染性的病人，但因其他问题存在免疫功能低下的病人，为防其造成传染或造成机会性感染。

(4)感染链及控制方法：感染源、传播途径、易感宿主是感染链的三要素。因此控制感染主要手段是利用各种医疗措施阻止感染链的形成。最简单、直接、有效的手段亦是利用各种隔离技术切断传播途径。

(5)隔离与预防的措施：包括隔离室的设置、洗手的制度和实施、口罩、隔离衣、手套、头罩、眼罩、护目镜等的使用与处置。

2. 隔离预防的技术

(1)隔离室的设置:设置隔离室的目的是将感染源与易感宿主从空间上分开,且提醒医务人员离开隔离间时应洗手。

适用的情况:①具有高度传染性疾病的人。②病人个人卫生状态差。③多重耐药菌感染的病人。

设施:除一般病房应有的设施外,还必须有:①缓冲房间或有隔离车,用以放置口罩、隔离衣、帽子、手套等用物;②单独的沐浴设备、洗手设施;③独立空调,感染病人的房间应为负压,保护性隔离病人为正压,其空气交换应每小时6次以上;④空气在排除室外或流向其他区域之前应经过高效过滤;⑤如无单独房间,同一类传染病病人可住同一房间,但床距应保持1m以上。

(2)口罩的使用:医务人员在接近距离接触飞沫传播疾病的病人时,需戴口罩。使用口罩应充分覆盖口、鼻,且应使用一次性口罩。

(3)手套:应参照标准预防的建议,当可能接触病人血液、体液、分泌物、排泄物、污染的敷料、引流物时应戴手套。手套使用为一次性,不可重复使用;出现破损时应立即更换。

(4)隔离衣:衣服有可能被传染性的分泌物、渗出物污染时才使用隔离衣。

(5)物品处理

①可重复使用的物品受到传染性病原体污染时,使用后应以黄色包装袋包装隔离,经灭菌方可使用。如医疗仪器、器械、衣服和床单等。

②体温计专人使用,用后须经高水平消毒才能用于其他病人。

③血压计、听诊器应与其他病人分开,同病原菌感染者可共同使用。

④不可重复使用的物品,使用后应丢弃在黄色垃圾袋中,按照感染性废物处理。

⑤病历:不要接触感染物或污染物品,不带进隔离室。否则应灭菌后再使用。

⑥检验标本:标本应放在有盖的容器内,防止漏出。运送时必须在盒外再用一个袋子套好,并做好标记。标本应经灭菌处理后再丢弃。

(6)探视人员的管理:隔离室一般不接待控视,必需时,应先通报护士并经指导,按照规定进行隔离防护,采取隔离措施后,方可探视。

(7)隔离室的终末消毒:病人解除隔离或已不再排出感染物或死亡后的病室环境消毒。消毒的对象是那些与病人接触过的设施、物品及病人血液、体液、分泌物污染的地方。必须医用有效的消毒液进行终末消毒。

二、隔离的种类和措施

《医院内隔离预防指南》提出了两个隔离预防系统,即A系统和B系统。A系统按类隔离预防,B系统按病隔离预防,目的是控制传染源、防止疾病的传播。

1. A系统隔离预防共包括7类隔离

(1)严格隔离:是为了预防高传染性及高致病性的感染,以防止经空气和接触传播。

(2)接触隔离:是预防高传染性及有重要流行病学意义的感染。

(3)呼吸道隔离:防止病原体经空气中的气溶胶及短距离的飞沫传播。

(4)结核病隔离:针对痰涂片结核菌阳性或X线胸片检查,证实为活动性肺结核病人采取的隔离。

(5)肠道隔离:针对直接或间接接触病人粪便而传播疾病的隔离。

(6)脓汁/分泌物隔离:防止直接和间接接触感染部位的脓、引流物和分泌物而引起的感染。

(7)血液/体液隔离:防止直接或间接接触传染性的血液和体液而发生的感染。

2. B系统隔离预防　是按疾病隔离预防,是根据每一种疾病的传播特性而单独考虑的隔离措施。

(1)严格隔离:用于传播途径广泛、对人类健康危害极大的烈性传染病,如鼠疫、狂犬病、炭疽、SARS及甲型H1N1等。①分室隔离;相同菌种可同居一室;②对病人分泌物、排泄物严格消毒;③工作人员严格防护;④废弃物及医用垃圾严格无害化处理;⑤接触者尽可能注射疫苗或其他防护措施。

(2)呼吸道隔离:用于病原微生物随飞沫及分泌物排出而传播的呼吸道传染病,如:病毒类,包括疱疹病毒-水痘、带状疱疹、流感、麻疹、埃博拉出血热、SARS(飞沫吸入);细菌类,包括猩红热、流脑、白喉、百日咳、布氏杆菌病、结核病、军团病、炭疽,以及其他如肺炎衣原体病等。①同病种可收同室:分泌物及痰液焚烧处理。②注意室内通风、每日进行空气消毒。

(3)消化道隔离:适用于粪-口传播途径,如伤寒、痢疾、病毒性肝炎等。①同病神、同病原体感染者可收同一病室;②诊疗、护理病人需按病种分别穿隔离;③处理污物时要戴手套;④甲类传染病排泄物及呕吐物需消毒后再倒入厕所;⑤便器固定使用定期消毒；⑥凡病人接触过的物品应视为污染物；餐具应固定使用并定期消毒或使用一次性餐具；⑧病室保持无蚊蝇、无蟑螂。

(4)虫媒隔离：适用于疟疾、流行性出血热、流行性乙型脑炎等。病室应有完善有效的防蚊蝇设施。

(5)接触隔离：适用于皮肤炭疽、狂犬病、破伤风、性病等。①密切接触病人需穿隔离衣，皮肤有破损戴手套；②被分泌物、皮屑所污染的物品必须严格消毒；③病人用过的衣物、被单要先消毒再清洗；④病人换下的伤口敷料要焚烧处理。

(6)保护性隔离：保护免疫功能极度低下的患者，减少感染发生的机会。①要求单间洁净室；②房间应有层流净化设备；③病人住院前3d要进行肠道消毒；④入院日要沐浴，换无菌衣、无菌鞋；⑤工作人员诊治护理操作时，应穿无菌隔离衣、戴无菌口罩，必要时戴无菌手套，要重视洗手。

三、标准预防的原则和措施

标准预防的原则是：无论是否确定病人有传染性，均采取防护措施。即把血液、体液、分泌物、排泄物(不含汗液，除非被血污染)，均当成具有传染性进行隔离预防，以降低医务人员和病人、病人和病人间的微生物传播的危险性。同时针对疾病的传播途径，采取空气传播防护措施或飞沫及接触传播的防护措施。具体措施如下。

1. 洗手　①当可能接触病人的血液、体液、分泌物、排泄物、污染的器械后，应立即洗手。即使操作时戴着手套，脱去手套后也应及时洗手。在两个病人之间，当手可能传播微生物污染环境时应洗手；同一个病人，接触身体的不同部位时应洗手。②日常工作卫生洗手，使用普通肥皂，快速洗手。③为控制暴发使用抗菌药或手消毒剂。

2. 手套　当接触血液、体液、排泄物、分泌物及破损的皮肤黏膜时应戴手套；手套可以防止医务人员把自身手上的菌群转移给病人的可能性；手套可以预防医务人员变成传染微生物的媒介，即防止医务人员将从病人或环境中污染的病原在人群中传播。在两个病人之间一定要换手套，手套也不能代替洗手。

3. 面罩、护目镜和口罩　戴口罩及护目镜也可以减少病人的体液、血液、分泌物等液体的传染性物质飞溅到医护人员眼睛、口腔及鼻腔黏膜。

4. 隔离衣　穿隔离衣为防止被传染性的血液、分泌物、渗出物、飞溅的水和大量的传染性材料污染时使用。脱去隔离衣后应立即洗手，以避免污染其他病人和环境。

5. 可重复使用的设备　用过的可重复使用的设备被血液、体液、分泌物、排泄物污染，为防止皮肤黏膜暴露危险和污染衣服或将微生物在病人和环境中传播，应确保在下一个病人使用之前清洁干净和适当地消毒灭菌，一次性使用的部件应弃去。

6. 环境控制　保证医院有适当的日常清洁标准和卫生处理程序，在彻底地清洁基础上，适当的清毒床单位、设备和环境的表面(床栏杆、床侧设备、轮椅、洗脸池、门把手)，并保证该程序的落实。

7. 被服　触摸、传送被血液、体液、分泌物、排泄物污染的被服时，在某种意义上为防止皮肤黏膜暴露和污染衣服，应避免扰动，以防微生物污染其他病人和环境。

8. 职业健康安全　①为防止被使用后的污染利器(针、刀、其他利器)刺伤，小心处理用过的尖锐物品(针及手术刀等)和设备，如使用后针头不复帽且不复用，不用手去除针头，若要人为去除针头时，应使用任何其他技术和可用器械设备除针头。用后的针头及尖锐物品应弃于耐刺之硬壳防水容器内。②在需要使用口对口呼吸的区域内，应备有可代替口对口复苏的设备，并应将复苏的设备装袋备用。

第九节　合理使用抗感染药物

抗感染药物是指用以治疗病原体(病毒、衣原体、支原体、立克次体、细菌、螺旋体、真菌、原虫、蠕虫等)所致感染的各种药物，其中包含抗菌药物(抗生素、合成类抗菌药)、抗结核药、抗麻风病药、抗真菌药和抗病毒药物。

合理使用抗菌药物是预防和控制医院感染的重要措施之一。为有效地控制感染而不破坏宿主体内的微生态平衡，为防止药物的毒性反应及避免耐药菌株的产生，在明确指征下，根据药敏试验，选用适宜的抗生素，并采用适当的剂量、给药方法和疗程，以达到杀灭致病菌、治疗感染的目的，并防止浪费，是抗生素治疗中必须遵循的原则。为加强抗生素使用的宏观管理，减少医院感染的发生，阻止或减缓细菌耐药性的产生及发展，应加强抗感染药物应用的管理。

一、抗感染药物的作用机制及细菌耐药机制

1. 抗感染药物的作用机制　临床上抗感染药物主要对病原微生物具有较高的“选择性毒性作用”，对病人不造成危害。其作用机制主要包括：干扰黏肽的生物合成，从而干扰细胞壁的合成；抑制菌体成分如聚糖、磷壁酸等在细胞膜上合成而影响其通透性；影响细菌蛋白质的合成或抑制细菌核酸的合成。

2. 细菌耐药机制　细菌的耐药性分为天然耐药和获得性耐药两大类。天然耐药指一些细菌因缺乏药物的靶位点或药物不能通过细胞壁、细胞膜而到达相应的活性部位，能天然耐受某抗菌药物。获得性耐药是当微生物接触抗菌药物后，遗传基因变化改变代谢途径，使其能避免被药物抑制或杀灭。

二、抗感染药物的管理与合理使用原则

1. 抗感染药物应用的管理

(1)医院应建立健全抗感染药物应用的管理制度。

(2)医院应对抗感染药物的应用率进行统计，力争控制在50%以下。

(3)参与医院感染管理委员会工作的抗感染药物专家或有抗感染的药物应用经验医师负责全院抗感染药物应用的指导、咨询工作。

(4)检验科和药剂科须分别履行定期公布主要致病菌及其药敏试验结果和定期向临床医务人员提供抗感染药物信息的职责，为合理使用抗感染药物提供依据。

(5)临床医师应提高用药前相关标本的送检率，根据细菌培养和药敏试验结果，严格掌握适应证，合理选用药物；护士应根据各种抗感染药物的药理作用、配伍禁忌和配制要求，准确执行医嘱，并观察病人用药后的反应，配合医师做好各种标本的留取和送检工作。

(6)有条件的医院应开展抗感染药物临床应用的监测，包括血药浓度监测和耐药菌[如耐甲氧西林金黄色葡萄球菌(MRSA)、耐万古霉素金黄色葡萄球菌(VRSA)及耐万古霉素肠球菌(VRE)等]的监测，以控制抗感染药物不合理应用和耐药菌株的产生。

2. 抗感染药物合理应用的原则

(1)严格掌握抗感染药物使用的适应证、禁忌证，密切观察药物效果和不良反应，合理使用抗感染药物。

(2)预防和减少抗感染药物的毒性作用。

(3)选择适宜的药物、剂量、疗程和给药方法，避免产生耐药菌株。

(4)密切观察病人体内正常菌群，减少甚至避免抗感染药物相关性肠炎的发生。

(5)根据细菌药敏试验结果及药动学特征，严格选择药物和给药途径，降低病人抗感染药物费用支出。

(6)病毒性感染一般不使用抗生素。

3. 合理选用抗感染药物　根据合理应用抗感染药物的原则，在诊断或高度疑似细菌性感染、决定使用抗生素前，应留取标本做细菌学涂片镜检、细菌培养、分离病原体，并做常规药敏试验，作为抗生素选药依据，并根据抗生素的药动学特点，结合感染部位及药物浓度分布情况选择抗生素，并参考以下程序。

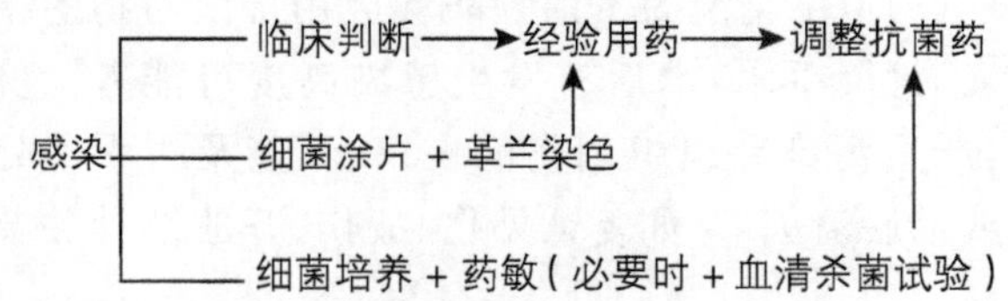

4. 配伍禁忌及合理给药

(1)静脉滴注抗生素药物必须注意配伍禁忌，原则上两种抗生素不宜置于同一溶液中静脉注射或滴注，以免发生相互作用，而致抗生素的活力受到影响，或导致溶液变色、浑浊、沉淀等。

(2)静脉滴注抗生素的溶液，原则选择生理盐水，除必要时才选择5%葡萄糖盐水或5%葡萄糖注射液，以免溶液pH对抗生素的破坏。

(3)连续给药与间歇给药的合理选择

①β内酰胺类抗生素(时间依赖性药物)静脉滴注时，一定要采用间歇给药方案。可将每次剂量溶于100ml液体内滴注0.5～1h，按每6小时1次、每8小时1次、每12小时1次时间给药，药物应临时配制。

②大环内酯类(红霉素、吉他霉素等)及多烯抗生素(两性霉毒B)可采用连续给药方案，避免毒性

反应。用注射用水溶液溶解后放入盐水中静脉滴注，防止水解失效。

③氨基苷类抗生素（浓度依赖性药物）采用间歇性给药方案或一日量一次性给药，可采用肌内注射，也可分次静脉滴注，不宜静脉推注，也不宜与β内酰胺类药物同瓶滴注。

5. *使用抗生素治疗中的注意事项* 使用抗生素治疗过程中，要注意保护病人的定植抵抗力，尽可能避免使用广谱抗生素，防止宿主自身菌群失调，造成外来菌定植及耐药菌株生长，密切注意菌群失调的先兆。对长期大量使用广谱抗生素的病人，应定期监测菌群变化及感染部位的细菌变化，及时予以纠正和治疗，减少二重感染的发生。

三、抗感染药物在外科的预防应用

1. *术前预防性应用抗生素的原则*

(1)清洁无菌手术（如甲状腺手术、疝修补术、输卵管结扎术、膝软骨摘除术等）：无术前预防性应用抗生素的指征。

(2)可能污染的手术（如胃切除术、小肠切除术、胆囊切除术、子宫切除术等）：一般不预防用药。如事先估计手术时间长，污染可能性大，可适当应用抗生素进行预防。

(3)以下情况为术前预防性应用抗菌药物的指征：①污染手术，术后有发生感染高度可能者。例如：严重污染和组织创伤的伤口，不能及时手术处理或彻底清创者（如复杂外伤、战伤、开放性骨关节伤、严重烧伤、伴溃疡坏疽的截肢术、感染性病灶如脑脓肿等手术和各种咬伤等）；连通口咽部的颈部手术；回肠远端及结肠手术；腹部空腔脏器破裂或穿通伤；高危胆道手术；经阴道子宫切除术。②一旦发生感染将引起严重后果者（如心脏瓣膜病或已植入人造心脏瓣膜因病需行其他手术者、脑脊液鼻漏者以及器官移植术等）。③各种人造物修补、置换或留置手术（如人工心脏瓣膜置换手术、人造关节置换术、人造血管移植术、脑室心房分流管放置术等）。

2. *术前应用抗生素的方法*

(1)抗生素的预防应用仅当有明确的指征，并选择对特定的手术可能引起手术部位感染的最常见的致病菌有效的药物。

(2)一般在术前0.5～1h通过静脉途径给予1次足量抗生素（最初的预防性抗生素剂量），应使手术开始时组织和血清内达到药物杀菌浓度，并在整个手术过程中维持组织和血清内的治疗性水平（手术时间超过4h可术中加用1次量），至少至手术切口关闭后的几个小时。

(3)除了上面讲到的以外，在择期的结直肠手术前，还需要通过导泻或灌肠剂进行肠道准备。在手术前24h开始给予不吸收的口服抗生素，共3次。

(4)对高危的剖宫产手术，应在脐带钳夹后立即预防性应用抗生素。

(5)不要将万古霉素作为常规的预防性应用药物。

第十节 医院感染与护理管理

护理工作在医院感染管理中具有本身的特殊性和重要性。国内外调查结果显示，医院感染中有30%～50%与不恰当的医疗护理操作及护理管理有关，因此，加强研究护理程序、护理技术和医院感染的发生规律，以及它们之间的相互关系，探索预防、控制感染的理论与方法，用有效的护理操作技术，最大限度地降低医院感染的发生率，是本节阐述的宗旨和目的。

一、护理工作在医院感染防治中的作用

自19世纪中叶，近代护理学奠基人之一南丁格尔倡导科学护理以来，清洁、消毒、灭菌、无菌操作和隔离技术等日益为护理界所重视。人们认为，预防远比治疗重要。在这个思想指导下，通过大量的临床实践和不断总结经验教训，归纳出这样一条信念：严格执行消毒灭菌原则、无菌操作技术规范，正确应用隔离技术和贯彻护理管理制度是预防外源性感染的前提，而运用现代护理技术和管理手段则是降低医院感染发生率的重要途径。

护理管理是医院管理系统中的主要组成部分。在总系统的协调下，相关的护理部门运用科学的理论和方法，在医院内实行各种消毒灭菌和隔离措施。完善的护理管理机制通常以质量管理为核心，技术管理为重点，组织管理为保证。护理质量的核心则是医院感染控制的水平。在预防和控制医院感染的全过程中，护理指挥系统起着决定性的作用。护理人员及护理管理者，应该成为预防和控制医院感染的主力。

预防感染措施的执行常常首先涉及护理人员。要做好任何实质性护理，都离不开消毒、灭菌和隔离技术，而且，一般来说，护理人员接受的控制感染的基本教育和训练比医师要多。在不少情况下，病人的一些病情变化首先发现的往往是护士。一旦发现病人有严重感染的危险时，当班护士有权对病人实行隔离。这种责任要求护士对一些疾病及其隔离的必要条件，必须有较全面的知识和理念，并要随着疾病谱的变化、疾病传播和流行的特点，制定出相应的隔离措施。比如，100 多年前提出的"类目隔离"发展至今已有 7 种方法[严密隔离、呼吸道隔离、抗酸杆菌(AFB)隔离、接触隔离、肠道隔离、引流物-分泌物隔离、血液-体液隔离]，以后又发展为以疾病为特点的隔离；20 世纪 80 年代中末期进一步提出全面血液和体液隔离，亦称屏障护理或"普遍性预防措施"；20 世纪 90 年代初发展为"体内物质隔离"。在此基础上于 20 世纪 90 年代中后期又迅速地发展为今天的"标准预防"。

大量的事实充分说明，严格认真地执行消毒、灭菌、无菌操作和隔离技术，是预防医院感染的重要保证。护理人员既然是主力，在任何治疗和护理行动中都必须坚持这一观点。欧美各国多数医院管理机构都认为，没有预防感染的护士，就无法推动和贯彻防止医院感染的各种措施，因此英国在 1958 年率先任命了医院感染监控护士。我国大量流行病学调查资料分析证明，哪里护理管理预防工作做得好，哪里的医院感染发生就少，否则，外源性感染就会接踵而来，甚至造成暴发流行。

二、常见医院感染的预防与护理

在医院感染控制中，特别应预防下述各类型感染：

1. 下呼吸道感染

(1)下呼吸道感染临床诊断标准：符合下述两条之一即可诊断。①患者出现咳嗽、痰黏稠，肺部出现湿啰音，并有下列情况之一：发热、白细胞总数和(或)嗜中性粒细胞比例增高、X 线胸片显示肺部有炎性浸润性病变；②慢性气道疾病患者稳定期(慢性支气管炎伴或不伴阻塞性肺气肿、哮喘、支气管扩张症)继发急性感染，并有病源学改变或 X 线胸片显示与入院时比较有明显改变或新病变。

(2)预防下呼吸道感染特别是做好呼吸机相关性肺炎(VAP 发生率为 18%～60%，治疗困难，病死率高达 30%～60%)的预防与护理最重要。针对 VAP 发病的易感危险因素及发病机制采取有效的措施。使用声门下分泌物引流(SSD)方法可能是预防 VAP 有效且简单的方法。它是采用可吸引气管导管持续或间断引流声门下分泌物，以减少污染的声门下分泌物进入呼吸道，以达到预防 VAP 发病的目的。SSD 预防 VAP 的资料尚少，需进一步研究并做成本效益分析。VAP 危险因素较多，采取综合措施以减少 VAP 的发病率可能更重要。如呼吸机的湿化器使用无菌水，每人更换无菌水；防止冷凝水倒流，及时倾倒并认真洗手；呼吸机管道视情况定期更换；做好气道护理及有效地吸痰，拍背等措施。

(3)因为这类感染易于发生，而且对危重病人威胁较大。在具体实践中应认真做好以下各项。

①对昏迷及气管插管的病人，必须加强口腔护理。

②掌握正确的吸痰技术，以免损伤呼吸道黏膜及带入感染细菌。

③严格按七步洗手要求，应用流动水、脚踏式或感应式开关、一次性擦手纸巾，认真地洗手。根据需要定期或不定期进行手部细菌监测，切断通过手的传播途径。

④做好吸入性治疗器具的消毒，阻断吸入感染途径，如湿化瓶及导管要按照卫生部规范严格终末消毒，干燥保存，用时加无菌水，连续使用时每天更换无菌水；使用中的呼吸机道系统应及时清除冷凝水，必要时定期或不定期更换、消毒。

⑤积极寻找有效手段，阻断病人的胃口一口腔细菌逆向定植及误吸，不用 H_2 受体阻断药，慎用抗酸药，以免胃内 pH 升高，而细菌浓度增高，以致促成内源性感染的发生。可用硫糖铝保护胃黏膜，防止应激性溃疡；带有胃管的病人，应选择半卧位，并应保持胃肠通畅，若有胃液潴留，应及时吸引，防止胃液倒流而误吸；术后麻醉尚未恢复之前，应使病人处于去枕仰卧位，严格监护，若有痰液及时吸出防止误吸。

⑥做好病室的清洁卫生，及时消除积水和污物，铲除外环境生物储源，保持空气洁净及调节适宜的温湿度，定期清洗空调系统。

⑦加强基础护理，对病人进行有关预防下呼吸道感染的教育，指导病人进行深呼吸训练和有效咳嗽训练，鼓励病人活动，对不能自主活动的病人应协助其活动，定时翻身拍背，推广使用胸部物理治疗技术。

⑧监护室内尽量减少人员走动，隔离不必要人员入室，室内禁止养花，以防真菌感染。

⑨进入监护室的人员（包括探视人员）都要严格按制度更换清洁的外衣和鞋子，洗手，必要时戴口罩，严禁有呼吸道感染者入内。

⑩建立细菌监测、感染情况的登记上报制度，定期分析细菌的检出情况，对感染部位、菌种、菌型及耐药性、感染来源和传播途径，以及医务人员的带菌情况均应做好记录，以便制定针对性的控制措施。

2. 血管内导管相关性感染

(1)血管内导管相关性感染临床诊断符合下述三条之一即可诊断：①静脉穿刺部位有脓液排出，或有弥散性红斑（蜂窝织炎的表现）；②沿导管的皮下走行部位出现疼痛性弥散性红斑，并除外理化因素所致；③经血管介入性操作，发热≥38℃，局部有压痛，无其他原因可解释。

(2)预防要着重防止血管内导管相关性感染。危重病人往往需要进行介入性监护、治疗或诊查，而作为医护人员必须贯彻 WHO 的安全注射 3 条标准，即接受注射者安全、注射操作者安全、环境安全，还应特别注意下列各点：①采用各种导管应有明确指征，总的讲要提倡非介入性方法，尽量减少介入性损伤；②对病人实行保护性措施，提高其自身抵抗力，介入性操作容易破坏皮肤和黏膜屏障，能不用时应立即终止；③置入时除了严格的无菌技术外，还应注意选择合适的导管，如口径相宜、质地柔软而光洁，以及熟练的穿刺、插管技术，从而避免发生血小板黏附及导管对腔壁的机械性损伤；④加强插管部位的护理及监测，留置导管的时间不宜过长，导管入口部位保持清洁，可选用透明敷料，以便于随时监测，一旦发现局部感染或全身感染征象，应立即拔除导管，并做相应的处理；⑤搞好消毒、隔离，严格的洗手和无菌操作，是预防介入性感染最基本的重要措施；⑥配制液体及高营养液时应在洁净环境中进行，配制抗癌药及抗菌药时应在生物洁净操作台上进行，确保病人、工作人员及环境安全；⑦在介入性操作中使用的一次性医疗用品必须有合格证件，符合卫生部的有关要求，严格使用过期、无证产品，确保病人安全等。

3. 手术部位感染预防

(1)表浅手术切口感染仅限于切口涉及的皮肤和皮下组织，感染发生于术后 30d 内。

临床诊断：具有下述两条之一即可诊断：①表浅切口有红、肿、热、痛，或有脓性分泌物；②临床医师诊断的表浅切口感染。

(2)深部手术切口感染指无植入物手术后 30d 内，有植入物（如人工心脏瓣膜、人造血管、机械心脏、人工关节等）术后 1 年内发生的与手术有关并涉及切口深部软组织（深筋膜和肌肉）的感染。临床诊断符合上述规定，并具有下述 4 条之一即可诊断：①从深部切口引流出或穿刺抽到脓液，感染性手术后引流液除外；②自然裂开或由外科医师打开的切口，有脓性分泌物或有发热≥38℃，局部有疼痛或压痛；③再次手术探查、经组织病理学或影像学检查，发现涉及深切口脓肿或其他感染证据；④临床医师诊断的深部切口感染。

(3)器官（或腔隙）感染指无植入物手术后 30d，有植入物手术后 1 年内发生的与手术有关（除皮肤、皮下、深筋膜和肌肉以外）的器官或腔隙感染。临床诊断符合上述规定，并具有下述 3 条之一即可诊断：①引流或穿刺有脓液；②再次手术探查、经组织病理学或影像学检查，发现涉及器官（或腔隙）感染的证据；③由临床医师诊断的器官（或腔隙）感染。

(4)手术部位感染的预防：①防止手术部位感染的最有效对策是严格的无菌操作，不用无抗菌能力的水冲洗切口，并对疑有感染的切口做好标本留取，及时送检；②缩短病人在监护室滞留的时间；③选用吸附性很强的伤口敷料，敷料一旦被液体渗透要立即更换，以杜绝细菌穿透并清除有利于细菌的渗液和避免皮肤浸渍；④尽量采用封闭式重力引流；⑤更换敷料前洗手，处理不同病人之间也要洗手，即使处理同一个病人不同部位的伤口之间也应清洁双手；⑥保持室内空气清洁，尽量减少人员流动，避免室内污染等。

三、医院高危人群和重点科室的感染管理

医院是各种疾患病人聚集的地方，其免疫防御功能都存在不同程度的损伤或缺陷。同时，病人在住院期间又由于接受各种诊疗措施，如气管插管、动静脉插管、留置导尿、手术、放疗、化疗、内镜检查和介入治疗等，进一步降低了他们的防御功能。加之医院病原体种类繁多、人员密集，增加了病人的感染机会。因此，为了控制医院感染的发生，医护人员必须对人体的正常防御能力有一定的了解，还要熟悉降低或损伤宿主免疫功能的各种因素，以便采取相应措施，提高宿主的抵抗力。同时，还应对

医院感染所涉及的各类微生物，对于常见致病菌、机会致病菌的种类、形态、耐药力、致病力以及对药物的敏感性等应有一个清楚的认识，以便有针对性地对有传染性的病人进行有的放矢的隔离与治疗，对环境及医疗器械进行有效的消毒、灭菌，从而降低医院感染的发生率。

1. 老年病人由于脏器功能低下，抗感染能力减弱，尤其是有基础疾患并处于卧床不起的老年人，由于呼吸系统的纤毛运动和清除功能下降、咳嗽反射减弱，导致防御功能失调，易发生坠积性肺炎。而且，这类病人的尿道多有细菌附着，导管中铜绿假单胞菌、大肠埃希菌、肠球菌分离率高，也可能成为医院感染的起因。对于抗菌药物的应用，无论用于治疗还是用于预防，均应持慎重态度，并坚持定期做感染菌株耐药性监测，以减少耐药菌株的产生。

对住院的老年病人必须特别加强生活护理，做好病人口腔和会阴的卫生。协助病人进行增加肺活量的训练，促进排痰和胃肠功能恢复。用于呼吸道诊疗的各种器械要做到严格消毒。工作人员在护理老年病人前后均应认真洗手，保持室内环境清洁、空气新鲜，严格探视制度及消毒隔离制度。

2. 幼儿处于生长发育阶段，免疫系统发育尚不成熟，对微生物的易感染性较高，尤其是葡萄球菌、克雷伯菌、鼠伤寒沙门菌、致病性大肠埃希菌和柯萨奇病毒等感染，较易在新生儿室形成暴发流行。因此，预防医院感染要针对小儿的特点，制订护理和管理计划。加强基础护理，注意小儿的皮肤清洁及饮食卫生，更主要的是从组织活动和环境改善方面进行考虑，特别是新生儿室与母婴同室的环境卫生、室内温湿度的变化，适宜的温湿度及恰当的皮肤护理等都对新生儿的健康有影响；除严格执行各种消毒、隔离的规章制度外，还要求工作人员上班前一定要做好个人卫生。接触新生儿前一定要洗手，并做好对环境卫生的监测。工作人员出现传染性疾病时，应及时治疗、休息，严重时调离新生儿室，以免发生交叉感染。

3. 重症监护病房(ICU)是医院感染的高发区，患者的明显特点是病情危重而复杂。

(1)多数病人都是因其他危重疾病继发感染(包括耐药菌株的感染)后转入ICU。

(2)各种类型休克、严重的多发性创伤、多脏器功能衰竭、大出血等病人，其身心和全身营养状况均较差，抗感染能力低。严重创伤、重大手术等常导致全身应激反应，进而出现抗细菌定植能力及免疫功能下降。

(3)病人多数较长时期使用各类抗菌药物，细菌的耐药性均较强。

(4)强化监护所使用的各种介入性监测、治疗，如机械通气、动脉测压、血液净化、静脉高营养、留置导尿、胃肠引流等，都可能为细菌侵入机体和正常菌群移位提供有利条件。

(5)病人自理能力缺乏或丧失，因而十分依赖护理人员，与护理人员频繁接触往往会增多发生交叉感染的机会。

为了做好ICU医院感染的预防工作，除从设计和设备上给予关注外，必须制定一系列防止感染的管理制度。此外，还应强调从业人员素质的提高，有高度责任心者才能做好ICU的工作，从而降低ICU病人医院感染的发生率。预防ICU医院感染的原则应是提倡非介入性监护方法，尽量减少介入性血流动力学监护的使用频率。对病人施行必要的保护性医疗措施，提高病人机体的抵抗力。

四、护理人员的自身职业防护

医院的工作人员直接或间接与病人和传染性污物接触，可以从病人获得感染，也可以把所得的感染或携带的病原体传给病人，并能在病人及工作人员之间传播，甚至扩散到社会上去。因此，对工作人员进行感染管理，不仅关系到他们自身的健康，而且也有益于全院病人及其家属乃至社会。

在医院众多职工中，护理人员接触病人最多，每日需要处理各种各样的感染性体液和分泌物，可说是处于各种病原菌包围之中，时刻受到感染的威胁，因此必须加强护理人员的自我防护与感染管理。

1. *加强对护理人员的感染管理* 对护理人员感染的监测既是职业性健康服务和预防感染的重要环节，也是医院感染监控及管理系统中的重要组成部分。对护理人员应定期进行全面体格检查，建立健康状况档案，了解受感染的情况，以便采取针对性的预防措施。

在医院中许多科室和工作环节对职工具有较高的感染危险，尤其是护理人员在调入或调离某一部门时，都应进行健康检查，查明有无感染，感染的性质，是否取得免疫力等，并做好详细记录。在此基础上，进一步探讨这个部门的感染管理工作，明确改进目标，制订相应的预防感染措施。对新来人员进行岗前培训应成为制度。

2. 提高护理人员自我防护意识　护理人员在进行手术、注射、针刺、清洗器械等操作时，极易被锐利的器械刺伤。人体的皮肤黏膜稍有破损，在接触带病毒的血液、体液中就有被感染的危险性。因此，处置血液和血液污染的器械时，应戴手套或采用不直接接触的操作技术，谨慎地处理利器，严防利器刺伤，一旦被利器刺伤必须立即处理，挤血并冲洗伤口、清创、消毒、包扎、报告和记录、跟踪监测，尽量找到可能感染的病原种类证据，以便根据病原学的特点阻断感染。护理人员手上一旦出现伤口就不要再接触病人血液和体液。对于从事有可能被病人体液或血液溅入眼部及口腔黏膜内的操作者，应强调戴口罩及佩戴护目镜，在供应室的污染区还应佩戴耳塞，穿防护衣、防护鞋等。在进行化学消毒时，应注意通风及戴手套，消毒器必须加盖，防止环境污染带来的危害。

3. 做好预防感染的宣传教育　护理人员在工作中双手极易被病原菌污染。有些护士往往只注意操作后洗手，而忽视了操作前同样需要洗手；有的护理人员本身就是病原携带者，或由于长期接触大量抗菌药物已经改变了鼻咽部的正常菌群，成为耐药细菌的储菌源。这些病原体可通过手或先污染环境和物品，继而导致病人感染。例如，曾提及的新生儿室发生的金黄色葡萄球菌感染流行，即可由于护理人员皮肤病灶化脓或鼻咽部带菌所致。因此，护理人员必须养成良好的卫生习惯，尤其要强化洗手意识，对一切未经训练的新工作人员，应给予预防感染的基本操作技术培训，并结合各种形式（如板报、壁画、警示等）的宣传教育。

4. 强化预防感染的具体措施　患有传染性疾病的护理人员，为防止感染扩散，应在一定时期内调离直接治疗或护理病人的岗位，并在工作中做好避免交叉感染的各项措施。对从事高危操作的工作人员，如外科医师、监护病房护士以及血液透析工作人员等均应进行抗乙型肝炎的免疫接种。被抗原阳性血液污染的针头等锐利器械刺破皮肤或溅污眼部、口腔黏膜者，应立即注射高效免疫球蛋白，以防感染发生。同时，还应加强对结核病的防治，以及在传染病流行期或遭受某种传染物质污染后，及时为护理人员进行各种相应的免疫接种，如乙肝疫苗、流感疫苗等。

（陈　东　高凤莉）

第6章

护理研究

第一节 基本概念

一、科学和研究

科学(science)是由拉丁文 scientia 而来,意指"探讨自然现象和其间关系的知识体系",是反映现实世界,如自然、社会、思维等客观规律的本质和规律的知识体系。研究(research)是通过系统地、有控制地收集资料、反复地探索未知、客观地认识各种自然现象和社会现象的活动,是一种有系统地探索和解决问题的活动,并能从中获得客观规律和产生新知识,进而阐明实践与理论间的关系。

科学精神最根本的一条就是实事求是。科学应合乎逻辑、可验证、可被重复、着重一般共性问题,探讨事物因果关系。研究工作具有探索性、创造性和连续性,研究以系统的科学方法来探索和了解事物的现象为目的,其结果可表现为描述事物的现状;发现事物的内在联系和本质规律;引出定律或产生理论3个方面的内容。

开展研究就是从工作实践中发现需要解决的问题,通过系统的方法研究和问题评价,得出结果,用以指导实践的过程。根据研究工作的目的、任务和方法不同,研究通常划分为基础研究、应用研究和开发研究几种类型。基础研究是以研究自然现象、探索自然规律为目的,旨在增加新知识、发现新的探索领域,为新的技术发明和创造提供理论前提。应用研究是把基础研究发现的新理论应用于特定目标的研究,它是基础研究的继续,目的在于为基础研究的成果开辟具体的应用途径,使之转化为实用技术。开发研究又称发展研究,是把基础研究、应用研究的成果发展为新材料、新产品、新设计、新方法,或者对现有的材料、设备、方法进行本质上的、原理上的改善而进行的系统创造性活动。开发研究是把研究成果转向生产的桥梁,是科学转化为生产力的中心环节。基础研究、应用研究、开发研究是整个研究系统3个互相联系的环节,它们在一个国家、一个专业领域的研究体系中协调一致地发展。研究应具备一定的条件,如:需有一支合格的科技队伍,必要的科研经费,完善的科研技术装备,以及科技试验场所等。

二、护理学和护理研究

美国护士协会(ANA)曾对护理定义为:护理是诊断和治疗人类对存在的或潜在的健康问题的反应。日本护理协会对护理的定义是:以健康为准则,给予人们援助,使之能维持正常的生活。概括地说,护理的含义就是通过护理工作使患者处于最佳状态,为患者恢复健康提供理想的环境和支持,使患者尽可能地减少痛苦、感到舒适。护理学是医学领域中一门独立的学科。护理学应有其明确的研究目标和领域,在卫生保健事业中与医疗有着同等重要的地位,护士与医生是在共同担负着维持生命、减轻患者痛苦和促进健康的任务。护理学是具有很强科学性的专业,需要在充分的理论和知识的指导下进行工作。护理学在整个生命科学中占有重要的地位,也是医学科学的重要组成部分。护理学需要通过大量的研究工作来促进自身的发展,完善自我系统的理论体系,形成严密逻辑结构的独立学说和理论。

护理研究是用科学的方法反复探索护理领域的问题,并用以直接或间接地指导护理实践的过程;是指通过科学的方法有系统地探究现存的知识，或产生新的知识，从而直接或间接地指导护理实践的活动过程。国际护士会（ICN）将护理研究定义为以形成和完善具有精确方法的新知识为目的的一种系统的探讨。美国护士会（ANA）对护理研究的定义是验证和改进现有知识，产生新知识，直接或间接影响护理实践的科学过程。护理研究的目的是验证护理理论、发现新的知识、解决工作中的问题、评价护理措施，并通过研究改进护理工作和提高护理工作质量，使患者得到更安全有效的护理。

第二节　护理研究趋势和最新进展

第一位从事护理学研究的学者是现代护理学的创始人南丁格尔女士（1820－1910），通过观察和记录所看到的现象，写出了控制医院内感染的第1篇研究报告，成为护理学研究的开始。

目前我国护理研究内容比较广泛，涉及护理教育、护理管理、护理实践等多方面，包括基础护理、临床各专科护理、心理护理、社区护理、课程设置改革、护理质量管理、护理人力配置、护理分级等。发展科学知识，使护士能够开展以循证为基础的护理实践。美国国家护理研究所公布的护理研究的重点（NINR，2006－2010）是促进健康和预防疾病，改善生活质量，减少健康状况差异，建立临终研究的方向。目前护理研究更强调循证护理，多学科合作，成本效益，质性研究增加，护理研究不断深入。

随着医学科学技术的发展，护理研究范围逐渐扩大，护理研究范畴应向多元化发展，凡与护理工作有关的问题都应属于护理研究的范畴。不但研究护理专业技术知识、护理教育或管理等问题，还要向跨地区、跨部门、跨专科的综合领域发展，使研究结果更深入，更有推广意义。在护理科学研究规模和方法上不断改进。目前护理研究已从自选的、分散的小型研究趋向于整体性和综合性研究，加强多学科、多专业的合作，不仅把其他学科的理论和方法运用到护理学中来，还与其他专业人员共同组成研究团队，研究与健康相关的课题。在研究设计上目前仍多选用量性研究方法，并以调查法收集资料为多见，而质性研究方法则采用较少。今后也要注意质性和量性的综合研究，应多采用全面的、多角度的研究方法。

护理论文写作方面，目前多采用叙述和分析资料的方法。大部分研究样本的选择也多在自己服务的医院或病房内采集，这对研究结果的推广与使用有很大的局限性。要注意避免用单一方法收集资料，收集资料方法应多元化。研究计划要多偏重方向性和综合性内容，一个课题的研究时程也要长些，使研究结果能达到一定水平和深度，能够深入说明和解决1～2个护理问题。

第三节　护理研究的主要方法

一、实验性研究

实验性研究（experiment study）又称流行病学实验或干预性研究，是研究者采用随机分组、设立对照及控制或干预某些因素的研究方法。

1. 实验性研究的特点

（1）干预：亦称操纵（manipulation），即研究者对研究对象人为施加的干预措施（也称处理因素）。有无干预是实验性研究和非实验性研究的根本区别。

（2）设立对照：设对照组的目的就是为了排除与研究无关的干扰因素（外变量）的影响，突出试验中干预措施的效应。对照组要设立多少组，应依照研究目的和干扰因素的多少而定。任何一个实验性研究都至少应设立一个对照组。常用的设立对照的方法有自身对照、组间对照、配对对照等。选择对照组时应该使对照组和试验组的基本条件一致或均衡，以降低干扰因素对研究结果的影响。

①自身对照：指对照组和试验组的数据均来自于同一组样本，即将研究对象自身在干预前后的情况进行比较。自身对照的优点是消除了研究对象自身各种干扰因素的影响，而且节省样本量，因此在护理研究中较常采用。

②组间对照：是指相比较的两组数据来自两组不同的受试者。

③配对对照：将研究对象按某些特征或条件配成对子，这样每遇到一对就分别给予不同处理。配对设计能减少每一对研究对象内部的实验误差，故

较组间对照设计的效果更好。

(3)随机化:是指随机抽样和随机分组,即从目标人群中随机地选择样本,并且将这些被选到的研究对象随机地分到实验组和对照组中。目的是使实验组和对照组能在均衡条件下进行比较,使样本更具有代表性。在进行随机化时,可以使用随机数字表,或者较为简便的投掷硬币、抽签等方法进行。

2. 实验性研究中常用的研究设计类型

(1)实验前后对照设计(before-after experimental design):将研究对象随机分为实验组和对照组,实验组采用新的干预措施或在常规基础上加新方法,而对照组只采用常规方法,两组同时在实验前和实验后测量某些指标。研究者通过比较两组在实验前的数值来评价两组的可比性,比较两组实验后的数值来评价干预的有效性。

在常用的研究方法中,实验前后对照设计是目前公认的标准研究方法,实验前后对照设计是最为常用的一种。其论证强度大,偏倚少,容易获得正确的结论。但作为对照组不要触犯研究中的伦理原则。

(2)单纯实验后对照设计(after only experimental design):是将研究对象随机分组,对实验组施加干预措施,对照组则不施加干预措施,然后观察比较干预后两组在因变量上的差异。单纯实验后对照设计,减少了因干预前测量所导致的结果偏倚,同时也适用于一些无法进行前后比较的护理研究。

(3)随机临床实验研究设计(randomized clinical trials design):将研究对象随机分为实验组和对照组,观察或测量所研究的应变量,向各组施加不同的干预和处理因素,再次观察或测量所研究的应变量,比较两组结果的变化。该设计适用于临床护理或预防性研究,探讨和比较某一新的护理措施对疾病的康复和预防的结果。

(4)索罗门四组设计(Solomon four-group design):索罗门四组设计实际上是为避免研究对象敏感及其他干扰因素的影响,将实验前后对照设计和单纯实验后对照设计组合起来的一种研究方法。它是一种经常应用的高效的研究设计。研究对象被随机地分为4组,两组实验组和两组对照组,对其中的一个实验组和一个对照组进行实验前测量,而另外一个实验组和一个对照组则不进行实验前测量。然后对两个实验组实施同样的干预措施,干预结束后同时进行四组的某些指标的测量并比较。

该设计适用于实验前进行的测量本身可能会对实验结果有影响的情况下,特别是某些涉及情感、态度等方面的研究。

二、类实验性研究

类实验性研究(quasi-experimental study),亦称半实验性研究,与实验性研究方法基本相似,有对研究对象的护理干预内容,但缺少按随机原则分组,或没有设对照组,或两个条件都不具备。在实际对人的研究中,很难进行完全的实验性研究,特别要达到随机分组比较困难,因此类实验性研究在护理研究中较为实用。类实验性研究中常用的科研设计类型如下。

1. 无对等对照组设计(non-equivalent control group design) 该设计包括干预措施和两组或两组以上的研究对象,这两组或者两组以上的研究对象是非随机分组的,进行实验前和实验后测量或只进行实验后测量。

2. 自身实验前后对照设计(one group pretest-posttest design) 该设计是类实验性研究中最简单的一种设计方法。同一研究对象接受前后两个阶段、两种不同处理措施,然后对其效果进行比较。这种设计方法既没有对照组,也没有随机分组,即只有实验组一组。

3. 时间连续性设计(time series design) 是自身实验前后对照设计的一种改进。当自身变量的稳定性无法确定时,可以应用时间连续性设计,在干预前后进行多次的观察与测量。

三、非实验性研究

非实验性研究(non-experimental study)是指研究过程中对研究对象不施加任何护理干预和处理的研究方法。这类研究常在研究对象处于完全自然状态下进行,其研究结果可用来描述和比较各变量的状况。非实验性研究中常用的科研设计类型如下。

1. 描述性研究 描述性研究(descriptive study)是目前护理领域应用最多的一种研究方法。是在一个特定的领域获得研究对象的有关特征的研究。目的是通过观察、记录和描述,以了解研究对象在自然状态下的特征。通过描述性研究,可以了解疾病、健康或事件的基本分布特征,为进行相关性研究和实验性研究提供基础。描述性研究设计中常见的有现况调查和纵向研究等方法。

现况调查(cross-sectional study):也可称为横断面调查,是在某一特定人群中,用普查或抽样调查的方法,在特定时间内收集与健康或疾病有关的特征。现况调查包括普查和抽样调查两种常见类型。普查是根据研究目的在特定时间内对特定范围内的所有对象进行调查或检查。目的是对总体一般状况做出全面、精确的描述,把握总体的全貌,得出具有普遍意义的结论。抽样调查是从研究人群的全体对象中抽取一部分进行调查,根据调查结果估计出该人群的患病率或某种特征的情况,是一种以局部估计总体的调查方法。

纵向研究(longitudinal study):是对一特定人群进行定期随访,观察疾病或某种特征在该人群及个体中的动态变化,即在不同时间对这一人群进行多次现况调查的综合研究。

2. *相关性研究* 相关性研究(correlational study)是探索变量之间关系的研究。它与描述性研究相一致的是在研究中没有任何人为的施加因素,不同点是相关性研究要有比较明确的几个观察变量,以便检测所观察的变量间是否有关系。相关性研究比描述性研究有更多的"探索"原因的作用,可为进一步的类实验性研究或实验性研究提供基础。

3. *比较性研究* 比较性研究(comparative study):是在自然状态下,对两种或两种以上不同的事物、现象、行为或人群的异同进行比较的研究方法。比较性研究同描述性研究的区别在于,描述性研究是对一种现象的描述,而比较性研究是针对已经存在差异的至少两种不同的事、人或现象进行分析比较的研究。根据其研究目的,可以将比较性研究分为病例对照研究和队列研究两种。

病例对照研究(case-control study):是回顾性研究,是将现已确诊患有某疾病的一组病人作为病例组,不患有该病但具有可比性的另一组个体作为对照组。通过调查回顾两组过去的各种可能存在的危险因素,测量并比较病例组与对照组间各因素存在的差异。

队列研究(cohort study):属于前瞻性研究,是观察目前存在差异的两组或两组以上的研究对象,在自然状态下持续若干时间后再比较两组的情况。研究方法是从一个人群样本中选择和确定两个群组,两个群组暴露因素不同,追踪一个时期,观察并记录这个期间内所欲研究的疾病或某研究特征的发生情况,并进行比较。如果两组比较的结果证明,两组患者在某研究疾病的发病率或死亡率或者某特征出现的概率上确有差别,则可以认为该因素(或特征)与所研究的疾病或某特征间存在着联系。

四、质性研究设计

质性研究是定性研究,是对某种形象在特定情形下的特征、方式、含义进行观察、积累、分析、解释的过程。质性研究是从实际观察的资料中发现共性问题的过程,属于探索性和叙述性研究。质性研究属于非干预性研究,主要包括现象学研究法、根基理论研究法、人种学研究法等类别。质性研究的资料收集一般是研究人员深入研究现场,采用半结构或非结构式观察、访谈、录音、录像、记录等方法。当研究者在对第某个访谈对象进行访谈时,所提供的信息与前面研究对象提供的信息是重复的,从访谈内容中没有发现新的资料,此时达到了数据饱和状态,研究者即停止资料收集工作。资料分析以语言文字而非数字为基础,是进行分析、推理和解释的过程。

1. *现象学研究*(phenomenology) 现象学研究法是一种观察特定现象,分析该现象中的内在成分和外在成分,把其中的重要要素提炼出来,并探讨各要素之间及各要素与周围情景之间关系的一种质性研究方法。现象学研究法最初由 Husserl 和 Heidegger 发展而来,目的在于描述人们亲身的经历,用归纳、描述的方法来捕捉研究对象的某种"真实的体验"。

研究者使用开放式问题,采用个人深入访谈法收集资料,同时配以实地观察,以求对研究对象所描述的体验有深刻理解。每个研究对象均接受同等次数访谈,在访谈过程中同时观察记录。每次30~60min。资料整理与分析和资料收集过程同步进行。每次访谈结束后,将录音及观察资料整理成誊本。资料分析由一个资料分析小组的成员们共同完成,以保证资料分析与解释的准确性,避免个人偏倚。小组成员仔细阅读访谈记录,小组会议上进行深入讨论,确定有意义的内容,并进行编码、分类。根据编码和分类,提炼主题,找出反映主题的相关文字与描述。研究的最终结果是由小组成员多次讨论、分析,最后达成共识而得到的。

2. *根基理论研究法*(grounded theory) 此研究方法是在20世纪60年代由社会学家 Glaser 和 Strauss 提出的,强调通过系统地收集资料,同时分析资料,进而产生理论的过程。其主要目的是对现实中的现象进行深入解释，产生理论。根基理论研究法是一种由具体到抽象的建立理论的方法，而收集的资料则是理论的根基。根基理论认为，只有从资料中产生的理论才具有生命力，如果理论与资料相吻合，理论便具有了实际的用途，可以被用来指导人们具体的生活实践。因此，根基理论的概念框架来自于资料而不是先前的研究。研究者在资料收集和分析的过程中采用不断比较的方法，去发现不同的研究对象所提供的资料之间的相同点和不同点，将片断资料组合成有功能的整体框架，进而形成理论。

典型的使用根基理论研究法进行研究的案例是由美国的 Kubler-Ross 博士对数百名临终病人进行的有关临终患者心理特点的研究。研究者通过深入观察、访谈等方法，获得大量临终患者心理变化的第一手原始资料。通过对这些资料的归纳、分析，他总结出临终病人心理活动的基本变化规律，将患绝症的患者从获知病情到临终时的心理反应过程分为否认期、愤怒期、商讨期、抑郁期和接受期5个阶段。这一研究结果有利于临床医护工作者更好地了解临终患者的心理特征和变化规律，并能很好地理解和及时观察患者在每个时期行为态度上的细微变化，以便适时为临终患者提供恰当的心理支持。

3. *人种学研究法*(ethnography)　人种学研究法起源于人类学研究，目的是通过对某种文化或文化亚群的深入研究，以理解他们的语言、价值观念、行为特征和习俗等。人种学研究法通过实际参与人们自然情形下的生活、深入观察、深度会谈、档案或文史资料查寻，探讨一定时间内人们的生活方式或体验。在健康保健领域，人种学研究法最适合于探讨不同文化环境中人们的健康信念、健康行为、照顾方式等。

五、资料收集的方法

1. *问卷调查法*　问卷调查法(questionnaire)是指研究者通过书面形式直接从研究对象处获取研究资料的方法。研究者将所希望获取的资料以书面形式写出，分发给研究对象，通过言语和文字向研究对象收集资料。问卷法是调查研究中最多选用的方法，常用的问卷有公认的量表或研究者自行设计的问卷两种类型。

(1)量表(scale)：是由一组封闭式问题组成的、以评分方式衡量人们态度和行为的收集资料的工具，在问卷调查法中广泛应用。大多数量表都用于心理社会变量的测量，但也可测量一些生理指标，如恶心、疼痛、功能状态等。

(2)问卷：是调查的一种工具，通过受访者回答问题而不是观察行为反应得到研究资料，用问卷收集资料可以应用于各种领域的问题。一般可根据研究目的进行文献查询，寻找是否有合适的现存问卷，如果有合适的现存问卷则可直接应用。但在大多数情况下要根据研究目的，对现存问卷做一定的修改等。如果没有合适的现存问卷，则需编制新的问卷。问卷编制时应事先考虑以下几个问题：指导语、问题的类型、问卷的内容、问卷的用词、问卷答案的设计、问题的排列方式等。一般用于成人的问卷，完成时间不应超过30min；针对儿童的问卷，完成时间不应超过15min。自行设计的问卷在完成后应通过大样本测试，进行分析和信度、效度的测量，一般每个项目需10名样本进行测试，以形成该问卷的常模。运用现存问卷时，应首先对问卷进行评估，若有较大的修改或问卷为翻译版，修订版在正式应用之前应做预试验，以10～20名样本为宜，进一步检验问卷中可能存在的内容、文字、排版等问题，做出必要修改后，方可应用于正式调查中。

(3)国外量表的翻译和应用：国外量表首先要翻译成中文。最好选择两个或多个有经验的翻译者，彼此独立地将外国语言的量表翻译成汉语，准确表达原量表。对翻译出来的版本进行讨论，形成一个大家达成共识的中文版本的量表，然后请对原量表不知情的一位或多位翻译者将翻译成中文的量表再翻译回去，进行回译(back-translation)。请双语专家对原量表与回译后的"原量表"进行细致的比较、分析，找出从表面上看不同的部分，对其中文版本中的对应内容进行相应的修改，直到两个量表在内容、语义、格式和应用上相一致。此时应请有关专家对修改后的中文版量表的表面效度进行评判。最后进行检测，应寻找一定数量的双语样本(既懂中文又懂原语言的样本)进行两量表之间的等同性检验。让这些研究样本对两种语言版本的量表进行作答，然后比较原量表和中文版量表所得总分之间的相关性以及各项目得分的相关性。相关程度越高，表示两个版本量表的等同性越好。但有时在研究中获取双语样本的难度较大，也可选取一定数量的只懂中文的研究样本进行预期试验，以检测量表的内部一致性。

(4)问卷调查法收集资料的形式

邮寄问卷:研究者通过邮寄的方式将调查问卷发放给研究对象,研究对象填写好问卷后,再邮寄给研究者。一般邮寄问卷应包括三部分内容:问卷首页,问卷正文,写明回寄地址并贴足邮票的信封。在调查问卷首页,注明研究目的和意义,表述邀请研究对象参加的意向和谢意,以及维护研究对象的知情同意权和隐私权等。随着网络的发展和普及,通过互联网发放调查问卷也较为常见。

现场发放、收回问卷:研究者将研究对象组织起来,向研究对象说明研究目的和填写问卷的要求,由研究对象自行填写问卷。填写好的问卷当场收回。研究者应注意事先的组织准备工作以及临场的协调,如充分考虑场地的大小、是否便于研究对象填写,以及如何保证资料的不公开性等。

通过电话访谈完成问卷调查:研究者按照问卷内容提问,对于封闭式问题要给出可选答案,研究对象回答问题,研究者进行填写。

2. *访谈法*(interview)　访谈法是指研究者通过与研究对象进行面对面的、有目的的会谈,直接从研究对象处获取资料的方法。访谈法是一种口头形式的自陈法,一般可收集到较深入的资料,它是护理研究中常用的一种收集资料的方法。

(1)结构式访谈:是研究者在与研究对象的访谈中,严格按事先准备好的书面程序进行访谈的方法。研究者在采用结构式访谈前,需详细列出访谈的程序和具体内容。在访谈中,研究者严格控制访谈的进展。结构式访谈通常适用于几种情况,如研究者已拥有大量系统性的相关文献;研究者对访谈内容之外的其他内容或资料不感兴趣;访谈需要在研究者严格控制下进行等。

(2)半结构式访谈:指研究者在与研究对象的访谈中,按事先准备的访谈大纲进行访谈的方法。在访谈中,研究者只是部分地控制访谈进展,鼓励研究对象就某一主题进行自由谈论。若研究对象的回答比较表浅,研究者可以引导研究对象深入地交谈下去。与结构式访谈相比,研究者通过半结构式访谈可能会获得更多的信息和资料,但由于研究者部分地控制访谈,可在一定程度上避免研究对象的谈论内容偏离访谈主题的现象。

(3)非结构式访谈:以开放式问题的形式询问一个或几个范围较广的主题,是一种自然的交谈的方法。一般不对场所进行挑选,而在与研究对象有关的自然场所进行。非结构式会谈法由于形式灵活自由,因而具备较强的优势,特别对未知的新领域的探索性研究尤为适合,研究者通过非结构式访谈可能获得的信息很多。但是该方法耗时长,而且由于研究者在这样一个自然交谈中很难控制访谈的进展,因此非结构式访谈要求研究人员具备较强的会谈技巧和分析解释结果的能力。非结构式访谈需要研究对象积极参与交谈,有较为丰富的交谈内容,能够清楚地表达自己的观点和感受。

3. *观察法*(observation)　观察法是研究者通过对事物或现象仔细观看和认真考查,以获得第一手资料的方法。可观察的现象包括:个人特征和情形、活动型态、语言性沟通行为、非语言性沟通行为、护理技术熟练程度、环境特征等。观察法适合于不容易测量的情形。

(1)按观察情形分类

自然观察法(natural observation):是在日常工作或生活情形中对调查对象的行为的观察。研究者需要观察研究对象在自然状态下的行为,这些行为可能缺乏较强的目的性和集中性,需要研究者具有较强的洞察力,才能获得有效的研究资料。

标准情形观察法(standard observation):是在特殊的实验环境下,观察调查对象对特定刺激的反应。标准情形中的观察是预先精心设计的,按一定程序进行,每一个观察对象都接受同样刺激。观察到的结果具有较高的可比性,但可观察到的行为与自然观察相比较为有限。

(2)按观察结构分类

结构式观察法:结构式观察法有已设计好的、正式的记录格式,以规定研究者要观察的现象和特征以及进行记录的方式。在结构式观察法中,研究者事先确定观察样本和观察项目,设计记录观察结果的表格,并对资料进行准确的分类、记录和编码。

非结构式观察法:研究者的观察在自然情形下进行,并且不对研究情形施加任何干预,以观察和记录人们的行为和经历的自然发生、发展过程。质性研究的资料收集常采用非结构式观察法。非结构式观察记录的方法通常为现场笔记(field note)或日记的方式,将情景过程记录下来,或通过事后会议记录有关资料,同时进行相应的整理和分析。

(3)观察者与被观察者的关系

局外观察者(complete observer):观察者经正式介绍后进入观察领域,但不参与被观察者的活动。观察者可隔着单面透视玻璃、用录像等方法进行观察,可使被观察者行为自然,但应事先告知对方观察的目的,以尊重其隐私权。

参与性观察者(observer-as-participant):观察者作为参与者进入观察领域,但其活动以观察为主,参与为辅。但如果被观察者知道自己在被观察而可能刻意改变自身行为,会影响结果的真实性。只有延长观察时间,建立自然的互动关系,才可获得真实自然的资料。

观察性参与者(participant-as-observer):观察者作为参与者进入观察领域,其活动以参与为主,观察为辅。观察者参与活动,使观察时尽量维持自然情景,被观察着表现出真实的状况。

完全参与者(complete participant):观察者完全以参与者的身份进入观察领域,观察者本身就是观察群体中的一员,所以可以获得一些局外人所不能获得的资料,但也会因此忽视某些现象或因为习以为常而不以为然,同时也可能因身处其境不能客观地分析现象。

4. 测量法 测量法是一种常用的资料收集的方法,是研究者借助特别的仪器设备和技术测量出准确的数据作为研究资料的方法。在护理领域最常用的是生物医学测量法。

(1)机体指标的测量(Vivo measurement):通过体检生理指标的测量直接从生物体测得结果,例如:脉搏,血压的测量,心电图的测量,指尖血氧饱和度测定等。

(2)实验指标的测量(Vitro measurement):不是从生物体体内直接测量结果,而是抽取标本后通过进行实验室检验测得结果,包括化学测量法,微生物测量法,组织细胞学测量法。例如:血气分析指标的测定,细菌菌落计数,生物活检进行病理检查等,一般需通过专门的检验技术人员完成。

5. 档案记录收集法 档案记录收集法是通过查阅有关记录和档案而获得研究资料的一种方法。资料可来源于医院、学校、行政管理部门等机构的有关记录和档案资料。常见的类型有疾病报告;医疗、护理服务工作记录;健康检查资料;专题疾病的调查等。进行档案资料的收集者都必须遵守职业道德,尊重、保护当事人的隐私权。

六、抽样方法

1. 总体与样本 总体就是根据研究目的而确定的同质研究对象的全体。当研究有明确具体的研究指标时,总体是指性质相同的、符合研究要求的所有观察单位的该项变量值的全体。当研究没有明确具体的研究指标时,其研究总体就只能是性质相同的、符合研究要求的所有观察单位了。样本就是从总体中随机抽取的部分观察单位,是实际测量值的集合。

2. 抽样 抽样(sampling)是从总体中抽取一定数量的观察单位组成样本,然后用样本信息推断总体特征。抽样的目的是用样本信息推断总体特征,抽样原则是保证样本的来源可靠,并对总体具有代表性。即严格遵循研究对象的纳入标准和排除标准。

选取有代表性的样本,遵循随机化原则,并保证足够的样本量。样本量太少,所得的指标不够稳定,结果不具有代表性;样本量过大时,又会增加实际工作的困难,造成不必要的人力、物力、财力的浪费,同时也会引入过多的干扰因素。有关计数资料和等级资料的非实验性研究,所需的样本量较计量资料要多,需要50～100例,而有关计量资料的研究在误差控制较好的情况下可以为30～40例即可;确定正常值范围的研究项目至少需要100人以上;在相关性研究中,每个变量至少需要20～30例;在探讨多个自变量与一个因变量间的关系的研究中,每个变量则至少需要10例样本。

在质性研究中,样本量的大小是由研究目的、研究对象的特点,以及具体的抽样方法所决定的。在收集资料和分析资料的反复、同时的进行过程中,研究者会发现即使再增加样本量,也没有新的信息或者内容呈现出来,此时就称为数据饱和状态,可以结束资料的收集。国外质性研究者认为,人种学研究所需要的样本量较大,常为25～50人;现象学研究则需要的样本量较少,10人或更少些;根基理论研究所需的样本量则介于两者之间,需要20～30人。

3. 概率抽样(probability sampling) 概率抽样是用随机的方法抽取样本,使总体中每一个研究个体都有相同的概率被抽中。最为常用的概率抽样方法有单纯随机抽样、分层抽样、整群抽样和系统抽样。

(1)单纯随机抽样(simple random sampling):原则是使每个抽样个体被选入样本的机会完全相等。常用的方法有抽签法、查随机数字表法等。具体的操作方法是:先将总体的全部研究个体统一编号,再用抽签法或随机数字表法,随机抽取部分个体组成样本,直至达到预定的样本含量为止。单纯随机抽样的优点是简便易行,适用于总体含量不大,且研究对象间变异不甚显著的情况。

(2)系统抽样(systematic sampling):又称等距抽样或机械抽样,即先将调查总体的全部观察单位按某一特征顺序统一编号,再规定抽样间隔H,通常H为总体例数N与样本例数n之比(即$H=N/n$)。然后用随机方法确定一个小于H的数字k(k<H),编号为k者为第一个抽取对象,以后每隔H个单位抽取一个观察单位,所抽取的个体组成样本,直至选够规定的样本数。需要注意的是,抽样的起点必须是通过随机确定的,这样系统抽样才是一种随机抽样的方法。系统抽样是单纯随机抽样的简单变化,同样适用于总体含量不大,且内部差异小的调查对象。

(3)分层抽样(stratified sampling):又称分类抽样,是先按对观察指标影响较大的某种特征,将总体分成若干差别较大的层,然后从每一层中随机抽取一定数量的观察单位,合起来组成样本。抽样时样本中每一层的个体数量,要根据它们在总体中所占的比例确定。这种抽样方法更适合于总体含量大、构成复杂、且内部差异明显的调查。

(4)整群抽样(cluster sampling):是先把个体聚集成群,然后随机抽取其中的几个群,被抽到的群中所有个体组成样本。整群抽样的优点是易于组织实施,容易控制调查质量,省时、省力、省钱。且当群间差异越小,抽取的群数越多时,样本的代表性就越好。

四种抽样方法按抽样误差由小至大排列为:分层抽样<系统抽样<单纯随机抽样<整群抽样。在实际调查研究中,具体选用哪种抽样方法,要根据观察单位在调查总体中的分布特征而定。

4. 非概率抽样　非概率抽样(nonprobability sampling)是指抽样时没有采取随机抽样的方法,不是总体中的每一个研究个体都有机会被选择进入样本。非概率抽样主要有四种方法:方便抽样、定额抽样、目的抽样和滚雪球抽样。

(1)方便抽样(convenience sampling,accidental sampling):也称便利抽样或偶遇抽样,即从总体中选择最容易找到的人或物作为研究对象。方便抽样的优点是方便、易行,节省时间和费用。局限性是抽到的样本代表性差,抽样误差较大,但有时由于各种条件的限制,在研究中只能采用这种方法,在分析结果时,应特别慎重地对待和处理各种研究数据。

(2)定额抽样(quota sampling):又称配额抽样,是指先将总体按某种或某些特征分成不同的类别,然后依照每一类中个体数占总体的比例来抽取相应数目的个体构成样本的方法。定额抽样是在方便抽样的基础上增加了分层配额的抽样策略,注重样本与总体在结构比例上的一致性。

(3)目的抽样(purposive sampling):是指研究者根据自己的专业知识和经验,以及对调查总体的了解,有意识地选择某些研究对象。这些研究对象对所要研究的问题非常了解,或者在研究对象中非常典型。在质性研究中常常被用来作为抽取样本的方法。其缺点是没有客观的指标来判断所抽得的样本是否真正具有代表性。

(4)滚雪球抽样(snowball sampling):也称为网络抽样(network sampling),当研究者对总体人群的确切范围所知较少而又想了解他们的相关情况时,可以利用社会网络的优势和朋友间具有共性的特点来进行抽样。

(5)理论抽样(theoretical sampling):是用于根基理论研究中的独特的抽样方法。它发生在资料收集和分析的连续过程中,是为了进一步形成和完善研究所发现的相应的理论内容及框架,而做出的下一步收集何种样本的决定。

七、研究工具性能的测定

1. 研究工具的信度　信度(reliability)是指使用某研究工具所获得结果的一致程度或准确程度。当使用同一研究工具重复测量某一研究对象时所得结果的一致程度越高,则该工具的信度就越高。同时,越能准确反映研究对象真实情况的工具,其信度也就越高。稳定性、内在一致性和等同性是信度的三个主要特征。信度的测量方法如下。

(1)重测信度(test-retest reliability):常用来表示研究工具的稳定性的大小,即指用同一工具两次或多次测定同一研究对象,所得结果的一致程度。一致程度越高,相关系数越趋近于1,则说明研究工具的稳定性越好,重测信度也就越高。

具体做法是使用研究工具对研究对象进行第一次测试,隔一段时间以后对同一研究对象,在测量环境一致的情况下再使用同一研究工具进行测量,然后计算两次测量结果的相关系数,这个系数反映了研究工具重测信度的高低。两次测量之间的间隔时间要足够长,使第一次的测量对第二次的测量结果不会产生影响,但是也不能太长以免客观情况发生改变。由于重测信度的计算需要间隔一段时间进行再次测量,因此当研究工具用于评估性质相对稳定的问题，如个性、价值观、自尊、生活质量、体重，生活习惯等变量时，可用重测信度来表示研究工具的信度。而诸如测量态度、行为、情感、知识等性质不稳定变量的工具，则不宜使用重测信度来反映其稳定性的高低。只有用来测量的变量较稳定时，才适合选用重测信度来表示研究工具的质量。

(2)折半信度、Cronbach α 系数与 KR-20 值：此 3 种方法均可用来反映研究工具的内在一致性这一特征。内在一致性(internal consistency)是指组成研究工具的各项目之间的同质性或内在相关性，内在相关性越大或同质性越好，说明组成研究工具的各项目都在一致地测量同一个问题或指标，也说明工具的内在一致性越好，信度越高。内在一致性的测量多用于某些问卷和量表的信度测试等。

2. *研究工具的效度* 效度(validity)是指某一研究工具能真正反映它所期望研究的概念的程度。反映期望研究的概念的程度越高，效度越好。可以用表面效度、内容效度、结构效度、效标关联效度等来反映一个研究工具的效度。但是效度的好坏并不像信度那样易于用数值进行评价，一些测量效度的方法没有数字的依据。

(1)表面效度：表面效度(face validity)是由评估人根据自己对所要测量的概念的理解，尽其判断能力之所及，来断定工具是否适当。表面效度是一种停留在问卷表面的测定，它对研究工具的效度的评价是用“有或无”来反映的，而未体现效度在程度上的高低问题，一般不能作为工具质量的有力证据。但是它往往用于研究工具效度测定的开始阶段，为其他效度的测定提供基础资料。

(2)内容效度：内容效度(content validity)是根据理论基础及实践经验来对工具是否包括足够的项目且有恰当的内容分配比例所作出的判断。内容效度需建立在大量文献查阅、工作经验以及综合分析、判断的基础之上，多由有关专家委员会进行评议。专家人数最低不少于 3 人，最多不超过 10 人，5 人较为合适。专家的选择应与研究工具所涉及的领域相关。

(3)效标关联效度：效标关联效度(criterion-related validity)侧重反映的是研究工具与其他测量标准之间的相关关系，而未体现研究工具与其所测量概念的相符程度。相关系数越高，表示研究工具的效度越好。效标关联效度可分为同时效度(concurrent validity)和预测效度(predictive validity)两种。同时效度是指研究工具与现有标准之间的相关。预测效度是指测量工具作为未来情况预测指标的有效程度。两者主要区别是时间上的差异。

(4)结构效度：结构效度(construct validity)重点是了解工具的内在属性，而不是关心使用工具后所测得的结果。它主要回答“该工具到底在测量什么？”“使用该工具能否测量出想研究的抽象概念？”这类问题，结构效度反映的是工具与其所依据的理论或概念框架的相结合程度，概念越抽象就越难建立结构效度，同时也越不适宜使用效标关联效度进行评价。

第四节 护理研究的临床应用

一、临床护理研究伦理原则

1. *伦理原则* 1978 年由美国生物医学和行为科学研究委员会制定并通过的贝尔蒙报告(Belmont Report)已成为很多专业遵循的伦理原则。在以人为研究对象的研究中要遵循有益的原则、尊重人的尊严的原则和公正的原则三项基本伦理原则。有益(beneficence)的原则即研究者有责任将研究对象的伤害减至最低，益处最大。研究对象有免于遭受伤害或不适的权利，不被剥削或利用的权利，研究对象所提供的资料不能被用于对研究对象不利的事情。尊重人的尊严(respect for human dignity)的原则即在研究中研究对象有自主决定的权利和充分认知的权利。公正(justice)的原则指研究对象有公平治疗的权利和隐私权。

2. *伦理准则* 护理学研究中研究者除应遵守基本的伦理原则外，还应遵循以下伦理准则：①客观性，研究者在研究设计、搜集资料及整个研究过程中应保持客观性；②真实性，指研究者对研究方法和研究结果的真实性负责；③诚实性，指研究者应将研究工作中可能产生的不便、不适，完整地告之研究对象；同时也应将研究过程中可能遇到的困难、障碍，报告有关部门；④合作性，指研究者在研究过程中，应与研究对象、有关部门和工作人员保持良好的合作关系，维护研究对象的权益；提倡尊重、协商、并接受建设性意见，定期报告工作进度；

⑤平等性，指研究者在工作中应以平等态度对待研究对象和有关工作人员，在论文发表和报告研究成果时，应对提供帮助者致谢；⑥效率性，指研究者在研究计划获得批准及获得经费支持后，应按计划进度开展工作，不可以因为私人因素造成工作延误。

3. *遵循伦理原则的基本方法*　首先要评估研究的益处与风险，根据性质和程度将风险分为五类。某些研究过程中并不直接接触研究对象，这类研究没有可预见的风险；某些研究会给研究对象造成暂时的不适，但随着研究的结束，这种不适就会消失；某些研究给研究对象带来较严重的暂时不适，可能会持续到研究结束以后；某些研究可能会给研究对象造成永久性的伤害；某些研究在研究开始前已能预测肯定会给研究对象造成永久性伤害。研究者在研究设计时，应努力通过改变研究目的和(或)干预方法，来最大限度地增大利益和降低风险。如果风险不能被消除或降低，研究者应能够解释其存在的合理性。

4. *知情同意*　知情同意(informed consent)，即研究对象有权利知道自己的健康情况和研究的相关情况，包括研究的目的、步骤、期限和可能产生的问题和不便，并可以对研究者或医护人员所采取的各种措施进行取舍。知情同意已经成为国际上生命法学和生命伦理学的核心问题之一，也是判断研究是否符合道德伦理的第一标准。知情同意书的基本内容应该包括研究介绍、风险描述、利益描述、保密描述、补偿描述、联系人说明、关于退出实验的说明等方面。如有特殊情况可代行知情同意权，正常的代行顺序应为配偶－子女－父母－兄弟姐妹－其他亲属－同事等。如本人不能行使知情同意权，又无人代行其知情同意权，可由国家法律授权的组织和医生代行，但要登记备案、公示待查。

5. *伦理审查委员会*(Institutional Review Board, IRB)　目前，世界各国都越来越重视对研究的伦理审查，我国的许多医院和研究所目前已开始建立有关研究伦理审查的监督机制，也逐渐设立伦理委员会，在还没有设置独立的伦理审查委员会的机构中通常由研究委员会代为审理。IRB的职能包括对研究项目进行审查。审查的内容包括研究的科学性、研究的伦理原则。美国保健和人类服务部规定了三种程度的审查，即免除审查、加速审查和全面审查。可免除审查的研究包括那些对受试对象没有明显风险的研究。可加速审查的研究包括那些存在一定风险，但是风险程度较小的研究。需全面审查的研究包括那些风险远远大于最小风险的研究。

6. *保密程序*　研究对象的个人资料不应被滥用或使用不当。研究人员应为研究对象保密，不能向无关人员透露；为保护和尊重研究对象的隐私权，除非必要，一般只采用编号匿名的方式，不可以直接使用研究对象的真实姓名。在收集资料的过程中若需要使用录音机、摄像机或单面镜等，需事先征得同意。研究者需要调用病历或相关文件，也需要事先征得有关机构同意，不得擅自使用。研究结果发表时不可以影射研究对象的身份和影响研究对象的权益。

二、护理科研论文撰写

护理科研论文是指按照护理科研设计方案，有目的、有计划、有步骤地完成某项护理研究课题后获得第一手研究资料，并通过资料整理、分析后撰写的学术论文。护理科研论文是护理论文的重要类型之一。国际医学期刊编辑委员会根据实践和国际上沿用的惯例，在《生物医学期刊投稿统一要求》(Br Med J，1988，296(6619)：401-405)中，规定论文格式应由文题、作者署名、摘要、关键词、正文和参考文献等部分组成。论著的篇幅一般为3 000～5 000字，平均4 000字左右。其中，前言占5%～8%，材料和方法、结果各占25%～35%，讨论占30%～50%。

1. *文题*　文题即文章的题目，是对论文主要内容和中心思想的高度概括，必须新颖、切题、简明、规范。文题应反映论文中最本质、最有价值、最新颖、最有特点的内容，要用具体、准确、规范的词语表达论文的特定内容，反映文章的性质，概括护理研究、探讨的深度和广度，既不可过大，也不可过小，更不可题不符文。文题中文字的数量一般以不超过20个汉字为宜，英文题目一般不超过10个英文实词，文题一般也不加标点符号。文章题目中所使用的医学名词必须选用当前医学和护理学公认的词汇，以利于国内外期刊的索引与检索。题目中的文字尽量不用简称和缩写，如需用时一定要用公认的简称和外文缩写。

2. *作者署名和单位*　作者署名应包括作者的姓名、工作单位、地址和邮政编码。必须遵守科学道德，实事求是。论文的第一作者应是研究工作的构思、设计、执行和论文的主要撰写者。作者署名的形式有集体署名和个人署名两种，如集体署名可以写某某协作组等。科研论文的作者署名要用真名而不用化名、笔名或假名，以示文责自负。目前各期刊在作者姓名及其工作单位和地址的书写方式上要求不尽相同，投稿时可根据杂志的具体投稿要求进行书写。

3. *摘要* 摘要是论文内容高度概括的简短陈述，摘要书写要求使用最扼要的文字，从目的、方法、结果、结论四个方面来概括叙述。摘要部分不列图或表，也没有引文，尽量不用缩略语，一般不分段落而是独立成章的，文字在200字左右为宜。

4. *关键词* 关键词是表达论文内容主题方面具有实在意义、起关键性作用的单词、词组或短语。一般一篇文章选3～5个关键词，并可附与中文相对应的英文关键词。关键词的选择可参考美国出版的《Index Medicus》中医学主题词表（Medical Subject Headings，MeSH）。另外，1984年中国医学科学院情报所翻译的《医学主题词注解字顺表》和中国科技情报所及国家图书馆（原北京图书馆）主编的《汉语主题词表》等也可作为参考。关键词要求使用原形词，不能用缩写词。

5. *正文* 论文的正文是文章的核心部分，包括前言（introduction）、材料与方法（materials and methods）、结果（results）和讨论（analysis and discussion）4部分。国内称之为四段式，国外简称为IMRAD。

（1）前言：前言亦称引言或导言，主要叙述本课题的研究背景和研究预期目的，国外护理研究论文前言部分还包括多篇文章内的重要名词和理论框架的介绍及文献回顾（文献查证）等内容。

（2）材料与方法：也可称为“对象与方法”或“资料与方法”，是获得研究结果和论点依据的重要步骤，也是判断论文科学性和先进性的主要依据。主要包括三方面的内容：①研究对象或材料：介绍研究对象或材料的入选条件或标准、排除标准、获取的来源、抽样方法和样本量等。②研究方法：主要介绍研究步骤、资料的收集方法、选用的研究工具（如问卷或量表的来源、主要内容、评分标准、信度和效度等）、用于评价的指标或评价标准；研究对象如有分组，要具体介绍其分组方法；研究中如有干预，应介绍干预措施、干预流程等。③资料整理与分析：主要介绍数据整理和分析时所采用的方法，如采用的统计软件和具体选用的统计分析方法。

（3）结果：结果是将收集到的原始资料和数据，经过核对、整理、归纳和必要的统计学处理后，用文字叙述或图表的形式，准确、客观、具体地报告出来。撰写结果时应注意按一定的逻辑顺序描述结果；当文字描述冗长时，可采用统计图或统计表来报告结果；文字叙述与图表不重复使用；注意结果的客观性和科学性。

（4）讨论：讨论部分是科研论文的精华和中心内容，是针对研究结果的各种现象、数据及资料进行阐释，结合相关理论和他人研究结果做出科学合理的分析和解释。撰写时要注意以结果为基础，抓住重点、层次分明地进行分析和展开讨论。可以与前人研究结果进行比较；要注意结合相关理论陈述论点；避免重复描述结果；论文最好不列结论一项，可结合在讨论分析中叙述。

6. *参考文献* 参考文献是撰写论文时引用的有关期刊、书籍等资料，参考文献的数量和质量也反映出作者对本课题的了解程度，在一定程度上反映出论文的水平和质量。参考文献一般5～10篇，最好以近来3～5年的最新文献为主，参考文献在正文引用文字最后的右上角标注。期刊文章作者不超过3人的全部写出作者名，超过的只写前3位，后加“等”字。参考文献的书写方式如下。

（1）期刊：序号　作者名．文章题目．杂志名称，年，卷（期）：起止页码，例如：

[1]　张晓静，曹晶，甘泠．不同层次护生生产实习期间压力来源分析[J]．解放军护理杂志，2008，25(6 A)：32-33.

（2）书籍：序号　主编名．书名．版次．出版地：出版社，出版年．起止页码，例如：

[1]　肖顺贞．护理学研究．第3版．北京：人民出版社，2006：1-24

三、护理个案论文撰写

个案研究（case study）是针对个案护理（case nursing）的资料进行研究，了解资料的内涵，探讨未知领域或对新措施、新理论进行深入分析，写出论文的过程。个案研究属于质性研究的一种。个案研究可以对一个病例个体化护理的经验和问题进行研究，总结护士做过的工作和从中得出的经验或体验。同时也可以通过对个案护理中罕见事件的观察或对反常规事件的研究，重新认识原有的理论，并提出新的观点和见解。为揭示事物的内在规律和本质提供新的线索和参考依据。

个案研究论文的撰写格式主要按护理程序思路进行资料组织和论文写作。个案研究论文主要由文题、作者署名、摘要、关键词、正文和参考文献几部分内容组成。

1. 序言 序言部分内容包括提出本文研究问题的依据和写论文的目的，以及所选定个案的情况介绍。介绍个案的要点应与文章后面护理计划和措施所要解决的问题相呼应。

2. 对个案进行评估，提出研究问题 提出研究的护理问题，做出护理诊断，制订护理计划。针对确定的护理问题，提出具体护理目标，定出相应护理措施。

3. 护理效果 通过列表或文字叙述报告护理效果，叙述要真实，有依据和有比较。

4. 评价效果 对研究中护理计划的实施结果，需要结合相关护理理论进行评价，在护理计划和时间结果之间进行比较，通过病人健康情况的变化来判断效果，从中获得新知识和新观点，以指导临床实践。

5. 参考文献 个案研究论文的写作要求密切结合相关理论。回顾文献内容直接关系到个案研究论文的水平。

四、护理经验论文撰写

护理经验论文是护理人员将其对某一护理问题通过长期的护理实践积累而总结出来的护理经验和体会，为进一步深入地探讨某一方面的临床护理问题提供参考和线索。该类论文选题广泛，内容丰富。经验要具体、有的放矢、针对性强，既可写成功的经验，也可写失败的教训；把病例阐述和讨论糅合在一起，既可总结多年护理工作概况和护理教学实践的体会，也可总结某种疾病的护理方法或效果的具体经验体会。不受固定格式约束，篇幅可长可短，短的可就一个问题进行讨论，长的可将阐述的问题及经验分几个标题讨论，也可抓住一两个关键性问题作重点分析讨论。

护理经验论文主要包括：题目、作者和单位、摘要、关键词、正文和参考文献等部分。护理经验论文的正文部分又由前言、临床资料与方法、护理效果、讨论与分析等几部分组成。

1. 前言 要求同护理科研论文，但要简述出所采用的护理措施或方法对某种疾病护理的意义和目的，并说明具体的观察时间。

2. 临床资料与方法 重点介绍护理实践中的具体方法，包括临床资料，介绍观察对象的基本特征，包括年龄、性别、观察例数、病情介绍和诊断标准。其次着重介绍本次护理中所使用的各种护理方法和措施，如药物护理方法、心理护理方法、饮食护理方法、手术前后护理方法、仪器护理使用方法、健康教育护理措施、康复护理措施等。最后介绍护理效果判断的标准。

3. 结果/护理效果 叙述采取护理措施后的护理效果，并对观察患者采取护理措施前后的情况进行比较。

4. 讨论与分析 分析和解释产生护理效果的原因和作用机制，可与以往的护理方法或措施相比较，在分析的基础上得出一定的护理经验和结论。

五、护理综述论文撰写

护理综述论文是护理论文的一种特殊体裁，是对特定护理主题在特定时间和领域内的情报资料的综合叙述，是作者在阅读大量原始文献后，对文献中提出的或探讨的某些护理问题的进展情况，经过将各种资料归纳、总结、对比、分析和评价，加上自己的观点而写成的一种专题性的学术论文。根据综述内容及写作的目的，一般有以下几种分类方法。①按照时间划分：回顾性综述、现状性综述、前瞻性综述；②按作者是否参与意见划分：归纳性综述、评论性综述；③按内容划分：动态性综述、成就性综述、争鸣性综述。国内期刊要求文献多少不一，一般 20～30 篇，其中近 3 年发表过的文献应占到 70%以上。

选题要从实际出发，在理论或实践上有一定的意义。一般综述论文选题来源是，从实际工作或科研工作中发现某方面问题需要归纳；某护理问题研究的发展需要综合评价；选择本学科的新理论、新技术或新动向的题目；与自己科研内容和方向有关的题目。

文献资料是撰写综述的基础，包括中文和外文文献资料。选择文献应先看近期的（近 2～3 年），后看远期的。所收集到的资料应重点放在新资料上，并注意资料的权威性。可适当引用一些不同观点的资料。

资料收集全后，在广泛阅读资料的基础上，特别是有权威性的文献应细读。应做好读书卡片或笔记，综述文章的完成是一种知识再创造的学术过程，是在作者掌握一定数量的文献资料后，先把文献归类，从中选出有理论和实践意义的资料作为参考，列出文献综述的书写提纲，然后根据此提纲进行写作，切忌将文献综述写成“剪贴”式的文章。

综述论文的文题、作者署名、摘要、关键词等部分的书写要求与科研论文相一致。正文写作格式如下。

1. 引言(前言)部分 主要说明综述的立题依据和综述目的,介绍有关概念或定义和讨论范围,并介绍综述的有关护理问题的现状、存在问题、争论的焦点和发展趋势等。

2. 中心部分 中心部分是综述论文的主体部分,也是综述全文的重点。这部分内容包括提出问题、分析问题和解决问题的过程,通过比较各专家学者的论据,结合作者自己的研究成果、经验和观点,从不同角度来阐述有关护理问题的历史背景、现状、争论焦点或存在问题、发展方向和解决办法等。内容要紧扣主题,要有根据。引文资料的选择要具有理论和实践意义,要有创新的内容,并且比较成熟可靠。引用他人资料要严肃,要尊重别人的工作。论述问题要明确,对不同观点一般将肯定的意见写在前面,否定的见解写在后面,作者还可结合自己的研究和工作经验发表观点。注意避免只片面描写符合自己观点的资料。在书写中心部分时,避免层次混乱、论据不充分、缺乏文献支持、文献量少或文献陈旧、间接引用、简单罗列文献。

3. 小结 小结部分要对文章的主要内容扼要地做出总结,应与前言部分相呼应。对有关论述的问题、存在的问题和今后研究方向,作者可提出自己的观点和见解。

4. 参考文献 参考文献是综述论文的重要组成部分。一般杂志要求综述文献列出10～20篇。引用文献的基本原则有:①必须是作者亲自阅读的较新、较有价值的参考文献;②尽量选用权威性期刊、知名学者发表的文献;③尽量引用一次性文献,不选用未公开发表的文献,避免引用或少引用教材或专科书的资料。

5. 开题报告的书写

(1)课题名称:开题报告的名称要做到准确、恰当、规范、简洁。

(2)研究背景与立题依据:从现实需要方面论述,指出现实中存在问题,本研究的实际作用、理论和学术价值。

(3)文献综述:通过文献综述,充分了解该领域的新进展和研究现状,分析课题的科学依据和创新性思维。

(4)研究目的与预期结果:研究中要达到的境地或想要得到的结果。

(5)研究内容与方法:包括对象、样本数、场所、观察项目、研究工具等。

(6)调查研究中的质量控制,以控制偏倚。

(7)调查中可能出现的问题及解决方法:对课题中可能出现的影响研究的因素加以预见,并针对可能的问题提出解决办法。

(8)可行性分析:对完成课题所涉及的人力、技术、设备、经费、时间等进行分析。

(9)研究进度安排:研究在时间和顺序上的安排。

(10)列出所涉及的参考文献。

(张晓静)

第 7 章

护理健康教育学

第一节　绪　　论

一、健康教育的基本概念

1. 健康教育的定义　健康教育是通过信息传播和行为干预，帮助个人和群体掌握卫生保健知识、树立健康观念、自愿采取有利于健康的行为和生活方式的教育活动与过程。

2. 健康教育与卫生宣教的区别　健康教育不同于传统的“卫生宣教”，其主要区别如下。

(1)健康教育不是简单的、单一方向的信息传播，而是既有调查研究，又有计划、组织、评价的系统干预活动。

(2)健康教育的目的是改善对象的健康行为，从而防治疾病、增进健康，而不是作为一种辅助方法为卫生工作某一时间的中心任务服务。

(3)健康教育在融合医学科学、行为科学、传播学、管理科学等学科理论知识的基础上，已初步形成了自己的理论和方法体系。

二、健康促进的基本概念

1. 健康促进的定义　世界卫生组织(WHO)将健康促进定义为：“是促进人们维护和提高他们自身健康的过程，是协调人类和环境的战略，它规定个人与社会对健康各自所负的责任。”

2. 健康促进的基本策略　《渥太华宣言》明确了健康促进的 3 个基本策略，即倡导、赋权与协调。

(1)倡导：倡导政策支持、社会各界对健康措施的认同和卫生部门调整服务方向，激发社会的关注和群众的参与，从而创造有利健康的社会经济、文化与环境条件。

(2)赋权：使群众获得控制影响身心健康的决策和行为的能力，从而有助于保障人人享有卫生保健及资源的平等机会；使社区的集体行动能更大程度地影响、控制与社区健康和生活质量有关的因素。

(3)协调：协调个人、社区、卫生机构、社会经济部门、政府和非政府组织等在健康促进中的利益和行动，组成强大的联盟与社会支持体系，共同努力实现健康目标。

第二节　健康教育的相关理论

一、学 习 理 论

1. 行为主义学习理论　行为主义学习理论是英国联想心理学派建立的一种理论体系，它主要是从刺激-反应上来探讨人的行为变化，主要代表人物有桑代克、华生、斯金纳等人。国外学者把巴普洛夫的经典条件反射作为学习的基本形式之一，并把它列入联想主义的学习理论。

(1)行为主义学习理论的主要观点

①人的学习行为是在强烈的求知欲望或某种特定的动机驱使下形成的，是一种有条件的或被强化的行为。如一个初知自己患有糖尿病的患者，他最初的行为反应是通过询问医生或寻找学习材料来了解有关糖尿病的知识。无形中产生的学习行

为,将对病人日后的健康行为产生积极的影响。

②寻求行为改变的动机来自于个人环境中的刺激。患者学习的动机与他们所处的健康状况密切相关,当患者感到健康受到了威胁的刺激时,他们会积极获取相关资料,参与学习,并在此基础上确定自己行为的方向。

③当学习过程满足了人们的需要或达到目标时,行为就会被强化。如上述病例,当糖尿病患者通过学习获取了知识,并掌握了自我检测尿糖的技术时,他的自我护理行为就得到了强化。

(2)行为主义学习理论的应用

①厌恶疗法:当患者的不适行为即将出现或正在出现时,附加一个令人不愉快的刺激,使其产生厌恶的主观体验,终止原不适行为。例如临床医师使用了厌恶疗法治疗酒精依赖:先让患者服吐酒药,或注射阿扑吗啡,在即将出现恶心、呕吐时,即让患者饮酒。如此每天1次,重复7～10次,直到患者单独饮酒也出现恶心、呕吐,对酒产生了厌恶情绪,而自动停止酗酒。

②强化法:强化法有正性强化、负性强化、奖励3种。正性强化是指某种具体行为的后果,或者说效果是积极的,就能增进该行为重现的概率。负性强化是指某种具体行为可以避开某种不愉快的后果,就会增加该行为重现的概率。奖励是行为发生后,通过给予某种愉快的刺激增加行为发生的概率。例如一位患者喜欢钓鱼,以前患者的爱人不支持他钓鱼,但是他的爱人说如果患者戒烟后就让他可以经常去钓鱼,患者为了能经常去钓鱼,就把烟戒了,这属于正性强化。负性强化例如患者不喜欢刷碗,患者爱人说如果戒烟成功后,就不让刷碗了,患者为了逃避刷碗就选择了戒烟。奖励就是患者遵照医嘱戒烟后,医护人员和家属经常表扬他,他的行为就会得到强化,继续坚持戒烟。

③消除法:对一种条件刺激所作出的反应,如果经常得不到相应的无条件刺激的强化,就会逐渐减弱或消失,这种现象称为消退作用。例如患者的爱人原来承诺患者戒烟后可以经常去钓鱼的承诺没有兑现,患者就又偷偷开始吸烟。

2. *认知学习理论* 认知学习理论是由德国的格式塔学派发展而来的,它主要侧重于研究通过理解与认识来获得意义和意象。主要代表人物是韦特默、考夫卡和苛勒等人。认知学习理论强调"自我能力"和相互作用,强调一个人能否从观察别人的行为表现中学习,取决于是否有足够的自我能力;而相互作用是人、行为与环境的相互作用。在有机体与环境的相互作用中,看到了人的智慧中的理解作用。这一理论的主要观点是:

(1)学习的过程是一个认识与再认识的过程,学习是认识的发展,它可以指导一个人的行为。

(2)学习的成功完全依赖于自我能力,即领悟或理解结果。

运用认知学习理论要遵循规律性、平衡性和简单性三原则,我们向患者介绍知识的时候要尽可能的简单、有规律可循、方便患者记忆。例如我们可以利用图片、顺口溜等形式来进行健康教育。

3. *社会学习理论* 社会学习理论是由米勒和达乐建立并由班都拉发扬光大的学习理论,是探讨个人的认知、行为与环境因素三者及其交互作用对人类行为的影响。按照班杜拉的观点,以往的学习理论家一般都忽视了社会变量对人类行为的制约作用。他们通常是用物理的方法对动物进行实验,并以此来建构他们的理论体系,这对于研究生活于社会之中的人的行为来说,似乎不具有科学的说服力。由于人总是生活在一定的社会条件下的,所以班杜拉主张要在自然的社会情境中,而不是在实验室里研究人的行为。主要观点有以下几点。

(1)关于行为的习得过程:人的行为,特别是人的复杂行为主要是后天习得的。行为的习得既受遗传因素和生理因素的制约,又受后天经验环境的影响。生理因素的影响和后天经验的影响在决定行为上微妙地交织在一起,很难将两者分开。我们在进行健康教育时,既要考虑患者的先天生理因素,又要考虑患者的经验环境,才能采取有效的教育措施。

(2)交互决定论:决定人类行为的因素概括为两大类:决定行为的先行因素和决定行为的结果因素。决定行为的先行因素包括学习的遗传机制、以环境刺激信息为基础的对行为的预期、社会的预兆性线索等。决定行为的结果因素包括替代性强化(观察者看到榜样或他人受到强化,从而使自己也倾向于做出榜样的行为。例如患者看到别的患者进行康复锻炼康复的效果,自己也会效仿加强锻炼,这属于替代性强化)和自我强化(当人们达到了自己制定的标准时,他们以自己能够控制的奖赏来加强和维持自己行动的过程。患者通过努力可以自己独立扣扣子,也会增强朝下一个目标迈进的信心)。

(3)自我调节理论:人能依照自我确立的内部

标准来调节自己的行为。自我具备提供参照机制的认知框架和知觉、评价及调节行为等能力。自我调节由自我观察、自我判断和自我反应3个过程组成，经过上述3个过程，个体完成内在因素对行为的调节。

(4)自我效能理论：个体对自己能否在一定水平上完成某一活动所具有的能力判断、信念或主体自我把握与感受称为自我效能。被知觉到的效能预期是人们遇到应激情况时选择什么活动、花费多大力气、支持多长时间的努力的主要决定者。自我效能的形成主要受五种因素的影响，包括行为的成败经验、替代性经验、言语劝说、情绪的唤起以及情境条件。①行为的成败经验指经由操作所获得的信息或直接经验。成功的经验可以提高自我效能感，使个体对自己的能力充满信心：反之，多次的失败会降低对自己能力的评估，使人丧失信心。②替代性经验指个体能够通过观察他人的行为获得关于自我可能性的认识。③言语劝说包括他人的暗示、说服性告诫、建议、劝告以及自我规劝。④情绪和生理状态也影响自我效能的形成。在充满紧张、危险的场合或负荷较大的情况下，情绪易于唤起，高度的情绪唤起和紧张的生理状态会降低对成功的预期水准。⑤情境条件对自我效能的形成也有一定的影响，某些情境比其他情境更难以适应与控制。当个体进入一个陌生而易引起焦虑的情境中时，会降低自我效能的水平与强度。

二、行为干预理论

人类的健康相关行为与其他行为一样是一种复杂的活动，受遗传、心理、自然和社会环境等多种因素的影响。因此，健康相关行为的改变也是一个极其复杂的过程。为有效地改变人类的健康相关行为，各国学者提出多种改变行为的理论。目前应用较多的是知信行模式和健康信念模式。

1. 知信行模式　行为学的研究表明，知识与行为之间有着重要的联系，但不完全是因果关系。一个人的行为与知识有关，也与其价值观和信念有关，更与长期的生活环境有关。故：知信行理论认为：信息→知→信→行→增进健康。

知：知识和学习，是基础；信：信念和态度，是动力；行：产生促进健康行为、消除危害健康行为等行为改变的过程，是目标。知识是基础，但知识转变成行为尚需要外界条件，而健康教育就是这种促进把知识转变成行为的重要外界条件。举例：健康方面的信念如“我确信吸烟是有害的”“只要下决心戒烟肯定是可以实现的”，这种信念会影响他们采纳戒烟的行为。如坚持错误的信念就不会改变其错误的行为。态度通常以好与坏、积极与消极加以评价。

如关于戒烟，为了达到戒烟的目标，对吸烟者而言，吸烟行为是社会行为，是通过学习得来的，要改变它、否定它，也需要学习教育者或社会给予的知识。健康教育者必须通过多种方法将有关烟草的有害性、有害成分、戒烟的益处以及如何戒烟的知识传授给吸烟者。具备了知识，只有采取积极的态度，对知识进行有根据的独立思考，对自己的职责有强烈的责任感，就可以逐步形成信念，知识上升为信念，就可以支配人的行动。当吸烟者采取积极的戒烟态度，相信吸烟有害健康，并相信自己有能力戒烟时，戒烟就可成功。

但是，要使人们从接受转化到改变行为是一个非常复杂的过程：信息传播→觉察信息→引起兴趣→感到需要→认真思考→相信信息→产生动机→尝试行为态度坚决→动力定型→行为确立。其中关键的主要有两个步骤：信念的确立和态度的改变。知、信、行三者间不存在因果关系，但必须有必然性。在信念确立以后，如果没有坚决转变态度的前提，实现行为转变的目标照样会招致失败。所以，在实践中要使40%的人发生行为转变，就要有60%的人持积极的态度参与改变行为实践，这样就要有80%的人相信这种实践对其健康是有益的，要到达这个目标就要使90%以上的人具有改变这种行为所必须具备的知识。

2. 健康信念模式　健康信念模式(the health belief model，HBM)是运用社会心理方法解释健康相关行为的理论模式。健康信念模式认为：人们要采取某种促进健康行为或戒除某种危害健康行为，必须具备以下3方面的认识：

(1)认识到某种疾病或危险因素的威胁及严重性。①对疾病严重性的认识：指个体对罹患某种疾病严重性的看法，包括人们对疾病引起的临床后果的判断，如死亡、伤残、疼痛等；对疾病引起的社会后果的判断，如工作烦恼、失业、家庭矛盾等。②对疾病易感性的认识：指个体对罹患某种疾病可能性的认识，包括对医师判断的接受程度和自身对疾病发生、复发可能性的判断等。

(2)认识到采取某种行为或戒除某种行为的困难及益处。①对行为有效性的认识：指人们对采取或放弃某种行为后，能否有效降低患病危险性或减轻疾病后果的判断，包括减缓病痛、减少疾病产生的社会影响等。只有当人们认识到自己行为的有效时，人们才能自觉采取行为。②对采取或放弃某种行为障碍的认识：指人们对采取或放弃某种行为所遇困难的认识，如费用的高低、痛苦的程度、方便与否等。只有当人们对这些困难具有足够认识，才能使行为维持和巩固。

(3)对自身采取或放弃某种行为能力的自信，也称效能期待或自我效能。即一个人对自己的行为能力有正确地评价和判断，相信自己一定能通过努力，克服障碍，完成这种行动，到达预期结果。

综上所述，健康信念模式在采取促进健康行为、放弃危害健康行为的实践中遵循以下步骤：首先，充分让人们对其危害健康行为感到害怕；然后，使他们坚信：一旦放弃这种危害健康行为、采取相应的促进健康行为会得到有价值的后果，同时也清醒地认识到行为改变过程中可能出现的困难；最后，使他们充满改变行为的信心。

第三节　健康测量及其指标

一、健康状况评价指标

1. 生长发育指标　生长发育指标是用于评价少年儿童群体健康状况，也是衡量一般居民健康状况的重要指标。为便于测量及定量分析，形态发育指标常用身高、体重、坐高、胸围；功能发育指标常用肺活量、肌力表示。由于功能发育与形态发育密切相关，常用身高、体重两项代表生长发育水平。

(1)身高：指直立(小儿仰卧)时头顶点至地面的垂直距离。身高(长)的第1次突增高峰发生在胎儿中期(4～6个月)，是一生中增长最快的阶段。2岁以内身高发育很快。于青春期进入第2次生长突增，每年增长5～7cm，个别达10～12cm。约3年以后，生长速度减慢，直至女17岁，男22岁左右，身高增长基本停止。

(2)体重：人体的净体重。不同年龄的体重能反映发育及个体的营养状况，也可研究群体的营养状况。

男性标准体重(kg)＝身高(cm)－105

女性标准体重(kg)＝身高(cm)－100

评价标准：小于标准体重60%为严重营养不良，60%～80%为中度营养不良，80%～90%为轻度营养不良，90%～110%为正常范围，＞120%为肥胖。体重过重与许多疾病相关。

近年来在群体医学研究中普遍采用了体重指数(body mass index, BMI)作为评价体重的指标。其计算公式是：体重指数(BMI)＝体重(kg)/身高^2(m^2)

正常值为18～22kg/m^2。采用体重指数评价体重，使得不同身高的人群可以采用同一衡量标准来评价体重，因而使群体研究中大样本数据的处理更加方便。

2. 出生生育指标　出生生育指标如出生率、发育率、已婚育龄妇女生育率等，在很大程度上取决于社会经济发展水平、社会控制及公众的信仰、道德观念、民俗风尚、文化教育和实际生活水平，既可用以衡量计划生育成效，在一定程度上反映居民健康状况，如某地区地方病严重或经济状况低下，则往往导致居民健康状况差，生育能力下降。

(1)出生率：表示一定地区一年平均每千人口的出生(活产)人数。

$$出生率(‰)=\frac{某年出生人数}{同年平均(或年中)人数}\times 1\,000$$

出生率受许多因素影响。通过对群体出生率的分析，可在一定程度上把握群体的健康水平。在其他诸多因素不变的情况下，生命风险程度越高，则出生率越高。农业性生产方式要比工业性生产方式有更高的出生率，社会经济的发展可抑制人口生育需求，人类文明发展到一定程度，会主动调节人的出生和物质的生产。

(2)生育率与总和生育率：生育率或育龄妇女生育率是衡量妇女生育水平的重要指标，与出生率相比，较少受人口性别、年龄构成的影响，其描述健康状况的意义同出生率。

$$育龄妇女生育率(‰)=\frac{年内生育数}{平均育龄妇女数}\times 1\,000$$

一般育龄界限定义为15～49岁，也有定为15～44岁。

$$年龄别育龄妇女生育率(‰)=\frac{某年龄妇女生育数}{某年龄平均妇女数}\times 1\,000$$

$$已婚育龄妇女生育率(‰)=\frac{年内已婚育龄妇女生育数}{同年平均已婚育龄妇女数}\times 1\ 000$$

总和生育率(TFR)=各年龄育龄妇女生育率之和

(3)低体重儿出生比例(出生婴儿中,出生体重低于2 500g者所占百分比)或正常出生体重婴儿百分比。该指标与孕妇健康状况密切相关,是重要的妇婴保健指标。该指标概念明确,收集资料方便,又符合科学、可信、灵敏、特异等理想指标的特点,因而使用比较广泛。

3. *疾病和健康缺陷指标* 疾病的发病率、罹患率、患病率和健康缺陷都是反映居民健康状况和社会卫生状况问题的理想指标。除反映居民的健康状况外,还可反映疾病的流行状况和特点,探索病因因素和评价防治效果。

(1)发病率:表示一定时期内,特定人群中新发病例的发生频率。

$$发病率(1/10万)=\frac{某年(期)内新发某病病例数}{同年(期)暴露人口数}\times 100\ 000$$

发病率是一项重要的流行病学指标,常用来描述疾病的分布、病因研究以及评价卫生服务和预防措施的效果。发病率是测量新发病例发生频率的指标,在使用该指标时需要考虑到发病时间、暴露人口等因素。如对急性或病程较短疾病的发生时间易于确定,而对慢性疾病或发病时间难以确定的疾病,一般用确诊时间代替。

(2)罹患率:是一种计算特殊情况下发病率的方式。通常用于一次疾病的流行或暴发的调查,表示有明确暴露史的人口中急性感染的发病率,观察期间可为日、周和月,分母以明确的暴露人口来计算。

$$罹患率(‰)=\frac{观察期间新发病例数}{同时期暴露人口数}\times 1\ 000$$

(3)患病率:指在某特定时间内总人口中某病新、旧病例数所占的比例。

$$患病率(1/10万)=\frac{特定时间内新、旧例数}{同一时间内平均人口数}\times 100\ 000$$

患病率与发病率不同的是,计算公式中分子的病例数既包括在规定时间内发病的新病例,又包括在此以前发病但仍未痊愈的老病例。患病率对病程短的急性疾病如流感和急性中毒价值不大,适用于描述病程较长的慢性疾病,如心血管疾病和肿瘤。

患病率的高低取决于两个因素,即疾病的发病率和病程,他们三者的关系是:患病率=发病率×病程。如一种疾病的发病率很低,但病程很长,患病率可能较发病率相对高很多;相反如一种疾病的病程很短,发病后迅速痊愈或死亡,则横断面调查的患病率会很低。

4. *死亡统计指标* 在死亡统计中常用的指标有:死亡率、病死率、死因构成比和平均期望寿命等。

(1)死亡率:死亡率是在一定时期内总死亡人数与该人群同期平均人口数之比。

$$死亡率(‰)=\frac{某人群某年总死亡人数}{该人群同期平均人口总数}\times 1\ 000$$

分子为某年1月1日到12月31日某人群中因各种原因死亡的总人数。分母与计算发病率的分母相同。在人口学研究中常用千分率,便于与出生率相对比。在疾病研究中多用10万分率,便于地区与国际间比较。

(2)病死率:表示在一定时间内,患某病的病人中因该疾病而死亡的比例。

$$病死率(‰)=\frac{一定时间内因该病而死亡的病例}{同期确诊的某病病例数}\times 1000$$

病例数反映疾病的严重程度,同时也反映医疗水平和诊断能力。由于患者总数难以得到,通常所说的病死率主要是住院病人的病死率,各个医院的病死率除反映医疗水平外,还与住院病人的严重程度有关,如大医院收治的病人一般较基层医院为重,所以应视具体情况对病死率进行分析。

(3)死因构成比:指因某病死亡人数占总死亡人数的百分比。

$$死因构成比(\%)=\frac{某病死亡人数}{同期死亡总人数}\times 100$$

死因构成比反映某疾病引起的死亡在总的死亡中所占的地位和相对重要性,对卫生行政部门制定卫生规划是一种有用的指标。

(4)期望寿命:指某个年龄组人口预期今后尚能存活的平均年数,是根据各年龄组死亡率用编制寿命表的方法来计算,而非死亡年龄的均数。平均期望寿命或平均寿命则指出生时的平均期望寿命,是人口中全部活产婴儿估计所能生存的平均年数,是反映一个国家或地区的经济卫生发展状况和人口健康水平的重要指标。平均期望寿命是各年龄组死亡率的综合反映,它不像粗死亡率那样受人口构成影响,因此在比较各国或地区的健康水平时很有价值。在不发达国家或地区,婴儿死亡率高,平均寿命低。

二、生活质量评估指标

健康促进的真正目标在于生活质量的提高，主要有以下几个指标：

1. 社会学指标 ①就业率及失业（待业）率：是综合性指标，可反映国家经济发展水平和工业化进程，又可反映劳动力人口潜在能力、社会安定程度及生活质量；②居民平均收入：指各部分居民收入的平均值，常用年平均工资、年平均收入来分别反映城市职工和农村居民的实际经济水平。

2. 环境状况评估 ①人均住房面积：反映国民的基本生活条件；②空气质量；③居室采光；④基本卫生设备。

3. 主观评估指标 ①生活适应度：指生活应激事件及其来源；②生活满意度：指良好生活体验及个人或社会的来源。

4. 生命统计指标 ①残疾调整寿命：残疾因素纠正后生活质量提高人年数；②无病残期望寿命；③质量调节生命年；④全球疾病负担。

三、健康测量指标选择应用原则

1. 目的原则 应根据需要解决的问题选用相应的健康测量指标。首先，要求范围对应。描述个人健康状况选用与个人有关的指标，描述家庭健康状况选与家庭有关的指标；描述单位、地区或国家健康状况时选用群体指标，如出生率、死亡率、期望寿命等。其次要求内容对应。描述躯体健康选躯体指标，描述心理健康选用心理指标。再次要求时间对应。横断面研究选用相同时点指标进行分析，纵向研究选用历史指标进行比较分析。

2. 可行性原则 许多直接指标很好，如慢性病发病率、社会能力等，但很难获得。在实际工作中可选取慢性病死亡率或社会经济发展等间接指标。

3. 公认原则 有时某些指标虽道不出详细的产生机制，但权威性机构或专家经常选用，事实上已为大家所公认。如目前在地区、国家乃至世界范围描述健康状况时几乎都是用如下指标：①出生时期期望寿命；②出生率；③死亡率；④人口增长率；⑤婴儿死亡率；⑥人识字率；⑦安全用水普及率；⑧寿命损失率。

4. 发展原则 由于科学不断发展，揭示生命活动的本质，人们对健康的认识不断深入，随之各类健康测量指标也会不断发展。在实际工作中要善于发现、发展、丰富和完善健康测量指标。如对死亡率的校正，近年来提出的寿命损失率，都标志着人们对健康认识的深化。

5. 科学性原则 科学性原则主要表现在选用指标时应注意：①客观性；②敏感性；③特异性；④准确性。

第四节 健康相关行为

一、行为概述

1. 行为的概念 行为是有机体在外界环境刺激下引起的反应，包括内在的生理和心理的变化。根据此定义，美国心理学家伍德沃斯（Woodworth）提出了著名的S-O-R行为表示式。

S（stimulus）	O（organism）	R（reaction）
刺激	有机体	行为反应

2. 行为的分类 人类的行为因其生物性和社会性所决定，可分为本能行为和社会行为两大类。

人类的本能行为：由人的生物性决定，是人类的最基本行为，如摄食行为、性行为、躲避行为、睡眠等。

人类的社会行为：由人的社会性所决定，其形成来自社会环境，人们通过不断地学习、模仿、受教育、与人交往的过程，逐步懂得如何使自己的行为得到社会的承认，符合道德规范、具有社会价值，从而与周围环境相适应。因此，人类的社会行为是通过社会化过程确立的。

3. 行为的发展与适应

(1)行为的发展：是指个体行为在其生命周期内发展的过程。即个体出生后，随着身体和大脑的发育及心理的成熟，社会交往活动范围的扩大，个体行为不断变化发展的过程。

行为的发展最根本的实质是日趋完善，体现为：①对认识活动的深刻化和复杂化，透过事物的表面现象看到实质，由感性认识上升到理性认识；②与环境的关系，由被动适应到主动改造。

行为的发展有以下几个特点：①连续性。个体行为的发展是个连续过程，如幼儿行走，经历坐、站、搀着走、独立走一个连续的过程；②阶段性。当个体的生理心理发展到一定程度时，行为就会表现出一定的阶段性；③不平衡性。在同一个体的生命周期中，各阶段行为发展不平衡，不同个体之间，同一阶段的行为发展也不平衡。

(2)行为的适应：是指机体与环境之间保持动态平衡的过程。人类为了适应，必须具备一定的基础，包括语言与体语、知觉与思维、智力以及需要。语言和体语是人与人交往的工具，人与人之间思想感情的交流就是借助语言完成的。语言的发展促进了人脑的发展，为适应提供了坚实的基础。知觉和思维使人类能感知这个世界的变化，提高了适应社会环境的能力。智力的发展为知识的获得和技能的发展提供了可能，为行为适应创造了有利条件。而需要则是人类行为产生的基础，也是行为适应的决定因素。

二、影响行为的因素

任何行为都受到3类因素的影响，每类因素都会对行为产生不同的影响，此3类因素是倾向因素、促成因素和强化因素。

1. *倾向因素*　倾向因素通常先于行为，是产生某种行为的动机或愿望，或是诱发产生某行为的因素，其中包括知识、态度、信念及价值观。一般把倾向因素看做是“个人”的偏爱，在教育过程中可能出现在一个人或一组人身上，这种偏爱不是趋向于有利的健康行为，就是趋向于不利的健康行为。倾向行为是产生行为的“引子”或“促动力”，即动机直接影响行为的发生、发展。健康教育的重要任务是促进个体或群体形成动机，自愿地改变不健康的行为。

2. *促成因素*　促成因素是促使行为或愿望得以实现的因素，即实现或达到某行为所必需的技术和资源，包括保健设施、医务人员、诊所及任何类似的资源；医疗费用、诊所距离、交通工具、个人保健技术；行政的重视与支持、法律、政策等。在教育过程中如不考虑促成因素，行为的目标就有可能达不到。人群的健康行为与当地医疗服务、资源的可得性和是否方便，有很大的关系和影响。因此除了教育之外，还应该为人群提供卫生服务并创造行为改变所需要的条件。

3. *强化因素*　强化因素是存在与行为后强化(或减弱)某种行为的因素，如奖励或惩罚以使某种行为得以巩固或增强、淡化或消除。强化因素多指与个体行为有直接影响的人，如有关的保健者、教师、长辈、父母亲、领导等。强化因素的积极与否取决于重要人物的态度和行为。

3种因素并不相互排斥，同一因素有时可归入两类因素，如对吸烟的态度可看作是倾向因素，然而作为他的同伴、兄长有可能看做是强化因素。在任何一类因素中，都具有积极的作用或消极的作用。教育者的任务在于克服消极作用，发扬积极作用。

三、健康相关行为

健康相关行为指人类个体或群体与健康和疾病有关的行为。按其对行为者自身或他人的影响，可分为健康行为和危险行为。健康行为是客观上有益于健康的，而危险行为是客观上不利于健康的。

1. *健康行为*　根据哈律士(Harris)和顾坦(Guten)的建议，健康行为可以分为5类。

(1)基本健康行为：指一系列日常生活中基本的健康行为，如积极的休息与睡眠、合理营养与平衡膳食等。

(2)预警行为：预防事故发生以及事故发生后如何处置的行为，如驾车系安全带，火灾发生后自救等。

(3)保健行为：指合理、正确使用医疗保健服务，以维护自身健康的行为，如预防接种、定期体检等。

(4)避开环境危害的行为：环境危害既指环境污染，又指生活紧张事件。

(5)接触不良嗜好行为：不良嗜好主要指吸烟、酗酒和吸毒。

2. *危险行为*　危险行为主要有致病性行为和不良生活方式。

致病性行为是导致特异性疾病发生的模式行为。国内外研究最多是A型行为，主要表现有两方面，即不耐烦和无端敌意。A型行为是一种好发冠心病的模式行为，研究表明：A型行为者的冠心病发病率、复发率和病死率均显著性地高于非A型行为者。

生活方式是指作为社会主体的人，为生存和发展而进行的一系列日常行为表现形式，是人们一切生活活动的总和。可以认为生活方式是一种更为持久的行为模式，是社会和文化背景的一种复合表达，有时候则称为生活习俗。不良生活方式是一组习以为常的对健康有害的行为模式，对机体的作用可表现为以下特点：①潜伏期长；②特异性差；③联合作用强；④易变性大；⑤广泛存在。

第五节 健康促进规划设计

健康促进规划是体现健康促进目标的长期全局部署方案，它由设计、实施和评价三部分组成。

健康教育和健康促进规划设计的模式有多种，但在众多模式中，应用最广泛、最具生命力的首推美国著名学者劳伦斯·格林(Lawrence W. Green)提出的PRECEDE-PROCEED模式。该模式的特点是从"结果入手"的程序，用演绎的方式进行思考，即从最终的结果追溯到最初的起因。

PRECEDE-PROCEED模式前后相互呼应，为规划设计、执行及评价提供一个连续的步骤或阶段。实际上可将上述模式分为两个阶段。

第一阶段：诊断阶段(或称需求评估)即PRECEDE阶段，是英文"predisposing, reinforcing and enabling causes in education and diagnosis and evaluation"的简称，意为在教育/环境诊断和评价中应用倾向因素、强化因素和促成因素。

第二阶段：执行阶段即PROCEED阶段，是英文"policy regulatory and organizational constructs in educational and environment development"的简称，指执行教育/环境干预中应用政策、法规和组织的手段。

根据PRECEDE-PROCEED模式的程序，将规划设计分成9个基本步骤，即从最终的结果追溯到最初的起因，用演绎的方式逐步推进。

步骤1：社会诊断。通过估测目标人群的生活质量入手，评估他们的需求和健康问题。最好由目标人群亲自参与自身的需求和愿望的调查，因为他们所经历的各类社会问题是生活质量最实际、最真实的写照。

步骤2：流行病学诊断。通过流行病学和医学调查确认目标人群特定的健康问题和目标。

步骤3：行为与环境诊断。这一阶段的任务在于确认与步骤2选定的健康问题相关的行为和环境问题，因为这些危险因素需要通过干预加以影响。环境因素对个人来说是外部的因素，但可通过人们的行动改善环境，以支持健康的行为。这里的环境因素包括物理环境、政治环境、社会环境和经济环境。健康促进也包括通过影响群体行为而直接作用于环境。因此，健康促进规划不能仅限于群众的行为改变，同时应认识到强大的社会力量对规划执行是至关重要的。

步骤4：教育与组织诊断。为制定教育与组织策略用于健康促进规划，以促进行为和环境的改变，应从影响行为与环境的因素着手。根据健康和行为的大量研究，有数百种因素能潜在地影响其特定的健康行为。这些因素可归纳为3大类，即倾向因素、促成因素和强化因素。研究这3类因素的主要目的在于正确地制定教育策略，即根据各种因素的相对重要性及资源情况确定干预重点。

步骤5：管理与政策诊断。评估组织与管理能力及在规划执行中资源、政策、人员能力和时间安排。通过社区开发、协调、完善组织与政策，以便规划的顺利开展。

步骤6～9：评价阶段。评价不是PRECEDE模式的最后步骤，评价工作贯穿于整个模式始终。

第六节 健康传播的方法与技巧

一、健康传播的基本概念

1. *传播的定义* 传播是一种社会性传递信息的行为，是个体之间、集体之间以及个体与集体之间，交换、传递新闻、事实、意见过程。

2. *传播的要素* 传播的要素包括传播者、信息、传播途径、受传者、传播效果。

(1)传播者：又称传者，是传播行为的引发者，即在传播过程中信息的发出者。在社会传播过程中，传播者可以是个体，也可以是群体或组织。健康教育工作者都是从事"传播者"工作，作为健康知识、健康信息的传播者，应具有以下职能：①收集信息；②加工制作信息；③发出信息；④收集与处理反馈信息。

(2)信息：信息泛指人类社会传播的一切内容。健康信息是指与人的健康有关的信息，泛指一切有关人的身体、心理、社会适应能力的知识、技术、观念和行为模式。作为健康信息应具有以下特点：①符号通用；②科学性；③针对性；④适用性；⑤指导性；⑥通俗性。

(3)传播途径:又称传播渠道,是信息的载体,也是将传播过程中各种要素相互联系起来的纽带。根据健康信息传递的特点,传播途径可以分为以下几类:①口头传播;②文字传播;③形象化传播;④电子媒介传播;⑤综合传播:如行政立法、展览、文艺演出、卫生宣传日等。

进行传播活动时,总的来说应遵循以下几方面的原则:①保证效果原则;②针对性原则;③速度快原则;④准确性原则;⑤经济性原则。

(4)受传者:信息的接受者和反映者,传播的作用对象。同样,受传者可以是个人、群体或组织。大量的受传者称为受众。

受者的心理特点:①求新心理;②求真心理;③求近心理;④求短心理。

受者对信息的选择性:①选择性接受;②选择性理解;③选择性记忆。

受者的动机:①消遣;②填充时间;③社交需要;④心理需要;⑤寻找情报;⑥解决疑难。

(5)传播效果:是传播对人的行为产生有效的结果。具体指受者接受信息后,在知识、情感、态度、行为等方面发生的变化,通常意味着传播活动在多大程度上实现了传播者的意图或目的。传播是否成功、效果如何,主要从受者身上反映出来。根据健康传播的目的,健康传播的效果可以分为 4 个层次。

①知晓健康信息:是传播效果中的最低层次。这一层次效果的取得,主要取决于传播信息的强度、对比度、重复率和新鲜度等信息的结构性因素。健康传播者通过多种渠道向受众传递医疗卫生保健信息,就是要使受者在维护自身及他人健康、控制疾病危险因素、疾病与伤残防治和康复等方面与其共享信息。通过这类信息的共享,使公共的卫生知识水平不断提高,为其自身保健技能打下良好基础。

②健康信念认同:受者接受所传播的健康信息,并对信息中的健康信念认同一致,自觉或不自觉地依靠这样的信念对自我在健康方面的态度、行为和客观环境进行分析判断,有利于受者的态度、行为的转变,以及对健康环境的追求和选择。

③态度转变:“态度”是指对特定对象的认知、情感和意向比较持久的内在结构。态度的形成既有社会交往过程的影响,又有心理过程的作用。态度一旦形成就具有固定性,成为一种心理定势,一般不会轻易改变。受众的态度是受众行为的先导,先有态度,才会有行为。健康传播者通过健康信息的传播,使受者的态度向有利于健康的方向转变,转变其不利于健康的态度。

④采纳健康行为:是传播的最高层次。受者接受健康信息后,在知识增加、信念认同、态度转变的基础上,改变其原有的不利于健康的行为和生活方式,采纳有利于健康的行为和生活方式,这是健康传播的最终目标。只有实现这一层次的传播,才能彻底改变人类的健康状况,实现人人享有健康的宏伟目标。

3. *传播的分类*　人类的传播形式多种多样,可以从不同的角度进行分类。按照传播的规模,可将人类的传播活动分为五种类型。

(1)人际传播:又称亲身传播,是指人与人之间面对面直接的信息交流,是个体之间相互沟通。人际传播是建立人际关系的基础,是共享信息的最基本传播形式。

(2)群体传播:是指组织以外的小群体(非组织群体)的传播活动。

(3)大众传播:是指职业性传播机构通过广播、电视、电影、报刊、书籍等大众传播媒介,向范围广泛、为数众多的社会人群传递信息的过程。

(4)组织传播:是指组织之间、组织内部成员之间的信息交流活动,是有组织、有领导进行的有一定规模的信息传播。现代社会中,组织传播已经发展成为一个独立的研究领域,即公共关系学。

(5)自我传播:又称人内传播,是指个体接受外界信息后,在头脑中进行信息加工处理的过程。

4. *健康传播的定义及特点*　健康传播是指通过各种渠道,运用各种传播媒介和方法,为维护和促进人类健康而收集、制作、传递、分享健康信息的过程。健康传播具有以下 4 个特点:①健康传播传递的是健康信息;②健康传播具有明确的目的性;③健康传播的过程具有复合性;④健康传播对传播者有特殊的素质要求。

二、人际传播

1. *人际传播的特点*　人际传播是信息在个体与个体之间的传播,其主要形式是面对面的传播。其主要的特点包括以下 3 点:①是全身心的传播;②以个体化信息为主;③反馈及时。

2. *健康教育中常用的人际传播形式*　在健康教育中,常用的人际传播形式有咨询、交谈或个别访谈、劝服及指导 4 种。

(1)咨询:针对前来咨询者的健康问题,答疑解难,帮助其澄清概念,做出决策。

(2)交谈或个别访谈:通过与教育对象面对面的直接交流,传递健康信息和健康知识,帮助其改变相关态度。

(3)劝服:针对教育对象存在的健康问题,说服其改变不健康的健康态度、信念及行为习惯。

(4)指导:通过向健康教育对象传授相关的知识和技术,使其学习、掌握自我保健的技能。

3. 人际传播的技巧

(1)谈话技巧

①内容明确:一次谈话围绕一个主题,避免涉及内容过广。

②重点突出:重点内容要适当重复,以加强对象的理解和记忆。

③语速适当:谈话的速度要适中,适当停顿,给对象思考、提问的机会。

④注意反馈:交谈中,注意观察对方的表情、动作等非语言表现形式,以及时了解对象的理解程度。

(2)提问技巧

①封闭式提问的问题比较具体,对方用简短、确切的语言即可做出回答,如"是"或"不是""好"或"不好""5年""40岁"等。适用于收集简明的事实性资料。

②开放式提问:开放式提问的问题比较笼统,旨在诱发对方说出自己的感觉、认识、态度和想法。适用于了解对方的真实情况。

③探索式提问:又称探究式提问。探索式提问的问题为探索究竟、追究原因的问题,如"为什么",以了解对方某一问题、认识或行为产生的原因。适用于对某一问题的深入了解。

④偏向式提问:又称诱导式提问。偏向式提问的问题中包含着提问者的观点,以暗示对方做出提问者想要得到的答案,如"你今天感觉好多了吧?"。适用于提示对方注意某事的场合。

⑤复合式提问:复合式提问为两种或两种以上类型的问题结合在一起的问题,如"你是在哪里做的检查?检查结果如何?"。此种提问易使回答者感到困惑,不知道如何回答,应避免使用。

(3)倾听技巧。①集中精力:在倾听过程中,要专心、不要轻易转移自己的注意力,做到"倾心细听"。②及时反馈:双目注视对方,积极参与,及时反馈,表示对对方的理解和关注。

(4)反馈技巧

①肯定性反馈:对对方的正确言行表示赞同时,应适时插入"是的""很好"等肯定性的语言或点头微笑等非语言形式予以肯定,以鼓舞对方。

②否定性的反馈:当发现对方不正确的言行或存在的问题时,应先肯定对方值得肯定的一面,然后以建议的方式指出问题的所在,使对方保持心理上的平衡,易于接受批评和建议。

③模糊性的反馈:当需要暂时回避对方某些敏感问题或难以回答的问题时,可做出无明确态度和立场的反应,如"是吗?""哦"等。

(5)非语言传播技巧

①动态体语:即通过无言的动作传达情意。如以注视对方的眼神表示专心倾听;以点头的表情表示对对方的同情和理解;以手势强调某事的重要性等。

②仪表形象:即通过适当的仪表服饰、体态、姿势,表示举止稳重,有助于对方的信任、接近。

③同类语言:即通过适度的变化语音、语调、节奏及鼻音、喉音等辅助性发音,以引起对方的注意或调节气氛。

④时空语:即在人际交往中利用时间、环境、设施和交往气氛所产生的语义来传递信息。

三、群体传播

1. 群体传播的特点

(1)信息传播在小组成员之间进行,是一种双向性的直接传播。

(2)群体传播在群体意识的形成中起重要作用。群体意识越强,群体的凝聚力就越强,越有利于群体目标的实现。

(3)在群体交流中形成的一致性意见会产生一种群体倾向,这种群体压力能够改变群体中个别人不同的意见,从而产生从众行为。

(4)群体中的"舆论领袖"对人们的认知和行为改变具有引导作用,往往是开展健康传播的切入点。

2. 小组讨论的步骤与技巧　小组讨论是指在一位主持人的带领下,一组人围绕着某个主题进行座谈讨论。选择适当的主持人、做好充分的准备工作、掌握小组讨论的技巧,是确保小组讨论效果的关键。

(1)小组讨论的步骤

①明确讨论的主题:讨论前应首先拟定提纲。

讨论提纲包括讨论目的、讨论的问题、内容及预期达到的目标。

②组成小组：根据讨论的主题，选择相关人员组成小组，小组讨论的人数一般以6～10人为宜。

③选择时间和地点：根据讨论小组人员的特点，选择讨论的时间和地点。讨论时间一般掌握在一个小时左右；讨论地点应该选择小组成员感觉舒适、方便的地方。

④排列座位：座位的排列同样是保证小组讨论成功的重要因素。座位应围成圆圈或马蹄形，以利于参与者面对面地交谈。

(2)主持小组讨论的技巧

①热情接待：主持人应提前到达会场，对每一位前来参加小组讨论的人表示欢迎。

②说好"开场白"：主持人可以自我介绍，介绍讨论的目的和主题为开场白。开场白应通俗易懂、简单明了，使每一位明确讨论的重要性及自身的作用。

③建立融洽的关系：开场白后，可请每一位与会者进行自我介绍，以增强与会者之间的相互了解，建立和谐融洽的关系。

④鼓励发言：主持人应以各种方式鼓励大家发言，对踊跃发言者给予适当的肯定性反馈。

⑤打破僵局：当讨论出现沉默不语时，主持人可以通过播放短小录像片、提出可引发争论的开放性问题、或个别提问、点名等方式打破僵局。

⑥控制局面：当讨论出现偏离主题、争论激烈或因某个人健谈而形成"一言堂"时，主持人应采取及时提醒、婉转引导、礼貌插话等方式控制讨论的局面。

⑦结束讨论：讨论结束时，主持人应对讨论的问题进行小结，并向与会者表示感谢。

第七节 患者健康教育程序

1986年美国公共卫生学会的公共卫生教育组织，在对医院健康教育进行大量实验研究的基础上，提出了患者教育的五步骤模式，即：①确定患者及其家属的教育需求；②建立患者及其家属的教育目标；③选择教育方法；④执行教育计划；⑤评价教育效果。

患者教育程序与护理程序一样，都是以科学的健康的思维方法和工作方法，为患者解决健康问题，护理程序侧重于解决患者对健康问题的反应，患者教育程序则注重调动患者维护自身健康的潜能，激励患者积极参与促进康复的护理过程。因此说病人的健康教育是护理程序的一个组成部分，两者相辅相成，密不可分。

一、评估学习需求

评估教育需求是健康教育程序的第一步骤。通过调查分析、评估教育需求，旨在了解教育对象需要学习的知识和掌握的技能，为确定教育目标、制订教育计划提供依据。

1. *评估内容* 评估教育需求主要从以下7个方面考虑。

(1)学习能力评估：学习能力评估包括病人的年龄、视力、听力、记忆力、反应速度、疾病状态等。通过评估，护士可以确定患者有无学习能力和学习能力的强弱，以指导制订学习计划。

(2)心理状况评估：重点评估患者对疾病的心理适应模式和对学习能力的认知能力。护士应及时发现病人的不良心理因素，有针对性地开展心理健康教育，提高病人对疾病的适应能力和对学习的认知能力，为学习创造良好的心理条件。

(3)社会文化背景评估：重点评估患者的生活方式，因为生活方式将决定其如何看待住院生活和学习。评估的内容包括患者的职业、文化程度、经济收入、住房条件、居住地区(农村、城市)、饮食习惯、烟酒嗜好、运动情况、性生活等。此外患者的价值观和信仰模式也会影响其对疾病的看法和态度。

(4)学习态度评估：态度是个人的一种比较持久的内在情绪，它无法被直接观察到，但是可以从人们的言语、行为，以及其他方面表现出来。护士可通过对患者的直接提问和行为观察，来判断病人的学习态度，及时发现和纠正患者对学习的消极态度。

(5)以往学习经历评估：重点询问患者以往有没有住院史，以往住院时是否接受过健康教育；教育的效果如何；对个体行为地影响是积极的还是消极的；以往是否阅读过与其疾病有关的资料；是否认识与其有相同疾病的人等。护士了解患者以往的学习经历，将有利于护士明确从哪里开始教起，使教育更有针对性。此外，护士还应注意消除以往学习经历给患者造成的消极影响，帮助患者转变观念、建立信心。

(6)学习准备评估：重点是评估患者及其家属参与学习的情况。如患者的身体状况是否允许其参与学习，家属是否准备参与学习；病人的自我护理能力如何；患者家属能否承担督促患者建立健康行为和进行家庭护理的责任等。

(7)学习需求评估：重点评估患者在入院时、手术前、手术后、特殊检查治疗前、出院前的学习需求。了解患者需求最直接的方法是向患者提问，通过患者的回答便可判断出患者知识的缺乏程度，确定病人的学习需求。

2. 评估方法

(1)直接评估法：指通过与患者直接接触、询问获得资料的方法。

(2)间接评估法：指通过阅读患者的病例、分析病史及其影响因素获得资料的方法。

两种方法相辅相成，重要的是在接触患者时仔细倾听，同时也可以通过观察对方的态度反应和表情来收集所需的资料。

3. 评估的注意事项

(1)学习需求评估不是一次性的，它贯穿于患者住院的全过程。

(2)评估方法力求科学可靠，不能仅凭护士的主观判断来确定患者的学习需求。

(3)收集资料最好采用系统式表格，可将学习需求评估表与整体护理入院资料评估、住院资料配合一起编制使用，这样可在收集患者护理资料时，同步收集学习需求资料，既节省时间，又便于综合分析患者的学习需求。

二、确定教学目标

确定教育目标的目的是明确患者及其家属的教育目标，为制订教育计划奠定基础。

制订教学目标的注意事项如下。

1. 目标陈述必须包括三要素，即行为、情况和准则，也就是要说明学习者在什么情况下根据什么原则必须学会什么。情况包括教学的时间、地点、进度、特殊的仪器、工具等。准则包括：次数、频率、准确率、速度等。行为则是使用能被测量的行为动词。如说出、指出、报告、描述等。例：手术后的教育目标可以这样陈述：提高术后配合治疗能力，减少并发症。

2. 护士为患者制订学习目标时，应从学习需求评估的资料中获得，了解患者缺乏哪些知识、技能、患者的文化程度和学习能力等，根据患者的学习能力和学习需求确定学习目标。目标应由简到繁、循序渐进、分期进行。

3. 患者学习目标必须指出行为和学习内容，每个目标只能包含一个行为或一个内容。如一位糖尿病患者住院，要学会自己做尿糖试验，为这个患者制定的学习目标是“能自己做尿糖试验”(行为或技能)，学习内容是“验尿糖的方法”。

4. 患者学习目标的形式可有总目标和从属目标。如上例，要是患者“能自己做尿糖试验”，有必要建立一些从属目标，即：①了解什么是尿糖；②了解尿糖试验的意义；③知道何时应验尿糖；④叙述验尿糖的方法；⑤能够自己验尿糖。目标⑤是通过①～④的过程才能达到的。这些从属目标表示了一系列清晰的步骤并朝向明确陈述的最终目标。

5. 学习目标地陈述必须指明病人及家属应该学会什么，而不是护士教什么，因此陈述应以患者为主语。

6. 行为目标的陈述语必须明确。陈述的行为应是使人能观察得到并可测量的外显行为，避免使用多义词或易使人误解的词。如“患者学会注射胰岛素的方法”，这种陈述含义不清，且无法衡量患者掌握学习内容的程度，以至于难以作出正确评价。应写成“患者能使用正确方法演示自我注射胰岛素的过程”。

7. 患者学习目标应由护士与患者或家属共同制订，这样可使患者及家属能积极主动投入教学活动。

三、制订教育计划

教育计划主要由教育时间、场所、内容、方法和工具及教育的人员5个部分组成。

1. 教育时间　从患者进入医院到离开医院期间，均为健康教育的时机。

2. 教育场所　患者健康教育应在适宜的场所进行，以免患者或家属感到不安或尴尬。

3. 教育内容　教育内容应该根据患者的具体情况确定，确保其针对性。

4. 教育人员　患者健康教育是一个完整的教育系统，医院内的工作人员应根据患者和家属的需求，提供相应的健康教育。

5. 教育方法及工具　根据患者的特点，选择适当的教育方法和工具，以增进教育的效果。

四、实施教育计划

在实施教育计划的过程中，为确保计划的顺利实施，应特别注意以下4点。

1. 创造轻松愉快的学习环境，因人、因时、因地、应需灵活安排教育时间，尽可能地让患者及家属参与教学活动。

2. 保护患者的隐私，注重信息的双向传播。

3. 避免使用医学术语，尽可能用通俗易懂的口语、方言进行教学，重点内容要适当重复。

4. 采取多种教育方法和方式，兼顾患者的特点，有针对性地指导学习，所教内容应与患者的需求和健康目标相关，应允许患者尽可能按自己的速度学习。

五、效果评价

评价是教育的重要环节。评价的目的是及时修正原有计划，改进工作。教育效果的评价可以通过评价教育的教育需求、教育方法及教育目标的实现程度三方面得以体现。

1. 评价的内容

(1)评价教育需求：评价以往对患者教育需求的评估是否准确、完整。

(2)评价教学方法：评价教育方法是否恰当、教育者是否称职、教材是否适宜。

(3)评价教育目标的实现程度：目标有不同的层次，前一层次的目标往往是下一层次目标的基础。评价时，应参照计划目标，在活动的不同时期进行不同的评价。

2. 评价的注意事项

(1)应用观察法对患者行为进行测试时，应注意将直接观察法和间接观察法联合应用。

(2)个别指导评价多采用口头提问，它可以直接了解患者对所学知识的理解和掌握程度。但护士要注意措辞、语气，以免使患者造成盘问审查的感觉、产生逆反情绪，影响评价效果。

(3)集体指导可采用书面评分法进行评价，评价视觉设计应符合患者教育的实际目标和应达到的水平。试题用语应通俗易懂，简短明了，多用选择题，少用问答题。

(4)评价的基本原理是比较。在对患者教育效果进行评价时，应与患者的学习目标进行比较，以找出行为与目标的差异，便于总结经验，分析原因，提高教育质量。

(5)患者教育评价不是一次性的，它贯穿于患者住院过程的全过程。因此护士应明确评价的意义和作用，及时对患者教育目标进行评价，以促进患者教育计划的实施。

（徐筱萍）

参考文献

[1] 黄敬亨.健康教育学[M].上海：复旦大学出版社，1997

[2] 黄津芳，刘玉莹.护理健康教育学[M].北京：科学技术文献出版社，2000

[3] 全国卫生专业技术资格考试专家委员.2010年卫生专业资格考试教材：护理学(中级)[M].北京：人民卫生出版社，2009

[4] 孟宪梅.PRECEDE-PROCEED模式在护理评估中的应用[J].护理研究，2007，21(7)：1693-1695

第8章

患者的疼痛管理

第一节　概　　论

一、疼痛的概述

1. 疼痛定义　疼痛是一种令人不快的感觉和情绪上的感受，伴随着现有的或潜在的组织损伤，疼痛是主观的(1979年国际疼痛研究协会给出的疼痛定义)。

疼痛包含两层意思：痛觉和痛反应。①痛觉：一种意识现象，属于个人的主观知觉体验。②痛反应：是指身心对疼痛刺激产生的一系列生理病理变化和心理变化。

2. 疼痛的特征

(1)痛觉是一种复合感觉，往往和其他躯体感觉混杂在一起。

(2)痛觉是一种复杂的精神状态，常伴有强烈的情绪反应。

(3)痛觉感受程度或痛反应大小与疼痛性质、强度、范围、持续时间及机体内外环境因素关系密切。

3. 疼痛的影响因素

(1)客观因素：环境的变化，患者性别、年龄、社会文化背景、教育程度、道德修养等因素都会影响疼痛的反应。

(2)主观因素：主要是心理因素，包括性格、疼痛经验、注意力和情绪变化。

4. 疼痛对机体的影响

(1)精神心理反应：疼痛的产生本身就是一种极为复杂的精神心理活动，各类疼痛引起的精神心理反应改变差异颇大。短期急性剧痛可引起患者精神异常兴奋，烦躁不安；长期慢性疼痛可导致患者出现抑制状态，情绪低落。

(2)躯体反应：整体反应主要表现为机体在遭受伤害性刺激时所做出的躲避、反抗、防御性保护或攻击等整体行为，常带有强烈的情绪色彩。局部反应仅局限于受刺激部位对伤害性刺激做出的一种简单的反应，例如受刺激部位血管扩张、皮肤潮红。

(3)内脏反应：以自主神经异常活动为先导，引起一系列器官、组织的反应，如呼吸急促、心率加快、血压升高、心律失常、恶心呕吐、出汗、便意等，强烈疼痛甚至可出现心搏骤停。

(4)神经内分泌反应：达到一定强度和持续一定时间的痛刺激，使中枢神经系统、交感神经和肾上腺髓质兴奋，儿茶酚胺分泌增加，肾上腺素抑制胰岛素分泌的同时，促进胰高血糖素分泌，以及糖原分解和异生作用加强，结果造成血糖上升，机体消耗增加。慢性疼痛患者体内免疫球蛋白水平下降，吞噬细胞功能也有不同程度的下降，使机体免疫功能下降。

(5)生化反应：慢性疼痛和剧烈疼痛时机体内源性镇痛物质减少，而抗镇痛物质和致痛物质增加，血管活性物质和炎性物质的释放不但加重了原病灶的局部缺血、缺氧、炎性渗出和水肿，而且对组织器官功能产生影响，出现激素、酶类和代谢系统的生化紊乱，使病理变化向更加广泛、复杂、严重方向发展。

二、疼痛管理和疼痛护理管理

1. 疼痛管理及疼痛护理管理的定义　疼痛管理是指通过疼痛评估、记录、治疗和护理以控制疼痛的过程，包括缓解疼痛、提高生活质量和保持尊严。疼痛管理目标是控制疼痛，以最小的不良反应缓解最大程度的疼痛。

疼痛护理管理是使医院中与疼痛有关的护理人力、物力、技术、信息和时间等要素有机结合起来并最优运转，达到提高疼痛护理效果和效率的工作。

2. 疼痛管理的意义

(1)良好的疼痛管理有利于患者的预后：合理、有效的镇痛可减轻或防止疼痛对身体和心理造成的一系列不利影响，促进康复进程。

(2)良好的疼痛管理有利于提高患者的生活质量：疼痛是影响生活质量的首要因素。国外学者提出，对于癌症晚期患者应当采取综合管理手段，使其达到完全无痛；对于临终患者，则提倡使患者“无痛死亡”。也就是说，对于这部分患者，治疗是以减轻痛苦、提高生活质量为目的。

(3)疼痛管理的效果作为评定医护服务质量的指标之一：2001 年美国护理学会的一项调查表明，实行疼痛管理的健康机构工作效率、患者满意率、员工满意率均逐年上升。由此可见，良好的疼痛控制质量是提高医护服务质量的重要内容，是护理内涵质量的重要组成部分。

3. 护士在疼痛管理中的地位与作用　近年来，为了更好地控制疼痛，学者们对疼痛管理服务模式进行了有意义的探索。欧美国家的疼痛研究发生了 2 次转变：一是从疼痛控制转变为疼痛管理；二是疼痛管理专业的组成人员从以麻醉医师为主体的模式转向以护士为主体的模式。护士在疼痛管理中的作用日益显现。

(1)护士是疼痛的主要评估者：疼痛评估是进行有效疼痛管理的第一步。护士 24h 守护患者身边，通过临床观察，判断患者是否存在疼痛，评估疼痛部位、性质和程度，判断镇痛效果，观察有无不良反应，根据评估结果制订相应的护理措施。

(2)护士是镇痛措施的具体落实者：大部分镇痛措施是由护士完成的。护士根据医嘱按时给予镇痛药，或运用职权范围内可施行的非药物治疗方法减轻患者痛苦。

(3)护士是其他专业人员的协作者：护士作为患者整体身心健康的看护者，必须与其他医务人员密切协作，为患者提供最合适的服务。护理管理人员从避免和减少因医护人员操作所引起的疼痛、减少患者痛苦的角度出发，制订协调工作程序，如为多发创伤的患者换药、复位固定、创面引流等医疗操作和翻身、整理床单位等护理操作，安排在镇痛药物发挥作用后有序进行。护士参与疼痛治疗方案的制定，提出建议，以确保方案的合理性和个体化。疼痛专业护士除了协助医师完成各种常规治疗外，还要配合医生完成一些特殊镇痛操作，如神经阻滞。护士对患者的疼痛评估记录可为医生诊断治疗提供重要的参考材料。

(4)护士是疼痛患者及其家属的教育者和指导者：疼痛管理包括对患者及其家属进行疼痛相关知识的教育，教育他们如何应用疼痛评估工具、如何表达疼痛，指导患者进行疼痛自我管理，护士负责宣教工作。

(5)护士是疼痛患者权益的维护者：2002 年第十届国际疼痛大会上提出“消除疼痛是患者的基本权利”。护士作为患者最密切接触者，要根据患者病情、年龄、经济状况和环境等个体化因素，协助患者进行利弊分析，选择适合的镇痛措施。护士承担疼痛管理质量的保证和促进的职责，在镇痛效果保证和镇痛措施安全方面，及时动态地进行监测，使患者的疼痛管理达到满意状态。

第二节　疼痛的分类

疼痛涉及临床各科，病因也错综复杂，许多疼痛既是某些疾病的一组典型的症候群或综合征，又可随着疾病的发展而变化。所以，疼痛的分类至今尚无统一标准。临床常用分类方法如下。

一、一级分类

1. 生理性痛　机体的伤害性感受系统对即将作用于身体的损伤起预警作用。换言之，生理性疼痛是保护性的，是健康和生存所必需的反应。对于生理性疼痛，刺激的强度和伤害性感受的强度密切相关。

2. 病理性痛　持久的有害刺激对涉及区域内的周围伤害性感受器产生两种效应：①使伤害性感受器灵敏化，即反应阈降低，可被非伤害性刺激激活；②炎症使一群静息的伤害感受器激活。在上述两种机制的作用下，来自炎症区的传入信息显著增加，组织损伤和炎症所产生的伤害性输入，使得中枢神经系统进入一种更易兴奋的状态。

3. 神经病性痛　周围神经损伤后，初级传入神经元的性质可以发生很多变化，如神经芽的自发活性和兴奋性升高、神经瘤形成、相邻的神经纤维间互相接触等，中枢神经系统由此接受到大量不正常传入信息，并且重新调整中枢处理过程。

二、以疼痛病程分类

1. 急性痛　有一明确的开始时间，持续时间较短，常用镇痛方法可以控制。

2. 慢性痛　无明显组织损伤，持续3个月以上的疼痛。

三、以疼痛程度分类

1. 微痛　似痛非痛，常与其他感觉复合出现，如痒、酸麻、沉重、不适感等。

2. 轻痛　疼痛局限、轻微。

3. 甚痛　疼痛较著，痛反应出现。

4. 剧痛　疼痛较著，痛反应强烈。

四、以疼痛性质分类

1. 钝痛　酸痛、胀痛、闷痛。

2. 锐痛　刺痛、切割痛、灼痛、绞痛、撕裂样痛、爆裂样痛、钻顶样痛。

3. 其他　跳痛、压榨样痛、牵拉样痛等。

五、以疼痛部位分类

广义讲可分为躯体痛、内脏痛和心因痛三大类，其中按躯体解剖定位又可分为头痛、颌面痛、颈项痛、肩背痛、胸痛、上肢痛、腹痛、腰骶痛、骨盆痛、髂髋痛、下肢痛。

六、以疼痛系统分类

神经系统疼痛、心血管系统疼痛、血液系统疼痛、呼吸系统疼痛、消化系统疼痛、内分泌系统疼痛、泌尿系统疼痛、运动系统疼痛、免疫系统疼痛和心理性疼痛。

第三节　疼痛的评估与记录

一、疼痛程度的评估

1. 0～10数字疼痛量表(numerical rating scale，NRS)　此方法从0～10共11个点，表示从无痛到最痛(图8-1)。此表便于医务人员和患者理解并掌握，可以口述或视觉模拟，也可以记录。

2. 0～5描述疼痛量表(vebal rating scale，VRS)　分0级到5级。

0级：无疼痛；1级：轻度疼痛，可忍受，能正常生活睡眠；2级：中度疼痛，适当干扰睡眠，需用镇痛药；3级：重度疼痛，干扰睡眠，需用麻醉镇痛药；4级：剧烈疼痛，干扰睡眠较重，伴有其他症状；5级：无法忍受的疼痛，严重干扰睡眠，伴有其他症状或被动体位。

3. 长海痛尺　长海痛尺(图8-2)将NRS的0，2，4，6，8，10的疼痛评分对应VRS的0，1，2，3，4，5的疼痛描述进行配对使用，是科学可行的。经过临床大样本应用，它符合疼痛学术界选择痛尺的标准；保留了0～10和0～5两个常用痛尺的功能和优点；解决了单用0～10痛尺评估时的困难和随意性过大这一突出问题；解决了单用0～5痛尺评估时的精度不够的问题。

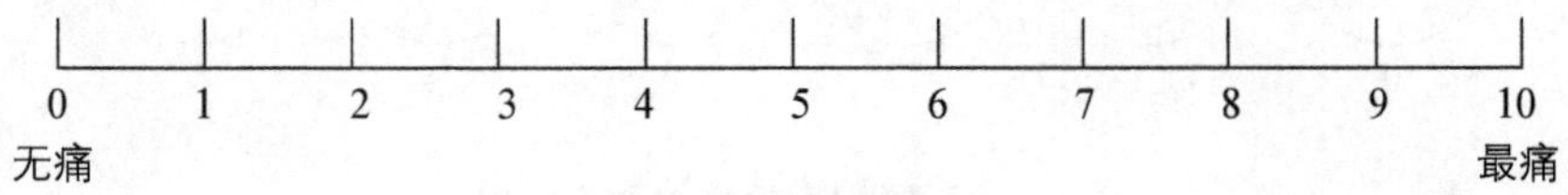

图8-1　0～10数字疼痛量表

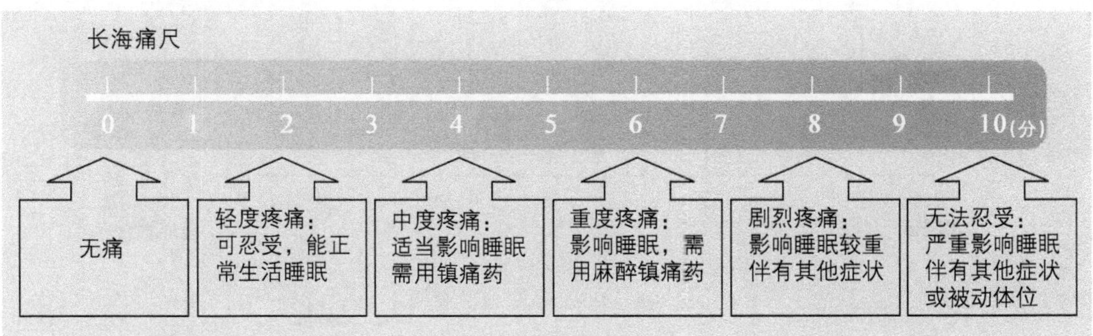

图8-2　长海痛尺

4. Prince-Henry 评分法　此方法简便可靠，主要用于胸腹部大手术后患者，从 0 分到 4 分分为五级。

0 分：咳嗽时无疼痛。

1 分：咳嗽时才有疼痛发生。

2 分：深呼吸时有疼痛发生，安静时无疼痛。

3 分：静息状态下即有疼痛，但较轻，可以忍受。

4 分：静息状态下即有剧烈疼痛，难以忍受。

5. 五指法　评估时向患者展示五指，小指表示无痛，无名指为轻度痛，中指为中度痛，示指为重度痛，拇指为剧痛，由患者选择。

6. 0～100 评分量表（NRS—101）　此方法与 0～10 量表相似，0 为无痛，100 为最痛（图 8-3）。本量表对疼痛的表述更加精确，主要用于临床科研和镇痛药研究领域。

7. 疼痛的面部表情量表（图 8-4）　不同程度疼痛的面部表情（图 8-4）。面容 0：表示无疼痛；面容 1：极轻微疼痛；面容 2：疼痛稍明显；面容 3：疼痛显著；面容 4：重度疼痛；面容 5：最剧烈疼痛。

8. Johnson 二成分量表（图 8-5）　此种量表将人对疼痛的感受分成两部分，感觉辨别成分和反应成分。感觉辨别成分是指生理上所感觉的疼痛程度，反应成分是指由这种疼痛的感觉所带来的痛苦。

二、疼痛部位的评估

给患者提供人体正反面线条图，请患者在感到疼痛的部位划上阴影，并在最痛的部位画“×”（图 8-6）。

三、疼痛的综合评估

1. 性别和年龄　许多疼痛病症有明确的性别、年龄差别。如肋软骨炎多发生在 20 岁左右的青年女性，丛集性头痛初发大多是 20～30 岁的青年男性。同是腰背痛，在老年人，多见于退变性疾病、转移癌；中年人，多见于劳损、椎间盘突出症、肌筋膜综合征；青少年，多见于外伤、畸形、结核、强直性脊柱炎。

2. 职业　在没有明显损伤时，颈、腰部的疼痛常由不正确用力、不合适体位或一种姿势保持过久引起。因此，应仔细询问职业、工种、劳动时的体位

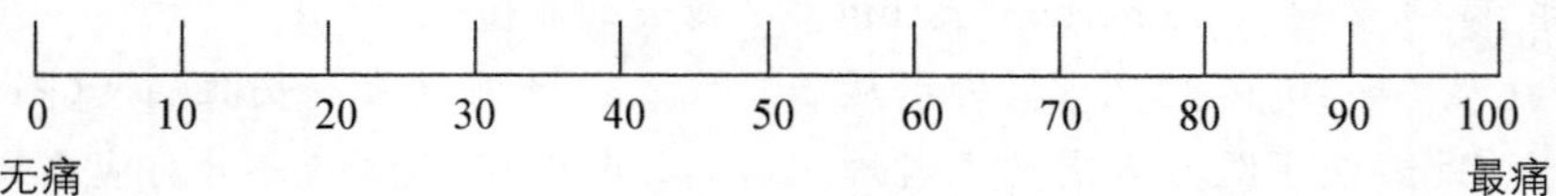

图 8-3　0～100 评分量表

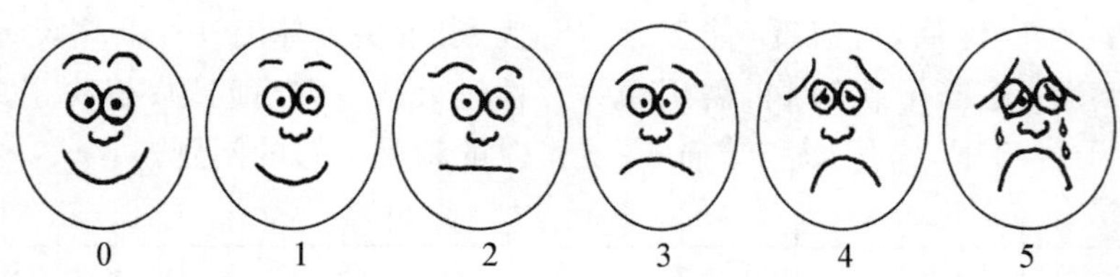

图 8-4　不同程度疼痛的面部表情

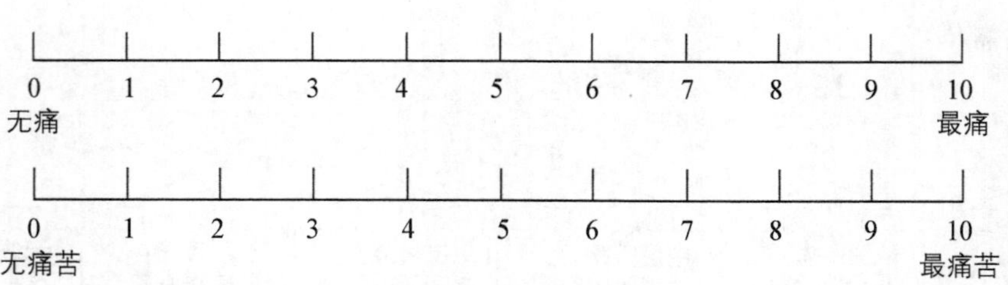

图 8-5　Johnson 二成分量表

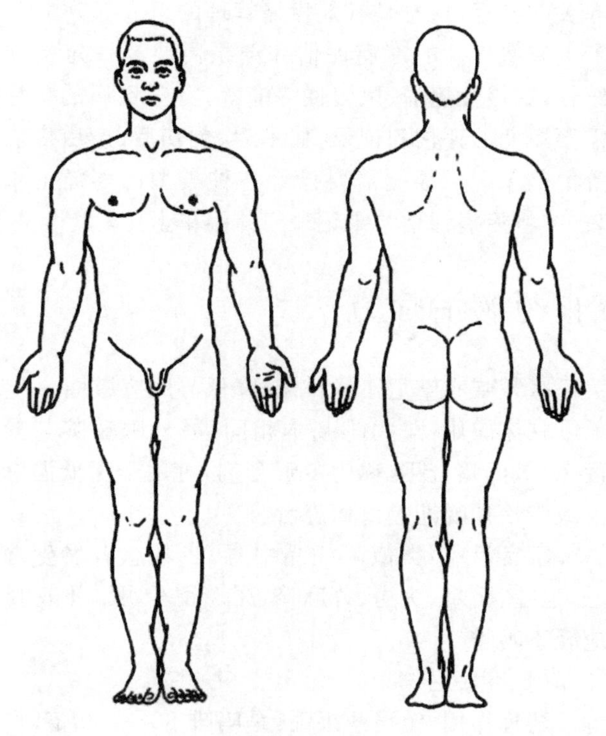

图 8-6　人体正反面线条

姿势、用力方式、工作环境的温度和湿度等。

3. 疼痛的诱发因素与起病情况　许多疼痛性疾病有明显的诱发因素，如功能性疼痛在潮、湿、凉的环境中易发病，神经血管性疼痛在精神紧张时易发病，偏头痛易在月经前发作。许多疼痛的出现或加重也有明显的诱发条件及因素，如咳嗽、大便、憋气时出现向肢体放射性疼痛的病变多来自椎管；韧带损伤及炎症在某种体位时疼痛明显加重，有时则有明显的压痛点或诱发点。

4. 疼痛的性质　疼痛性质对诊断具有重要意义，要认真评估。例如：软组织内血肿、脓肿、外伤后水肿为局部胀痛或跳痛；酸痛多为肌肉组织的功能性疼痛；神经根或神经干受压常引起放射痛；晚期肿瘤疼痛多呈部位固定、持续性且逐渐加重；风湿痛多为游走性；神经痛为阵发性剧痛；血管痉挛或肌痉挛性疼痛常有明显的间歇期，有时呈波浪形即时轻时重，并与诱发因素有关等。

5. 疼痛伴随症状　各种疼痛性疾病通常有各自的伴随症状，在疼痛疾病的诊断与鉴别诊断中非常重要。如关节疼痛伴有肿胀、晨僵者多为类风湿关节炎；疼痛伴有发热者考虑感染性疾病、风湿热等；丛集性头痛的特征是伴有痛侧流泪、睑结膜充血、鼻塞流涕。疼痛的伴随症状比较复杂，剧烈疼痛病例几乎均伴有烦躁不安、心率增速、呼吸加快、瞳孔缩小等交感神经兴奋的症状，常见伴随症状还有头晕、恶心、呕吐、视物模糊、眼前闪金星、耳鸣、鼻塞等。

6. 精神状态及有关心理社会因素　绝大多数癌痛患者都存在不同程度的恐惧、愤怒、抑郁、焦虑和孤独等心理障碍。如果不能及时发现并解除这些心理障碍，即使给患者足量镇痛药，其痛苦仍得不到满意解除。

7. 其他　过去史、家族史、婚姻史、感染史、肿瘤史及手术史、应用激素史、疼痛的诊断及治疗过程、效果等都应当引起重视。

四、镇痛效果的评估

镇痛效果的评估是有效疼痛管理的重要步骤，它包括对疼痛程度、性质和范围的重新估价，包括对治疗效果和引起的不良反应的评价，为下一步疼痛管理提供可靠依据。

1. 疼痛评估量表的选择　最简单易行的方法有疼痛量表做动态评估，如“0～10”“0～5”“长海痛尺”等方法。

2. 镇痛效果评估量表的选择

(1)百分比量表(图 8-7)。

(2)四级法。①完全缓解：疼痛完全消失；②部分缓解：疼痛明显减轻，睡眠基本不受干扰，能正常生活；③轻度缓解：疼痛有些减轻，但仍感到有明显疼痛，睡眠生活仍受干扰；④无效：疼痛没有减轻。

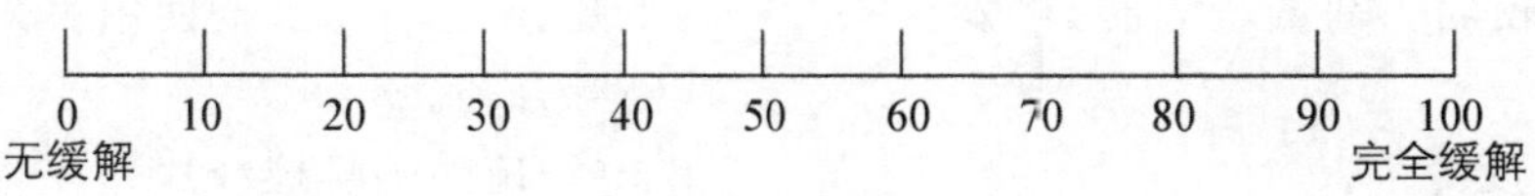

图 8-7　百分比量表

五、疼痛评估的记录

2002 年第十届国际疼痛大会提出：疼痛是继体温、呼吸、脉搏、血压之后的第五大生命体征。采用简单易行的疼痛评估工具和记录表格来准确评估，记录疼痛的强度、疼痛缓解的程度及其与疼痛有关的指标，这也是有效疼痛管理的组成部分。

有些疾病的疼痛评估和记录需要有一定的连续性，如慢性癌痛、风湿性疼痛等；有些疾病的疼痛需要短期的评估和记录，如术后、创伤后、产后疼痛等。临床上可根据需要设计各种类型的疼痛记录表，或将疼痛评估结果记录于体温单上。

第四节　常用药物与非药物治疗方法

一、药 物 镇 痛

(一)药物种类

药物治疗是疼痛治疗最基本、最常用的方法。用于治疗疼痛的药物主要分为三类：①阿片类镇痛药；②非阿片类镇痛药，以非甾体类药物为代表；③其他辅助类药物，如激素、解痉药、维生素类药物、局部麻醉药和抗抑郁类药等。

1. 阿片类镇痛药

(1)吗啡

药理作用：①镇痛镇静；②呼吸抑制，呈剂量依赖性；③诱发哮喘；④中枢性镇咳；⑤血容量不足时造成低血容量性休克；⑥便秘；⑦胆道内压力增高；⑧尿量减少；⑨尿潴留等。

临床应用：用于中到重度各种急、慢性疼痛，以及癌性疼痛、麻醉前给药、术后镇痛以及血压正常的心肌梗死和内脏绞痛等。其特点是对内脏痛及深部软组织痛效果较好，对持续性钝痛的效力大于间歇性锐痛。

不良反应：皮肤瘙痒、恶心呕吐；便秘、尿潴留；呼吸抑制、血压下降；胆道痉挛；药物依赖。

(2)可待因：又称甲基吗啡。

药理作用：①镇痛，作用强度为吗啡的 1/6，持续时间与吗啡相似，镇静作用不明显；②中枢性镇咳作用较强。

临床应用：主要用于中等程度的疼痛和较剧烈咳嗽的止咳。

不良反应：与吗啡相比，可待因抑制呼吸、呕吐、欣快感及依赖性较弱。剂量较大时，可发生兴奋、烦躁不安等。

(3)哌替啶：又名度冷丁。

药理作用：与吗啡相似，镇痛强度约为吗啡的 1/10，作用时间为吗啡的 1/2～3/4。镇静作用较吗啡稍弱，也可产生轻度欣快感。反复使用容易产生依赖性。有明显的呼吸抑制作用，程度与剂量相关。哌替啶有奎尼丁样作用，降低心肌应激性。

临床应用：与吗啡基本相同，另外哌替啶与异丙嗪、氯丙嗪合用，称为冬眠合剂，可用于深低温麻醉或难治性晚期癌疼痛患者。

不良反应：类似阿托品中毒，少数患者发生恶心、呕吐、头晕、头痛、荨麻疹，尿潴留少见。不良反应轻于吗啡。

(4)芬太尼

药理作用：镇痛效果强，是吗啡 80～100 倍，但持续时间短，仅为 30min；有呼吸抑制作用，主要表现为呼吸频率减慢，注射后 5～10min 最明显，持续约 10min。对血压无影响，但可引起心动过缓。

临床应用：主要用于临床麻醉，还用于术后镇痛。

不良反应：可引起恶心呕吐、心动过缓或呼吸抑制。可产生依赖性，但较吗啡和哌替啶轻。

(5)盐酸羟考酮控释片

药理作用：中枢性镇痛作用。

临床应用：适用于中度和重度的慢性疼痛患者。

不良反应：便秘、恶心、呕吐、头痛、口干、出汗、虚弱和嗜睡等，随着用药时间的延长，不良反应逐渐减轻。

(6)喷他佐辛(镇痛新)

药理作用：镇痛作用，强度为吗啡的 1/4～1/3。

临床应用：临床用于中度和重度慢性疼痛患者，包括癌性和非癌性疼痛。

不良反应：呼吸抑制、嗜睡、抑制咳嗽反射、恶心呕吐、幻觉等。长期使用后突然停药可引起严重戒断综合征。

(7)硫酸吗啡控释片

药理作用：强效中枢性镇痛药，作用时间可持续 12h。

临床应用：主要用于晚期癌症患者第三阶梯镇痛。

不良反应：呼吸抑制、恶心呕吐、便秘及排尿困难，长期应用可产生耐受性、生理依赖性和成瘾性。

(8)曲马朵：兼有弱阿片和非阿片两种性质。

药理作用：①镇痛。其镇痛效果与其他镇痛药相比，次序由弱至强为：可待因、氨酚待因、喷他佐辛(镇痛新)、美沙酮、曲马朵、丁丙诺啡、哌替啶、吗啡、芬太尼、双氢埃托啡。②镇咳。抑制咳嗽反射，产生镇咳效应，作用相当于可待因。③催吐。兴奋延脑催吐化学感受区，引起恶心呕吐。④作用于循环系统。单纯静脉注射，心率、平均动脉压、心率收缩压乘积、体循环血管阻力指数呈一过性轻度增加，10～15min 恢复。

临床应用：适用于中、重度急慢性疼痛。

不良反应：可引起恶心、呕吐、口干、头晕及镇静嗜睡等。当用量显著超过规定剂量时可有呼吸抑制，但与等效镇痛量的阿片类药物相比，曲马朵的呼吸抑制作用和便秘要少得多。

2. 非阿片类镇痛药

(1)阿司匹林：又名乙酰水杨酸。

药理作用：解热、镇痛、抗炎、抗血小板聚集。

临床应用：①解热镇痛，有中等程度的镇痛作用；②抗风湿，目前仍是首选药；③预防术后疼痛，术前给药可改善术后镇痛效果；④预防冠心病，临床常用小剂量肠溶阿司匹林口服。

不良反应：①胃肠道反应最为常见；②通气频率和深度的增加，出现呼吸性碱中毒；③可出现头痛、耳鸣、恶心和呕吐，甚至出现可逆性失明、幻觉、抽搐；④毒性剂量引起循环和血管运动中枢抑制；⑤出血倾向；⑥抑制合成前列腺环素内过氧化物酶的环氧酶。

(2)醋氨酚：又名扑热息痛。

药理作用：醋氨酚抑制中枢 PG 合成酶的作用强度与阿司匹林相似，但在外周，对此酶的抑制远比阿司匹林弱。

临床作用：解热镇痛作用缓和、持久，强度类似阿司匹林；抗炎作用弱，无抗血小板功能。

不良反应：患慢性酒精中毒和肝病的患者使用常规剂量能够发生严重肝中毒，包括黄疸；过量也可产生高铁血红蛋白血症，溶血性贫血。

(3)保泰松

药理作用：较强的抗炎、抗风湿作用，解热镇痛作用较弱。

临床应用：主要用于风湿性和类风湿关节炎、强直性脊柱炎。

不良反应：发生率高，胃肠反应最为常见，还可抑制骨髓使白细胞和血小板减少，引起水钠潴留等。

(4)吲哚美辛：又名消炎痛

药理作用：吲哚美辛是最强有力 PG 合成酶抑制药之一，有显著消炎及解热作用，对炎性疼痛也有明显镇痛效果，它也是白细胞移动的抑制药。

临床应用：用于急性痛风性关节炎、骨关节炎以及强直性脊柱炎，用于治疗顽固性和恶性肿瘤发热。

不良反应：不良反应较多，主要是消化道反应，如食欲缺乏，上腹部不适等。另外，中枢神经系统症状也多见，如头痛、头晕、幻觉、精神错乱等。同时对肝、造血系统也有损害。

(5)布洛芬：又称异丁苯丙酸

药理作用：是 PG 合成酶抑制药，具有消炎、解热及镇痛作用，且作用比阿司匹林、保泰松、对乙酰氨基酚(扑热息痛)强。

临床应用：主要用于治疗风湿性和类风湿关节炎，也可用于软组织损伤，治疗炎性疼痛效果良好。对于轻、中度疼痛，通常成人的剂量每 4～6 小时 200mg 或 400mg，每日不超过 3 200mg。

不良反应：消化道症状少，患者大多能耐受。但严重者也可以引起消化道溃疡、出血和穿孔。

(6)酮咯酸

药理作用：①镇痛作用。酮咯酸抑制外周或中枢 PG 合成而产生，镇痛效应比其他非甾体类药物强。②消炎解热作用。抑制炎症组织合成和释放 PG。③胃肠作用。可致胃黏膜损伤而诱发溃疡和出血。④血液系统作用。出血时间延长，但不影响血小板计数、凝血酶原时间或部分凝血酶原激酶时间。⑤其他作用。连续应用酮咯酸不产生戒断症状，也不引起呼吸抑制，不影响心脑和血流动力学，也不影响精神运动功能。

临床应用：①中度至重度疼痛的短期治疗；②术后疼痛；急性肌肉骨骼疼痛；③产后痛；④其他疼痛情况，如癌症的疼痛、坐骨神经痛、纤维肌痛、非关节慢性软组织痛综合征、骨关节病，以及作为肾绞痛和胆绞痛的辅药。

不良反应：与其他非甾体类药物相似，主要表现在神经系统和胃肠道。

(7)吡罗昔康：又名炎痛喜康。

药理作用：抑制 PG 合成，并通过抑制白细胞凝集及钙的移动而发挥抗炎作用，是一长效非甾体类抗风湿药，具有抗炎镇痛作用，长期服用耐受性较好。

临床应用：主要治疗风湿性、类风湿关节炎；对骨关节炎、粘连性脊柱炎，急性痛风也有效；腰肌劳损、肩周炎等。

不良反应：少数患者出现消化道和中枢神经系统症状，停药后即可消失。

3. *局部麻醉药* 局部麻醉药，简称局麻药，是一种能暂时、完全和可逆地阻断神经传导功能的药物。按化学结构分类分为酯类局麻药和酰胺类局麻药，前者如普鲁卡因，后者如利多卡因；按作用时效的长短分为短效局麻药如普鲁卡因、氯普鲁卡因，中效局麻药如利多卡因、甲哌卡因和丙胺卡因，长效局麻药如丁哌卡因、丁卡因、依替卡因和罗哌卡因。

(1)不良反应

接触性不良反应：有组织毒性、神经毒性和细胞毒性反应。①组织毒性主要是指局麻药引起肌毒性反应，临床罕见；②神经毒性是指局麻药产生的神经组织损害，导致神经功能或结构上的改变；③局麻药的细胞毒性主要与其浓度有关，表现为红细胞溶解。

全身性不良反应：主要有高敏反应和变态反应。①应用小剂量局麻药或用量低于正常用量或极量时患者就发生毒性反应的征兆，则考虑为高敏反应；②变态反应非常罕见，但一旦发生后果严重，临床上可出现荨麻疹、呼吸道水肿、支气管痉挛、呼吸困难、低血压甚至危及生命。

中枢神经系统毒性反应：当血中局部麻醉药浓度骤升时，可出现一系列毒性症状，如头痛、头晕、舌唇麻木、耳鸣、嗜睡、视物模糊、注视困难、言语不清、精神失常、肌肉震颤和惊厥等。

(2)毒性反应的预防和治疗

预防：①选择合适的局部麻醉药并严格控制用量；②局部麻醉药中加用肾上腺素；③注射时常规回抽，以防局麻药直接注入血管内；④边注射边观察有无毒性反应先兆；⑤注药前应用非抑制量的巴比妥类药物。

治疗：一旦发生惊厥，立即采取以下措施：①保护患者，防止意外损伤；②吸氧；③维持血压稳定，患者宜取平卧位头稍低，及时补液或给予升压药；④静脉推注地西泮(安定)2.5～5mg 或硫喷妥钠50～100mg，必要时注射肌松药，控制肌肉阵挛性收缩，同时行人工通气控制呼吸。

4. *神经破坏药* 神经破坏药对周围神经有破坏作用，毁损其结构，使神经细胞脱水、变性，导致神经组织的传导功能中断，从而出现较长时间的镇痛。常用药物主要有苯酚和乙醇，此外，单纯甘油、冷盐水、高张盐水与亚甲蓝亦有暂时性镇痛作用。

(1)主要药物：①苯酚。1%～2%苯酚溶液具有局部麻醉作用，5%溶液可使组织蛋白凝固，剂量超过 8g 则出现痉挛等毒性反应。苯酚主要作用于神经根，而不是脊髓，后根变化明显。②乙醇。乙醇的作用与苯酚类似，注射后神经根和髓鞘产生退行性变。

(2)临床应用：①癌性疼痛；②顽固性或复发性剧烈疼痛用各种方法难以抑制者，如三叉神经痛等；③某些需多次重复进行神经阻滞的疾病，如反射性交感神经萎缩症(营养不良症)或严重的血栓闭塞性脉管炎，可行腰交感神经节破坏术。

(3)注意事项：①定位精确，严格限制用量；②注药前先注少量局部麻醉药，以减轻药物本身所致的疼痛；③双侧疼痛或需双侧阻滞治疗的疼痛宜分侧进行，间隔 3～5d；④蛛网膜下腔注射神经破坏药时，必须精确调整患者体位，避免损伤前根和运动神经纤维。

5. *糖皮质激素*

(1)药理作用：①抗炎作用。能减轻炎症早期的渗出、水肿、毛细血管舒张、白细胞浸润及吞噬反应，从而改善红、肿、热、痛等症状。②免疫抑制作用。影响免疫反应的多个环节。③抗毒素作用。可提高人体对有害刺激的应激能力。④抗休克作用。解除小动脉痉挛，增强心肌收缩力，改善微循环。⑤对代谢的影响。影响水盐代谢，但作用较弱；能使肝、肌糖原增高，血糖升高；促进肝外组织蛋白的分解，促进脂肪组织中脂肪的分解。

(2)临床应用：①癌痛治疗。晚期癌痛患者应用糖皮质激素，可通过抑制前列腺素的合成与释放，产生和加强镇痛作用，并可增加食欲、振奋精神。由于其消炎作用，有助于消除肿瘤周围炎症，缓解肿瘤引起的软组织肿胀的疼痛，并减轻脊髓受压及颅内压升高引起的骨痛和头痛，以及因肿瘤侵及支气管丛、肋间神经或腰骶丛所致的疼痛。②慢性炎症性疼痛的治疗。因具有显著的抗炎作用常被用于慢性炎症性疼痛，一般用其混悬液，要求制剂体积小，浓度高，以减慢其吸收过程，延长作用时间，一次注射可维持 12～24h，若用于关节腔或硬膜外腔，则可持续 1 周。临床上常用的有醋酸氢化可的松、醋酸泼尼松龙混悬剂、曲安奈德(去炎松A)、地塞米松、利美达松(地塞米松棕榈酸脂)和倍他米松等。

(3)不良反应。长期使用产生:①类肾上腺皮质功能亢进综合征、高血压、糖尿病等;②诱发和加重感染;③诱发和加重胃、十二指肠溃疡,甚至出血和穿孔;④骨质疏松、肌肉萎缩等。

(4)禁忌证:①严重精神疾病;②胃、十二指肠溃疡,角膜溃疡等;③骨折或伤口修复期;④有严重高血压、糖尿病;⑤有严重感染;⑥孕妇。

(二)药物镇痛注意事项

1. 诊断要明确,以免因镇痛而掩盖病情,延误病情诊断,如急腹症。

2. 要明确疼痛的病因、性质、部位,以及对镇痛药的反应,选择有效的镇痛药或者联合用药,以达到满意的治疗效果。

3. 治疗的同时,还应密切观察用药后的情况,评估药效,使用药量要更加个体化。积极处理药物不良反应,以免患者因不适而拒绝用药。

(三)药物输注泵

药物输注泵是一种将药物或液体以预定的速度或容量输注的装置,本节主要介绍患者自控镇痛泵(patient controlled analgesia,PCA)。

长期以来,临床镇痛方法采用口服、肌内注射、静脉注射或椎管内给药,这些给药方法的缺点是①不灵活:患者个体差异大;②依赖性:患者需要镇痛时,必须依赖医护人员的处方和给药;③不及时。采用PCA技术可以有效克服这些缺点。

1. PCA泵简介

(1)原理:PCA泵按照负反馈控制技术设计,医师根据患者情况设定药物配方,利用反馈调节,患者自己支配给药镇痛,把错误的指令减少到最低限度,力求在没有医护人员参与的情况下保证患者安全。

(2)种类

电子泵:即装有电子计算机的容量型输液泵。基本设置和特征:①贮药盒(袋);②输注设备;③自控按钮;④可以设置单次剂量的电子程序;⑤可以设置锁定时间;⑥管道连接系统。优点:①最大限度满足个体镇痛要求;②可以保存记录药物使用情况;③具有多种情况的报警,安全系数大。

机械泵:即一次性便携式输注系统,以机械弹性原理将储药囊内的药液经流量限速器,恒定输入患者体内。基本设置:①储药囊;②流量限速器;③患者自控表。优点:①携带方便轻巧;②操作简单;③价格低廉。

2. PCA的临床应用

(1)PCA技术参数

①负荷量:给予负荷量,旨在迅速达到镇痛所需要的血药浓度,即最低有效镇痛浓度,使患者迅速达到无痛状态。

②单次给药剂量:患者每次按压PCA泵所给的镇痛药剂量,单次给药剂量过大或过小均可能导致并发症或镇痛效果欠佳。

③锁定时间:即2次用药的时间间隔。设置锁定时间的目的在于防止前次所用药物峰效应之前重复用药而造成过量中毒。

④背景剂量:PCA泵向患者体内持续输注的镇痛药剂量。背景剂量的给予使血浆镇痛药浓度更为恒定,能够改善镇痛效果。

⑤单位时间最大剂量:为防止反复用药而造成过量中毒,PCA期间多以1h或4h为间隔限定最大单位时间使用量。

(2)PCA临床分类

①静脉PCA(PCIA):操作简单,起效快,效果可靠,适应证广。

②硬膜外腔PCA(PCEA):镇痛效果可靠,持续时间长.作用范围局限,全身影响小。

③皮下PCA(PCSA):适用于外周静脉不好或难以长久置管者。

④外周神经根、丛PCA(PCNA):适用于臂丛神经、股神经等外周神经的阻滞镇痛。

(3)PCA禁忌证:①既往曾经对镇痛药物过敏者。②患者主观不愿接受PCA治疗或无法自己按压键钮给药者,如瘫痪、精神不正常者。③既往有吸毒或不良镇痛药用药史者。

(4)PCA的护理

①评估患者基本情况,协助医生确定患者是否适合使用PCA。

②掌握PCA泵的使用方法、参数设定和镇痛药特性。

③实施PCA前,向患者及其家属解释PCA的作用原理,说明可能出现的不良反应,征得患者及其家属同意后方可使用。使用期间做好宣教工作,指导患者正确使用PCA泵,及时汇报不良反应。

④确保PCA泵给药装置正常运行,熟悉PCA泵常见的报警原因和处理方法,对不能处理的故障,及时通知麻醉医师。

⑤使用硬膜外 PCA 泵时，嘱患者保持正确卧姿，防止导管受压、牵拉、折断，导致管道不通或导管脱出，保持导管通畅。

⑥使用静脉 PCA 泵时，尽可能使用单独静脉通道。如确需连接三通接头，应将 PCA 泵接在延长管近端，严禁接在延长管远端。

⑦PCA 泵应低于患者心脏水平放置，电子 PCA 泵勿接近磁共振仪，不可在高压氧舱内使用。

⑧自控键应由患者决定何时按压，家属或护士不应随意按压，除非患者要求帮助时。

⑨PCA 泵使用期间给予患者一级护理，密切观察用药量、药物浓度、镇痛效果及其不良反应，定时监测呼吸、血压和脉搏，并做好详细记录，尤其对老年患者。

⑩详细记录 PCA 镇痛治疗方案、用药剂量以及镇痛效果，如果出现镇痛不全，应及时通知有关医生，酌情追加镇痛药。

⑪防治感染：PCA 是一种有创的治疗措施，有发生穿刺点感染和硬膜外腔感染的可能性，因此，穿刺时一定注意无菌操作，穿刺点应消毒密封，定期检查，一般每 48 小时更换一次 PCA 通道。若已经出现感染征象，可用抗生素软膏涂抹穿刺点皮肤。如发现硬膜外腔有感染征象，则应立即拔除导管，进行抗感染治疗处理。导管留置时间一般不超过两周，两周以后宜重新穿刺置管。

⑫防治并发症：护士必须注意用药量、浓度和速度有无异常，防止药物过量引起或加重各种不良反应。同时，严密观察 PCA 使用不良反应，配合医生及时处理。

(四)镇痛药物依赖

世界卫生组织将药物依赖性定义为：药物与机体相互作用所造成的一种精神状态，有时也包括身体状态，它表现出一种强迫需要连续或定期使用该药的行为和其他反应，其目的是为了感受它的精神效应，或者是为了避免由于断药所引起的不适感。

1. *分类*　一般将药物依赖性分为生理依赖性和心理依赖性。

(1)生理依赖性：又称身体依赖性，是指长期使用依赖性药物使机体产生一种适应状态，必须有足量甚至超量的药物维持，才能使机体处于一种平衡或相对正常状态。如果突然停药，生理功能将发生紊乱，而产生一种不适感，或者出现一系列严重反应，此种反应称之为戒断症状或戒断综合征。

(2)心理依赖性：又称精神依赖性，是由某些药物对中枢神经系统的作用所产生的一种特殊的精神效应，药物受用者产生一种希望和追求用药的强烈欲望。精神依赖性和生理依赖性的不同点是在断药后是否产生明显的戒断症状。

国际禁毒组织将具有依赖性的药物分为麻醉药品和精神药品两大类。麻醉药品主要包括阿片类药物、可卡因和大麻；精神药品主要包括镇静、催眠和抗焦虑药、中枢兴奋药和致幻药。本节介绍阿片类药物的药物依赖性。

2. *临床表现*

(1)戒断症状：滥用阿片类药物的种类、剂量、时间、途径、停药速度不同，戒断症状的严重程度也不同。典型症状分两类：①客观体征。如血压升高、脉搏加快、体温升高、立毛肌收缩、瞳孔扩大、流涕、震颤、腹泻、呕吐、失眠等。②主观症状。如肌肉骨骼疼痛、腹痛、食欲差、无力、疲乏、不安、喷嚏、发冷、发热、渴求药物等。

(2)急性中毒症状：在大剂量滥用阿片类药物后，出现精神运动性抑制，言语不清、昏睡甚至昏迷。体征有针尖样瞳孔(深昏迷时也可能由于缺氧瞳孔扩大)、呼吸抑制、肺水肿、心率减慢、心律失常等。

(3)其他症状：可出现精神障碍，或存在不同程度的社会功能损害，表现为工作学习困难、逃学、不负责任和不履行家庭责任等。

3. *诊断*　在以往 12 个月内发生或存在以下 3 项以上即可诊断为阿片类药物依赖：①对阿片类药物有强烈的渴求及强迫性觅药行为；②对阿片类药物滥用行为的开始、结束及剂量难以控制；③减少或停止滥用阿片类药物时出现生理戒断症状；④耐受性增加，必须使用较高剂量药物才能获得原来较低剂量的感受；⑤因滥用阿片类药物而逐渐丧失原有的兴趣爱好，并影响到家庭和社会关系；⑥不顾身体损害及社会危害，固执地滥用阿片类药物。

4. *治疗*　阿片类药物依赖的治疗是一个长期过程，目前推荐采用医学、心理、社会等综合措施。

(1)脱毒治疗：是指通过治疗减轻由于突然停药导致的躯体戒断症状。阿片类药物依赖的脱毒治疗分为替代治疗与非替代治疗，两者可以结合使用。对于戒断症状较轻、合作较好的吸毒人员可单独使用非替代治疗。

替代治疗：利用与阿片类药物有相似药理作用的其他药物替代原使用药物，在一定的时间内逐渐减少并停止使用替代药物,以减轻戒断症状的严重程度。

①美沙酮替代治疗:美沙酮是一种人工合成的强镇痛药,对控制阿片类药物依赖者的戒断症状效果明显,而且作用持久(可维持 8～12h),已成为阿片类药物依赖的主要治疗。美沙酮替代治疗的原则是:逐日递减、先快后慢、只减不加、停药坚决,在用药中和停药后对症处理各种症状。

②丁丙诺啡替代治疗:丁丙诺啡属于阿片受体的激动-拮抗药,是作为镇痛药开发应用的,适用于术后镇痛。在阿片类药物的戒断治疗中"脱瘾"作用比美沙酮强,在我国已逐渐应用于戒毒治疗中。

③替代治疗的护理与观察:根据吸毒人员的病情定时巡视;严密观察治疗药物的起效过程与不良反应,及时处理;治疗期间严格管理,防止吸毒人员再次滥用阿片类药物;治疗期间鼓励吸毒人员进食,不应过早安排体育锻炼,以减少体力消耗。

非替代治疗:指应用中枢 α_2 受体激动药来减轻阿片类药物依赖的戒断症状。该类药物以可乐定和洛非西定为代表,其控制戒断症状的作用比美沙酮和盐酸丁丙诺啡弱。洛非西定不良反应较可乐定轻。

非替代治疗的护理与观察。①血压维护:定时监测血压,治疗前 4d 宜卧床,缓慢改变体位,如出现直立性低血压应使吸毒人员平卧,置头低足高位。如连续发生直立性低血压或血压持续≤12/6.7kPa(90/50 mmHg),应适当减药,可减当日剂量的 1/4,必要时停药。②增进营养:鼓励患者进食,保证营养摄入。

中药脱毒治疗:目前经国家食品药品监督管理局批准的戒毒中药近 10 种,适用于轻、中度阿片类药物依赖的吸毒人员,对重度依赖的吸毒人员单纯使用中药疗效尚不够理想,需要与其他药物联合使用。

其他脱毒治疗:如针灸、电针等,疗效需进一步验证。

(2)纳曲酮防复吸治疗

适应证:适用于已解除阿片类药物依赖的康复期辅助治疗,以防止或减少复吸。用药前应做好以下准备:①阿片类药物依赖者应停止使用阿片类药物 7～10d 或以上,如使用美沙酮则停药时间应延长至 2 周以上;②尿吗啡检测结果阴性;③服药前纳洛酮激发试验阴性;④肝功能检查基本正常。

用法与剂量:小剂量开始,一般为口服 10～20mg/d,3～5d 达到口服维持剂量 50mg/d,连续服药时间为 3～6 个月。

不良反应:少数吸毒人员服药后出现恶心、呕吐、胃肠不适、食欲缺乏、口渴和头晕等症状,也可出现睡眠困难、焦虑、易激动、关节肌肉痛和头痛等。

注意事项:①纳曲酮具有肝毒性,可引起转氨酶一过性升高,使用前和使用中需检查肝功能,肝功能不全者慎用。如治疗期间出现肝功能异常,应停止使用。②未经过脱毒治疗的吸毒人员服用纳曲酮会引起严重的戒断综合征。③治疗期间要进行尿吗啡检测,督促吸毒人员治疗依从性。④治疗期间如需使用镇痛药,应避免使用阿片类镇痛药,防止降低药效或产生戒断症状。

(3)心理行为治疗

①动机强化治疗:帮助吸毒人员认识问题,制订治疗计划并帮助吸毒人员坚持治疗,提高戒毒治疗的成功率。

②认知治疗:改变吸毒人员的不良认知方式,帮助吸毒人员正确应对急、慢性药物渴求,强化吸毒人员的不吸毒行为。

③预防复吸治疗:帮助吸毒人员提高自我效能与应对复吸高危情景的能力,识别诱发药物渴求、复吸的心理及环境因素,找出有效应对的方法,降低复吸率。

④行为治疗:通过各种行为治疗技术强化不吸毒行为及其他健康行为,降低复吸的可能性。

⑤集体治疗:通过交流发现吸毒人员间的共同问题,增进吸毒人员间的交流和理解,制订出切实可行的治疗方案。也可使吸毒人员在治疗期间相互监督、相互支持,增进其与医师间的接触和配合。

⑥家庭治疗:通过改善吸毒人员的人际关系,特别是与其家庭成员间的关系,促进家庭成员间的感情交流,提高治疗支持程度。

二、非药物止痛

(一)物理止痛

物理止痛是应用自然界中及人工的各种物理因子作用于人体,以治疗和预防疼痛为目的的一门学科,简称理疗止痛。狭义的物理止痛仅指应用各种人工的物理因子作用于患病机体,引起机体的一系列生物学效应,使疾病得以康复。

1. 物理止痛的基本分类。①电疗法:直流电及药物离子导入疗法、低频电疗法、中频电疗法、高频电疗法;②光疗法:红外线疗法、紫外线疗法、激光疗法、可见光线疗法；③超声波疗法和冲击波疗法；④冷疗和温热疗法；⑤磁疗法；⑥水疗法；⑦生物反馈疗法等。

物理止痛要收到预期的效果，除了考虑病情和病程以及患者机体状态外，应正确掌握物理因子的种类、剂量以及使用方法，并根据治疗的进展及时调整，方能收到较好的效果。

2. 物理止痛的注意事项有以下几点。

(1)部位：根据不同疾病选择了物理因子的种类后，应首先决定采用什么部位，是用局部治疗还是用反射疗法，然后根据各部位的敏感性考虑物理因子剂量的大小。

(2)时间、频度和疗程：时间是构成治疗剂量的第一因素，时间的长短同剂量成正比；频度是影响治疗剂量的另一因素，物理治疗应用一两次往往不见效果，一般要连续治疗多次，而每次治疗间隔的时间因物理因子种类而不同；疗程的长短同样影响治疗效果，疗程的间歇期尚应考虑物理因子的痕迹效应。

(3)环境、条件和休息：物理治疗时应尽可能做到定时、定床、定机器和定工作人员，尽量减少环境和条件的变化，加强物理因子的作用。治疗后的休息既可维持物理因子的治疗效应，延长其反应时间，又有利于预防疾病，如热疗后感冒的预防。

(4)综合应用：综合应用几种物理因子可以提高疗效、缩短病程，但需注意物理因子应用的顺序、配伍的禁忌，过多过频的应用可能导致事倍功半。

(5)掌握禁忌证：多数物理因子无绝对禁忌证，但有的物理因子可促使疾病恶化，应严格掌握。

(二)针灸止痛

中医学认为“通则不痛，痛则不通”，针灸通过刺激人体的经络和腧穴而起到疏通经络、调和气血、扶正祛邪的作用，从而达到防治病痛的目的。常用的针灸疗法有耳针疗法、电针疗法、穴位注射法和腕踝针。

1. *耳针疗法*　耳穴是机体各个器官系统在耳郭上的投射区，当人体发生疾病时，在相应耳穴上出现阳性反应点，如压痛、变形、变色、脱屑、充血、丘疹、结节、电阻改变等一系列病理反应。针刺这些反应点，就能治疗相应组织器官的疾病。耳穴的分布有一定的规律，一般来说耳郭好像一个倒置的胎儿，头部朝下，臀部朝上。大体上耳垂部为头面区，对耳轮部为躯干区，耳舟为上肢区，三角窝周围为下肢区，耳甲腔为胸腔区，耳甲艇为腹腔区，消化道在耳轮脚周围环形排列。

2. *电针疗法*　电针疗法是指在针刺“得气”后，在针上通以接近人体生物电的微量电流，利用电流对穴位的刺激而产生治疗作用。

3. *穴位注射法*　穴位注射法是一种针刺和药物并用的中西医结合治疗方法，是用某些适应于肌内注射的药液，注入与疾病有关的穴位内，利用针刺和药液对穴位的刺激或小剂量药液的药理作用，以达到治病的目的。

4. *腕踝针*　腕踝针疗法是根据人体疾病发生的部位，针刺腕、踝部的有关穴位或者相应点用毫针进行皮下针刺以治疗疾病的一种简易方法。这种疗法其针刺部位仅限在上肢的腕部和下肢的踝部，其优点是应用面广、安全方便、简明易学。

腕踝针疗法特点：将身体两侧各分 6 个纵区，由前向后排列，用数字 1～6 编号，用于疾病的症状定位；腕部和踝部各定 6 个针刺点，也用 1～6 编号，与区的编号相同。四肢分区：当两上、下肢处于内侧面向前的外旋位、两下肢靠拢时，四肢的内侧面相当于躯干的前面；外侧面相当于躯干的后面；前面靠拢的缝相当于前正中线；后面靠拢的缝相当于后正中线，这样四肢的分区就可按躯干的分区类推。又以胸骨末端和肋弓交界处为中心画一条环绕身体的水平线称横膈线，将身体 6 区分成上下两半，横膈线以上各区加“上”字，横膈线以下各区加“下”字。如上 1 区、下 1 区，以此类推，用称各区。应用时按疾病症状所在区选取编号相同的针刺点。

(三)心理疗法

心理治疗又称精神治疗，是应用心理学的原则与方法，治疗患者心理、焦虑、认识与行为有关的问题。疼痛作为一种主观感觉，受心理社会因素影响较大。因此，心理治疗在疼痛的控制中具有其特有的重要地位。

1. 常用心理疗法

(1)安慰剂治疗。安慰剂是指形式上采取某种治疗措施，而实际上并未真正给予该治疗，安慰剂治疗是通过患者的信念起作用的。

(2)暗示疗法。暗示疗法是通过给患者积极暗示来消除或减轻疾病症状的一种治疗方法。在非对抗的条件下，暗示者通过语言、表情、姿势以及其他符号刺激患者第二信号系统，影响其心理与行为。

(3)催眠疗法。催眠状态是指介于清醒与睡眠之间的一种状态。患者被催眠后，意识范围缩小，暗示感受性增强，因此医学上常常将暗示和催眠联合应用，甚至作为一种治疗措施。

(4)松静疗法与生物反馈疗法。松静疗法又称松弛疗法，通过锻炼放松肌肉，缓解血管痉挛，消除紧张焦虑情绪，普遍降低交感神经系统及代谢活性，以达到减轻疼痛的效果。生物反馈疗法是在松静疗法的基础上发展起来的，旨在提高患者自我控制自主神经功能的能力，并帮助其更好地摆脱不良情绪。

(5)认知疗法：①意念分散。引导患者摆脱疼痛意境，分散疼痛感知-疼痛心境-疼痛反应的轴线，即痛轴，使患者充分发挥想象力，进入一种欣悦境界中。②转化疼痛概念。帮助患者转化疼痛含义，根据患者对疼痛特点的描述，启发他将痛的感觉转化为"压迫感""震动感"和"冷热感"等。③转移注意力。帮助患者集中精力从事某项活动，形成疼痛以外的专注力。

(6)行为疗法。使某种行为增加称为正加强作用，减少某种行为称为负加强作用。对疼痛行为具有正加强作用的因素有休息、服镇痛药、外界过分的关心与同情等。行为疗法就是要减少正加强作用，增加负加强作用。

(7)认知-行为疗法。治疗方案包括5个阶段：①初始评估；②医患联合，使患者对疼痛形成新概念；③让患者获得，巩固应付疾病的技巧，包括认知-行为方法的预演训练；④全面推广治疗，坚持治疗，预防复发；⑤巩固提高阶段和随诊。

2. 心理治疗的注意事项 ①明确诊断：一时难以明确病因时，切忌轻易扩大疼痛的心理因素成分；②建立良好的医患关系：同情和信任是所有心理治疗成功的基础；③帮助患者树立信心：暗示治疗中患者本人对治疗的信心对治疗效果具有决定性作用；④减少患者的紧张情绪：患者处于松弛状态，暗示治疗效果比较好，对一般松弛治疗效果无效者，可预先给予抗焦虑药或起效比较快的催眠药；⑤注意多种方法的配合使用：很多情况下，需要两种或两种以上的心理疗法联合应用才能获得理想的效果。

第五节 疼痛控制标准的研究与推荐

疼痛控制标准是疼痛管理中的重要概念，患者疼痛程度控制目标的确立，可帮助医务人员、患者及其家属明确疼痛程度控制的目标水平，以指导患者的疼痛管理，提高疼痛控制质量和患者的生活质量，促进患者康复。

一、癌性疼痛的控制标准

要求达到睡眠、休息、活动和工作时无疼痛。这是一个比较明确和完美的目标，但临床实际中有时较难达到。近年来逐渐形成并被学术界接受并应用的观点是"3个3的标准"。它作为规范性癌痛管理的目标，即依据0～10数字评分量表(0～10NRS)，疼痛评分控制在3分以下，3d内完成药物剂量滴定，每天爆发痛和药物解救次数不超过3次。

二、非癌性疼痛控制的推荐标准

研究患者术后疼痛程度与活动、咳嗽、深呼吸、进食、睡眠、情绪、满意度之间的相关性，分析疼痛程度与疼痛受各因素影响程度之间的关系，结合文献研究，推荐术后和创伤后疼痛程度控制目标，即当患者疼痛≥5分时，临床医务人员应考虑使用有效的镇痛药物对患者进行止痛治疗，在疼痛≤4分时，则可根据患者的需要，在护士权限范围内采取冷敷、热敷、体位改变、音乐疗法等物理方式去缓解患者的疼痛。

第六节 急性疼痛的管理

国际疼痛研究学会将急性疼痛定义为近期产生且持续时间较短的疼痛。术后疼痛是一种急性疼痛，是困扰外科手术患者的一个突出问题。据统计，75%手术患者有比较明显的术后疼痛。本节以术后疼痛为例介绍急性疼痛管理。

一、术后疼痛原因

术后疼痛是机体在手术后对有害刺激的一种主观感受，术后麻醉药药效消失后就会出现疼痛感觉。引起术后疼痛的常见因素有化学因素和物理因素。化学因素包括内源性致痛化学物质和降低痛阈的化学物质。物理因素包括组织损伤、撕裂、肿胀、梗阻、挛缩、张力、炎症等。每一类型疼痛可由多种因素作用引起，但多以某种因素为主，疼痛的多因素性增加了术后疼痛研究和管理的困难。

二、手术情况对术后疼痛程度的影响

术后疼痛程度与手术损伤范围、切口大小、手术及麻醉时间等呈正相关，与手术部位亦有关。上腹部腹腔内手术操作涉及范围广，部位较深，加之深呼吸和咳嗽动作均牵涉腹肌活动，手术后疼痛剧烈。胸腔内手术，因切口较长，又撑开肋间隙或切断肋骨，胸壁创伤大，手术部位邻近横膈，正常呼吸运动胸廓与膈肌参与，术后伤口疼痛敏感而剧烈。胸腹部手术术后疼痛最为剧烈，肛门直肠手术其次，这些部位的疼痛与肌肉痉挛有关，而头、颈、四肢和体表手术后疼痛相对稍轻。

三、术后镇痛的意义

术后镇痛不仅旨在减轻患者手术后的痛苦，而且在于提高患者防止术后并发症的能力。

术后镇痛治疗可以减少术后患者体内儿茶酚胺和其他应激性激素的释放。此外，尚可通过降低患者心率，防止术后高血压，从而减少心肌做功和氧耗量。对心功能正常的患者，采用术后硬膜外镇痛对其左心室射血分数影响不大，而在慢性稳定型心绞痛患者，术后镇痛使得其左室射血分数明显改善。镇痛治疗可以减少患者自主呼吸做功，减少术后患者对抗机械通气，从而减少术后患者呼吸系统的并发症。对血管手术患者，术后镇痛可避免体内高凝状态的出现，减少术后深静脉血栓的发生。

四、术后镇痛治疗及其原则

1. 术后疼痛治疗原则

(1)应在维护患者重要脏器功能的前提下，提供完善的镇痛措施，最大限度地减少患者的痛苦和改善重要脏器的功能。

(2)根据手术部位和性质，若估计术后疼痛较剧的患者，在麻醉药物作用未完全消失前，应主动行预防给药。

(3)当患者术后疼痛评分≥5 分时，应及时给予镇痛处理，把疼痛控制在≤4 分的水平。

(4)术后应用镇痛药的患者，应首先采用非麻醉性镇痛药和镇静药联合应用，视镇痛效果而决定是否加用麻醉性镇痛药。

(5)手术后应用镇痛药物期间，应首先注意观察和检查手术局部情况，明确疼痛发生的原因。

(6)应选用毒性低、对生理指标影响小、药物依赖性较低的镇痛药物，用药期间注意生命体征的观察。

2. 术后疼痛治疗

术后疼痛治疗的方式包括药物镇痛和非药物镇痛方法。临床上，应根据患者的疼痛类型、程度以及环境因素的不同，采用相应的镇痛方法。

疼痛治疗措施的基本要求：①良好的镇痛效能；②起效快，可控性强；③不良反应小，不影响重要脏器功能；④不妨碍病情观察和检查治疗；⑤操作简单，易于掌握。

五、术后疼痛护理

1. 术后疼痛护理的特殊性

(1)治疗的非主动性：由于疼痛的主观属性，护士和患者对疼痛治疗的给予和接受都存在着非主动性。

(2)评估的偏差性：护士对疼痛的评估与患者对疼痛的主诉之间往往存在较大的偏差。

(3)反应的差异性：患者对疼痛的反应常存在很大差异，而这常被医护人员忽视。

(4)影响因素的多样性：患者的个体特征如性别、年龄和个人经历，影响着护士对患者疼痛程度和治疗需要的判断。

(5)疼痛知识的局限性：患者对疼痛及其治疗的观念左右着疼痛处理的有效性，约 2/3 的患者在主动寻求疼痛治疗时已达到严重疼痛程度。

2. 疼痛护理的实施

(1)注意倾听患者主诉，准确评估记录疼痛性质和程度：患者主诉是评估术后急性疼痛及其剧烈程度的唯一可靠方法，因此，护士应注意倾听患者的疼痛主诉，同时要主动询问患者的疼痛感受。对于无法用语言表达疼痛的患者，应采用多种方法进行综合评估。另外，要采用标准文书记录方法对疼痛评估结果做好记录，便于医护人员更系统地了解患者的疼痛及其治疗情况。

(2)超前镇痛，避免疼痛对机体的不利影响：疼痛研究表明早期预防疼痛的治疗方法可有效缓解随后发生的长时间的疼痛。超前镇痛法的临床应用提高了患者的疼痛阈值，使阿片类的需求量减少。术后麻醉药物药效尚未消失时就应按计划根据医嘱及时使用镇痛药。

(3)选择有效镇痛措施，切实缓解疼痛：镇痛措施的选择对于保证有效疼痛治疗至关重要，护士根据疼痛评估结果，为特定的患者选择有效的镇痛措施。出现以下情况时提出建议：①患者主诉疼痛评分≥5 分；②术后 24h 内经胃肠道外给药，24h 后未改用口服镇痛药和抗生素，而胃肠道外给药量过小，不能发挥应有药效；③术后单纯用非类固醇类抗生素，以期同时发挥镇痛和抗菌作用，但实际未能达到良好的镇痛效果；④术后用镇静药进行疼痛治疗，而镇静药不具有镇痛作用，也不会增强镇痛药镇痛作用，反而可能增加镇痛药对患者镇静的不良反应。

(4)避免激发或加剧术后疼痛的因素：①创造安静的休养环境，调节光线，减少噪声，去除异味，注意保持适宜的温度和湿度；②加强心理护理，寻找并消除精神因素，保持患者安定、镇静；③保持良好的体位姿势，定时更换卧位，尽量保持舒适；④通过躯体或精神上的活动，使患者转移对疼痛的注意力；⑤对于胸痛影响呼吸者，应协助翻身、拍背、咳嗽，防止并发症发生。

(5)早期观察并及时处理镇痛治疗的并发症

①呼吸抑制：临床表现为患者的意识状态改变、嗜睡、呼吸深度减弱。因此，接受疼痛治疗的患者应尽量行氧饱和度的监测，对使用硬膜外或 PCA 泵镇痛的患者应定期监测生命体征，确保患者安全。初次将麻醉性镇痛药注入硬膜外腔后，第一个 4 小时应每小时监测呼吸频率 1 次，之后可改为每 2 小时监测 1 次，连续 16h，以后只要继续硬膜外给药，就应每 4 小时监测 1 次。当患者呼吸频率＜8/min，氧饱和度＜0.90、收缩压＜12kPa(90mmHg)时，应及时向医生汇报，同时面罩给氧 6L/min，唤醒并鼓励患者进行呼吸，病情严重者则需进行辅助或控制呼吸，同时使用纳洛酮。呼吸抑制是硬膜外镇痛令人担心的并发症之一，对此类患者应建立护理常规，对年龄较大(＞60 岁)、镇痛药用量大以及全身情况较差(尤其有肺功能减退和肝肾功能障碍)的患者，应特别警惕呼吸抑制的发生。

②尿潴留：多见于男性，多发生于镇痛治疗后的 24～48h。临床表现为患者排尿困难、下腹部胀满。尿潴留的处理包括留置导尿，根据医嘱静脉注射纳洛酮等。

③恶心呕吐：常出现于给药后 4～6h，可用甲氧氯普胺(胃复安)、东莨菪碱等治疗，恶心有时与体位有关，保持静止不动可减轻恶心。

④便秘：镇痛药物会减慢胃肠蠕动，造成患者便秘，对于使用镇痛药物的患者应常规使用通便药。

⑤皮肤瘙痒：发生率较高，尤其当阿片类镇痛药用量增大时，其发生率更高，症状随时间推移而逐渐减轻。确诊为与镇痛药过敏有关的皮肤瘙痒后进行对症处理。

⑥直立性低血压：造成术后直立性低血压的因素是多方面的，如麻醉的影响、有效循环血量不足、心功能下降、术后长时间卧床等，采用硬膜外镇痛会增加其发生率。临床上对这类患者应查明原因，进行针对性处理。

⑦过度镇静：硬膜外腔使用麻醉性镇痛药后还需定时进行镇静评分，第一个 4h 应每小时监测 1 次，然后每 2 小时监测 1 次，连续 8h，以后只要继续硬膜外给药，就每 4 小时监测 1 次镇静程度。临床可采用镇静程度评分标准(表 8-1)，2～3 分为镇静药物剂量较为适宜的状态。镇痛治疗期间应及时根据评分结果调整镇痛药剂量。

⑧硬膜外感染：与硬膜外导管有关的感染并不常见，要注意置管操作的严格无菌，术后留管期间，每日查看置管局部并保持无菌，更换针眼处敷料，每天 1 次，一旦疑有感染时立即终止硬膜外镇痛，必要时采取相应的对症处理。

(6)避免护理操作增加患者疼痛程度：术后患者主诉切口疼痛，它往往与咳嗽、深呼吸、上下床和体位改变等活动关系密切，其中咳嗽和身体移动时

表 8-1 镇静状态评分

镇静状态	评分	镇静状态	评分
清醒、烦躁	1	入睡、对呼唤反应迟钝	4
清醒、安静	2	嗜睡、不易唤醒	5
欲睡、对呼唤反应好	3		

影响最大。

护理人员应做好以下几点：①演示具体的咳嗽方法。②解释咳嗽后疼痛的发生机制，使患者对疼痛有思想准备。③患者进行咳嗽深呼吸训练时陪伴左右，使患者增强信心。咳嗽时可用毛巾、枕头或用手按压切口，可在一定程度上缓解咳嗽引起的疼痛。

3. 健康教育 疼痛的主观性和多因素性决定了在疼痛管理中必须有患者自身的参与，因此应加强疼痛健康教育，使患者主动参与并配合治疗和护理。

(1)向患者讲述疼痛对机体可能产生的不利影响。

(2)术前评估患者及家属对疼痛相关知识的了解程度，了解既往疼痛史和预期疼痛处理应达到的目标。

(3)告知大部分术后疼痛可以缓解，并且有多种方法可供选择，患者有权享受术后无痛经历。

(4)向患者或家属告知镇痛药物的作用、效果和不良反应等，解除用药疑虑。

(5)向患者说明何时表达及如何表达疼痛，并说明这些主诉将成为疼痛治疗的依据。

(6)向患者介绍自我解痛方法，在镇痛药治疗的同时辅助使用其他方法缓解疼痛，如使用放松、想象、冷敷和热疗等方法。

(7)向接受 PCA 治疗的患者讲述给药的方式和时机，患者应在感觉疼痛开始时自行给药，注入下一剂量药，以达到良好的镇痛效果。

(8)劝告患者及时向护理人员叙述心中的疑虑和担忧，避免因过分担心疾病的康复导致高度焦虑，从而降低耐受性，加重疼痛。

第七节 慢性疼痛管理

慢性疼痛是指持续 3 个月以上的疼痛，也有人把慢性疼痛比喻为一种不死的癌症。

癌症患者最常见和最难忍受的症状之一是疼痛，据统计，全世界有癌症患者约 1 400 万，每年新发生的癌症患者约 700 万，其中 30%～60%伴有不同程度的疼痛，这种疼痛为慢性疼痛。下面以癌痛为例介绍慢性疼痛管理。

一、癌痛的原因

1. 肿瘤直接侵犯引起疼痛，占 70%～80%。

2. 与肿瘤相关的疼痛，约占 10%，如肿瘤副综合征等。

3. 手术治疗、化学疗法和放射疗法等治疗和检查引起的疼痛，占 10%～20%。

4. 与肿瘤及治疗无关的疼痛，约占 10%，如关节炎、风湿、痛风等。

二、癌痛的特点

癌痛在癌症早期往往缺乏特异性，大多出现在癌症的中晚期。如胃癌早期只有轻度的非特异性消化不良症状，随着病情发展，可出现上腹钝痛。当病变穿透浆膜，侵犯胰腺，向腹膜后淋巴结转移时，则疼痛持续加重，并可向腰背部放射。当癌症转移至不同的部位会引起不同的疼痛。如消化道肿瘤大多有肝转移，除了原发肿瘤疼痛，还可出现肝痛；癌症骨转移时，则具有多发性，如前列腺癌常转移到骨盆、腰椎，肺癌则常转移到多处肋骨，这些转移部位都可有不同程度的疼痛。

三、治疗必要性

对于癌症不能根治的患者，姑息治疗(palliative care)是一种积极而全面的治疗。它既不促使也不延迟患者死亡，令患者坚定生活信念并把死亡看作一个正常过程；它设法解除疼痛及其他令人难以忍受的症状，从心理、精神两方面关心患者，帮助其在临终前尽可能积极生活。它的最终目的并不是一味延长生命，而是注重生活质量的提高。

四、癌痛常用镇痛方法

(一)药物治疗

药物治疗是控制癌痛的主要手段。

1. *三阶梯癌痛治疗方法* WHO 三阶梯癌痛治疗方案是一个在国际上被广泛认同的药物治疗方案。所谓三阶梯疗法，是指根据轻、中、重不同程度的疼痛，单独和(或)联合应用一阶梯(以阿司匹林代表的非甾体类药物)、二阶梯(以可待因代表的弱阿片类药)、三阶梯(以吗啡代表的强阿片类药)，配合其他必要的辅助药来处理癌性疼痛。这套方法的基础是使用镇痛的阶梯概念(图 8-8)，具有方法简单、用药量合理、价格不高、药效良好等特点。

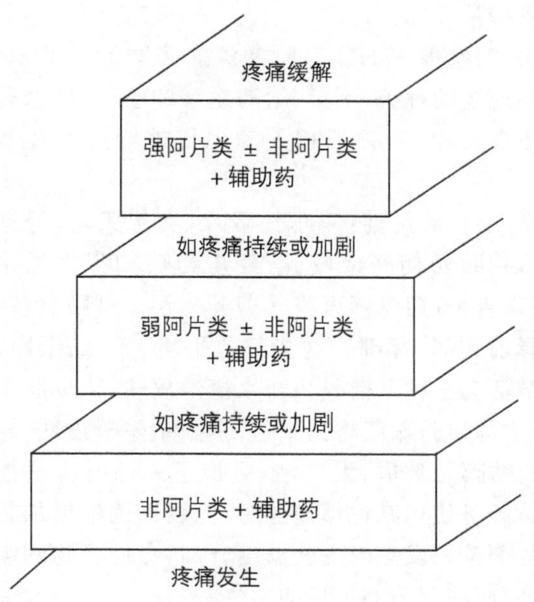

图 8-8 世界卫生组织的三阶梯治疗原则

三阶梯镇痛疗法的基本原则:①口服给药;②按时给药;③按阶梯给药,选用药物应由弱到强,逐渐升级;④个体化给药;⑤注意具体细节,如要注意监护患者,密切观察用药反应等。

2. 镇痛药物的常见给药途径

(1)口服给药:口服是阿片类药物给药的首选途径。口服具有给药方便,疗效肯定,价格便宜,安全性好等优点。对于吞咽片剂有困难时,可经舌下给药。

(2)直肠给药:适用于禁食、不能吞咽、恶心呕吐严重的患者,直肠肛门有损伤时患者不能经直肠给药。

(3)经皮肤给药:芬太尼透皮贴剂(多瑞吉)是目前唯一通过透皮吸收的强阿片类药物,有普通型和骨架型两种剂型,适用于慢性中度或重度疼痛,不适于急性和爆发性疼痛的患者。当使用第一剂时,由于皮肤吸收较慢,在6～12h或以后血清中可测到芬太尼的有效浓度,12～24h达到相对稳态。一旦达到峰值可维持72h。去除贴剂后,血清浓度逐渐下降,持续72h释放药物。芬太尼透皮贴剂的不良反应、禁忌证及注意事项同芬太尼注射用药,其他注意事项:①贴后出现局部瘙痒、麻木感或皮疹,去除贴剂后很快消失;②出现严重不良反应需要停药时,应及时去除贴剂,拮抗药可用纳洛酮,并进行较长时间的病情观察。

(4)舌下含服给药:目前舌下含服片的品种不多,一般多用于爆发性疼痛的临时处理。

(5)肌内注射法:肌内注射后药物吸收十分迅速,但长期进行肌注治疗疼痛,存在血药浓度波动大,加快阿片类药物耐药性,镇痛效果、维持时间等不稳定。目前多用于急性疼痛时的临时给药和癌症患者的爆发痛时给药,不推荐用于长期癌痛治疗。

(6)静脉给药法:静脉注射是最迅速、有效和精确的给药方式,血浆浓度迅速达到峰值,用药后即刻产生镇痛作用,但过高的血浆药物浓度可能会引起不良反应。目前国内外多采用中心静脉插管或预埋硅胶注药泵,便于连续小剂量给药,减少不良反应的发生。

(7)皮下注射给药法:可不经过肠道,无药物的首关效应,摄入时间较口服用药方式明显缩短,镇痛作用产生快。主要用于胃肠道功能障碍、顽固性恶心呕吐患者,严重衰竭需要迅速控制疼痛的临终患者。

3. 辅助用药　可用于癌痛三阶梯治疗的任何一个阶段。它还可针对特殊疼痛产生独特的效果,但该类药物除皮质类固醇外起效均晚,一般约2周后生效。

(1)皮质类固醇:代表药物是地塞米松。改善心情,抗炎活性,镇痛,增加食欲,减轻脑、脊髓的水肿,对臂丛、腰骶丛疼痛与阿片类合用效果良好。对肝转移及内脏转移的牵拉痛,头颈、腹部、盆腔肿瘤的浸润性酸痛及脉管阻塞的胀痛亦有效。与非甾体类抗炎药合用要注意不良反应的叠加问题。

(2)抗惊厥药:代表药物是卡马西平。对神经损伤致撕裂痛及烧灼痛有效,如臂丛、骶丛、带状疱疹引起的疼痛,化疗药外溢所致疼痛。

(3)抗抑郁药:代表药物为多塞平、氟西汀(百忧解)。增加阿片类药物的镇痛效果,或直接镇痛作用,对神经痛特别是持续的灼痛更有效。改善心情对神经源性疼痛效果佳。

(4)谷氨酸离子型受体拮抗药(NMDA受体拮抗药):代表药物为右美沙芬。NMDA受体同疼痛的传递与调节有密切关系。长时间的持续刺激使脊髓中的NMDA受体被激活,活化的NMDA受体致使脊髓背角细胞敏化,对所有传入的刺激有较大的应答,并产生持续的疼痛,降低了对吗啡镇痛药的敏感性。NMDA受体拮抗药阻断其过程,从而抑制中枢敏化,而提高吗啡的疗效,对难治性神经性疼痛也有效。

4. 阿片类药物剂量滴定原则和减量原则

(1) TIME 原则：阿片类药物剂量滴定采用 TIME 原则，具体步骤如下。

①确定初始剂量(titrate，T)：绝大多数癌痛患者初次使用吗啡剂量为 30～60mg，根据具体情况调节。速效吗啡给药方法为每 4 小时 1 次，每次 5～10mg，建议用药时间为每日 6：00，10：00，14：00，18：00，22：00。为了避免夜间用药不便，以及能够达到持续控制疼痛的效果，建议将末次用药增量 50%～100%。吗啡控释制剂常规为每 12 小时给药 1 次，每次 10～30mg。

②增加每日剂量(increase，I)：临床试验显示，相当一部分癌痛患者需通过调整初始剂量方能达到满意的镇痛效果。若不能达到理想疗效，应根据需要每 24 小时调整 1 次。部分患者甚至需数天的调整才能达到稳定剂量。初始增加幅度可为前次剂量的 50%～100%，之后应该为 25%～33%。

③处理爆发痛(manage，M)：爆发痛出现时应该使用速效吗啡来处理，剂量为前次用量的 25%～33%。

④提高单次用药剂量(elevate，E)：当患者疼痛控制不理想时，次日应该提高每日用药剂量，将前 24h 基础用药量加上处理爆发痛所用的剂量，分布到后 24h 的每次给药中去。通常，通过增加每次给药剂量而非给药频率来实现，尤其是控缓释制剂。

阿片类镇痛药物剂量的调整没有极限，遵从循序渐进的原则下，只要镇痛效果大于不良反应，就可以加量。在疼痛评分的指导下，以 10 为最高分，若接受治疗后疼痛程度仍＞7，则可增加原剂量的 50%～100%；治疗后评分 5～6，则增量 25%～50%；治疗后评分＜4 但仍有疼痛，则增量 25%。

(2)减量原则：对于长期、大剂量应用阿片类镇痛药的患者，应实施逐渐减量，最终停药，警惕突然停药所致的“戒断综合征”。初始前 2d 内减量 25%～50%，此后每 2 天减量 25%，当日用量减至 30～60mg/d 时即可停药。减量时注意观察患者疼痛症状，若评分＞3～4，出现戒断症状，或有腹泻等激惹征时，应放缓减量。

5. 药物镇痛的护理

(1)掌握疼痛评估原则：①耐心倾听并相信患者主诉；②仔细评估疼痛。通过病史、体检、相关检查来了解肿瘤的诊治及发展过程，疼痛的性质、程度、疼痛对生活质量的影响等；③注意患者的精神状态，分析有关心理社会因素，这有助于做出相应的支持治疗和护理。

(2)掌握 WHO 三阶梯癌痛药物治疗的知识，包括药物的种类、剂量、给药途径和给药时间、药物的不良反应等，并把相关知识传授给患者及其家属。

(3)正确用药：吗啡控释片(美施康定)等糖衣片服用时勿切开或咬碎；经皮给药如芬太尼贴剂(多瑞吉)普通型不可将其剪开使用。粘贴时注意：选择前胸部、背部。这些部位平坦、无毛、干净、无关节活动。粘贴前先用清水清洁皮肤，待皮肤干燥后，立即启封贴膜将其平整，牢固粘贴于皮肤，轻压 30s，贴膜无皱褶、无气泡，更换下一贴时应另换部位。准备使用其他镇痛药时，应缓慢逐渐增加替代药物剂量。发热时皮肤温度升高，会使药物的吸收增加，应注意药物过量的发生。

(4)纠正患者惧怕阿片类药物产生依赖的错误观念　多年来临床经验表明，用阿片类药物治疗癌痛产生药物依赖者的发生率＜1%。

(5)阿片类药物常见不良反应的护理：常见不良反应如便秘、恶心呕吐、呼吸抑制和尿潴留等。

(二)化疗镇痛

是控制癌痛的主要手段之一，它从病因上消除癌症所致的疼痛。如果肿瘤对化疗敏感，则疼痛常常会随着化疗的进行而减轻或消失。

1. 适应证　①对化疗敏感的恶性肿瘤，如恶性淋巴瘤、小细胞肺癌、卵巢癌等；②手术或放疗后复发或未控制者；③全身广泛转移者。

2. 给药方法　静脉途径；动脉灌注；腹腔胸腔给药等。

3. 护理

(1)化疗前宣教：向患者说明可能出现的毒性作用及防治措施，消除恐惧心理。

(2)饮食护理：化疗患者常有恶心、呕吐、食欲减退、腹泻等胃肠道反应，化疗期间应给予清淡易消化饮食，既往化疗有严重呕吐史的患者化疗当日少进食。

(3)合理选择静脉：防治静脉炎、药物外漏。发疱剂渗漏后局部组织可引起严重坏死，滴注发疱剂时应选择前臂静脉，避开手背和关节部位，以防外渗后引起肌腱挛缩和神经功能障碍。一旦外渗，应立即用普鲁卡因、地塞米松等局部封闭，冷敷，并外敷金黄散、硫酸镁或氢化可的松等。

(4)密切观察血常规变化：化疗可引起骨髓抑制，通常最先出现白细胞减少，遵医嘱应用升白细胞药，如粒细胞-单核细胞集落刺激因子特尔立、沙格司亭，或粒细胞集落刺激因子吉粒芬、非格司亭、赛格力。若白细胞<1.0×10^9/L，应让患者住隔离病房或加强病房消毒，减少探视，密切观察体温变化。

(5)观察一些化疗药物的特殊毒性作用：蒽环类药物具有心脏毒性，博来霉素具有肺毒性，大剂量环磷酰胺可引起出血性膀胱炎，长春碱类、草酸铂等有外周神经系统毒性。

(三)放疗镇痛

对于大多数恶性肿瘤患者，放射治疗可以阻止肿瘤的局部生长，使肿瘤缩小，减轻对周围组织的压力，以达到镇痛目的。

1. *适应证*　对放射治疗敏感的肿瘤。如姑息性放疗骨转移癌引起的疼痛效果最好，对癌浸润或压迫神经引起的头颈痛、腰背痛也有一定疗效。

2. *禁忌证*　广泛转移、全身疼痛者不宜应用。

3. *放疗方法*　局部体外照射、短距离后装照射和全身放射性核素内照射。

4. *护理*

(1)心理护理：护理人员在治疗前耐心向患者及其家属介绍放疗相关知识，使患者积极配合治疗。放疗出现反应后，也要鼓励患者坚持做完治疗。

(2)饮食护理：宜选用高热量、高蛋白、高维生素、低脂肪、易消化清淡食物，忌辛辣刺激食物，戒烟酒，鼓励多饮水，每日3 000ml，以增加尿量，促进放疗破裂死亡的肿瘤细胞所释放出的毒素排出体外，减轻全身的放疗反应。

(3)密切观察血常规变化：放疗期间一般每2周验血常规1次，照射扁骨或腹腔时每周至少检查1次，射野面积大的患者每周验血常规2次。若白细胞下降至3×10^9/L，暂停放疗并给予升白细胞药物支持，如口服利血生、鲨肝醇、维生素B_6等，皮下注射升白细胞药物等，若白细胞低于1.0×10^9/L应采取保护性隔离措施。

(4)照射野皮肤护理：保持照射野皮肤清洁干燥，尽可能暴露，保持照射野标记清晰完整，避免照射野皮肤受机械物质刺激，禁贴胶布或涂刺激性药物，勿用肥皂擦洗，避免阳光照射，禁用热水袋，忌用手抓痒或剥皮。如出现湿性脱皮，局部涂甲紫、贝复剂。

(5)一般准备：进放射治疗室不能带入金属物品如手表、钢笔等，头颈部放疗前应去除金属牙齿，并鼓励患者每日多饮水，做张口练习。

(四)神经破坏疗法

适用于固定区域的疼痛，经多种镇痛治疗效果不佳者。操作应由有经验的麻醉医师进行。方法是将纯乙醇或碳酸注射到支配疼痛区域感觉的脊神经后根处，使神经失去传导感觉的功能，镇痛效果确实。但是，被封闭神经支配区域的所有感觉均消失，而且可以引起该区域的肌肉瘫痪。

(五)椎管内或脑室内置管镇痛法

适用于各种非手术治疗无效的顽固性疼痛。目前常用的方法有硬膜外、鞘内或脑室内放置导管，可注入吗啡、激素、维生素B_{12}和氟哌利多合剂控制癌痛，可取得快速镇痛和长期控制癌痛的效果。

护理要点：①将硬膜外导管用透明贴膜妥善固定在体侧，防止脱落、折曲。②准确使用吗啡剂量，观察有无不良反应。③皮下埋药泵者，局部皮肤减少摩擦。④定时更换敷料，在导管与皮肤接触部敷以抗生素软膏，预防腔内感染。

(六)其他治疗方法

1. *心理治疗*　癌症患者患病后会有不同程度的心理障碍，这些会影响到癌痛的感觉，应积极采取措施，让患者调整到良好的心理状态去克服癌痛。通过关爱患者，使他们建立治疗信心；通过转移注意力、放松活动和意念训练，调整他们的情绪和行为；通过对患者进行疼痛及其治疗知识的宣教，纠正患者对癌痛治疗的错误认识。

2. *气功疗法*　气功的特点是使意(神志)、身(姿势)与气(呼吸)相结合，达到疏通经络，调和气血，安定心神的目的，从而起到缓解疼痛的作用。

3. *物理疗法*

(1)热敷：热疗可促进血供，使肌肉松弛，减轻疼痛，紧张和焦虑。热敷时注意避免烫伤，放疗区域禁忌热敷，肿瘤病变区域不宜用透热治疗或超声波理疗。

(2)冷敷：可减轻炎症，延缓神经传导速度，使冷的感觉居于支配地位而减轻疼痛。与热敷相比较，冷敷镇痛作用持续的时间较长。不宜用于外周血管性病变区域，或放射治疗损伤区域。

4. *手术镇痛法*　脊髓前侧柱切断术，以解除药物治疗无效的单侧下肢痛。选择性神经切断或刺激术，此方法虽有效但很难维持数月，并有一定的危险性。

第八节 危重患者的镇痛镇静管理

一、ICU患者的镇静镇痛管理

(一)ICU患者镇痛镇静治疗的意义

ICU患者病情危重,处于生理和心理的双重应激状态。调查表明,离开ICU的患者中,约有50%的患者对其在ICU中的经历保留有痛苦的记忆,而70%以上的患者在ICU期间存在着焦虑与激惹。

美国《危重医学学会镇静镇痛指南》和中国重症医学会2006年最新指南中指出,ICU镇静镇痛治疗的指征主要包括以下5项:①疼痛;②焦虑;③躁动;④谵妄;⑤睡眠障碍。

ICU患者镇静镇痛的目的和意义在于:①消除或减轻患者的疼痛及躯体不适感,减少不良刺激及交感神经系统的过度兴奋;②帮助和改善患者睡眠,诱导遗忘,减少或消除患者在ICU治疗期间的痛苦记忆;③减轻或消除患者焦虑、激惹甚至谵妄,防止患者的无意识行为干扰治疗,保护患者的生命安全;④降低患者的代谢速率,减少其氧需氧耗;⑤对非常危重的患者,诱导并维持一种低代谢的"休眠"状态,尽可能地减少各种炎性介质的产生和释放,减轻细胞与器官损伤。

镇痛镇静治疗中,镇痛是基础,镇静是在镇痛基础上帮助患者克服焦虑,增加睡眠和遗忘的进一步治疗。治疗之前应尽量明确患者产生疼痛及焦虑、激惹等症状的原因,尽可能采用各种非药物手段,祛除或减轻一切可能的影响因素。

(二)常用的镇静镇痛药物

1. *镇痛治疗*

(1)阿片类镇痛药:根据患者特点、药理学特性及不良反应选择药物。芬太尼具有强效镇痛效应,静脉注射后起效快,作用时间短,对循环的抑制较吗啡轻,但重复用药后可导致明显的蓄积和延时效应。瑞芬太尼在ICU可用于短时间镇痛,多采用持续输注。舒芬太尼的镇痛作用为芬太尼的5~10倍,作用持续时间为芬太尼的2倍。

(2)非阿片类镇痛药:主要是非甾体类抗炎药,用于治疗轻度至中度疼痛,缓解长期卧床引起的轻度疼痛和不适,和阿片类联合使用时有协同作用,可减少阿片类药物的用量。

(3)局部麻醉药物:常用药物为丁哌卡因和罗哌卡因,主要用于术后硬膜外镇痛,其优点是药物剂量小、镇痛时间长及镇痛效果好。

2. *镇静治疗* 理想的镇静药应具备以下特点:①起效快,剂量-效应可预测;②半衰期短,无蓄积;③对呼吸循环抑制最小;④代谢方式不依赖肝肾功能;⑤抗焦虑与遗忘作用同样可预测;⑥停药后能迅速恢复;⑦价格低廉等。但目前尚无药物能符合以上所有要求。目前ICU常用镇静药为苯二氮䓬类和丙泊酚。

(1)苯二氮䓬类药物:苯二氮䓬类是较理想的镇静、催眠药物。本身无镇痛作用,但与阿片类镇痛药有协同作用,可明显减少阿片类药物的用量。ICU常用苯二氮䓬类药为咪达唑仑(咪唑安定)、劳拉西泮(氯羟安定)和地西泮(安定)。

咪达唑仑作用强度是安定的2~3倍,起效快,持续时间短,清醒相对较快,适用于治疗急性躁动患者。但注射过快或剂量过大时可引起呼吸抑制、血压下降,持续缓慢静脉输注可有效减少其不良反应。

劳拉西泮是ICU患者长期镇静(>3d)治疗的首选药物。由于其起效较慢,半衰期长,故不适于治疗急性躁动。

地西泮具有抗焦虑和抗惊厥作用,作用与剂量相关,依给药途径而异。地西泮单次给药有起效快,苏醒快的特点,可用于急性躁动患者的治疗,但反复用药可致蓄积而使镇静作用延长。

(2)丙泊酚:丙泊酚是一种广泛使用的静脉镇静药物,特点是起效快,作用时间短,撤药后迅速清醒,且镇静深度呈剂量依赖性,容易控制,亦可产生遗忘作用和抗惊厥作用,适合于短期镇静(≤3d)。临床多采用持续缓慢静脉输注方式。因乳化脂肪易被污染,故配制和输注时应注意无菌操作,单次药物输注时间不宜超过12h。

(3)α_2受体激动药:α_2受体激动药有很强的镇静、抗焦虑作用,且同时具有镇痛作用,可减少阿片类药物的用量。右美托咪定由于其α_2受体的高选择性,是目前唯一兼具良好镇静与镇痛作用的药物。半衰期较短,可单独应用,也可与阿片类或苯二氮䓬类药物合用。

(三)效果评估

相对于全身麻醉患者的镇静与镇痛,对ICU

患者的镇静镇痛治疗更加强调“适度”,“过度”与“不足”都可能给患者带来损害。

1. 镇静效果评估

(1)Ramsay评分。评分标准分为六级:Ⅰ级,患者焦虑烦躁不安;Ⅱ级,安静合作,定向准确;Ⅲ级,嗜睡,仅对指令有反应;Ⅳ级,入睡,轻叩眉间反应敏捷;Ⅴ级,入睡,轻叩眉间反应迟钝;Ⅵ级,深睡,对刺激无反应。此方法临床应用最为广泛,但缺乏特征性的指标来判断。

(2)SAS评分。根据患者7项不同的行为对其意识和躁动程度进行评分,在成人危重患者被证明是可靠、有效的评分系统,见表8-2。

(3)MAAS评分法。自SAS演化而来,分为7级:危险躁动;躁动;烦躁但能配合;安静配合;触摸、叫姓名有反应;仅对恶性刺激有反应;无反应。

(4)脑电双频指数(BIS)。BIS评分为0～100,代表了大脑的活动程度。一般情况下,BIS评分在80～100分代表了清醒状态,60～79分为镇静状态,40～59分为轻度催眠状态,<40分表现为深度催眠和各种意识不清的麻醉状态。

2. 镇痛效果评估　疼痛评估的方法有多种,如视觉模拟法(VAS),数字评分法(NRS),长海痛尺,面部表情评分法,Prince-Henry评分法,五指法等(详见本章第3节)。当患者不能主观表达疼痛强度时,患者的疼痛相关行为与生理指标的变化也可反映疼痛的程度,需定时、仔细观察来判断。但是,这些非特异性的指标容易被曲解或受观察者的主观影响。

(四)治疗原则

根据美国《危重患者持续镇静镇痛临床实践指南》建议,ICU镇静、镇痛按以下原则进行(图8-9)。

根据镇静目的将ICU镇静分为两类。①治疗性镇静:如控制癫痫或惊厥状态,解除破伤风肌强直,降低颅内压;②舒适性镇静:如缓解患者焦虑不安、激惹烦躁、疼痛不适情绪,提高机械通气患者的顺应性。

从解除患者疼痛角度分为3类:①控制通气的患者,采用吗啡静脉或硬膜外给药镇痛;②辅助通气/脱机患者,采用曲马朵、氯胺酮镇痛;③术后自主呼吸患者,采用曲马朵、非甾体类镇痛药。

ICU镇静治疗的主要目的是使患者处于睡眠状态而易于唤醒,提高医护依从性,减少不良反应。因此,镇静治疗的药物选择和给药方式也应以此为目标。镇静药的给药应以持续静脉输注为主,首先应给予负荷剂量,以尽快达到镇静目标。经肠道、肌内注射则多用于辅助改善患者睡眠。间断静脉注射一般用于负荷剂量的给予,以及短时间镇静且无需频繁用药的患者。

注重个体反应的差异性:危重患者对镇静镇痛药物的反应有很大的个体差异,要达到希望镇痛镇静目标,治疗策略的程序化和个体化很重要,应根据药物的起效时间、不良反应、半衰期、患者情况及以往临床使用的证据来选择药物。

镇静镇痛的安全性问题:ICU患者病情危重,实施镇静镇痛治疗时,应密切观察药物不良反应,防止并发症发生,如心动过缓、低血压、呼吸抑制和过敏反应等。

(五)护理

1. 正确评估镇静镇痛效果,严密监测病情变化　在应用镇静镇痛药物的最初1h内要每10分钟观察1次患者的使用效果,给药期间应每30分钟评估1次患者的镇静镇痛程度,根据评估结果,及

表8-2　镇静-焦虑评分法(SAS)

分值	描述	定义
7	危险躁动	拉拽气管内插管,试图拔除各种导管,翻越床栏,攻击医护人员,在床上辗转挣扎
6	非常躁动	需要保护性束缚并反复语言提示劝阻,咬气管插管
5	躁动	焦虑或身体躁动,经言语提示劝阻可安静
4	安静合作	安静,容易唤醒,服从指令
3	镇静	嗜睡,语言刺激或轻轻摇动可唤醒并服从简单指令,但又迅速入睡
2	非常镇静	对躯体刺激有反应,不能交流及服从指令,有自主运动
1	不能唤醒	对恶性刺激无或仅有轻微反应,不能交流及服从指令

恶性刺激指吸痰或用力按压眼眶上限、胸骨或甲床5s

时对镇静镇痛药物的种类、剂量、用法进行个体化调整。镇静镇痛治疗对患者病情变化和阳性体征有时产生掩盖作用，因此，应严密监测病情变化，持续动态监测心率、血压、呼吸、氧饱和度等指标变化，特别注意观察患者的意识状态。

2. 执行每日唤醒计划　对于需连续数日进行镇静处理的患者，临床通过执行每日唤醒计划，每24小时降低镇静水平1次。每日唤醒计划是指每日暂时停止镇静药物输注，直至患者清醒，并能正确回答至少3～4个简单问题，或患者逐渐表现不适或躁动。清醒评估后重新开始以原剂量半量泵入，逐渐调整剂量，至满意镇静状态。每日唤醒计划有助于观察患者神志、执行胸部体疗，但在执行每日唤醒计划时，应注意患者安全，防止脱管事件等发生。

3. 保持环境安静，减少应激因素　镇静状态下保持清醒的患者，仍然对光亮和噪声较为敏感，引起患者烦躁或睡眠障碍，增加镇静药物需要量。因此，应保持环境安静，光线柔和，集中进行各项护理操作，合理设置呼吸机、监护仪报警范围，正确放置身体留置管道，排除不良刺激因素，如输液外渗、膀胱充盈、疼痛等。

4. 做好基础护理　镇静镇痛治疗后，患者睡眠多、活动少，因此应加强基础护理。保持床单位的清洁平整干燥，每2小时翻身1次，防止皮肤压疮；协助床上运动，增加肌力，促进血液循环，改善肺通气，降低肺部并发症和深静脉血栓发生；保持口腔清洁，防止窒息和吸入性肺炎。

5. 心理护理　执行镇静镇痛治疗前，向患者做好解释工作，取得配合。对于部分因气管插管或切开等原因不能进行语言交流的患者，护理人员可通过患者的表情、手势、口形来判断患者要表达的意图，满足患者需求。

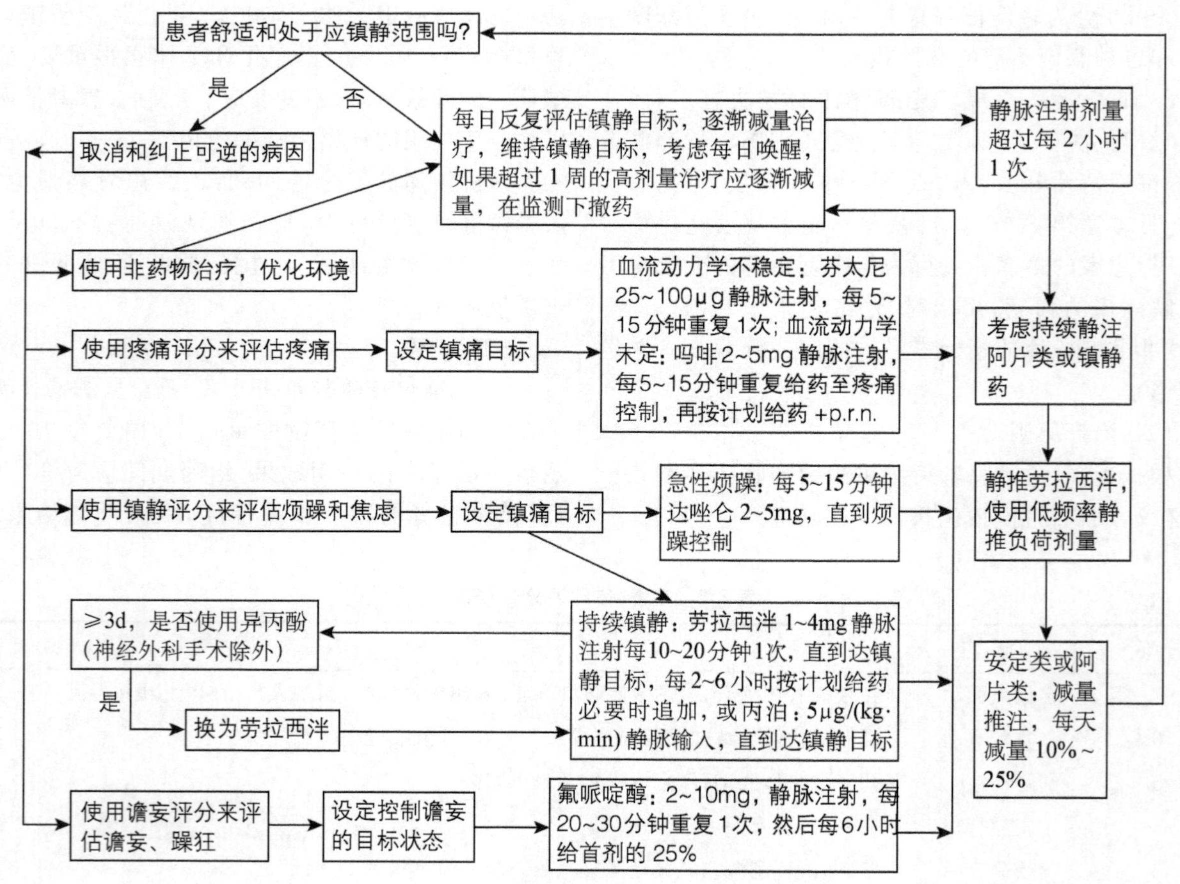

图8-9　危重患者镇静镇痛原则

（引自：美国．危重患者持续镇静镇痛临床实践指南．美国重症医学会，2002）

二、临终患者的疼痛管理

(一)相关概念

1. 临终关怀(hospice care) 临终关怀是指对临终患者及其家属提供姑息性和支持性医护措施，不以治愈为目的，重点是关注患者的生活质量，又名“安宁照顾”“舒缓疗护”“终末期护理”。临终关怀临床上通常将预计生存期<6个月的阶段称为临终阶段。

2. 姑息护理(palliative care) WHO将姑息照护定义为对那些患有无法治愈疾病的患者提供的积极的整体护理，从疾病诊断开始，将疾病治疗与姑息照护相结合，通过预防、评估和有效控制疼痛及其他躯体症状，处理患者心理、社会、精神和宗教方面的系列问题，给予患者和家属支持，最大可能地提高患者及其家属的生活质量。

3. 善终(good death) 善终是指“患者和家属没有痛苦，基本符合患者和家属的意愿，尽量与临床、文化、伦理标准一致。善终是一个高个体化的、随时间改变的、与个人认知和经历相关的概念，但是对于善终的内涵构成可以基本达成一致。确定善终的概念，有利于制定临终关怀的目标，开展死亡教育，并对建立临终关怀机构的质量评价标准具有重要的作用。

(二)服务对象和形式

1. 服务对象 临终关怀的服务对象主要是癌症患者，其次是无生物学前景的恶性重大疾患的患者。目前主要关注的慢性非癌性疾病包括心力衰竭、慢性阻塞性肺气肿、肝衰竭、慢性肾衰竭，卒中、多发性硬化、帕金森、痴呆等神经系统疾病、晚期艾滋病、晚期糖尿病等。

2. 服务形式 服务形式有独立的临终关怀医院、医院内专设的临终关怀病房、居家服务、日间病房、门诊服务、医院内的支持服务等。

(三)临终关怀工作人员和医疗政策

1. 工作人员 临终关怀工作需要多学科协作完成，主要涉及人员有：①医生、护士；②物理治疗师、职业治疗师、辅助治疗师和按摩师等；③社会工作者、牧师等；④志愿者，而家属也作为工作团队的重要一员，影响着患者的照顾水平。

2. 医疗政策 WHO分别向发达国家和发展中国家推荐了癌症患者医疗资源分配方案，见图8-10，图8-11。图中可见，与发达国家相比，作为发展中国家，癌症患者的医疗卫生资源的2/3应用于疼痛缓解与临终关怀。

(四)临终关怀的服务宗旨

临终关怀主要从生理学、心理学和生命伦理学的角度对患者及家属进行照护。

1. 生理学角度的临终关怀 包括了解和满足患者基本生理需求，及时解除病痛、控制疾病症状等，尽最大可能使患者处于舒适状态。

2. 心理学角度的临终关怀 包括了解和理解患者及其家属心理需要并予以心理支持，用各种确实有效的办法使患者正视现实，摆脱恐惧。

3. 生命伦理学角度的临终关怀 侧重于指导医护人员及临终患者认识生命价值及其弥留之际生存的社会意义，使患者在临终阶段活得有意义、有价值、有尊严、安详、舒适、毫无牵挂。另外，通过开展哀伤辅导服务，对亲友予以慰藉、关怀和帮助，使亲友从悲痛中及时解脱出来。

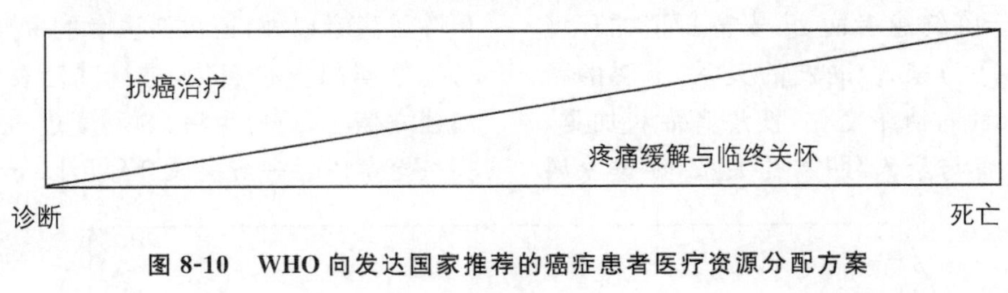

图8-10 WHO向发达国家推荐的癌症患者医疗资源分配方案

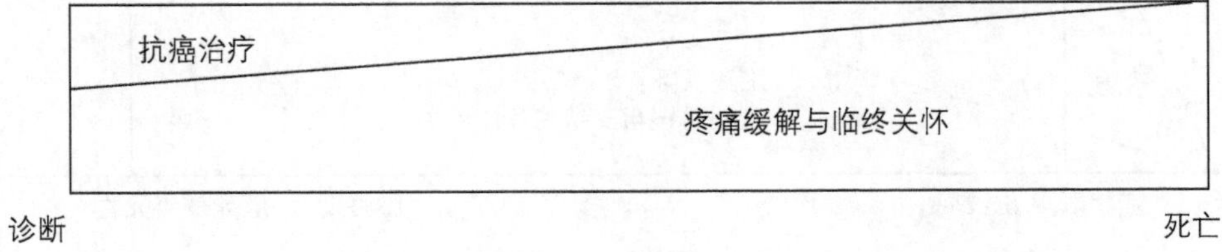

图8-11 WHO向发展中国家推荐的癌症患者医疗资源分配方案

临终关怀的涵义，它不以延长临终者生存时间为重，而是以提高患者临终阶段的生命质量为宗旨。通常抗癌治疗与临终关怀的分布关系，见图 8-12 所示。

（五）临终护理

由于临终阶段的治疗原则已由治愈为主的治疗转变为对症治疗为主的，临终阶段的医疗重点也就从治疗转变到关怀，护理重点从关注患者的疾病转变到关注患者的痛苦。

1. 护理要求 主要有：①理解临终患者心理；②尊重临终患者生活；③保护临终患者权利，如：允许患者保留自己的生活方式，保护隐私，参与医疗护理方案的制订，选择死亡方式等权利。

2. 护理内容

(1)症状管理：临终阶段常见症状表现有疲乏、疼痛、食欲缺乏、便秘、呼吸困难、水肿、失眠、恶心呕吐等。通常患者会存在 2 种以上的症状，而且症状之间相互影响，相互作用。护理人员应及时询问观察患者症状，协助医生做好症状管理，缓解患者痛苦。

(2)基础护理：护理人员要具有娴熟的技术和热情的态度，做好基础护理，解除患者躯体上的疼痛，满足生活需求。

(3)心理护理：库伯勒·罗斯博士临终心理理论认为，当一个人得知自己患了不治之症或疾病发展到晚期面临死亡时，其心理发展过程大致可分为否认、愤怒、协议、抑郁、接受五期，五期界限不很明显，不能孤立看待，要因势利导，综合分析，制定恰当的心理护理措施。

(4)社会支持：主要进行以下内容的社会支持。①居住环境：对于临终患者而言，安静舒适的环境是非常重要的。②与家人/朋友的关系：家属的精神痛苦会影响患者的情绪变化，使患者症状加重，因此要协调好患者与家人/朋友的关系，促进家属的心理适应。③社会关系：让朋友与照顾者常陪在患者身边；尊重患者需要的个人空间；鼓励患者保持正常的社交活动；帮助患者处理经济问题、子女教育问题，扩大其支持系统。④满足患者心愿：评估患者未完成的事情，将患者的愿望降低到能达到的水平，帮助患者完成最后的心愿；患者、家属、护理团队共同讨论治疗照护计划和临终阶段的相关事宜，包括是否放弃抢救、个人意愿、预先安排、书面遗嘱、指定决定权代理人、去世地点的愿望等，尽量协调相互关系，满足患者需要。

(5)死亡教育：通过教育，使更多的人掌握死亡相关知识，为处理自我之死、亲人之死做好心理准备，勇敢地正视生老病死的问题，并将这种认识转化为珍惜生命、珍爱健康的强大动力。认识到人生包括优生、优活、优死三大阶段，以便使人们能客观地面对死亡，有意识地提高人生之旅最后阶段的生命质量。

死亡教育的主要内容包括：①针对临终者的个性特点，逐步帮助临终者接受死亡的事实，理解生与死是人类自然生命历程的必然组成，是不可抗拒的自然规律，从而树立科学、合理、健康的死亡观。②死亡确实有肉体上的痛苦和精神上的焦虑、恐惧，这给自然的生命过程镀上了可怕的阴影。护理人员应经常与患者交谈，让其相信医护人员能使其摆脱临终的痛苦，保证临终阶段的舒适和尊严。③帮助临终者认识弥留之际生存的价值和意义，消除对死亡的恐惧、焦虑等心理现象，坦然面对，并为之做好必要的思想准备，让美好的希望和回忆充满最后阶段的生活。

(6)临终患者家属的关怀：临终关怀服务的对象除了患者以外，还包括患者的家属。护理人员应关注家属的身心变化，进行减轻哀伤辅导，帮助家属建立信心、适应生活、顺利度过丧亲的痛苦阶段。失去至亲以后一般家属会经历以下几个阶段：①接

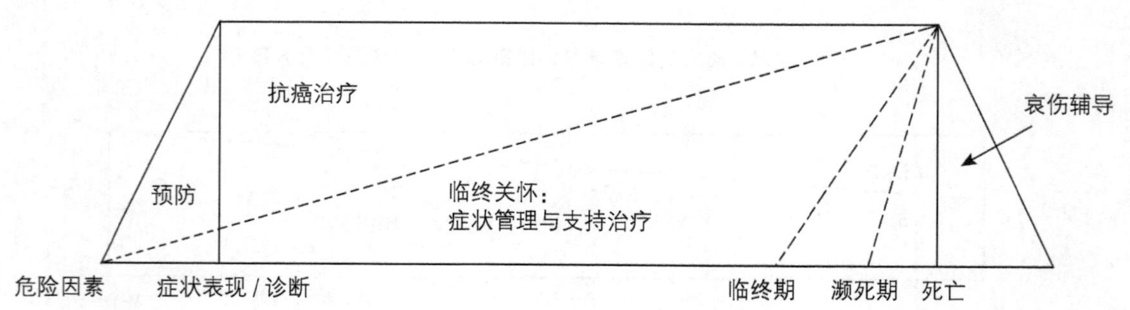

图 8-12 抗癌治疗与临终关怀的分布关系

受死亡的事实；②经历悲伤的痛苦；③重新适应逝者不存在的环境；④将活力重新投注到其他关系上。

(六)临终关怀中的疼痛管理

晚期癌症患者的症状中疼痛占85.5%，80%的晚期患者有两种以上的痛苦症状同时出现，且相互影响。

桑得斯在20世纪60年代早期第一次使用了“total pain”的概念，全方位疼痛，又名“整体性疼痛”，强调晚期癌症疼痛是多方面因素的结果，包括：躯体的、心理的、社会的和精神的因素，并且4个因素间相互作用，因而可以说是复杂性疼痛。

护士在临终疼痛管理中发挥着至关重要的作用，护理内容如下。

1. *详细及全面的疼痛评估*　使用痛尺，评估患者的疼痛程度。同时留意患者形容疼痛的情况，从患者的睡眠、表情、行为，甚至于患者的梦境中了解患者的疼痛。护士应耐心倾听患者的主诉，尊重患者的表达并相信患者。

2. *患者和家属的教育*　护士要了解患者及其家属对疼痛管理的认识和误区，进行疼痛管理相关知识的宣教。

3. *躯体疼痛的处理*　有学者指出，对临终患者来说，所有不必要的药物都可停用，只有镇静、镇痛、解痉药是必要的。美国护理学会指出，只要能控制患者感觉到的痛苦，无论采取什么样的药物，多大的剂量，采取何种给药途径，都是可以的。护士应帮助患者选择合适的疼痛控制方式，协调医生、患者及其家属，做到提前预防处理镇痛药物不良反应，要考虑使用疼痛控制的其他方法，特别是一些非药物疗法。

4. *心理性疼痛的缓解*　美国一位临终关怀专家认为：“人在临死前精神上的痛苦大于肉体上的痛苦”。临终疼痛患者的心理学症状中，涉及焦虑和抑郁的最多。因此，一定要在控制和减轻患者机体上痛苦的同时，做好临终患者的心理关怀。首先，在处理心理性疼痛时，关键是与患者建立信任关系，如此，才能让临终者把他真正想说的话说出来，可以让临终者顺利转化心境，接受生命或好好地面对死亡。其次，要积极倾听患者主诉，这是缓解心理性疼痛的有效措施。最后，在处理心理性疼痛时，要尊重患者的个人意愿，允许患者按照自己的方式做事，很多护理操作也可以依照患者的要求进行。

5. *社会支持*　社会性疼痛是与预期或实际的分离，或丢失有关的痛苦。临终患者常痛苦地意识到他们将要因死亡而和家属离别，护理人员应采取一些措施避免临终患者与亲友分离。

6. *寻找生命的意义*　患者的痛苦往往受整体的感受所影响，心灵上的问题，很多时候都会加重患者对疼痛的感受。因此，作为护士，应陪伴在心灵困苦的患者身边，聆听他们的人生经历，帮助他们寻找人生意义，给予安慰和鼓励。

(赵继军　张伟英)

参考文献

[1] 赵继军. 疼痛护理学. 2版. 北京：人民军医出版社，2009

[2] 宋文阁. 实用临床疼痛学. 郑州：河南科学技术出版社，2008

[3] 赵继军，崔静. 护士在疼痛管理中的作用. 中华护理杂志，2009，44(4)：383-384

[4] 赵继军，宋莉娟. 国外疼痛专科护士的培养与使用. 中华护理杂志，2007，42(10)：882-883

[5] 赵继军，陆小英，赵存凤，等. 数字疼痛量表和描述疼痛量表的相关性研究和改进. 现代护理，2002，8(9)：657-661

[6] Strassels SA，McNicol E，Suleman R. Postoperative pain management：A practical review，part 2. Am J Health Syst Pharm，2005，62：2 019-2 025

[7] 李柳芬. 疼痛管理在术后疼痛控制中的作用. 护士进修杂志，2008，23(6)：565-566

[8] 郭向丽，周玲君，赵继军. 术后疼痛控制目标的研究进展. 护理学报，2009，16(6B)：4-6

[9] 焦静，刘华平. 患者相关癌痛控制障碍及影响因素的研究进展. 中国护理管理，2008，8(11)：23-25

[10] 张伟英，肖海霞，顾君君，等. 疼痛规范管理对肺叶切除术患者术后早期疼痛控制效果的影响. 解放军护理杂志，2009，26(22)：12-13，18

[11] 马朋林，李秦，刘京涛，等. 镇静-镇痛策略与机械通气患者ICU不适经历关系的多中心调查研究. 解放军医学杂志，2008，33(8)：957-959

[12] 梁芳果，丁红，王健. ICU患者镇静治疗的新进展. 实用医学杂志，2007，23(1)：12-14

[13] 朱丽霞，高凤莉. 癌痛控制的状况与分析. 中华护理杂志，2005，40(3)：226-228

[14] 熊根玉，孙小平，张达颖. 疼痛规范管理的临床应用研究. 护士进修杂志，2008，23(9)：806-807

[15] 杜世正，徐燕，袁长蓉. 非恶性疾病姑息护理研究和实践的进展. 解放军护理杂志，2009，26(2B)：43-44

第9章

社区护理

第一节　基本概念

一、健康的基本概念

健康是人类全面发展的基础。健康关系到个体的幸福、家庭的和睦、社会的和谐、民族的强盛。维护和促进健康是每一位公民的愿望,也是每一位公民义不容辞的责任。然而,伴随社会的发展,健康的标准也在不断地演变、完善。

(一)健康的定义

传统的生物医学模式认为:没有疾病就是健康;1948年,世界卫生组织(WHO)在其宪章上将健康定义为:健康不仅是没有疾病或虚弱,而是身体的、精神的健康和社会适应良好的总称;1990年,WHO在有关文件中对健康的定义又加以补充,将健康归纳为4个方面:躯体健康、心理健康、社会适应良好、道德健康。

由此可见,健康是一个相对的、动态的概念。随着时代的变迁、医学模式的转变,人们对健康的认识不断提高,健康的内涵不断地拓宽。从单纯的躯体健康,逐步扩展到心理健康、社会健康及道德健康,即理想的健康状况不仅仅是免于疾病的困扰,还要充满活力,与他人维持良好的社会关系,使之处于完全健全、美好的状态。

(二)影响健康的因素

人类的健康取决于多种因素的影响和制约,其主要影响因素可分为两大类,即环境因素和生物遗传因素。

1. 环境因素　环境是指围绕着人类空间及直接或间接地影响人类生活的各种自然因素和社会因素之总和。因此,人类环境包括自然环境和社会环境。

(1)自然环境:又称物质环境,是指围绕人类周围的客观物质世界,如水、空气、土壤及其他生物等。自然环境是人类生存的必要条件。在自然环境中,影响人类健康的因素主要有生物因素、物理因素和化学因素。

自然环境中的生物因素包括动物、植物及微生物。一些动物、植物及微生物为人类的生存提供了必要的保证,但另一些动物、植物及微生物却通过直接或间接的方式影响甚至危害人类的健康。

自然环境中的物理因素包括气流、气温、气压、噪声、电离辐射、电磁辐射等。在自然状况下,物理因素一般对人类无危害,但当某些物理因素的强度、剂量及作用于人体的时间超出一定限度时,会对人类健康造成危害。

自然环境中的化学因素包括天然的无机化学物质,人工合成的化学物质及动物和微生物体内的化学元素。一些化学元素是保证人类正常活动和健康的必要元素;一些化学元素及化学物质在正常接触和使用情况下对人体无害,但当它们的浓度、剂量及与人体接触的时间超出一定限度时,将对人体产生严重的危害。

(2)社会环境:又称非物质环境,是指人类在生产、生活和社会交往活动中相互间形成的生产关系、阶级关系和社会关系等。在社会环境中,有诸多的因素与人类健康有关,如社会制度、经济状况、人口状况、文化教育水平、生活方式和医疗卫生服务等,这些因素相互影响,直接或间接影响人类的健康,但对人类健康影响最大的两个因素是:生活行为、方式因素与医疗卫生服务因素。

行为是人类在其主观因素影响下产生的外部

活动，而生活方式是指人们在长期的民族习俗、规范和家庭影响下所形成的一系列生活意识及习惯，生活方式包括饮食方式、劳动方式、性生活方式、休闲方式等。随着社会的发展、人们健康观的转变以及人类疾病谱的改变，人类行为和生活方式对健康的影响越来越引起人们的重视。合理、卫生的行为和生活方式将促进、维护人类的健康，而不良的行为和生活方式将严重威胁人类的健康。不良的行为和生活方式对人民健康的影响日益严重，如吸烟、酗酒、吸毒、纵欲、赌博、滥用药物等。

医疗卫生服务是指促进及维护人类健康的各类医疗、卫生活动。它既包括医疗机构所提供的诊断、治疗服务，也包括卫生保健机构提供的各种预防保健服务。一个国家医疗卫生服务资源的拥有、分布及利用，对其人民的健康状况起重要作用。

2. *生物遗传因素*　生物遗传因素是指人类在长期生物进化过程中所形成的遗传、成熟、老化及机体内部的复合因素。生物遗传因素直接影响人类健康，对人类诸多疾病的发生、发展及分布均具有重要的影响。

二、社区的基本概念

社区是人们生活的基本环境，是社区卫生服务的基本范围，是社区护士服务的基本场所。因此，社区直接或间接地影响着居民的健康。

（一）社区及其构成要素

根据有关记载，"社区"一词源于德文（gemeinschaft），后由德文译为英文，其基本含义为具有共性的团体。随着"社区"一词在全球的广泛应用，世界各国的学者根据"社区"一词在其国家的具体应用，从不同角度、不同层面解释"社区"的内涵。

德国学者汤尼斯（F. Tonnies）提出：社区是以家庭为基础的历史共同体，是血缘共同体和地缘共同体的结合。美国学者戈派革（Goeppinger）认为：社区是以地域为基础的实体，由正式和非正式的组织、机构和群体等社会系统组成，彼此依赖，行使社会功能。WHO也曾根据各国的情况提出：一个有代表性的社区，人口数为10万～30万，面积在5 000～50 000平方公里。

1. *社区定义*　我国社会学家费孝通先生早在1933年就提出"社区"的概念，并根据我国的具体情况，将社区定义为："社区是若干社会群体（家族、氏族）或社会组织（机关、团体）聚集在某一地域里所形成的一个生活上相互关联的大集体"。

2. *构成社区的要素*　社区是构成社会的基本单位，也可以被视为宏观社会的一个缩影。尽管社区的诸多定义不尽相同，但构成社区的基本要素应包括以下几方面。

（1）人群：一定数量的人群是构成社区的首要因素。

（2）地域：相对固定、共同的地理区域是构成社区的必备要素。

（3）生活服务设施：基本的生活服务设施一方面可以满足社区居民生活的基本需求，将居民稳定于社区；另一方面可以促进居民间的相互沟通、理解和联系。

（4）文化背景及生活方式：相似的文化背景和生活方式将增进居民间的共同语言，密切他们之间的联系。

（5）生活制度及管理机构：明确的生活制度及相应的管理机构将约束和规范社区居民的行为，维护社区秩序，促进社区和谐。

在这5个要素中，一定数量的人群和相对固定的地域是构成社区的最基本要素，是社区存在的基础。在此基础之上，满足居民生活需要的服务设施、特有的文化背景及生活习惯或生活方式、明确的生活制度及相应的管理机构是社区人群相互联系的纽带，是形成一个"生活上相互关联的大集体"的基础，是社区发展的保障。

（二）社区的基本功能

社区具有多种功能，但与社区卫生服务密切相关的功能主要有6种，即空间功能、联接功能、传播功能、社会化功能、控制功能和援助功能。

1. *空间功能*　社区作为人们生活、工作或学习的基本环境，首先为人们提供了生存和发展的空间。没有这个空间，人们就无法生存、繁衍，更无法发展。因此，空间功能是社区的最基本、最主要的功能。

2. *联接功能*　社区常被人们比喻为宏观社会的缩影，其主要原因是因为社区具有突出的联接功能。社区不仅为人们提供了空间，而且将不同种族、年龄、身份、文化背景的人群聚集在一起，并以各种方式将个人、家庭、商业、企业和事业机构等联接在一起，构成相关小社会。

3. *传播功能*　社区人口密集，文化、知识、技术、信息等也非常密集，从而构成了文化源、知识源、技术源、信息源，为传播提供了条件。各种信息在社区内外，以各种方式快速传播，为人们及社区本身的发展创造了基础。

4. 社会化功能 社区居民通过不断的学习、相互影响，形成社区特有的风土人情、人生观和价值观。

5. 控制功能 通过制定各项行为规范和相关规章制度，社区管理机构对居民的行为加以约束、控制，从而有效地维持社区秩序、保障社区的和谐和居民的安全。

6. 援助功能 无论是对妇女、儿童、老年人等特殊人群，还是对处于疾病、灾难或经济困难中的个体、家庭或弱势群体，社区具有提供帮助和支援的功能。

三、社区卫生服务的基本概念

社区卫生服务是医疗卫生工作的重要组成部分，是促进和维护人民健康的基本保障。

（一）社区卫生服务的定义、服务内容及对象

1. 社区卫生服务的定义 社区卫生服务是指社区内的卫生机构及相关部门根据社区内存在的主要卫生问题，合理使用社区的资源和适宜技术，主动为社区居民提供的基本卫生服务。社区卫生服务是以人群健康为中心、家庭为单位、社区为范围、需求为导向，以妇女、儿童、老年人、慢性病病人、残疾人等为重点，以解决社区主要卫生问题、满足基本卫生服务需求为目的，融预防、医疗、保健、康复、健康教育、计划生育技术服务等为一体，有效、经济、方便、综合、连续的基层卫生服务。

2. 社区卫生服务的对象 社区卫生服务面向整个社区，其服务对象为社区的全体居民。

(1)健康人群：是社区卫生服务的主要对象之一，由各个年龄段的健康人群组成。

(2)亚健康人群：亚健康是介于健康和疾病之间的中间状态。所谓的亚健康人群是指那些没有任何疾病或明显的疾病，但呈现出机体活力、反应能力及适应能力下降的人群。据有关调查表明：亚健康人群约占总人口的60%，故亚健康人群应成为社区卫生服务的重点对象。

(3)高危人群：高危人群是指目前尚处于健康状态，但本身暴露于某些致病因素中的人群。致病因素包括生物遗传、环境及生活行为和习惯等因素，如家族遗传病史、不良生活习惯等。

(4)重点保健人群：是指由于各种原因需要得到特殊保健的人群，如妇女、儿童、老年人等。

(5)患病人群：是由患有各种疾病的病人组成，包括患常见病、慢性病的病人。目前，居家的病人是社区卫生服务的重要对象之一。

3. 社区卫生服务的工作内容 社区卫生服务的主要特点之一是“六位一体”的综合服务内容，即社区卫生服务融预防、医疗、保健、康复、健康教育、计划生育技术服务等为一体。

(1)预防服务：从个人、家庭和社区3个层次，根据不同特点和需求，提供三级预防服务。

①第一级预防(primary prevention)：又称病因预防或发病前期预防。即通过采取各种措施，控制或消除致病因素对健康人群的危害，以达到防止疾病发生的目的。

②第二级预防(secondary prevention)：又称临床前期预防或发病期预防。即在疾病的临床前期，通过早期发现、早期诊断、早期治疗，从而使疾病得到有效的控制或治愈，以达到防止疾病进一步发展的目的。

③第三级预防(tertiary prevention)：又称临床预防或发病后期预防。即通过对病人采取及时、有效的治疗，防止疾病的进一步恶化，以达到预防并发症和病残的目的。

(2)医疗服务：提供有效、经济、方便的基本医疗服务是社区卫生服务中的一项内容。社区基本医疗服务主要包括：①常见病、多发病的诊断和治疗；②急重症、疑难病症的紧急救护、转诊；③恢复期病人的继续治疗。

(3)保健服务：即为社区重点保健人群提供综合性、连续性的保健服务。社区保健服务主要包括：①妇女围婚、围生及围绝经期的保健服务；②新生儿、婴幼儿、学龄前、学龄期、青少年的保健服务；③老年保健服务。

(4)康复服务：在有关机构的专业指导下，利用社区资源，组织康复对象及其家属开展医疗康复，以减少、减轻残障。社区康复服务主要包括慢性病病人的康复和残疾人的康复。

(5)健康教育：是社区卫生服务的主要方式之一，社区的预防、保健、医疗、康复及计划生育服务均需通过健康教育提高其服务效率。

(6)计划生育技术服务：计划生育是我国国策，是社区卫生服务的重要内容之一。社区计划生育技术服务主要包括：①国家人口与计划生育基本政策的宣传；②计划生育技术的咨询和指导；③避孕药具的发放与管理。

(二)社区卫生服务的特点

社区卫生服务不同于医院的医疗服务。作为基本卫生服务,社区卫生服务以公益性、主动性、广泛性、综合性、连续性、可及性为主要特点。

1. 公益性 社区卫生服务除基本医疗服务外,康复等服务也属于社区卫生服务的范围。

2. 主动性 社区卫生服务人员应主动深入社区、走进家庭,提供以家庭为单位的综合卫生服务,以满足社区居民的健康需求。

3. 广泛性 社区卫生服务面向社区全体居民,包括健康人群、亚健康人群及患病的病人。

4. 综合性 社区卫生服务的内容不仅包括基本医疗服务,还包括疾病预防、人群保健、康复、健康教育和计划生育指导等服务。

5. 连续性 社区卫生服务的内容和对象决定了其服务的连续性。自生命尚未诞生至生命结束,社区卫生服务人员将针对社区居民生命周期各阶段的特点和需求,提供相应的预防、保健、医疗和康复等服务。

6. 可及性 社区卫生服务从时间、地点和价格等方面确保社区居民不仅使用方便且能够承担得起。

四、社区护理的基本概念

社区护理是社区卫生服务的重要组成部分,社区护士在确保社区卫生服务质量、提高社区卫生服务效益中发挥着重要的作用。

(一)社区护理的定义与工作内容

1. 社区护理定义 社区护理是将公共卫生学及护理学理论相结合,用以促进和维护社区人群健康的一门综合学科。社区护理以健康为中心,以社区人群为对象,以促进和维护社区人群健康为目标。

公共卫生学是一门预防疾病、延长寿命、促进身心健康和提高工作效率的科学和艺术。通过有组织的社会力量,预防疾病、延长寿命,是公共卫生学的主要目的。护理学是医学领域里一门综合性应用科学,它结合了自然科学与社会科学的理论,形成了护理的理论体系与护理技术操作。护理是发现和处理人类现存或潜在的健康问题的过程。随着护理模式的转变,护理学的范围也在逐步拓宽,从疾病的护理扩展至疾病的预防;但其侧重点仍是依赖于护理人员的力量,帮助病人恢复健康、减少残障。

社区护理将护理学理论和公共卫生学理论有效结合,不仅面向患病人群,还面向健康人群;不仅通过组织的社会力量,提供预防疾病的服务,更依赖于护理人员的力量,提供恢复健康的服务。

2. 社区护理服务的内容 在我国,社区护理服务是社区卫生服务的重要组成部分。根据社区卫生服务的“六位一体”内容,社区护士将配合社区的全科医师、预防保健人员、康复人员等其他专业人员,重点开展以下5个方面的社区护理服务。

(1)社区保健护理:社区护士将针对社区居民的特点和需求,特别是妇女、儿童、老年人,提供相应的保健护理服务,如妇女围生期和围绝经期的保健、儿童免疫规划的实施、老年保健等护理服务,以减少各种健康问题的发生,促进健康。

(2)社区慢性疾病、传染病、精神病病人的护理和管理:社区护士将对居家的慢性疾病、传染病和精神病病人提供医疗护理和管理服务,同时指导其家属、照顾者正确地护理和照顾病人、并做好相应地消毒、隔离和保护易感人群的工作,在控制疾病的基础上,促进健康的恢复。

(3)社区康复护理:社区护士将向社区的残疾人群提供相应的康复护理服务,以帮助他们尽可能降低残障程度,重返社会。

(4)社区急、重症病人的急救与转诊服务:社区护士将向社区的急、重症病人提供院前救护和转诊服务,以确保他们被及时、平安地送至相应的医疗机构。

(5)社区临终护理:社区护士将向居家的临终病人提供临终关怀护理服务,以减轻临终病人的身心痛苦,维护其尊严,改善其生活质量,使临终病人平静、舒适地度过人生的最后阶段,同时为临终病人的家属提供心理、精神支持,确保家属安全度过居丧期。

(二)社区护理服务的特点

1. 社区护理是护理领域的一个分支 作为一门综合学科,社区护理在将护理学和公共卫生学基本理论和知识有机结合的基础上,拓展、丰富了护理学内涵,从而延伸了护理学的领域。

2. 社区护理以人群健康为中心 社区护理以社区人群为服务对象,以促进和维护人群健康为主要目标。

3. 社区护士具有高度的自主性 在社区护理过程中,社区护士往往独自深入家庭进行各种护理,故要求社区护士具备较强的独立工作能力和高度的自主性。

4. 社区护士必须和其他相关人员密切合作　社区护士在工作中不仅仅要与社区其他医疗、卫生、保健人员密切合作,鼓励社区卫生服务对象的参与,还要与社区居民、社区管理人员密切配合。

(三)社区护理的发展过程

社区护理起源于西方国家,追溯其发展过程,可划分为4个主要阶段,即:家庭护理阶段、地段护理阶段、公共卫生护理阶段和社区卫生护理阶段(表9-1)。

1. 家庭护理阶段　早在19世纪中期以前,由于卫生服务资源的匮乏、医疗水平的局限及护理专业的空白,多数病人均在家中休养,由家庭主妇看护、照顾。在这些家庭主妇中,绝大多数既没有文化,也没有受过任何看护训练,她们只能给予病人一些基本的生活照顾。然而正是这种简单、基础的家庭护理,为早期护理和社区护理的诞生奠定了基础。

2. 地段护理阶段　地段护理源于英国。早在1859年,英国利物浦(Liverpool)的企业家若斯蓬(William Rathbone)先生因其患病的妻子在家得到一位护士的精心护理,而深感地段护理之重要并致力于地段护理的发展。于是,在19世纪中期到19世纪末期的50年间,英国、美国为了使贫病交加人群能享受到基本的护理服务,从而改善贫困人群的健康状况,陆续开设了地段护理服务。地段护理在英、美两国主要侧重于对居家贫困病人的护理,包括指导家属对病人进行护理。从事地段护理的人员多数为志愿者,少数为护士。

3. 公共卫生护理阶段　公共卫生护理源于美国。早在1893年,美国护士伍德(Lillian Wald)女士在纽约亨利街区(Henry Street)开设了地段护理。随着其服务对象和服务内容的逐步拓宽,伍德女士称之为公共卫生护理。公共卫生护理将地段护理的服务对象由贫困病人,扩大至地段居民;将服务内容由单纯的医疗护理,扩展至预防保健服务。在从事公共卫生护理人员中,绝大多数为公共卫生护士,少数为志愿者。

4. 社区护理阶段　进入20世纪70年代后,世界各国越来越多的护士以社区为范围,以健康促进、疾病防治为目标,提供医疗护理和公共卫生护理服务。于是,从20世纪70年代中期开始,美国护理协会将这种融医疗护理和公共卫生护理为一体的服务称之为社区护理,将从事社区护理的人员称之为社区护士。1978年,世界卫生组织给予肯定并加以补充,要求社区护理成为社区居民"可接近的、可接受的、可负担得起的"卫生服务。从此社区护理以不同的方式在世界各国迅速地发展起来,社区护士的队伍也在世界各国从质量和数量上逐步地壮大起来。

(四)社区护士的角色与能力要求

社区护士是指在社区卫生服务机构及其他有关医疗机构从事社区护理工作的护理专业人员。社区护士是社区卫生服务的主要提供者,是社区居民健康的维护和促进者。

1. 社区护士的角色

(1)照顾者:社区护士将以照顾者的角色服务于社区居民,向社区居民提供各种照顾,包括生活照顾及医疗照顾。

(2)教导者:对社区居民的教育与指导,将贯穿于社区护理服务的始终。因此,社区护士将以教导者的角色向社区居民提供各种教育、指导服务,包括健康人群和亚健康人群的教育、病人教育及病人家属的指导。

(3)咨询者:社区护士还将以咨询者的角色向社区居民提供有关卫生保健及疾病防治咨询服务,解答居民的疑问和难题,成为社区居民的健康顾问。

(4)管理者:社区护士根据社区的具体情况及居民的需求,设计、组织各种有益于健康促进和健

表9-1　社区护理的发展过程

阶段	护理对象	护理类型	护理内容
家庭护理	贫困病人	以个体为导向	医疗护理
地段护理	贫困病人	以个体为导向	医疗护理
公共卫生护理	有需求的民众	以家庭为导向	医疗护理及预防保健
社区护理	社区居民	以人群为导向	健康促进及疾病预防

选自:刘建芬.社区护理学.2版.北京:中国协和医科大学出版社,2010

康维护的活动。

(5)协调者:社区护理服务的特点之一是鼓励各类相关人员的参与。因此,社区护士将协调社区内各类人群的关系,包括社区卫生服务机构内各类卫生服务人员的关系、卫生服务人员与居民或社区管理者的关系等。

(6)研究者:社区护士不仅要向社区居民提供各种卫生保健服务,同时还要注意观察、探讨、研究与护理及社区护理相关的问题,为护理学科的发展及社区护理的不断完善提供依据。

2. 社区护士的能力　社区护理的工作范围、社区护士的职责和角色对社区护士的能力提出了更高的要求,要求社区护士不仅要具备一般护士所应具备的护理基本能力,还要特别加强以下几种能力的培养。

(1)人际交往能力:社区护理工作既需要其合作者的支持、协助,又需要其护理对象及家属的理解、配合。社区护士的主要合作者包括社区内其他卫生专业人员,如全科医师;社区的管理人员,如街道、居委会的工作人员;社区护理的对象,即社区的全体居民,如病人、家属、健康人群。面对这些不同年龄、家庭、文化及社会背景的合作者和护理对象,社区护士必须掌握社会学、心理学及人际沟通技巧方面的知识,具备在不同的场合、面对不同的服务对象进行有效沟通的能力,更好地开展社区护理工作。

(2)综合护理能力:主要包括各专科护理技能及中西医结合的护理技能。根据社区护理的定义及社区护士的主要职责,社区护士即是全科护士,他们将面对各种病人和残疾者,如外科术后的病人、卒中恢复期的病人、精神病病人或临终病人等。因此,社区护士必须具备各专科护理技能及中西医结合的护理技能,才能满足社区人群的需求。

(3)独立解决问题能力:社区护士多处于独立工作状态,往往需要独立地进行各种护理操作、运用护理程序、开展健康教育、进行咨询或指导。此外,无论是在社区服务中心(站)还是病人的家里,其护理条件及设备均不如综合医疗机构,这就要求社区护士具备较高的解决问题或应变的能力。因此,具有独立判断、解决问题或应变能力,对社区护理人员是非常重要的。

(4)预见能力:主要应用于预防性的服务,而预防性服务是社区护士的主要职责之一。在实际工作中,社区护士不仅要运用顺向思维,还要运用逆向思维。所谓的顺向思维,即针对已发生的问题,找出解决的方法并实施;而逆向思维则是在问题发生之前找出可能导致问题发生的潜在因素,从而提前采取措施,避免或减少问题的发生。社区护士应有能力预见在治疗和护理中可能发生的变化,疾病或残疾将给家庭带来的直接与间接影响,以及社区内可发生的健康问题,以便提前采取措施,防患于未然。

(5)组织、管理能力:组织、管理者是社区护士的另一个重要角色。社区护士一方面要向社区居民提供直接的护理服务;另一方面还要调动社区的一切积极因素,大力开展各种形式的健康促进活动。社区护士有时要负责人员、物资和各种活动的安排,有时要组织本社区有同类兴趣或问题的机构人员学习,如老人院中服务员的培训或餐厅人员消毒餐具的指导,这些均需要一定的组织、管理能力。

(6)调研、科研能力:社区护士不仅担负着向社区居民提供社区护理服务的职责,同时也肩负着发展社区护理、完善护理学科的重任。因此,社区护士首先应不断地充实自己的理论知识,提高自己的业务水平。其次,社区护士应掌握科研的基本知识,能独立或与他人共同进行社区护理科研活动。在社区护理实践中,善于总结经验,提出新的观点,探索适合我国国情的社区护理模式,推动我国社区护理事业的发展。

(7)自我防护能力:社区护士的自我防护能力主要体现于3个方面,即自我法律保护能力、职业防护能力及人身防护能力。首先,社区护士应提高自我法律保护意识,在提供社区护理服务中,严格执行各项规章制度,特别是在服务对象家庭中提供医疗护理服务时,应注意维护服务对象的合法权益,认真履行护理人员的职责,避免引起不必要的纠纷;其次,社区护士应提高职业防护意识,严格执行无菌操作原则,消毒、隔离制度及医疗废弃物处理原则,防止因工作疏忽而引起交叉感染,损害服务对象及自身健康;最后,社区护士应提高自我人身安全防护的意识,在深入社区或进行家庭访视过程中,避免携带贵重物品或过多现金,冷静应对各种突发事件。

五、社区重点人群保健

重点人群亦称特殊人群,是指具有特殊生理、心理特点或处于一定的特殊环境中容易受到各种有害因素作用、患病率较高的人群。妇女因其特殊的生理特点、生理周期和生育功能，在特定时期较之男性具有更多的健康危险因素；儿童和老年人则因其特殊的生理、心理特点较成年人更易患病和死亡，故妇女、儿童和老年人成为社区卫生服务的重点保健人群。

(一)社区妇女儿童保健

妇女保健是针对妇女生理和生殖的特点，以预防为主、保健为中心，维护和促进妇女身心健康为目的，开展以保障生殖健康为核心的保健工作。

儿童保健是研究儿童生长发育的规律及其影响因素，采取有效措施，预防儿童疾病、促进健康的一门学科。

妇女和儿童人口数量众多，约占人口总数的2/3。社区作为他们生活的基本环境，社区护士肩负着保护和促进妇女、儿童健康的重任。

1. 社区妇女和儿童保健的内容

(1)社区妇女保健的内容：社区妇女保健的主要内容是针对妇女围婚期、围生期和围绝经期的生理、心理的特点及需求，提供相应的预防保健服务。详细内容参见妇产科护理指南。

(2)社区儿童保健的内容：社区儿童保健的主要内容是在新生儿、婴幼儿、学龄前期、学龄期和青少年期，针对各阶段儿童生理、心理的特点及需求，提供相应的预防保健服务。详细内容参见儿科护理指南。

2. 社区妇女和儿童的主要保健措施

(1)积极开展社区妇女、儿童的健康调查，掌握社区妇女、儿童的人口数量、年龄结构、健康状况、主要健康问题及其危险因素。

(2)大力开展健康教育，普及健康知识，提高健康意识，培养良好的生活习惯和方式。

(3)主动提供有针对性的妇女和儿童保健服务，如健康咨询、计划生育技术指导、免疫规划的实施等，有效预防各种常见健康问题和疾病。

(二)社区老年保健

老年保健是指在平等享用卫生资源的基础上，充分利用现有资源，使老年人得到基本的医疗、康复、保健和护理等服务，以维持和促进老年人的健康。

1. 社区老年保健的对象 社区老年保健以社区全体老年人为对象，包括健康的老年人和患病的老年人，但重点保健服务对象为以下五类人群。

(1)高龄老年人：高龄老年人一般是指75岁以上的老年人，即老老年人和非常老的老年人。随着人均寿命的逐渐增长，高龄老年人在老年人群中的比例不断扩大；随着衰老进程的不断加重，高龄老年人的体质更加脆弱；因此，高龄老年人更需要社区保健服务。

(2)独居老年人：独居老年人是指老年人因没有子女或不与子女共同居住的老年人。随着独生子女比例的扩大、养老观念的转变，独居老年人在老年人群中的比例也在逐渐扩大。由于交通等各种不便，他们将更依赖于社区老年保健服务。

(3)疾病恢复期老年人：疾病恢复期老年人包括急、重症恢复期的老年人及需要继续或长期治疗的老年人。这类人群疾病尚未完全治愈，身体状况相对较差，往往渴望社区的指导、教育及帮助。

(4)丧偶老年人：丧偶老年人一般可能独居或与子女共同居住。随年龄的增长，丧偶老年人的比例不断增加。这类人群往往由于孤独等心理问题引发各种躯体健康问题，社区应针对他们的特点和需求提供相应、及时的保健服务。

(5)精神障碍老年人：精神障碍老年人主要是指老年性痴呆的病人。由于生活自理能力的逐渐丧失、生活规律的紊乱，他们更需要社区的特殊关注、帮助和支持。

2. 社区老年保健的内容 针对老年人生理、心理及社会环境的特殊性，老年人健康促进与维护主要通过老年人的自我保健、家庭保健及社区保健共同实现。

(1)自我保健：自我保健是指个人、家庭、邻居、亲友和同事自发的卫生活动，并做出与卫生有关的决定。老年人自我保健主要是指老年人自身提高自我观察、预防、护理及急救的意识和基本技能，从而达到预防疾病、促进和维护健康的目的。

①自我观察：老年人应注意自身情况的变化，特别是生命体征的变化，如体温、脉搏、血压等；患慢性疾病的老年人还应密切观察自身病情的变化，如疼痛的部位、性质的改变等，以防延误病情。

②自我预防：老年人应自觉地建立合理的饮食、休息及锻炼等生活方式，保持良好的心理状态，同时应定期进行体格检查。

③自我护理：老年人应具备基本的自我照顾、自我调节及自我保护能力。患慢性疾病的老年人还应掌握基本的自我治疗、护理能力，如安全用药、自我注射胰岛素等。

④自我急救：老年人应熟知急救电话号码；外出时应随时携带自制急救卡，包括姓名、血型、主要

疾病的诊断、定点医院、联系电话等信息，患有心血管疾病的老年人还应随时携带急救盒，备有硝酸甘油等药物。

(2)家庭保健：家庭保健是指以家庭为单位，以促进家庭及其成员达到最高水平的健康为目的的卫生保健实践活动。

家庭是老年人生活的基本环境、是感情的主要依托，老年人健康的促进和维护与家庭密切相连。因此，家庭成员应针对老年人的特点和需求，关心、理解老年人，为老年人营造安全、健康的生活环境。

(3)社区保健：社区保健是指社区卫生服务机构针对社区各类居民的生理、心理特点及需求，提供相应的保健服务，以促进和维护社区人群的健康。

社区保健服务是社区卫生服务的重点内容之一，老年人又是社区保健服务的重点人群。因此，针对老年人的生理、心理的特点和需求，提供相应的保健服务是社区卫生服务机构的主要工作。

3. 社区老年保健的原则　社区是老年人生活的基本环境。随着独生子女家庭的不断普及，家庭养老功能逐渐减弱，老年人的保健与照顾越来越多地依赖于社区。保健是社区卫生服务的重要内容之一，老年人群又属于特殊人群，因此，无论是老年人对社区的需求，还是社区卫生服务的职责和功能，社区老年保健均是社区义不容辞的责任。做好社区老年保健服务工作，是增强老年人自我保健意识，改善老年人健康状况，提高老年人生活质量的有效手段。在提供社区老年保健服务时，应遵循下列原则：

(1)以促进和维护老年人健康为目标：社区老年保健应以最大限度地延长老年人的健康时段及独立自理生活时间、缩短老年人患病时段及依赖他人生活时间为目标。

(2)以社区老年人群为对象：社区老年保健服务应以社区整体老年人群为对象，包括健康老年人、患慢性病的老年人和残疾的老年人等。

(3)提供综合性服务：社区老年保健服务应针对老年人的特点和需求，从生理、心理及社会适应3个层次，提供预防、护理、康复、协调等综合性服务。

(4)充分发挥个体和家庭的作用：社区老年保健应以家庭为单位，在充分调动家庭成员积极性的基础上，帮助老年人掌握自我保健的知识、具备自我保健的能力。

六、社区慢性疾病病人的护理与管理

慢性疾病已逐渐成为威胁人类健康的主要疾病。慢性疾病不仅给病人的生理、心理、社会功能带来不同程度的影响，还给病人家庭、社会带来沉重的经济负担。因此，社区护士对慢性疾病病人的有效护理与管理将对改善病人生活质量、减轻家庭和社会负担发挥积极的作用。

(一)慢性疾病的定义及其特征

1. 慢性疾病的定义　慢性疾病全称慢性非传染性疾病，是一类起病隐匿、病程长、病情迁延不愈、病因复杂且尚未完全被确诊疾病的总称。

2. 慢性疾病的特征

(1)病因复杂：慢性疾病的发病原因复杂，往往由多种复杂的因素相互影响而导致。

(2)发病初期症状和体征不明显：一般慢性疾病在发病初期症状和体征不明显，不易被病人及时发现，从而延误治疗。

(3)具有不可逆转的病理变化：慢性疾病一般具有不可逆的病理变化，因而不能被治愈。

(4)需要长期的治疗和护理：慢性疾病由于不能被治愈，故需要长期治疗和护理。

(二)常见慢性疾病的危险因素

1. 生物遗传因素　许多慢性疾病均与生物遗传因素有密切联系，如高血压、糖尿病均有家族聚集性。

2. 行为因素　慢性疾病的发生、发展与行为和生活方式密切相关，如高钠、高胆固醇饮食习惯和缺乏运动的生活方式往往与心血管疾病的发生和发展有关。

3. 环境因素　无论是自然环境还是社会环境均与慢性疾病有关，如环境污染、文化背景等。

4. 精神心理因素　长期精神紧张、压抑、郁闷等也可导致慢性疾病的发生和发展。

(三)社区慢性疾病病人的护理与管理原则

1. 充分调动病人及其家属的积极性　慢性疾病的治疗、护理和管理是一项长期的工作，将从病人发病起伴随其一生。因此，社区护士对慢性疾病病人的护理和管理必须依赖病人本人及其家属和照顾者。社区护士一方面应帮助病人、家属、照顾者充分了解疾病的相关知识，重视疾病的治疗、病人的护理和管理，以积极的态度应对疾病；另一方面应耐心帮助病人、家属、照顾者掌握正确自我管理、家庭护理的基本知识和技能。

2. 合理调节病人的日常生活习惯和方式　随着慢性疾病的发生和发展，社区护士应帮助病人合理调节生活习惯和方式，建立有益于治疗疾病、控制疾病的日常生活方式和习惯。如糖尿病病人，社区护士应指导他们如何建立合理饮食、适当运动的生活方式。

3. 注重病人心态的调整　慢性疾病病人的精神和心理状态对其疾病的发展与控制具有重要的作用。社区护士应关注病人的精神心理状态，帮助他们正确对待疾病，消除或减轻心理压力。

4. 鼓励病人坚持科学的治疗　定期检查、长期治疗是控制慢性疾病发展的重要措施，然而这却会导致病人产生厌烦心理。一些病人会逐渐放松监测、检查；一些病人会间断治疗，甚至停止治疗；一些病人听信虚假广告宣传采纳不科学的治疗方法。社区护士应掌握病人的就医行为，鼓励、监督病人定期监测、检查，坚持科学的治疗。

第二节　社区护理的相关理论

一、家庭理论

家庭是人们赖以生存的环境，是社区卫生服务的基本单位。家庭不仅影响着每一位成员的健康状态，还影响着健康的恢复和疾病的发展。

(一)家庭的概念

家庭是人类生活中最重要的一种组织形式，个人的生存、种族的繁衍、社会的安定，无一不以家庭为依归。不同的社会制度、宗教信仰、文化背景，赋予家庭不同的内涵。

一些学者认为：家庭是一种初级的社会文化系统，是由两人或两人以上，因婚姻、血缘或收养关系而组成的一种团体，是父母、子女共同生活、彼此依赖的处所。其成员之间在情感及躯体上有法定关系，彼此享有共同的时间、空间与财产等资源。

社会学家对家庭所持的观点是：家庭是由两个或两个以上人员通过婚姻、血缘或收养关系组成的社会基本单位，他们共同居住在一起，成员因子女的诞生(或收养)而增加。家庭成员彼此相互沟通与互动，分别扮演家庭中的社会角色如父、母、子、女等，分享同一文化和某些独有的家族特征。

婚姻、血缘和经济供养是构成家庭的3个基本要素，是维护家庭稳定的三大支柱。

(二)健康家庭的特征

1. 良好的沟通　家庭成员之间以开放坦诚的沟通方式表达意愿，分享彼此的感觉、理想、价值观，相互关心。

2. 良好的生活方式　为成员创建安全的居家环境，安排合理的营养、休闲环境、运动方案，保持平衡的心态。

3. 增进成员成长　家庭为其成员提供教育、支持和足够的空间，满足成员生理、心理、社会和人文的需要，维持良好的功能，提供成长的机会。

4. 适时调整角色　家庭成员的角色不是固定不变的，当家庭发生变故或情况有变化，对角色分工就需要家庭成员共同商讨并做适当调整。

5. 正视问题　家庭在不同的发展阶段，会有不同的发展任务，出现不同的问题。家庭成员应积极面对，负起责任，解决、处理争议或问题，妥善化解矛盾或冲突，及时寻求社区资源，运用社区资源满足家庭成员的需要。

6. 与社区保持联系　经常与社区沟通，不与社区脱节，关心社区的发展。

(三)家庭的类型

1. 核心家庭　由夫妇和未婚子女或收养子女组成的家庭。在我国，核心家庭已成为主要的家庭类型。此类家庭的特点是人数少、结构简单，家庭内只有一个权力和活动中心，家庭成员间容易沟通、相处。

2. 传统家庭　由血缘、婚姻或收养关系组成并生活在一起的一组人，包括父母、子女、夫妇一方或双方的父母、兄弟姊妹。在我国，传统家庭曾是主要家庭类型，随着社会的发展，传统家庭的数量逐渐减少。此类家庭的特点是人数多、结构复杂，家庭内存在一个主要的权力和活动中心，几个权力和活动的次中心。

3. 单亲家庭　是指由离异、丧偶或未婚的单身父、母及其子女或领养子女组成的家庭。此类家庭的特点是人数少、结构简单，家庭内只有一个权力和活动中心。

4. 重组家庭　是指夫妻双方至少有一人已经历过一次婚姻，并可有一个或多个前次婚姻的子女及夫妻重组后的共同子女。重组家庭的特点是人数相对较多、结构复杂。

5. 无子女家庭 指因各种原因无孕育子女的家庭，其中包括丁克家庭。丁克家庭指夫妇双方均有收入，但不打算生育子女。其家庭特点是人数少、结构简单。

(四)家庭的功能及其对健康的影响

1. 家庭的功能 每一家庭都有其功能，以满足家庭成员不同的需求，并使家庭成员的行为符合社会的期望。家庭功能主要包括情感、社会化、生殖、经济及健康照顾等5项功能。

(1)情感功能：情感是维系家庭的重要基础。家庭成员间情感的需要包括建立自尊、道德观及营造一个情爱的环境。家庭成员之间通过彼此相互理解、关心和情感支持，缓解或消除社会生活带来的烦恼、压力，从而维持均衡、和谐的心理状态，使每个成员体会到家庭的归属感和安全感。

(2)社会化功能：家庭是孩子接受教育的第一课堂，有帮助年幼成员从"生物人"逐步向"社会人"转化的功能。家庭为子女传递文化，提供社会教育，帮助完成社会化过程，并根据社会标准管制成员的行为表现。其他成员在家庭为其提供的环境中学习语言、知识，学会遵守社会道德行为规范，明辨是非。社会同时也为家庭提供法律法规保障：承认夫妻身份，保障婚姻关系，维护家庭利益，使家庭在良好的社会环境里发展生活功能。

(3)生殖功能：家庭的主要功能之一是生养子女，传宗接代，维持人的延续，这是生物世代延续的本能及需要。近年来，一些家庭对生育子女的看法和态度已发生了改变，少生或不生孩子的家庭逐年增多(如丁克家庭)，淡化了后代的繁衍和家庭的生殖功能。

(4)经济功能：家庭的功能之一是经营生活，为其成员提供物质、文化方面的供应，满足衣、食、住、行、娱乐、教育等各方面的生活需要。

(5)健康照顾功能：促进和维护成员的健康是家庭的基本功能。家庭不仅有保护、促进成员健康的功能，还有提供各种照顾和支持的功能，即在有人生病时提供心理支持、营养、运动、护理等照顾。

2. 家庭对健康的影响 家庭作为其成员的亲密社会环境，是其健康观念、情感支持和健康相关行为的根本来源。因此，家庭对每一位成员健康和疾病的影响远远超过其他任何社会关系的影响。

(1)遗传：生物遗传是影响人类健康与疾病的重要因素之一。人的身高、体形、性格、心理状态等均受遗传因素的影响。一些疾病如高血压、冠心病、糖尿病、乳腺癌等，也与遗传因素有密切的关系。

(2)生长发育：作为儿童生长的基本环境，家庭的喂养、教育、行为培养等方式，可直接或间接地影响着儿童生理、心理的健康及生长发育。

(3)疾病发生与发展：家庭的健康观念、防病意识、就医和遵医行为、生活方式和卫生习惯，直接影响疾病在家庭中的发生和传播。家庭成员共同生活在一起，通常摄入相似的饮食，因此热量、盐、胆固醇等摄入也相似；不均衡的膳食、缺乏运动、吸烟等不利健康的危险行为又可以在家庭成员间相互影响，使得有些疾病表现出家庭的聚集性。

(4)疾病恢复：家庭中某一成员患病后，其他成员对其重视、关心、照顾及经济支持的程度，对该成员身体康复或病情加重将产生影响。

(五)家庭的发展周期

家庭与个人一样，有其生活周期和发展阶段。多数家庭的建立始于夫妇婚姻关系的正式建立，随着子女的增加而逐步扩大。在家庭存在的过程中，经历着不同的发展阶段，每个发展阶段，又有不同的任务和健康需求。根据杜瓦尔(Duvall)理论，家庭有8个生活阶段。

1. 新婚家庭 从结婚到第一个孩子出生之前，家庭处于新婚阶段。其主要任务是夫妻双方相互适应，与双方家庭成员建立新的人际关系，协调性生活，决定是否生育孩子。

2. 有婴幼儿的家庭 第一个孩子出生至孩子2～3岁。伴随孩子的出生和生长，家庭的主要任务是适应父母角色，应对养育孩子带来的生活、经济及心理压力，协调家庭因成员增加而发生的冲突。

3. 有学龄前儿童的家庭 第一个孩子3～6岁。此阶段家庭的主要任务是抚育孩子，增强养育孩子的能力，关注孩子的身心发展，使孩子社会化。

4. 有学龄儿童的家庭 第一个孩子6～13岁。家庭处于适应学龄期阶段，其主要任务是教育孩子，帮助孩子逐步适应学校的学习、管理和生活，协助其发展同伴关系；防止意外事故发生，预防传染病。

5. 有青少年的家庭 第一个孩子13～20岁。家庭的主要任务是教育、培养孩子有责任感，使孩子在自由和责任之间平衡；加强与孩子的沟通；针对青少年生理和心理发育的特点，进行性教育。

6. 有子女离家的家庭 已有孩子离开家庭走向社会。家庭的主要任务是在继续向孩子提供支持的同时，适应孩子离开家庭的变化，调试婚姻。

7. 空巢家庭　从所有孩子离开家庭到夫和(或)妻退休。家庭的主要任务是巩固婚姻关系，适应夫妻二人生活，培养休闲活动的兴趣；逐步适应因增龄导致的生理退化、孤独及病痛；计划退休后的生活。

8. 老年家庭　指夫妻退休到配偶死亡的家庭。其主要任务是适应因收入减少而发生的经济变化；适应退休后的角色与生活；适应健康状况的衰退；应对疾病、丧偶、死亡等多种变化。

杜瓦尔划分的家庭生活的8个阶段，适用于绝大多数家庭，但也有例外，如没有孩子的家庭，会从第一阶段直接过渡到第七阶段。

(六)家系图的内涵及制作原则

家系图是将与一个家庭有关的信息用图形和线条连接，是社区保健人员常使用的工具，包括家庭人员构成、关系、家族的遗传背景、现有家庭成员患病情况、居住状况等信息。家系图可以显示出某一家庭中常见的健康问题在该家庭连续几代人中发展的趋势，为其后代是否有可能出现这些健康问题给予提示，如恶性肿瘤、心脏病或糖尿病在家族中发病率的图谱，提醒家族中的每个人密切关注有关的危险因素。

1. 家系图的设计　绘制家系图的目的是显示家庭成员基本情况和潜在健康问题的真实概况。绘制时应使用方便的、医务人员认可的技术和符号，简明扼要，能提供一目了然的信息。

标准的家系图由3代及以上的家庭成员组成，包括配偶双方家庭的所有成员。辈分不同的成员长者居上，同代人中第一个出生的成员在最左边，而后顺序依次向右排列。在第一代人中，传统上将丈夫的符号放在左边。家庭成员姓名、出生日期(或年龄)、所患疾病可在图形侧面或下方注明(图9-1)。

家系图的主要组成内容包括：①3代及以上的家庭成员；②家庭成员的姓名、出生日期或年龄；③已经去世的成员，死亡日期、年龄、死因；④家庭成员所患疾病或存在的健康问题；⑤使用符号代表的含义。

2. 家系图的绘制　用标准的符号绘制家系图，可以帮助社区医务人员更快地回顾某家庭的信息。家庭成员生活或健康状况发生变化时，对符号稍加修改，即可提供变更后的信息，以便更完整地显示每个人的情况。

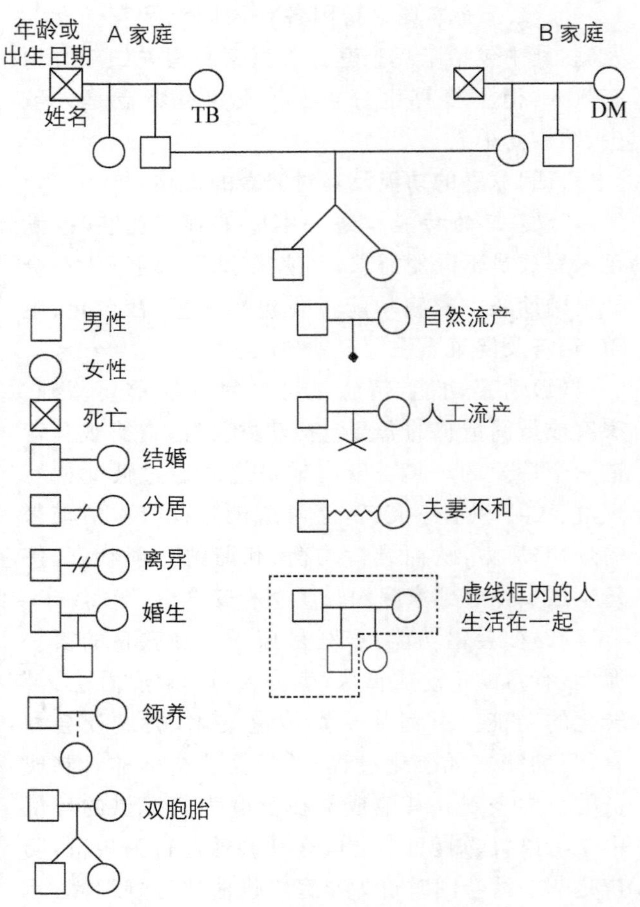

图9-1　家庭成员基本信息的家系图

(选自：刘建芬.社区护理学.2版.北京：中国协和医科大学出版社，2010)

二、社区健康教育

社区作为宏观社会的缩影，是开展健康教育的重要场所；社区护士作为提供健康教育的主力军，肩负着向社区全体居民传播健康知识和信息、帮助居民树立正确健康观、培养健康生活方式的重任。

(一)社区健康教育的概念

1. 社区健康教育的定义　是以社区为基本单位，以社区居民为教育对象，以促进居民健康为目标的有计划、有组织、有评价的健康教育活动。通过挖掘个人、家庭、社区和社会的保健潜力，增进社区居民的健康知识，树立正确的健康观念，自愿采纳健康行为，消除或减轻影响健康的危险因素，从而达到预防疾病，促进健康，减少残障，提高生活质量的目的。

2. 社区健康教育的对象　社区健康教育面向社区全体居民，针对居民的不同特点和需求，可将其分为四种群体，即健康人群、高危人群、患病人群和家属及照顾者。

(1)健康人群：健康人群一般在社区占的比例最大，他们由各个年龄段的健康人群组成。

(2)高危人群：主要是指那些目前尚处于健康状态，但本身暴露于某些致病的生物遗传、环境或不良生活行为和习惯等因素的人群，如有高血压病、糖尿病、乳腺癌家族史的人群，以及有吸烟、酗酒或其他物质依赖的人群。

(3)患病人群：包括患有各种急、慢性疾病的病人。这类人群可根据其疾病的分期分为3种病人，即临床期病人、康复期病人及临终病人，如高血压病、冠心病、糖尿病、脑卒中恢复期、术后恢复期及恶性肿瘤晚期病人等。

(4)家属及照顾者：病人家属及照顾者与病人接触时间最长，他们的言行对病人的身心健康起着重要作用。然而，他们可能会因为缺乏护理的基础知识或因长期护理而产生自身心理上或躯体上的疲惫，甚至厌倦，从而影响病人的治疗、康复效果。因此，对他们进行健康教育是十分必要的。

(二)社区健康教育的步骤

1. 评估　即收集资料。社区健康教育评估即社区健康教育者或社区护士通过各种方式收集有关健康教育对象的资料，为开展健康教育提供依据。在实际评估中，可从以下6个方面收集有关教育对象的资料。

(1)生理状况：包括身体状况及生物遗传因素。

(2)心理状况：包括学习的愿望、态度及心理压力等。

(3)生活方式：包括吸烟、酗酒、饮食、睡眠、性生活、锻炼等生活习惯。

(4)学习能力：包括文化程度、学习经历、学习特点及学习方式等。

(5)生活、学习及社会环境：包括工作职业、经济收入、住房状况、交通设施、学习条件及自然环境等。

(6)医疗卫生服务：包括医疗卫生机构的地理位置及享受基本医疗卫生服务的状况等。

社区健康教育的对象可具体到个人，也可至整个社区，他们可以是健康人群，也可以是久病卧床的病人。因此，社区护士应针对不同的对象，采取不同的评估方式。常用的评估方式分为直接评估与间接评估。直接评估包括观察、面谈、问卷等方法，间接评估则多为查阅有关档案资料、询问亲朋好友。

2. 诊断　即确定问题。社区护理健康教育诊断是指社区健康教育者或社区护士根据已收集的资料，进行认真的分析，从而确定教育对象的现存或潜在的健康问题及相关因素。社区健康教育诊断可以分6步进行。

(1)列出教育对象现存或潜在的健康问题：教育者应根据收集的资料，找出教育对象现存的和可能出现的健康问题。

(2)选出可通过健康教育解决或改善的健康问题：教育者在列出的所有健康问题中，排除由生物遗传因素导致的健康问题，挑选出由行为因素导致、可通过健康教育改善的健康问题。

(3)分析健康问题对教育对象健康所构成的威胁程度：教育者将挑选出的健康问题按其严重程度加以排列。

(4)分析开展健康教育所具备的能力及资源：教育者对社区内及本身所具备开展健康教育的人力、物力资源及能力进行分析，以决定所能开展的健康教育项目。

(5)寻找相关因素：教育者应对教育对象及其环境进行认真分析，找出与健康问题相关的行为因素和环境因素，以及促进教育对象改变行为的相关因素。

(6)确定健康教育的首选问题：根据以上一系列分析，教育者最后确定健康教育的首选问题。

3. 制订计划　在完成了社区健康教育诊断后，即可以制订社区健康教育计划。为了使社区健康教育计划能有效地实施，社区护士应与其他社区卫生服务人员、社区基层组织领导及教育对象共同磋商制订。在制订计划时，一定要以教育对象为中心。计划的内容应包括以下几点：①社区健康教育的内容、目的及长、短期目标；②实施社区健康教育的时间、地点；③对社区健康教育者的培训方案；④社区健康教育教材的选择或编写；⑤开展社区健康教育的形式；⑥社区健康教育的评价方式。

4. 实施计划　即将计划中的各项措施变为实践。在制订了完善的社区健康教育计划后，即可付诸实施。在具体实施过程中应注意做好以下几点工作：①首先开发领导层，以得到社区基层领导及管理者的支持；②协调社会各界力量，创造执行计划的良好内、外环境；③认真做好健康教育者的培训；④培养典型，以点带面；⑤不断调查研究，探讨新的教育形式和方法；⑥及时总结工作，交流、推广好的经验。

5. 评价 是对照计划进行检查、总结。社区健康教育评价是对社区的健康教育活动进行全面的监测、核查和控制，是保证社区健康教育计划设计、实施成功的关键措施。社区健康教育的评价应贯穿社区护理教育活动的全过程。

在实际工作中，健康教育评价可以分为3种，即即时评价、阶段评价及效果评价。即时评价是指在进行健康教育时，教育者应通过教育对象的不同形式反馈，如面部表情、提问等，及时修改教育方式及方法。阶段评价是指在健康教育的过程中，教育者应定期对照计划检查教育进度及效果。效果评价则是指在健康教育结束时，教育者应对照计划对教育活动进行全面检查、总结。

(三)社区群体健康教育的教学基本技能

教学技能是指教育者在课堂教学中，依据教学理论、运用专业知识和教学经验等，使教育对象掌握学科基础知识、基本技能，并受到思想教育等所采用的一系列教学行为方式。围绕教学的过程，教学基本技能主要包括导入技能、强化技能、变化技能和结束技能等。作为职业技能，教学技能是教育者必备的技能。教育者对教学技能掌握和运用的程度不仅会影响教育对象对学习的兴趣，还会影响教育对象对教学内容、信息的理解和掌握。

健康教育的实质是行为干预，而教育对象不良生活行为、习惯的改善程度，将取决于他们对健康知识和健康信息掌握和接受的程度。教育者的基本教学技能将直接影响教育对象的学习过程和效果。教育者若能熟练掌握基本教学技能，确保准确地将健康知识传递给教育对象，则可激发教育对象的学习兴趣和自觉性，转变其观念和态度，从而提高健康教育的有效性。

1. 导入技能 是教育者在一个新的教学内容或活动开始时，引发教育对象学习动机的行为方式。教育者一般在一个新课题、一项活动或一节课开始时，应用导入技能，时间一般限制在3～5min。根据教育对象和教学内容的特点，常用的导入方式一般分为7种类型。

(1)直接导入：教育者以概括介绍本次课主要内容，或明确本次课学习目的和要求，作为本次课的开始。

(2)经验导入：教育者以教育对象已有或熟悉的经验为切入点，通过讲解、提问，逐步引出本次课的新内容。

(3)旧知识导入：教育者以对已学知识的复习、提问等活动开始，逐步引出新内容。

(4)实验导入：教育者以实验演示或布置教育对象实验，作为本次课的开始。

(5)直观导入：教育者以展示实物、模型或指导教育对象观看影像制品，作为本次课开始。

(6)故事、事例导入：教育者以讲解教育对象熟悉的事例、故事，作为本次课的开始。

(7)设疑、悬念导入：教育者以设置一些疑问、悬念，作为本次课的开始。

2. 强化技能 是教育者运用各种肯定或奖励的方式，使教学内容与教育对象反应建立稳固的联系，帮助教育对象形成正确的行为，激发教育对象学习热情，促使他们的思维沿着正确的方向发展的一类教学行为。强化技能的主要类型包括4种，即语言强化、动作强化、标志强化和活动强化。

(1)语言强化：教育者通过语言评论的方式，对教育对象的反应或行为给予鼓励或表扬，以促使教育对象向所希望的方向发展。语言强化可分为口头强化和文字强化两种。

(2)动作强化：教育者通过身体动作、面部表情等非语言方式，如微笑、点头、鼓掌等，对教育对象的反应、行为给予肯定、鼓励、赞扬。

(3)标志强化：教育者通过运用各种象征性标志、奖赏物等，对教育对象的反应、行为给予肯定、鼓励、赞扬。

(4)活动强化：教育者通过组织一些特殊的活动，如课外辅导、竞赛活动、经验介绍等，对教育对象的反应、行为给予肯定、鼓励、赞扬。

3. 变化技能 是教育者根据教学内容和教育对象反应，通过变化教学媒体、师生相互作用形式及对教育对象的刺激方式，引起教育对象的注意和兴趣，将无意注意过渡到有意注意，保持教育对象学习动机，形成良好课堂学习气氛的一类教学行为。变化技能一般分为3类，即教态的变化、教学媒体的变化和师生相互作用的变化。

(1)教态的变化：教态主要包括教育者在教学中的身体动作、面部表情、眼神、声音等非语言行为。教态的变化是指教育者在教学中适当变化其声音、手势、眼神及身体运动等，如移动身体的位置、变化身体的局部动作或面部表情、改变声调、语速等，以达到刺激教育对象、吸引教育对象的目的。

(2)教学媒体的变化：教学的过程实质上是一个信息传递的过程，教育对象主要通过视觉和听觉媒体、触觉、嗅觉及操作，接受、理解和掌握信息。教育者在教学过程中，根据教学内容、教育对象学习特点，适当变化教学媒体，如投影与板书交替使用等，以达到缓解教育对象对单一教学媒体的疲劳、提高教学效率的作用。

(3)师生相互作用形式的变化：教学的过程是教育者与教育对象相互作用的过程，作用形式主要包括：教育者与全体教育对象、教育者与个别教育对象、教育对象与教育对象等。教育者在教学过程中，可根据教学内容和教育对象学习方式的特点，变化相互作用的形式，如授课与小组讨论交叉进行，从而活跃课堂教学气氛、激发教育对象兴趣。

4. *结束技能* 是教育者完成一个教学任务或活动时，为巩固、拓展教育对象的学习所采用的特定的行为方式。结束技能不仅可以应用于一节课、一个章节的结束时，也可以用于讲授新概念、新知识的结尾。完美的教学结尾，可以收拢教育对象的思维，清理教育对象的思路；还可以激励教育对象向新的高峰攀登。结束的类型主要包括三种，即系统概况、分析比较、拓展延伸。

(1)系统概括：教育者将一节课、一个章节的内容进行总结归纳、系统概括，强调重点内容，并可采用板书、列表、绘图等方法增强效果。

(2)分析比较：教育者将新概念与原有概念或并列概念、相对概念、易混淆的概念进行分析比较，明确指出本质特征和不同点，以帮助教育对象加深记忆和理解。

(3)拓展延伸：教育者可通过提出问题、设置悬念等方式，将讲授的知识向其他方面延伸，以拓宽教育对象的知识面，激发教育对象学习、研究的兴趣。

第三节 社区卫生服务和社区护理服务的新进展

自20世纪中期以来，在WHO的倡导下，世界各国针对自身医疗卫生服务体系和医疗卫生保健服务需求的特点，以不同的方式积极地发展社区护理服务，不同程度地达到了有效、合理利用医疗卫生资源、满足人类对健康服务需求的目的。

一、美国社区护理服务的特点

长久以来，美国政府一直被其医疗卫生服务的“高成本、低覆盖”所困扰。与其他发达国家相比，一般发达国家医疗卫生费用支出占其国民经济总产值(GDP)的7%～10%，而美国医疗卫生费用支出已占其GDP的16%；尽管美国政府为老年人群、贫困人群提供医疗保险保障，但仍有约15%美国公民没有任何医疗保险保障。因此，大力发展社区护理服务早已成为美国政府“降低医疗卫生服务的成本、提高医疗卫生服务的覆盖率”的主要措施之一。

(一)社区护理服务简况

作为社区护理的起源地之一，美国社区护理服务开展时间较长，社区护理服务体系也较完善。在美国，各州开设社区护理服务的模式不完全相同，主要通过社区护理服务中心、老年服务中心、妇幼健康服务中心、社区精神健康中心、临终关怀服务中心等社区护理机构，向社区妇女、儿童、老年人、慢性疾病病人、疾病恢复期病人、临终病人等提供相应的医疗护理和预防保健服务。从事社区护理服务的护士均为注册护士，具备本科以上的学历、3～5年的临床护理经验，具有较强的决策、合作和管理能力。随着医疗技术的提高，社区护士越来越多地参与二级、三级医疗保健服务，社区护士队伍中具有硕士学历以上的人数比例逐渐增加。

(二)社区护理服务特点

1. *以人群健康为中心* 美国社区护理服务以人群健康为中心，将预防保健服务和医疗护理服务有效结合。社区护理机构定期以不同方式为不同年龄段、不同特点的居民举办促进和维护健康的活动，如健康咨询、讲座等，在强调“每个人既具有享受健康的权利又具有维护健康的责任”的基础上，指导居民具体维护、促进健康的方法。

2. *团队作用明显* 美国社区护理服务的提供者为多专业合作的团队。作为社区护理服务的主体，社区护士将根据服务对象的特点和需求，与医生、营养师、康复师、心理学工作者、社会工作者等相关专业兼职人员密切配合、团结协作，共同提供社区护理服务。

3. *社区护理机构与医院衔接紧密* 为了提高医疗资源使用率、降低医疗卫生服务成本，美国社区护理机构与医院密切联系，确保病人的连续治疗和护理。在美国，术后及病情稳定的病人将被转入所在社区，由社区护士按照医院的治疗、护理或康复方案提供相应的服务。病人及其家庭因此减轻经济负担，医院因此有效缩短了病人平均住院日、提高了病床的周转率。

4. 社区护士整体素质较高　美国社区护士不仅具有本科以上学历，还具有丰富的临床护理经验，从而使得他们在家庭访视、家庭护理中表现出高度的自主性和独立性。

二、英国社区卫生服务的简况

作为现代护理先驱南丁格尔的故乡，英国也是社区卫生服务的起源地之一。英国素以其全民医疗保健服务制度而闻名于全世界。然而，进入20世纪70年代后，由于英国经济的低速增长、免费医疗导致的医疗服务过度利用和浪费，全民医疗保健服务制度已不堪重负。为了控制医疗服务成本，社区卫生服务得以加速发展。

目前，英国的社区卫生服务主要由全科医疗服务和社区护理服务两部分组成。全科医疗服务以门诊为主要形式，由全科医师承担常见病的诊断及治疗、恢复期病人的康复医疗等；社区护理服务主要以社区护理、保健访视和学校护理为主要形式。社区护理是英国社区护理中的最主要服务形式，其主要护理服务内容包括家庭护理、术后护理、保健护理等；保健访视主要是通过对婴幼儿和老年人的家庭访视，提供预防保健服务，并进行健康教育；学校护理则面向在校教育对象，向他们提供健康检查、健康教育等服务。

在英国，从事社区卫生服务的工作人员主要有全科医师、社区护士、心理治疗师和社会工作者等。成为一名全科医师需在大学本科毕业后经过5年临床实践，再通过3年专门培训，通过执业考试并获得全科医师执业资格；社区护士均为毕业于正规护士学校并经过1年社区护理培训的注册护士。

三、澳大利亚社区卫生服务与社区护理服务简况

澳大利亚拥有770万平方公里的陆地面积，却只有约2 000万人口。为了缓解由于地广人稀所导致居民就医不便的问题，澳大利亚建立了非常完善和先进的社区卫生服务机构。

1. 社区卫生服务简况　澳大利亚政府统一规划、设立了社区卫生服务中心，组织专门的家庭医生和护士，向社区个体、家庭和群体提供全方位的卫生服务。每个社区卫生服务中心管辖2万～15万居民，承担了公立医院、私人诊所以外的社会性、区域性公共卫生服务。社区卫生服务中心向辖区居民提供基本医疗、健康咨询、护理等社区支持和健康促进服务，如提供全免费的全科医疗服务、承担病人出院后的基本医疗和护理服务、定期举办健康教育讲座、开展老年人医疗保健服务等。

澳大利亚的社区卫生服务中心独立于政府，为非营利性机构。工作人员包括医生、护士、物理治疗师、心理治疗师、社会工作者等其他卫生技术人员。目前，从事社区卫生服务的工作人员达20万余人，约占全国医疗卫生技术人员总数的35％。

社区卫生服务在澳大利亚整个卫生体系中发挥了重要作用，特别是在健康“守门人”、预防保健、疾病康复等方面作用明显。根据WHO公布的结果，澳大利亚在全球综合健康指标评比中排名第4位，但其卫生服务总费用的支出仅处于发达国家的中等水平（2006年澳大利亚卫生总费用仅占其GDP 9.6％）。

2. 社区护理服务简况　作为社区卫生服务的重要组成部分，社区护理服务在澳大利亚的卫生体系中同样发挥着举足轻重的作用。在各个社区卫生服务中心，护士作为主要工作人员，专业分类详细，主要由全科护士、临床护士、老年保健护士、专业婴幼儿护士、助产士、心理治疗护士等组成；分别向社区居民提供儿童、妇女、老年人的家庭保健服务、健康教育及健康咨询服务、出院病人和慢性疾病病人的家庭护理及康复服务、临终关怀服务等。在澳大利亚，从事社区卫生服务的护士均为注册护士，他们均经过高中毕业后3年的本科教育或研究生水平教育，并接受过专门培训。

四、德国社区卫生服务的特点

社区护理服务在德国发展较迅速、完善。在德国，政府、宗教和慈善机构开设了一些社区护理站，以提供社区护理服务，一般每7个护理站由一个总部管理，各州护理技术检测协会定期对护理站进行考核和验收。

社区护理服务的主要对象为老年人、儿童、慢性疾病病人、术后恢复期病人和残疾人等。社区护理服务内容以预防、保健和康复护理服务为主。

目前，从事社区护理服务的护士人数已约占德国护士总人数的50％。社区护士均为注册护士，并具有5年以上、丰富的临床经验。

五、日本社区护理简况

日本于1994年进入老龄化社会，即其65岁以

上人口数量已超过其人口总数的7%。根据日本总务省统计:截止到2009年9月15日,日本65岁以上老年人口数量已占总人口数量的22.7%。为了应对人口快速老龄化的严峻形势,日本政府积极发展社区护理服务。

社区护理在日本可分为两个领域,即:以个人、家庭、特定集团、社区为服务视点的公共卫生护理和以家庭为服务视点的居家护理,公共卫生护理和居家护理协同发挥预防、保健、健康教育、康复、诊疗处置和生活护理作用。公共卫生护理服务由各都、道、府、县所属的保健所和保健所所辖的保健中心提供,其主要服务内容包括:地区健康问题的诊断、儿童虐待的预防、成年人习惯病的预防、精神障碍者的支援、老年人和残疾人的外出支援等;居家护理服务由访问护理站提供,主要内容包括:诊疗处置、病情观察、用药管理、康复护理、生活护理及指导等。

六、韩国社区护理服务简况

进入21世纪后,韩国人口老龄化的压力日趋增加。为此,韩国将大力发展社区医疗作为提高国民健康水平、缓解医疗卫生服务压力的重要举措之一。

韩国社区护理涉及6个领域,即:保健所、家庭护理机构、学校、工厂企业、保健诊所等;根据不同的机构,社区护士包括保健护士、家庭看护师、养护教师、产业护士、助产士、保健诊疗员等。在各保健所,护士主要提供婴幼儿的健康咨询和评估、预防接种、围生期保健、计划生育、传染病的管理、慢性疾病病人的治疗和康复、口腔管理等服务;在家庭护理机构,家庭看护师通过家庭访视,主要提供健康咨询、定期身体检查及化验、伤口护理、排泄护理、心理护理及特殊护理等服务,其服务对象主要为65岁以上的老年病人、慢性疾病病人、术后出院病人、康复期病人及产妇和婴儿等。在韩国,从事家庭护理的护士均为具备10年以上临床工作经验的注册护士,并在完成家庭护理专业1年(600学时)课程后通过国家家庭看护师的资格考试。

第四节 社区护理服务的实施

一、新生儿与产妇的家庭访视

(一)家庭访视概述

家庭访视(home visit)是指在服务对象家庭里,为了维护和促进个人、家庭和社区的健康而提供的护理服务。家庭访视是社区护理工作的重要工作方法。

1. 家庭访视的目的

(1)收集服务对象的相关资料。

(2)明确服务对象的生活方式和存在的健康问题。

(3)为居家病人提供综合性护理服务。

(4)为重点保健对象提供相应的保健服务。

(5)提高病人自我护理能力,指导病人家属或照顾者正确护理。

2. 家庭访视的步骤

(1)访视前阶段:为了确保家庭访视的效果和效率,社区护士在访视前应做好充分的准备,包括人员的准备、物品的准备等。

①确定访视对象:在面对诸多访视对象时,社区护士应合理安排访视顺序,优先考虑访视那些可能会影响群体健康、病情严重可能会导致死亡或留有后遗症的对象,如急性传染病病人、冠心病病人等。

②设计访视路线:在设计访视路线时,社区护士应将新生儿、产妇等重点保健对象放在前面,将传染病病人放在后面,以免引起交叉感染。

③联系访视对象:确定访视路线后,社区护士应提前与访视对象或家属取得联系,告知访视时间、目的及内容,并指导他们做好相应的准备。

④准备访视物品:社区护士应根据访视对象的特点、需求,准备好访视物品。

⑤告知访视安排:在访视前,社区护士应将访视安排、路线告知社区卫生服务中心(站)的同事。

(2)访视阶段:在访视阶段,社区护士应针对访视对象的特点和需求,重点做好以下几项工作。

①通过与访视对象、家属、照顾者交流沟通,建立相互信任感。

②全面评估访视对象的身心健康状况、家庭环境等情况。

③针对访视对象的需求,提供相应的护理服务,并进行记录。

④解答访视对象、家属、照顾者的有关问题,并

给予指导。

⑤在结束访视前，根据需要与访视对象、家属、照顾者预约下次访视时间。

(3)访视后阶段：访视结束后，社区护士回到社区卫生服务中心(站)应将访视物品进行整理，妥善处理医疗废弃物；并对访视活动进行评价、总结。

3. *家庭访视的注意事项* 家庭访视是社区护士提供社区护理服务的重要方式和手段，为了确保家庭访视的效果，社区护士应特别注意以下几点：

(1)尊重访视对象、家属和照顾者，并充分调动他们的积极性，共同参与护理活动。

(2)严格遵守家庭访视管理规定和护理技术操作程序，确保访视对象的安全。

(3)访视护士应穿着得体，尽量着工作服；携带有效身份证明，勿佩戴贵重首饰或携带大量现金。

(4)访视途中或访视过程中如遇突发事件，应沉重镇静，当局面难以控制时，应在提供紧急护理后立即离开现场寻求帮助，必要时应报警。

(5)若需紧急或临时增加访视对象时，社区护士应首先报告社区卫生服务中心(站)，征得同意后方可提供访视服务。

(二)新生儿与产妇家庭访视的频率和内容

新生儿和产妇是社区护士家庭访视的重点对象。对于产妇而言，产后 28d 是产妇身体和心理恢复的关键时期；对于新生儿而言，出生后 28d 也是其生长的重要时期。因此，产后与新生儿家庭访视是妇女产褥期保健和新生儿保健的重要措施。社区护士通过家庭访视，为产妇和新生儿提供良好的保健服务和指导，从而促进产妇身心健康的恢复和新生儿的健康生长。

1. *新生儿家庭访视频率及内容* 根据新生儿及产妇的健康情况，社区护士一般对新生儿进行3～4 次的家庭访视，分别为初访、周访、半月访和满月访。社区护士在每次访视前应根据访视内容做好充分准备；在访视过程中，通过详细询问、仔细观察和检查，了解新生儿的健康状况，耐心解答家长的问题并给予有针对性的指导，认真填写新生儿访视卡；访视结束前，社区护士应与家长预约好下次访视的时间。每次新生儿家庭访视的时间和主要内容如下。

(1)初访：初访一般在新生儿出生后 3d，或在新生儿出院后 24h(一般不超过 72h)进行。作为第 1 次访视，社区护士应在全面了解新生儿情况的基础上，对家长进行指导。其重点内容包括：①一般情况、面色、呼吸、体重、身高、体温、吸吮能力等。②出生前、出生时及出生后情况。孕母情况、分娩方式、出生时体重和身高、是否接种卡介苗和乙肝疫苗、喂养情况等。③居室环境。温度、湿度、通风状况、卫生状况等。④特别情况。检查有无黄疸、脐部感染、出血等。

(2)周访：一般在新生儿出生后 5～7d 进行。社区护士在进行新生儿周访时，除了解新生儿的一般情况、喂养情况外，应重点检查新生儿脐带是否脱落；对已脱落的新生儿，应检查其脐窝是否正常。

(3)半月访：一般在新生儿出生后 10～14d 进行。社区护士在此次访视中，不仅要了解新生儿的一般情况、喂养情况，还应重点完成以下任务：①检查生理性黄疸是否消退；②判断生理性体重下降的恢复情况；③根据新生儿具体情况，指导家长补充维生素 K 的方法。

(4)满月访：一般在新生儿出生后 27～28d 进行。作为最后一次新生儿家庭访视，社区护士应对新生儿进行全面体格检查，对家长给予相应的指导，并指导家长继续进行婴幼儿生长发育的监测和定期健康检查。访视结束后，社区护士应做出新生儿访视小结。

2. *产妇家庭访视频率及内容* 根据产妇的分娩方式、健康状况等情况，社区护士一般在产妇分娩后的 28d 内对其进行 2～3 次家庭访视，分别在产妇出院后 3d 内或产后 5～7d 内、产后 2 周和产后 28d。社区护士应结合新生儿访视的频率和内容一并进行。对于产妇，社区护士应重点掌握其生命体征、腹部或会阴伤口的愈合情况、饮食、睡眠、大小便情况、心理和精神状态、泌乳情况、乳房有无肿块、恶露性状、子宫收缩情况等。

二、老年痴呆病人的家庭护理

(一)老年性痴呆概述

老年性痴呆又称阿尔茨海默病(Alzheimer disease，AD)，是一组病因未明的慢性大脑退行性变性疾病。

老年性痴呆多数人发病在 65 岁以上，可导致老年人记忆力、认知能力逐渐减退，最终丧失生活自理能力，从而严重影响老年人的生活质量，已成为威胁老年人健康的主要疾病之一。

1. *病因与危险因素* 目前导致老年性痴呆的病因尚不十分清楚，其致病危险因素主要包括以下 5 个方面。

(1)衰老因素:在诸多与老年性痴呆有关的因素中,衰老可谓首要危险因素。国内外的研究成果显示:随着年龄的增长,老年性痴呆的发病率、患病率逐渐增高。65岁以上人群中重度老年性痴呆患病率达5%以上,而80岁以上人群老年性痴呆患病率高达25%~30%。

(2)遗传因素:老年性痴呆发病具有家族聚集性,呈常染色体显性遗传及多基因遗传。研究表明,基因突变对老年性痴呆的发生起着决定性作用,目前发现至少有4个基因与老年性痴呆有关,即APP基因、载脂蛋白E(ApoE)基因、早老素1基因(PS1)和早老素2基因(PS2)。

(3)疾病因素:高血压、动脉硬化、脑卒中、糖尿病等疾病与老年性痴呆的发生有关。

(4)饮食因素:铝含量过高、胆固醇过高、嗜酒等也与老年性痴呆的发生有关。

(5)其他因素:影响老年性痴呆发生的因素还包括,受教育程度较低、性格内向、不良生活方式等因素。

2. *临床表现*　老年性痴呆一般起病缓慢、隐匿,以进行性记忆障碍、智能障碍、定向力障碍、情感障碍等为主要临床表现。

(1)记忆障碍:老年性痴呆病人早期以记忆障碍为突出症状,并以短期记忆和记忆保持障碍为主。病人表现为健忘和顺行性健忘,即忘记刚刚发生的事情、遗失物品,如忘记刚刚与人谈话的内容、刚刚做过的事情、东西放置的位置等。随着病情的发展,老年性痴呆病人后期也会逐渐出现远期记忆障碍。

(2)智能障碍:老年性痴呆病人的计算、理解和判断能力将逐渐全面下降,早期表现为计算错误、学习能力障碍,后期表现为不能识别数字和符号,导致丧失工作、做家务的能力。

(3)定向力障碍:老年性痴呆病人会出现时间、地点、人物的定向能力障碍。主要表现为记不清重大事件发生的时间、地点,甚至忘记自己的出生年月、主要经历,不认识亲人,在熟悉的环境中迷路,找不到家门、走错房间等。

(4)情感障碍:老年性痴呆病人可表现为淡漠、呆滞少语,也可表现为欣快、焦虑、抑郁,部分病人易激惹,甚至发生暴怒、冲动行为。

(5)人格改变:人格改变为病人最常见的表现。病人在个性、人格上会发生很大变化,主要表现为性情固执、偏激,以自我为中心,自私、多疑、孤僻,对人冷淡,易发脾气,甚至打骂家人。部分病人会缺乏羞耻感,表现为随处大小便等。

(6)睡眠障碍:老年性痴呆病人常表现为昼夜颠倒、睡眠倒错,即白天瞌睡、打盹,夜间不眠、到处乱走、喊叫,干扰他人。

(7)感知觉、思维障碍:老年性痴呆病人在痴呆、记忆障碍的基础上,可出现错构、虚构现象,甚至被偷窃妄想、被害妄想、关系妄想、嫉妒妄想等。

3. *治疗要点*　虽然老年性痴呆是一种不可逆性的疾病,目前尚无根治办法,但早发现、早诊断、早治疗不仅可以延缓疾病的发展,还可以使病人在认知功能上得以改善。因此,早期治疗是关键。治疗的主要方法包括一般性支持治疗、改善认知功能和对症治疗。

(二)老年性痴呆病人的家庭护理措施

老年性痴呆病人的照顾将给家庭及社会造成极大的精神和经济负担。社区护士应指导和帮助病人家属、照顾者正确护理和管理病人,以达到保障病人安全、改善生活质量、减轻家庭负担的目的。

1. *日常生活护理*　对于老年性痴呆的病人,社区护士应在准确评估其日常生活自理能力的基础上,指导其家属、照顾者鼓励病人独立完成日常生活的自我照顾,必要时给予协助或帮助。

(1)穿衣:老年性痴呆病人以选择简单、纽扣较少的衣服为宜。照顾者可将衣服按穿着顺序依次排好;耐心向病人讲解穿衣步骤,必要时给予示范;然后鼓励病人自行穿衣。

(2)进食:老年性痴呆病人以低脂、低盐、易消化饮食为宜,应定时进餐饮水,鼓励与他人共同进餐,注意食物的温度,防止呛咳、窒息;同时多吃蔬菜和水果,防止便秘。

(3)睡眠:老年性痴呆病人应养成良好、规律的作息习惯,早上按时起床,晚上按时睡觉;病人若夜间醒来,照顾者应陪伴病人一段时间,尽量安慰、劝服其再次入睡。为了避免病人昼夜颠倒,尽量减少其白天睡眠时间,并鼓励其多进行一些体力活动。

(4)排泄:照顾者应定时提醒病人排尿、排便,特别是在外出前、临睡前及夜间。如果病人将大小便排在裤内,应及时帮助其清洁、更换,一定不要责备、讽刺病人,以免伤其自尊。

(5)梳洗和沐浴:帮助病人养成规律梳洗、沐浴的习惯。向病人讲解、示范梳洗的步骤和方法,鼓励病人自己梳洗;定期协助、陪伴病人沐浴,注意防止病人烫伤、滑倒或发生其他意外。

2. 确保病人安全　随着疾病的逐渐发展，老年性痴呆病人的安全愈来愈成为护理的核心。社区护士应帮助病人照顾者掌握防止病人跌倒、走失、发生意外的主要措施。

(1)防止跌倒：为了防止病人跌倒，照顾者应特别注重病人的衣着和居室设施、环境等。病人衣服应合体，特别是裤子不宜过长；居室、卫生间地面应保持干燥，并经过防滑处理；室内照明应充足，特别是病人床头应备有照明设备，以便病人夜间活动。

(2)防止走失：为了防止病人走失，照顾者一方面应注意不要让病人单独外出，安装特别门锁，使病人不易独自出门；另一方面，照顾者应在陪伴病人外出时，为病人佩戴写有自己姓名、住址、亲属联系电话的名牌，以便病人万一走失后有助于寻找。

(3)防止意外：病人家属、照顾者应将家中可导致自伤的器具、药物等妥善放置，以免病人发生意外。

3. 认知功能训练　认知功能训练对于老年性痴呆病人尤为重要，社区护士可针对病人和家庭的特点给予指导。

(1)保持环境的熟识度：尽量减少居住环境的变化，如少搬家、少变换家具的位置或更新家具等，保证病人居住环境的稳定、规律，使病人熟悉环境，避免因环境变化而引起不安。

(2)强化病人的时间感：将挂历、时钟挂在居室显著的地方，以增强病人的时间感。

(3)增强病人识别能力：将居室不同房间加上鲜明标识，以强化病人识别方向、事物的能力。

4. 异常行为应对　老年性痴呆病人可能会出现一些异常行为，社区护士应提前让病人家属、照顾者做好思想准备，并指导他们掌握应对的方法。

(1)暴力行为：当病人表现出暴力行为时，照顾者应保持镇静，努力寻找导致病人暴力的原因，尝试转移病人注意力，以缓解或停止其暴力行为。若病人暴力行为频繁出现，则应及时就医，给予药物控制。

(2)其他异常行为：老年性痴呆病人还可能表现出一些其他异常行为，如收集垃圾等秽物、独自徘徊或自言自语等，照顾者切忌用指责、训斥等简单方法制止，可考虑提供一个安全地方，适当“放纵”一下，然后再逐渐转移其注意力。

5. 关注家属、照顾者健康　长期照顾、护理老年性痴呆病人，会使家属、照顾者不同程度感到身心疲惫，社区护士在帮助和指导病人家属、照顾者护理病人的同时，还应特别关注病人家属、照顾者的身心健康状况，指导他们自我照顾、自我减压。

(1)分工合作：老年性痴呆病人的家庭成员应团结合作，共同承担照顾病人的责任，共同分担照顾病人的烦恼。

(2)及时求助：当病人家属或照顾者感到心力交瘁、身心疲惫时，应及时向家庭其他成员或专业人员寻求帮助。

(3)学会放松：照顾者在专心照顾病人的同时，应学会利用闲暇时间自我放松，如听听音乐、练练瑜伽、游泳等，以缓解压力，补充体力。

三、社区临终病人及其家属的关怀与护理

(一)临终关怀概述

1. 临终关怀定义　临终关怀是通过对临终病人的关怀和护理，使病人尽快接受现实，稳定情绪，从而能在尊严、舒适、平静中辞世。病人家属通过关怀和情感支持，达到维护、提高身心健康的目的。临终关怀旨在提高临终病人生命质量，减轻痛苦，安详辞世。

2. 临终关怀宗旨　是提高临终病人的生活质量，维护临终病人家属的身心健康。

(1)照护为主：对于临终病人，应以加强全面护理为主，从而达到减轻痛苦，提高生命质量的目的。

(2)注重心理：针对临终病人的特殊心理活动，提供相应的心理护理服务，是临终关怀的重要内容之一。

(3)姑息治疗：临终病人的治疗应在尊重生命和死亡的自然过程基础上，不以盲目地延长生命为目的，而以解除痛苦、姑息治疗为主。

(4)关心家属：临终关怀的对象不仅局限于临终病人，还包括理解、支持、安慰临终病人的家属，确保他们安全度过居丧期。

3. 临终关怀的主要内容　社区护士将围绕临终病人及其家属，提供相应的关怀与护理服务。

(1)临终病人的护理：为了达到维持和改善临终病人的生活质量、最终能在尊严、舒适、平静中辞世的目的，社区护士应和病人家属或照顾者一起，重点为病人提供基础护理、疼痛控制和心理护理服务。

(2)临终病人家属的关怀：为了达到安慰病人家属、提高身心健康的目的，社区护士重点为病人家属提供情感上的支持和心理关怀。

(二)临终病人的特点

社区护士应针对临终病人的主要生理特点及需求,满足临终病人的生活需求,维持其生命质量。

1. *生理特点*

(1)循环衰竭:脉搏细速、不规则或测不到,心尖冲动往往最后消失;血压逐渐降低,甚至测不到;大量出汗;皮肤苍白、湿冷、发绀、出现斑点。

(2)呼吸困难:呼吸表浅、频率或快或慢,张口呼吸、潮式呼吸或间停呼吸。

(3)胃肠蠕动减弱:食欲缺乏、恶心、呕吐、腹胀、口渴、脱水等。

(4)肌张力丧失:不能进行自主的身体活动;无法维持良好、舒适的功能体位;还可能出现吞咽困难、大小便失禁。

2. *心理护理*　美国心理学家罗斯(Kubler-Ross)博士认为,临终病人的心理活动一般分为5个阶段。

(1)否认期:当病人初次面对“不治之症”或疾病晚期等诊断时,往往以否认诊断或质疑诊断作为第一反应;继而会寻求再次检查,希望能否定前一诊断。此种表现即为否认期病人的突出表现。

(2)愤怒期:当病人面对已无法改变的现实时,可能会表现出愤怒、怨恨的情绪,并容易迁怒于医护人员、家属及照顾者。

(3)协议期:当病人被迫接受现实时,为了延长生命,可能会提出各种协议性要求,并寻求各种方法缓解症状,乞求“奇迹”的出现。

(4)抑郁期:当病情不断发展、治疗无明显效果时,病人可能将陷入极度痛苦、绝望之中。

(5)接受期:当病情进一步恶化、死亡无法避免时,病人情绪将相对稳定,表情淡漠;由于机体极度衰竭,病人常处于嗜睡状态。

(三)临终病人的护理措施

1. *基础护理措施*　社区护士通过直接或间接向临终病人提供基础护理服务,以达到使其减轻病痛、维持或改善生活质量的目的。

(1)观察病情:密切观察病情变化、生命体征及尿量的变化,并及时、准确记录,备齐各种抢救用品。

(2)保持能量供应:针对病人的病情,以有效方式补充适当高热量、高蛋白饮食,维持临终病人机体的抵抗力。

(3)保持呼吸正常:及时清除呼吸道、口腔分泌物,采取适当体位,保持呼吸道畅通;必要时给予氧气吸入。

(4)维持排泄功能正常:及时解决尿潴留、便秘等问题,减轻病人痛苦。

(5)皮肤护理:保持皮肤清洁、干燥,预防压疮的发生,做好口腔护理。

(6)保障充足休息:根据病人的习惯和愿望,安排好病人的休息,保证充足睡眠。

2. *疼痛控制措施*　疼痛往往是大多数恶性肿瘤晚期病人的主要临床表现,也是影响其生命质量的主要因素。因此,有效地控制疼痛是提高恶性肿瘤晚期病人生活质量的重要途径,也是临终关怀的主要内容之一。

(1)疼痛的评估:有效的疼痛控制依赖于准确的疼痛评估。

①疼痛的分级:根据WHO的疼痛分级标准,疼痛分为4级。

0级:无痛。

1级:有疼痛,不严重,可以忍受,不影响睡眠。

2级:疼痛明显,无法忍受,影响睡眠。

3级:疼痛剧烈,无法忍受,严重影响日常生活。

②疼痛的评定:常用于评定病人疼痛的方法有数字评分法和视觉模拟评分法。

数字评分法:用数字0～10分评估疼痛的程度,0分表示无痛,10分表示剧痛,中间数字依次分别表示疼痛的不同程度,由病人根据自己疼痛的程度进行评分。

视觉模拟评分法:在纸上画一条长10cm的线段,线段的右端为无痛、左端为剧痛,线段的中间部分则表示不同程度的疼痛。病人根据自己的感觉在线段上标出疼痛的程度,再依据病人标出的记号、面部表情及睡眠等情况综合进行评定。

(2)控制疼痛的方法:根据病人疼痛评定的结果,可选择药物镇痛或非药物镇痛方法。

药物镇痛:根据WHO推荐的“三级阶梯药物镇痛方案”,针对疼痛的等级,分别采用非麻醉、弱麻醉及强麻醉镇痛药物(表9-2)。

非药物镇痛:常用的非药物镇痛方法包括松弛疗法、音乐疗法、针刺疗法及神经阻滞疗法等。

①松弛疗法:通过调整病人体位或给予按摩,使机体松弛,减轻疲劳、焦虑,有助于促进病人睡眠、缓解疼痛。

②音乐疗法:音乐不仅可以分散人的注意力,还可以使人心情平静、身体放松。因此,音乐一般对因机体、精神和心理等原因导致的综合性疼痛有

表 9-2　三级阶梯药物镇痛方案

疼痛等级	疼痛描述	镇痛方案
0 级	无疼痛	无需处理
1 级	有疼痛，可以忍受，不影响睡眠	非麻醉药物：阿司匹林、匹米诺定
2 级	疼痛明显，无法忍受，影响睡眠	弱麻醉药物：可待因、布桂嗪（强痛定）、曲马朵
3 级	疼痛剧烈，无法忍受，严重影响日常生活	强麻醉药物：吗啡、盐酸哌替啶

选自：黄人健．社区护士培训教程．2 版．北京：中央广播电视大学出版社，2009

明显的缓解作用。

③针刺疗法：针对病人疼痛的性质、部位，采用不同穴位针刺，可诱生体内的内啡肽，产生中枢性镇痛的效果。

④神经阻滞疗法：通过使用药物或物理手段，暂时或长期阻断神经系统传递作用，达到缓解疼痛的作用。

(3)社区临终病人疼痛的控制原则

①以提高临终病人生活质量为宗旨，尽可能将疼痛控制在 0～1 级。

②根据病人个体的差异、疼痛的部位、等级，确定镇痛方案。

③采用药物镇痛时，应严格遵循药物治疗疼痛的基本要求，如给药途径、剂量和时间等。

④密切观察病人病情的发展，根据病人疼痛的程度，及时调整镇痛方案。

3. *心理护理措施*　针对临终病人不同心理发展阶段的特点，社区护理人员应配合家属或照顾者从以下几个方面提供心理护理：①根据病人的接受能力，逐步将病情告知病人；②充分理解病人，原谅病人的一些言行；③引导、倾听病人诉说忧伤；④鼓励、支持病人战胜死亡的恐惧；⑤关注病人心理的变化，防止自伤等意外的发生。

(四)临终病人家属的关怀

1. *临终病人家属的特点*

(1)生理特点：临终病人家属在照顾和失去亲人的过程中，不仅心理承受巨大压力和悲痛，生理上也会出现各种表现，如因压力过大、失眠所导致的头痛、血压升高；因过度压抑、悲伤所导致的食欲减退、便秘等。

(2)心理特点：在经历护理和失去亲人的过程中，临终病人家属心理将承受巨大的压力和悲伤。根据学者安格尔理论，临终病人家属的哀伤可分为 4 个阶段。

①惊愕：最初得到亲人临终诊断的时候，多数家属表现与病人相同，他们会感到震惊，否认事实。

②察觉：当家属不得不接受现实并面对、照顾临终病人时，他们会感到无奈、压抑和痛苦。

③恢复：当病人去世后，家属在处理后事过程中会感到悲痛，但将逐渐恢复。

④释怀：随着时间的推移，家属将逐渐结束悲伤的过程，对新生活产生兴趣。

2. *临终病人家属的关怀*　面对临终的亲人，家属将承受较大的心理、精神压力；照顾临终的亲人，家属也会产生急躁、悲观、厌烦的情绪。家属的言行、表情不仅直接影响临终病人的生活质量，还会引发家庭危机，或导致其他家庭成员出现身心健康问题。因此，在临终病人不同的阶段，其家属也需要相应的理解、安慰和指导。

(1)帮助家属尽快接受事实：当初次面对亲人“临终”的事实时，家属往往与病人本人的感觉、反应相似，拒绝或害怕面对现实。社区护士应在同情、理解的基础上，耐心、细致地做好家属的思想工作，使家属尽快接受现实，从而为共同做好病人的心理工作奠定基础。

(2)指导家属正确照顾病人：家属或照顾者是社区临终病人最主要、最密切的关怀者、服务者。因此，社区护士在向临终病人提供直接服务的同时，须指导家属或照顾者掌握正确照顾、护理、安慰病人的方法，以保证满足病人舒适的需求，最大限度地维持病人的生命质量。

(3)协助家属做好善后：当病人去世后，社区护士应在尊重家属意愿的前提下，帮助家属妥善处理好各项善后工作，尽量使家属减少遗憾、减轻悲伤。

(4)引导家属安全度过居丧期：针对不同家庭、不同家属的特点，社区护士应在居丧期内定期走访家属，了解他们身心状况，进一步做好心理安慰工作，确保他们安全度过居丧期。

（黄惟清）

■参考文献

[1] 杨秉辉.全科医学概论.2版.北京:人民卫生出版社,2006.8

[2] 刘建芬,黄惟清.社区护理学.2版.北京:中国协和医科大学出版社,2010

[3] 赵秋利.社区护理学.2版.北京:人民卫生出版社.2006

[4] 黄人健.社区护士培训教程.2版:北京:中央广播电视大学出版社,2009

[5] 刘建芬.社区特殊人群保健.北京:北京大学医学出版社,2008

[6] 冯正仪.社区护理.上海:复旦大学出版社,2003

第二篇　内科护理学

第10章

内科常见症状与辅助检查

第一节　常见症状与体征

一、发　　热

任何原因引起的产热增多或散热减少，或致热原直接作用于丘脑的体温调节中枢，或体温调节中枢功能紊乱，使体温升高，超过正常范围，即称之为发热。正常人腋窝温度36～37℃，舌下温度比腋窝温度高0.2～0.3℃，直肠温度比腋窝温度高0.3～0.5℃。在24h内，下午温度较早晨温度稍高，剧烈运动及进餐后体温略高，但一般波动不超过1℃。妇女在月经前期及妊娠期体温略高。老年人体温相对于青年人低。

1. 热型及临床意义

(1)稽留热：体温持续在39～40℃，达数日或数周，24h波动范围不超过1℃，常见于急性传染病，如伤寒。

(2)弛张热：体温在39℃以上，但波动幅度大，24h温差在1℃以上，最低体温仍高于正常水平，常见于败血症。

(3)间歇热：高热与体温正常交替有规律地反复出现，间歇数小时、1～2d，常见于疟疾。

(4)不规则热：体温在24h内变化不规则，持续时间不定，常见于流行性感冒、肿瘤性发热等。

2. 护理要点

(1)保暖：体温上升期病人出现寒战，应给予保暖。

(2)降温：一般发热不急于解热降温，由于热型和热程变化可反映病情变化，并可作为诊断、评价疗效和预后的重要参考。降温可采取物理降温，如体温超过39℃，可用冰袋冷敷头部；体温超过39.5℃，给予乙醇擦浴及大动脉处冷敷；根据医嘱及时应用退热药。

(3)补充营养和水分：给予营养丰富的流质或半流质饮食，少量多餐。鼓励病人多饮水，如病人大汗淋漓，水分丢失多，有虚脱可能时，遵医嘱给予静脉补充液体，防止电解质紊乱。

(4)口腔护理：神志清楚的病人刷牙、漱口，以保持口腔清洁；神志不清或生活不能自理者，给予口腔护理。

(5)保持皮肤清洁干燥：退热过程中，及时擦干汗液，更换衣服，以防受凉；高热时新陈代谢加快，病人体质虚弱，给予卧床休息、舒适卧位。

二、恶心与呕吐

恶心为上腹部不适、欲将胃内容物经口吐出的感觉。呕吐是通过胃的强烈收缩迫使胃或部分小肠的内容物，通过食管、口腔逆行排出体外的现象。

1. 临床特征　脑膜炎、脑炎、脑瘤及高血压病等颅内压增高引起的呕吐为喷射状，吐前无恶心的先兆。前庭功能障碍所致的呕吐，常见于晕动病、内耳眩晕病等，其呕吐与头部位置改变有密切关系，常伴有眩晕、眼球震颤及恶心、血压下降、面色苍白、出汗、心悸等自主神经失调的表现。精神性呕吐神经官能症及条件反射性呕吐，如嗅到厌恶的气味及看到厌恶的食物引起的呕吐，其特点与精神因素有关，呕吐前无恶心，食后立即发生，呕吐常不费力，每口呕吐量不多，吐完后仍可进食。周围性呕吐分为胃源性呕吐和反射性呕吐。各种急性或慢性胃炎，多与进食有关，常先有恶心，吐后症状缓解；幽门梗阻所致的呕吐常在进食后不久发生，瘢痕性幽门梗阻是由于胃扩张与胃潴留所致，呕吐多发生于餐后 6～12h，呕吐量大，常有隔夜宿食。

2. 护理要点

(1)实施止吐措施：有恶心欲吐时，嘱病人用口深呼吸，减轻迷走神经反射；针灸或压迫穴位，如内关、足三里、合谷；遵医嘱应用镇吐药物。

(2)及时补充水和电解质：剧烈呕吐不能进食或严重水、电解质失衡时，主要通过静脉输液予以纠正。口服补液时，应少量多次饮用，以免引起恶心、呕吐。

(3)加强基础护理：提供舒适体位，避免误吸呕吐物导致吸入性肺炎或窒息，当患者有恶心、呕吐的前驱症状时，协助患者取坐位；如病情重、体力差者，可取侧卧位或仰卧位，脸侧向一边。为减少不良刺激，病人呕吐后要及时漱口、更换衣物、清理污物，开窗通风，保持环境清洁。

三、水　肿

过多液体在组织间隙积聚称为水肿。液体在体内组织间隙弥漫性分布时称为全身性水肿；液体积聚在局部组织间隙时称为局部性水肿；胸膜腔和腹膜腔中液体积聚过多，分别称为胸腔积液和腹腔积液(腹水)，是水肿的特殊形式。

1. 临床特征　心源性水肿一般为右心衰竭的表现。水肿常出现于人体的最低部位，为对称性、凹陷性，早期可于午后出现踝部水肿，休息后消退，随着病情的进展，水肿会向上蔓延。水肿可随体位改变而改变，如立位时双下肢的踝部明显，半坐位时腰骶部、阴囊、阴唇明显，严重者可引起全身性水肿或伴有浆膜腔积液，常伴有颈静脉怒张、肝大、静脉压升高。颜面一般不水肿。当伴有营养不良或肝功能损害，血浆白蛋白过低时，可出现颜面水肿。肾源性水肿为早期晨起有眼睑及面部水肿，病情进展迅速者可布及全身。局部性水肿包括炎症性水肿、静脉性水肿、淋巴水肿等。

2. 护理要点

(1)活动：轻度水肿者限制活动，严重水肿者以及伴有心、肝、肾功能不全者卧床休息，增加肝肾回流，利于水肿消退。胸腔积液、腹水者取坐位或半坐位，改善肺扩张受限及膈肌抬高所致的呼吸困难。下肢水肿者减少站立或坐位时间，抬高下肢。

(2)饮食：水肿患者给予少盐饮食，每日 2～3g 为宜。每日入水量依不同情况而定：心源性水肿者一般情况下入水量不限；肾源性水肿每日尿量＞1 000ml者一般不限，但不宜过多饮水，如每日尿量小于 500ml 应限制液体入量，重者量入为出；肝性水肿者入水量限制在每日 1 000ml，低钠者每日500ml。

(3)皮肤护理：保护皮肤免受损伤，预防皮肤感染；阴囊水肿者用阴囊带托起阴囊以利消肿，同时注意局部皮肤护理，防止破溃。

四、意识障碍

意识障碍是指人体对周围环境及自身状态的识别和察觉能力障碍的一种精神状态。按程度分为嗜睡、意识模糊、昏睡、昏迷(轻、中、重)。

1. 临床表现　意识障碍在临床上有不同程度的表现。

(1)嗜睡：是最轻的意识障碍，一种病理性倦睡，患者陷入持续的睡眠状态，可被唤醒，并能正确回答问题和做出反应，但当刺激撤去后又很快入睡。

(2)意识模糊：意识水平轻度下降，较嗜睡为深的一种意识障碍。患者能保持简单的精神活动，但对时间、地点、人物的定向能力发生障碍。

(3)昏睡：患者处于熟睡状态，不易唤醒。在强烈刺激下可被唤醒，但很快入睡。醒时回答问题含糊或答非所问。

(4)昏迷：是意识障碍的严重表现，按其严重程度分为三个阶段。

轻度昏迷：是意识大部分丧失，无自主运动，对声、光刺激无反应，对疼痛刺激尚表现出痛苦的表情或肢体退缩等防御反应，角膜反射、瞳孔对光反射、眼球运动、吞咽反射等尚可存在。

中度昏迷：是对周围事物及各种刺激均无反应，对剧烈刺激可出现防御反射，角膜反射减弱、瞳孔对光反射迟钝、眼球无转动。

深昏迷：是全身肌肉松弛，对各种刺激全无反应，深、浅反射均消失。

2. 护理要点

(1)评估患者有无意识障碍及其程度，可通过格拉斯哥昏迷评分(Glasgow coma scale,GCS)对意识障碍的程度进行评估。评分项目包括睁眼反应、运动反应和语言反应。GCS 总分为 3～15 分,14～15 分为正常,8～13 分提示意识障碍,小于 7 分为深昏迷。定时监测体温、脉搏、呼吸、血压、瞳孔、意识状态、精神,监测动脉血气分析值等。

(2)加强皮肤护理,预防压疮等并发症,注意口腔卫生。

(3)评估躯体损伤的危险因素,维持肢体功能位置适当的肢体活动,做好安全护理。

(4)鼓励家属为患者提供其熟悉的物品,帮助患者恢复记忆。

五、黄　疸

黄疸是指由于胆红素代谢障碍,致血清中胆红素升高,胆红素渗入组织,使皮肤、黏膜和巩膜发黄的症状。基本病因分为肝细胞性黄疸、溶血性黄疸和阻塞性黄疸三类。

1. 临床表现　黄疸在巩膜和软腭出现较早,颜面及前胸次之。溶血性黄疸常为浅柠檬色,急性肝细胞性黄疸多为金黄色。胆汁淤积性黄疸为暗黄色,严重时为黄绿色。伴随症状中,如出现食欲缺乏、恶心、呕吐、肝区轻度胀痛,多见于急性病毒性肝炎;体重减轻和恶病质多见于癌症;右上腹阵发性绞痛多见于胆石症;发热、寒战、全身酸痛和酱油色尿应警惕急性溶血;阻塞性黄疸时可出现脂肪性腹泻、白陶土样粪便、皮肤瘙痒、出血倾向等;肝细胞性和阻塞性黄疸时尿色加深,甚至呈浓茶样。

2. 护理要点

(1)病情观察:观察患者皮肤瘙痒、体重、尿色、粪色等的情况及动态变化,伴随症状的出现或消除等。

(2)饮食护理:指导患者进低脂易消化饮食、戒烟酒。

(3)皮肤护理:皮肤瘙痒者注意清洁,常用温水清洗,局部涂擦炉甘石洗剂等止痒,严重者遵医嘱给予氯苯那敏、异丙嗪等,及时修剪指甲,以免搔破皮肤。

六、腹　泻

腹泻是指排便次数增加,粪质稀薄或带有黏液、脓血或未消化的食物。腹泻可分为急性和慢性两种,超过 2 个月者属于慢性腹泻。

1. 临床表现

(1)起病和病程:急性腹泻起病骤然,病程短,多为感染或食物中毒所致。慢性腹泻起病缓慢,病程长,多见于慢性腹泻、非特异性炎症、吸收不良、肠道肿瘤或神经功能紊乱等。

(2)腹泻次数和粪便性状:急性感染性腹泻,每天排便次数可多达 10 次以上,如细菌性感染,常有黏液血便或脓血便;阿米巴痢疾的粪便呈暗红色或果酱样。慢性腹泻每天排便可为稀便,亦可带黏液、脓血,可见于慢性痢疾、炎症性肠病及结肠、直肠癌等,粪便中带有黏液而无病理成分者常见于肠易激综合征。

(3)腹泻与腹痛:急性腹泻常有腹痛,分泌性腹泻往往无腹痛。

2. 护理要点

(1)病情观察:观察患者腹泻发生的时间、频次、性状、颜色、量、气味、伴随症状等,观察患者的生命体征、神志、尿量、皮肤等。

(2)指导患者合理饮食:给予少渣、易消化食物,避免生冷、多纤维素、刺激性食物,急性腹泻应根据病情和医嘱给予禁食、流质饮食。

(3)活动:急性起病、全身症状明显的病人应卧床休息,并注意保暖,已减弱肠蠕动,减少排便次数;慢性腹痛症状较轻者可适当活动。

(4)皮肤护理:便后用温水清洗肛周,保持清洁干燥,局部涂抹凡士林以防局部糜烂。一旦局部糜烂,局部用红外线照射,同时涂抹凡士林或抗生素软膏。

(5)心理护理:给予充分的解释、鼓励,提高患者对各项检查和治疗的认识,稳定患者情绪。

七、便　秘

便秘是指排便频率减少,7d 内排便次数少于 2～3 次,粪便量少且干硬,并常有排便困难的感觉。

1. 临床表现　急性便秘可有原发病的临床表现,多见于各种原因的肠梗阻。慢性便秘多无特殊表现,部分病人诉口苦、食欲减退、腹胀等。排出粪便坚硬,排便时可有左下腹或下腹痉挛性疼痛或下坠感。排便困难严重者可因痔加重或肛裂而有大便带血或便血。

2. 护理要点

(1)病情观察:观察伴随症状、体征等,判断便秘的原因。

(2)生活指导:指导患者劳逸结合、精神放松;向病人讲解有关排便的知识,养成良好的排便习惯；锻炼腹肌功能。

(3)探求解决便秘的措施：积极治疗原发病；适当应用药物导泻，但注意口服泻药前必须排除肠梗阻；多食蔬菜、粗粮等富含维生素的食物，多食润滑肠道的水果，每天饮水量不低于 1 500ml；进行腹部按摩，促进肠道蠕动；上述方法无效者，遵医嘱给予灌肠。

八、心　悸

心悸是患者自称的心慌，是人在静态或休息状态下自觉心脏搏动并有不适感。

1. 临床表现　患者自觉心跳或心慌，可描述为心头乱跳或乱蹦、心惊、心脏跳到喉咙口等。通常心率加快时，患者自觉心脏跳动明显，心率缓慢时则感到心脏搏动强烈。常见的伴随症状为：胸痛、呼吸困难、晕厥或抽搐、贫血等。心悸的严重程度不一定与病情成正比。心电图可确定有无心律失常。

2. 护理要点

(1)观察心悸发生的时间、性质、程度、诱发因素、伴随症状等，监测心电图的变化。

(2)积极与患者沟通，讲解相关知识，减轻患者的焦虑、恐惧等不良心理。

(3)控制诱发因素：限制饮酒、吸烟、饮用刺激性饮料，调整运动强度、工作压力等。

(4)减轻症状：包括根据心功能状况，适当休息；对严重心律失常患者或器质性心脏病引起心悸伴气急者给予吸氧；心悸明显者卧床时避免左侧卧位，心功能不全患者宜取半坐卧位。

(5)饮食方面给予易消化的清淡饮食，少量多餐，避免过饱及饮用浓茶、咖啡等刺激性饮料，戒烟戒酒。

九、呼吸困难

呼吸困难是指患者主观上感觉空气不足或呼吸急促，呼吸费力，客观表现为呼吸活动用力，出现呼吸频率、深度或节律的改变，严重时可出现鼻翼扇动、发绀、张口耸肩、端坐呼吸等。

1. 临床类型　根据病因可将呼吸困难分为肺源性、心源性、血源性、中毒性、神经性等；根据呼吸困难急缓分为急性和慢性呼吸困难；根据呼吸困难在呼吸周期不同分为吸气性、呼气性和混合性呼吸困难；根据发作特点分为休息时、劳力性、发作性和夜间阵发性呼吸困难；根据发作时的体位分为端坐呼吸、平卧呼吸和转位呼吸困难。

2. 护理要点

(1)给氧：氧疗是纠正缺氧，缓解呼吸困难最有效的方法。根据患者病情合理用氧：慢性支气管炎、阻塞性肺气肿、肺心病患者低流量(1～2L/min)吸氧浓度过高可加重病情，引发肺性脑病；急性左心衰竭者应高浓度(4～6L/min)给氧。

(2)调整体位：患者取半卧位或端坐卧位，减轻呼吸困难。

(3)合理安排休息，减少氧的消耗。

(4)给予患者心理安慰，进行必要的解释和沟通，增加巡视次数，缓解患者的紧张情绪。

十、发　绀

发绀是指血液中还原血红蛋白增多，使皮肤黏膜呈青紫现象。

1. 临床表现　由于心肺疾病导致的动脉血氧饱和度降低所致的发绀称为中心型发绀，特点为全身性，除四肢及颜面外，黏膜与躯干皮肤均发绀，但皮肤是温暖的。由周围循环血流障碍所致的发绀称为周围型发绀，特点为主要出现在末梢与耳垂、鼻尖等处，这些部位的皮肤是冷的，经按摩和加温后发绀可消失。中心型和周围型发绀并存，可见于全心功能不全时。

2. 护理要点

(1)给氧：给予低流量吸氧，通常 2～4L/min，严重缺氧者可给予高流量吸氧；急性肺水肿患者可吸入 50%乙醇湿化过的氧气。吸氧后患者发绀有无改善可作为临床诊断治疗的参考。

(2)保持呼吸道通畅，及时清除异物或帮助病人将痰液排出。

(3)伴呼吸困难者，采取半卧位或坐位，尤其对已有心功能不全的患者。

(4)密切观察患者病情变化，伴随症状，及时处理。

十一、咳嗽与咳痰

咳嗽既是一种保护性反射动作，又是呼吸系统最常见的症状之一。人体借助咳嗽反射能有效地清除呼吸道的分泌物或进入气道的异物。咳痰是通过咳嗽动作将呼吸道内病理性分泌物排出口腔外的病态现象。

1. 临床特征　咳嗽的性质、音色、持续时间，痰的色、质、量、气味等因病因不同而异。急性上呼吸道感染的咳嗽多为干咳，伴有发热；支气管肿瘤的咳嗽常有刺激性干咳，肿瘤压迫气管或支气管时咳嗽伴有金属音；慢性支气管的咳嗽多于晨间体位变换时咳白色泡沫样或黏液样痰；支气管扩张和肺脓肿时咳大量黄色脓性痰，并与体位改变有明显关系；急性肺水肿咳粉红色泡沫痰；肺炎球菌肺炎咳铁锈色痰；血痰多见于肺结核和肺癌。久咳患者尤其是夜间咳嗽或咳大量痰液者常感疲倦、失眠、注意力不集中，情绪不稳定。

2. 护理要点

(1)保持室内空气新鲜流通，温湿度适宜，避免尘埃和烟雾刺激，注意保暖。

(2)给予高蛋白、高维生素饮食，多饮水，每日饮水量在 1 500ml 以上，促进痰液稀释。

(3)促进排痰：痰液黏稠不易咳出者，给予蒸汽吸入或超声雾化吸入；指导有效排痰，对神志清醒能咳嗽的患者，嘱其取舒适体位，深呼吸 5～6 次后，于深吸气末保持张口状，连续咳嗽数次使痰液咳至咽部附近，再用力将痰排出；对长期卧床、久病体弱、排痰无力或机械通气的患者，给予胸部叩击或胸壁震荡排痰；对痰量较多而呼吸功能尚好的支气管扩张、肺脓肿等患者给予体位引流；对意识不清或分泌物黏稠无力咳出、咳嗽反射减弱或消失、排痰困难的患者，可经口、气管插管或气管切开处进行负压吸痰。

(4)咳脓痰者，加强口腔护理，餐前及排痰后充分漱口，昏迷患者翻身前后注意吸痰，以免口腔分泌物误入支气管造成窒息。

十二、咯　血

喉以下呼吸道或肺组织的出血经口咯出，可以表现为痰中带血到大量咯血。

1. 临床特征　一次咯血量小于 100ml 者为小量咯血，可表现为痰中带血、血痰；100～300ml 为中等量咯血，可表现为大口咯血；每次咯血量大于 300ml 或 24h 咯血量超过 600ml 者为大量咯血。咯血前患者常有情绪不稳定、坐卧不安、胸部闷胀等；咯血时病人神情紧张，呼吸、心率加快；反复咯血者则常烦躁不安、焦虑甚至恐慌。大咯血多见于肺结核、支气管扩张症，易发生低血容量性休克和窒息。大咯血时，患者出现咯血不畅、胸闷气促、表情恐怖、张口瞠目、两手乱抓、抽搐、大汗淋漓、牙关紧闭或神志突然丧失，提示发生窒息。

2. 护理要点

(1)休息：保持病室安静，避免不必要的交谈。小量咯血者静卧休息，大量咯血者绝对卧床休息，减少翻动。患者取平卧位，头偏向一侧，或取患侧卧位，减少患侧活动。

(2)饮食：大量咯血者暂禁食，小量咯血者宜进少量凉或温的流质饮食，多饮水及多食富含纤维素食物，以保持大便通畅。

(3)窒息的预防与急救：嘱患者轻轻将积存在气管内的血液咯出，以防窒息。如有窒息征兆，立即取头低足高位，轻拍背部，以便血块排出，并尽快用吸引器或用手指裹上纱布清除口、咽、喉、鼻部血块，必要时用张口器将舌牵出，保持呼吸道通畅，协助医生用药，做好其他抢救工作。

十三、胸　痛

胸壁组织病变或肺组织病变累及壁层胸膜时引起胸痛。

1. 临床特征　胸痛可呈隐痛、钝痛、刺痛、灼痛、刀割样痛或压榨样痛。胸痛伴高热可考虑肺炎，自发性气胸可在屏气或剧烈咳嗽时或之后突然发生剧烈胸痛，伴有气急或发绀。肺癌侵及壁层胸膜或肋骨，可出现隐痛，进行性加剧，甚至刀割样痛。胸膜炎呈患侧疼痛，呼吸、咳嗽时疼痛加剧，屏气时减轻。肋间神经痛常沿肋间神经呈带状分布，出现刀割样、灼痛或触电样疼痛。

2. 护理要点

(1)放松疗法：嘱病人疼痛时听音乐、看书或聊天，转移注意力。

(2)调整体位采取坐位或半坐卧位等舒适体位，防止疼痛加剧，胸膜炎病人取患侧卧位，减少局部胸壁与肺的活动，缓解疼痛。

(3)止痛：因胸部活动引起剧烈疼痛者，可在呼气末用 15cm 宽胶布固定患侧胸壁，降低呼吸幅度，达到缓解疼痛的目的。

(4)适当应用镇痛和镇静药。

十四、血　尿

正常尿液中无红细胞或偶见个别红细胞，如离心沉淀后的尿液，镜检下每高倍视野有红细胞 3 个以上，即为血尿。轻者尿色正常，须经显微镜检查方能确定，称为镜下血尿。重者尿呈洗肉水样，甚至呈血色，称为肉眼血尿。

1. 临床特征　肉眼血尿的改变易被患者本人或家属发现。尿液酸性时，颜色深，呈棕色或暗黑色，尿液碱性时呈红色。尿三杯试验可粗略判断血尿的部位：取 3 个清洁的玻璃杯，嘱患者一次排尿，将前、中、后三段分别排入 3 个玻璃杯中，如前段尿含血液（初血尿），表面病变位于尿道；如后段尿含血液（终末血尿），表明病变位于膀胱颈部和三角区或后尿道等部位；如三杯尿中均有血液（全程血尿），提示病变在膀胱以上。

2. 护理要点

(1)休息：大量血尿时应卧床休息，注意观察血压、脉搏和血红蛋白的情况。

(2)饮食：急性肾炎给予低盐、高维生素饮食；慢性肾炎给予低盐、低脂、优质蛋白、高维生素饮食。

(3)适当多饮水以冲洗尿路，防止血块堵塞和感染。

十五、尿量异常

正常人每日尿量为 1 000～2 000ml。每日尿量少于 400ml 称为少尿；少于 100ml 称为无尿；超过 2 500ml 称为多尿。

1. 临床特征　急性肾功能不全少尿期持续 2～14d 无尿，慢性肾功能不全后期由少尿逐渐发展至无尿。急性肾功能不全多尿期尿量达 4 000ml/d 左右；糖尿病患者常多饮，尿量在 2 000～3 000ml/d；尿崩症引起的多尿伴有烦渴与多饮，尿量在 4 000ml/d 左右，最多可达 18 000ml/d。少尿或无尿可分为肾前性、肾性和肾后性。可导致机体多方面营养代谢紊乱，如血浆尿素氮、尿肌酐升高、高钾血症、体内水分过多、稀释性低钠低氯血症等。多尿可分为肾源性和非肾源性。前者引起的多尿可引起低血钾、高血钠及脱水的表现，带给患者多躯体不适和思想负担。

2. 护理要点

(1)记录 24h 出入液量、排尿次数及尿量，及时留取标本送检。

(2)饮食：少尿或无尿患者严格控制饮水量和输液量，高血钾患者避免食用含钾高的食物；多尿患者鼓励多饮水。

(3)对肾功能不全、少尿伴有高血钾的患者，需输血时应输入新鲜血液。

十六、尿路刺激征

由于膀胱受到炎症或理化因素刺激而发生痉挛，引起尿频、尿急、尿痛和排尿不尽感觉称为尿路刺激征。常由尿路感染引起。

1. 临床特征　若排尿次数明显增多，昼夜无区别，尿量不多且有排尿不尽和下腹坠痛感，常为尿路感染所致；白天尿频，夜间排尿次数不增加，多属非器质性病变；夜间排尿次数增加，总尿量也增多，可能为肾小管浓缩功能受损而引起的多尿。尿急伴有尿痛多系炎症或异物刺激所致；尿急不伴有尿痛常由于精神因素、排尿反射不正常所致。如尿液外观浑浊，尿沉渣镜下见红细胞、白细胞或脓细胞，应考虑为尿路感染，可进一步做中段尿培养。

2. 护理要点

(1)解除焦虑情绪。

(2)休息：保证充分休息，症状严重者卧床休息。

(3)鼓励多饮水，必要时静脉补液使尿量增加，以冲洗尿路、促进细菌和炎性分泌物的排泄、缓解尿路刺激；合理用药，必要时碱化尿液减轻症状。

(4)清洁中段尿培养标本采集：留取标本前用肥皂水清洗外阴部，不宜用消毒剂；做中段尿培养，宜在抗生素前或停药 5d 后收集标本，不宜多饮水，并保证尿液在膀胱内停留 6～8h，以提高阳性率；中段尿留取在无菌容器内，于 1h 内做培养和菌落计数。

十七、腹痛

腹痛多由于腹腔脏器病变引起，但腹腔脏器以外疾病及全身性疾病也可引起。

1. 临床特征　一般腹痛部位位于病变所在部位，如胃、十二指肠疾病和急性胰腺炎，疼痛在中上部；胆囊炎、胆石症、肝脓肿等在右上腹部；急性阑尾炎在右下腹麦氏点。突发的中上腹剧烈刀割样痛多为胃十二指肠穿孔；持续广泛性剧烈腹痛伴有腹壁肌紧张或板样强直，提示急性弥漫性腹膜炎；隐痛多为内脏性疼痛。胆囊炎或胆石症发作前常有进油腻食物史；急性胰腺炎发作前常有酗酒、暴饮暴食史。餐后痛可能由于消化性溃疡所致；饥饿痛发作呈周期性、节律性多见于十二指肠溃疡；子宫内膜异位症与月经周期有关。

2. 护理要点

(1)减轻疼痛：采取舒适体位，减轻疼痛，如胰腺炎患者取弯腰抱膝位、肝癌患者卧于健侧；采用心理暗示、行为疗法等非药物性方法缓解疼痛；镇痛药物的选择要根据病情、疼痛性质来选择，急性腹痛未明确诊断之前不得随意用药，以免掩盖症状，胆道、胰腺疾病等引起的腹痛慎用吗啡制剂，以免引起括约肌痉挛，加重病情。

(2)腹痛剧烈者要加强巡视观察，做好生活护理。

(3)加强对原发病的护理。

十八、腰　背　痛

腰背痛的组织，自外向内包括皮肤、皮下组织、肌肉、韧带、脊椎、肋骨、脊髓和脊髓膜等，上述任何一种组织的病变而引起的疼痛，称为腰背痛。

1. 临床特征　局部病变疼痛是由于感觉神经末梢受刺激所致，主要表现为深部痛；胸腔、腹腔、盆腔内脏器官病变引起的腰背痛，主要由于牵涉痛所致，急性胆囊炎除引起右上腹痛外，还可放射至右肩胛下区；十二指肠后壁穿孔或急性胰腺炎疼痛常向背部放射。神经根痛常表现为放射性，如坐骨神经痛，除腰痛外，常放射至臀部、大腿后部及小腿后外侧，甚至足背部。

2. 护理要点

(1)对轻度腰肌劳损或肌纤维炎引起的腰肌痛，可给予休息、理疗、口服抗炎止痛药物等。

(2)保持正确的姿势是治疗腰背痛的重要环节，睡姿多取侧卧，髋膝关节自然弯曲，枕头高度适中，睡木板床；坐位时膝盖高于臀部，坐姿端正，有靠背，忌久坐；久站易因腰背肌肉紧张而发生酸痛，如需久站，可轮番把一只脚踩在垫高的物体上。

第二节　常用辅助检查

一、影像检查

1. X线检查　常用X线检查方法包括常规检查(透视、摄片)、特殊检查(体层摄影、间接摄影)、造影检查等。

(1)透视前：向病人说明检查目的，消除顾虑；除去厚衣裤及金属发夹、饰物、膏药、敷料等影响X线穿透力的物品；介绍需要配合的姿势。

(2)摄影前：除上述要求外，还应充分暴露投照部位并嘱病人摄片时屏气；除急腹症外，腹部摄片要先清理肠道，减少气体或粪便的影响；创伤者摄片要尽量减少搬动；重危者需临床医护人员随行监护。

(3)造影前：除上述要求外，还应了解病人有无严重心、肾疾病，过敏等造影的禁忌证；碘造影检查前先要给病人做过敏试验，方法为同型造影剂 1ml 做静脉注射，15min 后观察局部有无充血，或有无胸闷、心慌、恶心、气促、头晕、荨麻疹等反应，并备齐急救药品与用品，一旦发生严重问题要及时抢救。胃肠钡剂前 3d 禁服含铋、镁、钙等重金属的食物和其他影响胃肠功能的药物，检查前禁食 10h 以上；有幽门梗阻者须先抽出胃内滞留物再行造影。钡灌肠前 1d 摄少量半流质饮食，下午至晚上饮水 1 000ml；做钡气双重造影者前日晚应服番泻叶导泻，当日晨禁食，检查前 2h 清洁灌肠。

2. 介入放射学　指在X线电视、CT、B超引导下，将特殊导管或器械插入病变部位进行诊断和治疗的方法。用于治疗性血管造影，经皮穿刺活检或减压治疗等。

3. 数字减影血管造影(DSA)　将血管造影前后的影像以数字形式储存并经计算机处理后显示出没有其他解剖结构重叠的血管影像的方法。具有简单、安全、造影剂需要量少的优点；适用于不能直接插管造影的动脉硬化病变者。

4. 计算机体层摄影(CT)　是用X线对人体不同层面、不同组织进行扫描，再经计算机处理，重组层面图像的方法。具有无创、分辨率高、定位准确、迅速安全等优点；颅脑占位性病变应用最广。CT一般不需要特殊准备。配合使用造影剂增强检查效果者应按造影要求进行准备；胸腹扫描前禁食 6～8h；盆腔扫描前 3d 进少渣、少胀气的饮食。

5. 磁共振成像(MRI)　指通过外加强磁场和射频脉冲激发人体内某些原子核产生相位和能量的改变，探测脉冲停止后改变恢复原状态时间的信息，经计算机处理后进行多方位图像显示的方法。图像清晰度高，人体除部分空腔脏器外均能应用它，在神经系统检查中应用价值尤高；无需造影剂；没有电离损害。检查前向病人做好说明工作，消除其进入磁场的顾虑；除去病人携带的任何可干扰磁场的金属物件，患者有义齿、节育环、起搏器、血管支架等体内金属异物时，应提前询问告知是否能进行MRI检查。

6. 超声检查　超声是仪器所发出的一种高频震动信号，通过收集组织对该信号反射形成的图像特点诊断疾病的方法。

(1)腹部检查：包括肝、肾、胆囊、胰腺及胃肠检查。其中胆囊、胰腺及胃肠检查要求：前 1d 晚餐进清淡饮食，餐后禁食，次日排便后检查；有便秘或胀气者，前晚服缓泻药，第 2 天必须排便后再行检查。

(2)盆腔检查：包括子宫、附件、膀胱、前列腺等检查。检查前要多饮水，保持膀胱充盈，使其将肠部上抬，便于显示盆腔内结构。

二、心电图检查

1. 概要

(1)临床意义：心肌产生电位变化的体表记录。①显示各种心律失常，并可反映对其治疗的效果；②反映心肌受损、供血和坏死现象；③观察某些药物在应用过程中对心肌的影响；④反映某些电解质紊乱对心肌的影响，并可观察其变化作为治疗的参考。

(2)心电活动传导特点：正常心电活动起源于窦房结，沿心脏特殊传导系统的通道下传，先后引起心房和心室的兴奋，此时在心电图上可呈现一系列的波形，成为 P、Q、R、S、T 以及 U 波。在心电活动开始后 0.02～0.07s，心脏才有机械的收缩活动。每次心电活动一完成，心脏即开始舒张。

2. 心电图导联　是引导心脏电流至心电图机的连接电路。有 12 个常规导联。肢体导联是从人体额面探查心电活动的导联；胸导联是从人体水平面探查心电活动的导联。具体连接方法见表 10-1。

3. 正常心电图特点　每个心搏均包括一组波群。主要由 P 波、QRS 波、T 波三个波形，P-R 与 Q-T 两个间期及 ST 段组成。P-QRS-T 波群在心电图上一般均规律出现。

(1)心率：一般指心室率，用 60s/R-R 间隔时间来计算。

(2)电轴：正常为 0°～90°，此时Ⅰ与Ⅲ导联均以正向波为最大。

(3)P 波：代表心房除极时的电位变化。钝圆形，在Ⅰ、Ⅱ、aVF、V_3～V_6 导联直立，aVR 导联倒置，波宽(时间)小于或等于 0.11s，波高(电压)小于或等于 0.25mV。

(4)P-R 间期：代表窦房结的激动从心房传到心室的时间。正常应在 0.12～0.20s。

(5)QRS 波：代表心室除极时的电位变化。常由两相或三相波组成，波宽 0.06～0.10s，形态与波高有如下基本特点：

①Q 波(第一个负向波)深度小于同导联 R 波的 1/4，时间小于 0.04s，V_1、V_2 导联一般无 Q 波。

②R 波(第一个正向波)与 S 波(正向波后的负向波)：$R_{v5}<2.5mV$，$R_{v5}+S_{v1}<4.0mV$(男)，或者 $<3.5mV$(女)，$R_{v1}<0.7mV$，$R_{v1}+S_{v5}<1.2mV$，$R_{aVR}<0.7mV$，$R_1<1.5mV$。

(6)ST 段：代表心室复极时的电位变化。一般下移应小于 0.05mV，上移应小于或等于 0.1mV，$V_{1\sim2}\leqslant 0.12mV$，$V_{3\sim4}\leqslant 0.3mV$。

(7)T 波：代表心室复极时的电位变化。一般与 QRS 波中最大的波形方向一致，Ⅰ、Ⅱ、V_3～V_6 直立，aVR 倒置，V_1、V_2 导联可以倒置、低平或双向，波高应大于同导联 R 波的 1/10。

(8)Q-T 间期：代表心室除极和复极的总时间，为 0.32～0.44s。

(9)U 波：与 T 波一致。波高 0.05～0.2mV；波长 0.09～0.34s。

表 10-1　正常心电图导联连接

肢导联	正极	负极	胸导联	正极	负极
Ⅰ(双极导联*)	左手腕	右手腕	V_1(单极导联*)	胸骨右缘第 4 肋间胸骨旁	中心电极**
Ⅱ(双极导联)	左脚腕	右手腕	V_2(单极导联)	胸骨左缘第 4 肋间胸骨旁	中心电极
Ⅲ(双极导联)	左脚腕	左手腕	V_3(单极导联)	V_2 和 V_4 连线的中点	中心电极
aVR (单极导联)	右手腕	中心电极	V_4(单极导联)	胸骨左缘第 4 肋间与锁骨中线交点	中心电极
aVL (单极导联)	左手腕	中心电极	V_5(单极导联)	V_4 水平线与腋前线的交点	中心电极
aVF (单极导联)	左脚腕	中心电极	V_6(单极导联)	V_4 水平线与腋中线的交点	中心电极

注：* 双极导联反应两极间的电位差；单极导联只反应正极的电位，因为负极即中心电极的电位基本为零；** 中心电极，由左手手腕、右手手腕、左脚脚踝的负极共同构成

三、消化内镜检查

(一)胃镜检查

1. 检查前准备

(1)预约告知

①检查前抽血查肝功能、血清四项、凝血 4 项，检查时携带化验单；如服用阿司匹林、非甾体类抗炎和抗血小板凝集药物者应提前与医师联系，视病情决定检查前停药 7～10d。

②介绍胃镜检查的基本过程及术中可能引起的不适。

③胃镜检查前禁食 6～8h。已做钡剂检查者须待钡剂排空后(3～7d)再做胃镜检查。胃动力较差患者需禁食 24h。幽门梗阻患者应禁食 2～3d，必要时术前洗胃。最好排空大小便。

④年老体弱患者须有家属陪同。

(2)检查准备

①核对患者姓名、性别、年龄、检查项目。了解既往身体状况、检查目的、特殊要求等。

②向患者及家属讲明胃镜检查的必要性和风险，取得同意后，签署知情同意书。

③向患者讲解胃镜检查时应配合操作的注意事项，如：患者术中应配合医生做好换气及吞咽动作等。

④咽部麻醉：检查前 15min 含服祛泡剂。不可耐受者用 2%～4%利多卡因或 1%丁卡因咽部喷撒，有麻醉药过敏史者禁用或慎用。

⑤精神紧张或胃肠蠕动较强患者可在检查前 15min 遵医嘱肌内注射阿托品注射液 0.5mg 或丁溴东莨菪碱注射液 10mg。使用药物前询问患者有无青光眼、高血压、前列腺肥大、心律失常等。

(3)物品准备

常规必备物品：

①手套、纱布、垫巾、牙垫、标本瓶(内盛 10%福尔马林溶液)、1%盐酸肾上腺素注射液、生理盐水、各型号注射器、祛泡剂、润滑剂、一次性吸痰管、一次性吸氧管、签字笔、砂轮等。

②含祛泡剂灭菌用水、75%乙醇、高浓度多酶洗液(内镜床旁初洗用)。

器械准备：

①胃镜、光源主机、负压吸引装置、活检钳、必要的各种治疗器械、吸氧装置、各种急救用物(备用)。

②术前常规检查各项器材是否齐备。安装内镜，检查送气送水功能，察看吸引状态，另备一套吸引管路，连接一次性吸痰管并保持持久负压状态，以备紧急情况使用。

2. 检查配合

(1)取下单个活动义齿、眼镜，女性患者卸掉发夹，装饰物。松解领口和裤带。

(2)患者取左侧卧位，头部略向前倾，口角向下便于分泌物流出，下颌垫垫巾。左肩向后右肩向前，双腿屈曲，身体保持前倾状态。

(3)嘱患者轻轻咬住牙垫，并根据患者胖瘦调节牙垫松紧。

(4)胃镜插入咽喉部时嘱其做吞咽动作，密切观察神志、呼吸、面色、腹部等情况并同时观察进镜刻度。

(5)术中嘱患者保持平稳深呼吸，睁开眼睛。如患者有不适，伸手示意无法配合时，可先停止进镜，并协助患者调整好呼吸后再继续进镜。观察患者有无咬紧牙垫，以防牙垫松开咬坏胃镜。

(6)胃镜通过贲门、幽门及翻转观察胃底时，患者会出现恶心、呕吐，应嘱患者深呼吸。

3. 护理

(1)胃镜检查中注意观察患者呼吸及颜面的变化。

(2)胃镜检查结束后，协助患者清除口腔内分泌物。观察患者面色、神志等，确认无变化可撤去牙垫。待患者呼吸、心跳平稳，未诉不适协助患者离开。

(3)整理床单位，如取病理应与操作者核对病理活检的部位、数量、大小等。

4. 注意事项

(1)胃镜检查后 2h 方可饮水进食，但 24h 内应以温凉的稀饭、面条等柔软食品为宜。取活检的患者 1～2d 进半流质饮食，忌生、冷、硬和有刺激性的食物；禁止吸烟、喝酒、喝浓茶和咖啡，以免诱发创面出血，若有剧烈腹痛、呕血、黑粪，及时就诊。

(2)术后会有短暂的咽喉部疼痛及异物感，告知患者勿用力咳嗽，数日症状会缓解。

(3)因患者用力含咬牙垫及恶心呕吐，易发生颞下颌关节异常运动引起脱位，可采用手法复位。

(4)与操作者核对病理活检的部位、数量、大小等。

(二)结肠镜检查

1. 检查前准备

(1)预约告知

①检查前抽血查肝功能、血清四项、凝血四项，检查时携带化验单；如服用阿司匹林、非甾体类抗炎和抗血小板凝集药物者应提前与医师联系，视病情决定检查前停药 7～10d。

②介绍肠镜检查的基本过程及术中可能引起的不适。

③检查前两日，进食易消化无渣饮食(如稀粥、牛奶、蛋羹、面条、面包、馒头、豆腐等)，不吃蔬菜、鱼、肉类及水果。

④检查前 2d 每晚睡前服果导片 2 片，检查前一晚睡前口服西甲硅油 10ml。

⑤肠道准备：检查当日早晨(检查前 4h)，口服聚乙二醇电解质散 3 盒(每盒内含 6 个 A 袋，6 个 B 袋)。服用方法：每次 2A＋2B，用 250ml 温水溶解后口服，每次间隔 10～15min，共 9 次，2h 内喝完，直到大便成清水样。克罗恩病患者禁用此药。或口服硫酸镁，50g 硫酸镁溶于 100ml 温开水中口服，之后再喝 2 000ml 温水，于 40min 内喝完。

⑥口服泻药 15min 后服用西甲硅油 20ml。

⑦便秘者、老年人肠蠕动功能差，如肠道准备差，必要时可行清洁灌肠。

⑧疑有息肉者，不可口服甘露醇。因其在肠道中经细菌分解产生易爆气体，电凝电切时可致爆炸。

⑨检查当日早晨禁食，糖尿病患者自备糖块，必要时服用。请携带食品以便检查后进食，检查后可正常饮食。

⑩年老体弱者须有家属陪同。

⑪女性月经期不宜行结肠镜检查。

(2)检查准备

①核对患者姓名、性别、年龄、检查项目。了解既往身体状况、检查目的、特殊要求等。

②向患者及家属讲明结肠镜检查的必要性和风险，取得同意后，签署知情同意书。

③向患者讲解配合检查的注意事项。

④询问患者排便情况，排出物为清水样便方可进行检查。

⑤协助患者更换肠镜检查裤。

⑥精神紧张或胃肠蠕动较强患者可在检查前 15min 遵医嘱肌内注射阿托品 0.5mg 或丁溴东莨菪碱 10mg。使用药物前询问患者有无青光眼、高血压、前列腺肥大、心律失常等。

(3)物品准备

常规必备物品：

①手套、纱布、垫巾、牙垫、标本瓶(内盛 10％福尔马林溶液)、1％盐酸肾上腺素注射液、生理盐水、各型号注射器、祛泡剂、润滑剂、一次性吸痰管、一次性吸氧管、签字笔、砂轮等。

②含祛泡剂灭菌用水、75％酒精、高浓度多酶洗液(内镜床旁初洗用)。

器械准备：

①结肠镜、光源主机、负压吸引装置、活检钳、必要的各种治疗器械、吸氧装置、各种急救用物(备用)。

②术前常规检查各项器材是否齐备。安装内镜，检查送气送水功能，查看吸引状态，另备一套吸引管路，连接一次性吸痰管并保持持久负压状态，以备紧急情况使用。

2. 检查配合

(1)患者取左侧卧位，双腿屈曲与身体呈 90°，臀下垫垫巾。身体躺稳，保持腹部放松。

(2)单人结肠镜操作法：进镜中常有几个急弯肠段，如乙状结肠、降结肠交界处，脾曲、肝曲，此时应协助患者翻身。护士用左手拖住患者腰部，右手自患者脐部向左下方推压，防止内镜通过乙状结肠时结襻。内镜通过脾曲时患者仰卧，护士按压相应部位。横结肠下垂者，护士可从脐下向剑突、肋弓方向推顶。

(3)双人结肠镜操作法：患者取左侧卧位，常规做肛门指检，除外肛门狭窄和直肠肿物。配合术者循腔进镜是结肠镜操作的基本原则，即视野中见到肠腔才能插镜，否则要退拉一下再找腔。进镜中常有几个急弯肠段，如乙状结肠、降结肠交界处，脾曲、肝曲；找肠腔如有困难，可根据见到的肠腔走行方向行滑行插入，一般滑行插入 20cm 左右即现肠腔；如滑进很长距离仍不见肠腔，应该退镜另找方向再插镜。插镜时应该无明显阻力，若有剧烈疼痛，切忌盲目滑进和暴力插镜。在通过急弯肠段后，有时虽见到肠腔但仍不能进镜，相反有时会退镜，这时要退镜并钩拉取直镜身、缩短肠管，使结肠变直，锐角变钝角，再通过。若插入仍有困难，可改变患者体位或腹壁加压，避免传导支点和阻力的产生。一定要在视野中见到回盲瓣和阑尾口才能认为镜端已抵达盲肠，插入成功。结肠镜观察和治疗应在插入内镜时就开始，但重点应在抵达盲肠后退镜时进行，应按先近端后远端的顺序进行。见到阳性病变应配合术者进行组织活检，并立即将组织放入 10％甲醛溶液内，并贴好标签。

3. 护理

(1)结肠镜检查中注意观察患者呼吸及颜面的变化。

(2)结肠镜检查结束后,观察患者面色、神情等正常方可协助患者下床。

(3)年老体弱者结肠镜检查结束后应观察其身体状况,如发现患者出虚汗、面色苍白,立即建立静脉通道,吸氧,生命体征监护,遵医嘱补液。等症状完全缓解,方可离开操作间。

(4)协助患者更换肠镜检查裤。

(5)整理床单位,如取病理应与操作医生核对病理标本。

4. 注意事项

(1)检查结束后如患者有腹痛、腹胀,应嘱患者如厕排出肠道内气体。

(2)若有剧烈腹痛、腹胀,应立即通知医师及时处理,如行腹部X线透视等。

(3)与操作者核对病理活检的部位、数量、大小等。

(4)肠镜检查后所致肠绞痛一般为检查刺激所致,无特殊意义,能自行缓解。

(5)结肠镜检查对心血管影响极其轻微,但对于患有严重冠心病或心律失常者应慎重施行。

(三)无痛苦消化内镜检查

1. 概述　消化内镜操作术前和术中静脉注射镇静和(或)止痛药物被称为“无痛内镜”,又称“无痛苦消化内镜”。

2. 适应证

(1)进行诊断性上消化道内镜、结肠镜和不复杂的内镜治疗时,特别是对于焦虑、可能发生疼痛或可能进行内镜治疗的患者,可选用中度镇静。

(2)进行时间长或操作复杂的内镜术(如小肠镜、ERCP、ESD)时,可能需要较深水平的镇静。

3. 禁忌证

(1)患者的病情,特别是意识水平和生命体征不稳定,是无痛内镜的绝对禁忌证。

(2)不合作的患者(如精神疾病)。

(3)患有严重的合并疾病。

(4)气道处置困难。

4. 检查前准备

(1)患者告知

①向患者讲解无痛内镜检查方法、原理、优越性、安全性与普通内镜检查的区别;对焦虑和紧张程度较重的患者重点是介绍成功的病例,增强患者的感性认识,减少恐惧心理。

②告知患者无痛内镜检查存在的风险,签署同意书。

③检查前抽血查肝功能、血清四项,检查时携带化验单;疑有息肉者,请带凝血四项化验单,如服用阿司匹林、非甾体类抗炎和抗血小板凝集药物者应与医师联系,视病情决定术前停药7～10d。

④行无痛内镜检查的患者必须有家属陪同。

⑤无痛胃镜术前禁食6～8h。已做钡剂检查者须待钡剂排空后(3～7d)再行胃镜检查。胃动力较差患者需禁食24h。幽门梗阻患者应禁食2～3d,必要时术前洗胃。无痛肠镜检查者需准备肠道。

⑥术前女士不宜化浓妆。摘除手表、手机、项链、耳环等随身物品。

(2)病人准备

①仔细询问患者病史,如有无心肺功能异常等禁忌证;有无麻醉药过敏史;是否有高血压、心脏疾病、哮喘等。对于年龄偏大(>60岁),或体格肥胖,有高血压及心脏病史者,应有血压及心电图作为参考;有消化道出血及近日未进食者应完成血常规及电解质检查。

②核对病人姓名、性别、年龄、检查项目、体重等信息。了解病史、检查目的、特殊要求、其他检查情况、有无内镜检查禁忌证、有无药物过敏及急、慢性传染病等。

③麻醉评估由麻醉师完成,护士应详细了解病人基本情况。心肺功能明显异常及器质性病变;有呼吸睡眠暂停综合征;明显肥胖,脖颈粗短,张口困难,舌体肥大者不宜行无痛检查。

④建立静脉通道一般选择右臂,套管针留置并固定,术前遵医嘱静滴止吐药,预防麻醉术后的恶心、呕吐。

⑤胃镜检查前15min含服祛泡剂。行肠镜检查者更换肠镜检查裤。

(3)物品准备

常规必备物品:

①手套、纱布、垫巾、牙垫、标本瓶(内盛10%甲醛溶液)、1%盐酸肾上腺素注射液、生理盐水、各种型号注射器、祛泡剂、润滑剂、一次性吸痰管、一次性吸氧管、签字笔、砂轮等。

②含祛泡剂灭菌用水、75%的乙醇溶液、多酶洗剂(内镜床旁初洗用)。

③护理记录单、麻醉药品及拮抗药、麻醉记录

单。

器械准备：

①内镜、光源主机、麻醉机、负压吸引装置、活检钳、必要的各种治疗器械、吸氧装置、各种急救用物（备用）。

②术前常规检查各项器材是否齐备。安装内镜，检查送气送水功能，查看吸引状态；另备一套吸引管路，连接一次性吸痰管并保持持久负压状态，以备紧急情况使用。

5．检查（治疗）配合

（1）患者体位

①行无痛胃镜检查患者取左侧卧位，头部略向前倾，可将枕头后边垫高，口角向下便于患者口水流出，下颌垫垫巾。左肩向后右肩向前，双腿屈曲，身体保持前倾状态。取下单个活动义齿、眼镜，女性患者卸掉发夹，装饰物。松解领口和裤带，嘱患者轻轻咬住牙垫，并根据患者胖瘦调节牙垫松紧。

②行无痛肠镜检查患者取左侧卧位，双腿屈曲与身体呈90°，臀下垫垫巾。身体躺稳，保持腹部放松。

③注意保暖，但胸腹部不应覆盖，以便观察评估患者术中腹式呼吸情况。

（2）术前监测

①生命体征监护：患者左臂绑血压计袖带，右手指测血氧饱和度，持续低流量吸氧，备紧急通气面罩。详细填写护理记录单，记录生命体征。

②麻醉师术前给药。嘱患者深吸气，通气不良者放置鼻咽通气管。

③部分患者丙泊酚注射会引起注射部位疼痛，告知患者这是药物刺激血管所致，迅速即可缓解。

（3）插管配合

①患者睫毛反射消失，呼叫无反应麻醉师同意（示意）后操作医生即可进镜。

②在无痛麻醉的诱导期，部分患者可能会出现短暂的无意识的兴奋、躁动，护士应注意牙垫是否咬紧。一手固定牙垫，一手固定右上肢，防止牙垫、套管针脱出。

③患者麻醉后下颌松弛，行无痛胃镜检查时护士应协助医生进镜，一手托下颌，协助操作医生将内镜通过会厌部。患者麻醉后下颌松弛，舌根后坠，抬托下颌并可开放气道，增加患者通气量。

6．护理

（1）术前护理：仔细询问了解患者病史，了解患者有无心肺功能异常等禁忌证；有无麻醉药过敏史；是否有高血压、心脏疾病、哮喘等。积极进行心理护理，向患者讲解无痛内镜检查方法、原理、优越性、安全性等以减轻患者的焦虑和紧张。

（2）术中护理：严密检测生命体征的变化，并详细记录；吸氧，保持呼吸道通畅，及时吸除口腔分泌物；详细、准确记录术中活检及各种治疗；因患者处于无意识状态，护士应特别注意以防坠床；麻醉后患者体温降低，应注意保暖，但应露出腹部以便观察胸腹部起伏情况。

（3）术后护理：操作结束后，待麻醉医生唤醒患者后，跟麻醉医生一起将患者送入恢复室进行术后恢复；患者到达恢复室后经鼻导管持续低流量吸氧，护士严密监护生命体征，保持呼吸道通畅，全麻患者去枕平卧，头偏向一侧，做好气道护理，防止呕吐物误吸入气管引起窒息；在监护时如发现患者出现呼吸、循环障碍等情况，如低氧血症、低血压、心律不齐等，或存在醒觉恢复延缓时，应请麻醉医师及时查看、处置；直至患者意识恢复、生命体征平稳，方可撤去监护仪器和静脉通道，询问患者有无头晕、手足发软等感觉，下床后活动如常之后，才可在家属陪同下离开恢复室。

7．注意事项

（1）无痛内镜检查术后当天禁止驾车、高空作业、签署重要文件或做重要的决定。

（2）胃镜检查的患者检查后2h方可饮水进食，但24h内应以温凉的稀饭、面条等柔软食品为宜。取活检的患者1～2d进半流质饮食，忌生、冷、硬和有刺激性的食物；禁止吸烟、喝酒、喝浓茶和咖啡，以免诱发创面出血，若有剧烈腹痛、呕血、黑粪，及时就诊。胃镜检查后1～2d患者咽部可会用疼痛、异物感，这属正常现象，不必恐慌，注意休息，清淡饮食数日便会缓解。如继发感染，甚至发生咽部蜂窝织炎或咽后壁脓肿。应予休息及抗生素治疗。

（3）告知患者可能有迟发的镇静作用，如给药3～5h后再度出现嗜睡、注意力不集中等，必要时就医。

（尹自芳　孔金燕）

第11章

呼吸系统疾病病人的护理

第一节　支气管扩张

支气管扩张症是由于不同病因引起气道及其周围肺组织的慢性炎症，造成气道壁损伤，继之管腔扩张和变形。临床表现为慢性咳嗽、咳痰、间断咯血和反复肺部感染。

一、流行病学

支气管扩张症的发病率并不清楚，其起病多在儿童或青少年时期，由于抗生素和疫苗的应用，发病率有减少的趋势。

二、病　因

1. 感染：细菌、真菌、病毒、结核分枝杆菌及非结核分枝杆菌。

2. 遗传性或先天性缺陷：囊性纤维化、肺隔离症、支气管软骨缺损等。

3. 免疫缺陷：原发性低γ球蛋白血症、HIV感染、肺移植等。

4. 物理化学因素：放射性肺炎、毒气吸入、吸入性肺炎等。

5. 全身相关疾病：类风湿关节炎等。

三、发病机制

不同原因所致支气管和周围组织慢性炎症，使管壁弹力纤维、平滑肌和软骨受到破坏，管壁变形和扩张，而炎症引起支气管黏膜充血、肿胀、黏液分泌增多，造成支气管堵塞。支气管肺组织反复感染和支气管堵塞，两者相互作用、互为因果，促使支气管扩张的发生和进展。

四、护理评估

(一)健康史

1. 了解患者有无儿童时期诱发支气管扩张的呼吸道感染史或其他先天因素。

2. 了解患者患病的年龄、发生时间、诱因，主要症状的性质、严重程度和持续时间、加剧因素等。

3. 询问患者咳嗽的时间、节律，观察患者痰液的颜色、性状、量和气味及有无肉眼可见的异常物质等。

4. 详细询问患者有无咯血，评估患者咯血的量。

5. 了解患者有关的检查和治疗经过，是否按医嘱进行治疗，是否掌握有关的治疗方法。

(二)临床表现

因病情轻重不一，临床表现各异，病变早期临床可无症状，随着病情进展可出现以下临床常见症状。

1. 症状

(1)慢性咳嗽、大量黏液脓痰：咳嗽和咳痰与体位改变有关，卧床或晨起时咳嗽痰量增多。呼吸道感染急性发作时，黄绿色脓痰明显增加。

(2)间断咯血：因病变部位支气管壁毛细血管扩张形成血管瘤，而反复咯血，咯血程度可分为小量咯血至大量咯血，与病情无相关性。有些患者仅有反复咯血，而无咳嗽、脓痰等症状，或仅有少许黏液痰，临床上称为干性支气管扩张。

(3)全身症状：若支气管引流不畅，痰不易咳出，反复继发感染，可出现畏寒、发热、食欲缺乏、消瘦、贫血等症状。有的患者存在鼻窦炎，尤其先天性原因引起的支气管扩张。

2. 体征　轻症或干性支气管扩张体征不明显。病变典型者可于下胸部、背部的病变部位闻及固定性、局限性湿啰音，呼吸音减低，严重者可伴哮鸣音。慢性患者可伴有杵状指(趾)。

(三)辅助检查

1. 胸部X线　可见一侧或双侧下肺纹理增多或增粗，典型者可见多个不规则的蜂窝状透亮阴影或沿支气管的卷发状阴影。

2. CT检查　外周肺野出现囊状、柱状及不规则形状的支气管扩张，囊状支气管扩张其直径比伴行的血管粗大，形成印戒征。

3. 纤维支气管镜检查　敏感性可达97%，是主要的诊断方法。可直接观察气道黏膜病变，可做支气管肺泡灌洗液检查，能进行细菌、细胞病理学、免疫学的检查，可进一步明确病因，指导诊断和治疗。

4. 痰微生物检查　包括痰涂片、痰细菌培养、抗生素敏感试验等，以指导用药。

5. 血清免疫球蛋白和补体检查　有助于发现免疫缺陷病引起呼吸道反复感染所致的支气管扩张。

(四)心理社会评估

支气管扩张的患者多数为青年、幼年期发病，其病程之长，反复发作，使患者产生焦虑、悲观的心理，呼吸困难，反复咯血等症状又使患者感到恐惧，因此应了解患者的心理状态及应对方式；了解患者是否知道疾病的过程、性质以及防治和预后的认知程度；评估患者的家庭成员的文化背景、经济收入，及对患者的关心、支持程度。

五、护理问题

1. 清理呼吸道无效　与痰液黏稠、量多、无效咳嗽引起痰液不易排出有关。

2. 有窒息的危险　与痰多、黏稠、大咯血而不能及时排出有关。

3. 营养失调：低于机体需要量　与慢性感染导致机体消耗增加、咯血有关。

4. 焦虑　与疾病迁延不愈、不能正常生活工作有关。

六、计划与实施

(一)目标

1. 患者能正确进行有效咳嗽、使用胸部叩击等措施，达到有效的咳嗽、咳痰。

2. 患者能保持呼吸道通畅，及时排出痰液和气道内的血液，不发生窒息的危险。

3. 患者能认识到增加营养物质摄入的重要性并能接受医务人员对饮食的合理化建议。

4. 患者能表达其焦虑情绪，焦虑减轻，能配合治疗和康复。

(二)实施与护理

1. 生活护理　患者居室应经常通风换气，换气时注意保护患者避免受凉。室内温湿度适宜，温度保持在22～24℃，相对湿度保持在50%～60%，保持气道湿润，利于纤毛运动，维护气道正常的廓清功能。因患者慢性长期咳嗽和咳大量脓性痰，机体消耗大，故应进食营养丰富的饮食，特别是供给优质蛋白，如：蛋、奶、鱼、虾、瘦肉等。加强口腔护理，大量咳痰的患者，口腔内残有痰液，易发生口腔感染及口腔异味，因此，应嘱患者随时漱口，保持口腔清洁。

2. 心理护理　应为患者提供一个良好的休息环境，多巡视、关心患者，建立良好的护患关系，取得患者的信任，告知患者通过避免诱因，合理用药可以控制病情继续进展，缓解症状；相反，焦虑会加重病情。并教育家属尽可能地陪伴患者，给予患者积极有效的安慰、支持和鼓励。

3. 治疗配合

(1)病情观察：慢性咳嗽、咳大量脓性痰、反复咯血、反复肺部感染是支气管扩张的主要临床表现，痰量在体位改变时，如起床时或就寝后最多每日可达100～400ml，痰液经放置数小时后可分三层，上层为泡沫，中层为黏液，下层为脓性物和坏死组织，当伴有厌氧菌感染时，可有恶臭味。有50%～70%支气管扩张患者有咯血症状，其咯血量差异较大，可自血痰到大咯血，应注意观察，及时发现患者有无窒息的征兆。

(2)体位引流

①应根据病变的部位和解剖关系确定正确的体位。通过调整患者的体位，将患肺置于高位，引流支气管开口向下，以利于淤积在支气管内的脓液随重力作用流入大支气管和气管而排出。病变位于上叶者，取坐位或健侧卧位。病变位于中叶者，取仰卧位稍向左侧。病变位于舌叶者，取仰卧位稍向右侧。病变位于下叶尖段者，取俯卧位。

②体位引流每日2～4次，每次15～20min，两餐之间进行。如痰液黏稠可在引流前行雾化吸入，

并在引流时用手轻叩患者背部，使附于支气管壁的痰栓脱落，促进引流效果。

③引流过程中注意观察患者反应，如发现面色苍白、出冷汗、头晕、脉率增快、血压下降及有大咯血等，应立即停止引流，并采取相应措施。

(3)咯血的护理：根据咯血量临床分为痰中带血、少量咯血(＜100ml/d)、中等量咯血(100～500ml/d)或大量咯血(＞500ml/d，或1次300～500ml)。

①咯血量少者适当卧床休息，取患侧卧位，以利体位压迫止血。进食少量温凉流质饮食。

②中等或大量咯血时应严格卧床休息，应用止血药物，必要时可经纤维支气管镜止血，或插入球囊导管压迫止血。

③大量咯血时取侧卧或头低足高位，预防窒息，并暂禁食。咯血停止后进软食，忌用咖啡、浓茶等刺激性食品。备好抢救物品及各种抢救药物。

④观察再咯血征象，如患者突感胸闷、气急、心慌、头晕、咽喉部发痒、口有腥味并烦躁、发绀、神色紧张、面色苍白、冷汗、突然坐起，甚至抽搐、昏迷、尿失禁等，提示再咯血的可能。应立即置患者于头低足高侧卧位，通知医师并准备抢救。大咯血时可因血块堵塞大气管而致窒息或肺不张，故须立即将口腔血块吸出，抽吸同时辅以轻拍背部，使气管内的血液尽快进入口腔。

(4)咯血与呕血的鉴别，见表11-1。

4. *用药护理*　合并严重感染时可根据细菌药敏选用抗生素，用法用量应遵医嘱，并及时观察药物过敏反应、毒副作用。局部用药，如：雾化吸入，及时协助患者排出痰液。咯血患者常规留置套管针，建立有效的静脉通路。大咯血时遵医嘱应用止血药，如垂体后叶素，用药过程中注意观察止血效果和不良反应，如发现患者出现心慌、面色苍白、腹痛等，除通知医师外立即减慢滴速。及时给予氧气吸入，备好抢救物品。如：吸引器、简易呼吸器、气管插管、呼吸机、急救药品等。

5. *健康教育*

(1)患有其他慢性感染性病灶如慢性扁桃体炎、鼻窦炎、龋齿等患者，应劝其积极治疗，以防复发。

(2)指导患者有效咳嗽进行体位排痰，可指导患者将以往确定的病变肺叶和肺段置于高位，引流支气管开口向下，使痰液顺体位流至气管，嘱患者深呼吸数次，然后用力咳嗽将痰液咳出，如此反复进行。

(3)指导患者和家属了解疾病的发生、发展和治疗、护理过程及感染、咯血等症状的监测。

(4)嘱患者戒烟，注意保暖，预防感冒，并加强体育锻炼，增强机体免疫力和抗病能力。

(5)建立良好生活习惯，养成良好的心态，防止疾病的进一步发展。

七、预期结果与评价

1. 能有效咳痰，痰液易咳出。
2. 能正确应用体位引流、胸部叩击等方法排出痰液。
3. 及时发现患者窒息征兆，避免窒息发生。
4. 营养状态改善。
5. 能运用有效的方法缓解症状，减轻心理压力。

表11-1　咯血与呕血的鉴别

	咯血	呕血
病因	肺结核、支气管肺癌、支气管扩张、肺炎、肺脓肿等	消化性溃疡、肝硬化、急性糜烂出血性胃炎、胆道疾病
出血前症状	喉部痒感、胸闷、咳嗽等	上腹部不适、恶心、呕吐等
出血方式	咯出	呕出，可呈喷射状
血色	鲜红	棕黑或暗红，偶鲜红
血中混有物	痰、泡沫	食物残渣、胃液
酸碱反应	碱性	酸性
黑粪	除非咽下血液，否则没有	有

第二节　慢性阻塞性肺疾病的护理

慢性阻塞性肺疾病(chronic obstructive pulmonary disease,COPD)是一种以气流受限为特征的可以预防和治疗的疾病,气流受限不完全可逆,呈进行性发展。与肺部对香烟烟雾等有害气体或颗粒的异常炎症反应有关,COPD 主要累及肺脏,也可以引起显著的全身反应。

一、流行病学

COPD 是呼吸系统最常见的疾病之一,据 WHO 的调查,1990 年全球 COPD 病死率占各种疾病病死率的第 6 位,到 2020 年将上升至第 3 位,我国 COPD 患病率占 40 岁以上人群的 8.2%。另有调查显示 COPD 患病率在吸烟者、戒烟者中比不吸烟者明显升高,男性比女性高,40 岁以上者比 40 岁以下者高。

二、病　因

COPD 的病因至今仍不十分清楚,但已知与某些危险因素有关。

(一)环境因素

1. 吸烟　已知吸烟为 COPD 最主要的危险因素,吸烟数量愈大,年限愈长,则发病率愈高。被动吸烟也可以导致 COPD 的发生。

2. 职业性粉尘和化学物质　包括有机或无机粉尘,化学物质和烟雾,如煤尘、棉尘、二氧化硅等。

3. 室内空气污染　用木材、畜粪等或煤炭做饭或取暖,通风不良也可发生 COPD。

4. 室外空气污染　汽车、工厂排放的废气,如二氧化氮、二氧化硫等可引起 COPD 的急性加重。

(二)易感性

包括易感基因和后天获得的易感性。

1. 易感基因　比较明确的是表达先天性 α_1 抗胰蛋白酶缺乏的基因,是 COPD 的一个致病原因。

2. 出生低体重　学龄儿童调查发现出生低体重者肺功能较差,这些儿童以后若吸烟,可能是 COPD 的一个易感因素。

3. 儿童时期下呼吸道感染　儿童时期患下呼吸道感染的儿童若以后吸烟,则 COPD 的发病率显著增加。

4. 气道高反应性　是 COPD 的一个危险因素。气道高反应性除与基因有关外也可后天获得,继发于环境因素。

三、发病机制

发病机制至今尚不完全明确。

(一)气道炎症

香烟的烟雾与大气中的有害物质能激活气道内的肺泡巨噬细胞,它被激活后释放各种细胞因子,这些因子使气道发生慢性炎症,并损伤气道上皮细胞。气道炎症引起的分泌物增多,使气道狭窄,炎症细胞释放的介质可引起气道平滑肌的收缩,使其增生肥厚,导致阻塞性通气障碍。

(二)蛋白酶与抗蛋白酶的失衡

肺组织中的弹性蛋白酶来自巨噬细胞和中性粒细胞,能够分解弹性纤维,引起肺气肿。弹性蛋白酶抑制因子可抑制此酶的活性,避免肺气肿的发生。当蛋白酶增多和(或)抗蛋白酶减少或功能不足引起两者失衡时,可发生肺气肿。

四、病理生理

COPD 的主要病理生理改变是气流受限,肺泡过度充气和通气灌注比例(V/Q)不平衡。

(一)气流受限

支气管炎症导致黏膜水肿增厚,分泌物增多,支气管痉挛,平滑肌肥厚和气管壁的纤维化使支气管狭窄,阻力增加,流速变慢。

肺气肿时由于肺泡壁的弹性蛋白减少,弹性压力降低,呼气时驱动压降低,流速变慢,此外细支气管壁上肺泡弹性蛋白减少,扩张作用减弱,细支气管壁萎陷,气流受限。

(二)肺泡过度通气

由于肺泡弹性压的降低和气道阻力的增加,呼气时间延长,在用力呼气末,肺泡气往往残留较多,使残气容积和功能残气量增加。由于肺容积增加,膈肌低平,在吸气开始时,膈肌的肌纤维缩短,不在原始的位置,因而收缩力减弱,容易发生呼吸肌疲劳。

(三)通气灌注比例不平衡

COPD 患者各个肺区肺泡顺应性和气道阻力常有差异,造成肺泡通气不均,高 V/Q 区有部分气体是无效通气,低 V/Q 区则流经肺泡的血液得不到充分的氧合即进入左心,产生低氧血症。慢性低氧血症会引起肺血管收缩，血管内皮、平滑肌增生和管壁重塑与继发性红细胞增多，产生肺动脉高压和肺心病。

五、护理评估

(一)健康史

1. 了解患者患病的年龄、发生时间、诱因，主要症状的性质、严重程度和持续时间、加剧因素等。

2. 有无接触变应原，是否长期在污染的空气、自动或被动吸烟环境或拥挤的环境中生活、工作。

3. 详细询问吸烟史和过敏史，包括吸烟的种类、年限、每天的数量，或已停止吸烟的时间。

4. 询问患者日常的活动量和活动耐力，有无运动后胸闷、气急。

5. 了解患者有关的检查和治疗经过，是否按医嘱进行治疗，是否掌握有关的治疗方法。

(二)临床表现

1. 症状　早期患者，即使肺功能持续下降，可毫无症状，及至中晚期，出现咳嗽、咳痰、气短等症状，痰量因人而异，为白色黏液痰，合并细菌感染后则变为黏液脓性，在长期患病过程中，反复急性发作和缓解是本病的特点，病毒或细菌感染常常是急性发作的重要诱因，常发生于冬季。咯血不常见，但痰中可带少量血丝。晚期患者即使是轻微的活动，都不能耐受。合并肺心病时可出现肺、心功能衰竭及其他脏器的功能损坏表现。

2. 体征　早期无明显体征。随着病情发展可见桶状胸，呼吸活动减弱，辅助呼吸肌活动增强；触诊语颤减弱或消失；叩诊呈过清音，心浊音界缩小，肝浊音界下移；听诊呼吸音减弱，呼气延长，心音遥远等。晚期患者因呼吸困难，颈、肩部辅助呼吸肌常参与呼吸运动，可表现为身体前倾。呼吸时常呈缩唇呼吸，可有口唇发绀、右心衰竭体征。

3. 分型　COPD可分两型，即慢支型和肺气肿型，慢支型因缺氧发绀较重，常常合并肺心病，水肿明显；肺气肿型因缺氧较轻，发绀不明显，而呼吸困难、气喘较重。大多数患者兼具这两型，但临床上以某型的表现为主。

(三)辅助检查

1. 胸部X检查与CT　胸廓前后径增大，肋骨水平，肋间隙增宽，膈肌低平，两肺野透明度增高，肺纹理变细、减少。CT上可见低密度的肺泡腔、肺大疱与肺血管减少。

2. 肺功能检查　最常用的指标是第1秒用力呼气量（FEV_1）占其预计值的百分比（$FEV_1\%$）和FEV_1占用力肺活量（FVC）之比。在诊断COPD时，必须以已使用支气管舒张药后测定的FEV_1为准，$FEV_1<80\%$预计值，和(或)$FEV_1/FVC<70\%$可认为存在气流受限。

3. 动脉血气分析　早期无变化，随病情发展，动脉血氧分压降低，二氧化碳分压增高，并可出现代偿性呼吸性酸中毒，pH降低。

(四)心理社会评估

COPD是慢性过程，病情反复发作，对日常生活、工作造成很大的影响，应了解患者的心理状态及应对方式；是否对疾病的发生发展有所认识，对吸烟的危害性和采取有效戒烟措施的态度；评估患者家庭成员对患者病情的了解和关心、支持程度。

六、护理问题

1. 气体交换受损　与呼吸道阻塞、呼吸面积减少引起的通气换气功能障碍有关。

2. 清理呼吸道无效　与呼吸道炎症、阻塞、痰液过多而黏稠有关。

3. 营养失调　与呼吸困难、疲乏等引起患者食欲下降、摄入不足、能量需求增加有关。

4. 活动无耐力　与日常活动时供氧不足、疲乏有关。

5. 睡眠形态紊乱　与呼吸困难、不能平卧有关。

6. 焦虑情绪　与呼吸困难影响生活、工作和害怕窒息有关。

七、计划与实施

(一)目标

1. 患者的呼吸频率、节律和形态正常，呼吸困难得以缓解。

2. 患者能正确进行有效咳嗽、使用胸部叩击等措施，达到有效的咳嗽、咳痰。

3. 患者能认识到增加营养物质摄入的重要性。

4. 患者焦虑减轻，表现为平静、合作。

5. 患者能增加活动量，完成日常生活自理。

6. 患者能得到充足的睡眠。

(二)实施与护理

1. 生活护理

(1)急性发作期：有发热、喘息时应卧床休息取舒适坐位或半卧位，衣服要宽松，被褥要松软、暖和，以减轻对呼吸运动的限制。保持室内空气的新鲜与流通，室内禁止吸烟。

(2)饮食护理：对心、肝、肾功能正常的患者，应给以充足的水分和热量。每日饮水量应在1 500ml以上。充足的水分有利于维持呼吸道黏膜的湿润，使痰的黏稠度降低，易于咳出。适当增加蛋白质、热量和维生素的摄入。COPD患者在饮食方面需采用低糖类、高蛋白、高纤维食物，同时避免产气食物。少食多餐，每餐不要吃得过饱，少食可以避免腹胀和呼吸短促。

2. *心理护理*　COPD患者因长期患病，影响工作和日常生活，出现焦虑、抑郁、紧张、恐惧、悲观失望等不良情绪，针对病情及心理特征及时给予精神安慰，心理疏导，做好家人及亲友工作，鼓励他们在任何情况下，都要给予患者精神安慰，调动各种社会关系给予精神及物质关怀，介绍类似疾病治疗成功的病例，强调坚持康复锻炼的重要性，以取得主动配合，树立战胜疾病的信心。

3. *治疗配合*

(1)病情观察：患者急性发作期常有明显咳嗽、咳痰及痰量增多，合并感染时痰的颜色由白色黏痰变为黄色脓性痰。发绀加重常为原发病加重的表现。重症发绀患者应注意观察神志、呼吸、心率、血压及心肺体征的变化，应用心电监护仪，定时监测心率、心律、血氧饱和度、呼吸频率、节律及血压变化，发现异常及时通知医师处理。

(2)对症护理：主要为咳嗽、咳痰的护理，发作期的患者呼吸道分泌物增多、黏稠，咳痰困难，严重时可因痰堵引起窒息。因此，护士应通过为患者实施胸部物理疗法，帮助患者清除积痰，控制感染、提高治疗效果。

胸部物理疗法包括：深呼吸和有效咳嗽、胸部叩击、体位引流、吸入疗法。

①深呼吸和有效咳嗽：鼓励和指导病患者行有效咳嗽，这是一项重要的护理。通过深呼吸和有效咳嗽，可及时排出呼吸道内分泌物。指导病患者2～4h定时进行数次随意的深呼吸，在吸气末屏气片刻后暴发性咳嗽，促使分泌物从远端气道随气流移向大气道。

②胸部叩击：通过叩击震动背部，间接地使附在肺泡周围及支气管壁的痰液松动脱落。方法为五指并拢，向掌心微弯曲，呈空心掌，腕部放松，迅速而规律地叩击胸部。叩击顺序从肺底到肺尖，从肺外侧到内侧，每一肺叶叩击1～3min。叩击同时鼓励患者深呼吸和咳嗽，咳痰。叩击时间15～20min为宜，每日2～3次，餐前进行。叩击时应询问病患者感受，观察面色，呼吸，咳嗽，排痰情况，检查肺部呼吸音及啰音的变化。

③体位引流：按病灶部位，协助患者取适当体位，使病灶部位开口向下，利用重力，及有效咳嗽或胸部叩击将分泌物排出体外。引流多在早餐前1h、晚餐前及睡前进行，每次10～15min，引流间期防止头晕或意外危险，观察引流效果，注意神志、呼吸及有无发绀。

④吸入疗法：利用雾化器将祛痰平喘药加入湿化液中，使液体分散成极细的颗粒，吸入呼吸道以增强吸入气体的湿度，达到湿润气道黏膜，稀释气道痰液的作用，常用的祛痰平喘药：沐舒坦，异丙托溴铵。在湿化过程中气道内黏稠的痰液和分泌物可因湿化而膨胀，如不及时吸出，有可能导致或加重气道狭窄甚至气道阻塞。在吸入疗法过程中，应密切观察病情，协助患者翻身、拍背，以促进痰液排出。

(3)氧疗过程中的护理：COPD急性发作期，大多伴有呼吸衰竭、低氧血症及CO_2潴留。Ⅱ型呼吸衰竭患者按需吸氧，根据缺氧程度适当调节氧流量，呼吸衰竭患者给予低流量吸氧，以免抑制呼吸。但应避免长时间高浓度吸氧，以防氧中毒。用氧前应向患者家属做好解释工作，讲明用氧的目的、注意事项、嘱患者不要擅自调节氧流量或停止吸氧，以免加重病情。在吸氧治疗中应监测患者的心率、血压、呼吸频率及血气指标的变化，了解氧疗效果。注意勿使吸氧管打折，鼻腔干燥时可用棉签蘸水湿润鼻黏膜。

(4)呼吸功能锻炼：COPD患者急性症状控制后应尽早进行呼吸功能锻炼，教会患者及家属呼吸功能锻炼方法，督促实施并提供有关咨询材料。可以选用下述呼吸方法一种或两种交替进行。

①腹式呼吸锻炼：由于气流受限，肺过度充气，膈肌下降，活动减弱，呼吸类型改变，通过呼吸肌锻炼，使浅快呼吸变为深慢有效呼吸，利用腹肌帮助膈肌运动，调整呼吸频率，呼气时间延长，以提高潮气容积，减少无效腔，增加肺泡通气量，改变气体分布，降低呼吸功耗，缓解气促症状。方法：患者取立位，体弱者也可取坐位或仰卧位，上身肌群放松做深呼吸，一手放于腹部一手放于胸前，吸气时尽力挺腹，呼气时腹部内陷，也可用手加压腹部，尽量将气呼出，一般吸气3～5s，呼气6～10s。吸气与呼气时间比为1∶2或1∶3。用鼻吸气，用口呼气要求

缓呼深吸，不可用力，每分钟呼吸速度保持在7～8次，开始每日2次，每次10～15min，熟练后可增加次数和时间，使之成为自然的呼吸习惯。

②缩唇呼吸法：通过缩唇徐徐呼气，可延缓吸气气流压力的下降，提高气道内压，避免胸内压增加对气道的动态压迫，使等压点移向中央气道，防止小气道的过早闭合，使肺内残气更易于排出，有助于下一吸气进入更多新鲜的空气，增强肺泡换气，改善缺氧。方法为：用鼻吸气，缩唇做吹口哨样缓慢呼气，在不感到费力的情况下，自动调节呼吸频率、呼吸深度和缩唇程度，以能使距离口唇30cm处与唇等高点水平的蜡烛火焰随气流倾斜又不致熄灭为宜。每天3次，每次30min。

4. 用药护理　按医嘱用抗生素、止咳、祛痰药物，掌握药物的疗效和副作用，不滥用药物。

(1)祛痰止咳药物应用护理。①祛痰药：通过促进气道黏膜纤毛上皮运动，加速痰液的排出；能增加呼吸道腺体分泌，稀释痰液，使痰液黏稠度降低，以利咳出。②黏液溶解剂：通过降低痰液黏稠度，使痰液易于排出。③镇咳药：直接作用于咳嗽中枢。④其他还有中药化痰制剂。用药观察：观察用药后痰液是否变稀、容易咳出。及时协助患者排痰。注意事项：对呼吸储备功能减弱的老年人或痰量较多者，应以祛痰为主，协助排痰，不应选用强烈镇咳药物，以免抑制呼吸中枢及加重呼吸道阻塞和炎症，导致病情恶化。

(2)解痉平喘药物应用护理。解痉平喘药物可解除支气管痉挛，使通气功能有所改善，也有利于痰液排出。常用有：①M胆碱受体阻滞药。②β_2肾上腺素能受体激活药。③茶碱类。用药观察：用药后注意患者咳嗽是否减轻，气喘是否消失。β_2受体兴奋药常同时有心悸、心率加快、肌肉震颤等副作用，用药一段时间后症状可减轻，如症状明显应酌情减量。茶碱引起的不良反应与其血药浓度水平密切相关，个体差异较大，常有恶心、呕吐、头痛、失眠，严重者心动过速、精神失常、昏迷等，应严格掌握用药浓度及滴速。

5. 健康教育

(1)告诉患者及家属应避免烟尘吸入，气候骤变时注意预防感冒，避免受凉以及与上感患者的接触。

(2)加强体育锻炼，要根据每个人的病情、体质及年龄等情况量力而行、循序渐进，天气良好时到户外活动，如散步、慢跑、打太极拳等，以不感到疲劳为宜，增加患者呼吸道对外界的抵抗能力。

(3)教会患者学会自我监测病情变化，尽早治疗呼吸道感染，可在家中配备常用药物及掌握其使用方法。

(4)重视营养的摄入，改善全身营养状况，提高机体抵抗力。

(5)严重低氧血症患者坚持长期家庭氧疗，可明显提高生活质量和劳动能力，延长生命。每天吸氧10～15h，氧流量1～2L/min，并指导家属及患者氧疗的目的及注意事项。

八、预期结果与评价

1. 患者发绀减轻，呼吸频率、深度和节律趋于正常。

2. 能有效咳痰，痰液易咳出。

3. 能正确应用体位引流、胸部叩击等方法排出痰液。

4. 营养状态改善；能运用有效的方法缓解症状，减轻心理压力。

5. 参与日常活动不感到疲劳，活动耐力提高。

第三节　支气管哮喘

支气管哮喘，简称哮喘，是由嗜酸性粒细胞、肥大细胞和T淋巴细胞等多种炎性细胞及细胞组分参与的气道慢性炎症性疾患。

这种慢性炎症导致气道反应性增加，通常出现广泛多变的可逆性气流受限，并引起反复发作的喘息、气急、胸闷或咳嗽等症状，常在夜间或清晨发作、加剧，可经治疗缓解或自行缓解。

一、病　　因

病因还不十分清楚，多数认为哮喘是与多基因遗传有关的疾病，同时受遗传因素和环境因素的双重影响。

资料显示，哮喘的亲属患病率高于群体患病率，并且亲缘关系越近，患病率越高。哮喘患儿双亲大多存在不同程度气道高反应性。而研究显示与气道高反应性、IgE调节和特异性反应相关的基因，在哮喘的发病中起着重要的作用。

环境因素中引起哮喘的激发因素，包括吸入物，如尘螨、花粉、动物毛屑等各种特异和非特异吸入物；感染，如细菌、病毒、原虫、寄生虫等；食物，如鱼、虾蟹、蛋类、牛奶等；药物，如阿司匹林等；气候变化、运动、妊娠等。

二、发病机制

发病机制尚不完全清楚，大多认为哮喘与变态反应、气道炎症、气道高反应及神经机制等因素相互作用有关。

1. *变态反应*　当变应原进入具有特应性体质的机体后，可刺激机体通过T淋巴细胞的传递，由B淋巴细胞合成特异性IgE，并结合于肥大细胞和嗜碱性粒细胞表面的高亲和性的IgE受体。当变应原再次进入机体内，可与结合在这些受体上的IgE交联，使该细胞合成并释放多种活性介质导致平滑肌收缩、黏液分泌增加、血管通透性增高和炎症细胞浸润等，产生哮喘的临床症状。

根据变应原吸入后哮喘发生的时间，可分为速发型哮喘反应(IAR)、迟发型哮喘反应(LAR)和双相型哮喘反应(OAR)。IAR几乎在吸入变应原的同时立即发生反应，15～30min达到高峰，2h后逐渐恢复正常。LAR 6h左右发病，持续时间长，可达数天，而且临床症状重，常呈持续性哮喘发作状态。

2. *气道炎症*　气道慢性炎症被认为是哮喘的本质。表现为多种炎症细胞特别是肥大细胞、嗜酸性粒细胞等在气道聚集和浸润，这些细胞相互作用可以分泌出多种炎症介质和细胞因子，使气道反应性增高，气道收缩，黏液分泌增加，血管渗出增多。

3. *气道高反应性*　表现为气道对各种刺激因子出现过强或过早的收缩反应，是哮喘患者发生和发展的另外一个重要因素。普遍认为气道炎症是导致气道高反应性的重要机制之一。

4. *神经机制*　支气管受复杂的自主神经支配，与某些神经功能低下和亢进有关。

三、病　　理

显微镜下可见气道黏膜下组织水肿，微血管通透性增加，杯状细胞增殖及支气管分泌物增加，支气管平滑肌痉挛等病理改变。若哮喘长期反复发作，表现为支气管平滑肌肌层增厚，气道上皮细胞下纤维化、黏液腺增生和新生血管形成等，导致气道重构。

四、护理评估

(一)健康史

1. 询问患者发作时的症状、持续时间、诱发或缓解因素，了解既往治疗经过和检查。

2. 了解患者对哮喘知识的掌握程度，询问患者是否熟悉哮喘急性发作的先兆和处理方法，发作时有无按医嘱治疗。

3. 评估患者呼吸困难对日常生活、工作的影响程度，了解患者的家族史。

4. 评估与患者哮喘发生的各种病因和诱因，如有无接触变应原、吸烟等。

(二)临床表现

1. *症状*

(1)前驱症状：在变应原引起的急性哮喘发作前往往有打喷嚏、流鼻涕、眼痒、流泪、干咳或胸闷等前驱症状。

(2)喘息和呼吸困难：反复发作性喘息或伴有哮鸣音的呼气性呼吸困难，是哮喘的典型症状。

(3)咳嗽、咳痰：咳嗽是哮喘的常见症状，由气道的炎症和支气管痉挛引起。干咳是哮喘前驱症状，哮喘发作时，咳嗽咳痰症状反而减轻。哮喘发作接近尾声时，大量分泌物排出，咳嗽咳痰可能加重。

(4)胸闷和胸痛：哮喘发作时可有胸闷和胸部发紧感。

2. *体征*　支气管哮喘具有季节性，急性发作时，两肺闻及弥漫性哮鸣音，以呼气期为主，可自行缓解或使用支气管扩张药后缓解。胸部呈过度充气状态，有广泛的哮鸣音，呼气时延长，辅助呼吸肌和胸锁乳突肌收缩加强。心率增快、奇脉、胸腹反常运动、发绀、意识障碍等提示病情严重。

3. *分期*　根据临床表现分为急性发作期、慢性持续期和临床缓解期。

急性发作指气促、咳嗽、胸闷等症状突然发生，常伴呼吸困难；慢性持续期指每周均不同频度和(或)不同程度的出现症状；临床缓解期是指经过治疗或未经治疗症状、体征消失，肺功能恢复到急性发作前水平，并维持3个月以上。

(三)辅助检查

1. *肺功能检查*　1s用力呼气量(FEV_1)，FEV_1/FVC，呼气流量峰值(PEF)等有关呼气流速的指标，在哮喘发作时全部下降，经有效的支气管扩张药治疗后好转,缓解期逐渐恢复。哮喘发作时还可以有用力肺活量(VC)降低,残气量,功能残气量,肺总量增加,残气/肺总量比值增高。

2. 动脉血气分析　哮喘严重发作时可有不同程度的低氧血症、低碳酸血症、呼吸性碱中毒,病情进一步加剧,可表现呼吸性酸中毒。

3. 胸部 X 线检查　哮喘发作时两肺透亮度增加,呈过度充气状态。并发感染时,可见肺纹理增加和炎症浸润阴影。

4. 血液检查　发作时可有嗜酸性粒细胞增多,并发感染时白细胞和中性粒细胞增多,外源性哮喘者血清总 IgE 增高。

5. 痰液检查　涂片可见较多的嗜酸性粒细胞及其退化形成的夏科-莱登结晶、黏液栓等。

6. 支气管激发试验　测定气道反应性,吸入激发剂后,FEV_1 或 PEF 的下降≥20%,即可确定为支气管激发试验阳性。可作为辅助诊断和评估哮喘严重程度和预后。

7. 支气管舒张试验　测定气流受限的可逆性。吸入支气管舒张药后 FEV_1 或 PEF 改善率≥15%可诊断支气管舒张试验阳性,可辅助诊断和指导用药。

8. 特异性变应原检测　缓解期检测有利于判断变应原,了解导致个体哮喘发作的危险因素。

(四)心理社会评估

哮喘急性和反复发作,可影响患者的睡眠、体力活动,应评估患者有无烦躁、焦虑、恐惧等心理反应,并注意给予心理安慰;因哮喘需要终身防治,评估患者的家庭社会支持系统,及对疾病治疗的信心,应加强与患者的沟通,增加患者的信心和对疾病的了解。

五、护理问题

1. 气体交换受损　与支气管痉挛、气道炎症、黏液分泌增加、气道阻塞有关。

2. 清理呼吸道无效　与气道平滑肌痉挛、痰液黏稠、排痰不畅、疲乏有关。

3. 知识缺乏　缺乏正确使用吸入药物治疗的相关知识。

4. 焦虑　哮喘反复发作或症状不缓解,使患者容易出现焦虑情绪。

5. 潜在并发症　呼吸衰竭、气胸或纵隔气肿。

六、计划与实施

(一)目标

1. 患者呼吸困难缓解,能平卧。

2. 能进行有效咳嗽,痰液能咳出。

3. 能正确使用吸入药物治疗。

4. 尽快使患者胸闷、呼吸困难得到缓解,增加舒适感,心理护理缓解焦虑恐惧情绪。

5. 护士严密监测和管理患者,及时发现并发症并配合医师抢救。

(二)实施与护理

1. 生活护理

(1)发现和避免诱发因素:询问患者导致发作的因素,如能发现和避免诱发因素,有助于哮喘症状的控制,并保持环境清洁、空气新鲜。

(2)饮食护理:根据需要供给热量,必要时可静脉补充营养。禁食用可能诱发哮喘的食物,如鱼、虾、蟹、牛奶及蛋类。

2. 心理护理　哮喘反复发作可以导致心理障碍,而心理障碍也会影响哮喘的临床表现和治疗效果。正确认识和处理这些心理问题,有利于提高哮喘的治疗成功率。护士应关心、体贴患者。通过暗示、说服、示范、解释、训练患者逐渐学会放松技巧及转移自己的注意力。

3. 治疗配合

(1)病情观察:密切观察患者症状体征的变化,了解其呼吸困难的程度,辅助呼吸肌的活动情况,测量和记录体温、脉搏和呼吸及哮喘发作的持续时间。配合医师监测肺功能指标(FEV_1 或 PEF),进行动脉血气分析,防止出现并及时处理危及生命的严重哮喘发作。当 $PaO_2 < 60mmHg$、$PaCO_2 > 50mmHg$ 时,说明患者已经进入呼吸衰竭状态。发现上述情况及时通知医师,并作相应的护理。

(2)对症护理

①体位:让患者取坐位,将其前臂放在小桌上,背部靠着枕头,注意保暖,防止肩部着凉。

②氧疗:患者哮喘发作严重,遵医嘱给予鼻导管或面罩吸氧,改善呼吸功能。

③保持呼吸道通畅:遵医嘱给予祛痰药和雾化吸入,以湿化气道,稀释痰液,利于排痰。在气雾湿化后,护士应注意帮助患者翻身拍背,引流排痰。

④重度哮喘发作有可能导致呼吸衰竭,有窒息等危险,可准备物品行气管插管进行机械通气。因此,应备好气管插管和所需物品及各种抢救物品,

配合医师抢救。

4. 用药护理

(1)糖皮质激素(简称激素):是当前治疗哮喘最有效的药物。可采取吸入、口服和静脉用药。指导患者吸入药物后用清水充分漱口,使口咽部无药物残留,减轻局部反应。长期用药可引起骨质疏松等全身反应,指导患者联合用药,减轻激素的用量。口服用药时指导患者不可自行停药或减量。

(2)色甘酸钠:是一种非皮质激素抗炎药物。能预防变应原引起速发和迟发反应,以及运动和过度通气引起的气道收缩。少数病例可有咽喉不适、胸闷,偶见皮疹,孕妇慎用。

(3)β_2受体激动药(沙丁胺醇):可舒张气道平滑肌,解除气道痉挛和增加黏液纤毛清除功能等。吸入后5～10min即可起效,药效可维持4～6h,多用于治疗轻度哮喘急性发作的患者,用药方法应严格遵医嘱间隔给药。用药期间应注意观察不良反应,如心悸、低血钾和骨骼肌震颤等。但一般反应较轻,停药后症状即可消失,应宽慰患者不必担心。

(4)茶碱:具有松弛支气管平滑肌、兴奋呼吸中枢等作用。主要不良反应为胃肠道症状(恶心、呕吐),心血管症状(心动过速、心律失常、血压下降)。最好用药中监测血浆氨茶碱浓度。发热、妊娠、小儿或老年,患有肝、心、肾功能障碍及甲状腺功能亢进者尤须慎用。

(5)其他药物:半胱氨酰白三烯受体拮抗药主要的不良反应是胃肠道症状,通常较轻微,少数有皮疹,血管性水肿,转氨酶升高,停药后可恢复正常。吸入抗胆碱药物不良反应少,少数患者有口苦或口干感。

(三)健康教育

1. 指导患者注意哮喘发作的前驱症状,自我处理并及时就医,鼓励并指导患者坚持每日定时测量峰流速值(peak expiratory flow,PEF),监视病情变化,记录哮喘日记。指导患者各种雾化吸入器的正确使用方法。

2. 积极参加锻炼,尽可能改善肺功能,最大限度恢复劳动能力,预防疾病向不可逆性发展,预防发生猝死。

3. 指导患者了解目前使用的每一种药物的主要作用、用药的时间、频率和方法及各种药物的不良反应。

4. 指导峰流速仪的使用。

(1)站立水平位握峰流速仪,不要阻挡游标移动。游标放在刻度的最基底位"0"处。

(2)深吸气,嘴唇包住口器,尽可能快地用力呼气。

(3)记录结果,将游标拨回"0"位,再重复2次,取其最佳值。

(4)当峰流速值用诊断时,首先用患者峰流速值与预计值比较。儿童一般根据性别、身高而调整确定其正常范围,亦可通过2～3周的正规治疗及连续观察,取无症状日的下午所测PEF为患儿个人最佳值。若该值低于一般统计正常值的80%,则考虑为中度发作,应调整原有治疗。

(5)$\text{PEF变异率}=\dfrac{\text{最高PEF}-\text{最低PEF}}{1/2(\text{最高PEF}+\text{最低PEF})}\times100\%$

当变异率<20%提示轻度哮喘,变异率在20%～30%为中度哮喘,变异率>30%时为重度哮喘。

5. 指导患者识别和避免过敏原或诱因,并采取相应措施。

(1)在花粉和真菌最高季节应尽量减少外出。

(2)保持居住环境干净、无尘、无烟,窗帘、床单、枕头应及时清洗。

(3)避免香水、香的化妆品及发胶等可能的过敏原。

(4)回避宠物,不用皮毛制成的衣物或被褥。如必须拜访有宠物家庭,应提前吸入气雾剂。

(5)运动性哮喘患者在运动前应使用气雾剂。

(6)充分休息、合理饮食、定期运动、情绪放松、预防感冒。

6. 推荐患者家属参与哮喘的管理,起到监督管理的作用。

七、预期结果与评价

患者呼吸频率、节律平稳,无奇脉、三凹征;正确运用有效咳嗽、咳痰方法,咳嗽咳痰程度减轻;能正确掌握雾化吸入器的使用方法和注意事项;掌握哮喘发作先兆及相应自我处理方法;消除焦虑情绪。

第四节　肺血栓栓塞症

肺栓塞(pulmonary embolism,PE)是以各种栓子阻塞肺动脉系统为其发病原因的一组疾病或临床综合征的总称,包括肺血栓栓塞症(pulmonary thromboembolism,PTE)、脂肪栓塞综合征、羊水栓塞、空气栓塞等。PTE为来自静脉系统或右心的血栓阻塞肺动脉或其分支所致的疾病,以肺循环和呼吸功能障碍为其主要临床和病理生理特征。引起PTE的血栓主要来源于深静脉血栓形成(deep venous thrombosis,DVT),PTE与DVT是静脉血栓栓塞症(venous thromboembolic event,VTE)的两种临床表现形式,PTE为PE最常见的类型,占PE中的绝大多数,通常所称的PE即指PTE。

一、危险因素

PTE的危险因素包括任何可以导致静脉血液淤滞、静脉系统内皮损伤和血液高凝状态的因素。易发生VTE的危险因素包括原发性和继发性两类。

原发性危险因素由遗传变异引起,包括Ⅴ因子突变、蛋白C缺乏、蛋白S缺乏和抗凝血酶缺乏等,常以反复静脉血栓栓塞为主要临床表现。

继发性危险因素是指后天获得的易发生VTE的多种病理生理异常,包括骨折、创伤、手术、妊娠、产褥期、恶性肿瘤和口服避孕药等,还包括脑卒中后肢体瘫痪、长期卧床、制动等。上述危险因素可以单独存在,也可同时存在协同作用。

二、病理生理

PTE发生后,一方面通过栓子的机械阻塞作用直接影响肺循环、体循环血流动力学状态和呼吸功能;另一方面,通过栓塞后心脏和肺的反射效应及神经体液机制导致多种功能和代谢的变化。

(一)PTE对肺循环的影响

栓子堵塞肺动脉后,受机械阻塞作用以及神经体液因素引起肺动脉收缩,肺循环阻力增加,肺动脉压力升高,形成肺动脉高压。当肺血管床面积被阻塞75%以上时,由于持续的严重的肺动脉高压,出现体循环压力急剧下降,右心室功能衰竭,可导致休克、猝死。

随着肺循环阻力的增加,心脏每搏输出量趋于下降,右心室舒张末期充盈压开始升高,右心室扩张。当右心室后负荷进一步增加,心脏在频率和心肌收缩力上的代偿作用不足以维持有效的心排出量时,心室舒张末期压力开始显著升高,心排出量明显下降,右心房压力升高,心房扩大,导致左心回心血量减少,体循环淤血,出现急性肺源性心脏病。

(二)PTE对呼吸功能的影响

栓塞部位肺血流减少或阻断,使肺泡无效腔增大,同时肺表面活性物质合成减少导致肺萎陷和肺不张,使肺通气/血流(V/Q)比例失调;支气管的反射性痉挛和过度通气等因素产生气体交换障碍,从而发生低氧血症和代偿性过度通气。

(三)PTE的分型

根据PTE的病生理变化,可将PTE分为急性大面积PTE和急性非大面积PTE。

急性大面积PTE临床以休克和低血压为主要表现,即体循环动脉收缩压<90mmHg,或较基础值下降幅度≥40mmHg,持续15min以上。

急性非大面积PTE即不符合以上大面积PTE标准的PTE。

三、护理评估

(一)健康史

1. 了解患者的一般情况,如高龄、肥胖、吸烟史、活动情况及近期长时间坐位旅行史。

2. 既往有无VTE发病史或血栓性静脉炎、静脉曲张,晕厥病史、间断发作或进行性加重的呼吸困难和胸痛病史;有无肺栓塞家族史(家族中至少两位成员证实有肺栓塞或一级亲属中有遗传性血栓形成倾向)。

3. 近期创伤、手术、脑卒中、人工假体置入术或下肢制动病史。

4. 已明确诊断或需要进一步检查的特殊疾病如恶性肿瘤、肾病综合征、骨髓异常增生综合征等。

5. 了解妊娠及口服避孕药史,妊娠及产后、含雌激素的避孕药或激素替代、选择性雌激素受体调节药。

6. 近期经静脉操作史,如深静脉留置导管、经静脉使用抗肿瘤药物、漂浮导管和射频消融治疗等。

(二)临床表现

PTE的临床症状多种多样,不同病例常有不同的症状组合，但均缺乏特异性。各病例所表现症状的严重程度亦有很大差别，可以从无症状到血流动力学不稳定，甚至发生猝死。

1. 呼吸困难及气促　是最常见的症状，多于栓塞后立即出现，尤以活动后明显。

2. 胸痛　包括胸膜炎性胸痛或心绞痛样疼痛，胸膜炎性胸痛是PTE最常见的胸痛类型；心绞痛样疼痛与体循环低血压、冠状动脉痉挛、右心室室壁张力增高等因素引起冠脉血流减少、心肌耗氧量增加有关。

3. 晕厥　可为PTE的唯一或首发症状，其中有约30%的患者表现为反复晕厥发作。PTE所致晕厥的主要表现是突然发作的一过性意识丧失，多合并有呼吸困难和气促表现。可伴有晕厥前症状，如头晕、黑矇、视物旋转等。

4. 烦躁不安、惊恐甚至濒死感　是PTE的常见症状，主要由严重的呼吸困难和（或）剧烈胸痛引起；因病情的严重程度不同，症状的轻重程度变异很大。

5. 咯血　常为小量咯血，大咯血少见。

6. 咳嗽　多为干咳或伴有少量白痰，当继发感染时，也可伴有喘息症状。

7. 心悸　多于栓塞后即刻出现，主要由快速性心律失常引起。

8. 腹痛　可能与膈肌受刺激或肠缺血有关。

9. 猝死　PTE猝死率不足10%，但其后果严重，及时经积极而合理的治疗，抢救成功率仍很低，是PTE最危重的临床类型。

（三）辅助检查

1. 动脉血气分析　常表现为低氧血症、低碳酸血症。

2. D-二聚体　酶联免疫吸附法（ELISA）是较为可靠的检测方法，但并无确诊价值。

3. 心电图　心电图异常非特异性。较为多见的表现包括$V_1 \sim V_4$的T波改变和ST段异常；部分病例可出现SⅠQⅢTⅢ征（即Ⅰ导S波加深，Ⅲ导出现Q波及T波倒置）；心电图改变多在发病后即刻开始出现，以后随病程的发展演变呈动态变化。

4. X线胸片　可显示：①肺动脉阻塞征：区域性肺纹理变细、稀疏或消失，肺野透亮度增加；②肺动脉高压征及右心扩大征：右下肺动脉干增宽或伴截断征，肺动脉段膨隆以及右心室扩大；③肺组织继发改变：肺野局部片状阴影，尖端指向肺门的楔形阴影，肺不张或膨胀不全，肺不张侧可见横膈抬高，有时合并少至中量胸腔积液。X线胸片对鉴别其他胸部疾病有重要帮助。

5. 超声心动图　在提示诊断和除外其他心血管疾患方面有重要价值。对于严重的PTE病例，可以发现右心室壁局部运动幅度降低；右心室和（或）右心房扩大；室间隔左移和运动异常；近端肺动脉扩张；三尖瓣反流速度增快；下腔静脉扩张，吸气时不萎陷。若在右心房或右心室发现血栓，同时患者的临床表现符合PTE，可做出诊断。

6. 核素肺通气/灌注扫描　是PTE重要的诊断方法。典型征象是呈肺段分布的肺灌注缺损，并与通气显像不匹配。一般可将扫描结果分为三类。①高度可能：其征象为至少一个或更多叶段的局部灌注缺损而该部位通气良好或X线胸片无异常；②正常或接近正常；③非诊断性异常：其征象介于高度可能与正常之间。

7. CT肺动脉造影　PTE的直接征象为各种形态的充盈缺损；间接征象包括病变部位肺组织有"马赛克"征、肺出血、肺梗死继发的肺部改变。

8. 磁共振成像　可以显示栓塞血管的近端扩张，血栓栓子表现为异常信号。

9. 肺动脉造影　其敏感性和特异性在95%以上，为PTE诊断的"金标准"。表现为栓塞血管内充盈缺损或完全阻塞，外周血管截断或枯枝现象。

（四）心理社会评估

患者突然出现呼吸困难和（或）剧烈胸痛时，容易出现恐惧、焦虑和濒死感，护士要同情理解患者，并给予心理支持。通过亲切热情的交流、娴熟的护理技巧、精确完善的各项床旁监护取得患者信任，使患者在安静舒适的环境中，以积极态度接受治疗和护理。

四、护理问题

1. 低效型呼吸形态　与通气血流比例失调、低氧血症有关。

2. 有窒息的危险　与突发咯血有关。

3. 自理能力缺陷　与心、肺功能不全、活动耐力下降及制动有关。

4. 知识缺乏　缺乏肺栓塞的预防、治疗及抗凝药物使用的知识。

5. 睡眠形态紊乱　与呼吸困难、恐惧有关。

6. 恐惧、焦虑　与呼吸困难、剧烈胸痛及疾病预后有关。

7. 潜在并发症 休克、心力衰竭、出血。

五、计划与实施

(一)目标

1. 患者呼吸平稳、血气正常。

2. 护士及时发现咯血征象,避免患者窒息。

3. 尽快使患者胸痛得到缓解,增加舒适感,心理护理缓解焦虑恐惧情绪。

4. 患者能理解卧床休息对疾病恢复的重要性并积极配合。

5. 患者及家属能掌握疾病的预防治疗知识及抗凝药物使用的知识。

6. 患者能恢复正常睡眠。

7. 护士严密监测和管理患者,及时发现并发症并配合医师抢救。

(二)实施与护理

1. 急性 PTE 的治疗

(1)一般处理:对高度疑诊或确诊 PTE 的患者,应进行严密监护,监测呼吸、心率、血压、静脉压、心电图及血气的变化,对大面积 PTE 可收入重症监护(ICU);观察病人发绀,胸闷,憋气,胸部疼痛有无改善,有无咳嗽及尿量等情况;及时准确记录 24h 出入量;为防止栓子再次脱落,要求绝对卧床,保持大便通畅,避免用力,注意保持患肢的功能,抬高患肢,以利静脉血的回流,密切观察患肢皮肤颜色,温度,水肿程度,严禁挤压,按摩患肢,防止血栓脱落,造成再次肺栓塞;对于有焦虑和惊恐症状的患者应予安慰并可适当使用镇静药给予患者心理安慰,缓解紧张焦虑情绪;胸痛者可予止痛药;对于发热、咳嗽等症状可给予相应的对症治疗。

(2)呼吸循环支持治疗:保持病室清洁及有效的温湿度,室温 20℃左右,相对湿度 70%,对有低氧血症的患者,采用经鼻导管或面罩吸氧。当合并严重的呼吸衰竭时,可使用经鼻/面罩无创性机械通气或经气管插管行机械通气。呼吸平稳后指导患者深呼吸运动,使肺早日膨胀。

对于出现右心功能不全,心排血量下降,但血压尚正常的病例,可给予具有一定肺血管扩张作用和正性肌力作用的多巴酚丁胺和多巴胺;若出现血压下降,可增大剂量或使用其他血管加压药物,如间羟胺、肾上腺素等。应用升压药物应监测血压变化。

(3)溶栓治疗:溶栓治疗主要适用于大面积 PTE 病例。绝对禁忌证有活动性内出血;近期自发性颅内出血。

相对禁忌证有:2 周内的大手术、分娩、器官活检或不能以压迫止血部位的血管穿刺;2 个月内的缺血性中风;10d 内的胃肠道出血;15d 内的严重创伤;1 个月内的神经外科或眼科手术;难于控制的重度高血压(收缩压 > 180mmHg,舒张压 > 110mmHg);近期曾行心肺复苏;血小板计数低于 $100\ 000/mm^3$;妊娠;细菌性心内膜炎;严重肝肾功能不全;糖尿病出血性视网膜病变;出血性疾病等。

对于大面积 PTE,因其对生命的威胁极大,上述绝对禁忌证亦应被视为相对禁忌证。溶栓前宜选择两条粗大静脉,留置外周静脉套管针,以方便溶栓及溶栓中取血监测,避免反复穿刺血管,如有短期内穿刺的动静脉伤口应进行加压包扎,避免溶栓后出血和血肿,并应用生理盐水进行封管。

目前临床上用于 PTE 溶栓治疗的药物主要有链激酶(SK)、尿激酶(UK)和重组组织型纤溶酶原激活剂(rt-PA)。溶栓药物治疗结束后每 2~4h 测一次 APTT,待其将至正常值的 2 倍以下时,开始使用肝素或低分子肝素抗凝治疗。

溶栓前应查血常规、血小板、出凝血时间和血型,配血备用;溶栓后观察患者有无寒战、发热、皮疹等过敏反应,是否发生皮肤、黏膜及内脏出血等副作用,一旦出血应立即中止治疗,紧急处理。

(4)抗凝治疗:是 PTE 和 DVT 的基本治疗方法,可以有效地防止血栓再形成和复发。目前临床上应用的抗凝药物主要有普通肝素(以下简称肝素)、低分子肝素和华法林。一般认为,抗血小板药物的抗凝作用尚不能满足 PTE 或 DVT 的抗凝要求。

临床疑诊 PTE 时,即可安排使用肝素或低分子肝素进行有效的抗凝治疗。应用肝素/低分子肝素前应测定基础 APTT、PT 及血常规(含血小板计数,血红蛋白);注意是否存在抗凝的禁忌证,如活动性出血,凝血功能障碍,血小板减少,未予控制的严重高血压等。对于确诊的 PTE 病例,大部分禁忌证属相对禁忌证。

①普通肝素:用药原则是快速、足量和个体化。根据 APTT 调整剂量,使 APTT 达到并维持于正常值的 1.5~2.5 倍。因肝素可能会引起血小板减少症(HIT),在使用肝素的第 3~5d 必须复查血小板计数。若较长时间使用肝素,尚应在第 7~10d 和 14d 复查。若出现血小板迅速或持续降低达 30%以上,或血小板计数 $< 100\ 000/mm^3$,应停用

肝素。

②低分子量肝素:按千克体重皮下注射。不需监测 APTT。此药由肾清除,对于肾功能不全,特别是肌酐清除率低于 30ml/min 的病例须慎用。若应用,需减量并监测血浆抗Ⅹa 因子活性。

③华法林:长期抗凝应首选华法林,其抗凝作用主要来自于血浆凝血酶原的降低和凝血因子Ⅹ活性的降低,初始通常与低分子肝素重叠使用,3～4d 后开始测定 INR 值,使 INR 稳定在 2.0～3.0 后停用肝素或低分子肝素。

(5)肺动脉血栓摘除术:适用于经积极保守治疗无效的紧急情况,要求医疗单位有施行手术的条件与经验。

(6)经静脉导管碎解和抽吸血栓:用导管碎解和抽吸肺动脉内巨大血栓或行球囊血管成形,同时还可进行局部小剂量溶栓。

2. 预防 对存在发生 DVT-PTE 危险因素的病例,宜根据临床情况采用相应预防措施。采用的主要方法:机械预防措施,包括加压弹力袜、间歇序贯充气泵;药物预防措施,包括小剂量肝素皮下注射、低分子肝素和华法林。

3. 健康教育

(1)指导患者要定期随访,按时服药,特别是抗凝药的服用,一定要按医嘱服用,并告知患者影响抗凝药物使用的食物,如韭菜、菠菜、油菜等,嘱其尽量避免食用。

(2)教会患者观察出血现象,如有牙龈出血、皮肤破口流血不止等症状及时就医。

(3)按照医嘱定期复查抗凝指标,了解并学会看抗凝指标化验单。

(4)教会患者平时生活中注意下肢的活动,有下肢静脉曲张者可穿弹力袜等,避免下肢深静脉血液滞留,血栓复发。

(5)指导患者病情变化时及时就医。

六、预期结果与评价

患者呼吸平稳、血气在正常范围;胸痛得到缓解;患者能说出绝对卧床休息对病情恢复的重要性;消除紧张焦虑情绪;无并发症出现。

第五节 肺 癌

原发性支气管肺癌(primary bronchogenic carcinoma),简称肺癌(lung carcinoma),起源于支气管黏膜或腺体,是当前世界各地最常见的肺部原发性恶性肿瘤。常有区域性淋巴结转移和血行播散。早期以刺激性咳嗽、痰中带血等呼吸道症状多见,病情进展速度与细胞生物学特性有关。发病年龄一般自 50 岁后迅速上升,在 70 岁达高峰,70 岁后略有下降。

一、病因与发病机制

迄今尚未完全明确,但认为其发病与以下因素有关。

1. 吸烟 肺癌与吸烟有着密切的关系,约 3/4 肺癌患者有吸烟史,烟叶中含焦油、苯并芘等致癌物质。

2. 职业致癌因子 如石棉、无机砷化合物、铬、镍等。

3. 大气污染

4. 电离辐射 自然界、医疗、工矿产生的辐射线。

5. 饮食与营养 与抑制肺癌发病有关的维生素缺乏或不足,包括维生素 A、维生素 B、维生素 C、维生素 E 等易发生肺癌。

6. 其他 个体的内在因素如免疫状态、代谢活动、遗传因素、肺部慢性感染等可能对肺癌的发病有影响。

二、分 类

1. 按解剖部位分类 ①中央型肺癌:段支气管以上至主支气管的癌肿。②周围型肺癌:段支气管以下的癌肿。

2. 按组织学分类

(1)鳞状上皮细胞癌(鳞癌):是最常见的类型,约占 50%,多见于 50 岁以上男性,与吸烟关系密切。以中央型多见,生长缓慢,转移晚,病程较长,手术切除的机会相对多;但对放射治疗、化学药物治疗不敏感。

(2)小细胞未分化癌(小细胞癌):是肺癌中恶性程度最高的一种,发病年龄轻,多为中央型肺癌。癌细胞生长快,侵袭力强,远处转移早,在各类肺癌中预后最差。放疗化疗均敏感。

(3)大细胞未分化癌(大细胞癌):此型甚少见,

可发生在肺门附近或肺边缘的支气管。预后很差，常发生脑转移后才被发现。

(4)腺癌：女性多见，与吸烟关系不大，多生长在肺边缘，多呈周围型。早期一般没有症状，多为X线发现（球型病变）。生长较缓慢，血行转移早，淋巴转移晚；对放疗、化疗敏感性低。

三、护理评估

（一）致病因素

在询问肺癌患者的健康史时，应重点注意：

1.患者的年龄、性别，以40岁以上的男性为重点。

2.患者的吸烟史，应包括吸烟时间、吸烟量及有无戒烟。

3.患者是否经常暴露在危险因子中，如石棉、无机砷化合物、铬、镍等化学物质及患者的居住环境。

4.患者是否患有慢性支气管炎或其他呼吸系统慢性疾病。

（二）身体状况

1.由原发肿瘤引起的症状

(1)咳嗽：为最常见的早期症状，多为刺激性干咳或少量黏痰，继发感染时痰量增多。

(2)咯血：多为痰中带血或间断血痰。

(3)呼吸困难：肿瘤引起支气管狭窄或阻塞，或转移至胸膜，产生大量胸腔积液。

(4)喘鸣：肿瘤引起支气管部分阻塞，约2%患者出现局限性喘鸣。

(5)体重下降：肿瘤发展到晚期，患者表现为消瘦或呈恶病质。

(6)发热：癌肿坏死可引起发热，多为低热，但多数发热是由于肿瘤引起的继发感染所致，抗生素效果不佳。

2.肿瘤局部扩散引起的症状

(1)胸痛：侵犯胸膜、肋骨和胸壁。

(2)呼吸困难：肿瘤压迫大气道，可出现吸气性呼吸困难。

(3)咽下困难：癌肿侵犯或压迫食管引起咽下困难。

(4)声音嘶哑：癌肿直接压迫或转移至纵隔淋巴结肿大后压迫喉返神经所致。

(5)上腔静脉阻塞综合征：癌肿侵犯纵隔，压迫上腔静脉所致。

(6)Horner综合征：位于肺尖部的肺癌称上沟癌（pancoast carcinoma），压迫颈部交感神经，可引起病侧眼睑下垂、瞳孔缩小、眼球内陷，同侧额部与胸壁无汗或少汗，即为Horner综合征。

3.由癌肿远处转移引起的症状

(1)肺癌转移至脑、中枢神经系统——颅高压，头痛、呕吐、脑疝。

(2)转移至骨骼——疼痛及压痛。

(3)转移至肝——肝大、肝区痛、黄疸、腹水、厌食。

(4)肺癌转移至淋巴结——淋巴结肿大。

4.癌肿作用于其他系统引起的肺外表现（副癌综合征）

(1)肥大性肺性骨关节病杵状指（趾）。

(2)男性乳房发育：分泌促性腺激素所致。

(3)Cushing综合征：分泌促肾上腺皮质激素样物所致。

(4)稀释性低钠血症：分泌抗利尿激素所致。

(5)神经肌肉综合征：肌力下降（重症肌无力）、小脑运动失调、眼球震颤、精神错乱。

(6)高钙血症：肺癌可因转移而致骨骼破坏，或由异源性甲状旁腺样激素引起。

（三）辅助检查

1.影像学检查：包括胸片、CT、磁共振（MRI）等。

2.痰脱落细胞检查：阳性率70%～90%，多次、深部咳出、新鲜痰液、立即送检。

3.纤维支气管镜检：通过支气管镜可直接窥察支气管内膜及管腔的病理变化情况。中央型可直接窥视、活检、刷检；阳性率可达到80%～90%，表现为管腔阻塞、隆突增宽等；周围型无法窥视，可行经纤支镜肺活检。

4.其他：如组织活检、放射性核素扫描、剖胸探查等。

（四）心理社会状况

肺癌患者在发病的不同阶段和时期可有不同的心理反应，同时可因患者的文化程度、年龄、性别、社会地位、家庭背景不同而对肿瘤产生不同的应对方式。

（五）治疗要点

1.手术治疗　非小细胞肺癌Ⅰ期和Ⅱ期的患者应以治愈为目标的手术切除治疗。小细胞肺癌在局限期应先做化疗和放疗，再有选择地进行手术。术前应行肺功能测定，若用力肺活量（FVC）＞2L，1s用力呼气率（FEV_1%）＞50%，最大每分钟通气量(MVV)＞50％，应考虑手术。手术效果：鳞癌＞腺癌＞大细胞癌＞小细胞癌。

2. 化疗　小细胞肺癌首选化疗，近年报道缓解率达 50％～90％。非小细胞肺癌缓解率＜20％。

3. 放疗　一般为姑息治疗，少数可根治(4％)，未分化癌最敏感，鳞癌次之，腺癌最差。适应：①拒绝手术或有手术禁忌证；②小细胞未分化癌；③配合手术(术前后照射)；④已有远处转移的晚期患者。

4. 其他　如免疫治疗、中医中药治疗等。

四、护理诊断/医护合作解决的问题

1. 焦虑、抑郁　与对肿瘤、手术及预后担心有关。

2. 营养失调：低于机体需要量　与肿瘤导致消耗增加、食欲下降等有关。

3. 疼痛　与胸部手术有关。

4. 气体交换受损　与肺组织切除、通气/血流比例失调有关。

5. 清理呼吸道无效　与术后疼痛、咳嗽无力、分泌物多等有关。

6. 躯体移动障碍　与疼痛、神经肌肉的损伤、体位受限有关。

7. 体液过多或体液过少　与术后补液过多、过快或补液过少有关。

8. 潜在的并发症　呼吸功能不全、肺水肿、肺栓塞、心律不齐等。

五、护理目标

1. 术前

(1)患者无呼吸道感染。

(2)以良好的生理和心理状况接受手术。

2. 术后

(1)患者保持呼吸道畅通。

(2)疼痛减轻，增进舒适。

(3)维持循环稳定。

(4)早期进行功能锻炼。

(5)无术后并发症出现。

(6)主动配合手术的治疗和护理。

六、护理措施

(一)生活护理

维持良好的进食环境及口腔清洁以增进食欲。提供高蛋白、高热量、高维生素食物，鼓励患者摄取足够的水分，必要时遵医嘱给予白蛋白等静脉输入。

(二)治疗配合及病情观察

1. 术前护理

(1)改善肺功能，预防术后感染：鼓励患者戒烟，指导患者有效咳嗽，深呼吸，必要时采用支气管镜吸痰。鼓励患者摄取足够的水分以稀释痰液。肺部感染者遵医嘱使用抗生素。注意口腔卫生，若有龋齿或上呼吸道感染应先治疗。

(2)术前指导

①指导患者练习腹式深呼吸、有效咳嗽。

②指导患者练习床上大、小便。

③教会患者使用深吸气训练器。

④指导患者进行腿部运动避免血栓形成。

⑤介绍胸腔闭式引流的相关知识。

⑥告知患者术后第 1～2d 要经常被叫醒做各种运动，尽量利用短暂时间间隔休息。

2. 术后护理

(1)术后即刻护理

①评估患者麻醉恢复情况：开胸手术患者采用全麻，术后回到病房后注意患者的意识状态，未清醒的患者采取去枕平卧或头偏向一侧，以防止呕吐、误吸。

②密切观察生命体征：监测患者的体温、血压、脉搏、呼吸情况。胸部手术后常会引起呼吸功能及循环功能不良的情况。观察有无收缩压降低、脉搏增快、呼吸困难、发绀等情况。术后 2～3h，每 15min 测量生命体征 1 次，脉搏和血压稳定后改为 30min 至 1h 测量 1 次。

③评估伤口及引流情况：检查伤口敷料，注意有无出血现象。敷料保持完整与密闭，检查有无出血现象，检查伤口附近皮肤有无皮下气肿现象。正确固定胸腔闭式引流装置，观察引流是否通畅。

④给氧，观察患者的血氧饱和度及血气分析。

(2)术后一般护理

①维持生命体征平稳：术后 24～36h 会有血压的波动，密切注意血压变化，注意有无呼吸困难征象。

②保持呼吸道通畅，防止肺不张及肺部感染。气管插管拔除前，及时吸痰，保持呼吸道通畅。术后第 1d 每 1～2h 鼓励患者深呼吸、吹气球、深吸气训练器，促使肺膨胀。鼓励患者咳嗽咳痰，促进痰液排出。拔除胸腔闭式引流管后，鼓励患者尽早下

床活动。

③合适体位:麻醉未清醒予去枕平卧位,头侧向一边。生命体征平稳予半卧位。肺叶切除者,取侧卧位或仰卧位,但病情较重者或呼吸功能较差者,避免健侧卧位。全肺切除者,仰卧位或1/4侧卧位,避免完全侧卧位。若有血痰或支气管瘘者,取患侧卧位并通知医师。避免垂头仰卧位。每1~2h更换体位1次,加强皮肤护理。

④减轻疼痛,增进舒适:倾听患者诉说,评估疼痛。协助患者采取舒适的卧位。妥善固定引流管。遵医嘱使用镇痛药。使用镇痛泵者注意观察效果及副作用,观察呼吸、血压的变化。非药物措施减轻疼痛。

⑤维持体液平衡,补充营养:严格控制输液的量及速度。全肺切除者记录出入液量。术后6h可试饮水。术后第1d予清淡流食、半流食;第2d给予普食,高蛋白、高热量、丰富维生素、易消化饮食。

⑥活动与休息:鼓励患者早期下床活动。促进手臂和肩膀的运动。

⑦做好胸膜腔闭式引流的护理。按照胸腔闭式引流常规进行护理。定时挤压胸管,维持引流管通畅。全肺切除术后胸管一般处于钳闭状态。可酌情放出适量的气体和液体。术后24~72h无气体引流出、引流液<50ml/24h,拍胸片肺复张良好,可拔管。

⑧术后并发症的观察:肺癌术后常见的并发症有肺不张及肺炎、张力性气胸、支气管胸膜瘘、肺水肿等。术后密切观察病人有无呼吸困难、发热等情况。较大范围肺不张时,气管及心脏向患侧移位,张力性气胸移向对侧。支气管胸膜瘘常发生于术后7d以后,病人有发热、刺激性咳嗽、脓性痰。全肺切除术后静脉输液速度不宜过快,以每分钟2ml为宜,以免引起肺水肿。

3. 化疗病人的护理

(1)护士应了解药物的作用与毒副作用,并对患者做详细的说明。

(2)安全用药,选择合适的静脉,注射过程中严禁药物外渗。

(3)密切观察和发现药物的不良反应,及时给予处理。

①评估患者应用化疗药物后机体是否产生毒性反应,严重程度如何。

②恶心呕吐的护理:患者出现恶心呕吐时,嘱家属不要紧张,以免增加患者的心理负担,减慢药物滴注速度,并遵医嘱给予止吐药物,以减轻药物反应;化疗期间进食较清淡的饮食,少食多餐,避免过热、粗糙的刺激性食物,化疗前后2h内避免进食;患者感恶心时,嘱患者做深呼吸,或饮少量略带酸性的饮料,有助于抑制恶心反射;如化疗明显影响进食,出现口干、皮肤干燥等脱水表现,应静脉补充水电解质及营养。

③骨髓抑制的护理:检测患者的白细胞,当白细胞总数降至$3.5\times10^9/L$或以下时应及时通知医师;当白细胞总数降至$1.0\times10^9/L$时,遵医嘱使用抗生素预防感染,并嘱患者注意预防感冒,做好保护性隔离。

④口腔护理:应用化疗药物后患者唾液腺分泌减少,易致牙周病和口腔真菌感染,嘱患者不要进食较硬的食物,用软毛牙刷刷牙,并用盐水漱口。

⑤其他不良反应:对患者化疗后产生脱发,向患者解释,停药后毛发可以再生,消除患者的顾虑;色素沉着等反应影响患者做好解释和安慰工作。

(三)心理护理

加强与患者的沟通,耐心倾听患者诉说。向其介绍手术医师及护理的技术力量,介绍手术的相关知识,讲解术后可能出现的不适、并发症及应对方法。动员家属给予患者心理和经济上的支持。介绍成功病例鼓励其与之交谈。

(四)健康教育

1. 给予患者及家属心理上的支持,使之正确认识肺癌,增强治疗的信心,维持生命质量。

2. 督促患者坚持化疗,告知患者出现呼吸困难、疼痛加重时及时就医。

3. 指导患者加强营养,合理安排活动,避免呼吸道感染以调整机体抵抗力,增强抗病能力。

七、护理评价

1. 患者顺利地接受各项检查和治疗。
2. 维持呼吸道的通畅。
3. 术侧手臂活动恢复正常范围。
4. 获得足够的营养和水分。
5. 无术后并发症出现。
6. 患者及家属获得精神支持。

第六节 呼吸衰竭的护理

呼吸衰竭(respiratory failure)指各种原因引起的肺通气和(或)换气功能严重障碍,以致在静息状态下亦不能进行维持足够的气体交换,导致低氧血症(伴或不伴)高碳酸血症,进而引起一系列的病理生理改变和相应的临床表现的一种综合征。其临床表现缺乏特异性,明确诊断有赖于动脉血气分析:在海平面、静息状态、呼吸空气条件下,动脉血氧分压(PaO_2)<60mmHg,伴或不伴二氧化碳分压($PaCO_2$)>50mmHg,并排除心内解剖分流和原发于心排血量降低等致低氧因素,可诊断为呼吸衰竭。

一、病　因

呼吸系统疾病如严重呼吸系统感染、急性呼吸道阻塞性病变、重度或危重哮喘、各种原因引起的急性肺水肿、肺血管疾病、胸廓外伤或手术损伤、自发性气胸和急剧增加的胸腔积液,导致通气和(或)换气障碍;急性颅内感染、颅脑外伤、脑血管病变(脑出血、脑梗死)等直接或间接抑制呼吸中枢;脊髓灰质炎、重症肌无力、有机磷中毒及颈椎外伤等可损伤神经-肌肉传导系统,引起通气不足。上述各种原因均可造成急性呼吸衰竭。

二、分　类

1. 按动脉血气分析分类

(1)Ⅰ型呼吸衰竭:缺氧性呼吸衰竭,血气分析特点是PaO_2<60mmHg,$PaCO_2$降低或正常。主要见于肺换气功能障碍疾病。

(2)Ⅱ型呼吸衰竭:即高碳酸性呼吸衰竭,血气分析特点是PaO_2<60mmHg同时伴有$PaCO_2$>50mmHg。系肺泡通气功能障碍所致。

2. 按发病急缓分为急性呼吸衰竭和慢性呼吸衰竭

(1)急性呼吸衰竭是指呼吸功能原来正常,由于多种突发因素的发生或迅速发展,引起通气或换气功能严重损害,短时间内发生呼吸衰竭,因机体不能很快代偿,如不及时抢救,会危及患者生命。

(2)慢性呼吸衰竭多见于慢性呼吸系统疾病,其呼吸功能损害逐渐加重,虽有缺O_2,或伴CO_2潴留,但通过机体代偿适应,仍能从事个人生活活动,称为代偿性慢性呼吸衰竭。一旦并发呼吸道感染,或因其他原因增加呼吸生理负担所致代偿失调,出现严重缺O_2、CO_2潴留和酸中毒的临床表现,称为失代偿性慢性呼吸衰竭。

3. 按病理生理分为　①泵衰竭:由神经肌肉病变引起;②肺衰竭:是由气道、肺或胸膜病变引起。

三、发病机制

各种病因通过引起的肺通气不足、弥散障碍、通气/血流比例失调、肺内动-静脉解剖分流增加和氧耗增加5个机制,使通气和(或)换气过程发生障碍,导致呼吸衰竭。

1. 肺通气不足　肺泡通气量减少,肺泡氧分压下降,二氧化碳分压上升。气道阻力增加、呼吸驱动力弱、无效腔气量增加均可导致通气不足。

2. 弥散障碍　见于呼吸膜增厚(如肺水肿、肺间质病变)和面积减少(如肺不张、肺实变),或肺毛细血管血量不足(肺气肿)及血液氧合速率减慢(贫血)等。

3. 通气/血流比例失调

(1)通气/血流>正常:引起肺有效循环血量减少,造成无效通气。

(2)通气/血流<正常:形成无效血流或分流样血流。

4. 肺内动-静脉解剖分流增加　由于肺部病变如肺泡萎陷、肺不张、肺水肿、肺炎实变均可引起肺动脉样分流增加,使静脉血没有接触肺泡气进行气体交换,直接进入肺静脉。

5. 机体氧耗增加　氧耗量增加是加重缺O_2的原因之一,发热、寒战、呼吸困难和抽搐均将增加氧耗量。

案例分析

女,27岁,因自服甲脒后不省人事2h,入院时昏迷,体温不升,脉搏62/min,呼吸18/min,血压90/60mmHg,双侧瞳孔等大等圆,直径约1.0mm,对光反射迟钝,口唇发绀,全身皮肤湿冷。实验室检查胆碱酶96U/L,乳酸脱氢酶718U/L,肌酸激酶1 468/L,肌酸激酶同工酶50U/L,$PaCO_2$ 79.8mmHg,PaO_2 59.5mmHg,氧饱和度80.9%。入院后立即给予吸氧气管插管,呼吸机辅助呼吸,洗胃,应用阿托品及胆碱酯酶复能剂营养心肌等综合治疗,作为护士应从哪些方面对其进行护理评估?

四、护 理 评 估

(一)致病因素

询问患者或家属是否有导致慢性呼吸系统疾病，如慢性阻塞性肺疾病、重症肺结核、肺间质纤维化等；是否有胸部的损伤；是否有神经或肌肉等病变。

(二)身体状况

1.呼吸困难　是最早最突出的表现，表现为呼吸浅速，出现“三凹征”，并 CO_2 麻醉时，则出现浅慢呼吸或潮式呼吸。

2.发绀　是缺氧的主要表现。当动脉血氧饱和度低于90%或氧分压<50mmHg时，可在口唇、指甲、舌等处出现发绀。

3.精神、神经症状　注意力不集中、定向障碍、烦躁、精神错乱，后期表现躁动、抽搐、昏迷。慢性缺氧多表现为智力和定向障碍。有 CO_2 潴留时常表现出兴奋状态，CO_2 潴留严重者可发生肺性脑病。

4.血液循环系统　早期血压升高，心率加快，晚期血压下降，心率减慢、失常甚至心脏停搏。

5.其他　严重呼衰对肝肾功能和消化系统都有影响，可有消化道出血，尿少，尿素氮升高，肌酐清除率下降，肾衰竭。

(三)实验室检查

1.动脉血气分析　呼吸衰竭的诊断标准是在海平面、标准大气压、静息状态、呼吸空气条件下，动脉血氧分压(PaO_2)<60mmHg，伴或不伴有二氧化碳分压($PaCO_2$)>50mmHg。单纯的 PaO_2 < 60mmHg 为Ⅰ型呼吸衰竭；若伴 $PaCO_2$ > 50mmHg，则为Ⅱ型呼吸衰竭。

2.肺功能检测　肺功能有助于判断原发疾病的种类和严重程度。

3.肺部影像学检查　包括肺部X胸片、肺部CT等有助于分析呼吸衰竭的原因。

(四)心理社会状况

呼吸衰竭的患者常因呼吸困难产生焦虑或恐惧反应。由于治疗的需要，患者可能需要接受气管插管或气管切开，进行机械通气，患者因此加重焦虑情绪。他们可能害怕会永远依赖呼吸机。各种监测及治疗仪器也会加重患者的心理负担。

(五)治疗要点

1.保持气道通畅　气道通畅是纠正缺 O_2 和 CO_2 潴留的先决条件。

(1)清除呼吸道分泌物。

(2)缓解支气管痉挛：用支气管解痉药，必要时给予糖皮质激素以缓解支气管痉挛。

(3)建立人工气道：对于病情危重者，可采用经鼻或经口气管插管，或气管切开，建立人工气道，以方便吸痰和机械通气治疗。

2.氧疗　急性呼吸衰竭病人应使 PaO_2 维持在接近正常范围；慢性缺氧患者吸入的氧浓度应使 PaO_2 在60mmHg以上或 SaO_2 在90%以上；一般状态较差的病人应尽量使 PaO_2 在80mmHg以上。常用的给氧法为鼻导管、鼻塞、面罩、气管内机械给氧。对缺 O_2 不伴 CO_2 潴留的病人，应给予高浓度吸氧(>35%)，宜将吸入氧浓度控制在50%以内。缺 O_2 伴明显 CO_2 潴留的氧疗原则为低浓度(<35%)持续给氧。

3.机械通气　呼吸衰竭时应用机械通气的目的是改善通气、改善换气和减少呼吸功耗，同时要尽量避免和减少发生呼吸机相关肺损伤。

4.病因治疗　对病因不明确者，应积极寻找。病因一旦明确，即应开始针对性治疗。对于病因无特效治疗方法者，可针对发病的各个环节合理采取措施。

5.一般处理　应积极预防和治疗感染、纠正酸碱失衡和电解质紊乱、加强液体管理，保持血细胞比容在一定水平、营养支持及合理预防并发症的发生。

五、护理诊断/医护合作解决的问题

1.气体交换受损　与肺换气功能障碍有关。

2.清理呼吸道无效　与呼吸道分泌物黏稠、积聚有关。

3.有感染加重的危险　与长期使用呼吸机有关。

4.有皮肤完整性受损的危险　与长期卧床有关。

5.语言沟通障碍　与人工气道建立影响患者说话有关。

6.营养失调：低于机体需要量　与摄入不足有关。

7.恐惧情绪　与病情危重有关。

六、护 理 目 标

1.患者的缺氧和二氧化碳潴留症状得以改善，呼吸形态得以纠正。

2.患者在住院期间呼吸道通畅，没有因痰液阻塞而发生窒息。

3.患者住院期间感染未加重。

4.卧床期间皮肤完整，无压疮。

5.患者能认识到增加营养的重要性并能接受医务人员的合理饮食建议。

6.护士和患者能够应用图片、文字、手势等多种方式建立有效交流。

7.可以和患者进行沟通，患者焦虑、恐惧心理减轻。

七、护理措施

(一)生活护理

1.提供安静、整洁、舒适的环境。

2.给予高蛋白、高热量、丰富的维生素、易消化的饮食，少量多餐。

3.控制探视人员，防止交叉感染。

4.急性发作时，护理人员应保持镇静，减轻病人焦虑。缓解期病人进行活动，协助他们适应生活，根据身体情况，做到自我照顾和正常的社会活动。

5.咳痰患者应加强口腔护理，保持口腔清洁。

6.长期卧床患者预防压疮发生，及时更换体位及床单位，骨隆突部位予以按摩或以软枕垫起。

(二)治疗配合

1.*呼吸困难的护理*　教会有效的咳嗽、咳痰方法，鼓励病人咳痰，每日饮水在 1 500～2 000ml，给予雾化吸入。对年老体弱咳痰费力的患者，采取翻身、叩背排痰的方法。对意识不清及咳痰无力的患者，可经口或经鼻吸痰。

2.*氧疗的护理*　不同的呼衰类型，给予不同的吸氧方式和氧浓度。Ⅰ型呼吸衰竭者，应提高氧浓度，一般可给予高浓度的氧(＞50%)，使 PaO_2 在 60mmHg 以上或 SaO_2 在 90%以上；Ⅱ型呼吸衰竭者，以低浓度持续给氧为原则，或以血气分析结果调节氧流量。给氧方法可用鼻导管，鼻塞或面罩等。应严密观察给氧效果，如果呼吸困难缓解，心率下降，发绀减轻，表示给氧有效，如若呼吸过缓，意识障碍加重，表示二氧化碳潴留加剧，应报告医师，并准备呼吸兴奋药和辅助呼吸等抢救物品。

3.*机械通气的护理*　见急性呼吸窘迫综合征患者的护理。

4.*酸碱失衡和电解质紊乱的护理*　呼吸性酸中毒为呼衰最基本和最常见的酸碱紊乱类型。以改善肺泡通气量为主。包括有效控制感染、祛痰平喘、合理用氧、正确使用呼吸兴奋药及机械通气来改善通气，促进二氧化碳排出。水和电解质紊乱以低钾、低钠、低氯最为常见。慢性呼吸衰竭因低盐饮食、水潴留、应用利尿药等造成低钠，应注意预防。

5.*用药护理*　见表 11-2。

(三)病情观察

1.注意观察呼吸频率、节律、深度的变化。

2.评估意识状况及神经精神症状，观察有无肺性脑病的表现。

3.昏迷患者应评估瞳孔、肌张力、腱反射及病理反射。

4.准确记录每小时出入量，尤其是尿量变化。合理安排输液速度。

(四)心理护理

呼吸衰竭的病人由于病情的严重及经济上的困难往往容易产生焦虑、恐惧等消极心理，因此从

表 11-2　用药护理

药物	注意事项
抗生素	①及时做痰、血培养或痰涂片检查，以明确病原菌，根据病原菌结果选择合适的抗生素 ②在应用抗生素治疗时，应遵医嘱按时定量准确给药，以保持满意的血药浓度，同时注意观察治疗效果及副作用
呼吸兴奋药	用药过程中应保持呼吸道通畅，滴速不宜过快，密切观察患者神志、呼吸频率和节律变化，及时查动脉血气分析，以调节滴入浓度
利尿药	①应用排钾利尿药过程中应监测血钾情况，观察患者水肿、呼吸困难情况有否减轻，记录出入量 ②注意有无低血钾、低氯性碱中毒的表现，如肌无力、食欲缺乏、腹胀、心律失常 ③应注意有无因出量过多引起的痰液干结不宜咳出

护理上应该重视病人心理情绪的变化，积极采用语言及非语言的方式跟病人进行沟通，了解病人的心理及需求，提供必要的帮助。同时加强与病人家属之间的沟通，使家属能适应病人疾病带来的压力，能理解和支持病人，从而减轻病人的消极情绪，提高生命质量，延长生命时间。

(五)健康教育

1. 讲解疾病的康复知识。

2. 鼓励进行呼吸运动锻炼，教会患者有效咳嗽、咳痰技术，如缩唇呼吸、腹式呼吸、体位引流、拍背等方法。

3. 遵医嘱正确用药，熟悉药物的用法、剂量和注意事项等。

4. 教会家庭氧疗的方法，告知注意事项。

5. 指导患者制定合理的活动与休息计划，教会其减少氧耗量的活动与休息方法。

6. 增强体质，避免各种引起呼吸衰竭的诱因：①鼓励患者进行耐寒锻炼和呼吸功能锻炼，如用冷水洗脸等，以提高呼吸道抗感染的能力；②指导患者合理安排膳食，加强营养，达到改善体质的目的；③避免吸入刺激性气体，劝告吸烟患者戒烟；④避免劳累、情绪激动等不良因素刺激；⑤嘱患者减少去人群拥挤的地方，尽量避免与呼吸道感染者接触，减少感染的机会。

八、护理评价

1. 呼吸平稳，血气分析结果正常。

2. 患者住院期间感染得到有效控制。

3. 患者住院期间皮肤完好。

4. 患者及家属无焦虑情绪存在，能配合各种治疗。

5. 患者掌握呼吸运动及正确咳嗽方法。

第七节　成人呼吸窘迫综合征

成人呼吸窘迫综合征(adult respiratory distress syndrome，ARDS)是指由心源性以外的各种肺内、外致病因素导致的急性、进行性呼吸衰竭。其主要病理特征为由于肺微血管通透性增高，肺泡渗出富含蛋白质的液体，进而导致肺水肿及透明膜形成，可伴有肺间质纤维化。病理生理改变以肺容积减少、肺顺应性降低和严重通气/血流比例失调为主。临床表现为呼吸窘迫和顽固性低氧血症，肺部影像学表现为非均一性的渗出性病变。

一、病　　因

引起ARDS的原因或高危因素很多，可分为肺内因素(直接因素)和肺外因素(间接因素)。

1. 肺内因素是指对肺的直接损伤，包括：①化学性因素，如吸入毒气、烟尘、胃内容物及氧中毒等；②物理性因素，如肺挫伤、放射性损伤等；③生物性因素，如重症肺炎。

2. 肺外因素，包括严重休克、感染中毒症、严重非胸部创伤、大面积烧伤、大量输血、急性胰腺炎、药物或麻醉品中毒等。

二、发病机制

ARDS的发病机制不十分清楚。目前趋向认为：多种损伤因素除可能直接对肺部进行打击外，还可激发机体产生全身性的炎症反应(systemic inflammatory response syndrome，SIRS)，包括细胞和液体两方面的因素，由此产生大量的细胞因子和炎性介质可对全身各脏器的细胞产生广泛破坏，导致多器官功能障碍综合征(multiple organ dysfunction syndrome，MODS)，MODS的持续进展最终发展为多器官衰竭(multiple organ failure，MOF)。肺作为全身炎症反应受损的器官之一，则表现为急性肺损伤(acute lung injury，ALI)。ALI是MODS的组成部分及其在肺部的表现，而ARDS是ALI动态演变的严重后果，两者并不孤立于其他器官系统而独立发生，而是与其他器官组织的病变相互联系和相互作用，其相互联系和作用的基础即在于全身炎症反应。故在对ARDS进行诊治时应树立动态的和整体的观念。

案例分析

男性，25岁，在一次飞机着陆事故中多处骨折，烧伤及烟雾吸入致呼吸道损伤。入院24h后患者呼吸急促，30/min，发绀。血气分析：$PaCO_2$ 35mmHg，PaO_2 35mmHg，组织学检查发现肺泡内充满渗出物，医师考虑为急性呼吸窘迫综合征，作为护士应从哪些方面对其进行护理评估？

三、护理评估

(一)致病因素

询问患者有无原发病，如感染、外伤、大手术、中毒等，了解上述情况出现的时间，了解患者的呼吸状况。

（二）身体状况

1. *症状*　ARDS起病急，患者主要表现为进行性的呼吸窘迫，特点为呼吸深快，伴有明显口唇和指端发绀，且进行性加重，不能用通常的氧疗方法改善。患者常出现烦躁不安、焦虑、出汗等。

2. *体征*　早期无阳性体征，中期可闻及干、湿啰音，有时可闻及哮鸣音，后期出现肺实变，呼吸音降低，并可闻及水泡音。

（三）辅助检查

1. *X线检查*　早期可无异常，或呈轻度间质改变，表现为边缘模糊的肺纹理增多。继之出现斑片状或大片状的浸润阴影，若两肺有广泛的渗出和实变，在胸片上则表现为典型的"白肺"。后期可出现肺间质纤维化的改变。

2. *动脉血气分析*　典型的改变为$PaCO_2$降低，PaO_2降低，pH升高。在后期，如果出现呼吸肌疲劳或合并代谢性酸中毒，则pH可低于正常，甚至出现$PaCO_2$高于正常。

（四）心理社会状况

ARDS起病急，病情发展快，病人表现为进行性的呼吸窘迫，常伴有焦虑、烦躁等情绪，进而加重缺氧状态。护士在评估患者生理状况的同时，应重视病人的心理反应。家属的心理反应与病人是相似的，应注意治疗过程中与患者家属沟通。

（五）治疗要点

ARDS治疗的关键在于控制原发病及其病因，最紧迫的是要及时改善患者严重缺氧，避免发生或加重多脏器功能损害。

1. *原发病的治疗*　原发病治疗是治疗ARDS的首要原则和基础，应积极寻找原发病灶并予以彻底治疗。感染是导致ARDS的常见原因和首要危险因素，而ARDS又易并发感染，因此应积极抗感染治疗，宜选择广谱抗生素。

2. *纠正缺氧*　采取有效措施，尽快提高PaO_2。一般需高浓度给氧，使$PaO_2 \geqslant 60mmHg$或$SaO_2 \geqslant 90\%$。轻症者可使用面罩给氧，但多数患者需要使用机械通气。

3. *机械通气*　机械通气是ARDS治疗的最为有效的方法之一，ALI阶段的患者可试用无创正压通气，无效或病情加重时尽快气管插管或切开行有创机械通气。机械通气可减少肺不张和肺内分流，减轻肺水肿，同时保证高浓度吸氧和减少呼吸功耗，以达到改善换气和组织氧合的目的。其治疗ARDS的关键在于：复张萎陷的肺泡并使其维持在开放状态，以增加肺容积和改善氧合，同时避免肺泡随呼吸周期反复开闭所造成的损伤。目前ARDS的机械通气推荐采用肺保护性通气策略，主要措施包括给予合适水平的呼气末正压（PEEP，一般水平为8～18cmH_2O）和小潮气量（6～8ml/kg）。

4. *液体管理*　为减轻肺水肿，应合理限制液体入量。在血压稳定和保证组织器官灌注前提下，液体出入量宜轻度负平衡，可使用利尿药促进水肿的消退。必要时可放置Swan-Ganz导管动态监测肺毛细血管楔压（PAWP），以指导调整液体入量。

5. *营养支持*　ARDS时机体处于高代谢状态，应补充足够的营养。静脉营养可引起感染和血栓形成等并发症，应提倡全胃肠营养。

四、护理诊断/医护合作解决的问题

1. *气体交换受损*　与疾病所致肺换气功能障碍有关。

2. *清理呼吸道无效*　与分泌物增多、痰液黏稠有关。

3. *语言沟通障碍*　与人工气道影响患者说话有关。

4. *恐惧/焦虑*　与病情、入住ICU及担心预后有关。

5. *生活自理能力缺陷*　与长期卧床或气管插管有关。

6. *营养失调：低于机体需要量*　与慢性疾病消耗有关。

7. *有皮肤完整性受损的危险*　与长期卧床有关。

五、护理目标

1. 患者能维持有效的呼吸，经皮血氧饱和度在90%以上。

2. 患者在住院期间呼吸道通畅，没有因痰液阻塞而发生窒息。

3. 护士和患者能够应用图片、文字、手势等多种方式建立有效交流。

4. 患者焦虑减轻或消失，表现为合作，平静。

5. 患者卧床期间生活需要得到满足。

6. 患者每日摄入足够热卡，保证机体能量供应。

7. 患者住院期间未发生压疮。

六、护 理 措 施

(一)生活护理

1. 病室空气清新，保持室内温湿度适宜。

2. 做好口腔护理，每日 2 次。

3. 做好皮肤护理，定时协助患者更换体位，保持床单位干燥清洁，防止压疮的形成。

4. 协助患者保持肢体功能位，并进行肢体功能锻炼。

5. 肠内营养时应注意观察有无胃内潴留，对有消化道出血的患者可进行肠外营养，注意监测血糖变化。保证充足的液体入量，液体入量保持每日 2 500～3 000ml。

(二)治疗配合

1. *用药护理*　见表 11-3。

2. *氧疗护理*　见表 11-4。

3. *机械通气的护理*

(1)机械通气监测

①机械通气期间要严密监测呼吸机工作状况，根据患者病情变化及时判断和排除故障，保证有效通气。

②密切注意患者自主呼吸频率、节律是否与呼吸机同步；观察实际吸入气量，有效潮气量，同时观察漏气量、吸气压力水平等指标。

③如患者安静，表明自主呼吸与呼吸机同步；如出现烦躁，则自主呼吸与呼吸机不同步，或由于通气量不足或痰堵，应及时清除痰液或调整通气量。

(2)人工气道管理

①妥善固定人工气道：选择合适的牙垫，防止导管被咬堵塞人工气道。更换体位时避免气管导管过度牵拉、扭曲。每班测量导管外露长度并交接班，防止导管易位。气管切开套管固定带应松紧适宜，以能放进一小指为宜。躁动患者给予适当的保护性约束。

②痰液引流：及时吸痰，吸痰时注意痰的颜色、量、性状及气味。可采用胸部物理治疗、体位引流、雾化吸入等方法促进痰液引流。吸痰前后 2min 各给予 100%氧气。吸痰时严格执行无菌操作，使用一次性吸痰管，吸痰顺序为气管内—口腔—鼻腔，不能用一根吸痰管吸引气管、口鼻腔。每次吸痰时间不能超过 15s。

③加强气道湿化，保持气道通畅。要求吸入气体温度保持在 37℃，相对湿度 100%。常用的湿化方法与装置有：主动加热湿化器。热湿交换过滤器(HME)。雾化吸入。气管内直接滴注。

④人工气囊管理：定时检查气囊压力，可采用最小漏气技术、最小闭合容量技术，或采用气囊测压表监测气囊压力(25～30cmH_2O 是可接受的压力范围，1cmH_2O=98Pa)，每隔 6～8h 进行气囊上滞留物的清除。

⑤呼吸机相关肺炎(ventilator associated pneumonia，VAP)的预防：ARDS 患者极易发生感染，且感染为致死常见原因之一，因此在护理患者

表 11-3　用药护理

药物	注意事项
糖皮质激素	使用糖皮质激素更易导致大出血，因此应密切观察患者胃内容物及大小便的颜色和性状；同时使用糖皮质激素还可并发真菌感染，应注意观察口腔黏膜等部位有无真菌感染，并加强口腔护理，预防感染的发生
血管活性药物	严密监测血流动力学变化，及时调整用量；最好应用输液泵经中心静脉输注，防止刺激外周血管

表 11-4　氧疗护理

项目	内容
吸氧	一般需高浓度(>50%)给氧，使 PaO_2>60mmHg 或 SpO_2>90%。但通常的鼻导管或面罩吸氧难以纠正缺氧状态，必须及早应用机械通气
观察	呼吸状况、口唇颜色，呼吸变化时还应注意有无烦躁、恶心、呕吐等氧中毒症状，一经发现立即降低氧流量并通知医师处理
监测	监测动脉血气分析，及早发现病情变化在氧疗中尤为重要

时应做到：严格无菌操作；加强气道管理，充分湿化气道；及时倾倒呼吸机管路冷凝水；每周更换呼吸机管路 1 次，管路受污染时应随时更换；定时监测气道病原菌的变化，选用合适的抗生素；鼻饲前抬高床头，检查气囊充气情况，防止误吸；有条件时应尽量将患者安置于单间病房并安装新风装置，保证室内空气处于低尘、低病原微生物、恒温恒湿的状态。

（三）病情观察

1. 监测呼吸频率、节律、深度的变化，当安静平卧时呼吸频率大于 25/min，常提示有呼吸功能不全，是 ALI 先兆期的表现。

2. 准确记录每小时出入量，合理安排输液速度，避免入量过多加重肺水肿。

（四）心理护理

由于患者的健康状况发生改变，不适应环境。患者易出现紧张不安、忧郁、悲痛、易激动，治疗不合作。在护理患者时应注意以下几点：

1. 同情、理解患者的感受，和患者一起分析其焦虑产生的原因及表现，并对其焦虑程度做出评价。

2. 当护理患者时保持冷静和耐心，表现出自信和镇静。耐心向患者解释病情，对患者提出的问题要给予明确、有效和积极的信息，消除心理紧张和顾虑。

3. 如果患者由于呼吸困难或人工通气不能讲话，可应用图片、文字、手势等多种方式与患者交流。

4. 限制患者与其他具有焦虑情绪的患者及亲友接触。

（五）健康教育

1. 积极预防上呼吸道感染，避免受凉和过度劳累。

2. 适当锻炼身体，劳逸结合，保持生活规律，增强机体抵抗力。

3. 注意营养均衡，以高蛋白、高纤维素、低盐饮食为主，吸烟者需戒烟。

4. 避免到人多的场合活动，以防发生交叉感染。

5. 遵医嘱长期正确用药，切忌自用、自停药物。

6. 若有咳嗽加重、痰液增多和变黄、气急加重等，应尽早就医。

七、护理评价

1. 呼吸平稳，血气分析结果正常。

2. 患者住院期间感染得到有效控制。

3. 患者住院期间皮肤完好。

4. 患者及家属无焦虑情绪存在，能配合各种治疗。

（李春燕）

参考文献

[1] 梁涛. 临床护理学：氧合. 北京：中国协和医科大学出版社，2002：391-402

[2] 叶任高，陆在英. 内科学. 北京：人民卫生出版社，2004：116-127，134-141

[3] 李春燕，刘秋云. 实用呼吸内科护理及技术. 北京：科学出版社，2008：25-30

[4] 王辰. 临床呼吸病学. 北京：科学技术文献出版社，2005：321-324，317-320

[5] 尤黎明，吴瑛. 内科护理学. 北京：人民卫生出版社，2002：92-99

第12章

循环系统疾病病人的护理

第一节　概　　述

循环系统由心脏、血管和调节血液循环的神经体液装置组成。其功能是为全身各组织器官运输血液，将氧、营养物质、激素输送到组织和靶器官，并运走代谢的废物和二氧化碳，以保证人体新陈代谢的正常进行，维持机体内部理化环境的相对稳定。研究发现心肌细胞和血管内皮细胞也具有内分泌功能，能分泌心钠肽、内皮素、内皮舒张因子等活性物质；心肌细胞还具有受体和信号转达功能，在调节心、血管的运动和功能方面有重要作用。

循环系统疾病包括心脏和血管病，统称心血管病，是危害人民健康和社会劳动力的主要疾病，逐渐成为常见病。据世界卫生组织2008年的报告，心血管疾病的死亡人数约占总死亡人数的30%，居死因的首位。在我国近10年心血管疾病一直是第一位的死亡原因。

一、心血管疾病的分类

心血管疾病的分类具有特殊性，可分为病因分类、病理解剖分类、病理生理分类（表12-1）。病因分类是根据致病因素分为先天性和后天性两大类，先天性心血管疾病是心脏大血管在胎儿期中发育异常所致，病变可累及心脏组织和大血管。后天性心血管疾病为出生后心脏受到机体内在或外来因素作用而致病。

表12-1　心血管疾病分类

分类	病因分类		病理解剖分类	病理生理分类
类别	先天性	后天性		
疾病	先天性心脏病	①动脉粥样硬化性 ②风湿性 ③原发性高血压 ④肺源性 ⑤肾性 ⑥贫血性 ⑦脚气病性 ⑧结缔组织病性 ⑨内分泌和代谢性 ⑩神经官能症性 ⑪病毒和立克次体性 ⑫梅毒性 ⑬细菌和真菌性 ⑭寄生虫性 ⑮遗传性 ⑯药物或化学物中毒性 ⑰物理因素性	①先天性心脏血管畸形 ②心内膜病变 ③心肌病变 ④心包疾病 ⑤血管病变 ⑥心脏肿瘤	①心力衰竭 ②肺水肿 ③休克 ④冠状循环功能不全 ⑤乳头肌功能不全 ⑥高动力循环状态 ⑦心脏压塞 ⑧阿-斯综合征 ⑨心脏神经官能症 ⑩心律失常

病理解剖分类是根据由不同病因的心血管疾病分别或同时引起心内膜、心肌、心包或大血管具有特征性的病理解剖改变，它们可以反映不同病因的心血管疾病的特点。

病理生理分类是根据由不同病因的心血管疾病可引起相同或不同的病理生理变化而导致功能改变。因此心血管疾病的完整诊断应包括病因、病理解剖、病理生理三方面。

二、心血管疾病的防治

心血管疾病预防主要在消除病因，有不少的心血管疾病的病因和发病机制已明了，针对其病因是可以预防和治愈的。如消除梅毒感染、维生素 B_1 缺乏和贫血；及时地控制急性链球菌感染和积极治疗风湿热；积极防治慢性支气管炎；有效控制高血压等，将使相关疾病减少甚至不再出现。

近年来心血管疾病防治中提出一个极为重要的概念，即“心血管事件链”概念。所谓“事件链”，是各种危险因素导致心血管疾病，产生各靶器官的损害，主要是动脉粥样硬化和左心室肥厚，导致冠心病、脑卒中等事件，直至心力衰竭和死亡。各种危险因素分为不可变因素如性别、年龄，可变因素如吸烟、肥胖、高血压、血脂和血糖代谢异常等这两个因素。这一概念的最重要的意义在于，从“事件链”各个环节中认识到早期预防的重要性，通过改变生活方式，控制危险因素达到减少心血管事件，同时要积极治疗心血管疾病本身，从预防疾病发展的角度，确立心血管疾病的治疗策略和方案，使防和治达到统一。

（一）病因治疗

病因明确者积极治疗病因，可取得良好效果。如感染性心内膜炎和心包炎时应用抗生素治疗，贫血性心脏病时纠正贫血，甲状腺功能亢进性心脏病应治疗甲状腺功能亢进等。近年用射频电能、冷冻、激光消融，治疗快速心律失常，也起到消除病因的作用。但有些病种即使积极治疗病因也不能改变已形成的损害或只能预防病变的发展。如风湿性心脏病时治疗风湿热不能改变已形成的病理解剖变化的瓣膜；梅毒性心脏病时积极有效抗梅毒治疗但也不能改变主动脉瓣关闭不全或主动脉瘤的病理改变。

（二）病理解剖病变的治疗

通过外科手术治疗或介入治疗可纠正病理解剖改变。先天性心脏病多可外科手术或介入治疗进行根治，如心瓣膜病瓣膜修复或人工瓣膜置换手术，还可用介入性球囊扩张或瓣膜交界分离治疗。冠状动脉病变可施行球囊扩张、粥样斑块的激光或超声消融、旋切、安置支架介入治疗，也可用外科动脉内膜剥脱术，自体血管或人造血管旁路移植手术等。心肌梗死并发的心室壁瘤、心室间隔穿孔、乳头肌断裂等，亦可在适当时机施行手术。对病变严重心脏可施行心脏、心肺联合移植或人造心脏替代的手术治疗。

（三）病理生理的治疗

难于根治的心血管病主要是纠正其病理生理变化。有些病理生理变化发生迅速并且严重如休克、急性心力衰竭、严重心律失常，需紧急处理，并严密监测其变化，随时调整治疗措施。有些病理生理变化是逐渐发生且持续存在，如高血压、慢性心力衰竭、心房颤动，需要采用长期的药物、多方法治疗措施。目前顽固性心力衰竭的治疗可采用多腔起搏、机械辅助循环、动力性心肌成形术的措施，而人工心脏起搏、电复律和埋藏式自动复律除颤器（ICD）则是治疗心律失常的有效措施。

三、心血管疾病的预后

心血管疾病大多数器质性预后较严重，心律失常最严重者可致猝死；心功能不全常影响病人的活动能力；慢性肺心病有严重呼吸系统病变，预后差，住院病死率最高。先心病多可手术纠治预后较好，风湿性心瓣膜病多数可通过外科手术或介入治疗而使病变纠正或减轻。对冠状动脉硬化性心脏病进行严密的监护、给予重建心肌供血的有效治疗和二级预防，有利于病情减轻，改善预后。近年来对心律失常、心力衰竭和休克等的治疗措施有明显改进，也使心血管病的预后有所好转。

心血管疾病的病程中常发生并发症使预后更为严重。它们既可发生在心血管本身，如心肌梗死并发室壁瘤、心室间隔穿孔、乳头肌功能不全等，风湿性心脏病或先天性心脏病并发感染性心内膜炎，先天性心脏病间隔缺损或动脉导管未闭、风湿性心脏病二尖瓣狭窄并发肺动脉高压等。也可在心血管以外的其他部位发生，如呼吸道感染，肺、脑、肾等脏器及肢体的栓塞，心源性肝硬化等。

第二节　常见症状与体征的护理

一、心源性呼吸困难护理

由于心功能不全，病人自觉呼吸时空气不足，呼吸费力，同时可有呼吸频率、节律和深度的异常，称之为心源性呼吸困难。

心源性呼吸困难按严重程度分为：劳力性呼吸困难、阵发性夜间呼吸困难、端坐呼吸、心源性哮喘、急性肺水肿。

（一）病因

各种原因引发的心功能不全均可引起呼吸困难。左心功能不全造成的呼吸困难，是由于肺淤血导致的肺毛细血管压升高，在肺泡和肺组织间隙中聚集组织液，形成肺水肿，进而影响肺泡壁毛细血管的气体交换，引起通气和换气功能的异常，致使肺泡内氧分压降低和二氧化碳分压升高，刺激和兴奋呼吸中枢，病人感觉呼吸费力。

（二）临床表现

1. *劳力性呼吸困难*　最早出现，也是最轻的呼吸困难，在体力活动时回心血量增加，加重肺淤血，呼吸困难随即发生或加重，休息便随之缓解。

2. *阵发性夜间呼吸困难*　常发生在夜间，由于病人平卧时肺淤血加重，于睡眠中突然憋醒，被迫坐起。大多于端坐休息、下床、开窗通风后症状可自行缓解。部分病人可伴有咳嗽、咳泡沫样痰。亦可有病人呼吸深快，可闻哮鸣音，称为“心源性哮喘”。重症者可咳粉红色泡沫痰，发展成急性肺水肿。

3. *端坐呼吸*　是心功能不全后期表现，病人不能平卧，由于坐位时膈肌下降，回心血量减少，可使憋气好转，被迫采取坐位或半卧位。故患者采取的坐位越高，反映患者左心衰竭的程度越严重。

（三）护理措施

1. *观察病情*　观察呼吸困难的程度、持续时间、伴随症状，血压、心率、心律和尿量的变化，以及对治疗的反应。

2. *休息*　保持室内清洁，空气新鲜，病人穿着宽松、舒适，盖被轻软，降低病人憋闷感。给予必要的生活护理，减少体力活动，适当休息。减轻心脏负担，使心肌耗氧量减少，呼吸困难症状减轻。

3. *调整体位*　协助病人调整舒适、安全的体位，尤其对已有心力衰竭的病人，夜间睡眠应保持半卧位或高枕卧位，以减少回心血量，改善呼吸运动。对于发生急性肺水肿，极度呼吸困难病人，应安置患者坐位，双腿下垂，放上过床桌，以备患者支撑。

4. *正确用氧*　根据缺氧程度和二氧化碳潴留情况调节氧流量，给予间断或持续吸入氧气。一般给予中等流量2～4L/min、中等浓度29%～37%氧气吸入。发生急性肺水肿，可将湿化瓶内加入35%乙醇，高流量吸氧，5～6L/min。

5. *用药观察*　观察所用药物效果和不良反应。静脉输液时严格控制滴速，20～30滴/min，以防止诱发急性肺水肿。

（四）稳定情绪

及时安慰和疏导病人烦躁、焦虑情绪，做好疾病发展和治疗过程中出现的问题解释，以稳定情绪。从而降低交感神经兴奋性，减慢心率、心肌耗氧量，减轻呼吸困难症状。

二、心前区疼痛护理

因各种理化因素刺激支配心脏、主动脉或肋间神经的传入纤维，引起的心前区或胸骨后疼痛，称为心前区疼痛。

（一）病因

各种类型心绞痛、心肌梗死是引起心前区疼痛最常见的原因，梗阻性肥厚型心肌病、急性主动脉夹层动脉瘤、急性心包炎、胸膜炎等均可引起疼痛，心血管神经官能症亦可引起心前区疼痛。

（二）临床表现

心绞痛、急性心肌梗死病人典型疼痛位于胸骨后，呈阵发性压榨样痛。心绞痛常有活动或情绪激动等诱发因素，休息或含服硝酸甘油后可缓解；急性心肌梗死出现疼痛多无明显诱因，程度较重，持续时间较长，常伴有焦虑、濒死感，含服硝酸甘油多不能缓解，还可有冷汗、血压下降等现象。

急性主动脉夹层动脉瘤病人可出现胸骨后或心前区撕裂样剧痛或烧灼痛，可向背部放射。

急性心包炎、胸膜炎引发的疼痛常因咳嗽、呼吸而疼痛加剧，呈刺痛，持续时间较长。急性心包炎的疼痛部位多在左前胸，并与体位有关。

心脏神经官能症病人常诉心前区疼痛与情绪变化有关，呈针刺样痛，疼痛部位常不固定，与体力活动无关，且多在休息时发生，同时伴有神经衰弱症状。

（三）护理措施

1. *疼痛的观察* 注意心前区疼痛的部位、性质、持续时间、有无诱发因素、伴随症状，区分疼痛的性质。同时要观察病人的面色、呼吸、心律和心率、血压的变化，掌握疼痛的程度。

2. *减轻疼痛，预防复发* 创造良好的休息环境，减轻病人因周围环境刺激产生的焦虑，帮助病人安置舒适的体位，卧床休息或适度活动，协助病人满足生活需要。遵医嘱给予镇静药、止痛药、扩血管药或进行病因治疗。

3. *心理护理* 观察病人的情绪状态，耐心解释疼痛的发生、发展过程，消除对疼痛的恐惧感。对不同病因病人做有针对性健康指导，指导患者采用行为疗法及放松技术，减轻疼痛症状。

三、心悸护理

心悸为心脏搏动时的一种不适感觉，病人自觉心搏强而有力、心脏停搏感或心前区震动感，可同时伴有心前区不适。心悸严重程度不一定与病情成正比，初发者、敏感性较强者、注意力集中或夜深人静时心悸明显。一般心悸无危险，但少数由严重心律失常引起者可发生猝死。

（一）病因

心悸常见病因是各种原因引起的心动过速、心动过缓、期前收缩、房扑、房颤等心律失常或高动力循环状态。

各种器质性心脏病如二尖瓣、主动脉瓣关闭不全、全身性疾病如甲状腺功能亢进症、严重贫血、高热、低血糖反应等及心血管神经官能症均可引起心悸；此外，健康人剧烈活动、精神高度紧张、过量吸烟、大量饮酒、饮浓茶和咖啡或使用某些药物也可引起心悸。

（二）护理措施

1. *注意心律、心率的变化* 注意脉搏和心跳的频率及节律变化，一次观察时间不少于1min，同时注意有无伴随症状。

2. *病情观察* 对心律失常引起心悸的病人，应测量并记录心率、心律、血压。对于严重心律失常引起心悸的病人，应卧床休息，进行心电监护。如出现呼吸困难、发热、胸痛、晕厥、抽搐等，应及时处理。

3. *心理护理* 向病人说明心悸发病的原因和影响，减轻病人的焦虑，以免导致因交感神经的兴奋，发生心率增快、心搏增强和心律的变化，加重心悸。帮助病人通过散步、交谈等放松方式进行自我情绪的调节。保证休息，必要时应用小剂量镇静药以改善睡眠。指导病人不食用刺激性饮料和食物，及时更换引起心悸的药物。

四、心源性水肿护理

心源性水肿是由于充血性心力衰竭引起体循环系统静脉淤血，使组织间隙积聚过多液体所致。

右心功能不全时，体循环静脉淤血，使有效循环血量减少，导致肾血流量减少，继发醛固酮分泌增多，引起水钠潴留。此外，体循环静脉淤血使静脉压升高致毛细血管静脉端静水压增高，组织液生成增加而回吸收减少也能发生水肿。

（一）病因

最常见的病因是各种原因引起的右心衰竭或全心衰竭，也可见于渗液性心包炎、缩窄性心包炎。

（二）临床表现

心源性水肿的特点是早期出现在身体低垂及组织疏松的部位，常在下午出现或加重，休息一夜后减轻或消失。病人常有手、脚肿，尿量减少，体重增加等症状，卧床病人的水肿常发生在背、骶尾、会阴部及胫前、足踝部，逐渐延及全身。用指端按压水肿部位，局部出现凹陷，称之为压陷性水肿。重者可有胸腔积液、腹水，甚至可出现水、电解质紊乱。

（三）护理措施

1. *休息与体位* 协助病人抬高下肢，伴有胸腔积液或腹水的病人应采取半卧位，嘱病人多卧床休息。

2. *饮食护理* 给予低盐、高蛋白、易消化饮食。

3. *皮肤护理* 应保持床褥柔软、清洁、干燥，病人衣服柔软、宽松。定时协助病人更换体位，按摩骨突出处，防止推、拉、扯强硬动作，以免皮肤完整性受损。如需使用热水袋取暖，水温不宜过高，40～50℃为宜，以免烫伤；保持会阴部皮肤清洁、干燥，有阴囊水肿的男病人可用托带支托阴囊；水肿局部有液体外渗情况，要防止继发感染；注意观察皮肤有无发红、破溃等压疮发生，一旦发生压疮要积极给予减少受压、预防感染、促进愈合的护理措施。

4. *维持体液平衡，纠正电解质紊乱* 观察尿量变化，尤其使用利尿药后，记录24h液体出入量，定期测量体重，观察水肿情况。观察有无药物不良反应，监测血电解质变化，必要时可静脉补充白蛋白。根据病情限制液体摄入量，每日摄入液体量一般应控制在前1d尿量加500ml左右，保持出入液量平衡。静脉输液时注意控制输液速度，一般以1～1.5ml/min为宜。

五、心源性晕厥

由于心排血量突然骤减、中断或严重低血压而引起一过性脑缺血、缺氧，表现为突发的可逆性意识丧失，称为心源性晕厥。

一般脑血流中断2～4s产生黑矇；脑血流中断5～10s可出现意识丧失；大于10s除意识丧失外，还可出现抽搐。这类由于突然心排血量降低而发生的晕厥，称为阿-斯综合征，持续时间短，先兆不明显。

由于急性大出血或反射性外周血管扩张而引起脑缺血发生的晕厥，称为血管性晕厥。因血压突然升高造成脑血管痉挛、脑水肿、颅内压升高，也可引起晕厥。

(一)病因

常见原因有严重心律失常，如病态窦房结综合征、窦性停搏、房室传导阻滞、阵发性室性心动过速等；心瓣膜病如主动脉瓣狭窄、二尖瓣脱垂等；急性心肌梗死引起急性心源性脑缺血综合征；心肌疾病如梗阻性肥厚型心肌病等；其他如左房黏液瘤、高血压脑病等。

(二)临床表现

反复发作晕厥常是病情严重和危险的征兆。严重心动过缓发生晕厥的病人，常可伴有心、脑等脏器供血不足的症状，如乏力、发作性头晕、黑矇。严重心动过速发生晕厥的病人，常可伴有低血压、心悸、心绞痛等症状。

(三)护理措施

1. *详细了解病史* 了解病人晕厥发作前有无诱因及先兆表现；了解晕厥发生的时间、体位、历时长短以及缓解方式；发作时是否有心率增快、血压下降、抽搐等伴随症状。

2. *避免诱因* 嘱病人避免可引起发作因素，如情绪紧张或激动、剧烈活动、突然改变体位等。一旦有头晕、黑矇等先兆时立即平卧，以免摔伤。

3. *休息与活动* 晕厥发作频繁的病人应卧床休息，给予生活护理。为防止发生意外，嘱病人应避免单独外出。

4. *发作时处理* 将病人置于通风处，头低足高位，解松领口，及时清除口、咽中的分泌物，必要时给放置口咽通气道，保持呼吸道通畅，以防窒息。

5. *积极治疗相关疾病* 对于快速心律失常病人应遵医嘱给予抗心律失常药物，心率缓慢的病人应遵医嘱给予阿托品、异丙肾上腺素等药物，必要时配合完成人工心脏起搏器安装。具有手术指征的病人可选择早手术。

第三节 心力衰竭

一、概 述

心力衰竭是由于各种心脏疾病导致心功能不全的临床综合征。心力衰竭通常伴有肺循环和(或)体循环的充血，故又称之为充血性心力衰竭。

心功能不全分为无症状和有症状两个阶段，无症状阶段是有心室功能障碍的客观指标如射血分数降低，但无充血性心力衰竭的临床症状，如果不积极治疗，将会发展成有症状心功能不全。

(一)临床类型

1. *发展速度分类* 按其发展速度可分为急性和慢性两种，以慢性居多。急性心力衰竭常因急性的严重心肌损害或突然心脏负荷加重，使心排血量在短时间内急剧下降，甚至丧失排血功能。临床以急性左心衰竭为常见，表现为急性肺水肿、心源性休克。

慢性心力衰竭病程中常有代偿性心脏扩大、心肌肥厚和其他代偿机制参与的缓慢的发展过程。

2. *发生部位分类* 按其发生的部位可分为左心、右心和全心衰竭。左心衰竭临床上较常见，是指左心室代偿功能不全而发生的，以肺循环淤血为特征的心力衰竭。

右心衰竭是以体循环淤血为主要特征的心力衰竭，临床上多见于肺源性心脏病、先天性心脏病、高血压、冠心病等。

全心衰竭常是左心衰竭使肺动脉压力增高，加重右心负荷，长此以往，右心功能下降、衰竭，即表现出全心功能衰竭症状。

3. *功能障碍分类* 按有无舒缩功能障碍又可分为收缩性和舒张性心力衰竭。收缩性心力衰竭是指心肌收缩力下降，心排出量不能满足机体代谢的需要，器官、组织血液灌注不足，同时出现肺循环和(或)体循环淤血表现。

舒张性心力衰竭见于心肌收缩力没有明显降低，可使心排血量正常维持，心室舒张功能障碍以致左心室充盈压增高，使肺静脉回流受阻，而导致肺循环淤血。

(二)心力衰竭分期

心力衰竭的分期可以从临床上分清心力衰竭的不同时期，从预防着手，在疾病源头上给予干预，减少和延缓心力衰竭的发生，减少心力衰竭的发展和死亡。

心力衰竭分期分为四期。

A期：心力衰竭高危期，无器质性心脏、心肌病变或心力衰竭症状，如病人有高血压、代谢综合征、心绞痛，服用心肌毒性药物等，均可发展为心力衰竭的高危因素。

B期：有器质性心脏病如心脏扩大、心肌肥厚、射血分数降低，但无心力衰竭症状。

C期：有器质性心脏，病程中有过心力衰竭的症状。

D期：需要特殊干预治疗的难治性心力衰竭。

心力衰竭的分期在病程中是不能逆转的，只能停留在某一期或向前发展，只有在A期对高危因素进行有效治疗，才能减少发生心力衰竭，在B期进行有效干预，可以延缓发展到有临床症状心力衰竭。

(三)心脏功能分级

1. 根据病人主观症状和活动能力，心功能分为四级。

Ⅰ级：病人表现为体力活动不受限制，一般活动不出现疲乏、心悸、心绞痛或呼吸困难等症状。

Ⅱ级：病人表现为体力活动轻度受限制，休息时无自觉症状，但日常活动可引起气急、心悸、心绞痛或呼吸困难等症状。

Ⅲ级：病人表现为体力活动明显受限制，稍事活动可气急、心悸等症状，有脏器轻度淤血体征。

Ⅳ级：病人表现为体力活动重度受限制，休息状态也气急、心悸等症状，体力活动后加重，有脏器重度淤血体征。

此分级方法多年来在临床应用，优点是简便易行，缺点是仅凭病人主观感觉，常有病人症状与客观检查有差距，病人个体之间差异比较大。

2. 根据客观评价指标，心功能分为A、B、C、D级。

A级：无心血管疾病的客观依据。

B级：有轻度心血管疾病的客观依据。

C级：有中度心血管疾病的客观依据。

D级：有重度心血管疾病的客观依据。

此分级方法对于轻、中、重度的标准没有具体的规定，需要临床医师主观判断。但结合第一个根据病人主观症状和活动能力进行分级的方案，是能弥补第一分级方案的主观症状与客观指标分离情况的。如病人心脏超声检查提示轻度主动脉瓣狭窄，但没有体力活动受限制的情况，联合分级定为Ⅰ级B。又如病人体力活动时有心悸、气急症状，但休息症状缓解，心脏超声检查提示左心室射血分数(LVEF)为$<35\%$，联合分级定为Ⅱ级C。

3. 6min步行试验。

要求病人6min之内在平直走廊尽可能地快走，测定其所步行的距离，若6min步行距离<150m，表明为重度心功能不全，150～425m为中度，426～550m为轻度心功能不全。

此试验简单易行、安全、方便，用于评定慢性心力衰竭病人的运动耐力，评价心脏储备能力，也常用于评价心力衰竭治疗的效果。

二、慢性心力衰竭

慢性心力衰竭是多数心血管疾病的终末阶段，也是主要的死亡原因。心力衰竭是一种复杂的临床综合征，特定的症状是呼吸困难和乏力，特定的体征是水肿，这些情况可造成器官功能障碍，影响生活质量。主要表现为心脏收缩功能障碍的主要指标是LVEF下降，一般$<40\%$；而心脏舒张功能障碍的病人LVEF相对正常，通常心脏无明显扩大，但有心室充盈指标受损。

我国引起慢性心力衰竭的基础心脏病的构成比与过去有所不同，过去我国以风湿性心脏病为主，近十年来其所占比例趋于下降，而冠心病、高血压的所占比例明显上升。

(一)病因及发病机制

1. *病因*　各种原因引起的心肌、心瓣膜、心包或冠脉、大血管的结构损害，导致心脏容量负荷或压力负荷过重均可造成慢性心力衰竭。

冠心病、高血压、瓣膜病和扩张性心肌病是主要的病因；心肌炎、肾炎、先天性心脏病是较常见的病因；而心包疾病、贫血、甲状腺功能亢进与减退、脚气病、心房黏液瘤、动静脉瘘、心脏肿瘤和结缔组织病、高原病及少见的内分泌病等，是比较少见易被忽视的病因。

2. 诱因

(1)感染：是最主要的诱因，最常见的呼吸道感染，其次是风湿热，在幼儿中风湿热则占首位。女性病人泌尿系统感染的诱发亦常见，感染性心内膜炎、全身感染均是诱发因素。

(2)心律失常：特别是快速心律失常如房颤等。

(3)生理、心理压力过大：如劳累过度、情绪激动、精神紧张。

(4)血容量增加：液体摄入过多过快、高钠饮食。

(5)妊娠与分娩。

(6)其他：大量失血、贫血；各种原因引起的水、电解质及酸碱平衡紊乱；某些药物应用不当等。

3. 发病机制　慢性心力衰竭的发病机制是很复杂过程，心脏功能大致经过代偿期和失代偿期。

(1)心力衰竭代偿期：心脏受损初始引起机体短期的适应性和代偿性反应，启动了 Frank-Starling 机制，增加心脏的前负荷，使回心血量增加，心室舒张末容积增加，心室扩大，心肌收缩力增强，而维持心排血量的基本正常或相对正常。

机体的适应性和代偿性的反应，激活交感神经体液系统，交感神经兴奋性增强，增强心肌收缩力并提高心率，以增加心脏排血量，但同时机体周围血管收缩，增加了心脏后负荷，心肌增厚，心率加快，心肌耗氧量加大。

心脏功能下降，心排血量降低、肾素-血管紧张素-醛固酮系统也被激活，代偿性增加血管阻力和潴留水、钠，以维持灌注压；交感神经兴奋性增加，同时激活神经内分泌细胞因子如心钠素、血管加压素、缓激肽等，参与调节血管舒缩，排钠利尿，对抗由于交感神经兴奋和肾素-血管紧张素-醛固酮系统激活造成的水钠潴留效应。在多因素作用下共同维持机体血压稳定，保证了重要脏器的灌注。

(2)心力衰竭失代偿期：长期、持续的交感神经和肾素-血管紧张素-醛固酮系统高兴奋性，多种内源性的神经激素和细胞因子的激活与失衡，又造成继发心肌损害，持续性心脏扩大、心肌肥厚，使心肌耗氧量增加，加重心肌的损伤。神经内分泌系统活性增加不断，加重血流动力学紊乱，损伤心肌细胞，导致心排血量不足，出现心力衰竭症状。

(3)心室重构：所谓的心室重构，就是在心脏扩大、心肌肥厚的过程中，心肌细胞、胞外基质、胶原纤维网等均有相应变化，左心室结构、形态、容积和功能发生一系列变化。研究表明，心力衰竭的发生发展的基本机制就是心室重构。由于基础病的不同，进展情况不同和各种代偿机制的复杂作用，有些病人心脏扩大、肥厚已很明显，但临床可无心力衰竭表现。但如基础病病因不能除，随着时间的推移，心室重构的病理变化，可自身不断发展，心力衰竭必然会出现。

从代偿到不代偿，除了因为代偿能力限度、代偿机制中的负面作用外，心肌细胞的能量供应和利用障碍，导致心肌细胞坏死、纤维化也是重要因素。

心肌细胞的减少使心肌收缩力下降，又因纤维化的增加使心室的顺应性下降，心室重构更趋明显，最终导致不可逆的心肌损害，心力衰竭终末阶段。

(二)临床表现

慢性心力衰竭早期可以无症状或仅出现心动过速、面色苍白、出汗、疲乏和活动耐力减低症状等。

1. *左心衰竭*

(1)症状

①呼吸困难：劳力性呼吸困难是最早出现的呼吸困难症状，因为体力活动会使回心血量增加，左心房压力升高，肺淤血加重。开始仅剧烈活动或体力劳动后出现症状，休息后缓解，随肺淤血加重，逐渐发展到更轻活动后，甚至休息时，也出现呼吸困难。

夜间阵发性呼吸困难是左心衰竭早期最典型的表现，又称为“心源性哮喘”。是由于平卧血液重新分布使肺血量增加，夜间迷走神经张力增加，小支气管收缩，横膈位高，肺活量减少所致。典型表现是病人熟睡 1～2h 后，突然憋气而惊醒，被迫坐起，同时伴有咳嗽、咳泡沫痰和(或)哮鸣性呼吸音。多数病人端坐休息后可自行缓解，次日白天无异常感觉。严重者可持续发作，甚至发生急性肺水肿。

端坐呼吸多在病程晚期出现，是肺淤血达到一定程度，平卧回心血量增多、膈肌上抬，呼吸更困难，必须采用高枕卧位、半卧位，甚至坐位，才可减轻呼吸困难。最严重的病人即使端坐床边，下肢下垂，上身前倾，仍不能缓解呼吸困难。

②咳嗽、咳痰、咯血：咳嗽、咳痰早期即可出现，是肺泡和支气管黏膜淤血所致，多发生在夜间，直立或坐位症状减轻。咳白色浆液性泡沫样痰为其特点，偶见痰中带有血丝。如发生急性肺水肿，则

咳大量粉红色泡沫痰。

③其他症状：倦怠、乏力、心悸、头晕、失眠、嗜睡、烦躁等症状，重者可有少尿，是与心排血量低下，组织、器官灌注不足有关。

(2)体征

①慢性左心衰竭可有心脏扩大，心尖搏动向左下移位。心率加快、第一心音减弱、心尖区舒张期奔马律，最有诊断价值。部分病人可出现交替脉，是左心衰竭的特征性体征。

②肺部可闻湿啰音，急性肺水肿时可出现哮鸣音。

2. *右心衰竭*

(1)症状：主要表现为体循环静脉淤血。消化道症状如食欲缺乏、恶心呕吐、水肿、腹胀、肝区胀痛等为右心衰竭的最常见症状。

劳力性呼吸困难也是右心衰竭常见症状。

(2)体征

①水肿：早期在身体的下垂部位和组织疏松部位，出现凹陷性水肿，为对称性。重者可出现全身水肿，并伴有胸腔积液、腹水和阴囊水肿。胸腔积液是因体静脉压力增高所致，胸腔静脉有一部分回流到肺静脉，所以胸腔积液更多见于全心衰竭时，以双侧为多见。

②颈静脉征：颈静脉怒张是右心衰竭的主要体征，其程度与静脉压升高的程度正相关；压迫病人的腹部或肝脏，回心血量增加而使颈静脉怒张更明显，称为肝颈静脉回流征阳性，肝颈静脉回流征阳性则更是具有特征性。

③肝大和压痛：可出现肝大和压痛；持续慢性右心衰竭可发展为心源性肝硬化，晚期肝脏压痛不明显，但伴有黄疸、肝功能损害和腹水。

④发绀：发绀是由于供血不足，组织摄取血氧相对增加，静脉血氧降低所致。表现为面部毛细血管扩张、青紫、色素沉着。

3. *全心衰竭*　右心衰竭继发于左心衰竭而形成全心衰竭，但当右心衰竭后，肺淤血的临床表现减轻。扩张型心肌病等表现左、右心同时衰竭者，肺淤血症状都不严重，左心衰竭的表现主要是心排血量减少的相关症状和体征。

(三)实验室检查

1. *X线检查*

(1)心影的大小、形态可为病因诊断提供重要依据，根据心脏扩大的程度和动态改变，间接反映心功能状态。

(2)肺门血管影增强是早期肺静脉压增高的主要表现；肺动脉压力增高可见右下肺动脉增宽；肺间质水肿可使肺野模糊；Kerley B线是在肺野外侧清晰可见的水平线状影，是肺小叶间隔内积液的表现，是慢性肺淤血的特征性表现。

2. *超声心动图*　超声心动图比X线检查更能准确地提供各心腔大小变化及心瓣膜结构情况。左心室射血分数(LVEF值)可反映心脏收缩功能，正常LVEF值＞50％，LVEF值≤40％为收缩期心力衰竭诊断标准。

应用多普勒超声是临床上最实用的判断心室舒张功能的方法，E峰是心动周期的心室舒张早期心室充盈速度的最大值，A峰是心室舒张末期心室充盈的最大值，正常人E/A的比值不小于1.2，中青年应更大。

3. *有创性血流动力学检查*　此检查常用于重症心力衰竭病人，可直接反映左心功能。

4. *放射性核素检查*　帮助判断心室腔大小，反映LVEF值和左心室最大充盈速率。

(四)治疗要点

1. *病因治疗*

(1)基本病因治疗：对有损心肌的疾病应早期进行有效治疗如高血压、冠心病、糖尿病、代谢综合征等；心血管畸形、心瓣膜病力争在发生心脏衰竭之前进行介入或外科手术治疗；对于一些病因不明的疾病亦应早期干预如原发性扩张型心肌病，以延缓心室重构。

(2)诱因治疗：积极消除诱因，最常见的诱因是感染，特别是呼吸道感染，积极应用有针对性的抗生素控制感染。心律失常特别是房颤都是引起心脏衰竭常见诱因，对于快速房颤要积极控制心室率，及时复律。纠正贫血、控制高血压等均可防止心力衰竭发生或(和)加重。

2. *一般治疗*　减轻心脏负担，限制体力活动，避免劳累和精神紧张。低钠饮食，少食多餐，限制饮水量。给予持续氧气吸入，流量2～4L/min。

3. *利尿药*　利尿药是治疗心力衰竭的常用药物，通过排钠排水减轻水肿、减轻心脏负荷、缓解淤血症状。原则上应长期应用，但在水肿消失后应以最小剂量维持如氢氯噻嗪25mg隔日1次。常用利尿药有排钾利尿药如氢氯噻嗪等；襻利尿药如呋塞米、丁脲胺等；保钾利尿药如螺内酯、氨苯蝶啶等。排钾利尿药主要副作用是可引起低血钾，应补充氯化钾或与保钾利尿药同用。噻嗪类利尿药可抑制尿酸排泄，引起高尿酸血症，大剂量长期应用可影响胆固醇及糖的代谢，应严密监测。

4. 肾素-血管紧张素-醛固酮系统抑制药

(1)血管紧张素转换酶(ACE)抑制药应用：ACE抑制药扩张血管，改善淤血症状，更重要的是降低心力衰竭病人代偿性神经-体液的不利影响，限制心肌、血管重构，维护心肌功能，推迟心力衰竭的进展，降低远期死亡率。

①用法：常用ACE抑制药如卡托普利12.5～25mg，2/h，培哚普利2～4mg，1/h，贝那普利对有早期肾功能损害病人较适用，使用量是5～10mg，1/h。临床应用一定要从小剂量开始，逐渐加量。

②ACE抑制药的副作用：有低血压、肾功能一过性恶化、高血钾、干咳等。

③ACE抑制药的禁忌证：无尿性肾衰竭、肾动脉狭窄、血肌酐升高≥225μmol/L、高血压、低血压、妊娠、哺乳期妇女及对此药过敏者。

(2)血管紧张素受体阻滞药(ARBB)应用：ARBB在阻断肾素血管紧张素系统作用与ACE抑制药作用相同，但缺少对缓激肽降解抑制作用。当病人应用ACE抑制药出现干咳不能耐受，可应用ARBB类药，常用ARBB如坎地沙坦、氯沙坦、缬沙坦等。

ARBB类药的用药注意事项、副作用除干咳以外，其他均与ACE抑制药相同。

(3)醛固酮拮抗药应用：研究证明螺内酯20mg，1～2/h小剂量应用，可以阻断醛固酮效应，延缓心肌、血管的重构，改善慢性心力衰竭的远期效果。

注意事项：中重度心力衰竭病人应用时，需注意血钾的检测；肾功能不全、血肌酐异常、高血钾及应用胰岛素的糖尿病病人不宜使用。

5. β受体阻滞药应用　β受体阻滞药可对抗交感神经激活，阻断交感神经激活后各种有害影响。临床应用其疗效常在用药后2～3个月才出现，但明显提高运动耐力，改善心力衰竭预后，降低死亡率。

β受体阻滞药具有负性肌力作用，临床中应慎重应用，应用药物应从小剂量开始，如美托洛尔12.5mg，1/h；比索洛尔1.25mg，1/h；卡维地洛6.25mg，1/h，逐渐加量，适量维持。

注意事项：用药应在心力衰竭稳定、无体液潴留情况下、小剂量开始应用。

患有支气管痉挛性疾病、心动过缓、二度以上包括二度的房室传导阻滞的病人禁用。

6. 正性肌力药物应用　是治疗心力衰竭的主要药物，适于治疗以收缩功能异常为特征的心力衰竭，尤其对心腔扩大引起的低心排血量心力衰竭，伴快速心律失常的病人作用最佳。

(1)洋地黄类药物：是临床最常用的强心药物，具有正性肌力和减慢心率作用，在增加心肌收缩力的同时，不增加心肌耗氧量。

①适应证：充血性心力衰竭，尤其伴有心房颤动和心室率增快的心力衰竭是最好指征，对心房颤动、心房扑动和室上性心动过速均有效。

②禁忌证：严重房室传导阻滞、肥厚性梗阻型心肌病、急性心肌梗死24h内不宜使用。洋地黄中毒或过量者为绝对禁忌证。

③用法：地高辛为口服制剂，维持量法，0.25mg，1/h。此药口服后2～3h血浓度达高峰，4～8h获最大效应，半衰期为1.6d，连续口服7d后血浆浓度可达稳态。适用于中度心力衰竭的维持治疗。

毛花苷C为静脉注射制剂，注射后10min起效，1～2h达高峰，每次0.2～0.4mg，稀释后静脉注射，24h总量0.8～1.2mg。适用于急性心衰或慢性心衰加重时，尤其适用于心衰伴快速心房颤动者。

④毒性反应：药物的治疗剂量和中毒剂量接近，易发生中毒。易导致洋地黄中毒的情况主要有：急性心肌梗死、急性心肌炎引起的心肌损害、低血钾、严重缺氧、肾衰竭等情况。

常见不良反应有：胃肠道表现如恶心、呕吐；神经系统表现如视物模糊、黄视、绿视；心血管系统表现，多为各种心律失常，也是洋地黄中毒最重要的表现，最常见的心律失常是室性期前收缩，多呈二联律。快速房性心律失常伴有传导阻滞是洋地黄中毒特征性的表现。

(2)β受体兴奋药：临床常是短期应用治疗重症心力衰竭，常用的有多巴酚丁胺、多巴胺静脉滴注。适用于急性心肌梗死伴心力衰竭的病人；小剂量多巴胺2～5μg/(kg·min)能扩张肾动脉，增加肾血流量和排钠利尿，从而用于充血性心力衰竭的治疗。

(五)护理措施

1. 环境与心理护理　保持环境安静、舒适，空气流通；限制探视，减少精神刺激；注意病人情绪变化，做好心理护理，要求病人家属要积极给予病人心理支持和治疗的协助，使病人心情放松情绪稳定，减少机体耗氧量。

2. 休息与活动　一般心功能Ⅰ级：不限制一般的体力活动，但避免剧烈运动和重体力劳动。心功能Ⅱ级：可适当轻体力工作和家务劳动，强调下午多休息。心功能Ⅲ级：日常生活可以自理或在他人协助下自理，严格限制一般的体力活动。心功能Ⅳ级：绝对卧床休息，生活需要他人照顾，可在床上做肢体被动运动和翻身，逐步过渡到坐床边或下床活动。当病情好转后，鼓励病人尽早做适量的活动，防止因长期卧床导致的静脉血栓、肺栓塞、便秘和压疮的发生。在活动中要监测有无呼吸困难、胸痛、心悸、疲劳等症状，如有不适应停止活动，并以此作为限制最大活动量的指征。

3. 病情观察

(1)观察水肿情况：注意观察水肿的消长情况，每日测量并记录体重，准确记录液体出入量。

(2)保持呼吸道通畅：监测病人呼吸困难的程度、发绀情况、肺部啰音的变化以及血气分析和血氧饱和度等变化，根据缺氧的轻重程度调节氧流量和给氧方式。

(3)注意水、电解质变化及酸碱平衡情况：低钾血症可出现乏力、腹胀、心悸、心电图出现u波增高及心律失常，并可诱发洋地黄中毒。少数因肾功能减退，补钾过多而致高血钾，严重者可引起心搏骤停。低钠血症表现为乏力、食欲减退、恶心、呕吐、嗜睡等症状。如出现上述症状，要及时通报医师及时给予检查、纠正。

4. 保持大便通畅　病人常因精神因素使规律性排便活动受抑制，排便习惯改变，加之胃肠道淤血、进食减少、卧床过久影响肠蠕动，易致便秘。应帮助病人训练床上排便习惯，同时饮食中增加膳食纤维，如发生便秘，应用小剂量缓泻药和润肠药，病情许可时扶患者坐起使用便器，并注意观察患者的心率、反应，以防发生意外。

5. 输液的护理　根据病人液体出入情况及用药要求，控制输液量和速度，以防诱发急性肺水肿。

6. 饮食护理　给予高蛋白、高维生素的易消化清淡饮食，注意补充营养。少量多餐，避免过饱；限制水、钠摄入，每日食盐摄入量少于5g，服利尿药者可适当放宽。

7. 用药护理

(1)使用利尿药的护理：遵医嘱正确使用利尿药，并注意有关副作用的观察和预防。监测血钾及有无乏力、腹胀、肠鸣音减弱等低钾血症的表现，同时多补充含钾丰富的食物，必要时遵医嘱补充钾盐。口服补钾宜在饭后或将水剂与果汁同饮；静脉补钾时每500ml液体中氯化钾含量不宜超过1.5g。

应用保钾利尿药需注意有无胃肠道反应、嗜睡、乏力、皮疹、高血钾等副反应。

利尿药的应用时间选择早晨或日间为宜，避免夜间排尿过频而影响病人的休息。

(2)使用洋地黄的护理

①给药要求：严格遵医嘱给药，发药前要测量病人脉搏1min，当脉搏<60/min或节律不规则时，应暂停服药并通知医师。静脉给药时务必稀释后缓慢静注，并同时监测心率、心律及心电图变化。

②遵守禁忌：注意不与奎尼丁、普罗帕酮(心律平)、维拉帕米(异搏定)、钙剂、胺碘酮等药物合用，以免降低洋地黄类药物肾脏排泄率，增加药物毒性。

③用药后观察：应严密观察病人用药后毒性反应，监测血清地高辛浓度。

④毒性反应的处理：立即停用洋地黄类药；停用排钾利尿药；积极补充钾盐；快速纠正心律失常，血钾低者快速补钾，不低的可应用利多卡因等治疗，但一般禁用电复律，防止发生室颤；对缓慢心律失常，可使用阿托品0.5～1mg皮下或静脉注射治疗，一般不用安置临时起搏器。

(3)肾素-血管紧张素-醛固酮系统抑制药使用的护理：应用ACE抑制药时需预防直立性低血压、皮炎、蛋白尿、咳嗽、间质性肺炎等副作用的发生。应用ACE抑制药和(或)ARBB期间要注意观察血压、血钾的变化，同时注意要小剂量开始，逐渐加量。

8. 并发症的预防与护理

(1)感染：室内空气流通，每日开窗通风2次，寒冷天气注意保暖，长期卧床者鼓励翻身，协助拍背，以防发生呼吸道感染和坠积性肺炎；加强口腔护理，以防发生由于药物治疗引起菌群失调导致的口腔黏膜感染。

(2)血栓形成：长期卧床和使用利尿药引起的血流动力学改变，下肢静脉易形成血栓。应鼓励病人在床上活动下肢和做下肢肌肉收缩运动，协助病人做下肢肌肉按摩。每天用温水浸泡脚以加速血液循环，减少静脉血栓形成。当病人肢体远端出现局部肿胀时，提示有发生静脉血栓可能，应及早与医师联系。

(3)皮肤损伤:应保持床褥柔软、清洁、干燥,病人衣服柔软、宽松。对于长期卧床病人应加强皮肤护理,保持皮肤清洁、干燥,定时协助病人更换体位,按摩骨隆凸处,防止推、拉、扯强硬动作,以免皮肤完整性受损。如需使用热水袋取暖,水温不宜过高,40～50℃为宜,以免烫伤。

对于有阴囊水肿的男病人可用托带支托阴囊,保持会阴部皮肤清洁、干燥;水肿局部有液体外渗情况,要防止继发感染;注意观察皮肤有无发红、破溃等压疮发生,一旦发生压疮要积极给予减少受压、预防感染、促进愈合的护理措施。

9. 健康指导

(1)治疗病因、预防诱因:指导病人积极治疗原发心血管疾病,注意避免各种诱发心力衰竭的因素,如呼吸道感染、过度劳累和情绪激动、钠盐摄入过多、输液过多过快等。育龄妇女注意避孕,要在医师的指导下妊娠和分娩。

(2)饮食要求:饮食要清淡、易消化、富营养,避免饮食过饱,少食多餐。戒烟、酒,多食蔬菜、水果,防止便秘。

(3)合理安排活动与休息:根据心功能的情况,安排适当体力活动,以利于提高心脏储备力,提高活动耐力,同时也帮助改善心理状态和生活质量。但避免重体力劳动,建议病人进行散步、打太极拳等运动,掌握活动量,以不出现心悸、气促为度,保证充分睡眠。

(4)服药要求:指导病人遵照医嘱按时服药,不要随意增减药物,帮助病人认识所服药物的注意事项,如出现不良反应及时到医院就医。

(5)坚持诊治:慢性心力衰竭治疗过程是终身治疗,应嘱病人定期门诊随访,防止病情发展。

(6)家属教育:帮助家属认识疾病和目前治疗方法、帮助病人的护理措施和心理支持的技巧,教育其要给予病人积极心理支持和生活帮助,使病人树立战胜疾病信心,保持情绪稳定。

三、急性心力衰竭

急性心力衰竭是指心肌遭受急性损害或心脏负荷突然增加,使心排血量急剧下降,导致组织灌注不足和急性淤血的综合征。以急性左心衰竭最常见,多表现为急性肺水肿或心源性休克。

(一)病因及发病机制

急性广泛心肌梗死、高血压急症、严重心律失常、输液过多过快等原因。使心脏收缩力突然严重减弱,心排血量急剧减少或左室瓣膜性急性反流,左室舒张末压迅速升高,肺静脉回流不畅,导致肺静脉压快速升高,肺毛细血管压随之升高,使血管内液体渗入到肺间质和肺泡内,形成急性肺水肿。

(二)临床表现

突发严重呼吸困难为特征性表现,呼吸频率达30～40/min,病人被迫采取坐位,两腿下垂,双臂支撑以助呼吸,极度烦躁不安、大汗淋漓、口唇青紫、面色苍白。同时频繁咳嗽、咳大量粉红色泡沫痰。病情极重者可以出现意识模糊。

早期血压可以升高,随病情不缓解血压可降低直至休克;听诊可见心音较弱,心率增快,心尖部可闻及舒张期奔马律;两肺满布湿啰音和哮鸣音。

(三)治疗要点

1. 体位　置病人于两腿下垂坐位或半卧位。

2. 吸氧　吸入高流量(6～8L/min)氧气,加入30%～50%乙醇湿化。对病情严重病人可采用呼吸机持续加压面罩给氧或双水平气道加压给氧,以增加肺泡内的压力,促进气体交换,对抗组织液向肺泡内渗透。

3. 镇静　吗啡3～10mg皮下注射或静推,必要时每15min重复1次,可重复2～3次。老年病人须酌情减量或肌内注射。伴颅内出血、神志障碍、慢性肺部疾病时禁用。

4. 快速利尿　呋塞米20～40mg静脉注射,在2min内推注完,4h可重复1次。呋塞米不仅有利尿作用,还有静脉扩张作用,利于肺水肿的缓解。

5. 血管扩张药　血管扩张药应用过程中,要严密监测血压,用量要根据血压进行调整,收缩压一般维持在100mmHg左右,对原有高血压的病人血压降低幅度不超过80mmHg为度。

(1)硝普钠应用:硝普钠缓慢静脉滴注,扩张小动脉和小静脉,初始用药剂量为0.3μg/(kg·min),根据血压变化逐渐调整剂量,最大剂量为5μg/(kg·min),一般维持量50～100μg/min,因本药含有氰化物,用药时间不宜连续超过24h。

(2)硝酸甘油应用:硝酸甘油扩张小静脉,降低回心血量。初始用药剂量为10μg/min,然后每10min调整1次,每次增加初始用药剂量为5～10μg。

(3)酚妥拉明应用:酚妥拉明可扩张小动脉及毛细血管。静脉用药以0.1mg/min开始,每5～10min调整1次,增至最大用药剂量为1.5～

2.0mg/min。

6. 洋地黄类药物　可应用毛花苷C 0.4mg缓慢静脉注射，2h后可酌情再给0.2～0.4mg。近期使用过洋地黄药物的病人，应注意洋地黄中毒。对于急性心肌梗死在24h内不宜使用，重度二尖瓣狭窄患者禁用。

7. 平喘　氨茶碱可以解除支气管痉挛，并有一定的正性肌力及扩血管利尿作用。氨茶碱0.25mg加入100ml液体内静脉滴注，但应警惕氨茶碱过量，肝肾功能减退患者、老年人应减量。

(四)护理措施

1. 保证休息　立即协助病人取半卧位或坐位休息，双腿下垂，以减少回心血量，减轻心脏前负荷。注意加强皮肤护理，防止因被迫体位而发生的皮肤损伤。

2. 吸氧　一般吸氧流量为6～8L/min，加入30%～50%乙醇湿化，使肺泡内的泡沫表面张力降低破裂，增加气体交换的面积，改善通气。要观察呼吸情况，随时评估呼吸困难改善的程度。

3. 饮食　给予高营养、高热量、少盐、易消化清淡饮食，少量多餐，避免食用产气食物。

4. 病情观察

(1)病情早期观察：注意早期心力衰竭表现，一旦出现劳力性呼吸困难或夜间阵发性呼吸困难，心率增加、失眠、烦躁、尿量减少等症状，应及时与医师联系，并加强观察。如迅速发生极度烦躁不安、大汗淋漓、口唇青紫等表现，同时胸闷、咳嗽、呼吸困难、发绀、咯大量白色或粉红色泡沫痰，应警惕急性肺水肿发生，立即配合抢救。

(2)保持呼吸道通畅：严密观察病人呼吸频率、深度，观察病人的咳嗽情况，痰液的性状和量，协助病人咳嗽、排痰，保持呼吸道通畅。

(3)防止心源性休克：观察病人意识、精神状态，观察病人血压、心率的变化及皮肤颜色、温度变化。

(4)防止病情发展：观察肺部啰音的变化，监测血气分析结果。控制静脉输液速度，一般为每分钟20～30滴。准确液体出入量记录。

(5)心理护理：病人常伴有濒死感、焦虑和恐惧，应加强床旁监护，给予安慰及心理支持，以增加战胜疾病信心。医护人员抢救时要保持镇静，表现出忙而不乱，操作熟练，以增加病人的信任和安全感。避免在病人面前议论病情，以免引起误会，加剧病人的恐惧。必要时可留亲属陪伴病人。

(6)用药护理：应用吗啡时注意有无呼吸抑制、心动过缓；用利尿药要准确记录尿量，注意水、电解质和酸碱平衡情况；用血管扩张药要注意输液速度、监测血压变化；用硝普钠应现用现配，避光滴注，有条件者可用输液泵控制滴速；洋地黄制剂静脉使用时要稀释，推注速度宜缓慢，同时观察心电图变化。

第四节　心律失常

一、概　　述

心脏的传导系统由产生和传导冲动的特殊分化的传导组织构成。包括窦房结、结间束、房室结、希氏束、左右束支及普肯野纤维网。

冲动由窦房结产生，沿结间束和心房肌传递，到达房室结及左心房，冲动此时传递速度极慢，当冲动传递到希氏束后传递速度再度加速，左右束支及普肯野纤维网传递速度极快捷，使整个心室几乎同时被激动，最终冲动到达心外膜，完成一次完整的心动周期。

心脏传导系统也接受迷走神经和交感神经的支配，迷走神经兴奋性增加会使窦房结的自律性和传导性抑制，延长窦房结和周围组织的不应期，减慢房室结的传导，延长了房室结的不应期。交感神经作用与迷走神经相反。

各种原因引起心脏冲动频率、节律、起源部位、冲动传导速度和次序的异常均可引起心脏活动的规律发生紊乱，称为心律失常。

(一)分类

临床上根据心律失常发作时心率的快慢可分为快速性心律失常和缓慢性心律失常。心律失常按其发生原理可分为冲动形成异常和冲动传导异常两大类。

1. 冲动形成异常

(1)窦性心律失常：由窦房结发出的冲动频率过快、过慢或有明显不规则形成的心律失常，如窦性心动过速、窦性心动过缓、窦性心律不齐、窦性停搏。

(2)异位心律：起源于窦房结以外(异位)的冲

动，则形成期前收缩、阵发性心动过速、扑动、颤动以及逸搏心律等心律失常。

2. 冲动传导异常

(1)生理性：干扰及房室分离。

(2)病理性：传导阻滞常见的有窦房传导阻滞、房室传导阻滞、房内传导阻滞、室内传导阻滞（左、右束支及左束支分支传导阻滞）。

(3)房室间传导途径异常：预激综合征。

(二)发病机制

心律失常有多种不同机制，如折返、异常自律性、后除极触发激动等，主要心律失常的电生理机制主要包括冲动形成异常、冲动传导异常以及二者并存。

1. 冲动形成异常

(1)正常自律性状态：窦房结、结间束、冠状窦口周围、房室结的远端和希氏束-普肯野系统的心肌细胞均有自律性。自主神经系统兴奋性改变或心脏传导系统的内在病变，均可导致原有正常自律性的心肌细胞发放不适当的冲动，如窦性心律失常、逸搏心律。

(2)异常自律性状态：正常情况下心房、心室肌细胞是无自律性的快反应细胞，由于病变使膜电位降低－50～－60mV时，使其出现异常自律性，而原本有自律性的快反应细胞（普肯野纤维）的自律性也增高，异常自律性从而引起心律失常，如房性或室性快速心律失常。

(3)后除极触发激动：当局部儿茶酚胺浓度增高、低血钾、高血钙、洋地黄中毒及心肌缺血再灌注时，心房、心室与希氏束-普肯野组织在动作电位后可产生除极活动，被称为后除极。若后除极的振幅增高并抵达阈值，便可引起反复激动，可导致持续性快速性心律失常。

2. 冲动传导异常　折返是所有快速性心律失常最常见的发病机制，传导异常是产生折返的基本条件。传导异常包括：①心脏两个或多个部位的传导性与应激性各不相同，相互连接形成一个有效的折返环路；②折返环的两支应激性不同，形成单向传导阻滞；③另一通道传导缓慢，使原先发生阻滞的通道有足够时间恢复兴奋性；④原先阻滞的通道再次激动，从而完成一次折返激动。冲动在环内反复循环，从而产生持续而快速的心律失常。

(三)实验室检查

1. 心电图检查　心电图检查是诊断心律失常最重要、最常用的无创性的检查技术。需记录十二导联，并记录显示P波清楚导联的心电图长条，以备分析，往往选择Ⅱ或V_1导联。

心电图分析主要包括：①心房、心室节律是否规则，频率如何；②P-R间期是否恒定；③P波、QRS波群形态是否正常，P波与QRS波的相互关系等。

2. 长时间心电图记录

(1)动态心电图：动态心电图检查是在病人日常工作和活动情况下，连续记录病人24h的心电图。其作用是：①了解病人症状发生如心悸、晕厥等，是否与心律失常有关。②明确心律失常或心肌缺血的发作与活动关系、昼夜分布特征。③帮助评价抗心律失常药物的疗效、起搏器、埋藏式心脏复律除颤器的效果和功能状态。

(2)事件记录器

①事件记录器：应用于间歇、不频繁发作的心律失常病人，通过直接回放、电话、互联网将实时记录的发生心律失常及其发生心律失常前后的心电图传输至医院。

②埋植皮下事件记录器：这种事件记录器可埋于病人皮下，记录器可自行启动、检测和记录心律失常，应用于发作不频繁，可能是心律失常所致的原因不明晕厥病人。

3. 运动试验　运动试验用于运动时出现心悸的病人以协助诊断。但运动试验的敏感性不如动态心电图，须注意正常人进行运动试验时亦可出现室性期前收缩。

4. 食管心电图　将食管电极导管插入食管并置于心房水平位置，能记录心房电位，并能进行心房快速起搏和程序电刺激。其作用为：①可以提供对常见室上性心动过速发生机制的判断的帮助，帮助鉴别室上性心动过速；②可以诱发和终止房室结折返性心动过速；③有助于不典型预激综合征的诊断；④评价窦房结功能；⑤评价抗心律失常药物的疗效。

5. 临床心电生理检查

(1)心电生理检查临床作用①诊断性应用：确立心律失常诊断及类型，了解心律失常起源部位及发生机制。②治疗性应用：以电刺激终止心动过速发作，评价某些治疗措施（如起搏器、置入式心脏复律除颤器、导管消融、手术治疗、药物治疗等）能否防止电刺激诱发心动过速；通过电极导管进行消融如射频、冷冻，达到治愈心动过速的目的。③判断预后：通过电刺激确定病人是否易于诱发室性心动过速，有无发生猝死的危险。

(2)心电生理检查适应证：①窦房结功能测定。②房室与室内传导阻滞。③心动过速。④不明原因晕厥。

二、窦性心律失常

心脏的正常起搏点位于窦房结，其冲动产生的频率是60～100/min，产生的心律称为窦性心律。心电图特征P波在Ⅰ、Ⅱ、aVF导联直立，aVR导联倒置，P-R间期0.12～0.20s。窦性心律的频率因年龄、性别、体力活动等不同有显著的差异。

(一)窦性心动过速

成人窦性心率在100～150/min，偶有高达200/min，称窦性心动过速。窦性心动过速通常逐渐开始与终止。刺激迷走神经可以使其频率减慢，但刺激停止有加速原来的水平。

1. *病因*　多数属生理现象，健康人常在吸烟，饮茶、咖啡、酒，剧烈运动或情绪激动等情况下发生。在某些病时也可发生，如发热、甲亢、贫血、心肌缺血、心力衰竭、休克等。应用肾上腺素、阿托品等药物亦常引起窦性心动过速。

2. *心电图特征*　窦性P波规律出现，频率>100/min，P-P间隔<0.6s。(图12-1)。

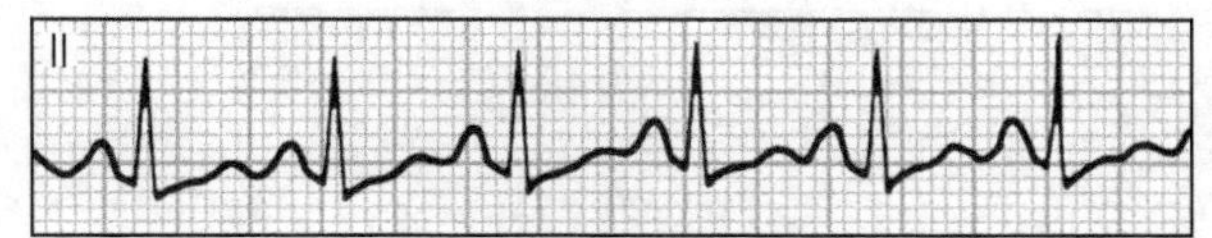

图12-1　窦性心动过速

3. *治疗原则*　一般不需特殊治疗。祛除诱发因素和针对原发病做相应处理。必要时可应用β受体阻滞药如美托洛尔，减慢心率。

(二)窦性心动过缓

成人窦性心律频率<60/min，称窦性心动过缓。常同时伴发窦性心律不齐(不同P-P间期的差异大于0.12s)。

1. *病因*　多见于健康的青年人、运动员、睡眠状态，为迷走神经张力增高所致。亦可见于颅内压增高、器质性心脏病、严重缺氧、甲低、阻塞性黄疸等。服用抗心律失常药物如β受体阻滞药、胺碘酮、钙通道阻滞药和洋地黄过量等也可发生。

2. *心电图特征*　窦性P波规律出现，频率<60/min，P-P间隔>1s(图12-2)。

3. *临床表现*　一般无自觉症状，当心率过分缓慢，出现心排血量不足，可出现胸闷、头晕，甚至晕厥等症状。

4. *治疗原则*　窦性心动过缓一般无症状也不需治疗；病理性心动过缓应针对病因采取相应治疗措施。如因心率过慢而出现症状者则可用阿托品、异丙肾上腺素等药物，但不宜长期使用。症状不能缓解者可考虑心脏起搏治疗。

(三)病态窦房结功能综合征

病态窦房结功能综合征，简称病窦综合征，是由于窦房结的病变导致功能减退，出现多种心律失常的表现。病窦综合征常合并心房自律性异常，部分病人可有房室传导功能障碍。

1. *病因*　某些疾病如甲状腺功能亢进、伤寒、布氏杆菌病、淀粉样变、硬化与退行性变等，在病程中损害了窦房结，导致窦房结起搏和传导功能障碍；窦房结周围神经和心房肌的病变，减少窦房结的血液供应，影响其功能；迷走神经张力增高、某些抗心律失常药物抑制窦房结功能，亦可导致窦房结功能障碍。

2. *心电图特征*　主要表现为：①非药物引起的持续的窦性心动过缓，心率<50/min；②窦性停搏与窦房传导阻滞；③窦房传导阻滞与房室传导阻滞同时并存；④心动过缓与房性快速心律失常交替发作。

其他表现：①心房颤动病人自行心室率减慢，或发作前后有心动过缓和(或)一度房室传导阻滞；②房室交界区性逸搏心律。

3. *临床表现*　发作性头晕、黑矇、乏力，严重者可出现晕厥等，与心动过缓有关的心、脑血管供血不足的症状。有心动过速的症状者，还可有心悸、心绞痛等症状。

4. *治疗原则*　对于无心动过缓有关供血不足的症状病人，不必治疗，定期随访，对于有症状的病

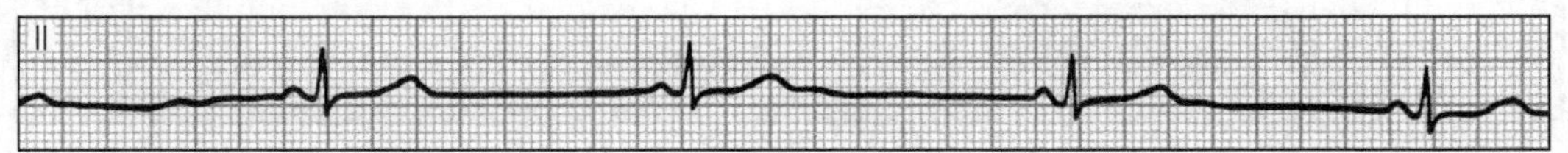

图12-2　窦性心动过缓

人，应用起搏器治疗。心动过缓-心动过速综合征病人应用起搏器后，仍有心动过速症状，可应用抗心律失常药物，但避免单独使用抗心律失常药物，以免加重心动过缓症状。

三、期前收缩

根据异位起搏点部位的不同，期前收缩可分为房性、房室交界区性和室性期前收缩。期前收缩起源于一个异位起搏点，称为单源性，起源于多个异位起搏点，称为多源性。

临床上将偶尔出现期前收缩称偶发性期前收缩，但期前收缩＞5个/min称频发性期前收缩。如每一个窦性搏动后出现一个期前收缩，称为二联律；每两个窦性搏动后出现一个期前收缩，称为三联律；每一个窦性搏动后出现两个期前收缩，称为成对期前收缩。

（一）病因

各种器质性心脏病如冠心病、心肌炎、心肌病、风湿性心脏病、二尖瓣脱垂等可引起期前收缩。电解质紊乱、应用某些药物亦可引起期前收缩。另外，健康人在过度劳累、情绪激动、大量吸烟饮酒、饮浓茶、进食咖啡因等可引起期前收缩。

（二）心电图特征

1. *房性期前收缩*　P波提早出现，其形态与窦性P波不同，P-R间期大于0.12s，QRS波群形态与正常窦性心律的QRS波群相同，期前收缩后有不完全代偿间歇（图12-3）。

2. *房室交界性期前收缩*　提前出现的QRS波群，其形态与窦性心律相同；P波为逆行型（在Ⅱ、Ⅲ、aVF导联中倒置）出现在QRS波群前，P-R间期＜0.12s。或出现在QRS波后，R-P间期＜0.20s。也可出现在QRS波之中。期前收缩后大多有完全代偿间歇。

3. *室性期前收缩*　QRS波群提前出现，形态宽大畸形，QRS时限＞12s，与前一个P波无相关；T波常与QRS波群的主波方向相反；期前收缩后有完全代偿间歇（图12-4）。

（三）临床表现

偶发期前收缩大多无症状，可有心悸或感到1次心跳加重或有心跳暂停感。频发期前收缩使心排血量降低，引起乏力、头晕、胸闷等。

脉搏检查可有脉搏不齐，有时期前收缩本身的脉搏减弱。听诊呈心律不齐，期前收缩的第一心音常增强，第二心音相对减弱甚至消失。

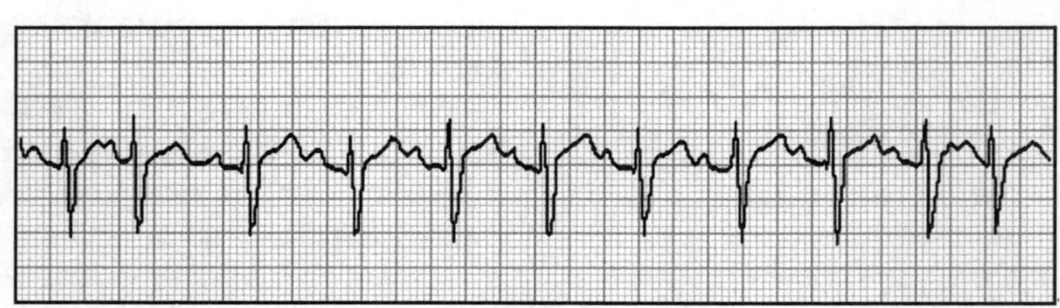

图12-3　房性期前收缩

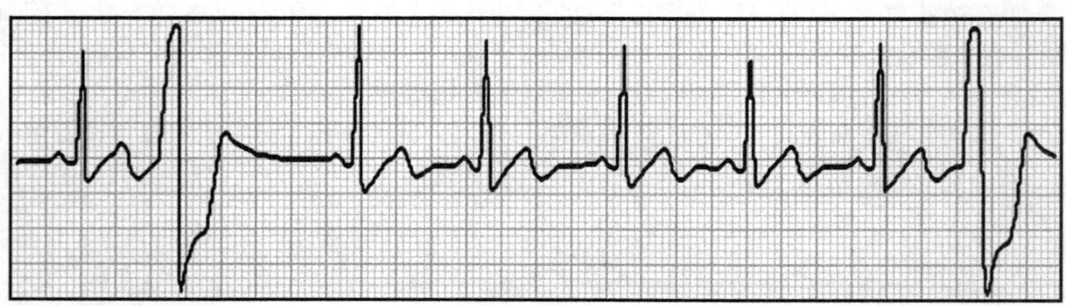

图12-4　室性期前收缩

(四)治疗原则

1. *病因治疗*　积极治疗病因，消除诱因。如改善心肌供血，控制炎症，纠正电解质紊乱，防止情绪紧张和过度疲劳。

2. *对症治疗*　偶发期前收缩无重要临床意义，不需特殊治疗，亦可用小量镇静药或β受体阻滞药；对症状明显、呈联律的期前收缩需应用抗心律失常药物治疗，如频发房性、交界区性期前收缩常选用维拉帕米、β受体阻滞药等；室性期前收缩常选用利多卡因、美西律、胺碘酮等；洋地黄中毒引起的室性期前收缩应立即停用洋地黄，并给予钾盐和苯妥英钠治疗。

四、阵发性心动过速

阵发性心动过速是指阵发性、快速而规则的异位心律，由 3 个以上包括 3 个连续发生的期前收缩形成。根据异位起搏点的部位不同，可分为房性、交界区性和室性三种，房性与交界区性心动过速有时难以区别，故统称为室上性心动过速。

(一)病因

1. *室上性心动过速病因*　常见于无器质性心脏病的正常人，也可见于各种心脏病患者，如冠心病、高血压、风心病、甲状腺功能亢进、洋地黄中毒等病人。

2. *室速病因*　多见于器质性心脏病患者，最常见于冠心病急性心肌梗死，其他如心肌病、心肌炎、风湿性心脏病、电解质紊乱、洋地黄中毒、Q-T 延长综合征、药物中毒等。

(二)心电图特征

1. *室上性心动过速心电图特征*　连续 3 次或以上快而规则的房性或交界区性期前收缩（QRS 波群形态正常），频率在 150～250/min，P 波为逆行性（Ⅱ、Ⅲ、aVF 导联倒置），常埋藏于 QRS 波群内或位于其终末部分，与 QRS 波群保持恒定关系，但不易分辨(图 12-5)。

2. *室性心动过速心电图特征*　连续 3 次或 3 次以上室性期前收缩；QRS 波形态畸形，时限大于 0.12s，有继发性 ST-T 改变，T 波常与 QRS 波群主波方向相反；心室率 140～220/min，心律可以稍不规则；一般情况下 P 波与 QRS 波群无关，形成房室分离；常可见到心室夺获或室性融合波，是诊断室速的最重要依据(图 12-6)。

(三)临床表现

1. *室上性心动过速临床表现特点*　心率快而规则，常达 150～250/min。突发突止，持续数秒、数小时甚至数日不等。发作时病人可有心悸、胸闷、乏力、头晕、心绞痛，甚至发生心力衰竭、休克。症状轻重取决于发作时的心率及持续时间。

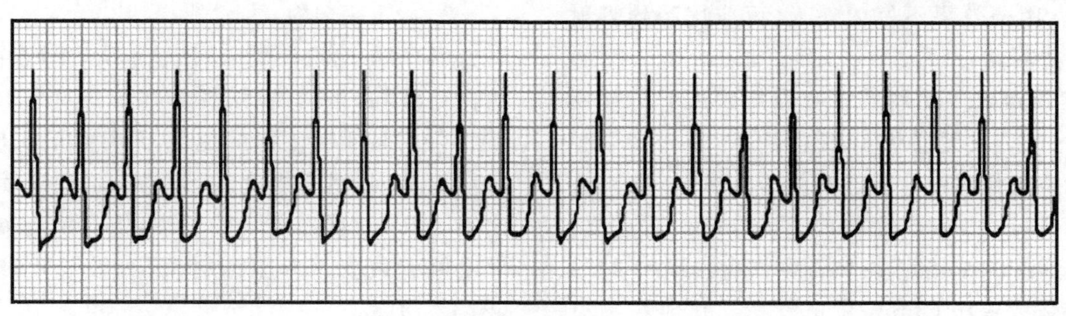

图 12-5　室上性心动过速

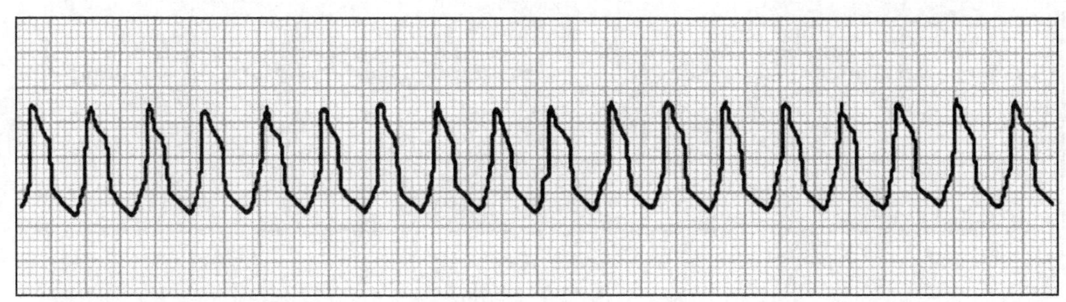

图 12-6　室性心动过速

2．室性心动过速临床表现特点　发作时临床症状轻重可因发作时心率、持续时间、原有心脏病变而各有不同。非持续性室性心动过速(发作持续时间少于30s,能自行终止)病人,可无症状;持续性室性心动过速(发作持续时间长于30s,不能自行终止)由于快速心率及心房、心室收缩不协调而致心排血量降低,血流动力学明显障碍,心肌缺血,可出现呼吸困难、心绞痛、血压下降、晕厥、少尿、休克甚至猝死。听诊心率增快140～220/min,心律可有轻度不齐,第一心音强弱不一。

(四)治疗原则

1．室上速治疗　发作时间短暂,可自行停止者,不需特殊治疗。

持续发作几分钟以上或原有心脏病病人应采取①刺激迷走神经的方法:刺激咽部引起呕吐反射、Valsalva动作(深吸气后屏气,再用力做呼气动作)、按压颈动脉窦、将面部浸没于冰水中等。②抗心律失常药物:首选维拉帕米,其他可选用艾司洛尔、普罗帕酮等药物。③对于合并心力衰竭的病人,洋地黄可作首选药物,毛花苷C静脉注射。但其他病人洋地黄目前已少用。④应用升压药物:常用间羟胺、去甲肾上腺素等。

对于药物效果不好病人可采用食管心房起搏,效果不佳可采用同步直流电复律术。对于症状重、频繁发作、用药效果不好的病人,可应用经导管射频消融术进行治疗。

2．室速治疗　无器质性心脏病病人非持续性室性心动过速,又无症状者,无需治疗。

持续性发作时治疗首选利多卡因静脉注射,首次剂量为50～100mg,必要时5～10min后重复。发作控制后应继续用利多卡因静脉滴注维持24～48h,维持量1～4mg/min防止复发。其他药物有普罗帕酮、索他洛尔、普鲁卡因胺、苯妥英钠、胺碘酮、溴苄铵等。

如应用药物无效,或患者已出现低血压、休克、心绞痛、充血性心力衰竭、脑血流灌注不足时,可用同步直流电复律。洋地黄中毒引起的室性心动过速,不宜应用电复律。

五、心房和心室扑动与颤动

当异位搏动的频率超过阵发性心动过速的范围时,形成的心律称为扑动或颤动。可分为心房扑动(简称房扑)、心房颤动(简称房颤)、心室扑动(简称室扑)、心室颤动(简称室颤)。房颤是仅次于期前收缩的常见心律失常,远比房扑多见,还是心力衰竭最常见的诱因之一。室扑、室颤是极危重的心律失常。

(一)房扑与房颤

心房内产生极快的冲动,心房内心肌纤维极不协调地乱颤,心房丧失有效的收缩,心排血量比窦性心律减少25%以上。

1．病因　房扑、房颤病因基本相同,常发生于器质性心脏病患者,如风湿性心瓣膜病、冠心病、高血压性心脏病、甲状腺功能亢进、心力衰竭、心肌病等。也可发生于健康人情绪激动、手术后、急性酒精中毒、运动后。

2．心电图特征

(1)房扑心电图特点:P波消失,呈规律的锯齿状扑动波(F波),心房率250～350/min,F波与QRS波群成某种固定的比例,最常见的比例为2∶1房室传导,心室率规则或不规则,取决于房室传导比例,QRS波群形态一般正常,伴有室内差异性传导或原有束支传导阻滞者QRS波群可宽大变形(图12-7)。

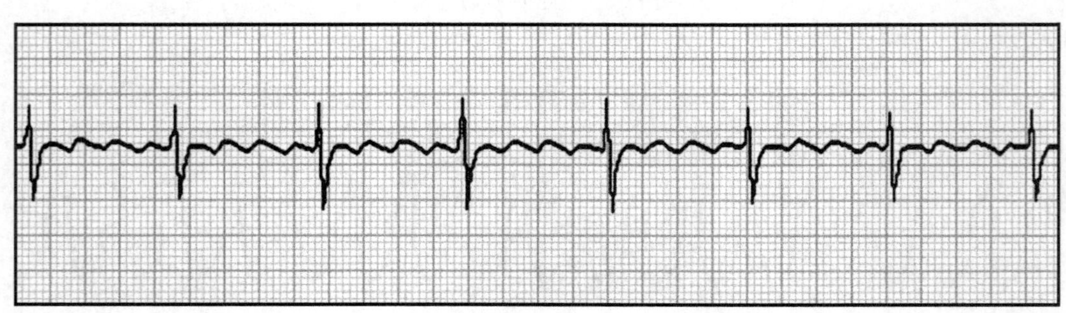

图12-7　房扑

(2)房颤心电图特点：为窦性 P 波消失，代之以大小形态及规律不一的 f 波，频率 350～600/min，R-R 间隔完全不规则，心室率极不规则，通常在 100～160/min。QRS 波群形态一般正常，伴有室内差异性传导或原有束支传导阻滞者 QRS 波群可宽大变形(图 12-8)。

3. 临床表现　房扑与房颤的临床症状取决于心室率的快慢，如心室率不快者可无任何症状。房颤心室率＜150/min，病人可有心悸、气促、心前区不适等症状，心室率极快者＞150/min，可因心排血量降低而发生晕厥、急性肺水肿、心绞痛或休克。持久性房颤，易形成左心房附壁血栓，若脱落可引起动脉栓塞。

房颤心脏听诊第一心音强弱不一致，心律绝对不规则。脉搏表现为快慢不均、强弱不等，发生脉搏短绌现象。

房扑心室率如极快，可诱发心绞痛和心力衰竭。

4. 治疗原则

(1)房扑治疗：针对原发病进行治疗。应用同步直流电复律术转复房扑是最有效的方法。普罗帕酮、胺碘酮对转复、预防房扑复发有一定疗效。洋地黄类制剂是控制心室率首选药物，钙通道阻滞药对控制心室率亦有效。部分病人可行导管消融术治疗。

(2)房颤治疗：积极查出房颤的原发病及诱发原因，并给予相应的处理。急性期应首选电复律治疗。心室率不快，发作时间短暂者无需特殊治疗；如心率快，且发作时间长，可用洋地黄减慢心室率，维拉帕米、地尔硫䓬等药物终止房颤。对持续性房颤病人，如有恢复正常窦性心律指征时，可用同步直流电复律或药物复律。也可应用经导管射频消融进行治疗。

(二)室扑与室颤

心室内心肌纤维发生快而微弱的、不协调的乱颤，心室完全丧失射血能力，是最严重的心律失常，相当于心室停搏。

1. 病因　急性心肌梗死是最常见病因，洋地黄中毒、严重低血钾、心脏手术、电击伤以及胺碘酮、奎尼丁中毒等也可引起，是器质性心脏病和其他疾病危重病人临终前发生的心律失常。

2. 临床表现　室颤一旦发生，表现为迅速意识丧失、抽搐、发绀，继而呼吸停止，瞳孔散大甚至死亡。查体心音消失、脉搏触不到，血压测不到。

3. 心电图特征

(1)室扑心电图特征：QRS-T 波群消失，带之以相对规律均齐的快速大幅波动，频率为 150～300/min(图 12-9)。

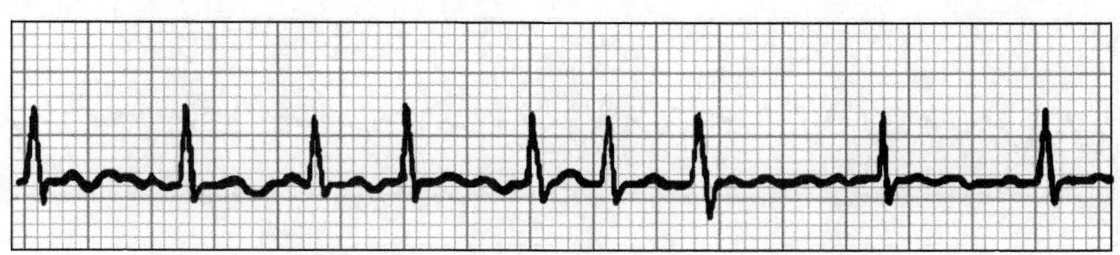

图 12-8　房颤

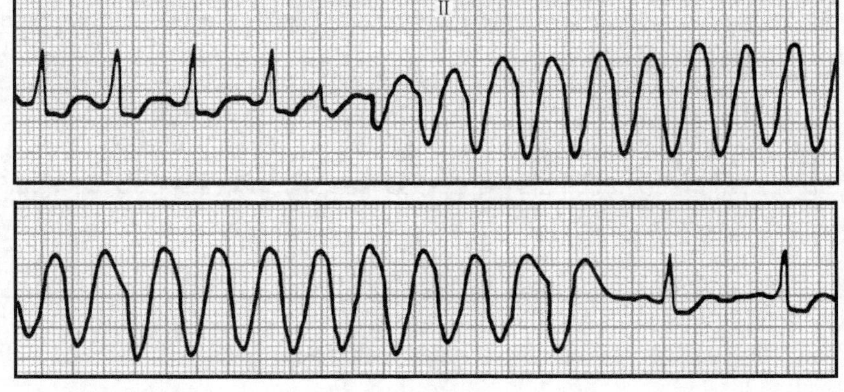

图 12-9　室扑

(2)室颤心电图特征:QRS 波群与 T 波消失,呈完全无规则的波浪状曲线,形状、频率、振幅高低各异(图 12-10)。

4. 治疗原则　室颤可致心脏停搏,一旦发生立即做非同步直流电除颤,同时胸外心脏按压及人工呼吸,保持呼吸道通畅,迅速建立静脉通路,给予复苏和抗心律失常药物等抢救措施。

六、房室传导阻滞

冲动从心房传至心室的过程中发生障碍,冲动传导延迟或不能传导,称为房室传导阻滞,按其阻滞的程度,分为三度:一度房室传导阻滞、二度房室传导阻滞,三度房室传导阻滞。一度、二度又称为不完全性房室传导阻滞,三度则为完全性房室传导阻滞,此时全部冲动均不能被传导。

(一)病因

多见于器质性心脏病,如冠心病、心肌炎、心肌病、高血压病、心内膜炎、甲状腺功能低下等。另外,电解质紊乱、药物中毒、心脏手术等也是引发房室传导阻滞的病因。偶见正常人在迷走神经张力增高时可出现不完全性房室传导阻滞。

(二)临床表现

一度房室传导阻滞病人除有原发病的症状外,一般无其他症状。

二度房室传导阻滞又分为Ⅰ型和Ⅱ型,Ⅰ型又称文氏现象或莫氏Ⅰ型,二度Ⅰ型病人常有心悸和心搏脱落感,听诊第一心音强度逐渐减弱并有心搏;二度Ⅱ型又称莫氏Ⅱ型,病人心室率较慢时,可有心悸、头晕、气急、乏力等症状,脉律可不规则或慢而规则,但第一心音强度恒定。此型易发展为完全性房室传导阻滞。

三度房室传导阻滞的临床症状轻重取决于心室率的快慢,如病人心率 30～50/min,则出现心跳缓慢,脉率慢而规则,有心悸、头晕、乏力的感觉,出现晕厥、心绞痛、心力衰竭和脑供血不全等表现。当心率<20/min,可引起阿-斯综合征,甚至心跳暂停。

(三)心电图特征

一度房室传导阻滞 P-R 间隔> 0.20 s,无 QRS 波群脱落(图 12-11)。

二度房室传导阻滞莫氏Ⅰ型(文氏现象)的特征为:P-R 间期逐渐延长,直至 QRS 波群脱落;相邻的 R-R 间期逐渐缩短,直至 P 波后 QRS 波群脱落,之后 P-R 间期又恢复以前时限,如此周而复始;包含 QRS 波群脱落的 R-R 间期比两倍正常窦性 P-P 间期短;最常见的房室传导比例为 3∶2或 5∶4(图 12-12)。

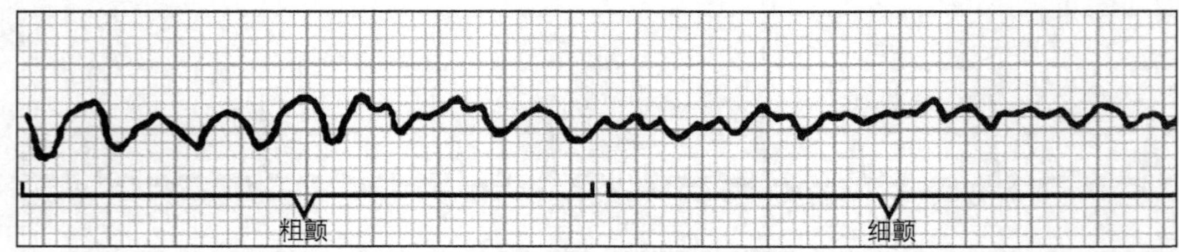

图 12-10　心室颤动

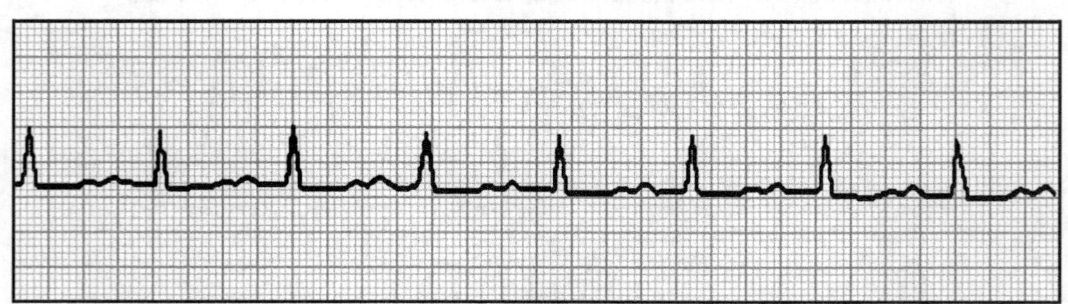

图 12-11　一度房室传导阻滞

莫氏Ⅱ型的特征为 P-R 间期固定（正常或延长），有间歇性 P 波与 QRS 波群脱落，常呈 2∶1或3∶1传导；QRS 波群形态多数正常（图 12-13）。

三度房室传导阻滞，心房和心室独立活动，P 波与 QRS 波群完全脱离关系；P-P 距离和 R-R 距离各自相等；心室率慢于心房率；QRS 波群形态取决于阻滞部位（图 12-14）。

（四）治疗原则

一度及二度Ⅰ型房室传导阻滞如心室率不慢且无症状者，一般不需治疗。心室率＜40/min 或症状明显者，可选用阿托品、异丙肾上腺素，提高心室率。但急性心肌梗死病人应慎用，因可导致严重室性心律失常。二度Ⅱ型和三度房室传导阻滞，心室率缓慢，伴有血流动力学障碍，出现阿-斯综合征时，应立即按心脏停搏处理。对反复发作、曾有阿-斯综合征发作的病人，应及时安装临时或埋藏式心脏起搏器。

七、心律失常病人的护理措施

（一）休息与活动

影响心功能的心律失常病人应绝对卧床休息，以减少心肌耗氧量和对交感神经的刺激。协助做好生活护理，保持大便通畅，减少和避免任何不良刺激，以利身心休息。对于伴有呼吸困难、发绀等症状时，给予氧气吸入。

功能性和轻度器质性心律失常血流动力学改变不大的病人，应注意劳逸结合，避免感染，可维持正常工作和生活，积极参加体育运动，改善自主神经功能。

（二）心理护理

给予必要的解释和安慰，加强巡视，给予必要的生活护理，增加病人的安全感。

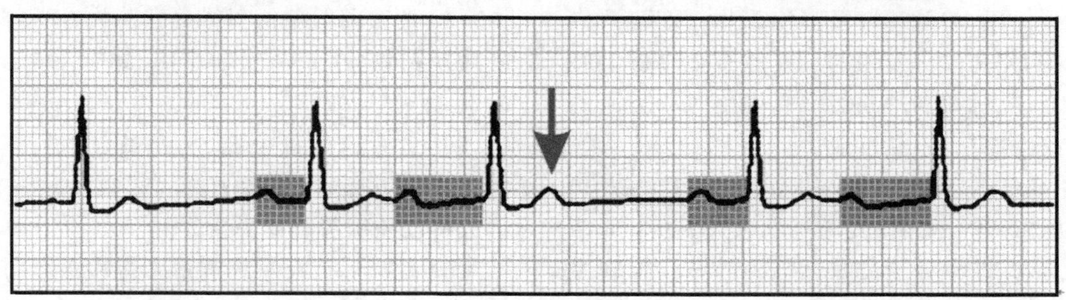

图 12-12　二度房室传导阻滞莫氏Ⅰ型

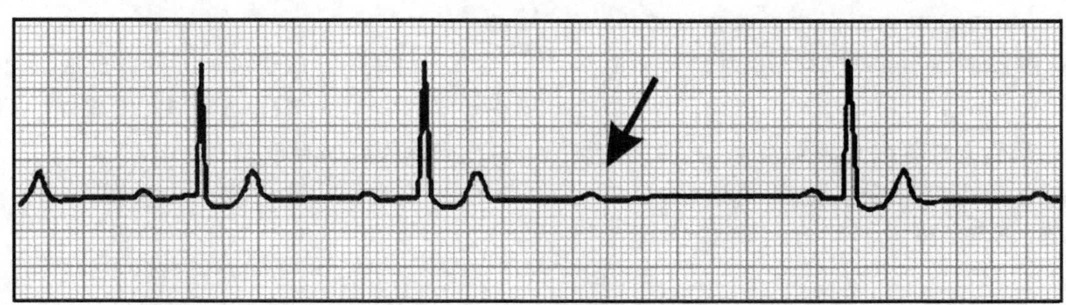

图 12-13　二度房室传导阻滞莫氏Ⅱ型

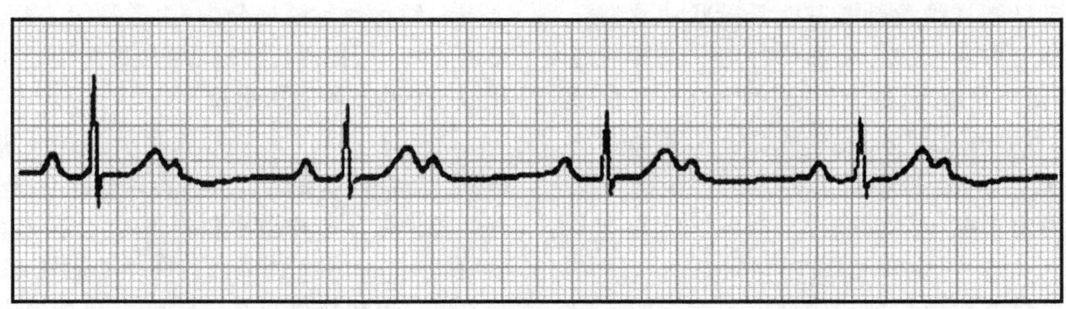

图 12-14　三度房室传导阻滞

(三)饮食护理

给予低脂、易消化、营养饮食,不宜饱食,少量多餐,避免吸烟、酗酒、刺激性饮料和食物。

(四)病情观察

1. 观察生命体征　密切观察脉搏、呼吸、血压、心率、心律,以及神志、面色等变化,同时应注意病人的电解质及酸碱平衡情况变化。

2. 心电监护　严重心律失常病人应实行心电监护,注意有无引起猝死的危险征兆,如心律失常频发性、多源性、成联律、RonT 室性早搏、阵发性室上性心动过速、房颤、二度Ⅱ型及三度房室传导阻滞等。如发现上述情况,立即报告医师进行处理,同时做好抢救,如吸氧、开放静脉通道、准备抗心律失常药物、除颤器、临时起搏器等。

(五)用药护理

1. 正确、准确使用抗心律失常药物　口服药应按时按量服用,静脉注射及静滴药物速度要严格按医嘱执行,用药过程及用药后要注意观察病人心律、心率、血压、脉搏、呼吸和意识,必要时行心电监测,判断疗效和有无不良反应。

2. 观察药物不良反应　利多卡因对心力衰竭、肝肾功能不全、酸中毒、老年病人,药物半衰期明显延长,应用时须注意减量。另外静脉注射利多卡因不可过快、过量,以免导致中枢神经系统毒性反应,如嗜睡、感觉异常、眩晕、视物模糊,甚至谵妄、昏迷等。还可以引起心血管系统不良反应,如传导阻滞、低血压、抽搐,甚至呼吸抑制和心脏停搏。

奎尼丁药物有较强的心脏毒性作用,使用前测血压、心率,用药期间应观察血压、心电图,如有明显血压下降、心率减慢或不规则,心电图示 Q-T 间期延长时,须暂停给药,并给予处理。

胺碘酮对心外毒性最严重的为肺纤维化,应严密观察病人的呼吸状态及早发现肺损伤的情况。

(六)心脏电复律护理

详见心律失常介入治疗与护理。

(七)心脏起搏器安置术后护理

详见心律失常介入治疗与护理。

(八)健康指导

1. 向病人及家属讲明心律失常的病因、诱因和防治知识。

2. 注意休息,劳逸结合,防止增加心脏负担。无器质性心脏病的病人应积极参加体育运动,改善自主神经功能;器质性心脏病患者可根据心功能适当活动和休息。

3. 积极治疗原发病,避免诱因如发热、寒冷、睡眠不足等。

4. 按医嘱服用抗心律失常药物,不可自行增减和撤换药物,注意药物副作用,如有不良反应及时就医。

5. 饮食应选择低脂、易消化、富营养,少量多餐。应避免吸烟、酗酒、饱食、刺激性饮食、含咖啡因饮料以免引起心律失常。

6. 教会病人及家属测量脉搏和心律的方法,每天至少 1 次,每次至少 1min。对于反复发生严重心律失常的病人家属,要教会其心肺复苏术以备急救。

7. 对于有晕厥史的病人要避免从事驾驶、高空作业等危险工作,当出现头晕、黑矇时,立即平卧,以免晕厥发作时摔倒。

8. 定期门诊随访,复查心电图。

第五节　冠状动脉粥样硬化性心脏病

冠状动脉粥样硬化性心脏病是冠状动脉粥样硬化后造成管腔狭窄、阻塞,和(或)冠状动脉功能性痉挛,导致心肌缺血、缺氧引起的心脏病,简称冠心病,又称缺血性心脏病,是动脉硬化引起器官病变的最常见类型,也是严重危害人们健康的常见病。本病发病多在 40 岁以后,早期男性发病率多于女性。

根据本病的病理解剖和病理生理变化的不同和临床表现特点,1979 年世界卫生组织将冠状动脉粥样硬化性心脏病分为:隐匿型冠心病、心绞痛型冠心病、心肌梗死型冠心病、缺血性心肌病及猝死型冠心病五种临床类型。

近年来临床专家将冠状动脉粥样硬化性心脏病分为急性冠脉综合征和慢性缺血综合征两大类。急性冠脉综合征类型中包括不稳定心绞痛、非 ST 段抬高性心肌梗死、ST 段抬高性心肌梗死、猝死型冠心病。慢性缺血综合征类型中包括稳定型心绞痛、冠脉正常的心绞痛(X 综合征)、无症状性心肌缺血、缺血性心肌病。

本章仅述心绞痛及急性心肌梗死二型。

一、心 绞 痛

心绞痛临床分型分为稳定型心绞痛和不稳定型心绞痛。稳定型心绞痛是指在冠状动脉粥样硬化的基础上，由于心肌负荷增加，发生冠状动脉供血不足，导致心肌急剧暂时的缺血、缺氧所引起的临床综合征。

(一)病因与发病机制

当冠状动脉的供血与心肌需血量之间发生矛盾时，冠状动脉血流量不能满足心肌细胞代谢需要，造成心肌暂时的出现缺血、缺氧，心肌在缺血、缺氧情况下产生的代谢产物，刺激心脏内的传入神经末梢，经1～5胸交感神经节和相应的脊髓段，传入大脑，在与自主神经进入水平相同脊髓段的脊神经所分布的区域，即胸骨后、胸骨下段、上腹部、左肩、左臂前内侧与小指，产生疼痛感觉。由于心绞痛不是躯体神经传入，因此不能准确定位，常不是锐痛。

正常心肌耗氧的多少主要取决于心肌张力、心肌收缩强度、心率，因此常用“心率×收缩压”，作为评估心肌耗氧的指标。心肌能量的产生需要心肌细胞将血液中大量的氧摄入，因此，当氧供需增加的时候，就难从血液中摄入更多的氧，只能增加冠状动脉的血流量提供。在正常情况下，冠状动脉血流量是随机体生理需要而变化，在剧烈体力活动、缺氧等情况时，冠状动脉就要扩张，使血流量增加，满足机体需要。

当冠状动脉粥样硬化所致的冠脉管腔狭窄和(或)部分分支闭塞时，冠状动脉扩张能力减弱，血流量减少，对心肌供血处于相对固定状态，一般休息状态可以无症状。当心脏负荷突然增加时，如劳累、情绪激动等，使心肌张力增加、心肌收缩力增加、心率增快，都可以引起心肌耗氧量增加，冠脉不能相应扩张以满足心肌需血量，引起心绞痛发作。另外如主动脉瓣膜病变、严重贫血、肥厚型心肌病等，由于血液携带氧的能力降低或是肥厚的心肌使心肌耗氧增加，或是心排血量过低/舒张压过低，均可造成心肌氧的供需失衡，心肌缺血缺氧，引发心绞痛。各种原因引起冠状动脉痉挛，不能满足心肌需血量，亦可引发心绞痛。

稳定型心绞痛常发生于劳累、激动的当时，典型心绞痛在相似的情况下可重复出现，但是同样的诱因情况，可以只是在早晨而不在下午出现心绞痛，提示与早晨交感神经兴奋性增高等昼夜节律变化有关。当发作的规律有变化或诱因强度降低仍诱发心绞痛发作，常提示病人发生不稳定型心绞痛。

(二)临床表现

1. *症状*　阵发性胸痛或心前区不适是典型心绞痛的特点。

(1)疼痛部位：胸骨体中上段、胸骨后可波及心前区，甚至整个前胸，边界表达不清。可放射至左肩、左臂内侧，甚至可达左手环指和小指，也可向上放射至颈、咽部和下颊部，也可放射至上腹部甚至下腹部。

(2)疼痛性质：常为压迫感、发闷、紧缩感也可为烧灼感，偶可伴有濒死、恐惧感。病人可因疼痛而被迫停止原来的活动，直至症状缓解。

(3)持续时间：多在1～5min，一般不超过15min。

(4)缓解方式：休息或含服硝酸甘油后几分钟内缓解。

(5)发作频率：发作频率固定，可数天或数星期发作1次，也可1d内多次发作。

(6)诱发因素：有体力劳动、情绪激动、饱餐、寒冷、吸烟、休克等情况。

2. *体征*　发作时可有心率增快，暂时血压升高。有时出现第四或第三心音奔马律。也可有心尖部暂时性收缩期杂音，出现交替脉。

(三)实验室检查

1. *心电图检查*　心电图检查是发现心肌缺血、诊断心绞痛最常用的检查方法。

(1)静息心电图检查：缓解期可无任何表现。心绞痛发作期特征性的心电图可见ST段压低>0.1mV，T波低平或倒置，ST段改变比T波改变更具有特异性。少部分病人发作时原来低平、倒置的T波变为直立，也可以诊断心肌缺血。T波改变对于心肌缺血诊断特异性不如ST段改变，但发作时的心电图与发作前的心电图进行比较有明显差别，而且发作之后心电图有所恢复，也是具有诊断意义。

部分病人发作时可出现各种心律失常，最常见的是左束支传导阻滞和左前分支传导阻滞。

(2)心电图负荷试验：心电图负荷试验最常用的运动负荷试验。心绞痛病人在运动中出现典型心绞痛，心电图有ST段水平型或下斜型压低≥

0.1mV,持续2min即为运动负荷试验阳性。

2. *超声心动图*　缓解期可无异常表现,心绞痛发作时可发现节段性室壁运动异常,可有一过性心室收缩、舒张功能障碍的表现。

超声心动图负荷试验是诊断冠心病的方法之一,敏感性和特异性高于心电图负荷试验,可以识别心肌缺血的范围和程度。

3. *放射性核素检查*　^{201}Tl(铊)-静息和负荷心肌灌注显像,在静息状态可以见到心肌梗死后瘢痕部位的铊灌注缺损的显像。负荷心肌灌注显像是在运动诱发心肌缺血时,显示出冠状动脉供血不足而导致的灌注缺损。

4. *冠状动脉造影*　冠状动脉造影目前是诊断冠心病的金标准。可发现冠脉系统病变的范围和程度,当管腔直径缩小于70%～75%以上时,将严重影响心肌供血。

(四)治疗原则

心绞痛治疗的主要目的是,一是预防心肌梗死及猝死,改善预后,二是减轻症状,提高生活质量。

1. *心绞痛发作期治疗*

(1)休息:发作时立刻休息,一般在停止活动后3～5min症状即可消失。

(2)应用硝酸酯类药物:硝酸酯类药物是最有效、作用最快终止心绞痛发作的药物,如舌下含化硝酸甘油0.3～0.6mg,1～2min开始起效,作用持续30min左右,或舌下含化硝酸异山梨醇酯5～10mg,2～5min起效,作用持续2～3h。

2. *缓解期治疗*

(1)祛除诱因:尽量避免已确知的诱发因素,保持体力活动,调整活动量,避免过度劳累;保持平和心态,避免心情紧张、情绪激动;调整饮食结构,严禁烟酒,避免饱餐。

控制血压,将血压控制在130/80mmHg以下;改善生活方式,控制体重;积极治疗糖尿病,将糖化血红蛋白控制在≤7%。

(2)应用硝酸酯制剂:硝酸酯制剂可以扩张容量血管,减少静脉回流,同时对动脉也有轻度扩张,降低心脏后负荷,进而降低心肌耗氧量。硝酸酯制剂可以扩张冠状动脉,增加心肌供血,改善需血氧与供血氧的矛盾,缓解心绞痛症状。

①硝酸甘油:舌下含服,起效快,常用于缓解心绞痛发作。

②硝酸甘油气雾剂:也常可用于缓解心绞痛发作,作用方式如同舌下含片。

③2%硝酸甘油贴剂:适用于预防心绞痛发作,贴在胸前或上臂皮肤,缓慢吸收。

④二硝酸异山梨醇酯:二硝酸异山梨醇酯口服3/d,每次5～20mg,服用后半小时起效,作用维持3～5h。舌下含服2～5min起效,每次可用5～10mg,维持时间为2～3h。

硝酸酯制剂不良反应有头晕、头部跳痛感、面红、心悸等,静脉给药还可有血压下降。硝酸酯制剂持续应用可以产生耐药性。

(3)应用β受体阻滞药:β受体阻滞药是冠心病二级预防的首选药,应终身服用。如普萘洛尔、阿替洛尔、美托洛尔等。使用剂量应个体化,在治疗过程中以清醒时静息心率不低于50/min为宜。从小剂量开始,逐渐增加剂量,以达到缓解症状,改善预后目的。如果必须停药应逐渐减量,避免突然停药引起症状反跳,甚至诱发急性心肌梗死。对于心动过缓、房室传导阻滞病人不宜使用。慢性阻塞性肺部疾患、支气管哮喘、心力衰竭、外周血管病患者均应慎用。

(4)应用钙离子拮抗药:钙离子拮抗药抑制心肌收缩,扩张周围血管,降低动脉压,降低心脏后负荷,减少心肌耗氧量。还可以扩张冠状动脉,缓解冠状动脉痉挛,改善心内膜下心肌的供血。临床常用制剂有硝苯地平、地尔硫䓬等。

常见副作用有胫前水肿、面色潮红、头痛、便秘、嗜睡、心动过缓、房室传导阻滞等。

(5)应用抑制血小板聚集的药物:冠状动脉内血栓形成是急性冠心病事件发生的主要特点,抑制血小板功能对于预防事件、降低心血管死亡具有重要意义。临床常用肠溶阿司匹林75～150mg/d,主要副作用是胃肠道症状,严重程度与药物剂量有关,引发消化道出血的年发生率为1‰～2‰。如有消化道症状不能耐受、过敏、出血等情况,可应用氯吡格雷和质子泵抑制药如奥美拉唑,替代阿司匹林。

3. *介入治疗*　详见急性心肌梗死部分。

(五)护理措施

1. *一般护理*　发作时应立即休息,同时舌下含服硝酸甘油。缓解期可适当活动,避免剧烈运动,保持情绪稳定。秋、冬季外出应注意保暖。对吸烟病人应鼓励戒烟,以免加重心肌缺氧。

2. *病情观察*　了解病人发生心绞痛的诱因,发作时疼痛的部位、性质、持续时间、缓解方式、伴随症状等。发作时应尽可能描记心电图,以明确心肌供血情况。如症状变化应警惕急性心肌梗死的发生。

3. *用药护理*　应用硝酸甘油时,嘱咐病人舌下含服,或嚼碎后含服,应在舌下保留一些唾液,以利药物迅速溶解而吸收。含药后应平卧,以防低血压的发生。服用硝酸酯类药物后常有头胀、面红、头晕、心悸等血管扩张的表现,一般持续用药数天后可自行好转。对于心绞痛发作频繁或含服硝酸甘油效果不好的病人,可静脉滴注硝酸甘油,但注意滴速,需监测血压、心率变化,以免造成血压降低。注意青光眼、低血压禁忌。

4. *饮食护理*　给予低热量、低脂肪、低胆固醇、少糖、少盐、适量蛋白质、丰富的维生素饮食,宜少食多餐,不饮浓茶、咖啡,避免辛辣刺激性食物。

5. *健康指导*

(1)饮食指导:告诉病人宜摄入低热量、低动物脂肪、低胆固醇、少糖、少盐、适量蛋白质食物,饮食中应有适量的纤维素和丰富的维生素,宜少食多餐,不宜过饱,不饮浓茶,咖啡,避免辛辣刺激性食物。肥胖者控制体重。

(2)预防疼痛:寒冷可使冠脉收缩,加重心肌缺血,故冬季外出应注意保暖。告诉病人洗澡不要在饱餐或饥饿时进行,洗澡水温不要过冷或过热,时间不宜过长,不要锁门,以防意外。有吸烟习惯的病人应戒烟,因为吸烟产生的一氧化碳影响氧合,加重心肌缺氧,引发心绞痛。

(3)活动与休息:合理安排活动和休息缓解期可适当活动,但应避免剧烈运动(如快速登楼、追赶汽车),保持情绪稳定,避免过劳。

(4)定期复查:定期检查心电图、血脂、血糖情况,积极治疗高血压、控制血糖和血脂。如出现不适疼痛加重,用药效果不好,应到医院就诊。

(5)按医嘱服药:平时要随身携带保健药盒(内有保存在深色瓶中的硝酸甘油等药物)以备急用,并注意定期更换。学会自我监测药物的不良反应,自测脉率、血压,密切观察心率血压变化,如发现心动过缓应到医院调整药物。

二、急性心肌梗死

急性心肌梗死是在冠状动脉硬化的基础上,冠状动脉血供应急剧减少或中断,使相应的心肌发生严重持久的缺血导致心肌坏死。临床表现为持久的胸前区疼痛、发热、血白细胞增高、血清心肌坏死标记物增高和心电图进行变化,还可发生心律失常、休克或心力衰竭三大并发症,亦属于急性冠脉综合征的严重类型。

(一)病因与发病机制

基本病因是冠状动脉粥样硬化,造成一支或多支血管狭窄,在侧支循环未建立时,使心肌供血不足。也有极少数病人由于冠状动脉栓塞、炎症、畸形、痉挛和冠状动脉口阻塞为基本病因。

在冠状动脉严重狭窄的基础上,一旦心肌需血量猛增或冠脉血供锐减,使心肌缺血达20～30min以上,即可发生急性心肌梗死。

研究证明,多数心肌梗死是由于粥样斑块破溃、出血、管腔内血栓形成,使管腔闭塞。还有部分病人是由于冠状动脉粥样斑块内或其下出血或血管持续痉挛,也可使冠状动脉完全闭塞。

促使粥样斑块破裂、出血、血栓形成的诱因有:①机体交感神经活动增高,应激反应性增强,心肌收缩力加强、心率加快、血压增高。②饱餐,特别在食用大量脂肪后,使血脂升高,血黏稠度增高。③剧烈活动、情绪过分紧张或过分激动、用力大便或血压突然升高,均可使左心室负荷加重。④脱水、出血、手术、休克或严重心律失常,可使心排血量减少,冠状动脉灌注减少。

急性心肌梗死发生并发症,均可使冠状动脉灌注量进一步降低,心肌坏死范围扩大。

(二)临床表现

1. *先兆表现*　约半数以上病人发病数日或数周前有胸闷、心悸、乏力、恶心、大汗、烦躁、血压波动、心律失常、心绞痛等前驱症状。以新发生的心绞痛,或原有心绞痛发作频繁且程度加重、持续时间长、服用硝酸甘油效果不好为常见。

2. *主要症状*

(1)疼痛:为最早、最突出的症状,其性质和部位与心绞痛相似,但程度更剧烈,伴有烦躁、大汗、濒死感。一般无明显的诱因,疼痛可持续数小时或数天,经休息和含服硝酸甘油无效。少数病人症状不典型,疼痛可位于上腹部或颈背部,甚至无疼痛表现。

(2)全身症状:一般在发生疼痛24～48h后,出现发热、心动过速。一般发热体温在38℃左右,多在1周内恢复正常。可有胃肠道症状如恶心、呕吐、上腹胀痛,重者可有呃逆。

(3)心律失常:有75%～95%的病人发生心律失常,多发生于病后1～2d,前24h内发生率最高,以室性心律失常最多见,如频发室性期前收缩,成对出现或呈短阵室性心动过速，常是出现室颤先兆。室颤是急性心肌梗死早期病人死亡的主要原因。

(4)心源性休克：疼痛时常见血压下降，如疼痛缓解时，收缩压<10.7kPa(80mmHg)，同时伴有烦躁不安、面色苍白或青紫、皮肤湿冷、脉搏细速、尿量减少、反应迟钝，则为休克表现，约20%病人常于心肌梗死后数小时至1周内发生。

(5)心力衰竭：约半数病人在起病最初几天，疼痛或休克好转后，出现呼吸困难、咳嗽、发绀、烦躁等左心衰竭的表现，重者可发生急性肺水肿，随后可出现颈静脉怒张、肝大、水肿等右心衰竭的表现。右心室心肌梗死病人发病开始即可出现右心衰竭表现，同时伴有血压下降。

3. 体征　多数病人心率增快，但也有少数病人心率变慢，心尖部第一心音减低，出现第三、四心音奔马律。有10%～20%病人在发病的2～3d，由于反应性纤维性心包炎，可出现心包摩擦音。可有各种心律失常。

除极早期血压可增高外，随之几乎所有病人血压下降，发病前高血压病人血压可降至正常，而且多数病人不再恢复起病前血压水平。

可有与心律失常、休克、心力衰竭相关体征。

4. 其他并发症　乳头肌功能不全或断裂、心室壁瘤、栓塞、心脏破裂、心肌梗死后综合征等。

(三)辅助检查

1. 心电图改变

(1)特征性改变：①面向坏死区的导联，出现宽而深的异常Q波。②在面向坏死区周围损伤区的导联，出现S-T段抬高呈弓背向上。③在面向损伤区周围心肌缺氧区的导联，出现T波倒置。④在背向心肌梗死的导联则出现R波增高、S-T段压低、T波直立并增高。

(2)动态性改变：起病数小时后S-T段弓背向上抬高，与直立的T波连接成单向曲线；2d内出现病理性Q波，R波减低；数日后S-T段恢复至基线水平，T波低平、倒置或双向；数周后T波可倒置，病理性Q波永久遗留。

2. 实验室检查

(1)肌红蛋白：肌红蛋白敏感性高但特异性不高，起病后2h内升高，12h内达到高峰，24～48h恢复正常。

(2)肌钙蛋白：肌钙蛋白I或T起病后3～4h升高。肌钙蛋白I 11～24h达到高峰，7～10d恢复正常。肌钙蛋白T 24～48h达到高峰，10～14d恢复正常。

这些心肌结构蛋白含量增加是诊断心肌梗死的敏感指标。

(3)血清心肌酶测定：出现肌酸激酶同工酶CK-MB、肌酸磷酸激酶、门冬氨酸氨基转移酶、乳酸脱氢酶升高，其中肌酸磷酸激酶是出现最早、恢复最早的酶，肌酸激酶同工酶CK-MB诊断敏感性和特异性均极高，起病4h内增高，16～24h达到高峰，3～4 d恢复正常。增高程度与梗死的范围呈正相关，其高峰出现时间是否提前有助于判断溶栓治疗是否成功。

(4)血细胞：发病24～48h后白细胞升高(10～20)×10^9/L，中性粒细胞增多，嗜酸性粒细胞减少；红细胞沉降率增快；C反应蛋白增高。

(四)治疗原则

急性心肌梗死治疗原则是尽快恢复心肌血流灌注，挽救心肌，缩小心肌缺血范围，防止梗死面积扩大，保护和维持心脏功能，及时处理各种并发症。

1. 一般治疗

(1)休息：急性期卧床休息12h，若无并发症，24h内应鼓励病人床上活动肢体，第3d可床边活动，第4d起逐步增加活动，1周内可达到每日3次步行100～150m。

(2)监护：急性期进行心电图、血压、呼吸监护，密切观察生命体征变化和心功能变化。

(3)吸氧：急性期持续吸氧4～6L/min，如发生急性肺水肿，按其处理原则处理。

(4)抗凝治疗：无禁忌证病人嚼服肠溶阿司匹林150～300mg，连服3日，以后改为75～150mg/d，长期服用。

2. 解除疼痛　哌替啶50～100mg肌内注射或吗啡5～10mg皮下注射，必要时1～2h可重复使用1次，以后每4～6h重复使用，用药期间要注意防止呼吸抑制。疼痛轻的病人可应用可待因或罂粟碱30～60mg肌内注射或口服。也可用硝酸甘油静脉滴注，但需注意心率、血压变化，防止心率增快、血压下降。

3. 心肌再灌注　心肌再灌注是一种积极治疗措施，应在发病12h内，最好在3～6h进行，使冠状动脉再通，心肌再灌注，使濒临坏死的心肌得以存活，坏死范围缩小，减轻梗死后心肌重塑，改善预后。

(1)经皮冠状动脉介入治疗(PCI)：实施PCI首

先要有具备实施介入治疗条件，并建立急性心肌梗死急救的绿色通道，病人到院明确诊断之后，既要对病人给予常规治疗，又要做好术前准备的同时将病人送入心导管室。

①直接PCI。适应证：ST段抬高和新出现左束支传导阻滞。ST段抬高性心肌梗死并发休克。非ST段抬高性心肌梗死，但梗死的动脉严重狭窄。有溶栓禁忌证，又适宜再灌注治疗病人。

注意事项：发病12h以上病人不宜实施PCI。对非梗死相关的动脉不宜实施PCI。心源性休克需先行主动脉球囊反搏术，待血压稳定后方可实施PCI。

②补救PCI。对于溶栓治疗后仍有胸痛，抬高的ST段降低不明显，应实施补救PCI。

③溶栓治疗再通后PCI：溶栓治疗再通后，在7～10 d行冠状动脉造影，对残留的狭窄血管并适宜的行PCI，可进行PCI。

(2)溶栓疗法

对于由于各种原因没有进行介入治疗的病人，在无禁忌证情况下，可尽早行溶栓治疗。

①适应证：两个以上(包括两个)导联ST段抬高或急性心肌梗死伴左束支传导阻滞，发病<12h，年龄<75岁。ST段抬高明显心肌梗死病人，>75岁。ST段抬高性心肌梗死发病已达12～24h，但仍有胸痛、广泛ST段抬高者。

②禁忌证：既往病史中有出血性脑卒中；1年内有过缺血性脑卒中、脑血管病；颅内肿瘤；近1个月有过内脏出血或已知出血倾向；正在使用抗凝药；近1个月有创伤史、>10min的心肺复苏；近3周来有外科手术史，近2周内有在不能压迫部位的大血管穿刺术；未控制高血压>180/110mmHg；未排除主动脉夹层。

③常用溶栓药物：尿激酶(UK)在30min内静脉滴注150万～200万U；链激酶(SK)、重组链激酶(rSK)在1h内静脉滴注150万U，应用链激酶须注意有无过敏反应，如寒战、发热等；重组组织型纤溶酶原激活剂(rt-PA)在90min内静脉给药100mg，先静脉注射15mg，继而在30min内静脉滴注50mg，随后60min内静脉滴注35mg。另外，在用rt-PA前后均需静脉滴注肝素，应用rt-PA前需用肝素5 000U，用rt-PA后需每小时静脉滴注用肝素700～1 000U，持续使用2d。之后3～5d，每12h皮下注射肝素7 500U或使用低分子肝素。

血栓溶解指标：抬高的ST段2h内回落50%；2h内胸痛消失；2h内出现再灌注性心律失常；血清CK-MB酶峰值提前出现。

4. *心律失常处理*　室性心律失常常可引起猝死，应立即处理，首选给予利多卡因静脉注射，反复出现可使用胺碘酮治疗，发生室颤时立即实施电复律；对房室传导阻滞，可用阿托品、异丙肾上腺素等药物，严重者需安装人工心脏起搏器。

5. *控制休克*　补充血容量，应用升压药物及血管扩张药，纠正酸碱平衡紊乱。如处理无效时，应选用在主动脉内球囊反搏术的支持下，积极行经皮冠状动脉成形术或支架植入术。

6. *治疗心力衰竭*　主要是治疗急性左心衰竭。急性心肌梗死24h内禁止使用洋地黄制剂。

7. *二级预防*　预防动脉粥样硬化、冠心病的措施属于一级预防，对于已经患有冠心病、心肌梗死病人预防再梗，防止发生心血管事件的措施属于二级预防。

二级预防措施有：①应用阿司匹林或氯吡格雷等药物，抗血小板集聚。应用硝酸酯类药物，抗心绞痛治疗。②预防心律失常，减轻心脏负荷。控制血压在140/90mmHg以下，合并糖尿病或慢性肾功能不全应控制在130/80mmHg以下。③戒烟、控制血脂。④控制饮食，治疗糖尿病，糖化血红蛋白应低于7%，体重指数应控制在标准体重之内。⑤对病人及家属要普及冠心病相关知识教育，鼓励病人有计划、适当的运动。

(五)护理措施

1. *身心休息*　急性期绝对卧床，减少心肌耗氧，避免诱因。保持安静，减少探视避免不良刺激，保证睡眠。陪伴和安慰病人，操作熟练，有条不紊，理解并鼓励病人表达恐惧。

2. *改善活动耐力*　改善活动耐力，帮助病人制定逐渐活动计划。对于有固定时间和情境出现疼痛的病人，可预防性给药。若病人在活动后出现呼吸加快或困难、脉搏过快或停止后3min未恢复，血压异常、胸痛、眩晕应停止活动，并以此作为限制最大活动量的指标。

3. *病情观察*　监护5～7d，监测心电图、心率、心律、血压、血流动力学，有并发症应延长监护时间。如心率、心律和血压变化，出现心律失常，特别是室性心律失常和严重的房室传导阻滞、休克的发生，及时报告医师处理。观察尿量、意识改变，以帮助判断休克的情况。

4. *给氧*　前3d给予高流量吸氧4～6L/min，

而后可间断吸氧。如发生急性肺水肿，按其处理原则护理。

5. *止痛护理*　遵医嘱给予哌替啶、吗啡、硝酸甘油等止痛药物，对于烦躁不安病人可给予地西泮肌内注射。观察疼痛性质及其伴随症状的变化，注意有无呼吸抑制、心率加快等不良反应。

6. *防止便秘护理*　向病人强调预防便秘的重要性，食用富含纤维食物，注意饮水 1 500ml/d，遵医嘱长期服用缓泻药，保证大便通畅。必要时应用润肠药、低压灌肠等。

7. *饮食护理*　给予低热量、低脂、低胆固醇和高维生素饮食，少量多餐，避免刺激性食品。

8. *溶栓治疗护理*　溶栓前要建立并保持静脉通道畅通。仔细询问病史，除外溶栓禁忌证；溶栓前需检查血常规、出凝血时间、血型和配血备用。

溶栓治疗中观察病人有无寒战、皮疹、发热等过敏反应。应用抗凝药物如阿司匹林、肝素，使用过程中应严密观察有无出血倾向。应用溶栓治疗时应严密监测出凝血时间和纤溶酶原，防止出血，注意观察有无牙龈、皮肤、穿刺点出血和大小便的颜色。如出现大出血时需立即停止溶栓、输鱼精蛋白、输血。

溶栓治疗后应定时记录心电图、检查心肌酶谱，观察胸痛有无缓解。

9. *经皮冠状动脉介入治疗后护理*　防止出血与血栓形成，停用肝素 4h 后，复查全血凝固时间，凝血时间在正常范围之内，拔除动脉鞘管，压迫止血，加压包扎，病人继续卧床 24h，术肢制动。同时，严密观察生命体征，有无胸痛。观察足背动脉搏动情况、鞘管留置部位有无出血、血肿。

10. *预防并发症*

(1)预防心律失常及护理：急性期要持续心电监护，发现频发室性期前收缩，成对的、多源性的、呈 RonT 现象的室性期前收缩或发现房室传导阻滞时，应及时通知医师处理，遵医嘱应用利多卡因等抗心律失常药物，同时要警惕发生室颤、猝死。

电解质紊乱、酸碱失衡也是引起心律失常的重要因素，要监测电解质和酸碱平衡状态，准备好急救药物和急救设备如除颤器、起搏器等。

(2)预防休克及护理：遵医嘱给予扩容、纠酸、血管活性药物，避免脑缺血、保护肾功能，安置患者平卧位或头低足高位。

(3)预防心力衰竭及护理：在起病最初几天甚至在心肌梗死演变期内，急性心肌梗死的病人可以发生心力衰竭，多表现左心衰竭。因此要严密观察病人有无咳嗽、咳痰、呼吸困难、尿少等症状，观察肺部有无湿啰音。避免情绪烦躁、饱餐、用力排便等加重心脏负荷的因素。如发生心力衰竭，即按心力衰竭护理进行护理。

11. *健康教育*

(1)养成良好生活习惯：调整生活方式，缓解压力，克服不良情绪，避免饱餐、寒冷刺激。洗澡时应注意：不在饱餐和饥饿时洗，水温和体温相当，时间不要过长，卫生间不上锁，必要时有人陪同。

(2)积极治疗危险因素：积极治疗高血压、高血脂、糖尿病、控制体重于正常范围，戒除烟酒。自觉落实二级预防措施。

(3)按时服药：了解所服药物作用、副作用，随身带药物和保健卡。按时服药、定期复查，终身随诊。

(4)合理饮食：食用低热量、低脂、低胆固醇，总热量不宜过高的饮食，以维持正常体重为度。清淡饮食，少量多餐。避免大量刺激性食品。多食含纤维素和果胶的食物。

第六节　原发性高血压

高血压是指动脉收缩压和(或)舒张压持续升高。高血压分为原发性高血压和继发性高血压两种类型。病因不明的高血压，称为原发性高血压，简称为高血压。血压升高是继发某些疾病基础之上的症状，称为继发性高血压。

原发性高血压是以血压升高为主要临床表现，伴有或不伴有多种心血管疾病危险因素的综合征。高血压是心、脑、血管疾病的主要病因和危险因素，影响心、脑、肾的结构和功能，最终导致其功能衰竭，是心血管疾病死亡的主要原因之一。

目前我国采用的是 1999 年 WHO/ISH(世界卫生组织/国际高血压联盟)血压分级(表 12-2)。

表 12-2　1999 年 WHO/ISH(世界卫生组织/国际高血压联盟)血压分级

类别	收缩压 kPa(mmHg)	舒张压 kPa(mmHg)
理想血压	16.0(120)	＜10.7(80)
正常血压	＜17.3(130)	＜11.3(85)
正常高限	17.3～18.5(130～139)	11.3～11.9(85～89)
Ⅰ级高血压	18.7～21.2(140～159)	12.0～13.2(90～99)
亚组:临界高血压	18.7～19.9(140～149)	12.0～12.5(90～94)
Ⅱ级高血压	21.3～23.9(160～179)	13.3～14.5(100～109)
Ⅲ级高血压	≥24.0(180)	≥14.7(110)
单纯收缩期高血压	≥18.7(140)	＜12.0(90)
亚组:临界收缩期高血压	18.7～19.9(140～149)	＜12.0(90)

一、病因与发病机制

病因及发病机制目前尚不清。

(一)病因

可能与发病有关因素可分为遗传因素和环境因素。

1. 遗传因素　高血压具有家族聚集性,60%高血压病人均有高血压家族史,父母均有高血压,子女发病率概率为高达 46%。不仅血压升高发生率体现遗传性,在血压高度、并发症发生及相关因素,也有遗传性。

2. 环境因素

(1)饮食:摄入钠盐较多导致敏感的人血压升高,摄入盐越多,血压水平和患病率越高;钾的摄入与血压呈负相关;部分研究者认为低钙饮食与高血压发生有关;高蛋白质、饱和脂肪酸、饱和脂肪酸/多不饱和脂肪酸比值较高物质摄入也是升高血压因素;饮酒量与血压水平,尤其与收缩压水平呈线性相关,每天饮酒量超过 50g 的病人,发病率明显提高。

(2)精神应激:长期精神过度紧张、焦虑或长期在噪声、视觉刺激的环境下,可引起高血压,可能与大脑皮质兴奋与抑制的平衡失调有关,以致交感神经兴奋性增强,儿茶酚胺类介质释放增加,使小动脉收缩。同时交感神经兴奋促使肾素释放增多,均促进和维持血压升高。

3. 其他因素

(1)体重:超重或肥胖是血压升高的重要危险因素,血压与体重指数呈显著正相关,肥胖类型与高血压有密切关系,向心性肥胖者易发生高血压。

(2)避孕药:口服避孕药引起的高血压一般是轻度、可逆转的,停药半年后血压可恢复正常。服用避孕药妇女血压升高发生率及程度与用药时间长短有关,35 岁以上妇女更易出现高血压。

(二)发病机制

1. 交感神经兴奋性增强　各种病因所致高级神经中枢功能失调,反复过度紧张与精神刺激引起交感神经兴奋、儿茶酚胺分泌增加,使心排血量和外周血管阻力增加。

2. 肾性水、钠潴留　各种原因如交感神经兴奋性增高,使肾血管阻力增加;肾小球结构微小病变;肾排钠激素分泌减少或机体其他器官排钠激素分泌异常等,均可引起肾性水、钠潴留和血容量增加,机体为避免心排血量增高,导致外周血管阻力增高,可使血压增高。

3. 肾素-血管紧张素-醛固酮系统激活　肾素-血管紧张素-醛固酮系统失调,使肾小球球旁细胞分泌肾素增加,激活血管紧张素系统,终使肾上腺髓质分泌去甲肾上腺素增多,导致:①直接收缩小动脉平滑肌,外阻增加;②使交感神经冲动增加;③使醛固酮分泌增加,导致水钠潴留;以上均使血压增高。

近年来研究发现血管壁、心脏、中枢神经、肾、肾上腺等组织,也有肾素-血管紧张素-醛固酮系统各种组成成分,这些肾素-血管紧张素-醛固酮系统成分,对心脏、血管的功能和结构所起的作用,在高血压发生和维持高血压状态可能有很大影响。

4. 细胞膜离子转运异常　各种原因引起细胞膜离子转运异常,可致细胞内钠、钙离子浓度升高,膜电位降低,激活细胞兴奋-收缩耦联,使血管收缩反应性增高和平滑肌细胞增生、肥大,血管阻力增大。

5. 胰岛素抵抗　约有 50%高血压病人存在不同程度的胰岛素抵抗,在高血压、肥胖、血三酰甘油异常、葡萄糖耐量异常同时并存的病人中，有空腹和(或)葡萄糖负荷时血浆胰岛素浓度增高的征象。

有研究认为胰岛素抵抗是2型糖尿病和高血压发生的共同病理生理基础。部分研究者认为胰岛素抵抗主要影响胰岛素对葡萄糖的利用效应，但其他生物学效应仍然保留，继发性高胰岛素血症，使肾水钠重吸收增强，交感神经系统兴奋性亢进，动脉弹性减退，以致血压升高。从一定意义上来说，胰岛素抵抗增加交感神经兴奋性，机体产热增加，对于肥胖是负反馈调节，但是以血压升高、血脂代谢障碍为代价的。

二、临床表现

(一)症状

起病缓慢，常有头晕、头痛、耳鸣、颈部紧板、眼花、乏力、失眠，有时可有心悸和心前区不适感等症状，紧张或劳累后加重。但约有1/5的病人可无任何症状，在查体或出现心、脑、肾等并发症就诊时发现。

合并脏器受累的高血压病人，还可出现胸闷、气短、心绞痛、多尿等症状。在高血压合并动脉粥样硬化、心功能减退的病人易发生严重眩晕，常是短暂性脑缺血发作或直立性低血压、过度降压。

(二)并发症

1. *高血压危象* 高血压危象在高血压早期与晚期均可发生。主要表现有头痛、烦躁、眩晕、心悸、气急、视物模糊、恶心呕吐等症状，同时可伴有动脉痉挛和累及靶器官缺血症状。

诱因常是紧张、劳累、寒冷、嗜铬细胞瘤发作、突然停用降压药等。

2. *高血压脑病* 重症高血压病人易发生。临床表现以脑病症状和体征为特点，严重者头痛、呕吐、意识障碍、精神错乱、抽搐，甚至昏迷。

3. *脑血管病* 包括短暂性脑缺血发作、脑出血、脑血栓、腔隙性脑梗死等(详见神经系统)。

4. *心力衰竭* 详见相关内容。

5. *肾衰竭* 详见相关内容。

(三)高血压危险因素

1. *主要危险因素* ①年龄男＞55岁，女＞65岁。②吸烟。③糖尿病。④高胆固醇血症＞5.75mmol/L。⑤家族早发冠心病史，男＜55岁，女＜65岁。⑥高敏C反应蛋白≥1mg/dl。

2. *次要危险因素* ①高密度脂蛋白胆固醇(HDL-C)＜1.0mmol/L。②低密度脂蛋白胆固醇(LDL-C)＞3.3mmol/L。③肥胖，腹围男性≥85cm，女性≥80cm或体重指数＞28kg/m^2。④糖耐量异常。⑤缺乏体力活动。

(四)预后

根据高血压水平和危险因素决定预后，见表12-3。

三、实验室检查

相关检查有助于发现相关的危险因素、病情程度和靶器官损害。①检查尿常规。②血生化检查，如血糖、血脂、肾功能、血尿酸、血电解质。③检查眼底。④心电图。⑤超声心电图。

四、治疗原则

使血压接近或达到正常范围，预防或延缓并发症的发生是原发性高血压治疗的目的。

(一)改善生活行为

改善生活行为要从多方面做起：①减轻体重，尽量将体重指数控制在＜25。②限制钠盐摄入，每日食盐量不超过6g。③补充钙和钾，每日食用新鲜蔬菜400～500g，牛奶500ml，可以补充钾1 000g和钙400mg。④减少脂肪摄入，脂肪量应控制在膳

表12-3 高血压分级

危险因素 靶器官损害 数量 危险分层 \ 高血压分级	高血压Ⅰ级(140～159/90～99)mmHg	高血压Ⅱ级(160～179/100～109)mmHg	高血压Ⅲ级(≥180/110)mmHg
低危险层	不伴有危险因素		
中危险层	伴1～2个危险因素	不伴或伴有1个危险因素	
高危险层	伴有3个危险因素或有靶器官损害		
极高危险层	有靶器官损害或有相关临床表现		仅有Ⅲ级高血压

食总热量的25%以下。⑤戒烟、限制饮酒，每日饮酒量不超过50g乙醇的量。⑥进行低、中度等张运动，可根据年龄和身体状况选择运动方式如慢跑、步行，每周3～5次，每次可进行20～60min。

(二)药物治疗

1. 利尿药　利尿药有噻嗪类、襻利尿药、保钾利尿药三类，使用最多是噻嗪类，如氢氯噻嗪12.5mg，1～2/d；氯噻酮20～40mg，1～2/d，主要副作用有电解质紊乱和高尿酸血症，痛风病人禁用；保钾利尿药可引起高血钾，肾功能不全者禁用，不宜与ACEI、ARB合用；襻利尿药主要用于肾功能不全者。

2. β受体阻滞药　常用有：美托洛尔25～50mg，2/d，阿替洛尔50～200mg，1～2/d，注意需要从小剂量开始，逐渐增量，主要副作用有心动过缓和支气管收缩，急性心力衰竭、病态窦房结综合征、房室传导阻滞、外周血管病、阻塞性支气管疾病病人禁用。另外此类药物可以增加胰岛素抵抗，还可以掩盖和延长降糖治疗的低血糖症，在必须使用时需要注意。

3. 钙通道阻滞药(CCB)　常用有：硝苯地平5～20mg，3/d，维拉帕米40～120mg，3/d，主要副作用有颜面潮红，头痛，长期服用硝苯地平可出现胫前水肿。注意需要从小剂量开始，逐渐增量。

4. 血管紧张素转换酶抑制药(ACEI)　此类药物特别适用于伴有心力衰竭、心肌梗死后、糖耐量减退、糖尿病肾病的高血压病人。常用有：卡托普利12.5～25mg，2～3/d，依那普利10～20mg，2/d，主要副作用有干咳、味觉异常、皮疹等。注意需要从小剂量开始，逐渐增量。高血钾、妊娠、双侧肾动脉狭窄的病人禁用。

5. 血管紧张素Ⅱ受体阻滞药(ARB)　常用有：氯沙坦50～100mg，1/d，缬沙坦80～160mg，1/d，可以避免ACEI类药物的副作用。注意需要从小剂量开始，逐渐增量。

(三)并发症的治疗原则

及时正确处理高血压急症十分重要，在短时间内缓解病情，预防进行性或不可逆靶器官损害，降低死亡率。

1. 迅速降血压　在血压严密监测的情况下，静脉给予降压药，根据血压情况及时调整给药剂量。如果病情许可，及时开始口服降压药治疗。

2. 控制性降压　为防止短时间内血压骤然下降，使机体重要器官的血流灌注明显减少，要采用逐渐降压，在24h内降压20%～25%，48h内血压不低于160/100mmHg。如果降压后病人重要器官出现缺血的表现，血压降低幅度应更小些，在随后的1～2周将血压逐渐降至正常。

3. 选择合适降压药　处理高血压急症应要求使用起效快、作用持续时间短、不良反应小的药物，临床上常用有硝普钠、硝酸甘油、尼卡地平、地尔硫䓬、拉贝洛尔等，一般情况下首选硝普钠。

(1)硝普钠：可扩张动脉和静脉，降低心脏前后负荷。可适用各种高血压急症，静脉滴注10～25μg/min，但需密切观察血压的变化。不良反应比较轻，可有恶心、呕吐、肌肉颤动等，本药不宜长期、大量使用，因长期、大量使用可引起硫氰酸中毒，特别是肾功能不好者。

(2)硝酸甘油：可扩张静脉，选择性扩张冠状动脉和大动脉。主要用于急性心力衰竭或急性冠脉综合征时高血压急症，起效快。密切观察血压情况下，静脉滴注5～10μg/min，然后每5～10min增加滴速至20～30μg/min。不良反应有心动过速、面色潮红、头痛、呕吐等。

(3)尼卡地平：本药作用快、持续时间短。在降压的同时还可以改善脑血流量，主要用于高血压危象、急性脑血管病时高血压急症。开始静脉滴注0.5μg/(kg·min)，逐渐增加剂量至6μg/(kg·min)。不良反应有心动过速、面色潮红等。

(4)地尔硫䓬：本药具有降压、改善冠状动脉血流量和控制快速室上性心律失常的作用，主要用于高血压危象、急性冠脉综合征。密切观察血压情况下，5～15mg/h静脉滴注，根据血压变化调整滴速。不良反应有面色潮红、头痛等。

(5)拉贝洛尔：本药起效快，但持续时间长，主要用于妊娠或肾衰竭时高血压急症。开始缓慢静脉注射50mg，每隔15min重复注射1次，使用总量不超过300mg。不良反应有头晕、直立性低血压、房室传导阻滞等。

五、护理措施

(一)休息

轻度高血压可通过调整生活节奏、保证休息和睡眠而恢复正常。故高血压初期可不限制一般的体力活动，避免重体力活动，保证足够的睡眠。血压较高、症状较多或有并发症的病人应卧床休息，避免体力和脑力的过度兴奋。

(二)控制体重

应限制每日摄入总热量，以达到控制和减轻体重的目的。

(三)运动要求

增强运动如跑步、行走、游泳等。运动量指标可以为收缩压升高、心率的增快，但舒张压不升高，一段时间后，血压下降，心率增加的幅度下降的运动量。

(四)避免诱因

应指导病人控制情绪，避免寒冷，注意保暖。避免蒸汽浴和过热的水洗浴。保持大便通畅，避免剧烈运动和用力。避免突然改变体位和禁止长时间站立。

(五)用药护理

本病需长期服药。①提高病人用药依从性，不得自行增减和撤换药物。②某些降压药物可有直立性低血压副作用，指导病人在改变体位时要动作缓慢，当出现头晕、眼花时，立即平卧。③用药一般从小剂量开始，可联合数种药物，以增强疗效，减少副作用，应根据血压的变化，遵医嘱调整剂量。④降压不宜过快过低，尤其老年人，可因血压过低而影响脑部供血。⑤应用硝普钠需注意避光使用，调节速度需在严密监测血压情况下进行，连续使用一般不超过 5 d，以免引起硫氰酸中毒。注意要防止药物外渗引起局部组织反应。

(六)并发症护理

高血压脑血管意外病人应半卧位，避免活动、安定情绪、遵医嘱给予镇静药。建立静脉通路，血压高时首选硝普钠静点治疗。

发生心力衰竭时应给予吸氧，4～6L/min，急性肺水肿时 35％乙醇湿化吸氧，6～8L/min。

(七)健康教育

1. 限制钠摄入　钠摄入＜6g/d，可减少水钠潴留，减轻心脏负荷，降低外周阻力，达到降低血压，改善心功能的目的。

2. 减轻体重　血压与体重指数呈相关，特别是向心性肥胖，可使血容量增加，内分泌失调，是高血压的重要危险因素，应限制患者每日摄入总热量，以达到控制和减轻体重的目的。

3. 运动　运动时(如跑步、行走、游泳)收缩压升高，伴心搏出量和心率的增高，但舒张压不升高，一段时间后，静息血压下降，心搏出量和心率增加的幅度下降。

4. 坚持合理服药　因人而异确定服药时间、提供药物说明书，注意药物不良反应，并教会患者自己观察用药后的反应。

5. 避免诱因　①避免情绪激动、精神紧张、劳累、精神创伤等可使交感神经兴奋，血压上升，故指导病人自己控制情绪调整生活节奏。②寒冷可使血管收缩，血压升高，冬天外出时注意保暖，室温不宜过低。③保持大便通畅，避免剧烈运动和用力咳嗽，以防回心血量骤增而发生脑血管意外。④生活环境应安静，避免噪声刺激和引起精神过度兴奋的活动。

6. 行为安全　需要注意的安全事项避免突然改变体位，不用过热的水洗澡和蒸汽浴，禁止长时间站立。

7. 指导病人学会观察技能　自测血压，每日定时、定位测量血压，定期随诊复查，病情变化如胸痛、水肿、鼻出血、血压突然升高、心悸、剧烈头痛、视物模糊、恶心呕吐、肢体麻木、偏瘫、嗜睡、昏迷等症状立即就医。

第七节　心脏瓣膜病

心脏瓣膜病是由于多种原因引起的单个或多个瓣膜的结构异常和功能异常，导致瓣口狭窄和(或)关闭不全。同时具有两个或两个以上瓣膜受损时，称为联合瓣膜病。风湿性心瓣膜病以二尖瓣狭窄伴主动脉瓣关闭不全最常见。

慢性风湿性心瓣膜病，简称风心病。是指急性风湿性心脏炎症反复发作后所遗留的心脏瓣膜病变，最常受累的是二尖瓣，其次是主动脉瓣。

风湿性心瓣膜病与甲族乙型溶血型链球菌反复感染有关，病人感染后对链球菌产生免疫反应，使心脏结缔组织发生炎症病变，在炎症的修复过程中，心脏瓣膜增厚、变硬、畸形、相互粘连致瓣膜的开放受到限制，阻碍血液正常流通，称为瓣膜狭窄；如心脏瓣膜因增厚、缩短而不能完全闭合，称为关闭不全。

一、二尖瓣疾病

(一)二尖瓣狭窄

1. 病因、病理　二尖瓣狭窄的最常见病因是风湿热，近半数病人有反复链球菌感染病史如扁桃体炎、咽峡炎等。虽然青霉素在预防链球菌感染的应用，使风湿热、风湿性心瓣膜病的发病率下降，但是风湿性二尖瓣狭窄仍是我国主要的瓣膜病。急性风湿热后，需要两年多形成明显二尖瓣狭窄，急性风湿热多次发作较一次发作出现狭窄早。先天性畸形、结缔组织病也是二尖瓣狭窄的病因。

风湿热导致二尖瓣不同部位的粘连融合，导致二尖瓣狭窄，二尖瓣开放受限，瓣口截断面减少。二尖瓣终呈漏斗状，瓣口常为“鱼口”状。瓣叶钙化沉积常累及瓣环，使其增厚。

慢性二尖瓣狭窄可导致左心房扩大及房壁钙化，尤其在出现房颤时左心耳、左心房内易发生血栓。

2. 病理生理　正常二尖瓣口的面积是 4～6cm²，当瓣口面积减小到对跨瓣血流产生影响时，即定义为狭窄。二尖瓣狭窄可分为轻、中、重度三个狭窄程度，瓣口面积 1.5cm² 以上为轻度，1～1.5cm² 为中度，＜1cm² 为重度。测量跨瓣压差可以判断二尖瓣狭窄的程度。重度二尖瓣狭窄跨瓣压差显著增加，可达 20mmHg。

随着瓣口的狭窄，当心室舒张时，血液自左房进入左室受阻，使左心房不能正常排空，致左心房压力增高，当严重狭窄时，左房压可高达 25mmHg，才可使血流通过狭窄的瓣口充盈左室，维持正常的心排血量。左房压力升高，致使肺静脉压升高，肺的顺应性减少，出现劳力性呼吸困难、心率增快，左房压会更高。当有促使心率增快的诱因出现时，急性肺水肿被诱发。

左心房压力增高，肺静脉压升高，使肺小动脉收缩，最终导致肺血管的器质性闭塞性改变产生肺动脉高压、增加右室后负荷，使右心室肥大，甚至右心衰竭，出现体循环淤血的相应表现。

3. 临床表现

(1)症状：最常出现的早期症状是劳力性呼吸困难，常伴有咳嗽、咯血。首次出现呼吸困难常以运动、精神紧张、性交、感染、房颤、妊娠为诱因。随着瓣膜口狭窄加重，可出现阵发性夜间呼吸困难，严重时可导致急性肺水肿，咳嗽、咳粉红色泡沫痰。常出现心律失常是房颤，可有心悸、乏力、疲劳，甚至可有食欲减退、腹胀、肝区疼痛、下肢水肿症状。

部分病人首发症状为突然大量咯鲜血，并能自行止住，往往常见于严重二尖瓣狭窄病人。

(2)体征：可出现面部两颧绀红、口唇轻度发绀，称“二尖瓣面容”。

心尖部可触及舒张期震颤；心尖部可闻及舒张期隆隆样杂音是最重要的体征；心尖部第一心音亢进及二尖瓣开放拍击音；肺动脉瓣区第二心音亢进、分裂。

(3)并发症

①房颤：是早期常见的并发症，亦是病人就诊的首发症状。房颤发生率随左房增大和年龄增长而增加。发生前常出现房性期前收缩，初始是阵发性房扑和房颤，之后转为慢性房颤。

②急性肺水肿：是重度二尖瓣狭窄的严重并发症，如不及时救治，可能致死。

③血栓栓塞：约有 20％病人发生体循环栓塞，偶尔为首发症状。发生栓塞的 80％病人是有房颤病史。血栓脱落引起周围动脉栓塞，以脑动脉栓塞常见。左心房带蒂球形血栓或游离漂浮球形血栓可能突然阻塞二尖瓣口，导致猝死。而肺栓塞发生常是房颤或右心衰竭时，在右房有附壁血栓形成脱落所致。

发生血栓栓塞的危险因素有房颤。直径＞55mm 的大左心房。栓塞史。心排血量明显降低。

④右心衰竭：是晚期常见并发症，也是二尖瓣狭窄主要死亡原因。

⑤感染：因本病病人常有肺淤血，极易出现肺部感染。

4. 实验室检查

(1)X 线：左房增大，后前位见左缘变直，右缘双心房影。左前斜位可见左主支气管上抬，右前斜位可见食管下端后移等。

(2)心电图：二尖瓣狭窄重者可有“二尖瓣型 P 波”，P 波宽度＞0.12s，并伴有切迹。

(3)超声心动图：是明确诊断和量化的可靠方法。

(4)心导管检查：当临床表现、体征与超声心动图检查的二尖瓣口面积不一致，而且考虑介入或手术治疗时，可进行心导管检查，正确判断狭窄程度。

5. 治疗原则　内科治疗以保持和改善心脏代偿功能、积极预防及控制风湿活动及并发症发生为主。有风湿活动的病人应长期应用苄星青霉素肌内注射 120 万 U/月。无症状者要避免剧烈活动和诱发并发症的因素。

外科手术是治疗本病的根本方法，如二尖瓣交界分离术、人工心瓣膜置换术等。对于中、重度单纯二尖瓣狭窄，瓣叶无钙化，瓣下组织无病变，左房无血栓的病人，也可应用经皮瓣膜球囊扩张术介入治疗。

(二)二尖瓣关闭不全

1. 病因、病理 心脏收缩期二尖瓣的关闭要依靠二尖瓣的瓣叶、瓣环、腱索、乳头肌和左心室的结构及功能的完整性,任何部分出现异常均可导致二尖瓣关闭不全。

(1)瓣叶:风湿热损害最常见,约占二尖瓣关闭不全病人1/3,女性为多见。风湿性病变造成瓣膜僵硬、变性,瓣缘卷缩,瓣膜交界处的粘连融合,导致二尖瓣关闭不全。

各种原因所致二尖瓣脱垂,心脏收缩时进入左心房影响二尖瓣的关闭;感染性心内膜炎、肥厚型心肌病、先天性心脏病心内膜垫缺损均能使瓣叶结构及功能损害,导致二尖瓣关闭不全。

感染性心内膜炎、二尖瓣创伤性损伤、人工瓣损伤等都可造成瓣叶穿孔,发生急性二尖瓣关闭不全。

(2)瓣环:各种原因引起的左室增大或伴有左心衰竭,都可使瓣环扩大,导致二尖瓣关闭不全。但随心脏缩小、心功能改善,二尖瓣关闭不全情况也会改善。

二尖瓣环钙化和退行性变,多发生于老年女性病人,亦导致二尖瓣关闭不全。严重二尖瓣环钙化累及传导系统,可引起不同程度的房室或室内传导阻滞。

(3)腱索:先天性或各种继发性的腱索病变,如腱索过长、腱索的粘连挛缩或断裂,均可导致二尖瓣关闭不全。

(4)乳头肌:冠状动脉灌注不足致使乳头肌血供不足,使其功能失调,导致二尖瓣关闭不全。如是暂时性乳头肌缺血,出现二尖瓣关闭不全也是短暂的。乳头肌坏死是心肌梗死的常见并发症,会造成永久性二尖瓣关闭不全。虽然乳头肌断裂发生率低,但一旦发生,即可出现严重致命的二尖瓣关闭不全。

乳头肌脓肿、肉芽肿、淀粉样变和结节病等,也是二尖瓣关闭不全的病因。一侧乳头肌缺如、降落伞二尖瓣综合征等先天性乳头肌畸形,也可使二尖瓣关闭不全。

2. 病理生理 心室收缩时,二尖瓣关闭不全,部分血液反流入左心房,使左心房承接肺静脉和反流的血液,而使左房压力增高,心室舒张期左心房有过多的血液流入左心室,左心室压力增高,导致左心房和左心室代偿性肥大。当左室功能失代偿,不仅心搏出量减少,而且加重反流,导致左房进一步扩大,最后引起左心衰竭,出现急性肺水肿,继之肺动脉高压。持续肺动脉高压又必然导致右心衰竭,最终为全心衰竭。

3. 临床表现

(1)症状:轻者可无症状,风心病病人可从首次风湿热后,无症状期常可超过20年。重者出现左心功能不全的表现如疲倦、心悸、劳力性呼吸困难等,后期可出现右心功能不全的表现。

急性二尖瓣关闭不全,轻度反流可有轻度的劳力性呼吸困难。重度反流如乳头肌断裂,将立刻发生急性左心衰竭,甚至发生急性肺水肿或心源性休克。

(2)体征:心脏搏动增强并向左下移位;心尖区全收缩期粗糙吹风样杂音是最重要体征,第一心音减弱,肺动脉瓣区第二心音亢进。

(3)并发症:二尖瓣关闭不全的并发症与二尖瓣狭窄的并发症相似,但心力衰竭情况出现较晚。感染性心内膜炎较二尖瓣狭窄常见;房颤、血栓栓塞较二尖瓣狭窄少见。

急性二尖瓣关闭不全,重度反流,可短期内发生急性左心衰竭,甚至发生急性肺水肿或心源性休克,预后差。

4. 实验室检查

(1)X线:左房增大,伴肺淤血。重者左房左室增大,可有间质性肺水肿征。左侧位、右前斜位可见因二尖瓣环钙化而出现的致密、粗的C形阴影。

(2)心电图:急性者常见有窦性心动过速。重者可有左房增大左室肥厚,ST-T非特异改变。也可有右心室肥厚征,常出现房颤。

(3)超声心动图:脉冲式多普勒超声、彩色多普勒血流显像明确诊断的敏感性高。

(4)放射性核素心室造影:通过左心室与右心室心搏量的比值评估反流程度,当比值>2.5则提示严重反流。

(5)左心室造影:左心室造影是二尖瓣反流程度的"金标准",通过观察收缩期造影剂反流入左心房的量,评估二尖瓣关闭不全的轻重程度。

5. 治疗原则

(1)急性:治疗的目的是降低肺静脉压,增加心排血量,纠正病因。内科治疗一般为术前过渡措施,降低心脏的前后负荷,减轻肺淤血,减少反流,增加心排血量。外科治疗是根本措施,根据病因、病情情况、反流程度和对药物治疗的反应,进行不同手术方式。

(2)慢性

内科治疗:①无症状、心功能正常者无需特殊治疗,应定期随访。②预防感染性心内膜炎;风心病病人应预防风湿活动。③房颤处理如二尖瓣狭窄,但除因心功能恶化需要恢复窦性心律外,多数只需控制心室率。慢性房颤、有栓塞史或左房有血栓的病人,应长期抗凝治疗。

外科治疗:是恢复瓣膜关闭完整性的根本措施。为保证手术效果,应在发生不可逆的左心室功能不全之前进行。手术方法有瓣膜修补术和人工瓣膜置换术两种。

二、主动脉瓣疾病

(一)主动脉瓣狭窄

1. 病因、病理

(1)风心病:风湿性炎症使主动脉瓣膜交界处粘连融合,瓣叶纤维化、钙化、僵硬、挛缩畸形,造成瓣口狭窄。同时伴有主动脉瓣关闭不全和二尖瓣狭窄。

(2)先天性畸形:先天性二尖瓣畸形是最常见的先天性主动脉瓣狭窄的病因,而且二尖瓣畸形易并发感染性心内膜炎。成年期形成的椭圆或窄缝形狭窄瓣口,是成人孤立性主动脉瓣狭窄的常见原因。

(3)退行性病变:退行性老年钙化性主动脉瓣狭窄,常见于65岁以上老人,常伴有二尖瓣环钙化。

2. 病理生理　由于主动脉瓣狭窄,使左心室后负荷加重,收缩期排血受阻而使左心室肥大,导致左心功能不全。

主动脉瓣狭窄严重时可以引起心肌缺血,其机制为:①左心室肥大、心室收缩压升高、射血时间延长,增加心肌耗氧量。②左心室肥大,心肌毛细血管密度相对减少。③心腔内压力在舒张期增高,压迫心内膜下冠状动脉。④左心室舒张末压升高使舒张期主动脉-左心室压差降低,冠状动脉灌注压降低。后两条造成冠状动脉血流减少。供血减少,心肌耗氧量增加,如果有运动等负荷因素,就可出现心肌缺血症状。

3. 临床表现

(1)症状:劳力性呼吸困难、心绞痛、晕厥是主动脉瓣狭窄典型的三联征。劳力性呼吸困难为晚期肺淤血引起的首发症状,进一步可发生夜间阵发性呼吸困难、端坐呼吸,甚至急性肺水肿。心绞痛常因运动等诱发,休息后缓解。晕厥多数发生于直立、运动中或后即刻,少数也有在休息时发生。

(2)体征:主动脉瓣区可闻及响亮、粗糙的收缩期吹风样杂音是主动脉瓣狭窄最重要的体征,可向颈部传导。主动脉瓣区可触及收缩期震颤。

(3)并发症

①心律失常:约10%病人可发生房颤,将导致临床表现迅速恶化,可出现严重的低血压、晕厥、肺水肿。心肌供血不足时可发生室性心律失常。病变累及传导系统可致房室传导阻滞。室性心律失常、房室传导阻滞常是导致晕厥,甚至猝死的原因。

②心脏性猝死:一般发生在有症状者。

③感染性心内膜炎:虽不常见,但年轻病人较轻的瓣膜畸形也比老年钙化性瓣膜狭窄的病人,发生感染性心内膜炎的危险性大。

④心力衰竭:可见左心衰竭。因左心衰竭发生后,自然病程明显缩短,因而少见终末期的右心衰竭。

⑤消化道出血:出血多为隐匿性慢性,多见于老年瓣膜钙化病人,手术根治后出血常可停止。

⑥栓塞:少见。

4. 实验室检查

(1)X线:心影正常或左心房、左心室轻度增大,升主动脉根部可见狭窄后扩张。重者可有肺淤血征。

(2)心电图:重度狭窄者左心房增大、左心室肥厚并有ST-T改变。可有房颤、房室传导阻滞、室内阻滞及室性心律失常。

(3)超声心动图:是明确诊断、判断狭窄程度的重要方法。特别二维超声心动图探测主动脉瓣异常十分敏感,有助于确定狭窄的病因,但不能准确定量狭窄程度。应用连续波多普勒,测定通过主动脉瓣的最大血流速度,计算出跨膜压和瓣口面积。

(4)心导管检查:当超声心动图不能确定狭窄程度,又要进行外科手术治疗,应进行心导管检查。常以左心室-主动脉收缩期压差,判断狭窄程度,平均压>50mmHg或峰压≥70mmHg为重度狭窄。

5. 治疗原则

(1)内科治疗:治疗目的是明确狭窄程度,观察进展情况,选择合理手术时间。

①感染:预防感染性心内膜炎;预防风湿热活动。

②心律失常:积极治疗心律失常,预防房颤,一

旦出现房颤，应及时转为窦性心律。

③心绞痛：可用硝酸酯类药治疗心绞痛。

④心力衰竭：限制钠盐摄入，谨慎使用洋地黄和利尿药药物，不可使用作用于小动脉的血管扩张药，避免使用β受体阻滞药等负性肌力药物。

⑤无症状：无症状的轻度狭窄病人要每2年复查1次。中、重度狭窄的病人每6～12个月复查1次，同时要避免剧烈体力活动。

(2)介入治疗：经皮球囊主动脉瓣成形术与经皮球囊二尖瓣成形术不同，临床应用范围局限。另外经皮球囊主动脉瓣成形术不能代替人工瓣膜置换术，只对高危病人在血流动力学方面产生暂时的轻微的益处，不能降低死亡率。

(3)外科治疗：人工瓣膜置换术是治疗成人主动脉瓣狭窄的主要方法。儿童、青少年的非钙化性先天性主动脉瓣严重狭窄者，可在直视下行瓣膜交界处分离术。

(二)主动脉瓣关闭不全

1. 病因、病理　主要由于主动脉瓣和(或)主动脉根部疾病所致。

(1)急性

①创伤：造成升主动脉根部、瓣叶的损伤。

②主动脉夹层：使主动脉瓣环扩大、一个瓣叶被夹层挤压、瓣环或瓣叶被夹层血肿撕裂，常发生在马方综合征、特发性升主动脉扩张、高血压、妊娠。

③感染性心内膜炎：致使主动脉瓣膜穿孔、瓣周脓肿。

④人工瓣膜撕裂。

(2)慢性

①主动脉瓣疾病：绝大部分病人的主动脉瓣关闭不全是由于风心病所致，单纯主动脉瓣关闭不全少见，常因瓣膜交界处伴有程度不同狭窄，常合并二尖瓣损害。感染性心内膜炎是单纯性主动脉瓣关闭不全的常见病因，赘生物使瓣叶损害、穿孔，瓣叶结构损害、脱垂及赘生物介于瓣叶之间，均影响主动脉瓣关闭。即便感染控制，瓣叶纤维化、挛缩也继续发展。临床上表现为急性、亚急性、慢性主动脉瓣关闭不全。先天性畸形，其中在儿童期出现主动脉瓣关闭不全，二叶主动脉瓣畸形是单纯性主动脉瓣关闭不全的1/4。室间隔缺损也可引起主动脉瓣关闭不全。主动脉瓣黏液样变，瓣叶舒张期脱垂入左心室，致使主动脉瓣关闭不全。强直性脊柱炎也可瓣叶受损，出现主动脉瓣关闭不全。

②主动脉根部扩张疾病：造成瓣环扩大，心脏舒张期瓣叶不能对合。如梅毒性主动脉炎、马方综合征、特发性升主动脉扩张、重症高血压和(或)动脉粥样硬化而导致升主动脉瘤以及强直性脊柱炎造成的升主动脉弥漫性扩张。

2. 病理生理　由于主动脉瓣关闭不全，在舒张期左心室接受左心房流入的血液及主动脉反流来的血液，使左心室代偿性肥大和扩张，逐渐发生左心衰竭，出现肺淤血。

左心室心肌重量增加使心肌耗氧量增加，主动脉舒张压低致使冠状动脉血流减少，两方面造成心肌缺血，使左心室心肌收缩功能降低。

3. 临床表现

(1)症状：轻者可无症状。重者可有心悸，心前区不适、心绞痛、头部强烈的震动感，常有体位性头晕。晚期可发生左心衰竭。

急性病人重者可出现低血压和急性左心衰竭。

(2)体征：第二主动脉瓣区可听到舒张早期叹气样杂音。颈动脉搏动明显；脉压增大；周围血管征常见，如点头征(De Musset 征)、颈动脉和桡动脉扪及水冲脉、股动脉枪击音(Traube 征)、股动脉听诊可闻及双期杂音(Duroziez 征)和毛细血管搏动征。主动脉根部扩大病人，在胸骨右侧第2、3肋间可扪及收缩期搏动。

(3)并发症：常见的是感染性心内膜炎；发生心力衰竭急性病人出现早，慢性病人则出现于晚期；可出现室性心律失常，但心脏性猝死少见。

4. 实验室检查

(1)X线：急性期可有肺淤血或肺水肿征。慢性期左心房、左心室增大，升主动脉继发性扩张。并可累及整个主动脉弓。左心衰竭时可有肺淤血征。

(2)心电图：急性者常见有窦性心动过速和ST-T非特异改变，慢性者可有左心室肥厚。

(3)超声心动图：M型显示二尖瓣前叶或室间隔舒张期纤细扑动，是可靠诊断征象。急性病人可见二尖瓣期前关闭，主动脉瓣舒张期纤细扑动是瓣叶破裂的特征。

(4)放射性核素心室造影：可以判断左心室功能；根据左、右心搏量比值估测反流程度。

(5)磁共振显像：诊断主动脉疾病极为准确，如主动脉夹层。

(6)主动脉造影：当无创技术不能确定反流程度，并准备手术治疗时，可采用选择性主动脉造影，半定量反流程度。

5. 治疗原则

(1)急性:外科人工瓣膜置换术或主动脉瓣修复术是根本的措施。内科治疗目的是降低肺静脉压,增加心排血量,稳定血流动力学。

(2)慢性

①内科治疗:积极控制感染;预防感染性心内膜炎;预防风湿热。应用青霉素治疗梅毒性主动脉炎。当舒张压>90mmHg时需用降压药。左心衰竭时应用血管紧张素转换酶抑制药和利尿药,需要时可加用洋地黄类药物。心绞痛可使用硝酸酯类药物。积极控制心律失常,纠正房颤。无症状的轻度、中度反流病人应限制重体力活动,每1~2年复查1次。无症状的中度主动脉瓣关闭不全和左室扩大者,也需使用血管紧张素转换酶抑制药,延长无症状期。

②外科治疗:人工瓣膜置换术或主动脉瓣修复术是严重主动脉瓣关闭不全的主要治疗方法,为不影响手术后的效果,应在不可逆心功能衰竭发生之前进行,但须遵守手术适应证,避免过早手术。

三、心瓣膜疾病护理措施

(一)活动与休息

按心功能分级安排适当的活动,合并主动脉病变者应限制活动,风湿活动时卧床休息,活动时出现不适,应立即停止活动并给予吸氧3~4L/min。

(二)饮食护理

给予高热量、高蛋白、高维生素易消化饮食,以协助提高机体抵抗力。

(三)病情观察

1. 体温观察　定时观测体温,注意热型,体温超过38.5℃时给予物理降温,半小时后测量体温并记录降温效果。观察有无风湿活动的表现,如皮肤出现环形红斑、皮下结节、关节红肿疼痛等。

2. 心脏观察　观察有无心力衰竭的征象,监测生命体征和肺部、水肿、肝大的体征,观察有无呼吸困难、乏力、尿少、食欲减退等症状。

3. 评估栓塞　借助各项检查评估栓塞的危险因素,密切观察有无栓塞征象,一旦发生应立即报告医师,给予溶栓、抗凝治疗。

(四)风湿的预防与护理

注意休息,病变关节应制动、保暖,避免受压和碰撞,可用局部热敷或按摩,减轻疼痛,必要时遵医嘱使用止痛药。

(五)心衰的预防与护理

避免诱因,积极预防呼吸道感染及风湿活动,纠正心律失常,避免劳累、情绪激动。严格控制入量及输液滴速,如发生心力衰竭置病人半卧位,给予吸氧,给予营养易消化饮食,少量多餐。保持大便通畅。

(六)防止栓塞发生

1. 预防措施　鼓励与协助病人翻身,避免长时间蹲、坐,勤换体位,常活动下肢,经常按摩、用温水泡脚,以防发生下肢静脉血栓。

2. 有附壁血栓形成病人护理　应绝对卧床,避免剧烈运动或体位突然改变,以免血栓脱落,形成动脉栓塞。

3. 观察栓塞发生的征兆　脑栓塞可引起言语不清、肢体活动受限、偏瘫;四肢动脉栓塞可引起肢体剧烈疼痛、皮肤颜色及温度改变;肾动脉栓塞可引起剧烈腰痛;肺动脉栓塞可引起突然剧烈胸痛和呼吸困难、发绀、咯血、休克等。

(七)亚急性感染性心内膜炎的护理

应做血培养以查明病原菌;注意观察体温、新出血点、栓塞等情况。注意休息,合理饮食,补充蛋白质和维生素,提高抗病能力。

(八)用药护理

遵医嘱给予抗生素、抗风湿热药物、抗心律失常药物及抗凝治疗,观察药物疗效和副作用。如阿司匹林导致的胃肠道反应,柏油样便,牙龈出血等副作用;观察有无皮下出血、尿血等;注意观察和防止口腔黏膜及肺部有无二重感染;严密观察病人心率/律变化,准确应用抗心律失常药物。

(九)健康教育

1. 解释病情　告诉病人及家属此病的病因和病程发展特点,将其治疗长期性和困难讲清楚,同时要给予鼓励,建立信心。对于有手术适应证的病人,要劝病人择期手术,提高生活质量。

2. 环境要求　居住环境要避免潮湿、阴暗等不良条件,保持室内空气流通,温暖干燥,阳光充足,防风湿复发。

3. 防止感染　在日常生活中要注意适当锻炼,注意保暖,加强营养,合理饮食,提高机体抵抗力,加强自我保健,避免呼吸道感染,一旦发生,应立即就诊、用药治疗。

4. 避免诱发因素　协助病人做好休息及活动的安排,避免重体力劳动、过度劳累和剧烈运动。要教育病人家属理解病人病情并要给予照顾。

要劝告反复发生扁桃体炎病人，在风湿活动控制后 2～4 个月可手术摘除扁桃体。在拔牙、内镜检查、导尿、分娩、人工流产等手术前，应告诉医师自己有风心病史，便于预防性使用抗生素。

5. 妊娠　育龄妇女要在医师指导下，根据心功能情况，控制好妊娠与分娩时机。对于病情较重不能妊娠与分娩病人，做好病人及配偶的心理工作，接受现实。

6. 提高病人依从性　告诉病人坚持按医嘱服药的重要性，提供相关健康教育资料。同时告诉病人定期门诊复诊，对于防止病情进展也是重要的。

第八节　感染性心内膜炎

感染性心内膜炎是心内膜表面的微生物感染，伴赘生物形成。生物是大小不等、形状不一的血小板和纤维素团块，内有微生物和炎症细胞。瓣膜是最常受累部位，间隔缺损部位、腱索或心壁内膜也可发生感染。而动静脉瘘、动脉瘘（如动脉导管未闭）、主动脉缩窄部位的感染虽然属于动脉内膜炎，但临床与病理均类似于感染性心膜炎。

感染性心内膜炎根据病程可分为急性和亚急性。急性感染性心内膜炎特点是：中毒症状明显；病情发展迅速，数天或数周引起瓣膜损害；迁移性感染多见；病原体主要是金黄色葡萄球菌。亚急性感染性心内膜炎特点是：中毒症状轻；病程长，可数周至数月；迁移性感染少见；病原体多见草绿色链球菌，其次为肠球菌。

感染性心内膜炎又可分为自体瓣膜心内膜炎、人工瓣膜心内膜炎和静脉药瘾者的心内膜炎。本章主要阐述自体瓣膜心内膜炎。

一、病因与发病机制

(一)病因

感染性心内膜炎主要是由链球菌和葡萄球菌感染。急性感染性心内膜炎主要由金黄色葡萄球菌引起，少数病人由肺炎球菌、淋球菌、A 族链球菌和流感杆菌等所致。亚急性感染性心内膜炎由草绿色链球菌感染最常见，其次为 D 族链球菌（牛链球菌和肠球菌）、表皮葡萄球菌，其他细菌较少见。真菌、立克次体和衣原体等是感染性心内膜炎少见的致病微生物。

(二)发病机制

1. 急性感染性心内膜炎　目前尚不明确，由来自皮肤、肌肉、骨骼、肺等部位的活动性感染灶的病原菌，细菌量大，细菌毒力强，具有很强的侵袭性和黏附于心内膜的能力。主要累及正常心瓣膜，主动脉瓣常受累。

2. 亚急性感染性心内膜炎　亚急性感染性心内膜炎临床上至少占据病例的 2/3，其发病与以下因素有关：

(1)血流动力学因素：亚急性感染性心内膜炎病人约有 3/4 主要发生于器质性心脏病，多为心脏瓣膜病，主要是二尖瓣和主动脉瓣，其次是先天性心血管病，如室间隔缺损、动脉导管未闭、法洛四联症和主动脉狭窄。赘生物常位于二尖瓣关闭不全的瓣叶心房面、主动脉瓣关闭不全的瓣叶心室面和室间隔缺损的间隔右心室侧，可能与这些部位的压力下降和内膜灌注减少，利于微生物沉积和生长有关。高速射流冲击心脏或大血管内膜处可使局部损伤，如二尖瓣反流面对的左心房壁、主动脉反流面对的二尖瓣前叶有关腱索和乳头肌，未闭动脉导管射流面对的肺动脉壁的内皮损伤，并容易感染。在压差小的部位，发生亚急性感染性心内膜炎少见，如房间隔缺损和大室间隔缺损或血流缓慢时，如房颤和心力衰竭时少见，瓣膜狭窄时比关闭不全少见。

近年来，随着风湿性心脏病发病率的下降，风湿性瓣膜心内膜炎发生率也随之下降。由于超声心动图诊断技术的普遍应用，主动脉瓣二叶瓣畸形、二尖瓣脱垂和老年性退行性瓣膜病的诊断率提高和风湿性瓣膜病心内膜炎发病率的下降，而非风湿性瓣膜病的心内膜炎发病率有所升高。

(2)非细菌性血栓性心内膜病变：研究证实，当内膜的内皮受损暴露内皮下结缔组织的胶原纤维时，血小板聚集，形成血小板微血栓和纤维蛋白沉积，成为结节样无菌性赘生物，称其为非细菌性血栓性心内膜病变，是细菌定居瓣膜表面的重要因素。无菌性赘生物最常见于湍流区域、瘢痕处（如感染性心内膜炎后）和心脏外因素所致内膜受损。正常瓣膜可偶见。

(3)短暂性菌血症感染无菌性赘生物：各种感染或细菌寄居的皮肤黏膜的创伤（如手术、器械操作等）导致暂时性菌血症。皮肤和心脏外其他部位葡萄球菌感染的菌血症；口腔创伤常致草绿色链球菌菌血症；消化道和泌尿生殖道创伤或感染常引起肠球菌和革兰阴性杆菌菌血症，循环中的细菌如定居在无菌性赘生物上。细菌定居后，迅速繁殖，促使血小板进一步聚集和纤维蛋白沉积，感染性赘生物增大。纤维蛋白层覆盖在赘生物外，阻止吞噬细胞进入，为细菌生存繁殖提供良好的庇护所，即发生感染性心内膜炎。

细菌感染无菌性赘生物需要有几个因素：①发生菌血症的频度。②循环中细菌的数量，这与感染程度和局部寄居细菌的数量有关。③细菌黏附于无菌性赘生物的能力。草绿色链球菌从口腔进入血流的机会频繁，黏附性强，因而成为亚急性感染性心内膜炎最常见致病菌；虽然大肠埃希菌的菌血症常见，但黏附性差，极少引起心内膜炎。

二、临床表现

从短暂性菌血症的发生至症状出现之间的时间多在2周以内，但有不少病人无明确的细菌进入途径可寻。

(一)症状

1. 发热　发热是感染性心内膜炎最常见的症状，除有些老年或心、肾衰竭重症病人外，几乎均有发热，常伴有头痛、背痛和肌肉关节痛的症状。亚急性感染性心内膜炎起病隐匿，可伴有全身不适、乏力、食欲缺乏和体重减轻等症状，可有弛张性低热，一般<39℃，午后和晚上高。急性感染性心内膜炎常有急性化脓性感染，呈暴发性败血症过程，有高热、寒战。常可突发心力衰竭。

2. 非特异性症状

(1)脾大：有15%～50%，病程>6周的病人可出现。急性感染性心内膜炎少见。

(2)贫血：贫血较为常见，尤其多见于亚急性感染性心内膜炎，伴有苍白无力和多汗。多为轻、中度贫血，晚期患者有重度贫血。主要由于感染骨髓抑制所致。

(3)杵状指(趾)：部分病人可见。

3. 动脉栓塞　多发生于病程后期，但也有少部分病人为首发症状。赘生物引起动脉栓塞可发生在机体的任何部位，如脑、心脏、脾、肾、肠系膜及四肢。脑栓塞的发生率最高。在有左向右分流的先天性心血管病或右心内膜炎时，肺循环栓塞常见。如三尖瓣赘生物脱落引起肺栓塞，表现为突然咳嗽、呼吸困难、咯血或胸痛等症状。肺栓塞还可发展为肺坏死、空洞，甚至脓气胸。

(二)体征

1. 心脏杂音　80%～85%的病人可闻心脏杂音，是基础心脏病和(或)心内膜炎导致瓣膜损害所致。

2. 周围体征　可能是微血管炎或微栓塞所致，多为非特异性，包括：①瘀点，多见病程长者，可出现于任何部位，以锁骨、皮肤、口腔黏膜和睑结膜常见。②指、趾甲下线状出血。③Roth斑，多见于亚急性感染性心内膜炎，表现为视网膜的卵圆形出血斑，其中心呈白色。④Osler结节，为指和趾垫出现豌豆大的红或紫色痛性结节，较常见于亚急性感染性心内膜炎。⑤Janeway损害，是手掌和足底处直径1～4mm，无痛性出血红斑，主要见于急性感染性心内膜炎。

(三)并发症

1. 心脏

(1)心力衰竭：是最常见并发症，主要由瓣膜关闭不全所致，以主动脉瓣受损病人最多见。其次为二尖瓣受损的病人，三尖瓣受损的病人也可发生。各种原因的瓣膜穿孔或腱索断裂导致急性瓣膜关闭不全时，均可诱发急性左心衰竭。

(2)心肌脓肿：常见于急性感染性心内膜炎病人，可发生于心脏任何部位，以瓣膜周围特别在主动脉瓣环多见，可导致房室和室内传导阻滞。可偶见心肌脓肿穿破。

(3)急性心肌梗死：多见于主动脉瓣感染时，出现冠状动脉细菌性动脉瘤，引起冠状动脉栓塞，发生急性心肌梗死。

(4)化脓性心包炎：主要发生于急性感染性心内膜炎病人，但不多见。

(5)心肌炎。

2. 细菌性动脉瘤　多见于亚急性感染性心内膜炎病人，发生率为3%～5%。一般见于病程晚期，多无自觉症状。受累动脉多为近端主动脉及主动脉窦、脑、内脏和四肢，可扪及的搏动性肿块，发生周围血管时易诊断。如果发生在脑、肠系膜动脉或其他深部组织的动脉时，常到动脉瘤出血时才可确诊。

3. 迁移性脓肿　多见于急性感染性心内膜炎病人，亚急性感染性心内膜炎病人少见，多发生在肝、脾、骨髓和神经系统。

4. 神经系统　神经系统受累表现，约有1/3病人发生。

(1)脑栓塞：占其中1/2。最常受累的是大脑中动脉及其分支。

(2)脑细菌性动脉瘤：除非破裂出血，多无症状。

(3)脑出血：由脑栓塞或细菌性动脉瘤破裂所致。

(4)中毒性脑病：可有脑膜刺激征。

(5)化脓性脑膜炎：不常见，主要见于急性感染性心内膜炎病人，尤其是金黄色葡萄球菌性心内膜炎。

(6)脑脓肿。

5. 肾　大多数病人有肾损害：①肾动脉栓塞和肾梗死，多见于急性感染性心内膜炎病人。②局灶性或弥漫性肾小球肾炎，常见于亚急性感染性心内膜炎病人。③肾脓肿，但少见。

三、实验室检查

(一)常规项目

1. *尿常规*　显微镜下常有血尿和轻度蛋白尿。肉眼血尿提示肾梗死。红细胞管型和大量蛋白尿提示弥漫性肾小球性肾炎。

2. *血常规*　白细胞计数正常或轻度升高，分类计数轻度左移。可有“耳垂组织细胞”现象，即揉耳垂后穿刺的第一滴血液涂片时可见大单核细胞，是单核-吞噬细胞系统过度受刺激的表现。急性感染性心内膜炎常有血白细胞计数增高，并有核左移。红细胞沉降率升高。亚急性感染性心内膜炎病人常见正常色素型正常细胞性贫血。

(二)免疫学检查

80%的病人血清出现免疫复合物，25%的病人有高丙种球蛋白血症。亚急性感染性心内膜炎在病程6周以上的病人中有50%类风湿因子阳性。当并发弥漫性肾小球肾炎的病人，血清补体可降低。免疫学异常表现在感染治愈后可消失。

(三)血培养

血培养是诊断菌血症和感染性心内膜炎的最有价值重要方法。近期未接受过抗生素治疗的病人血培养阳性率可高达95%以上。血培养的阳性率降低，常由于2周内用过抗生素或采血、培养技术不当所致。

(四)X线检查

肺部多处小片状浸润阴影，提示脓毒性肺栓塞所致的肺炎。左心衰竭时可有肺淤血或肺水肿征。主动脉增宽可是主动脉细菌性动脉瘤所致。细菌性动脉瘤有时需经血管造影协助诊断。

CT扫描有助于脑梗死、脓肿和出血的诊断。

(五)心电图

心肌梗死心电图表现可见于急性感染性心内膜炎病人。主动脉瓣环或室间隔脓肿的病人可出现房室、室内传导阻滞的情况。

(六)超声心动图

超声心动图发现赘生物、瓣周并发症等支持心内膜炎的证据，对明确感染性心内膜炎诊断有重要价值。经食管超声(TTE)可以检出＜5mm的赘生物，敏感性高达95%以上。

四、治疗原则

(一)抗微生物药物治疗

抗微生物药物治疗是治疗本病最重要的措施。用药原则为：①早期应用。②充分用药，选用灭菌性抗微生物药物，大剂量和长疗程。③静脉用药为主，保持稳定、高的血药浓度。④病原微生物不明时，急性感染性心内膜炎应选用针对金黄色葡萄球菌、链球菌和革兰阴性杆菌均有效的广谱抗生素，亚急性感染性心内膜炎应用针对链球菌、肠球菌的抗生素。⑤培养出病原微生物时，应根据致病菌对药物的敏感程度选择抗微生物药物。

1. *经验治疗*　病原菌尚未培养出时，对急性感染性心内膜炎病人，采用萘夫西林、氨苄西林和庆大霉素，静脉注射或滴注。亚急性感染性心内膜炎病人，按常见的致病菌链球菌的用药方案，以青霉素为主或加庆大霉素静脉滴注。

2. *已知致病微生物时的治疗*

(1)青霉素敏感的细菌治疗：至少用药4周。对青霉素敏感的细菌如草绿色链球菌、牛链球菌、肺炎球菌等。①首选大剂量青霉素分次静脉滴注。②青霉素加庆大霉素静脉滴注或肌注。③青霉素过敏时可选择头孢曲松或万古霉素静脉滴注。

(2)青霉素耐药的链球菌治疗：①青霉素加庆大霉素，青霉素应用4周，庆大霉素应用2周。②万古霉素剂量同前，疗程4周。

(3)肠球菌心内膜炎治疗：①大剂量青霉素加庆大霉素静脉滴注。②氨苄西林加庆大霉素，用药4～6周，治疗过程中酌减或撤除庆大霉素，防其不良反应。③治疗效果不佳或不能耐受者可改用万古霉素，静脉滴注，疗程4～6周。

(4)对金黄色葡萄球菌和表皮葡萄球菌的治

疗:①萘夫西林或苯唑西林,静脉滴注,用药 4～6 周,治疗开始 3～5 d 加用庆大霉素,剂量同前。②青霉素过敏或无效病人,可用头孢唑林,静脉滴注,用药 4～6 周,治疗开始 3～5 d,加用庆大霉素。③如青霉素和头孢菌素无效时,可用万古霉素 4～6 周。

(5)耐药的金黄色葡萄球菌和表皮葡萄球菌治疗:应用万古霉素治疗 4 周。

(6)对其他细菌治疗:用青霉素、头孢菌素或万古霉素,加或不加氨基糖苷类,疗程 4～6 周。革兰阴性杆菌感染,可用氨苄西林、哌拉西林、头孢噻肟或头孢拉定,静脉滴注。加庆大霉素,静脉滴注。环丙沙星,静脉滴注也可有效。

(7)真菌感染治疗:用两性霉素 B,静脉滴注。首日 1mg,之后每日递增 3～5mg,总量 3～5g。在用药过程中,应注意两性霉素的不良反应。完成两性霉素疗程后,可口服氟胞嘧啶,用药需数月。

(二)外科治疗

有严重心脏并发症或抗生素治疗无效的病人,应考虑手术治疗。

五、护理措施

(一)一般护理

要保持室内环境清洁整齐,定时开窗通风,保持空气新鲜。注意防寒保暖,保持口腔、皮肤清洁,预防呼吸道、皮肤感染。

(二)饮食护理

给予高热量、高蛋白、高维生素、易消化的半流食或软食,注意补充蔬菜、水果,变换膳食花样和口味,促进食欲,补充高热引起的机体消耗。

(三)发热护理

观察体温和皮肤黏膜,每 4～6h 测量 1 次,并准确记录,以判断病情进展和治疗效果。观察病人皮肤情况,检查有无指、趾甲下线状出血、指和趾垫出现豌豆大的红或紫色痛性结节、手掌和足底无痛性出血红斑等周围体征。

高热病人应卧床休息,给予物理降温如温水擦浴、冰袋等,及时记录降温后体温变化。及时更换被汗浸湿的床单、被套,为避免病人因大汗频繁更换衣服而受凉,可在病人出汗多的时候,在衣服与皮肤之间衬以柔软的毛巾,便于及时更换,增加舒适感。

病人高热、大汗要及时补充水分,必要时注意补充电解质,记录出入量,保证水及电解质的平衡。注意口腔护理,防止感染,增加食欲。

(四)正确采集血标本

正确留取合格的血培养标本,对于本病的诊断、治疗十分重要,而采血方法、培养技术及应用抗生素的时间,都可影响血培养阳性率。告诉病人暂时停用抗生素和反复多次抽取血的必要性,以取得病人的理解和配合。留取血培养标本方法如下:

对于未开始治疗的亚急性感染性心内膜炎病人应在第 1 天每间隔 1h 采血 1 次,共 3 次。如次日未见细菌生长,重复采血 3 次后,开始抗生素治疗。

已用过抗生素病人,应停药 2～7d 后采血。急性感染心内膜炎病人应在入院后 3h 内,每隔 1h 1 次共取 3 个血标本后开始治疗。

每次取静脉血 10～20ml,做需氧和厌氧培养,至少应培养 3 周,并周期性做革兰染色涂片和次代培养。必要时培养基需补充特殊营养或采用特殊培养技术。

(五)病情观察

严密观察体温及生命体征的变化;观察心脏杂音的部位、强度、性质有无变化,如有新杂音出现、杂音性质的改变往往与赘生物导致瓣叶破损、穿孔或腱索断裂有关;注意观察脏器动脉栓塞有关症状,当病人发生可疑征象,尽早报告医师及时处理。

(六)用药护理

遵医嘱给予抗生素治疗,告诉病人病原菌隐藏在赘生物内和内皮下,需要坚持大剂量、全疗程、时间长的抗生素治疗才能杀灭,要严格按时间、剂量准确地用药,以确保维持有效的血药浓度。注意保护病人静脉血管,有计划地使用,以保证完成长时间的治疗。在用药过程中要注意观察用药效果和可能出现的不良反应,如有发生及时报告医师,调整抗生素应用方案。

(七)健康教育

1. 提高病人依从性　帮助病人及家属认识本病的病因、发病机制,坚持足够疗程的治疗意义。

2. 就诊注意事项　告诉病人在就诊时应向医师讲明本人有心内膜炎病史,在实施口腔内手术如拔牙、扁桃体摘除,上呼吸道手术或操作及生殖、泌尿、消化道侵入性检查或其他外科手术前,应预防性使用抗生素。

3. 预防感染　嘱咐病人平时要注意防寒、保暖,保持口腔及皮肤清洁,不要挤压痤疮、疖、痈等感染病灶,减少病原菌侵入机会。

4. 病情观察　帮助病人掌握病情自我观察方法,如自测体温,观察体温变化,观察有无栓塞表现等,定期门诊随诊,有病情变化及时就诊。

5. 家属支持　教育病人家属要在长时间疾病诊治过程中,注意给病人生活照顾,心理支持,鼓励协助病人积极治疗。

第九节　病毒性心肌炎

病毒性心肌炎是病毒感染,尤其是柯萨奇B组病毒,引起的心肌局限性或弥漫性炎症病变。大多数病人可以自愈。部分病人因病情迁延而遗留各种心律失常,如期前收缩、房室传导阻滞等,严重者则需安装永久人工心脏起搏器。极少数病人病情演变为扩张型心肌病,可导致心力衰竭甚至猝死。

病毒性心肌炎可以发生任何年龄段,以儿童、青少年多见。一般发病率以夏季最高,冬季最少。但在居住条件拥挤的地区和国家,病毒性心肌炎的发生季节性不明显。

一、病因及发病机制

各种病毒均可引起,以可引起肠道和呼吸道感染的病毒最常见,如柯萨奇病毒A、B及艾柯病毒、脊髓灰质炎病毒、流感斑疹病毒。尤其是柯萨奇病毒B。

当各种因素所致机体抵抗力降低时,病毒直接侵犯心肌,造成心肌细胞溶解,由于免疫反应主要是T细胞,以及细胞因子和一氧化氮等介导的心肌损伤和微血管的损害,均使心脏功能和结构受损。组织学特征为心肌细胞的溶解、间质水肿、炎性细胞浸润。

二、临床表现

(一)症状

病前1~3周病人常有发热、疲倦、呕吐、腹泻等呼吸道或肠道感染病史。轻者可无症状,多数病人可有疲乏、胸闷、心悸、心前区隐痛等心肌受累的表现。重症者可发生严重心律失常、心力衰竭、心源性休克,甚至猝死。

(二)体征

可有与体温不成比例的心动过速、各种心律失常。听诊可闻第一心音低钝,心尖区可闻及舒张期奔马律,有交替脉。也可有水肿、颈静脉怒张、可闻及肺部湿啰音、心脏扩大。

三、实验室检查

(一)实验室检查

血清心肌酸激酶增高、肌钙蛋白增高;白细胞增高、红细胞沉降率增快、C反应蛋白增高;病毒中和抗体效价测定恢复期较急性期增高4倍。

(二)心电图检查

常见心电图ST-T段改变和各种心律失常,特别是室性心律失常、房室传导阻滞。

四、治疗原则

(一)一般治疗

急性期卧床休息,注意补充蛋白质、维生素等营养食物。

(二)药物治疗

使用改善心肌营养与代谢的药物如大剂量维生素C、ATP、辅酶A、极化液、复方丹参等。

(三)对症治疗

主要是针对心力衰竭、心律失常等情况,进行治疗。如心力衰竭可使用利尿药、血管紧张素转换酶抑制药、血管扩张药等;频发早搏或快速心律失常可使用抗心律失常药物;高度房室传导阻滞、快速室性心律失常或是窦房结功能损害,并出现晕厥、低血压时可使用临时心脏起搏器。

五、护理措施

(一)一般护理

活动期或伴有严重心律失常、心力衰竭者要绝对卧床休息4周至3个月,限制探视,保证休息和睡眠。待症状消失、化验及体征恢复正常后,方可逐渐增加活动量,同时严密监测活动时心律、心率、血压变化,如果出现心悸、胸闷、呼吸困难、心律失常等,应立即停止活动,这个活动量作为最大活动量的限制指标。

(二)饮食护理

给予高蛋白质、富含维生素和易消化的饮食,尤其补充维生素C的食物如新鲜蔬菜、水果,以促进心肌代谢与修复。心力衰竭者限制钠盐摄入，避免刺激性食物，戒烟、酒。

(三)病情观察

1. 预防心律失常　注意有无心律失常的改变，必要时进行心电监护，注意心率、心律及心电图变化，作好急救物品的准备。

2. 预防心力衰竭　密切观察生命体征、意识、尿量、皮肤黏膜颜色，注意观察有无呼吸困难、咳嗽、咳痰、易疲劳、颈静脉怒张、水肿症状，注意检查有无肺部啰音、心脏有无奔马律的体征。一旦发生，立即报告医师，及时处理。

(四)健康教育

①注意休息，1 年内避免重体力劳动。②指导病人尽量避免呼吸道感染，剧烈运动、情绪激动、饱餐、妊娠、寒冷、用力排便等诱因。③要食用高蛋白质、富含维生素和易消化的饮食，多食新鲜蔬菜、水果等高维生素 C 的食物。④坚持药物治疗，定期随访。

第十节　心　肌　病

心肌疾病是除先天性心血管病、心脏瓣膜病、冠状动脉粥样硬化性心脏病、高血压心脏病、肺源性心脏病和甲状腺功能亢进性心脏病等以外的以心肌病变为主要表现，并伴有心肌功能障碍的一组心肌疾病。

心肌病分为四型即扩张型心肌病、肥厚型心肌病、限制型心肌病和致心律失常型右室心肌病。各类型心肌病病理生理特点为扩张型心肌病，左心室或双心室扩张，有收缩功能障碍；肥厚型心肌病，左心室或双心室肥厚，常伴有非对称性室间隔肥厚；限制型心肌病，收缩正常，心壁不厚，单或双心室舒张功能低下及扩张容积减小；致心律失常型右室心肌病，右心室进行性纤维脂肪变。

本节仅阐述扩张型心肌病和肥厚型心肌病两型。

一、扩张型心肌病

扩张型心肌病是一类常见的心肌病，其主要特征是单侧或双侧心腔扩大，心肌收缩功能减退，伴或不伴有充血性心力衰竭。本病常伴有心律失常，血栓栓塞和猝死，病死率较高，男性多于女性，也是导致心力衰竭的最常见的病因。

(一)病因及发病机制

病因目前尚不明确。扩张型心肌病常表现出家族性发病趋势，目前研究在扩张型心肌病的家系中已定位了 26 个染色体位点与本病相关，并从中找出 22 个致病基因。不同的基因产生突变和相同基因不同的突变都可引起扩张型心肌病，并伴有不同的临床症状。病毒感染、环境等因素也可能与其发病有关。

近年来研究认为扩张型心肌病的发病与持续病毒感染和自身免疫反应有关，尤其以柯萨奇病毒 B 感染最为密切。持续病毒感染对心肌组织的损伤，引发自身免疫反应，包括细胞免疫、自身抗体或细胞因子介导，致使心肌损伤，是导致或诱发扩张型心肌病重要原因和发病机制。另外围生期、酒精中毒、抗癌药物、心肌能量代谢紊乱和神经激素受体异常等因素也可引起本病。

心肌损害表现为非特异性心肌细胞肥大、变性，出现不同程度的纤维化。心腔扩张，室壁多变薄，纤维瘢痕形成，常伴有附壁血栓。

(二)临床表现

1. 症状　起病缓慢，常出现充血性心力衰竭的症状和体征时方就诊，如极度乏力、心悸、气急，甚至端坐呼吸、水肿、肝大等。部分患者可发生栓塞或猝死。部分病毒性心肌炎发展到扩张型心肌病，早期可无充血性心力衰竭表现而仅有左室增大表现。

2. 体征　心脏扩大为主要体征。常可听到第三或第四心音，心率快时呈奔马律，常合并各种类型的心律失常。

(三)实验室检查

1. X 线检查　心影明显增大、心胸比＞0.5，肺淤血。

2. 心电图　可见心房颤动、传导阻滞等各种心律失常。可有 ST-T 改变，低电压，R 波减低，少数可见病理性 Q 波，多由心肌广泛纤维化所致，须与心肌梗死相鉴别。

3. 超声心动图　本病早期即可有心腔轻度扩大，以左心室扩大显著，后期各心腔均扩大，室壁运动减弱，提示心肌收缩力下降。以致无病变的二尖瓣、三尖瓣，在收缩期不能退至瓣环水平，而彩色血流多普勒显示二尖瓣、三尖瓣反流。

4. 心脏放射性核素检查　可见舒张末期和收

缩末期左心室容积增大，左室射血分数降低；核素心肌显影表现为局灶性、散在性放射性减低。

5. 心导管检查　早期可正常，有心力衰竭时可见左、右心室舒张末压、左心房压和肺毛细血管楔压增高。心室造影可见心腔扩大，室壁运动减弱，射血分数低下。

6. 心内膜心肌活检　可见心肌细胞肥大、变性、间质纤维化等。活检标本可进行病毒学检查。

(四)治疗原则

尚无特殊的治疗方法。目前治疗原则是针对充血性心力衰竭和各种心律失常，预防栓塞和猝死，提高生活质量和生存率。

1. 病因治疗　对于原因不明的扩张型心肌病，要寻找病因，任何可引起心肌病的可能病因要逐一排除，并给予积极治疗。如控制感染，在病毒感染时密切注意心脏情况，积极抗病毒治疗；限烟戒酒、改变不良生活方式等。

2. 症状治疗

(1)充血性心力衰竭治疗：限制体力活动；低钠饮食；应用洋地黄和利尿药，但本病较易发生洋地黄中毒，故应慎用。常用血管扩张药物、血管紧张素转换酶抑制药等药物。在病情稳定，射血分数$<40\%$，可选用β受体阻滞药，注意从小剂量开始。必要时可安装双腔起搏器，改善严重心力衰竭症状，提高生活质量。

(2)预防栓塞：对于有血栓形成风险或是有房颤的病人，可给予阿司匹林75～100mg/d，口服。对于有附壁血栓形成或发生栓塞的病人，可进行抗凝治疗。

(3)改善心肌代谢：对于家族性扩张型心肌病，可应用能量代谢药物改善心肌代谢紊乱，常用辅酶Q_{10} 10mg/次，3/d。

(4)预防猝死：室性心律失常和猝死是扩张型心肌病的常见症状，预防猝死主要是控制室性心律失常的诱发因素，如纠正心力衰竭、维持电解质平衡、避免某些药物的不良反应、积极纠正心律失常等。必要时可置入心脏电复律除颤器，以防猝死发生。

3. 外科治疗　内科治疗无效的病例，可考虑进行心脏移植。

4. 治疗新思想

(1)免疫学治疗：根据抗心肌抗体介导致使心肌细胞损害的机制，可对早期扩张型心肌病病人进行免疫学治疗，如阻止抗体效应、免疫吸附抗体、免疫调节、抑制抗心肌抗体的产生，改善心功能，早期阻止扩张型心肌病进展。

(2)中医治疗：临床应用发现生脉饮、牛磺酸、黄芪等，有抗病毒作用，调节免疫改善心脏功能。

二、肥厚型心肌病

肥厚型心肌病是以心室非不对称性肥厚，并累及室间隔，使心室腔变小为特征，以左心室血液充盈受阻、舒张期顺应性下降为基本病态的心肌病。约有1/2病人有家族史，患病男性高于女性，青年发病率高，本病主要死亡原因是心源性猝死，亦为青年猝死的常见原因。

根据左心室流出道有无梗阻又可分为梗阻性肥厚型和非梗阻性肥厚型心肌病。梗阻性病例主动脉瓣下部室间隔肥厚明显，过去亦称为特发性肥厚型主动脉瓣下狭窄。

(一)病因及发病机制

本病常有明显家族史。近年研究发现，约有1/2病人是由心肌肌节收缩蛋白基因如心脏肌球蛋白重链及心脏肌钙蛋白T基因突变为主要的致病因素，本病是常染色体显性遗传疾病。还有人认为儿茶酚胺代谢异常、细胞内钙调节异常、高血压、强度运动等均可作为本病发病的促进因子。

肥厚型心肌病的主要改变为心肌显著肥厚、心腔缩小，以左心室为多见，常伴有二尖瓣瓣叶增厚。本病的组织学特征为心肌细胞肥大，形态特异，排列紊乱。

(二)临床表现

1. 症状　部分病人可无自觉症状，因猝死、心力衰竭或在体检中被发现。

绝大多数病人可有劳力性呼吸困难；部分病人可有胸痛、心悸、多种形态的心律失常；伴有流出道梗阻的病人由于左心室舒张期充盈不足，心排血量减低，可出现黑朦，在起立或运动时可出现眩晕，甚至神志丧失等。室性心律失常、室壁过厚、流出道阶差大，常是引起猝死的主要危险因素。

心房颤动可促进心力衰竭的发生，少数病人可并发感染性心内膜炎或栓塞等。

2. 体征　可有心脏轻度增大，能听到第四心音，流出道有梗阻的病人可在胸骨左缘第3～4肋间听到较粗糙的喷射性收缩期杂音；心尖部也常可听到收缩期杂音。

现在认为杂音产生除因室间隔不对称肥厚造成左心室流出道狭窄外，主要是由于收缩期血流经过狭窄处时的漏斗效应，把二尖瓣吸引移向室间隔使狭窄更严重，在收缩晚期甚至可完全阻挡流出道；同时二尖瓣本身出现关闭不全。胸骨左缘3～4肋间所闻及的流出道狭窄所致的收缩期杂音，与主动脉瓣膜器质性狭窄所产生的杂音不同。凡能影响心肌收缩力，改变左心室容量和射血速度的因素，都使杂音的响度有明显变化，如使用β受体阻滞药、下蹲位、举腿或体力运动，使心肌收缩力下降或使左心容量增加，均可使杂音减轻；相反如含服硝酸甘油或做Valsalva动作，会使左心室容量减少或增加心肌收缩力，均可使杂音增强。

（三）实验室检查

1. *X线检查*　心影增大多不明显，如有心力衰竭则有心影增大。

2. *心电图*　可因心肌肥厚的类型不同而有表现不同。最常见的表现为左心室肥大，ST-T改变，胸前导联常出现巨大倒置T波。在Ⅰ、aVL或Ⅱ、Ⅲ、aVF、V_5、V_4可出现深而不宽的病理性Q波，在V_1有时可见R波增高，R/S比增大。室内传导阻滞、期前收缩亦常见。

3. *超声心动图*　是主要诊断手段，无论对梗阻性与非梗阻性的诊断都有帮助。

可示室间隔的非对称性肥厚，舒张期室间隔的厚度与后壁之比≥1.3，间隔运动低下。有梗阻性的病人可见室间隔流出道向左心室内部分突出、二尖瓣前叶在收缩期前移、左心室顺应性降低所致舒张功能障碍等。运用彩色多普勒可了解杂音起源和计算梗阻前后的压力差。

4. *心导管检查*　心室舒张末期压上升。梗阻性肥厚型心肌病在左心室腔与流出道间有收缩压差，心室造影显示左心室变形。

5. *心内膜心肌活检*　心肌细胞畸形肥大，排列紊乱，有助于诊断。

（四）治疗原则

本病的治疗原则是弛缓肥厚的心肌，防止心动过速，维持正常窦性心律，减轻左心室流出道狭窄，抗室性心律失常。

1. *避免诱因*　要求病人在日常生活，避免激烈运动、持重、情绪激动、突然起立或屏气等诱因，减少猝死的发生。

避免使用增强心肌收缩力的药物如洋地黄等以及减轻心脏负荷的药物，以减少加重左室流出道梗阻。

2. *药物治疗*　建议应用β受体阻滞药、钙通道阻滞药治疗。

有的肥厚型心肌病病人，逐渐呈现扩张型心肌病的症状和体征，称其为肥厚型心肌病的扩张型心肌病像，治疗方式需用扩张型心肌病有心力衰竭时的治疗措施进行治疗。

3. *介入治疗*　重症梗阻性病人可做介入治疗，但不作为首选治疗方法，必要时可置入双腔起搏器或置入心脏电复律除颤器。乙醇消融也可缓解临床症状。

4. *手术治疗*　切除最肥厚的部分心肌，缓解机械性梗阻。在任何治疗无效情况下，可考虑心脏移植。

三、心肌病病人的护理措施

（一）疼痛护理

立即停止活动，卧床休息；给予吸氧，氧流量2～4 L/min；安慰病人，解除紧张情绪，遵医嘱使用钙通道阻滞药或β受体阻滞药，注意有无心动过缓等不良反应。禁用硝酸酯类药物。

避免诱因防止诱发心绞痛，避免劳累、提取重物、突然起立或屏气、情绪激动、饱餐、寒冷刺激等。戒烟酒。如出现疼痛或疼痛加重或伴有冷汗、恶心、呕吐时告诉医护人员，及时处理。

（二）心力衰竭护理

因扩张型心肌病病人对洋地黄耐受性差，为此应用洋地黄时应警惕发生中毒。严格控制输液量及滴速，防止诱发急性肺水肿。心力衰竭护理详见相关内容。

（三）心律失常护理

心律失常护理详见相关内容。

（四）晕厥护理

晕厥护理详见相关内容。

（五）健康教育

1. *休息原则*　症状明显病人应卧床休息，症状轻的病人可参加轻体力工作，但须避免劳累。肥厚型心肌病活动后常有晕厥、猝死的危险，因此要切忌跑步、各种球类比赛等激烈体能运动，避免提取重物、突然起立或屏气、情绪激动、饱餐、寒冷刺激等诱因。有晕厥病史病人要避免独自一人外出活动，以防发生意外。

2. *饮食要求*　给予高蛋白、高维生素、清淡饮食，增强机体抵抗力，有心力衰竭的病人要低盐饮食。要注意多食用蔬菜、水果，保持大便通畅，减轻排便负担。

3. 预防感染 保持室内空气新鲜,经常通风换气,阳光充足,防寒保暖。保持口腔、会阴部清洁干净,尽量避免去人多的场所,预防上呼吸道感染。

4. 随诊 坚持遵医嘱服药,帮助病人掌握观察药物疗效和不良反应的知识。定期随诊,症状加重或症状有变化时,要立即就诊,以防病情恶化。

第十一节 心包炎

国内临床资料统计表明,心包疾病占心脏疾病住院病人的1.5%~5.9%。心包炎按病因分类,分为感染性心包炎和非感染性心包炎。非感染性心包炎多由肿瘤、代谢性疾病、自身免疫性疾病、尿毒症等所致。按病情进展可分为急性心包炎(伴或不伴心包积液)、亚急性渗出性缩窄性心包炎、慢性心包积液、粘连性心包炎、慢性缩窄性心包炎等。临床上以急性心包炎和慢性缩窄性心包炎为最常见。

一、急性心包炎

急性心包炎是心包脏层与壁层间的急性炎症,可由细菌、病毒、自身免疫、物理、化学等因素引起。心包炎亦常是某种疾病的一部分表现或为某种疾病的并发症,为此常被原发病掩盖,但也可独立表现。根据急性心包炎病理变化,可以分为纤维蛋白性或渗出性两种。

(一)病因、病理、病理生理

1. 病因 急性心包炎的病因有:①原因不明者,称为急性非特异性。②病毒、细菌、真菌、寄生虫、立克次体等感染。③自身免疫反应:风湿热、结缔组织疾病如系统性红斑狼疮、类风湿关节炎、结节性多动脉炎、白塞病、艾滋病;心肌梗死后综合征、心包切开后综合征;某药物引发如普鲁卡因胺、青霉素等。④肿瘤性:原发性如间皮瘤、脂肪瘤、纤维肉瘤,继发性如乳腺癌、肺癌、白血病、淋巴瘤等。⑤内分泌、代谢性疾病:如尿毒症、痛风、甲状腺功能减低、淀粉样变。⑥物理因素:如放射性、外伤如心肺复苏后、穿透伤、钝伤、介入治疗操作相关等。⑦邻近器官疾病引发如急性心肌梗死、胸膜炎、主动脉夹层、肺梗死等。

常见病因为风湿热、结核、细菌感染,近年来病毒感染、肿瘤、尿毒症性和心肌梗死性心包炎发病率显著增多。

2. 病理 在急性期心包壁层、脏层上有纤维蛋白、白细胞和少量内皮细胞的渗出,无明显液体积聚,此时称为纤维蛋白性心包炎。以后如果液体增加,则为渗出性心包炎,液体多为黄而清的,偶可混浊不清、化脓性或呈血性,量可由100ml至3L,一般积液在数周至数月内吸收,可伴随发生壁层与脏层的粘连、增厚、缩窄。

液体也可较短时间内大量积聚引起心脏压塞。急性心包炎心外膜下心肌有炎性变化,如范围较广可称为心肌心包炎。炎症也可累及纵隔、横膈和胸膜。

3. 病理生理 心包腔正常时平均压力接近于零或低于大气压,吸气时呈轻度负压,呼气时近于正压。急性纤维蛋白性心包炎或积液少量不致引起心包内压力增高,故不影响血流动力学。如果液体迅速增多,心包无法伸展或来不及伸展以适应其容量的变化,造成心包内压力急剧上升,引起心脏受压,致使心室舒张期充盈受阻,周围静脉压亦升高,使心排血量降低,血压下降,导致急性心脏压塞临床表现发生。

(二)临床表现

1. 症状

(1)胸痛:心前区疼痛是纤维蛋白性心包炎主要症状,如急性非特异性心包炎、感染性心包炎。疼痛常位于心前区或胸骨后,可放射到颈部、左肩、左臂及左肩胛骨,也可达上腹部,疼痛性质呈压榨样或锐痛,也可闷痛,常与呼吸有关,常因咳嗽、深呼吸、变换体位或吞咽而加重。

(2)呼吸困难:呼吸困难是心包积液时最突出的症状。严重的呼吸困难病人可呈端坐呼吸,身躯前倾、呼吸浅速、面色苍白、发绀。

(3)全身症状:可有干咳、声音嘶哑及吞咽困难等症状,常因压迫气管、食管而产生。也可有发冷、发热、乏力、烦躁、心前区或上腹部闷胀等。大量渗液可影响静脉回流,出现体循环淤血表现如颈静脉怒张、肝大、腹水及下肢水肿等。

(4)心脏压塞:心包积液快速增加可引起急性心脏压塞,出现气促、心动过速、血压下降、大汗淋漓、四肢冰凉,严重者可意识恍惚,发生急性循环衰竭、休克等。

如积液积聚较慢,可出现亚急性或慢性心脏压塞,表现为颈静脉怒张、静脉压升高、奇脉。

2. 体征

(1)心包摩擦音：心包摩擦音是纤维蛋白性心包炎的典型体征，多位于心前区，以胸骨左缘第3、4肋间、坐位时身体前倾、深吸气最为明显，心包摩擦音可持续数小时或持续数天、数周，当积液增多将二层心包分开时，摩擦音即消失，如有部分心包粘连仍可闻及。心前区听到心包摩擦音就可做出心包炎的诊断。

(2)心包积液：心浊音界向两侧增大，皆为绝对浊音区；心尖搏动弱，且位于心浊音界的内侧或不能扪及；心音低钝、遥远；积液大量时可出现心包积液征(Ewart征)，即在左肩胛骨下叩诊浊音和闻及因左肺受压引起的支气管呼吸音。

(3)心脏压塞：除有体循环淤血体征外。按心脏压塞程度，脉搏可表现为正常、减弱或出现奇脉。奇脉是大量积液病人，触诊时桡动脉搏动呈吸气性显著减弱或消失，呼气时又复原的现象。也可通过血压测量来诊断，即吸气时动脉收缩压下降10mmHg或更多。急性心脏压塞可因动脉压极度降低，奇脉难察觉出来。

3. 并发症

(1)复发性心包炎：复发性心包炎是急性心包炎最难处理的并发症，在初次发病后数月至数年反复发病并伴严重的胸痛。发生率20%～30%，多见于急性非特异性心包炎、心脏损伤后综合征。

(2)缩窄性心包炎：缩窄性心包炎常见于结核性心包炎、化脓性心包炎、创伤性心包炎。

(三)实验室检查

1. 化验检查　由原发病决定，如感染性心包炎常有白细胞计数增加、血沉增快等。

2. X线检查　对渗出性心包炎有一定价值，可见心影向两侧增大，心脏搏动减弱或消失；尤其是肺部无明显充血而心影显著增大是心包积液的X线表现特征。但成人液体量少于250ml、儿童少于150ml时，X线难以检出。

3. 心电图　急性心包炎时来自心包下心肌的心电图异常表现为：①常有窦性心动过速。②ST段抬高，呈弓背向下，见于除aVR导联以外的所有导联，aVR导联中ST段压低。③一至数日后，ST段回到基线，T波低平或倒置，持续数周至数月后T波逐渐恢复正常。④心包积液时有QRS低电压。⑤包膜下心房肌受损时可有除aVR和V_1导联外P-R段压低。

4. 超声心动图　对诊断心包积液迅速可靠。M型或二维超声心动图中均可见液性暗区以确定诊断。心脏压塞的特征为：右心房及右心室舒张期塌陷；吸气时室间隔左移，右心室内径增大，左心室内径减小等。

5. 心包穿刺　抽取的积液做生物学、生化、细胞分类、查瘤细胞的检查等，确定病因；缓解心脏压塞症状；必要时在心包腔内给予抗菌或化疗药物等。

6. 心包镜及心包活检　有助于明确病因。

(四)治疗原则

1. 病因治疗　根据病因给予相应治疗，如结核性心包炎给予规范化抗结核治疗，化脓性心包炎应用敏感抗生素治疗等。

2. 非特异性心包炎的治疗

(1)应用非甾体类抗炎药物治疗：可应用数月的时间，缓慢减量直至停药。

(2)应用糖皮质激素药物治疗：如果应用非甾体类抗炎药物治疗无效，则可应用糖皮质激素治疗，常用泼尼松40～60mg/d，1～3周，症状严重者可静脉应用甲泼尼龙。须注意当激素减量时，症状常可反复。

3. 复发性心包炎的治疗　秋水仙碱0.5～1mg/d，至少1年，缓慢减量停药。但终止治疗后部分病人有复发倾向。对顽固性复发性心包炎伴严重胸痛病人，可考虑外科心包切除术治疗。

4. 心包积液、心脏压塞治疗　①结核性或化脓性心包炎要充分、彻底引流，提高治疗效果和减少心包缩窄发生率。②心包积液中、大量，将要发生心脏压塞的病人，行心包穿刺引流。③已发生心脏压塞病人，无论积液量多少都要紧急心包穿刺引流。④由于积液中有较多凝块、纤维条索状物，会影响引流效果或风险大的病人，可行心包开窗引流。

二、缩窄性心包炎

缩窄性心包炎是心脏被纤维化或钙化的心包致密厚实地包围，使心室舒张期充盈受限而引发一系列循环障碍的疾病。

(一)病因、病理、病理生理

1. 病因　缩窄性心包炎继发于急性心包炎，病因以结核性心包炎为最常见，其次为化脓或创伤性心包炎。少数病人与急性非特异性心包炎、心包肿瘤及放射性心包炎等有关，也有部分病人其病因不明。

2. 病理　急性心包炎随着渗液逐渐吸收，心包出现弥漫的或局部的纤维组织增生、增厚粘连、壁层与脏层融合钙化，使心脏及大血管根部受限。心包长期缩窄，心肌可萎缩。如心包显微病理示为透明样变性组织，提示为非特异性，如为结核性肉芽组织或干酪样病变，则提示为结核性。

3. *病理生理*　纤维化、钙化的心包使心室舒张期扩张受阻，心室舒张期充盈减少，使心搏量下降。为维持心排血量，心率增快。上、下腔静脉也因心包缩窄而回流受阻，出现静脉压升高，颈静脉怒张、肝大、腹水、下肢水肿，出现 Kussmaul 征。

Kussmaul 征：吸气时周围静脉回流增多而已缩窄的心包使心室失去适应性扩张的能力，致静脉压增高，吸气时颈静脉更明显扩张。

（二）临床表现

1. *症状*　常见症状为劳力性呼吸困难、疲乏、食欲缺乏、上腹胀满或疼痛。也可因肺静脉压高而导致症状如咳嗽、活动后气促。也可有心绞痛样胸痛。

2. *体征*　有颈静脉怒张、肝大、腹水、下肢水肿、心率增快，可见 Kussmaul 征。腹水常较皮下水肿出现得早、明显得多，这情况与心力衰竭中所见相反。

窦性心律，有时可有房颤。脉搏细弱无力，动脉收缩压降低，脉压变小。心尖搏动不明显，心音减低，少数病人在胸骨左缘第 3、4 肋间可闻及心包叩击音。

（三）实验室检查

1. *X 线检查*　心影偏小、正常或轻度增大；左右心缘变直，主动脉弓小而右上纵隔增宽（上腔静脉扩张），有时可见心包钙化。

2. *心电图*　窦性心律，常有心动过速，有时可有房颤。QRS 波群低电压、T 波低平或倒置。

3. *超声心动图*　对缩窄性心包炎的诊断价值远不如对心包积液诊断价值，可见心包增厚、僵硬、钙化，室壁活动减弱，舒张早期室间隔向左室侧移动等，但均非特异而恒定的征象。

4. *右心导管检查*　右心导管检查的特征性表现：是肺毛细血管压力、肺动脉舒张压力、右心室舒张末期压力、右心房压力均升高且都在相同或相近高水平，右心房压力曲线呈 M 或 W 波形，右心室收缩压轻度升高，舒张早期下陷及高原形曲线。

（四）治疗原则

1. *外科治疗*　应尽早施行心包剥离术。但通常在心包感染、结核被控制，即应手术并在术后继续用药 1 年。

2. *内科辅助治疗*　应用利尿药和限盐缓解机体液体潴留，水肿症状；对于房颤伴心室率快的病人，可首选地高辛，之后再应用 β 受体阻滞药和钙拮抗药。

三、心包炎护理措施

（一）体位与休息

对于呼吸困难病人要根据病情帮助病人采取半卧位或前倾坐位，依靠床桌，保持舒适体位。协助病人满足生活需要。对于有胸痛的病人，要卧床休息，保持情绪稳定，不要用力咳嗽、深呼吸或突然改变体位，以免使疼痛加重。

（二）呼吸观察与给氧

观察呼吸困难的程度，有无呼吸浅快、发绀，观察血气变化。根据缺氧程度调节氧流量，观察吸氧效果。

（三）预防感染

嘱病人加强营养，给予高热量、高蛋白、高维生素的易消化饮食，限制钠盐摄入，增强机体抵抗力。避免受凉，防止呼吸道感染，以免加重呼吸困难症状。

（四）输液护理

控制输液速度，防止加重心脏负担。

（五）用药护理

遵医嘱给予非甾体抗炎药，注意有无胃肠道反应、出血等副作用。遵医嘱给予糖皮质激素、抗生素、抗结核、抗肿瘤等药物治疗，其护理详见相关内容。

（六）心包穿刺术的护理

详见心包穿刺及引流术的护理措施部分。

（七）健康教育

1. *增强抵抗力*　告诉病人注意充分休息，加强营养，给予高热量、高蛋白、高维生素的易消化饮食，限制钠盐摄入。注意防寒保暖，预防呼吸道感染。

2. *坚持药物治疗*　指导病人必须坚持足够疗程的药物治疗，不能擅自停药，防止复发。注意药物不良反应，定期随访。

3. *积极治疗*　对缩窄性心包炎的病人，讲明行心包剥离术的重要性，解除心理障碍，尽早接受手术治疗。

第十二节　特殊诊疗技术与护理

一、先天性心脏病的介入治疗

外科手术是治疗先天性心脏病主要的治疗手段，由于近年来影像学和各种导管技术的发展，使得非手术的介入治疗在一定范围内取代了手术治疗，其并发症及死亡率明显低于手术治疗。主要是针对单一的缺损或狭窄型的病变，采用球囊扩张技术或封堵技术。

（一）经皮球囊肺动脉瓣成形术

经皮球囊肺动脉瓣成形术首例成功报道是在1982年，是较早应用的非手术介入性先天性心脏病的治疗措施，我国于20世纪80年代后期开始应用，目前已成为单纯肺动脉瓣狭窄的首选治疗方法。

1. 适应证

(1)以单纯肺动脉瓣狭窄伴有狭窄后扩张病人效果最佳。

(2)狭窄的程度跨瓣压差≥40mmHg为介入指征。

(3)肺动脉瓣狭窄经手术治疗后出现再狭窄病人亦可进行。

(4)为复杂性先天性心脏病的手术前缓解治疗、不能手术病人的姑息治疗。

2. 禁忌证

(1)肺动脉瓣下狭窄即右室流出道漏斗部狭窄病人。

(2)肺动脉瓣上型狭窄瓣膜发育不良，无肺动脉狭窄后扩张病人。

3. 并发症　并发症出现多与术者的操作技术水平有关。主要并发症是穿刺部位血管并发症、术中心律失常、三尖瓣受损和继发性肺动脉瓣关闭不全。

（二）经皮球囊主动脉瓣成形术

经皮球囊主动脉瓣成形术应用始于1983年，主要用于儿童与青少年主动脉瓣狭窄治疗。目前亦应用于初生婴儿的主动脉瓣狭窄，但操作上难度增大，并发症较多，远期疗效不理想。

1. 适应证

(1)先天性主动脉瓣膜型狭窄有症状病人。

(2)跨主动脉压力差≥50mmHg为介入指征。

(3)新生儿或婴幼儿严重瓣膜型狭窄，伴充血性心力衰竭患儿，可为缓解治疗，推迟外科手术时间。

(4)外科瓣膜切开术后再狭窄。

2. 禁忌证

(1)先天性主动脉瓣狭窄伴有主动脉及瓣膜发育不良病人。

(2)合并中、重度主动脉瓣反流病人。

3. 并发症

(1)术中可引起血流动力学障碍、心律失常，特别在婴幼儿死亡率高。

(2)股动脉损伤。

(3)主动脉瓣关闭不全或残余狭窄，发生率高达45%。

（三）未闭动脉导管封堵术

经股动脉置入泡沫海绵塞封堵未闭动脉导管首次成功报道于1969年，开创了非手术治疗的先河，目前非开胸手术介入治疗已成为先天性动脉导管未闭治疗常规，现封堵器械有海绵栓、双伞面封堵、弹簧圈封堵，其中弹簧圈封堵法简便易行，并发症少，最具有应用前景。

1. 适应证　绝大多数的先天性动脉导管未闭均可经介入封堵。

2. 禁忌证　已形成右向左分流病人不宜行此治疗。

3. 并发症

(1)封堵装置的脱落、异位栓塞。

(2)封堵后残留细小通道形成高速血流，破坏大量红细胞以致机械性溶血。

(3)穿刺血管并发症。

(4)心律失常。

并发症的发生与所用封堵器械不同有关，如用海绵塞法，有海绵栓易脱落的危险。双伞面封堵系统操作简便，不易脱落，但可有溶血并发症，严重者则需手术取出封堵伞并结扎处理。

（四）房间隔缺损封闭术

房间隔缺损是常见的先天性心脏病，以往治疗以外科手术修补最为安全、有效，但手术仍有一定的并发症和手术遗留的瘢痕等问题。1976年有学者报道应用双伞堵塞器封闭房间隔缺损成功，但仍存在封闭不全，操作困难等问题。直到20世纪90年代以后，“纽扣”式补片装置出现，简化了操作，手术更为安全有效。

1. 适应证

(1)符合以下条件的房间隔缺损病人,可经导管行介入封闭术:①房间隔缺损最大伸展<30mm。②缺损上下房间隔边缘≥4mm。③房间隔的整体直径应大于拟使用的补片直径。

(2)外科修补术后残留缺损。

2. 禁忌证

(1)有右向左分流病人。

(2)多发性房间隔缺损。

(3)合并其他先天性心血管畸形。

3. 并发症

(1)残余分流。

(2)异位栓塞,是严重并发症,多由于补片部分或全部脱落进入肺循环或体循环。

(3)血管并发症。

(4)感染。

(5)机械性溶血,但少见。

(五)室间隔缺损封闭术

室间隔缺损封闭处理原则与房间隔缺损相似,因在心室水平操作难度大,目前累积病例较少。

1. 适应证

(1)肌部或部分膜部室间隔缺损。

(2)缺损口直径<10mm。

(3)缺损口中点距主动脉瓣的距离大于缺损直径2倍以上。

2. 禁忌证

(1)不符合手术指征的单纯室间隔缺损为相对禁忌证。

(2)绝对禁忌证已存在右向左分流的病人。

3. 并发症　与房间隔缺损介入封闭术相同。

(六)先天性心脏病的其他介入治疗术

对于不能或暂时不宜手术的先天性心脏病病人,为争取以后手术时机或姑息治疗,以减轻症状,可应用某些介入手段作为缓症处理。

1. 经皮球囊动脉扩张及支架植入术可应用于　①先天性主动脉缩窄。②肺动脉瓣远端单纯肺动脉主干或分支狭窄。③法洛四联症,外科手术无法纠治的肺动脉分支狭窄。

2. 人工房间隔造口术可应用于　①新生儿或婴儿室间隔完整的严重青紫性心脏病。②二尖瓣严重狭窄、闭锁。③完全性肺静脉异位引流。

3. 异常血管弹簧圈堵闭术可应用于　①肺动静脉瘘。②冠状动静脉瘘。③先天性心脏病姑息手术后出现的血管间异常通道。

(七)先天性心脏病的介入治疗护理措施

1. 术前护理

(1)心理护理:向病人及家属介绍心导管介入治疗的意义、方法,手术的必要性和安全性,以解除病人及家属思想顾虑和紧张情绪。必要时手术前一天晚上可口服镇静药,保证睡眠。

(2)术前检查:帮助病人完成必要的检查,如出凝血时间、肝肾功能、超声心动图、胸片等。

(3)皮肤准备:会阴部及两侧腹股沟备皮。

(4)动脉检查:检查两侧足背动脉搏动情况并标记,便于术中、术后对照观察。

(5)物品准备:手术器械、药品及抢救物品和药品准备。

(6)过敏试验:青霉素和碘过敏试验。

(7)镇静:术前半小时给予苯巴比妥0.1g,肌内注射。

2. 术后护理

(1)制动:对于采用静脉穿刺的病人,术侧肢体制动4～6h。对于采用动脉穿刺的病人,在穿刺针进入动脉处进行压迫,以左手示、中指压迫止血15～20min,确认无出血后,以弹力绷带加压包扎,用1kg沙袋压迫6h,术侧肢体制动12h。卧床期间做好病人生活护理。

(2)观察生命体征:持续监测生命体征,观察血压、心律、心率变化,注意有无心律失常发生,观察穿刺部位有无出血、血肿情况发生,一旦发生及时报告医师,协助处理。

(3)动脉搏动:观察足背动脉搏动情况,检查是否有减弱或消失,观察肢体皮肤颜色、温度、感觉与运动功能变化等,有异常情况要及时报告医师,协助完成进一步检查、处理。

(4)预防感染:常规应用抗生素预防感染,一般使用青霉素320万U,2/d,静脉滴注,连续3d。

二、冠状动脉粥样硬化性心脏病的介入诊断和治疗

(一)冠状动脉造影

心导管经股动脉、肱动脉或桡动脉送到主动脉根部,分别进入左、右冠状动脉口,推注少量造影剂,选择性冠状动脉造影,使左、右冠状动脉及其主要分支得到显影,并可进行电影摄影、快速连续摄片、磁带录像或光盘记录,可以发现狭窄性病变的部位并估计其狭窄程度。一般认为,管腔狭窄

70%～75%以上会严重影响供血，狭窄50%～70%病人，也有一定意义。

评定冠脉狭窄的程度，用TIMI试验的分级指标：①0级：无血流灌注，闭塞血管远端无血流。②Ⅰ级：造影剂部分通过，冠状动脉狭窄远端不能充盈完全。③Ⅱ级：冠状动脉狭窄远端显影慢，可完全充盈，造影剂消除也慢。④Ⅲ级：冠状动脉远端造影剂完全、迅速充盈和消除，如同正常血流。

1. 适应证

(1)药物治疗中仍有心绞痛且症状较重病人。

(2)胸痛疑心绞痛而不能确诊病人。

(3)中、老年病人心脏增大、心力衰竭、心律失常、疑有冠心病未能确诊者。

(4)无症状但运动试验阳性的病人。

(5)原发性心脏骤停复苏病人。

(6)已确诊的冠心病，明确病变部位、程度及左心室功能情况。

2. 禁忌证　目前没有绝对禁忌证，但有相对禁忌证：

(1)没有控制的严重室性心律失常。

(2)没有控制的充血性心力衰竭或急性左心衰竭。

(3)严重的电解质紊乱、洋地黄中毒。

(4)没有控制的高血压。

(5)急性脑卒中。

(6)严重肾功能不全。

(7)严重碘造影剂过敏。

(8)急性心肌炎。

(9)主动脉瓣心内膜炎。

(10)感染性疾病及未能控制的全身性疾病。

(11)活动性出血或严重出血倾向。

(12)48h内仍口服抗凝药者。

(13)由于精神病、其他疾病致使病人不能配合。

3. 并发症

(1)死亡。

(2)急性心肌梗死

(3)栓塞。

(4)动脉夹层。

(5)严重心律失常。

(6)急性肺动脉栓塞。

(7)穿刺局部并发症：出血；血肿；假性动脉瘤；动-静脉瘘。

(8)造影剂的反应。

4. 术前、术后处理

(1)术前处理：掌握病人的临床资料，阅读心脏X线片，观察升主动脉根部的宽度；检查股动脉和足背动脉搏动情况；向病人做好解释工作。

做好术前检查如血尿常规检查、肝肾功能、出凝血时间和国际标准化比值(INR)、血糖、血电解质；备皮；做碘过敏试验；术前8h禁食；术前建立静脉通路；术前肌内注射地西泮10mg或苯海拉明20mg。

(2)术后处理：经股动脉途径进行造影的病人，术后要用沙袋压迫6h，卧床24h；要观察穿刺局部有无出血、血肿，注意监测心率、血压、心电图变化；定时观察足背动脉搏动情况；要求病人多饮水同时观察尿量，尽快排出造影剂；酌情给予抗生素。

经桡动脉途径进行造影的病人，术后逐渐减压，观察穿刺局部有无出血、血肿、上肢肿胀情况。

(二)冠心病的介入治疗

冠心病的介入治疗属血管再通术的范畴，创伤性小。临床最早应用的是经皮冠状动脉腔内成形术，其后又发展了经冠状动脉内旋切术、旋磨术和激光成形术等，1987年又开发了冠状动脉内支架置入术。这些技术统称为经皮冠状动脉介入治疗(percutaneous coronary interventioh，PCI)。目前经皮冠状动脉腔内成形术和支架置入术是治疗冠心病的重要手段。

1. 适应证

(1)稳定型心绞痛经药物治疗后仍有症状，狭窄的血管供应中到大面积处于危险中的存活心肌病人。

(2)有心绞痛症状或无症状但有心肌缺血的客观证据，狭窄病变显著，病变血管供应中到大面积存活心肌的病人。

(3)介入治疗后管腔再狭窄心绞痛复发病人。

(4)急性心肌梗死时的PCI治疗参考相关内容。

(5)主动脉-冠状动脉旁路移植术后复发心绞痛的病人。

(6)不稳定型心绞痛治疗后，病情仍未能稳定，心绞痛发作时心电图ST段压低＞1mm、持续时间＞20min，或血肌钙蛋白升高的病人。

2. 禁忌证

(1)心肌缺血缺乏客观证据者。

(2)心肌缺血合并高并发症率、高死亡率的危险因素者。

(3)适宜行冠脉搭桥术的左主干病变者。

(4)病变狭窄程度<50%的病变者。

(5)仅有小面积缺血心肌者。

(6)根据病变形态预测成功率较低者。

(7)ST 段抬高急性心肌梗死发病 12h 以上的病人,血流动力学、心电稳定而且无症状者。

3. 并发症

(1)冠状动脉痉挛。

(2)冠状动脉夹层。

(3)冠状动脉急性闭塞。

(4)冠状动脉慢血流或无再流。

(5)冠状动脉穿孔。

(6)全身系统并发症如造影剂肾病、栓塞、空气栓塞、脑出血、血小板减少症、中性粒细胞减少症等。

(7)穿刺部位出血、假性动脉瘤、动静脉瘘、血栓性闭塞、动脉穿孔或夹层。血管穿刺所致的出血可有局部血肿、腹膜后出血。

(三)经皮冠状动脉腔内成形术

经皮穿刺周围动脉将带球囊的导管送入冠状动脉到达狭窄部位,扩张球囊使狭窄管腔扩大,使血流畅通,是最常用的 PCI。

1. 作用机制　球囊扩张主要通过:①斑块被压回管壁;②斑块局部表面破裂;③偏心性斑块处的无病变血管壁伸展;三种机制使管腔扩大,内皮细胞会被剥脱,1 周左右内皮细胞会再生,中膜平滑肌细胞增生并向内膜游移,使撕裂的斑块表面内膜得到修复。

2. 术前、术后处理

(1)术前处理:术前 5d 停用口服抗凝药;做碘过敏试验;做交叉配血试验、备血;做血小板计数、出凝血时间、凝血酶原时间、肝肾功能、电解质等检查;禁食 8h。术前晚饭后口服肠溶阿司匹林 300mg 和氯吡格雷 75mg。

(2)术后处理:停用肝素 4～6h 后测 ACT<150s,即可拔除动脉鞘管,局部压迫止血 15～20min,无出血可用弹力绷带包扎,沙袋压迫 4h。经桡动脉途径病人术后立即拔除动脉销管,局部加压包扎。严密监测 24h 心电图、血压等。继续口服阿司匹林 300mg/d,3 个月后改为 100mg/d,继续服用地尔硫䓬 30～60mg,3/d 或单硝酸异山梨酯 20～40mg,2/d。

(四)冠状动脉内支架置入术

冠状动脉内支架置入术是用不锈钢或合金材料绕制或刻制成管状,管壁带有间隙、网状的支架,并将其置入冠状动脉内已经或未经经皮冠状动脉腔内成形术扩张的狭窄节段支撑血管壁,维持血流畅通,弥补经皮冠状动脉腔内成形术的不足,特别是减少术后再狭窄发生率的 PCI。

目前支架分为裸支架和药物洗脱支架。药物洗脱支架是以支架作为载体,携带药物到达血管损害局部,并在一定时间内持续作用于支架置入部位,抑制血管壁的炎性反应和内膜过度增生,降低术后再狭窄。

1. 作用机制　支架置入后内膜在 1～8 周被新生的内皮细胞覆盖,支架逐渐被包埋在增厚的动脉内膜之中,支架管壁下的中膜变薄和纤维化。支架置入满意的结果是所有支架的网状管壁完全紧贴血管壁,支架管腔均匀扩张,血流畅通。

2. 术前、术后处理　术前、术后处理与经皮冠状动脉腔内成形术相同,应用置入药物洗脱支架病人,需术前 6h 内服用氯吡格雷负荷量 300～600mg。术后用药宜加服氯吡格雷,首剂 300mg,而后 75mg/d,连用 6～9 个月,置入药物洗脱支架的病人要服用氯吡格雷 1 年。有文献报道,置入金属裸支架的病人口服氯吡格雷 1 年,心脏事件发生率降低。

(五)冠状动脉介入治疗护理措施

1. 术前护理

(1)心理护理:向病人及家属介绍心导管介入治疗的意义、方法,手术的必要性和安全性,以解除病人及家属思想顾虑和紧张情绪。必要时手术前一天晚上可口服镇静药,保证睡眠。术前禁食、禁水 8h,但不禁药。

(2)术前检查:帮助病人完成必要的检查,如出凝血时间、肝肾功能、超声心动图、胸片等。

(3)皮肤准备:会阴部及两侧腹股沟备皮。

(4)动脉检查:检查两侧足背动脉搏动情况并标记,便于术中、术后对照观察。

(5)物品准备:手术器械、药品及抢救物品和药品准备。

(6)过敏试验:青霉素和碘过敏试验。

(7)术前训练:术前需训练病人床上排泄动作。

(8)术前用药:做 PTCA 和支架置入术前 3～5d,遵医嘱给予口服抗血小板聚集药物,或紧急手术当日服用,停用抗凝药如低分子肝素。

2. 术后护理

(1)制动与活动:一般术后 4h 拔除鞘管,若病情不稳定鞘管可保留到次日，以便紧急情况再造影用。拔除鞘管后，在穿刺针进入动脉处进行压迫，以左手示、中指压迫止血15～20min，确认无出血后，以弹力绷带加压包扎，用1kg沙袋压迫6h，术侧肢体制动24h。

卧床期间做好病人生活护理，将呼叫器及常用物品放在病人容易拿取处，保证病人日常生活需要。

术侧肢体制动24h后，嘱病人逐渐增加活动量，动作缓慢，不要突然用力，1周之内避免抬重物，防止伤口再次出血。1周后可恢复正常日常生活和轻体力工作。

(2)心电监护：持续心电监测24h，观察生命体征变化，观察血压、心律、心率变化，注意有无心律失常、心肌缺血、心肌梗死等情况发生，一旦发生及时报告医师，协助处理。术后即刻做十二导联心电图，与术前对比，有症状出现需再重复。

(3)动脉搏动：观察足背动脉搏动情况，检查是否有减弱或消失，观察肢体皮肤颜色、温度、感觉与运动功能变化，如疼痛、跛行等。观察穿刺部位有无出血、血肿情况发生，有异常情况要及时报告医师，协助完成进一步检查、处理。

(4)预防感染：常规应用抗生素预防感染，一般使用青霉素320万U，2/d，静脉滴注，连续3～5d。

(5)术后饮食：给予清淡、易消化饮食，避免食用易产气食物，避免过饱。鼓励病人多饮水，以便加速造影剂的排泄。

(6)症状观察与护理

①心肌梗死：由于冠状动脉病变处有可能形成血栓导致冠状动脉急性闭塞，发生心肌梗死。因此术后要观察病人有无胸闷、胸痛症状，观察心电图有无心肌缺血的表现。

②腰痛、腹胀：多由术后平卧制动引起，首先安慰病人，讲明此症状的缘由，争取病人合作。另外，帮助病人适当活动另一侧肢体，适当按摩腰、背部，以减轻症状。为减轻腹胀，嘱病人避免过饱，避免食用易产气食物。

③尿潴留：尿潴留出现多因排便习惯改变所致。预防此症状的护理方法是：术前训练床上排尿。做好心理护理，使病人放松，解除思想顾虑。诱导排尿，如听流水声、冲洗会阴部、热敷或按摩膀胱等，必要时行导尿。

④低血压：此症状常易发生在拔鞘管后压迫止血时，引发迷走神经反射所致。常表现为血压下降、心率减慢、恶心、呕吐、出冷汗、面色苍白，甚至心跳停止。一旦发生立即报告医师，给予阿托品1mg静脉注射。也有少数病人由于硝酸甘油滴速过快所致。要严密观察病人血压变化和伴随症状，静点硝酸甘油时要严格掌握滴速并监测血压变化。

(7)用药护理

①造影剂反应：术前做好碘过敏试验。有少数病人应用造影剂后可出现皮疹、寒战等症状，甚至严重过敏反应或肾功能损害。一旦发生即刻报告医师，协助给予地塞米松治疗。

②抗凝治疗：肝素的常用剂量为500～1 000U/h。使用是在拔除鞘管后1h，无出血，开始使用肝素12～24h，或术后4～6h，开始使用肝素到第2天，再经过3h后拔除鞘管。

应用肝素要保证剂量准确，配药要精确，使用微量泵控制药速度，严密注意注射泵的运转情况和速度，及时排除故障。

用药过程中，要观察病人有无出血倾向，如伤口渗血、牙龈及鼻出血、尿血、便血、呕血等情况。

③抗血小板聚集：遵医嘱给病人口服抑制血小板聚集药物，如肠溶阿司匹林、氯吡格雷或噻氯吡啶等，以防止血栓形成和栓塞。定期监测血小板、出凝血时间变化及血象变化，尤其应用噻氯吡啶时，要防止白细胞减少、粒细胞缺乏。

三、心律失常的介入治疗与护理

(一)心脏电复律、电除颤

心脏电复律目前已广泛应用，除颤仪器设备也越来越自动化。除了直流电同步和非同步体外电复律外，还开展了经静脉导管电极心脏内低能量电复律和置入埋藏式心脏复律除颤器等技术，成功挽救了成千上万的濒死病人。

当前电复律与电除颤的种类发展较迅速，自20世纪60年代早期应用交流电进行电除颤之后，因其副作用严重，很快被直流电除颤取代。直流电容器充电后，在非常短的时间内释放很高的电能，可设置与R波同步放电，反复电击对心肌损伤较轻，适于进行电复律。

电复律和电除颤体外或体内均可进行，体内电复律常用于心脏手术或急症开胸抢救的病人。电能常为20～30J，一般不超过70J。非手术情况下，大多采用体外经胸壁除颤电复律，方式有两种即同步电复律与非同步电除颤。①同步电复律主要用于不包括室颤在内的快速型心律失常。直流电同步电复律是除颤器设有同步装置，放电时电流正好与R波同步，电流刺激落在心室肌的绝对不应期，避免心室损伤及因放电导致室速或室颤。②直流电非同步电除颤主要用于室颤。室颤情况下已无心动周期，无QRS波，更无从避开心室易损期，应即刻放电。对于快速的室性心动过速、预激综合征合并快速房颤可用低电能非同步电除颤，因其均是宽大的QRS和T波，除颤仪在同步工作方式下无法识别QRS波，而不放电，则需用低电能非同步电除颤，以免延误病情。

近年来，国内外学者尝试经食管低能量同步直流电复律房颤取得初步成功。这种直流电同步电复律技术所需电能较小(20～60J)，不需要麻醉，可避免皮肤烧伤，但还需对食管电极导管的设计和安置进行改进，它将成为一种有前途的处理快速心律失常的新方法。

经静脉电极导管心脏内电复律是在X线透视下将四极电极导管通过肘前或颈静脉插入右心，该导管可兼作起搏、程序刺激和电复律之用。所需电能通常较小，一般为2～6J，不必全麻，初始电击从低能量开始，然后逐渐增加电能。主要适用于心内电生理检查中发生的房颤。亦有报道用于室速、室颤，但经验尚不成熟。

植入式心脏复律除颤器(ICD)　目前已取代了早期开胸置放心外膜除颤电极，ICD体积小，埋藏于胸大肌和胸小肌之间，甚至可埋藏于皮下囊袋中，具有起搏、低能电转复以及高能电除颤三种功能。

1. 作用机制　电复律是将一定强度的电流通过心脏，使全部或大部分心肌在瞬间除极，而后心脏自律性最高的起搏点重新主导心脏节律，一般是窦房结。室颤时已无心动周期可在任何时间放电。电复律不同于电除颤，放电时需要和心电图R波同步，以避开心室的易损期，心室易损期位于T波顶峰前20～30ms(相当于心室的相对不应期)，如果电复律时在心室的易损期放电可能导致心室颤动。

2. 适应证　各种严重甚至危及生命的恶性心律失常，以及各种持续时间较长的快速型心律失常。对于任何快速型的心律失常，如导致血流动力学障碍或心绞痛发作加重，而且对药物不能起反应者，均应考虑电复律或电除颤。

(1)恶性室性心律失常

①室性心动过速：病人发生室性心动过速后，经药物治疗后不能纠正或血流动力学受到严重影响，如室性心动过速伴意识障碍、低血压、急性肺水肿者，应立即采用同步电复律。

②室颤：在室颤发生3min内有效电除颤，间隔时间越短，除颤成功率越高。对于顽固性室颤病人，必要时静脉推注利多卡因、普鲁卡因胺或溴苄铵等药物，若心室颤动波较纤细，可静脉推注肾上腺素，颤动波变大，易于转复。

(2)房颤：可考虑电转复条件有：①房颤病史<1年者，既往窦性心率不低于60/min。②房颤后心力衰竭或心绞痛不易控制者。③房颤并心室率较快，且药物控制不佳者。④原发病已得到控制，房颤仍存在者。⑤风心病瓣膜置换或修复后3～6个月以上，先心病修补术后2～3个月以上仍有房颤者。

(3)房扑：房扑是同步电复律的最佳适应证，成功率几乎达100%，且所需电能较小。

(4)室上性心动过速：绝大多数室上性心动过速不需要首选电复律，但当药物不能纠正，而且因发作持续时间长使血流动力学受到影响，出现低血压等，应立即电复律。

3. 禁忌证

(1)病情危急且不稳定、严重电解质紊乱和酸碱不平衡。

(2)房颤发生前心室率缓慢，疑诊病窦综合征或心室率可用药物控制，尤其是老年病人。

(3)洋地黄中毒引起的房颤。

(4)不能耐受预防复发的药物，如胺碘酮、普罗帕酮等。

4. 体外电复律的操作方法

(1)病人准备

①解释工作：对室颤或伴严重血流动力学障碍的快速室性心动过速病人，需紧急进行心肺复苏，无须向家属详细交代，应立即电除颤。对于其他快速型心律失常病人应向病人及家属解释电复律过程中可能出现的并发症，电复律对病人的利弊关系，取得其合作。

②术前检查：择期电转复心律者应进行全面的体格检查及有关实验室检查，如电解质、肝、肾功能。进行抗凝治疗病人还应测定凝血酶原时间和活动度。

③禁食：复律前应禁食6h。如服用洋地黄类药物，应在复律前停服24～48h。

(2)设施准备：施行电复律的病房应较宽敞。备有除颤器、氧气、吸引器、抢救车、血压和心电监护设备等各种复苏设施。

(3)麻醉：除病人已处于麻醉状态或室颤时意识已经丧失无需麻醉外，均需快速、安全、有效的麻醉，这对于可能需要反复电击者尤为重要。目前最常使用的是静脉注射地西泮。

(4)操作技术要点

①病人安置：病人仰卧于绝缘床上，连接除颤器和心电图监测仪，选择一个R波高耸的导联进行示波观察。

②安放电极板：病人一旦进入理想的麻醉状态后，则充分暴露其前胸，并用导电糊涂抹或用盐水浸湿纱布包裹电极板，导电糊涂抹时不应太多或太少，能和皮肤达到紧密接触，没有空隙即可，将两个涂有导电糊或裹有湿盐水纱布的电极板分别置于右侧胸骨缘第2、3肋间，另一个电极板置于心尖部。两个电极板之间距离不要小于10cm，电极板放置一定要贴紧皮肤，并有一定压力。

③电复律与电除颤的能量选择：电能高低的选择主要根据心律失常的类型和病情(表12-4)。

表12-4　经胸壁体外电复律常用能量选择

各类心律失常	常用能量
心房颤动	100～150J
心房扑动	50～100J
室上性心动过速	100～150J
室性心动过速	100～200J
心室颤动	200～360J

④放电要求：准备放电时，操作人员及其他人员不应再接触病人、病床及同病人相连接的仪器，以免发生触电。

⑤术后要求：电复律后应进行持续24h心电监测，严密观察病人的心率、心律、血压、呼吸和神志。

5. *并发症*　诱发各种心律失常，出现急性肺水肿，低血压，体循环栓塞和肺动脉栓塞，血清心肌酶增高，皮肤烧伤等。

6. *护理措施*

(1)心理护理：对于快速型心律失常病人应向病人及家属解释电复律意义、方法，手术的必要性、安全性和可能出现的并发症，对病人的利弊关系，以解除病人及家属思想顾虑和紧张情绪，取得其合作。必要时术前1d晚上可口服镇静药，保证睡眠。

(2)操作配合

①准备用物：除颤器、氧气、吸引器、心电血压监护仪、抢救车等。

②病人准备：协助完成各种实验室检查，注意有无缺氧、水电解质或酸碱不平衡的因素，必要时遵医嘱静注利多卡因、溴苄铵等药物，提高转复成功率和减少转复后复发。术前应禁食6h，停服洋地黄类药物24～48h。

③操作护理：协助病人仰卧于绝缘床上。连接心电监护仪。建立静脉通路，遵医嘱静脉注射地西泮0.3～0.5mg/kg。放置电极板，电极板须用盐水纱布包裹或均匀涂上导电糊，并紧贴病人皮肤。电复律前要核查仪器上的“同步”功能是否处于开启状态。放电过程中医护人员注意身体的任何部位，不要直接接触铁床、病人及与其连接的仪器，以防电击意外。

(3)电复律后护理

①生命体征观察：要严密观察心律、心率、呼吸、血压，每半小时测量并记录1次直至平稳，并注意面色、神志、肢体活动情况。同时观察病人电解质、酸碱平衡情况和血氧情况，如有异常，及时报告医师处理，防止复发。

②皮肤护理：电击局部皮肤如有烧伤，应给予处理。

③用药护理：遵医嘱给予抗心律失常药物维持窦性心律，观察药物不良反应。

(二)心脏起搏治疗

心脏起搏技术是心律失常介入性治疗的重要方法之一，亦可用于临床心脏电生理研究和射频消融治疗。心脏起搏器是一种医用电子仪器，通过发放一定形式的电脉冲，刺激心脏，使其激动和收缩，以治疗由于某些心律失常所致的心脏传导功能障碍。

目前，起搏器的种类由原来以植入单腔VVI起搏器为主，逐渐向生理性起搏过渡，随着起搏器的功能逐渐完善，新型起搏器不断问世，使缓慢性心律失常疗效已近治愈目标。心脏起搏已从单纯治疗缓慢性心律失常，扩展到治疗快速性心律失常、心力衰竭等领域，对降低病死率，改善病人的生存质量起到了积极的作用。

近年来，起搏器的储存和分析诊断功能的完善，对心律失常的诊断、心脏电生理的研究起到积极作用。

随着起搏器工作方式或类型的不断增加，功能日趋复杂，了解和记忆起搏器代码的含义十分重要，为便于交流，目前通用1987年由北美心脏起搏电生理学会与英国心脏起搏和电生理学组专家委员会制定的 NASPE/BPEG 起搏器代码，即 NBG 代码(表 12-5)。

临床中常根据电极导线植入的部位分为：①单腔起搏器：常见的有 VVI 起搏器，电极导线放置在右室心尖部。AAI 起搏器，电极导线放置在右心耳。根据心室率或心房率的需要进行适时的起搏。②双腔起搏器：植入的两支电极导线常分别放置在右心耳(心房)和右室心尖部(心室)，呈房室顺序起搏。③三腔起搏器：目前主要分为左、右房＋右室三腔起搏器，应用于存在房间传导阻滞合并阵发房颤的病人，预防和治疗房颤。右房＋左、右室三腔心脏起搏，适用于某些扩张性心肌病、顽固心力衰竭，协调房室和(或)室间的活动，改善心功能。

1. 作用机制　心脏起搏器是通过发放一定形式的电脉冲，刺激心脏，使其激动和收缩，模拟正常心脏节律以维持人体功能活动，起搏治疗的主要目的就是通过不同的起搏方式纠正心率和心律的异常，治疗由于某些心律失常所致的心脏传导功能障碍，提高病人的生存质量，减少病死率。

2. 适应证

(1)植入永久性心脏起搏器的适应证

①伴有临床症状的完全或高度房室传导阻滞。

②束支-分支水平阻滞，间歇发生二度Ⅱ型房室传导阻滞并有症状病人。当 H-V 间期＞100ms，无症状者也是植入起搏器的适应证。

③窦房结功能障碍，心室率经常＜50/min，有临床症状者。

④病窦综合征或房室传导阻滞，间歇发生心室率＜40/min 或有长达 3s 的 R-R 间隔，虽无症状也应植入起搏器。

⑤颈动脉窦过敏引起的心率减慢，心率＜40/min 或 R-R 间隔长达 3s，伴有症状者。

⑥窦房结功能障碍和(或)房室传导阻滞的病人，必须采用减慢心率的药物治疗时，为了保证适当的心室率，应植入起搏器。

⑦房颤、长 Q-T 间期综合征的恶性室性心律失常。

⑧辅助治疗肥厚梗阻型心肌病、扩张型心肌病、顽固性心力衰竭、神经介导性晕厥等病症。

(2)临时心脏起搏的适应证

①急性心肌梗死、急性心肌炎、电解质紊乱、药物中毒、心脏外伤或手术后合并有症状的房室传导阻滞，严重窦性心动过缓，阿-斯综合征。

②某些室速的转复、心肺复苏的抢救需要。

③对药物治疗无效、不宜用药物或电复律的快速性心律失常。

④预防性或保护性起搏。

3. 禁忌证

(1)急性心脏活动性病变，如心肌缺血、急性心肌炎。

(2)合并全身急性感染性疾病。

4. 并发症

(1)术中并发症

①穿刺并发症：如血气胸、胸导管损伤、喉返神经、迷走神经损伤等。

②术中心律失常：如房扑、房颤、室性心动过速，极少情况下可出现室颤。

③心肌穿孔。

④出血：如锁骨下静脉穿刺部位出血、埋藏起搏器的囊袋内小动脉出血、导线插入头静脉结扎不妥出血等。

⑤导线插入处固定不良引起移位。

(2)术后并发症

①电极移位：是术后常见并发症之一。

②囊袋出血。

③术后起搏阈值升高：由于刺激电极应用，起搏阈值升高的情况较少见。

表 12-5　NBG 起搏器代码

第一位起搏心腔	第二位感知心腔	第三位感知后反应方式	第四位程控功能	第五位其他
	0 元	0 元	0 元	略
A 心房	A 心房	I 抑制	P 简单程控	
V 心室	V 心室	T 触发	M 多项程控	
D 心房＋心室	D 心房＋心室	D 双重(I＋T)	C 遥测	
S 心房或心室	S 心房或心室		R 频率调整	

④膈神经刺激或腹肌刺激性收缩：多见于心房起搏，表现为随起搏频率出现呃逆或腹肌抽搐。

⑤感染：是术后最严重、常见的并发症，常处理困难、药物治疗效果不好。

⑥血栓：血栓形成是晚期并发症，静脉血栓形成最常见于腋静脉、锁骨下静脉、上腔静脉、无名静脉。

⑦皮肤压迫坏死。

⑧心室起搏导线张力过大影响三尖瓣的功能。

(3)与起搏器相关的并发症

①电池提前耗竭。

②导线绝缘不良和导线断裂。

③起搏器综合征：主要见于 VVI 起搏方式。

④起搏器介导的心动过速。

⑤脉冲发生器埋藏局部肌肉跳动：多见单极导线起搏。

⑥起搏器高输出引起的肌电干扰。

⑦起搏频率奔放：是最严重的并发症，可引发室颤。

5. 护理措施

(1)心理护理：术前向病人及家属介绍置入心脏起搏器的意义、方法，手术的必要性和安全性，以解除病人及家属思想顾虑和紧张情绪。必要时手术前一天晚上可口服镇静药，保证睡眠。

(2)心电监护：术后可心电监护 24h，注意起搏频率和心率是否一致，监测起搏器工作情况。

(3)卧位与活动：术后 1～3d，取平卧位或半卧位，不要压迫植入侧。指导病人 6 周内限制体力活动，植入侧手臂、肩部应避免过度活动，避免剧烈咳嗽等动作，以防电极移位或脱落。电极移位是术后常见并发症，90% 发生在术后 1 周内，移位后症状明显加重，起搏器依赖者可出现头晕、黑矇、晕厥发作，心电图出现不感知和不起搏的现象，如有发生及时报告医师，行手术复位。

(4)预防感染

①预防感染至关重要：术后遵医嘱给予抗生素治疗，同时注意观察体温波动及伤口情况，观察有无红肿和渗出。

②处理囊袋出血：及时协助处理囊袋出血等并发症，当大量出血时应清创处理，少量出血可用粗针头抽吸积血，而后帮助病人卧床，并沙袋压迫 4～6h，同时应用抗生素预防感染。

③积极处理感染灶：起搏器术后感染分为囊袋感染、起搏器感染和感染性心内膜炎。当囊袋感染、起搏器感染时，协助抽出积血做细菌培养，并在囊袋内应用抗生素，必要时则要切开引流。一旦疑有感染性心内膜炎发生，要及早、多次做血细菌培养，静脉应用大量抗生素，退热后仍需用药 4 ～ 6 周。如无效，则需暂时拆除导线，同时大量应用抗生素，控制感染，必要时协助安装临时起搏器，感染控制后再置入永久起搏器。

(5)健康教育：做好病人的术后宣教。①如何观察起搏器工作情况和故障。②讲明定期复查的必要性。③告诉病人日常生活中要远离磁场。④要随身携带“心脏起搏器卡”等。

(三)导管射频消融治疗快速性心律失常

自 1989 年导管射频消融(RFCA)技术正式应用于人体，使数以万计的快速性心律失常病人得以根治。射频消融仪通过导管头端的电极释放射频电能，射频电能是一种低电压高频电能。在导管头端和局部心肌内膜之间电能转化为热能，达到 46～90℃温度后，使局部心肌细胞脱水、变性、坏死，损伤直径 7～8mm 深度 3～5mm，心肌自律性和传导性能均发生改变，从而使心律失常得以根治。

1. 适应证　据我国 RFCA 治疗快速性心律失常指南，RFCA 的明确适应证：①伴有阵发性房颤而且快速心室率的预激综合征。②房室折返性心动过速、房室结折返性心动过速、房速和无器质性心脏病证据的呈反复发作性室性心动过速，或合并有心动过速心肌病，或血流动力学不稳定者。③频繁发作、心室率不易控制的房扑。④窦速合并心动过速心肌病。⑤频繁发作和(或)症状重、应用药物，预防发作效果不佳的心肌梗死后的室速。

2. 禁忌证　只有相对而言。①感染性疾病，如感染性心内膜炎、肺部感染、败血症等。②出血性疾病。③严重肝肾损害。④外周静脉血栓性静脉炎。

3. 并发症　导管射频消融可能出现的并发症：二度或三度房室传导阻滞；心脏穿孔造成心脏压塞等。

4. 护理措施

(1)术前护理

①心理护理：向病人及家属介绍射频消融治疗的意义、方法，手术的必要性和安全性，以解除病人及家属思想顾虑和紧张情绪。必要时手术前 1d 晚上可口服镇静药，保证睡眠。

②禁食：术前禁食、禁水 6h，停用所有抗心律失常药物至少 5 个半衰期。

③实验室检查：协助完成出凝血时间、血清肝肾功能检查和超声心动图检查。

(2)术后护理

①制动：对于采用静脉穿刺的病人，术侧肢体制动4～6h。对于采用动脉穿刺的病人，在穿刺针进入动脉处进行压迫，以左手示、中指压迫止血15～20min，确认无出血后，以弹力绷带加压包扎，用1kg沙袋压迫6h，术侧肢体制动12h。卧床期间做好病人生活护理。术后3个月内要避免剧烈活动。

②观察生命体征：观察血压、心律、心率变化，注意有无心律失常发生，如房室传导阻滞等。术后3～5d，每天复查心电图。

③观察病情变化：观察穿刺局部有无出血、血肿、血栓栓塞等情况发生。观察有无血气胸、胸闷憋气等心脏压塞症状，一旦发生及时报告医师，协助处理。

④动脉搏动：对于采用动脉穿刺的病人，需观察足背动脉搏动情况，检查是否有减弱或消失，观察肢体皮肤颜色、温度、感觉与运动功能变化等，有异常情况要及时报告医师，协助完成进一步检查、处理。

⑤用药护理：遵医嘱服用抗血小板聚集药物，如阿司匹林，防止血栓形成。

四、心包穿刺及引流术

心包穿刺及引流术是采用穿刺针经皮穿刺，将心包内异常的积液抽吸或通过引流管引流出来，达到解除心脏压塞，挽救生命；减少心包积液，缓解症状；获取心包积液，用于诊断等目的，起到治疗和协助临床诊断的操作方法。

1. 适应证

(1)心脏压塞。

(2)心包积液进行性增长或持续不缓解。

(3)心包内注入药物。

(4)原因不明的心包积液。

2. 禁忌证

(1)绝对禁忌证：主动脉夹层。

(2)相对禁忌证：①病人不能配合。②存在凝血障碍、正在接受抗凝治疗或血小板计数＜50 000/mm^3。③积液量少。④位于心脏后部或被分隔的心包积液。⑤无心胸外科后备支持。

3. 心包穿刺及引流术操作方法

(1)病人术前准备

①做好解释工作：向病人及家属解释心包穿刺及引流术的意义、必要性、操作过程、安全性和可能的并发症，争取病人及家属的理解并配合，签署知情同意书。

②术前检查：病人术前进行心电图、X线、心脏超声检查，完成定位，做好标记。

③病人准备：择期操作者可禁食4～6h。建立静脉通道；操作时病人取坐位或半卧位。

(2)设备、器械准备

①设备。心电监测除颤仪、血压监测设备、心电图机、闭式引流装置或50ml注射器、抢救车及复苏设备。

②器械。穿刺包：包括无菌纱布、消毒碗、治疗巾、洞巾、穿刺针(18号斜面薄壁)、手术刀、血管钳、弯钳。引流物品：J形导丝、扩张管、引流管(常用中心静脉导管)、延长管、三通管、引流袋。缝合针线、持针器。无菌手套、消毒用具、标本送检的试管、培养瓶、无菌纱布、胶布。抢救药品、麻醉药品常用1%～2%利多卡因，2ml和5ml注射器。

(3)操作流程

①穿刺定位：一般在超声引导下定位、进行操作，选择进针方向是有大量心包积液，并无胸膜及肺组织覆盖处。常选择的两个途径。心尖途径：胸骨左缘第5肋间，心浊音界内1～2cm处进针，指向后内侧脊柱方向。需注意避开肋骨下缘，以免损伤肋间动脉。剑突下途径：选择剑突与左肋缘夹角处，肋缘下1.5cm处进针，穿刺针与皮肤成30°～40°，并针尖指向左肩。

②心包穿刺：应在血压、心电监测进行。穿刺部位消毒，铺无菌巾单，2ml注射器抽取1%～2%利多卡因，逐层浸润麻醉至心包。于穿刺点做1个2mm小切口，钝性分离皮下组织。使用5ml注射器接穿刺针，按预定途径和方向缓慢负压进针，如进针有落空感并抽出液体，表示针头已进入心包腔，停止进针。要避免病人肢体活动和大幅度呼吸，注意平稳进针，避免横向摆动，穿刺成功后及时固定针头。

③心包引流：取下穿刺针后注射器，经穿刺针送入J形导引钢丝至心包腔内，一般送入15～20cm快速撤出穿刺针，保留导引钢丝。沿导引钢丝送入中心静脉导管，送入15～20cm，固定静脉导管，缓慢撤出导引钢丝，导管尾端接注射器，检查回抽是否通畅，如心包积液抽取通畅，取下注射器，接三通连接管，将闭式引流装置或50ml注射器连接

在三通上进行心包引流。缝合固定中心静脉导管，使用无菌纱布覆盖并包扎。

如应用 50ml 注射器抽取积液后，可在中心静脉导管内注入 1～2ml 肝素盐水，以防凝血堵塞导管。

(4)术后观察

①病情观察：继续心电、血压监测，观察病人心脏压塞症状是否缓解，观察颈静脉，进行心、肺查体。

②观察穿刺处局部：注意穿刺处有无渗液，渗液较多时应更换无菌纱布。记录心包积液引流量。

③防止并发症：术后常规行 X 线胸片，必要时复查心脏超声。留置导管时应给予抗生素预防感染。

4. 并发症

(1)心脏穿孔或冠状动脉撕裂，引起心包积血或压塞加重。

(2)血管迷走反射。

(3)心律失常。

(4)脏器或组织损伤：导致气胸或血气胸、腹腔脏器损伤。

(5)急性肺水肿。

(6)气体栓塞。

5. 护理措施

(1)术前护理：向病人讲清手术的意义、必要性和需要配合的注意事项，解除病人心理顾虑。必要时术前用镇静药，建立静脉通道，备静脉用阿托品，以备手术中发生迷走反射时使用。术前需行超声心动图检查，确定积液量和穿刺部位。择期操作者可禁食 4～6h。协助病人取坐位或半卧位。

(2)术中护理：术中嘱病人勿剧烈咳嗽或深呼吸；抽液过程中要注意随时加闭胶管，防止空气进入心包腔；抽液要缓慢，第一次抽液量不超过 200ml，若抽出液为鲜血时，应立即停止抽液，观察有无心脏压塞征象，准备好抢救物品和药品；记录抽出液体量、性状，按要求送化验；注意观察病人的反应，如有无面色苍白、头晕、脉搏、血压、心率、心电图的变化，有异常应及时协助医师处理。

(3)术后护理

①病情观察：严密观察血压、心电变化，观察心脏压塞症状是否有所缓解。观察体温波动，警惕感染发生，必要时遵医嘱给予抗生素。

②观察穿刺处局部：穿刺部位覆盖无菌纱布，用胶布固定，心包引流时做好引流管护理。注意穿刺处有无渗液，渗液较多时应更换无菌纱布。记录心包积液引流量。

（宋书梅）

参考文献

[1] 陈灏珠．实用内科学．12 版．北京：人民卫生出版社，2006：1317-1585

[2] 陆再英，钟南山．内科学．7 版．北京：人民卫生出版社，2007：155-347

[3] 胡大一．心血管内科学高级教程．北京：人民军医出版社，2009：65-533

[4] 尤黎明．内科护理学．3 版．北京：人民卫生出版社，2004：113-195

[5] 全国卫生专业技术资格考试专家委员会编写．2008 全国卫生专业技术资格考试指导：护理学(师)．北京：人民卫生出版社，2008：278-282

[6] 严晓伟．心血管热点聚焦．北京：中国协和医科大学出版社，2004：18-162

第13章

消化系统疾病病人的护理

第一节 概 述

消化系统疾病包括食管、胃、肠、肝、胆、胰以及腹膜、肠系膜、网膜等脏器的疾病，是临床常见疾病。消化系统疾病与其他脏器及全身性疾病也密切相关。因此，护理人员应树立以病人为中心的整体观，为病人提供全面、有效的整体护理，满足其身心各方面的需要。

一、消化系统解剖和生理

消化道又称胃肠道，是一条中空的肌性管道，由口腔延至肛门，包括食管、胃、小肠和大肠，另有两个实质性消化器官：肝和胰腺。胃肠道的基本生理功能是摄取、转运和消化食物、吸收营养和排泄废物。这些生理功能的完成依赖整个胃肠道协调的生理活动。

（一）食管

食管是一个长约 25cm 的肌性管道，位于气管和咽的后部。其两端有括约肌，即上食管括约肌和下食管括约肌。食管有 3 个生理性狭窄，是食管癌的好发部位。食管中下段的静脉血经冠状静脉回流到门脉系统，门静脉高压时，此段静脉最易充盈曲张，甚至破裂出血。食管的主要功能是接受来自口腔的食团，将其运送到胃，食管括约肌有助于保持吞咽过程中的食管排空，也可防止胃内容物反流至食管、喉和口腔。

（二）胃

胃是消化道中最膨大的部分，由贲门、胃底、胃体和幽门四个部分组成。胃壁分四层，即黏膜、黏膜下层、肌层和浆膜层。其中黏膜层含有丰富的腺体，内含壁细胞、主细胞和黏液细胞，此外，在幽门部的腺体中还有一种内分泌细胞，称促胃液素细胞(G 细胞)。成人胃可容纳 1～2L 食物，其主要功能是暂时贮存食物，通过胃蠕动和胃液分泌对食物进行机械性和化学性消化，并能控制胃内容物排空至十二指肠。壁细胞分泌盐酸和内因子，前者能激活胃蛋白酶原转变为胃蛋白酶，使蛋白质变性，并可杀灭细菌；后者可协助维生素 B_{12} 的吸收。主细胞分泌胃蛋白酶原，在酸性环境下转化为有活性的胃蛋白酶，后者可将蛋白质消化分解为多性肽。黏液细胞分泌碱性黏液，中和胃酸以保护胃黏膜。G 细胞主要分泌促胃液素，它能促进壁细胞和主细胞分泌胃酸及胃蛋白酶原。

（三）小肠

小肠起于幽门括约肌，止于回盲瓣，由十二指肠、空肠和回肠组成，全长约 6m，是消化道中最长的一段。十二指肠又分为球部、降部、水平部和上升部四段，其中球部是消化性溃疡的好发部位，降部的内后侧壁黏膜上有一乳头状突起称十二指肠乳头，胆总管和胰管汇合或分别开口于此，胆汁和胰液由此处流入十二指肠。十二指肠与空肠连接处被屈氏(Treitz)韧带所固定，Treitz 韧带是上、下消化道的分界线。小肠是食物消化和吸收的主要场所，食物中的蛋白质、脂肪、糖经各种消化酶作用后分解为较简单的物质如氨基酸、脂肪酸、葡萄糖后被肠壁吸收。

（四）大肠

全长约 1.5m，由盲肠(包括阑尾)、结肠(包括升结肠、横结肠、降结肠和乙状结肠)、直肠三部分组成。大肠的主要功能是吸收水分和电解质，并能吸收结肠内细菌产生的维生素，最后使食物残渣浓缩成粪便排出体外。

（五）肝脏

肝脏是人体最大的消化腺，是维持生命的重要器官，由镰状韧带分为左、右两叶。肝脏有双重血液供应，1/4 来自肝动脉，3/4 来自门静脉。其主要功能有：①生成胆汁：胆汁是肝细胞分泌的，消化期胆汁直接进入十二指肠，非消化期胆汁则流入胆囊贮存。②参与物质代谢：肝脏是机体糖、蛋白质、脂肪、维生素合成代谢最主要的场所。③解毒保护作用：肝脏是人体内主要的解毒器官，由肠道吸收或体内代谢产生的有毒物质在肝脏内经氧化、还原、水解、结合等过程可转变为无毒物质或毒性减低，最后随胆汁或尿排出体外。

（六）胆道

胆道包括胆囊和连接胆囊的胆管。胆道系统开始于肝细胞间的毛细胆管，毛细胆管集合成小叶间胆管，然后汇合成左右肝管自肝门出肝。左右肝管出肝后汇合成肝总管，并与胆囊管汇合成胆总管，开口于十二指肠降部。胆囊的主要功能是贮存及浓缩胆汁，胆管的作用为运输和排泄胆汁。

（七）胰腺

胰腺为腹膜后器官，分头、体、尾三部分。胰的输出管为胰管，主胰管和胆总管合并或分别开口于十二指肠乳头，开口处有 Oddi 括约肌控制胆汁和胰液流入肠道，此处若发生梗阻，胆汁可反流入胰管而发生急性胰腺炎。胰腺既是外分泌腺，也是内分泌腺。外分泌功能主要是分泌胰液，含有胰淀粉酶、胰蛋白酶、胰脂肪酶等重要成分，能对三大营养物质进行消化分解。内分泌功能主要是散在胰岛组织中的 A 细胞和 B 细胞分别分泌胰高糖素和胰岛素，参与糖代谢。

二、消化系统疾病常见症状及其护理

（一）常见症状

1. 腹痛　腹痛是腹腔内脏器病变或功能紊乱的主要症状，表现为不同性质的疼痛和不适感。按起病急缓，可分为急性腹痛和慢性腹痛。腹腔内实质性脏器病变时腹痛多呈持续性疼痛，进行性加重；空腔脏器病变多呈阵发性绞痛。腹痛部位多与病变部位有关，急性腹膜炎可表现为全腹疼痛，并伴有压痛、反跳痛、肌紧张等腹部体征。

2. 恶心与呕吐　恶心为上腹部不适、紧迫欲吐的感觉，呕吐是胃或部分小肠内容物通过食管逆流经口腔排出体外的现象。引起恶心与呕吐的常见消化系统疾病包括胃肠疾病、肝胆胰疾病、腹膜及肠系膜疾病。恶心常为呕吐的前驱表现，常伴面色苍白、出汗、流涎、血压降低及心动过缓等迷走神经兴奋症状，但也可仅有恶心而无呕吐，或仅有呕吐而无恶心。根据呕吐的量和性状可确定有无消化道梗阻，并估计液体的丢失量。低位肠梗阻者呕吐物常有粪臭味；幽门梗阻者常为宿食；含大量酸性液体者多有十二指肠溃疡。长期频繁呕吐可致脱水、代谢性碱中毒、低血氯、低血钾等水电解质及酸碱平衡紊乱。儿童、老人和意识障碍者易误吸而致肺部感染、窒息。

3. 腹泻　腹泻是指排便次数增多，粪质稀薄、水分增加，或带有未消化的食物、黏液、脓血。急性腹泻起病骤然，病程较短，多为感染或食物中毒所致；慢性腹泻起病缓慢，病程较长，多见于慢性感染、非特异性炎症、吸收不良、肠道肿瘤或神经功能紊乱等。急性腹泻常有腹痛，小肠疾病的腹泻疼痛常在脐周，便后腹痛缓解不明显；结肠疾病疼痛多在下腹，且便后疼痛常可缓解。腹泻伴发热者可见于肠结核、溃疡性结肠炎急性发作期；伴里急后重者见于结肠直肠病变；伴明显消瘦者多见于小肠病变；伴腹部包块者见于胃肠道恶性肿瘤、肠结核等。

4. 便秘　便秘是指排便频率减少，7d 内排便次数少于 2～3 次，排便困难，粪便干结。功能性便秘的发生原因有进食量少或食物缺乏纤维素；环境改变、精神因素等导致排便习惯经常受干扰或抑制；结肠运动功能障碍；腹肌及盆肌张力不足，排便动力缺乏；结肠冗长及某些药物影响。器质性便秘多见于直肠或肛门病变引起肛门括约肌痉挛，排便疼痛惧怕排便；结肠良性或恶性肿瘤、各种原因的肠梗阻、肠粘连；腹腔或盆腔内肿瘤压迫及全身性疾病所致肠肌松弛，排便无力。粪块长时间停留在肠道内可引起腹胀及下腹部疼痛，在直肠停留过久，可有下坠感和排便不尽感；粪便过于坚硬，排便时可引起肛门疼痛及肛裂；便秘还可造成直肠、肛门过度充血，久之易致痔疮。

5. 黄疸　黄疸是由于血清中胆红素浓度增高，致皮肤、黏膜和巩膜发黄的症状和体征。凡能引起溶血的疾病均可产生溶血性黄疸；各种使肝细胞广泛损害的疾病可引起肝细胞性黄疸；肝内外胆汁淤积可引起胆汁淤积性黄疸；肝细胞对胆红素的摄取、结合和排泄有缺陷也可致黄疸。肝细胞性黄疸病人皮肤、黏膜浅黄至深金黄色，常伴有乏力、食欲减退、肝区不适或疼痛等症状，重者可有出血倾向。胆汁淤积性黄疸多较严重，皮肤暗黄色，完全梗阻者可呈黄绿或绿褐色。尿色深如浓茶，粪便颜色变浅，典型者呈白陶土色，因血中胆盐潴留，有皮肤瘙痒与心动过缓；因脂溶性维生素 K 吸收障碍，常有出血倾向。

6. 呕血与黑粪　呕血是指屈氏韧带以上的消化器官出血，血液经口腔呕出。部分血液经肠道排出，因血红蛋白在肠道内与硫化物结合形成黑色的硫化亚铁，形成黑粪。由于黑粪附有黏液而发亮，类似柏油，又称柏油便。呕血与黑粪是上消化道出血的特征性表现。呕血前多有上腹部不适及恶心，随之呕出血性胃内容物，继而排出黑粪。一般呕血均伴有黑粪，而黑粪不一定有呕血。呕血与黑粪的颜色取决于出血量、出血速度及血液在胃肠道停留时间的长短。急性失血可致失血性周围循环衰竭，其程度的轻重与出血量有关（详见本章“上消化道出血”节）。

(二)护理

1. 腹痛

(1)护理评估

①护理病史及心理社会资料：评估腹痛发作频率、部位、性质、严重程度、持续时间，有无诱发因素、加重及缓解因素，腹痛时伴随的症状如恶心、呕吐、腹胀、腹泻等，以及腹痛对病人心理的影响。评估既往有无类似发作，腹痛有无节律性。若疼痛以通常方法处理仍不缓解反而程度加重，需观察有无并发症的可能，如穿孔、腹膜炎、麻痹性肠梗阻等。

腹痛发生时，尤其较为严重时，易使患者感觉生命受威胁而产生恐惧感。长期反复发作的腹痛，可因其对生活、工作的影响以及疾病的迁延不愈而使患者产生焦虑、烦躁、失望、悲观等情绪反应。

②身体评估：注意观察患者神志、生命体征是否稳定；面部表情和体位可反映病人疼痛的程度及对机体的影响；腹部望诊注意腹部的轮廓，触诊评估腹肌紧张度、有无包块、有无肝脾大，有无压痛、反跳痛，叩诊检查有无移动性浊音，听诊时注意有无肠鸣音亢进或减弱。

③有关检查：在检查前应评估病人及家属对所做检查的认识程度，是否能配合检查。检查中应评估病人的配合情况，协助医师共同完成检查。检查结束后应评估病人有无任何不适或并发症的发生，同时评估检查结果的意义并向病人进行解释，如三大常规、血尿淀粉酶测定，B 超、CT、内镜检查等有助于了解腹痛的原因。

(2)主要护理诊断及其计划、评价

腹痛：与腹腔内脏器炎症、溃疡、结核等病变有关。

①护理目标：患者主诉疼痛减轻；能采取预防疼痛或缓解疼痛的方法。

②护理措施

休息与安全：急性剧烈腹痛患者应卧床休息，评估患者的自理能力给予相应的生活照顾。协助患者采取有利于减轻疼痛的体位，烦躁不安者采取床栏等防护措施以保证安全，防止坠床。

饮食护理：对急性腹痛诊断未明者，应予以禁食，必要时进行胃肠减压。

病情观察：严密观察并记录腹痛的部位、性质、程度、发作时间、腹痛变化情况；观察患者生命体征、神志、腹部体征等变化以判断病情的转归，及时汇报医师。

用药护理：遵医嘱合理应用药物镇痛，注意观察药物的作用及不良反应。严禁在未确诊前随意使用强效镇痛药或激素，以免掩盖症状延误病情。

非药物镇痛：可根据情况选择局部热敷、针灸、行为疗法等方法缓解疼痛，但急腹症时不能热敷。

健康指导：针对导致腹痛的原因进行有关知识宣教，教给患者缓解或预防疼痛的方法。

③评价：患者疼痛减轻或消失；能说出预防疼痛或缓解疼痛的方法。

2. 腹泻

(1)护理评估

①护理病史及心理社会资料：评估腹泻发生的时间、次数、病程长短、伴随症状（如腹痛、恶心呕吐、发热、里急后重等），粪便的量、颜色、性状、气味，有无不洁食物、旅行、聚餐等诱发因素。评估患者平时的饮食及排便习惯，以及腹泻对患者休息、睡眠及学习和工作的影响，由此带来的心理状态的改变等。

②身体评估：急性严重腹泻时，应注意观察患者神志、生命体征、尿量、皮肤弹性等；慢性腹泻时还需注意患者的营养状况。腹部望诊注意腹部的轮廓，触诊评估腹肌紧张度、有无包块、有无肝脾大，有无压痛、反跳痛，叩诊检查有无移动性浊音，听诊时注意有无肠鸣音亢进或减弱。还需评估有无因排便频繁及粪便刺激所致肛门周围皮肤糜烂及破损。

③有关检查：粪便常规及培养有助于了解腹泻的原因，必要时内镜检查。急性腹泻者应注意水电解质酸碱平衡状况。

(2)主要护理诊断及其计划、评价

腹泻:与肠道感染有关。

①护理目标:患者排便次数减少,大便性状恢复正常。

②护理措施

休息:患者需卧床休息,创造安静舒适的环境,避免紧张不安和恐惧,注意腹部保暖。

饮食:宜清淡、少渣、无刺激性饮食为宜,如面条、稀饭;避免粗纤维过多的食物,如芹菜、豆芽,不吃产气多的食物如红糖、牛奶、汽水等。避免摄入乳制品、脂肪、高纤维食物(全麸制品、新鲜水果和蔬菜),逐渐增加半固体或固质食物(饼干、酸乳酪、大米饭、香蕉等)。少吃多餐,保持足够的饮水量,鼓励摄入含钾钠高的液体(水、苹果汁),注意防止饮入过热或过凉的液体。

病情观察:指导并协助患者正确留取大便,及时送检。观察并记录大便的次数、性状、颜色、量、气味及伴随症状如腹胀、腹痛等,监测生命体征、皮肤黏膜湿润程度,注意有无脱水、酸中毒等表现。

皮肤护理:协助患者便后温水坐浴或肛门热敷,保持肛门清洁、干燥及床单位的清洁、整齐,保证舒适。

用药护理:遵医嘱予以抗感染、止泻及补液支持治疗,纠正水电解质、酸碱平衡紊乱,注意观察药物的作用与副作用。

(3)评价:患者排便次数减少,大便性状恢复正常。

第二节　胃　　炎

胃炎(gastritis)是指任何病因引起的胃黏膜炎症,常伴有上皮损伤和细胞再生,是最常见的消化道疾病之一。按临床发病的缓急和病程的长短,可分为急性胃炎和慢性胃炎。

一、急性胃炎

急性胃炎(acute gastritis)是多种原因引起的急性胃黏膜炎症。临床常急性发病,可有明显上腹部症状,内镜检查可见胃黏膜充血、水肿、出血、糜烂、浅表溃疡等一过性的急性病变。急性胃炎主要包括:急性幽门螺杆菌(Helicobacter pylori,简称 H. pylori)感染引起的急性胃炎、除幽门螺杆菌之外的病原体感染及其毒素对胃黏膜损害引起的急性胃炎和急性糜烂出血性胃炎。后者是指由各种病因引起的、以胃黏膜多发性糜烂为特征的急性胃黏膜病变,常伴有胃黏膜出血和一过性浅溃疡形成。

(一)病因与发病机制

引起急性糜烂出血性胃炎的常见病因有以下几种。

1. *药物*　常见的有非甾体类抗炎药(non-steroid anti-inflammatory drug,NSAID)如阿司匹林、吲哚美辛等,某些抗肿瘤药、口服氯化钾及铁剂等。

2. *应激*　严重创伤、大面积烧伤、大手术、颅内病变、败血症及其他严重脏器病变或多器官功能衰竭等均可使机体处于应激状态而引起急性胃黏膜损害。

3. *乙醇*　由乙醇引起的急性胃炎有明确的过量饮酒史,乙醇有亲脂性和溶脂能力,高浓度乙醇可直接破坏胃黏膜屏障,引起上皮细胞损害、黏膜出血和糜烂。

(二)临床表现

1. *症状*　急性糜烂出血性胃炎通常以上消化道出血为主要表现,一般出血量较少,呈间歇性,可自止,但也可发生大出血引起呕血和(或)黑粪。部分 H. pylori 感染引起的急性胃炎病人可表现为一过性的上腹部症状。不洁食物所致者通常起病较急,在进食污染食物后数小时至 24h 发病,表现为上腹部不适、隐痛、食欲减退、恶心、呕吐等,伴发肠炎者有腹泻,常有发热。

2. *体征*　多无明显体征,个别病人可有上腹轻压痛。

(三)实验室检查

1. *内镜检查*　胃镜检查最具诊断价值,急性胃炎内镜下表现为胃黏膜局限性或弥漫性充血、水肿、糜烂、表面覆有黏液和炎性渗出物,以出血为主要表现者常可见黏膜散在的点、片状糜烂,黏膜表面有新鲜出血或黑色血痂。

2. *粪便隐血检查*　以出血为主要表现者,粪便隐血试验阳性。

(四)治疗要点

1. 针对病因,积极治疗原发疾病。

2. 祛除各种诱发因素。嗜酒者宜戒酒,如由非甾体类抗炎药引起,应立即终止服药并用抑制胃酸分泌药物来治疗，如患者必须长期使用这类药物，则宜同时服用抑制胃酸分泌药物。

3. 对症治疗：可用甲氧氯普胺（胃复安）或多潘立酮（吗丁啉）止吐，用抗酸药或 H_2 受体拮抗药如西咪替丁、雷尼替丁或法莫替丁等以降低胃内酸度，减轻黏膜炎症。保护胃黏膜可用硫糖铝、胶体铋等。

（五）护理措施

1. 基础护理

（1）休息：病情较重者应卧床休息，注意胃部保暖。急性大出血者绝对卧床休息。

（2）环境：保持环境安静、舒适，保证病人睡眠。

（3）饮食：以无渣、温凉半流或软饭为宜，提倡少量多餐，避免辛辣、生冷食物；有剧烈呕吐、呕血者禁食。

（4）心理护理：由于严重疾病引起出血者，尤其当出血量大、持续时间较长时，病人往往精神十分紧张、恐惧。护士应关心体贴病人，耐心加以解释，缓解病人紧张情绪，解除其恐惧心理，使病人积极配合治疗，促进身体早日康复。

2. 疾病护理

（1）对症护理：观察腹痛的程度、性质及腹部体征的变化；呕吐物及大便的次数、量及性状；观察有无水电解质、酸碱平衡紊乱的表现等。有上消化道出血者更要注意出血量和性状、尿量等的观察。

（2）专科护理：遵医嘱用药，观察药物疗效及副作用，具体用药护理参见本章第三节“消化性溃疡”。有消化道出血者配合医师采取各种止血措施，具体内容参见本章第十一节“上消化道出血”。

3. 健康指导

（1）注意饮食卫生，进食规律，避免过冷过热及不洁的食物。

（2）尽可能不用非甾体类抗炎药、激素等药物，如必须服用者，可同时服用抗酸药。

（3）嗜酒者劝告其戒酒。

（4）对腐蚀剂要严格管理，以免误服或被随意取用。

二、慢性胃炎

慢性胃炎系指不同病因引起的胃黏膜的慢性炎症或萎缩性病变，是一种十分常见的消化道疾病，占接受胃镜检查病人的80%～90%，男性多于女性，随年龄增长发病率逐渐增高。根据病理组织学改变和病变在胃的分布部位，将慢性胃炎分为非萎缩性、萎缩性和特殊类型三大类。

（一）病因与发病机制

1. 幽门螺杆菌（Helicobacter pylori，Hp）感染　目前认为Hp感染是慢性胃炎主要的病因。

2. 饮食和环境因素　长期H. pylori感染增加了胃黏膜对环境因素损害的易感性；饮食中高盐和缺乏新鲜蔬菜及水果可导致胃黏膜萎缩、肠化生以及胃癌的发生。

3. 自身免疫　胃体萎缩为主的慢性胃炎病人血清中常能检测出壁细胞抗体和内因子抗体，尤其是伴有恶性贫血的病人检出率相当高。

4. 其他因素　机械性、温度性、化学性、放射性和生物性因子，如长期摄食粗糙性与刺激性食物、酗酒、咸食、长期服用非甾体类抗炎药或其他损伤胃黏膜的药物、鼻咽部存在慢性感染灶等。

（二）临床表现

1. 症状　大多数慢性胃炎患者无任何症状。有症状者主要表现为非特异性的消化不良症状，如上腹部隐痛、进食后上腹部饱胀、食欲缺乏、反酸、嗳气、呕吐等。少数患者有呕血与黑粪，自身免疫胃炎可出现明显厌食和体重减轻，常伴贫血。

2. 体征　本病多无明显体征，有时可有上腹部轻压痛，胃体胃炎严重时可有舌炎和贫血的相应体征。

（三）实验室检查

1. 胃镜及胃黏膜活组织检查　是最可靠的确诊方法，并常规做幽门螺旋杆菌检查。

2. 幽门螺杆菌检测　包括侵入性（如快速尿素酶测定、组织学检查等）和非侵入性（如^{13}C或^{14}C尿素呼气试验等）方法检测幽门螺杆菌。

（四）治疗要点

1. 消除或削弱攻击因子

（1）根除H. pylori治疗：目前根除方案很多，但可归纳为以胶体铋剂为基础和以质子泵抑制药为基础的两大类，具体根除方案见“消化性溃疡”一节。

（2）抑酸或抗酸治疗：适用于有胃黏膜糜烂或以胃灼热，反酸上腹饥饿痛等症状为主者，根据病情或症状严重程度，选用抗酸药。

（3）针对胆汁反流、服用非甾体类抗炎药等做相关治疗处理。

2. 增强胃黏膜防御　适用于有胃黏膜糜烂出血或症状明显者，药物包括兼有杀菌作用的胶体铋，兼有抗酸和胆盐吸收的硫糖铝等。

3. 动力促进剂　可加速胃排空，适用于上腹饱胀、早饱等症状为主者。

4. 中医中药 辨证施治，可与西药联合应用。

5. 其他 抗抑郁药、镇静药，适用于睡眠差、有精神因素者。

（五）护理措施

1. 基础护理

（1）休息与体位：急性发作或症状明显时应卧床休息，以病人自觉舒适体位为宜。平时注意劳逸结合，生活有规律，避免晚睡晚起或过度劳累，保持心情愉快。

（2）饮食：注意饮食规律及饮食卫生，选择营养丰富易于消化的食物，少量多餐，不暴饮暴食。避免刺激性和粗糙食物，勿食过冷过热易产气的食物和饮料等。养成细嚼慢咽的习惯，使食物和唾液充分混合，以帮助消化。胃酸高时忌食浓汤、酸味或烟熏味重的食物，胃酸缺乏者可酌情食用酸性食物如山楂等。

（3）心理护理：因腹痛等症状加重或反复发作，病人往往表现出紧张、焦虑等心理，有些病人因担心自己所患胃炎会发展为胃癌而恐惧不安。护理人员应根据病人的心理状态，给以关心、安慰，耐心细致地讲授有关慢性胃炎的知识，指导病人规律的生活和正确的饮食，消除病人紧张心理，使病人认真对待疾病，积极配合治疗，安心养病。

2. 疾病护理

（1）疼痛护理：上腹疼痛时可给予局部热敷与按摩或针灸合谷、足三里等穴位，也可用热水袋热敷胃部，以解除胃痉挛，减轻腹痛。

（2）用药护理：督促并指导病人及时准确服用各种灭菌药物及制酸剂等，以缓解症状。具体药物参见“消化性溃疡”。

3. 健康指导

（1）劳逸结合，适当锻炼身体，保持情绪乐观，提高免疫功能和增强抗病能力。

（2）饮食规律，少食多餐，软食为主；应细嚼慢咽，忌暴饮暴食；避免刺激性食物，忌烟戒酒、少饮浓茶咖啡及进食辛辣、过热和粗糙食物；胃酸过低和有胆汁反流者，宜多吃瘦肉、禽肉、鱼、奶类等高蛋白低脂肪饮食。

（3）避免服用对胃有刺激性的药物（如水杨酸钠、吲哚美辛、保泰松和阿司匹林等）。

（4）嗜烟酒者病人与家属一起制定戒烟酒的计划并督促执行。

（5）经胃镜检查肠上皮化生和不典型增生者，应定期门诊随访，积极治疗。

第三节 消化性溃疡

消化性溃疡（peptic ulcer，PU）主要指发生在胃和十二指肠球部的慢性溃疡，由于溃疡的形成与胃酸及胃蛋白酶的消化作用有关，故称为消化性溃疡，凡是能与酸接触的胃肠道任何部位均可发生溃疡，但以胃溃疡（gastric ulcer，GU）和十二指肠溃疡（duodenal ulcer，DU）多见，其中十二指肠溃疡更为常见。消化性溃疡在人群中发病率约为10%，可发病于任何年龄，以中年多见。DU好发于青壮年，GU好发于中老年，男性患病较女性多见。

一、病因与发病机制

PU的病因及发病机制迄今尚不完全清楚，比较一致的观点是：PU的发生是多种因素相互作用，尤其是对胃十二指肠黏膜有损害，作用的侵袭因素与黏膜自身防御/修复因素之间失去平衡所致。当侵袭因素增强和（或）防御/修复因素削弱时，就可能出现溃疡，这是溃疡发生的基本机制。GU和DU发病机制各有侧重，前者着重于防御/修复因素的削弱而后者则侧重于侵袭因素的增强。

（一）胃十二指肠黏膜防御和修复机制

1. 胃黏膜屏障。

2. 黏液-HCO_3^- 屏障。

3. 黏膜的良好血液循环和上皮细胞强大的再生能力。

4. 外来及内在的前列腺素和表皮生长因子等。

一般而言，只有当某些因素损害了这一机制才可能发生胃酸/胃蛋白酶侵袭黏膜而导致溃疡形成。

（二）胃十二指肠黏膜损害机制

近年的研究已明确，幽门螺杆菌（Hp）感染和非甾体类抗炎药（NSAID）是损害胃十二指肠黏膜屏障导致PU的最常见病因。

1. 幽门螺杆菌感染 胃黏膜受Hp感染，在其致病因子如尿素酶、细胞空泡毒素及其相关蛋白等作用下，出现局部炎症反应及高促胃液素血症，生长抑素合成、分泌水平降低，胃蛋白酶及胃酸水平升高，造成胃、十二指肠黏膜损伤引起炎症，进而发展成溃疡。

2. *非甾体类抗炎药*　NSAID除了降低胃、十二指肠黏膜的血流量，对胃黏膜的直接刺激和损伤作用外，还可抑制环氧化酶活性，从而使内源性前列腺素合成减少，削弱胃黏膜的保护作用。

3. *胃酸和胃蛋白酶*　消化性溃疡的最终形成是由于胃酸/胃蛋白酶对黏膜的自身消化所致。胃蛋白酶是主细胞分泌的胃蛋白酶原经盐酸激活转变而来，它能降解蛋白质分子，对黏膜有侵袭作用，其活性受到胃酸制约，胃酸的存在是溃疡发生的决定因素。

4. *其他因素*　吸烟、遗传、胃十二指肠运动异常、应激和精神因素、饮食失调等。

二、临床表现

典型的PU具有以下特点：①慢性过程；②发作呈周期性；③发作时上腹部疼痛呈节律性。

1. *症状*

(1)上腹痛：是消化性溃疡的主要症状，性质可为钝痛、灼痛、胀痛或剧痛，但也可仅为饥饿样不适感。一般不放射，范围比较局限，多不剧烈，可以忍受。GU疼痛多位于剑突下正中或偏左，DU多位于上腹正中或稍偏右。节律性疼痛是消化性溃疡的特征性临床表现，GU多在餐后0.5～1h痛，下次餐前消失，表现为进食—疼痛—缓解的规律；而DU疼痛常在两餐之间发生(饥饿痛)，直到再进餐时停止，规律为疼痛—进食—缓解，疼痛也可于睡前或午夜出现，称夜间痛。

(2)部分病例无上述典型疼痛，而仅表现为上腹隐痛不适、反酸、嗳气、恶心、呕吐等消化不良的症状，以GU较DU为多见。病程较长的患者因影响摄食和消化功能而出现体重减轻，或因慢性失血而有贫血。

2. *体征*　发作期于上腹部有一固定而局限的压痛点，缓解期无明显体征。

3. *并发症*

(1)出血：是消化性溃疡最常见的并发症，DU比GU易发生。出血量与被侵蚀的血管大小有关，可表现为呕血与黑粪，出血量大时甚至可排鲜血便，出血量小时，粪便隐血试验阳性。

(2)穿孔：当溃疡深达浆膜层时可发生穿孔，若与周围组织相连则形成穿透性溃疡。穿孔通常是外科急诊，最常发生于十二指肠溃疡。表现为腹部剧痛和急性腹膜炎的体征。当溃疡疼痛变为持续性，进食或用抗酸药后长时间疼痛不能缓解，并向背部或两侧上腹部放射时，常提示可能出现穿孔。此时腹肌紧张，呈板状腹，有压痛、反跳痛，肝浊音界缩小或难以叩出，肠鸣音减弱或消失，X线片可见膈下游离气体。

(3)幽门梗阻：见于2%～4%的病例，主要由DU或幽门管溃疡周围组织充血水肿所致。表现为餐后上腹部饱胀，频繁呕吐宿食，严重时可引起水和电解质紊乱，常发生营养不良和体重下降。

(4)癌变：少数GU可发生癌变，尤其是45岁以上的患者。

三、实验室检查

1. *胃镜及胃黏膜活组织检查*　是确诊PU的首选检查方法，胃镜下可直接观察胃和十二指肠黏膜并摄像，还可以直视下取活组织做幽门螺杆菌检查和组织病理学检查，对诊断消化性溃疡和良恶性溃疡的鉴别准确性高于X线钡剂检查。

2. *X线钡剂检查*　适用于对胃镜检查有禁忌或不愿接受胃镜检查者。多采用钡剂和空气双重对比造影方法。

3. *幽门螺杆菌检测*　可分为侵入性和非侵入性两大类。侵入性方法需经胃镜取胃黏膜活组织进行检测，目前常用的有快速尿素酶试验、组织学检查和幽门螺杆菌培养。其中快速尿素酶试验操作简便、快速、费用低，是侵入性检查中诊断Hp感染的首选方法。非侵入性检查主要有^{13}C或^{14}C尿素呼气试验、血清学检查和粪便Hp抗原检测等，前者检测Hp感染的敏感性和特异性高，可作为根除Hp治疗后复查的首选方法。

4. *胃液分析*　GU患者胃酸分泌正常或稍低于正常，DU患者则常有胃酸分泌过高。但溃疡患者胃酸分泌水平个体差异很大，与正常人之间有很大的重叠，故胃酸测定对PU诊断的价值不大，目前临床已较少采用。

5. *粪便隐血试验*　活动性DU或GU常有少量渗血，使粪便隐血试验阳性，经治疗1～2周转阴。若GU患者粪便隐血试验持续阳性，应怀疑有癌变可能。

四、治疗要点

消化性溃疡以内科治疗为主，目的是消除病因、控制症状，促进溃疡愈合、防止复发和避免并发症的发生。目前根除Hp和抑制胃酸的药物是治疗溃疡病的主流，黏膜保护药物也起重要的作用。

(一)药物治疗

1. 降低胃酸药物 包括抗酸药和抑制胃酸分泌药两类。

(1)抗酸药：为一类弱碱药物，口服后能与胃酸作用形成盐和水，能直接中和胃酸，并可使胃蛋白酶不被激活，迅速缓解溃疡的疼痛症状。常用药物有氢氧化铝凝胶、铝碳酸镁、复方氢氧化铝、乐得胃等。

(2)抑制胃酸分泌的药物

①H_2受体拮抗药(H_2RA)：能阻止组胺与其H_2受体相结合，使壁细胞分泌胃酸减少。常用药物有西咪替丁、雷尼替丁和法莫替丁。不良反应较少，主要为乏力、头晕、嗜睡和腹泻。

②质子泵抑制药(PPI)：作用于壁细胞分泌胃酸终末步骤中的关键酶H^+-K^+-ATP酶(质子泵)，使其不可逆失活，从而有效地减少胃酸分泌，其抑酸作用较H_2RA更强而持久，是已知的作用最强的胃酸分泌抑制药。常用的药物有奥美拉唑、兰索拉唑、泮托拉唑、雷贝拉唑和埃索美拉唑等。

2. 保护胃黏膜药物

(1)胶体次枸橼酸铋(colloidal bismuch subcitrate，CBS)：在酸性环境中，通过与溃疡面渗出的蛋白质相结合，形成一层防止胃酸和胃蛋白酶侵袭的保护屏障。CBS还能促进上皮分泌黏液和HCO_3^-，并能促进前列腺素的合成；此外，CBS还具有抗Hp的作用。一般不良反应少，但服药能使粪便成黑色。为避免铋在体内过量的蓄积，不宜长期连续服用。

(2)硫糖铝：其抗溃疡作用与CBS相仿，但不能杀灭Hp。由于该药在酸性环境中作用强，故应在三餐前及睡前1h服用，且不宜与制酸剂同服，不良反应轻，主要为便秘。

(3)米索前列醇：具有抑制胃酸分泌、增加胃十二指肠黏膜的黏液和碳酸氢盐分泌和增加黏膜血流等作用。常见不良反应为腹泻，因可引起子宫收缩，孕妇忌服。

3. 根除幽门螺杆菌治疗 根除Hp可使大多数Hp相关性溃疡病人完全达到治疗目的。目前推荐以PPI或胶体铋为基础加上两种抗生素的三联治疗方案(表13-1)。疗程1周，Hp根除率90%以上。对于三联疗法失败者，一般用PPI＋铋剂＋两种抗生素组成的四联疗法。

表13-1 根除Hp的三联疗法方案

PPI或胶体铋剂	抗菌药物
奥美拉唑 40mg/d	克拉霉素 500～1 000 mg/d
兰索拉唑 60mg/d	阿莫西林 1 000～2 000mg/d
胶体次枸橼酸铋 480mg/d	甲硝唑 800mg/d
选择一种	选择两种
上述剂量分2次服，疗程7d	

(二)手术治疗

适用于伴有急性穿孔、幽门梗阻、大量出血经内科积极治疗无效者和恶性溃疡等并发症的消化性溃疡患者。

五、护理措施

(一)基础护理

1. 休息与活动 病情较重、溃疡有活动者应卧床休息，病情较轻者可边工作边治疗，注意生活规律和劳逸结合，避免剧烈活动以降低胃的分泌及蠕动。保持环境安静、舒适，减少探视，保证患者充足的睡眠。

2. 饮食 溃疡活动期每日进4～5餐，少量多餐可中和胃酸，减少胃酸对溃疡面的刺激。每餐不宜过饱，以免胃窦部过度扩张，刺激胃酸分泌。进餐时宜细嚼慢咽，咀嚼可增加唾液分泌，以利于稀释和中和胃酸。选择营养丰富、质软、易消化的食物，如稀饭、面条、馄饨等。脂肪摄取应适量。避免粗糙、过冷过热和刺激性食物及饮料如浓茶、咖啡、香辣调料等。

3. 心理护理 消化性溃疡的发生发展与精神紧张、不良情绪反应及个性特点与行为方式等心理社会因素均有一定的关系。通过帮助病人认识压力与溃疡疼痛发作的关系，教给病人放松技巧，自觉避免精神神经因素的影响。

(二)疾病护理

1. 疼痛护理 向患者解释疼痛的原因和机制，指导祛除病因及缓解疼痛的方法，解除焦虑、紧张情绪。观察并评估疼痛的诱发因素和缓解因素；观察上腹痛的规律、性质、程度及部位。遵医嘱用药缓解疼痛。

2. 用药护理 遵医嘱正确服用质子泵抑制药、组胺H_2受体拮抗药、抗酸药及抗Hp药物，观察药物的疗效及不良反应。

(1)抗酸药:应在餐后1h和睡前服用,以延长中和胃酸作用的时间及中和夜间胃酸的分泌。片剂应嚼碎后服用,乳剂服用前充分混匀。避免与奶制品、酸性食物及饮料同服以免降低药效。氢氧化铝凝胶能阻碍磷的吸收,引起磷缺乏症,表现为食欲缺乏、软弱无力等;镁剂可致腹泻。

(2)H_2受体拮抗药:常于餐中及餐后即刻服用,或睡前服用;若需同时服用抗酸药,则两药应间隔1h以上;静脉给药需控制速度,速度过快可引起低血压和心律失常;不良反应一般为乏力、头痛、腹泻和嗜睡;吸烟可降低其疗效故应鼓励患者戒烟。

(3)质子泵抑制药:奥美拉唑用药初期可引起头晕,嘱患者服药后避免开车、高空作业等需注意力集中之事。

(4)保护胃黏膜药物:胶体铋制剂与硫糖铝在酸性环境中作用强,故多在三餐前半小时或睡前1h服用,且不宜与抗酸药同服;铋剂有积蓄作用,故不能连续长期服用;服药过程中可使齿、舌变黑,可用吸管直接吸入;部分患者服药后出现便秘和黑粪,停药后可自行消失;硫糖铝能引起便秘、皮疹、嗜睡等,有肾衰竭者不宜服用。

(5)抗Hp药物:阿莫西林服用前应询问患者有无青霉素过敏史,用药过程中注意观察有无过敏反应;甲硝唑可引起胃肠道反应,宜饭后服用。

3. 并发症护理

(1)上消化道大出血:严密监测是否有出血征象,如血压下降、脉搏速率加快、皮肤湿冷、脸色苍白、排黑粪或呕血等。措施参见“上消化道出血”部分。

(2)穿孔:一旦发现穿孔征象,应建立静脉通路,输液以防止休克;做好急诊手术术前准备。

(3)幽门梗阻:应准确记录出入量,行血清钾、钠、氯测定和血气分析,及时补充液体和电解质,保证尿量在每日1 000～1 500ml。插入胃管连续72h胃肠减压,抽吸胃内容物和胃液。病人病情好转后可进流食,但同时要测量胃内潴留量,记录潴留物的颜色、性状和气味。禁止病人吸烟、饮酒和进食刺激性食物,禁用抗胆碱能药物,如阿托品等,以防减少胃、肠蠕动,加重梗阻症状。

(4)癌变:一旦确诊,需手术治疗,做好术前准备。

(三)健康指导

1. 指导患者注意有规律的生活和劳逸结合,休息包括体力和精神休息。

2. 指导患者有规律的进餐和合理的营养,减少机械性和化学性刺激对胃黏膜的损害。咖啡、浓茶、油煎食物及过冷过热、辛辣等食物均可刺激胃酸分泌增加,应避免食用。

3. 向患者进行戒烟酒的健康教育,与患者共同制定戒烟酒计划,并争取家庭的重视和支持。

4. 帮助患者认识压力与溃疡疼痛发作的关系,教给患者放松技巧,自觉避免精神神经因素的影响。

5. 指导患者要按时服完全疗程的药物,并定期复查。教患者识别溃疡复发及出血、穿孔、幽门梗阻等并发症出现时的症状和体征,包括疼痛、头晕、呕血、黑粪、苍白、虚弱等,以便及时就诊。

案例分析

患者男性,26岁,未婚,公司职员。因“反复上腹痛5年,加重3d,呕血8h”急诊入院。

患者有“十二指肠溃疡”病史5年,3d前大量饮酒后,出现上腹疼痛,餐后3～4h为甚,有时夜间睡眠中痛醒,自服“法莫替丁”无效。8h前突然疼痛消失,但自觉头晕、眼花、无力,出虚汗,在去厕所途中跌倒,被家人发现而扶起,继而呕吐暗红色血约1 200ml,内混少许食物残渣而急诊。

查体:T 37.2℃,P 120/min,R 22/min,BP 82/60mmHg。神志清楚,查体合作。面色苍白,四肢厥冷,周身大汗,呼吸急促,略烦躁不安,心肺(—)。腹部平软,剑突下有轻压痛,肝脾肋下未触及,肠鸣音亢进。

辅助检查:Hb 148g/L,RBC 4.5×10^{12}/L;大便潜血(卌);急诊胃镜示“十二指肠球部溃疡”。

请回答:

1. 十二指肠球部溃疡的并发症有哪些?

2. 该患者目前最主要的一个护理问题及其措施是什么?

3. 如何对该患者进行出院指导?

第四节　胃　　癌

胃癌(gastric cancer)是起源于胃黏膜上皮细胞的恶性肿瘤,是最常见的消化道恶性肿瘤。胃癌的发病情况,在不同人种中、不同地区间和同一地区不同时期有明显差异。我国以西北地区发病率最高,其次为华北及华东,中南、西南地区最低。本病多见于男性,可发生于任何年龄,以中老年为多见。青年人的胃癌细胞多趋于分化不良,生长快,转移机会也多见。

一、病因与发病机制

1.环境与饮食因素　某些环境因素,如火山岩地带、高泥炭土壤、水土含硝酸盐过多、微量元素比例失调或化学污染可直接或间接经饮食途径参与胃癌的发生。流行病学研究显示,多吃新鲜蔬菜、水果、乳制品,可降低胃癌发生的危险性,而霉粮、霉制食品、咸菜、烟熏及腌制鱼肉,以及过多摄入食盐可增加其危险性。某些不良饮食习惯,如进餐速度过快、饮食不规律、喜烫食、喜硬食、暴饮暴食等都与胃癌的发生有一定关系。

2.幽门螺杆菌感染　随着研究的深入,Hp感染被认为和胃癌的发生有一定的关系,1994年世界卫生组织属下的国际癌肿研究机构(IARC)已将其列为人类胃癌的Ⅰ类致癌原。Hp具有黏附性,其分泌的毒素有致病性,导致胃黏膜病变,自活动性浅表性炎症发展为萎缩、肠化生和不典型增生,在此基础上易发生癌变。Hp还是一种硝酸盐还原剂,具有催化亚硝化作用而起致癌作用。

3.遗传因素　胃癌有明显的家族聚集倾向,一般认为致癌物质对有遗传易感性者可能更易致癌。

4.癌前状态　包括癌前疾病和癌前病变。癌前疾病包括慢性萎缩性胃炎、胃息肉、胃溃疡和残胃炎等;癌前病变包括肠型化生和异型增生。

二、临床表现

1.症状　早期胃癌多无症状,有些患者出现轻度非特异性消化不良症状。进展期胃癌最早出现的症状是上腹痛,常同时有食欲缺乏,体重减轻。发生并发症或转移时可出现一些特殊的症状。贲门癌累及食管下端时可出现咽下困难。胃窦癌引起幽门梗阻时可有恶心呕吐,溃疡型癌有出血时可引起黑粪甚或呕血。转移至肺并累及胸膜产生积液时可有咳嗽和呼吸困难。转移至肝及腹膜而产生腹水时则有腹胀满不适。转移至骨骼剧痛。剧烈而持续性上腹痛放射至背部时表示肿瘤已穿透胰腺。

2.体征　早期胃癌可无任何体征,中晚期胃癌有的上腹部可触及肿块,有压痛。癌肿转移可出现相应脏器受累的体征。

3.并发症

(1)出血:约5%患者可发生大出血,表现为呕血和(或)黑粪,偶为首发症状。

(2)幽门或贲门梗阻:决定于胃癌的部位。

(3)穿孔:比良性溃疡少见,多发生于幽门前区的溃疡型癌。

三、实验室检查

1.胃镜检查　胃镜检查结合黏膜活检,是目前最可靠的诊断手段,更是诊断早期胃癌的最佳方法。胃镜下色素染色、放大内镜、超声内镜的应用,更进一步提高了早期胃癌的检出率。

2.X线钡剂检查　X线检查对胃癌的诊断依然有较大的价值。近年来随着应用气钡双重对比法、压迫法和低张造影技术,并采用高密度钡粉,能清楚地显示黏膜的精细结构,有利于发现微小的病变。

3.血液检查　常有不同程度的贫血、血沉增快、白蛋白下降、电解质紊乱等。

4.粪便隐血试验　多呈持续阳性,检测方便,有辅助诊断的意义,有学者将粪便隐血作为胃癌筛检的首选方法。

四、治疗要点

1.手术治疗　是目前唯一有可能根治胃癌的手段。手术效果取决于胃癌的病期、癌肿侵袭深度及扩散范围,早期发现治愈率很高。

2.内镜下治疗　早期胃癌可行内镜下黏膜切除、激光或微波治疗,特别适用于不能耐受手术的患者。中晚期胃癌患者不能接受手术者可经内镜做激光、微波或局部注射抗癌药等,可暂时缓解。贲门癌所致的食管下段、贲门口狭窄,可行扩张或放置内支架解除梗阻,暂时改善生活质量。

3.化学治疗　常用于辅助手术治疗。在术前、术中及术后使用抗癌药物,可抑制癌细胞的扩散与杀死残存的癌细胞，从而提高手术效果。化学治疗也可用于不能施行手术治疗的患者。一般早期癌术后不化疗，中晚期癌能被手术切除者必须化疗。化疗常在术后2～4周开始，常用的药物有氟尿嘧啶(5-FU)、丝裂霉素、阿霉素、亚硝脲类、顺铂等，多主张联合化疗。

4.*其他治疗*　高能量静脉营养疗法常用于辅助治疗，术前及术后应用可提高患者体质，使之能耐受手术和化疗。免疫治疗、中医中药治疗可以配合作为辅助治疗使用，但效果不肯定。

五、护理措施

(一)基础护理

1.*休息*　保持安静、整洁和舒适的环境，有利于睡眠和休息。早期胃癌病人经过治疗后可从事一些轻工作和锻炼，应注意劳逸结合。中晚期胃癌病人需卧床休息，以减少体力消耗。恶病质病人做好皮肤护理，定时翻身并按摩受压部位。做好生活护理和基础护理，使病人能心情舒畅地休息治疗。

2.*饮食*　以合乎病人口味，又能达到身体基本热量的需求为主要目标。给予高热量、高蛋白、丰富维生素与易消化的食物，宜少量多餐。化疗病人往往食欲减退，应多鼓励进食。如有并发症需禁食或进行胃肠减压者，予以静脉输液以维持营养需要。恶心、呕吐的病人，进行口腔护理。

3.*心理护理*　病人情绪上常表现出否认、悲伤、退缩和愤怒，甚至拒绝接受治疗，而家属也常出现焦虑、无助，有的甚至挑剔医护活动。护理人员应给予病人及家属心理上的支持。根据病人的性格、人生观及心理承受能力来决定是否告知事实真相。耐心做好解释工作，了解病人各方面的要求并予以满足，调动病人的主观能动性，使之能积极配合治疗。对晚期病人，应予以临终关怀，使病人能愉快地度过最后时光。

(二)疾病护理

1.*疼痛护理*　疼痛是晚期胃癌病人的主要痛苦，可采用转移注意力或松弛疗法，如听音乐、洗澡等，以减轻病人对疼痛的敏感性，增强其对疼痛的耐受力。疼痛剧烈时，可按医嘱予以止痛药，观察病人反应，防止药物成瘾。如果病人要求止痛药的次数过于频繁，除了要考虑止痛药的剂量不足外，也要注意病人的情绪状态，多给他一些倾诉的时间。在治疗性会谈的同时，可给予背部按摩或与医师商量酌情给予安慰药，以满足病人心理上的需要。

2.*化疗的护理*　化疗中严密观察药物引起的局部及全身反应，如恶心、呕吐、白细胞降低及肝、肾功能异常等，及时与医师联系，及早采取处理措施。化疗期间保护好血管，避免药液外漏引起的血管及局部皮肤损害。一旦发生静脉炎，立即予以2%利多卡因局部封闭或50%硫酸镁湿敷，局部还可行热敷、理疗等。如有脱发，可让病人戴帽或用假发，以满足其对自我形象的要求。

3.*加强病情观察，预防并发症发生*　观察病人生命体征的变化，观察腹痛、腹胀及呕血、黑粪的情况，观察化疗前后症状及体征改善情况。晚期胃癌病人抵抗力下降，身体各部分易发生感染，应加强护理与观察，保持口腔、皮肤的清洁。长期卧床病人，要定期翻身、按摩，指导并协助进行肢体活动，以预防压疮及血栓性静脉炎的发生。

(三)健康指导

1.指导病人注意饮食卫生，多食含有维生素C的新鲜蔬菜、水果。食物加工要得当，粮食和食物贮存适当，少食腌制品及熏制食物、油煎及含盐高的食物，不食霉变食物。避免刺激性食物，防止暴饮暴食。

2.告知病人及家属与发生胃癌有关的因素。患有与胃癌相关的疾病者(如胃息肉、萎缩性胃炎、胃溃疡等)应积极治疗原发病。

3.嘱病人定期随访进行胃镜及X线检查，以及时发现癌变。

第五节　肠结核和结核性腹膜炎

一、肠结核

肠结核(intestinal tuberculosis)是由结核杆菌侵犯肠道引起的慢性特异性感染，大多数继发于肠外结核，原发疾病以肺结核最为多见。本病好发年龄为20～40岁，女性略多于男性。

(一)病因与发病机制

肠结核主要由人型结核杆菌引起，少数因饮用未经消毒的带菌牛奶或乳制品，感染牛型结核杆菌引起。

1. 感染途径　肠结核侵犯肠道最主要的途径是经口感染。也可由血行播散引起，见于粟粒型肺结核。或由腹腔内结核病灶如女性生殖器结核直接蔓延引起。

2. 结核病的发病　结核病发病是人体和结核杆菌相互作用的结果，只有当入侵的结核杆菌数量多、毒力大，并有人体免疫力低下、肠道局部抵抗力下降时才会发病。其病理类型由人体对结核杆菌的免疫力和过敏反应情况而定。

3. 病变部位　肠结核病变部位主要位于回盲部，其他如升结肠，空肠，横结肠，降结肠，阑尾，十二指肠和乙状结肠等处也可发生，少数见于直肠，偶见于胃、食管。

(二)临床表现

1. 症状

(1)腹痛：以右下腹多见，也可在右上腹或脐周疼痛，为回盲部病变引起的牵涉痛。疼痛性质一般为隐痛或钝痛，常在进餐时诱发。增生型肠结核或并发肠梗阻时，可有腹部绞痛、腹胀、肠型、肠鸣音亢进和蠕动波等。

(2)腹泻与便秘：腹泻是溃疡型肠结核的主要临床表现之一，每日排便2～4次，呈糊状便，不含黏液脓血，无里急后重。有时可出现腹泻和便秘相交替，系肠功能紊乱的表现，也可见于其他肠道器质性病变或肠易激综合征。增生型肠结核多以便秘为主要表现。

(3)全身症状和肠外结核表现：溃疡型肠结核常有结核毒血症，表现为午后低热或高热、盗汗、消瘦、乏力等。病程长者则出现贫血、营养不良、维生素缺乏等表现。此外，还可伴有肠外结核的表现。增生型肠结核全身症状较轻，通常不伴肠外结核。

2. 体征　腹部肿块主要见于增生型肠结核。当溃疡型肠结核合并有局限性腹膜炎时，病变肠曲和周围组织粘连，或同时有肠系膜淋巴结结核时，也可出现腹部肿块，肿块常位于右下腹，较固定，质地中等，伴有轻或中度压痛。

3. 并发症　晚期病人常并发肠梗阻、结核性腹膜炎；肠出血、肠穿孔较少见。

(三)实验室检查

1. 血液检查　溃疡型肠结核可有中度贫血，无并发症的病人白细胞计数一般正常。血沉多明显加快，可作为随访中评估结核病活动程度的指标之一。

2. 粪便检查　溃疡型肠结核多为糊状便，一般无黏液或脓血，镜检少量脓细胞和红细胞。

3. X线检查　X线胃肠钡剂造影或钡剂灌肠对肠结核的诊断具有重要意义。对并发肠梗阻者，只宜做钡剂灌肠检查，因钡剂检查可加重肠梗阻。

4. 结肠镜检查　可观察全结肠和末端回肠，明确溃疡或肉芽肿的性状与范围，并可做黏膜活检，对本病诊断有重要价值。

5. 其他　结核菌素试验强阳性有助于本病的诊断。

(四)治疗要点

1. 抗结核药物治疗　是本病的关键性治疗，强调早期、联合、全程、规范治疗，以减少或避免并发症的发生。治疗方案详见"肺结核"内容。

2. 对症治疗　腹痛病人酌情使用抗胆碱能药，摄入不足或腹泻严重者应补充液体，保持水电解质与酸碱平衡。不全性肠梗阻病人，需胃肠减压，以缓解梗阻近段肠曲的潴留。

3. 手术治疗　对完全性肠梗阻、急性肠穿孔，或慢性肠穿孔引起肠瘘经内科治疗而未能闭合者；以及肠道大出血内科治疗无效者需采取手术治疗。

(五)护理措施

见"结核性腹膜炎"部分。

二、结核性腹膜炎

结核性腹膜炎(tuberculous peritonitis)是由于结核杆菌引起的慢性、弥漫性腹膜感染，本病可见于任何年龄，但以青壮年最多见，女性为多。

(一)病因与发病机制

1. 致病菌　本病由结核杆菌引起。

2. 感染途径　主要感染途径为腹腔内结核病灶的直接蔓延，肠系膜淋巴结结核、肠结核、盆腔结核等是常见的直接原发病灶。

3. 病理类型　包括渗出型、粘连型和干酪型三种类型。前二型多见，有时二种或三种类型的病变可并存，称为混合型。

(二)临床表现

1. 症状

(1)全身症状：结核毒血症常见，主要是发热和盗汗，低热和中等度热最多，高热伴毒血症明显者，主要见于渗出型和干酪型。后期有营养不良表现如消瘦、水肿、苍白、舌炎、口角炎、纤维素A缺乏症等。

(2)腹痛:早期腹痛不明显,以后出现持续性隐痛或钝痛,以脐周和下腹为主,有时可波及全腹。当并发不全性肠梗阻时,可有阵发性腹痛,偶可因腹腔内干酪样病灶溃破或肠结核急性穿孔而表现为急腹痛。

(3)腹水:病人常有腹胀感,由于结核毒血症或腹膜炎伴肠功能紊乱引起。腹水以少至中等量多见。

(4)腹泻:一般每日不超过 3～4 次,呈糊状便,与腹膜炎致肠功能紊乱、吸收不良、不全性肠梗阻、肠管内瘘等有关。有时腹泻与便秘交替。

2. 体征

(1)腹壁柔韧感:是腹膜遭受轻度刺激或有慢性炎症的一种表现,是本病的临床特征。

(2)腹部肿块:多见于粘连型或干酪型,脐周多见。多由增厚的大网膜、肿大的肠系膜淋巴结、粘连成团的肠曲或干酪样坏死脓性物积聚而成。

(3)腹水量超过 1 000ml 时可出现移动性浊音阳性。

3. 并发症　以肠梗阻最常见,多发生于粘连型结核性腹膜炎。肠瘘一般多见于干酪型,有时有腹腔脓肿形成。

(三)实验室检查

1. 血液检查　部分病人有轻度至中度贫血;白细胞计数多正常。血沉一般增快,病变好转时减慢。

2. 结核菌素试验　强阳性对诊断有帮助,但在粟粒型肺结核或重症病人反而可呈阴性。

3. 腹水检查　腹水为草黄色渗出液,少数呈淡血性,偶见乳糜样;常规检查提示比重一般大于 1.016,蛋白含量大于 30g/L,白细胞计数大于 500 $\times 10^6$/L,以淋巴细胞为主。一般细菌培养结果为阴性,浓缩找结核菌及结核菌培养的阳性率均较低。

4. 腹部 B 超　少量腹水须靠 B 超发现,并可为穿刺做定位。

5. X 线检查　X 线腹部平片有时可见到肠系膜淋巴结结核的钙化影,X 线钡剂可见肠粘连、肠结核、腹水、肠瘘、肠腔外肿块等征象。

6. 腹腔镜检查　适用于有游离腹水病人,可见腹膜、网膜、内脏表面有大量的灰白色结节,浆膜失去正常光泽,浑浊粗糙。取活检做病理检查有确诊价值,但在腹腔有广泛粘连者应禁忌腹腔镜检查。

(四)治疗要点

1. 抗结核化学药物治疗　抗结核药的选择、用法、疗程详见“肺结核”,这里应强调全程规则治疗,联合用药及适当延长治疗疗程。有血行播散或严重结核毒血症状时,可加用糖皮质激素短期治疗。

2. 手术治疗　并发肠梗阻、肠穿孔及肠瘘经内科治疗无效者需手术治疗。

(五)护理措施

1. 基础护理

(1)休息:结核毒血症不明显的病人不必过多限制其活动,增加卧床休息的时间即可;而毒血症状严重者要卧床休息,有腹水时可取半卧位,待症状控制后逐渐增加其活动量。居住环境应避免潮湿、拥挤,以阳光充足空气新鲜的环境为宜。

(2)饮食:宜给予高热量、高蛋白、高维生素易消化的食物,腹泻严重者予以低脂低纤维饮食,腹胀者少食易发酵食物如豆制品。严重营养不良者可行静脉内高营养治疗,每周测体重,观察营养状况改善情况。

(3)心理护理:给予耐心解释和心理疏导,使病人树立治疗的信心,主动配合医师进行治疗,以促使疾病早日康复。

2. 疾病护理

(1)对症护理:重点观察病人体温情况;腹痛的部位、性质、时间、与进餐的关系;腹泻的次数、粪便的性状、有无血液;腹部体征的变化等情况,以尽早发现和处理并发症。腹痛者可给予局部热敷或艾灸足三里,如出现剧烈腹痛应及时通知医师,以防止出现肠梗阻、肠穿孔等并发症。腹胀可用松节油热敷,涂油后盖一层干纱布,再用热敷垫盖在干纱布上,时常更换热敷垫,持续 20～30min;腹胀严重而无外科情况者可行肛管排气。腹水较多者采用半卧位,配合医师做好腹腔穿刺放腹水的治疗。严重腹泻者注意肛周皮肤的清洁。

(2)专科护理:做好消毒隔离和预防工作。病人用过的餐具与物品应进行消毒处理,以免结核菌扩散、传播;对有开放性肺结核病人应采取隔离措施,并告知不可吞咽痰液;提倡用公筷进餐,牛奶应消毒灭菌。

3. 健康指导

(1)向患者及家属说明抗结核药物治疗的知识,嘱遵医嘱按时服药,不可自行停药,必须规律服药、全程治疗直至疾病彻底治愈。发现药物的不良反应,应及时就医。

(2)保证休息与营养,居住条件以阳光充足、空气新鲜的环境为宜。伴开放肺结核者,对患者及家属进行有关消毒、隔离、生活安排等方面的知识教育。嘱患者应定期复查。

(3)早期诊断与积极治疗肺、肠、肠系膜淋巴结、输卵管等结核病是预防本病的重要措施。

第六节　溃疡性结肠炎

溃疡性结肠炎(ulcerative colitis,UC)是一种病因不明的直肠和结肠慢性非特异性炎症性疾病。病变主要限于大肠黏膜与黏膜下层,临床表现为腹泻、黏液脓血便、腹痛和里急后重。病情轻重不等,多反复发作或长期迁延呈慢性经过。本病可发生于任何年龄,以 20～40 岁为多见。男女发病率无明显差别。

一、病因与发病机制

本病的发生可能为免疫、遗传等因素与外源性刺激相互作用的结果。

1. 免疫因素　在部分病人血清中可检测到抗结肠上皮细胞抗体,故认为本病发生和自身免疫反应可能有关。本病还可能存在对正常肠道菌丛的免疫耐受缺失。

2. 环境因素　环境因素中饮食、吸烟或尚不明确的因素可能起一定作用。

3. 遗传因素　目前认为本病为多基因病,且不同人由于不同基因引起。

4. 感染因素　目前一般认为感染是继发或为本病的诱发因素。

5. 神经精神因素　精神紧张、过劳可诱发本病发作,而焦虑、抑郁等也可能是本病反复发作的继发表现。但近年来临床资料说明本病有精神异常或精神创伤史者,并不比一般人群多见。

病变部位以直肠和乙状结肠为主,也可延伸到降结肠,甚至整个结肠,极少数累及小肠。

二、临床表现

(一)症状

1. 消化系统症状

(1)腹泻:是本病均有的症状,因炎症刺激使肠蠕动增加及肠腔内水、钠吸收障碍所致。因病变的部位和轻重不同可表现为稀便、黏液便、水样便、血便、黏液血便等,特别是黏液血便被视为本病活动时必有的症状,也常常是轻型病人的唯一表现。便次的多少有时可反映病情的轻重,轻者每日 3～4 次,或腹泻与便秘交替出现;重者每日排便次数可多至 30 余次,粪质多呈糊状及稀水状,混有黏液、脓血,病变累及直肠则有里急后重。

(2)腹痛:轻型及病变缓解期可无腹痛,或呈轻度至中度隐痛,少数绞痛,多局限左下腹及下腹部,亦可全腹痛。疼痛的性质常为痉挛性,有疼痛—便意—便后缓解的规律,常伴有腹胀。若并发中毒性结肠扩张或炎症波及腹膜,可有持续性剧烈腹痛。

(3)其他症状:可有腹胀,严重病例可有食欲缺乏、恶心及呕吐。

2. 全身表现　急性期或急性发作期常有低度或中度发热,重者可有高热及心动过速,病程发展中可出现消瘦、衰弱、贫血、水与电解质平衡失调及营养不良等表现。

3. 肠外表现　部分病人可出现皮肤结节性红斑、外周关节炎、口腔复发性溃疡、巩膜外层炎等肠外症状,这些症状在结肠炎控制或结肠切除后可缓解或恢复。

(二)体征

轻、中型病人有左下腹轻压痛,有时可触及痉挛的降结肠或乙状结肠。重型及暴发型患者常有明显压痛和鼓肠。若有腹肌紧张、反跳痛、肠鸣音减弱应注意肠穿孔、中毒性结肠扩张等并发症。

(三)并发症

1. 中毒性巨结肠　溃疡性结肠炎病变广泛严重,累及肌层及肠肌神经丛时,可发生中毒性巨结肠。多见于暴发型或重型病人,常见诱因为大量应用抗胆碱能药物、麻醉药及低血钾等。临床表现为病情急剧恶化。

2. 结肠癌变　国外报道本病 5%～10% 发生癌变,国内发生率较低。癌变主要发生在重型病例,其病变累及全结肠和病程漫长的患者。

3. 结肠大出血　发生率约 3%,多见于严重型及暴发型。

4. 其他　结肠假性息肉,结肠狭窄,肛门周围瘘管和脓肿等。

三、实验室检查

1. 血液检查　可有轻、中度贫血,重症患者白细胞计数增高及红细胞沉降率加速。严重者血清白蛋白及钠、钾、氯降低。

2.粪便检查　常有黏液脓血便，镜下可见红、白细胞。

3.结肠镜检查　结肠镜检查能直接观察肠黏膜的表现，并可取活组织进行病理学检查，是本病最有价值的诊断方法。

4.X线钡剂灌肠检查　钡剂灌肠造影是诊断本病的重要手段之一，可表现为黏膜皱襞紊乱，有溃疡形成时可见肠壁边缘呈锯齿状，结肠袋消失，管壁变硬，肠腔变窄，肠管缩短呈水管状。气钡双重造影可显示微小溃疡与糜烂。

四、治疗要点

治疗目的在于尽快控制急性发作，维持缓解，减少复发，防治并发症。

（一）一般治疗

急性发作期，特别是重型和暴发型者应住院治疗，卧床休息，及时纠正水与电解质平衡紊乱，若有显著营养不良低蛋白血症者可输全血或血清白蛋白。

（二）药物治疗

1.柳氮磺胺吡啶（简称SASP）　一般作为首选药物，适用于轻型或重型经肾上腺糖皮质激素治疗已有缓解者，疗效较好。副作用有恶心、呕吐、皮疹、粒细胞减少等。

2.肾上腺糖皮质激素　适用对于氨基水杨酸类药物疗效不佳的轻、中型患者，尤其适用于暴发型或重型患者。

3.免疫抑制药　对糖皮质激素疗效不佳或依赖性强者，可试用硫唑嘌呤或巯嘌呤。

4.微生态制剂　近年来有人根据溃疡性结肠炎肠道菌群失调学说，提出用微生态制剂来治疗溃疡性结肠炎，部分病例有效。

5.灌肠治疗　适用于轻型而病变局限于直肠、左半结肠的患者。常用琥珀酸钠氢化可的松100mg，地塞米松5mg，加生理盐水100ml保留灌肠。

（三）手术治疗

对内科药物治疗无效，有严重合并症者，应及时采用手术治疗。一般采用全结肠切除加回肠造瘘术。为避免回肠造瘘缺点，近年采用回肠肛门小袋吻合术。

五、护理措施

（一）基础护理

1.休息　在急性发作期或病情严重时应卧床休息，减少精神负担，减轻体力消耗。给病人提供安静、舒适的休息环境。

2.饮食　急性活动期病人应进食无渣流质饮食，病情好转后给予高蛋白、少纤维、易消化、富营养的少渣饮食，禁食生冷食物及含纤维素多的蔬菜，避免牛奶及乳制品。病情严重者应禁食并给予胃肠外营养，使肠道得以休息减轻炎症。

3.心理护理　耐心向病人介绍疾病保健知识，使病人能积极配合治疗，注意自我调节饮食、心态，使疾病得到长期缓解，从而帮助病人树立战胜疾病的信心和勇气。

（二）疾病护理

1.对症护理　急性发作期或重型病人腹泻次数较多，要指导病人和家属做好肛周皮肤的护理。便后用肥皂与温水清洗肛门及周围皮肤，选择柔软的手纸，轻柔擦拭，必要时给予鞣酸软膏涂擦。

2.专科护理

（1）病情观察：监测病人的体温、脉搏、心率、血压的变化以及全身表现，观察排便次数、粪便的量、性状，并做记录。使用阿托品的病人应注意观察腹泻、腹部压痛及腹部肠鸣音的变化，如出现鼓肠、肠鸣音消失、腹痛加剧等，要考虑中毒性结肠扩张的发生，应及时报告医师，以得到及时抢救。

（2）用药护理：护理人员应向病人及家属说明药物的用法、作用、不良反应等，柳氮磺胺吡啶宜在饭后服用，可减少其恶心、呕吐、食欲缺乏等不良反应；指导灌肠治疗后病人适当抬高臀部，延长药物在肠道内的停留时间。

（三）健康指导

1.生活规律，注意劳逸结合，保持心情舒畅。

2.饮食以高热量、高营养、低纤维、无刺激性食物为主。

3.指导病人及家属遵医嘱坚持用药的重要性及药物不良反应，出院后能正确用药。

4.如出现腹泻、腹痛加剧，大便便血等异常情况，应及时到医院就诊，避免耽误治疗。

第七节　肝　硬　化

肝硬化(hepatic cirrhosis)是一种以肝组织弥漫性纤维化、假小叶和再生结节形成为特征的慢性肝病。临床上常以肝功能损害和门静脉高压为主要表现,晚期常出现消化道出血、肝性脑病等严重并发症。本病是我国常见疾病和主要死亡病因之一。发病高峰年龄在 35～48 岁,男女比例为 3.6～8∶1。

一、病因与发病机制

肝硬化由多种病因引起,我国以病毒性肝炎为主要原因,国外以酒精中毒多见。

1. 病毒性肝炎　通常由慢性病毒性肝炎逐渐发展而来,主要见于乙型、丙型和丁型肝炎病毒重叠感染。而甲型、戊型病毒性肝炎不演变为肝硬化。

2. 酒精中毒　长期大量酗酒,乙醇、乙醛(酒精中间代谢产物)的毒性作用引起酒精性肝炎,可逐渐发展为酒精性肝硬化。

3. 血吸虫病　长期或反复感染血吸虫,虫卵沉积在汇管区,引起纤维组织增生,导致肝纤维化和门静脉高压症。

4. 胆汁淤积　肝外胆管阻塞或肝内胆汁淤积持续存在时,可引起原发性或继发性胆汁性肝硬化。

5. 循环障碍　慢性充血性心力衰竭、缩窄性心包炎等可致肝脏长期淤血,肝细胞缺氧、坏死和纤维组织增生,逐渐发展为肝硬化。

6. 其他　患慢性炎症性肠病、长期营养不良可引起肝细胞脂肪变性和坏死;某些代谢障碍疾病可引起代谢产物沉积在肝脏,也损害肝细胞,久之可发展为肝硬化。长期反复接触化学毒物如四氯化碳、磷、砷等,可引起中毒性肝炎,最终演变为肝硬化。

二、临床表现

本病一般起病隐匿,病程发展缓慢,潜伏可达 3～5 年或更长。临床上将肝硬化分为肝功能代偿期和失代偿期,但两期界限常不清。

(一)代偿期

症状轻且无特异性,常以疲乏无力、食欲减退为主要表现,可伴腹胀、恶心、轻微腹泻等。多因劳累或发生其他疾病时症状明显,休息或治疗后可缓解。肝轻度肿大,质变硬,脾轻度肿大。

(二)失代偿期

主要表现为肝功能减退和门静脉高压症。

1. 肝功能减退的表现

(1)全身症状:营养状况较差,消瘦乏力,可有低热,皮肤干枯,面色灰暗无光泽(肝病面容)。

(2)消化道症状:食欲明显减退,可有厌食,进食后常感上腹饱胀不适、恶心、呕吐;稍进油腻肉食易引起腹泻。

(3)出血倾向和贫血:有皮肤紫癜、鼻出血、牙龈出血或胃肠出血等倾向,这与肝合成凝血因子减少、脾功能亢进和毛细血管脆性增加等有关。患者常有贫血,与营养不良、肠道吸收障碍、脾功能亢进以及胃肠道失血等因素有关。

(4)内分泌紊乱:由于肝功能减退,肝脏对雌激素灭活能力减退,雌激素在体内蓄积,抑制垂体的分泌功能,使雄激素分泌减少。雌激素增多、雄激素减少时,男性患者可有性欲减退、睾丸萎缩、乳房发育等;女性有月经失调、闭经等。患者面颈、上胸、上肢部位可见蜘蛛痣;在手掌大小鱼际及指端腹侧有红斑,称为肝掌,这些均与雌激素增多有关。

由于肝功能减退,醛固酮和抗利尿激素灭活作用减弱,可致继发性醛固酮和抗利尿激素增多,使水钠潴留,对腹水形成起重要促进作用。

2. 门静脉高压症的表现　脾大、侧支循环的建立和开放、腹水是门静脉高压的三大表现,其中侧支循环开放对诊断门静脉高压有重要意义。

(1)脾大:多为轻、中度肿大,由于脾淤血所致。晚期脾大常伴白细胞、血小板和红细胞计数减少,称为脾功能亢进。

(2)侧支循环的建立和开放:临床上有三支重要的侧支开放。①食管和胃底静脉曲张,是由于门静脉系的胃冠状静脉和腔静脉系的食管静脉等开放沟通。当门静脉压力明显增高、粗糙坚硬食品机械损伤或剧烈咳嗽、呕吐致腹内压突然增高时,可引起曲张静脉破裂导致出血;②腹壁和脐周静脉曲张,是由于门静脉高压时脐静脉重新开放,表现为脐周与腹壁纡曲的静脉;③痔静脉扩张,是门静脉系的直肠上静脉与下腔静脉的直肠中、下静脉沟通,可扩张形成痔核,破裂时引起便血。

(3)腹水:是肝硬化最突出的临床表现。病人常有明显腹胀感,大量腹水时可出现呼吸困难、脐疝及双下肢水肿,腹部膨隆呈蛙腹状,腹壁皮肤绷紧发亮,叩诊有移动性浊音,部分病人还可出现胸腔积液。

3.肝触诊 早期肝脏表面尚光滑,质地变硬;晚期可触及结节或颗粒状,一般无压痛,伴有肝细胞坏死或炎症时可有轻压痛。

(三)并发症

包括上消化道出血、肝性脑病、感染、功能性肾衰竭、原发性肝癌、水电解质酸碱平衡紊乱及肝肺综合征。

三、实验室检查

1.血常规 代偿期多正常,失代偿期可有贫血,脾功能亢进时白细胞和血小板计数减少。

2.尿常规 黄疸时尿胆红素阳性,有时可有管型尿、血尿、尿蛋白阳性。

3.肝功能检查 代偿期各项指标可正常或轻度异常。失代偿期丙氨酸氨基转移酶(ALT)增高、白蛋白降低、球蛋白增高,凝血酶原时间延长。重症者血胆红素可增高。

4.免疫学检查 免疫球蛋白IgG增高最为显著,半数以上患者T淋巴细胞低于正常,部分患者体内出现自身抗体如抗核抗体。

5.腹水检查 呈漏出液,若合并原发性腹膜炎时,可呈渗出液。

6.其他检查 食管吞钡X线检查可见食管或胃底静脉曲张。肝穿刺活组织检查可确诊为肝硬化,腹腔镜检查可见肝脏表面呈结节状改变,取活体组织可协助确诊。内镜检查可见静脉曲张部位及其程度,并可进行止血和预防止血治疗。超声波检查可示肝脾大小及外形、门静脉有无高压等。

四、治疗要点

本病关键在于早期诊断,针对病因和症状进行治疗,以缓解和延长代偿期,对失代偿期患者主要是对症治疗、改善肝功能及并发症治疗。

(一)支持治疗

失代偿期患者进食不佳,应静脉输入高渗葡萄糖,并加维生素C、胰岛素、氯化钾等,必要时可应用复方氨基酸、白蛋白或输新鲜血。

(二)药物治疗

目前尚无特效药物,平日可用多种维生素(包括维生素K)及消化酶,也可采用中西药联合治疗。

(三)腹水的治疗

1.限制钠、水的摄入 进水量限制在1 000ml/d左右,盐的摄入限制在1.2～2g/d,部分病人可产生利尿、腹水消退作用。

2.增加钠、水的排泄 目前主张螺内酯和呋塞米联合应用,螺内酯为潴钾利尿药,氢氯噻嗪或呋塞米为排钾利尿药,可起协同作用,并减少电解质紊乱。利尿不宜过猛,以每天体重减轻不超过0.5kg为宜,以避免诱发肝性脑病、肝肾综合征。

3.放腹水并输注白蛋白 腹水量大引起腹胀、呼吸困难、行走困难时,为减轻症状可做穿刺放腹水。单纯放腹水只能临时改善症状,因放腹水会丢失蛋白质,短期内腹水又迅速复原,故同时静脉输注白蛋白,可提高疗效。

4.提高血浆胶体渗透压 每周定期输注新鲜血或白蛋白、血浆,对恢复肝功能和消退腹水有帮助。

5.腹水浓缩回输 放出腹水,通过浓缩处理后再静脉回输,不但可消除水、钠潴留,还能提高血浆白蛋白浓度及有效血容量,并能改善肾血液循环,对顽固性腹水的治疗提供一种较好的方法。副作用有发热、感染、电解质紊乱等,但有感染的腹水不可回输。

(四)手术治疗

各种分流术和脾切除术;经颈静脉肝内门体分流术(TIPS)等。

(五)肝移植手术

肝移植手术是晚期肝硬化的最佳治疗方法,可提高患者存活率。

五、护理措施

(一)基础护理

1.休息 代偿期应适当减少活动,可参加轻工作;失代偿期应以卧床休息为主。大量腹水者可取半卧位,以使膈肌下降,减轻呼吸困难。

2.饮食 给予高热量、高蛋白质、高维生素易消化食物。肝功能损害显著或有肝性脑病先兆时,应限制或禁食蛋白质;腹水者应限盐或无盐饮食;避免进食粗糙、坚硬食物,禁酒、禁用损害肝脏药物。

3.心理护理 肝硬化是一种慢性病,症状不易改善,出现腹水后,一般预后较差,患者及家属易产生悲观情绪,护理人员应予理解、同情和关心,鼓励病人倾诉并耐心解答所提出问题，向病人、家属说明治疗、护理有可能使病情趋于稳定，保持身心休息有利康复，教会其配合治疗的方法。

（二）疾病护理

1. 病情观察　定时测量生命体征、监测尿量，有无呕血及黑粪，性格行为有无异常，若出现异常，应及时报告医师，以便及时处理。

2. 皮肤护理　每日可用温水轻轻擦浴，保持皮肤清洁，衣着宜宽大柔软，经常更换体位，骨隆突处可用棉垫或气圈垫起，以防发生压疮。

3. 避免腹压突然增加　剧烈咳嗽、用力排便可使腹腔压力增加，易诱发曲张静脉破裂出血，同时便秘可诱发肝性脑病，应积极治疗咳嗽及便秘。

4. 腹腔穿刺放腹水的护理　术前向患者解释治疗目的、操作过程及配合方法，测体重、腹围、生命体征，排空膀胱以免误伤；术中及术后监测血压、脉搏、呼吸，了解病人有无不适。术后用无菌敷料覆盖穿刺部位，缚紧腹带，以防止腹穿后腹内压骤降；记录抽出腹水的量、颜色浑浊或清亮，将标本及时送化验室检查。

（三）健康指导

1. 宣传酗酒的危害，教育病毒性肝炎患者积极治疗、避免发生肝硬化。

2. 讲解疾病的知识、自我护理方法，依病情安排休息和活动、合理的营养，保持愉快的心情，生活起居有规律，做好个人卫生，预防感染。

3. 定期门诊复查，坚持治疗，按医师处方用药，避免随意加用药物，以免加重肝负担。

4. 教会患者及家属识别肝硬化常见并发症，例如当病人出现性格、行为改变等可能为肝性脑病的前驱症状，有呕血、黑粪时可能为上消化道出血，应及时就诊。

第八节　原发性肝癌

原发性肝癌（primary carcinoma of the liver），简称肝癌，是指肝细胞或肝内胆管细胞所发生的肿瘤。本病是我国常见恶性肿瘤之一，在消化道恶性肿瘤死亡率仅次于胃癌、食管癌，居第三位。可发生于任何年龄，以40～49岁为最多，男女之比为2～5∶1。

一、病因与发病机制

原发性肝癌的病因、发病机制尚未清楚，可能与多种因素综合作用有关。

1. 病毒性肝炎　目前认为乙型肝炎、丙型肝炎病毒肯定是促癌因素之一。

2. 肝硬化　肝细胞恶变可能在细胞再生过程中发生。欧美国家肝癌常发生在酒精性肝硬化基础上。

3. 黄曲霉毒素　动物实验证明，黄曲霉菌污染所致的霉玉米及霉花生能致肝癌，与其代谢产物黄曲霉毒素 B_1 有强的致癌作用有关。

4. 其他　流行病学资料显示饮水污染是我国部分地区诱发肝癌的重要危险因素之一，蓝绿藻等淡水藻产生的毒素有明显的致癌作用。亚硝胺类、有机氯农药等为可疑致癌物质。华支睾吸虫感染为导致胆管细胞癌原因之一。

二、临床表现

原发性肝癌起病隐匿，早期缺乏典型表现，经甲胎蛋白普查检出的早期患者可无任何症状和体征，称为亚临床肝癌。病人来院就诊时多属中晚期。主要表现如下。

（一）症状

1. 肝区疼痛　半数以上患者有肝区疼痛，常局限于右上腹部，呈持续性胀痛或钝痛。若肿瘤生长缓慢，可不伴疼痛或轻度钝痛。当肝癌结节破裂，使坏死的癌组织及血液进入腹腔，可突然引起全腹剧痛，出现急性腹膜炎的表现；若出血量大可出现休克。

2. 全身性症状　进行性消瘦，尤其原有肝硬化者，与食欲减退、恶心、呕吐有关。部分病人有低热，极少数可高热；晚期出现黄疸，多与肿瘤引起胆道梗阻有关，还有恶病质等。

（二）体征

肝大为最常见的体征。肝脏常呈进行性肿大，质地坚硬，表面凹凸不平，呈结节状，边缘不规则，可有触痛。

（三）并发症

1. 肝性脑病　常是肝癌的终末期并发症，死亡率极高。

2.上消化道出血 肝癌病人可因伴有肝硬化或门静脉、肝静脉癌栓导致门静脉高压引起食管胃底静脉曲张，一旦血管破裂，则发生呕血和黑粪。

3.癌结节破裂出血 癌结节破裂仅限于肝包膜下，可有局部疼痛，出血量大可形成压痛性肿块；若破裂入腹腔则引起腹膜刺激征表现。约10%肝癌患者死于该并发症。

4.继发感染 患者在长期消耗及放射、化学治疗而致白细胞减少、抵抗力低下，易发生继发感染如肺炎、败血症、肠道感染等。

三、实验室检查

1.甲胎蛋白(AFP)测定 是肝癌早期诊断重要方法之一，对诊断原发性肝癌特异性较高。

2.γ谷氨酰转移酶同工酶Ⅱ(γ-GT2) 在原发性和转移性肝癌可升高，阳性率可达90%。

3.超声检查 超声检查是最常用的方法，可显示直径为2cm以上的肿瘤，对早期定位诊断有较大价值。超声检查与AFP结合已广泛应用于肝癌的普查，有利于早期诊断。

4.电子计算机X线体层扫描(CT) CT可显示直径1～2cm以上的肿瘤。如结合注射碘油的肝动脉造影(即碘油CT)，对1cm以下肿瘤的检出率可达80%以上，故是目前诊断小肝癌和微小肝癌的最佳方法。

5.肝穿刺活检 在超声或CT引导下穿刺癌结节，检查癌细胞阳性者即可确诊。

6.X线肝血管造影 腹腔动脉和肝动脉造影能显示直径在1cm以上的癌结节。

7.其他 磁共振显像(MRI)可见癌内部结构，对判断子瘤、瘤栓有价值。放射性核素肝扫描对肝内占位性病变有一定诊断价值。

四、治疗要点

肝癌的治疗有赖于病变的范围、有无肝硬化以及肝功能失代偿的程度。及早发现小肝癌并及早手术治疗是提高肝癌生存率的关键。

1.手术治疗 手术切除仍是目前根治本病的最好方法，适合手术者应及早手术切除。

2.化学治疗 肝动脉栓塞化疗是肝癌非手术治疗中的首选方法，有较好疗效。方法是经皮穿刺股动脉，X线透视引导下将导管插至肝动脉及其分支后，注射抗癌药及栓塞剂(常用明胶海绵碎片和碘化油)，使之发挥持久的抗癌作用。

3.放射治疗 本病对放疗效果不佳。

4.其他治疗 中医治疗及免疫治疗(如用干扰素、白介素2、肿瘤坏死因子等)可起巩固和增强疗效的作用。局部治疗，采用超声引导下进行，经皮肝穿刺将无水乙醇注射肿瘤中，使瘤细胞脱水、变性及凝固坏死达治疗目的，对较小肝癌有根治效果。尚有射频消融、微波凝固等方法。

5.并发症治疗 肝癌结节破裂时，应手术结扎肝动脉、紧急肝动脉栓塞等治疗，合并感染者应及时给予抗生素，上消化道出血、肝性脑病治疗可参见相关内容。

五、护理措施

(一)基础护理

1.心理支持 了解患者的心态及所处的情绪阶段，帮助患者迅速进入接受期，即接受已患肝癌这一事实，并乐观地对待疾病。实践证明，情绪乐观者疗效显著好于情绪悲观者。同时向病人家属说明给予病人精神、物质支持极其重要性。

2.饮食护理 提供高蛋白、高维生素饮食。恶心、呕吐患者饭前应给予口腔护理，以促进其食欲。进食少者可给予静脉补液，必要时静脉补充白蛋白等。

(二)疾病护理

1.病情监测 密切观察抗肿瘤治疗的疗效及病情的进展，如肝区疼痛、肝脏的大小变化、黄疸、发热和腹水是否存在，有无肝性脑病、上消化道出血、癌结节破裂等并发症。

2.疼痛的护理 除给予病人心理支持外，按医嘱给止痛药，并观察药物疗效，可鼓励病人采用其他非药物止痛方法进行止痛，如听音乐或回想一些以往的美好事物以转移注意力。

3.肝动脉栓塞化疗术后护理 ①禁食2～3d后从流食开始逐渐恢复饮食。由于术后肝缺血可影响蛋白质合成，应密切监测血浆蛋白，如低于25g/L应输注白蛋白。②在术后48h内遵医嘱给予止痛药减轻腹痛。③鼓励患者深呼吸、排痰，预防肺部感染。④若患者出现腹痛加剧、持续高热、肝性脑病先兆症状如精神错乱、行为异常时，应向医师报告。

(三)健康指导

1.护理人员应对患者及其家属进行有关肝癌居家自我护理方法(饮食、止痛、心理平衡等)及并发症预防进行细致指导，随时自我监测病情，如有异常情况出现，应马上就诊。

2. 积极宣传和普及肝癌的预防知识，如积极防治病毒性肝炎及肝硬化；注意饮食卫生，做好粮食保管，防霉去毒；保护水源，防止污染，对肝癌高发区定期进行普查及应用病毒性肝炎疫苗（乙型和丙型）预防肝炎等。

第九节　肝性脑病

肝性脑病（hepatic encephalopathy，HE），又称肝昏迷（hepatic coma），是严重肝病引起的、以代谢紊乱为基础的中枢神经系统功能失调的综合征，以意识障碍、行为失常和昏迷为主要临床表现。

一、病因与发病机制

（一）病因

肝性脑病主要见于各型肝硬化（肝炎后肝硬化最多见），也可由门体分流手术引起。肝性脑病尤其是门体分流性脑病常有明显的诱因，常见的有上消化道出血、大量排钾利尿、放腹水、高蛋白饮食、感染、药物、便秘及其他（腹泻、外科手术、尿毒症、分娩等）。

（二）发病机制

肝性脑病的发病机制迄今未完全明了。一般认为产生肝性脑病的病理生理基础是肝细胞功能衰竭和门腔静脉之间有手术造成的或自然形成的侧支分流。来自肠道的许多毒性代谢产物，未被肝解毒和清除，经侧支进入体循环，透过血脑屏障而至脑部，引起大脑功能紊乱。肝性脑病时体内代谢紊乱是多方面的，脑病的发生可能是多种因素综合作用的结果，但含氮物质包括蛋白质、氨基酸、氨硫醇的代谢障碍和抑制性神经递质的积聚可能起主要作用。糖和水、电解质代谢紊乱以及缺氧可干扰大脑的能量代谢，从而加重脑病；脂肪代谢异常，特别是短链脂肪酸的增多也起重要作用；此外，慢性肝病患者大脑敏感性增加也是重要因素。

二、临床表现

一般根据意识障碍程度、神经系统表现和脑电图改变，将肝性脑病分为四期。

1. 一期（前驱期）　轻度性格改变和行为失常，如欣快激动或淡漠少言，衣冠不整或随地便溺。病人应答尚准确，但有时吐词不清且较缓慢。可有扑翼（击）样震颤，也称肝震颤，即嘱患者两臂平伸，肘关节固定，手掌向背侧伸展，手指分开时，可见到手向外侧偏斜，掌指关节、腕关节，甚至肘与肩关节急促而不规则地扑击样抖动。脑电图多数正常。此期历时数日或数周，有时症状不明显，易被忽视。

2. 二期（昏迷前期）　以意识错乱、睡眠障碍、行为失常为主。前一期症状加重，定向力和理解力均减退，对时、地、人的概念混乱，不能完成简单计算和智力构图（如搭积木）。可有言语不清，举止反常，多有睡眠时间倒错，昼睡夜醒，甚至有幻觉、恐惧、狂躁。此期患者有明显神经系统体征，如腱反射亢进、肌张力增高、巴宾斯基征阳性。有扑翼样震颤，脑电图有特征性异常。患者可出现不随意运动及运动失调。

3. 三期（昏睡期）　以昏睡和精神错乱为主。各种神经体征持续存在或加重，患者大部分时间呈昏睡状态，但可唤醒，醒时可应答问话，但常有神志不清和幻觉。扑翼样震颤仍可引出，脑电图有异常表现，锥体束征常呈阳性。

4. 四期（昏迷期）　神志完全丧失，不能唤醒。浅昏迷时，对疼痛刺激有反应，腱反射和肌张力仍亢进；由于患者不能合作，扑翼样震颤无法引出。深昏迷时，各种反射消失，肌张力降低，瞳孔散大，脑电图明显异常。

以上各期的分界不很清楚，前后期临床可有重叠。肝功能损害严重的肝性脑病常有明显黄疸、出血倾向和肝臭，易并发各种感染，肝肾综合征和脑水肿等情况，使临床表现更加复杂。

三、实验室检查

（一）血氨

慢性肝性脑病尤其是门体分流性脑病患者多有血氨增高。急性肝衰竭所致脑病的血氨多正常。

（二）脑电图检查

肝性脑病前驱期脑电图正常，昏迷前期到昏迷期，脑电图明显异常。典型的改变为节律变慢，出现每秒 4～7 次的 θ 波和每秒 1～3 次的 δ 波。

（三）诱发电位

诱发电位是体外可记录的电位，由各种外部刺激经感觉器传入大脑神经元网络后产生的同步放电反应，可用于亚临床或临床肝性脑病的诊断。

(四)简单智力测验

目前认为心理智能测验对于诊断早期肝性脑病包括亚临床脑病最有用。内容包括数数字、数字连接、简单计算、书写、构词、画图、搭积木、用火柴杆搭五角星等,其中以数字连接试验最常用,其结果容易计量,便于随访。

四、治疗要点

(一)消除诱因

尽量避免使用麻醉、止痛、安眠、镇静等类药物,可减量使用(常量的1/2或1/3)地西泮、东莨菪碱,并减少给药次数,或用异丙嗪、氯苯那敏等抗组胺药代替。必须及时控制感染和上消化道出血,避免快速和大量的排钾利尿和放腹水。注意纠正水、电解质和酸碱平衡失调。

(二)减少肠内毒物的生成和吸收

1. 饮食　限制蛋白质摄入量。

2. 灌肠或导泻　保持大便通畅,清除肠内积食、积血或其他含氮物质以减少氨的生成和吸收。可用生理盐水或弱酸溶液(生理盐水500ml加食醋50g)灌肠,或用50%山梨醇10～20ml或25%硫酸镁40～60ml导泻。

3. 抑制肠菌生长　口服新霉素每日4g,或先用氨苄西林、卡那霉素等,可抑制大肠埃希菌生长而减少氨的产生,同时用甲硝唑0.2g,每日4次,可能收到更好效果。

4. 乳果糖(lactulose)　是一种合成的双糖,口服后不被吸收,在结肠内细菌分解为乳酸和醋酸,使肠内呈酸性而减少氨的形成和吸收。在有肾功能损害或听觉障碍、忌用新霉素时,或需长期治疗者,乳果糖为首选药物。副作用有饱胀、腹痛、恶心、呕吐等。

(三)促进有毒物质的代谢与清除,纠正氨基酸代谢的紊乱

1. 降氨药物

(1)谷氨酸钾或谷氨酸钠:其机制是与游离氨结合形成谷氨酰胺,从而降低血氨。每次用4支加入葡萄糖液中静脉滴注,每天1～2次。该药偏碱性,碱中毒时要慎用。根据电解质情况选钠盐或钾盐。本药静脉滴注过快可引起呕吐、流涎及面部潮红。

(2)精氨酸:可与氨合成尿素和鸟氨酸,从而降血氨。该药酸性,适用于碱中毒时,常用剂量为10～20g加入葡萄糖液中静滴,每天1次。

2. 纠正氨基酸代谢的紊乱　静脉输注支链氨基酸混合液,每次用量500～1 000ml,提高支链氨基酸芳香族氨基酸比值,使之恢复到3左右。

3. 纠正假性神经递质　左旋多巴,本品能通过血脑屏障变为多巴胺,进而形成去甲肾上腺素,恢复中枢神经系统的正常兴奋性递质,以恢复神志。一般每日2～4g,分次口服或鼻饲,或以200～500mg加入葡萄糖液中静滴,疗效不肯定。

4. 苯二氮受体拮抗药　氟马西尼(flumazenil)是第一个特异性苯二氮(BZ)类药物的拮抗药,通过与中枢BZ受体结合,逆转其中枢药理作用。一般认为氟马西尼治疗肝性脑病具有作用快、时间短、治疗指数高的特点,无明显不良反应,只是部分患者在静脉注射后可引起轻微和短暂的恶心、呕吐,无明显的心肺后遗症。

(四)人工肝和肝移植

用活性炭、树脂等进行血液灌注或用聚丙烯腈进行透析,清除血氨和其他毒物,对急、慢性肝性脑病有一定疗效。原位肝移植为各种终末期肝病患者提供了新的治疗途径。

(五)其他对症治疗

1. 纠正水、电解质和酸碱平衡失调　每日入液总量以不超过2 500ml为宜。肝硬化腹水患者的入液量一般控制在尿量加1 000ml内。

2. 保护脑细胞功能　用冰帽降低颅内温度,以减少能量消耗,保护脑细胞功能。

3. 保持呼吸道通畅　深昏迷者,应做气管切开排痰给氧。

4. 防治脑水肿　积极利尿,20%甘露醇250ml静脉快滴或推注为目前较多采用的脱水治疗措施。50%葡萄糖静脉推注或口服50%甘油可作为辅助脱水方法。

5. 防止出血与休克　有出血倾向者,可静脉滴注维生素K_1或输鲜血,以纠正休克,缺氧和肾前性尿毒症。

五、护理措施

(一)基础护理

1. 饮食护理

(1)热量:昏迷不能进食者可经鼻胃管供食,鼻饲液最好用25%的蔗糖或葡萄糖溶液。胃不能排空时应停鼻饲,改用深静脉插管滴注25%葡萄糖溶液维持营养。

(2)蛋白质

①开始数日内禁食蛋白质，避免氨基酸在肠道内分解产氨。

②神志清楚后可逐渐增加蛋白质饮食，每天20g，以后每隔3～5d增加10g/d，短期内不超过40～60g/d。

③以植物蛋白质为主，因植物蛋白质含蛋氨酸、芳香族氨基酸少，含支链氨基酸较多，且能增加粪氮排泄。此外，植物蛋白含非吸收性纤维，被肠菌酵解产酸有利于氨的排出，且有利通便，适合于肝性脑病。

(3)脂肪可延缓胃的排空宜少用。

(4)维生素：饮食中应有丰富维生素，尤其是维生素C、维生素B、维生素E、维生素K等。

2. *加强心理护理和家属支持*　重视患者及家属心理状态的改变，及时、耐心地向家属解释疾病的诱因及其转归，以取得家属的配合，促进患者的康复。对患者的不文明、不正常行为，采取体谅、宽容的态度，切忌嘲笑和绝望，态度和蔼镇定、动作轻快从容，以同情理解的态度和家属进行沟通得到家属的积极配合共同参与护理。

(二)疾病护理

1. *病情观察*　严密观察和记录患者的意识、性格、智能等方面的细微变化，如睡眠规律的改变，言语、性格，自我照顾能力，扑翼样震颤等，以便及时发现，及时处理以控制病情的发展。记录24h出入液量，每日总入量以不超过2 500ml为宜。遵医嘱定期按需测定血电解质、血氨、尿素氮等，维持水电解质酸碱平衡。

2. *对症护理*　昏迷患者按昏迷常规进行护理，患者仰卧位，头偏向一侧，保持呼吸道通畅，防止舌后坠阻塞呼吸道，必要时吸氧。用床档保护患者，防止坠床。做好口腔、皮肤、呼吸道、泌尿道等的护理，以免发生压疮、吸入性肺炎和其他感染而加重肝性脑病。给患者做肢体的被动运动，防止静脉血栓形成和肌肉萎缩。必要时用冰帽降低颅内温度，以减少脑细胞消耗，保护脑细胞功能。

3. *用药护理*　注意观察药物的疗效与副作用。尿少时少用谷氨酸钾，明显腹水和水肿时慎用谷氨酸钠。精氨酸静滴速度不宜过快，以免产生流涎、面色潮红和呕吐等不良反应。长期服新霉素的患者中少数出现听力或肾功能减退，故服用新霉素不宜超过1个月。乳果糖应用中应注意有无饱胀、腹绞痛、恶心、呕吐等副作用。

(三)健康指导

1. *疾病知识指导*　帮助病人及家属了解病因及诱发因素，并加以避免。一旦有诱发因素存在，及时就诊。

2. *饮食及生活指导*　嘱病人养成良好的生活习惯，保持大便通畅。平时注意保暖，防止感冒。使病人能了解减少饮食中蛋白质的重要性，从而能自觉遵守。

3. *用药指导*　教育病人严格遵医嘱服药，以利尽早康复。

4. *照顾者指导*　指导家属学会观察病人的思维过程、性格行为、睡眠等方面的改变，确保及时发现及早治疗。

案例分析

患者女性，64岁。5年前曾患乙型肝炎，住院3个月后肝功能正常而出院。1年前又因乏力、腹胀、下肢水肿而入院，经B超诊断为“肝硬化腹水”，通过保肝、利尿等治疗而出院。今晨因高热、咳嗽、胸痛入院。晚7时值班护士发现患者精神欣快，烦躁不安，吐词不清，两上肢有扑翼样震颤。

请回答：

(1)患者可能发生了什么情况，为什么？

(2)列出主要的护理诊断。

(3)护士应做何处理？

第十节　急性胰腺炎

急性胰腺炎(acute pancreatitis，AP)是指胰腺分泌的消化酶被激活后对胰腺及其周围组织自身消化所引起的急性化学性炎症。临床以急性上腹痛、恶心、呕吐、发热及血、尿淀粉酶增高为特点，是常见的消化系统急症之一。本病多见于青壮年，女性多于男性。

一、病因与发病机制

急性胰腺炎的病因很多，但多数与胆道疾病和饮酒有关。在我国，胆道疾病是主要病因，占50%以上；在西方国家，大量饮酒是主要病因。

(一)胆道疾病

包括胆石症、胆系感染和胆道蛔虫等，大约有2/3的急性胰腺炎病人有胆结石，以女性多见，又称为胆源性急性胰腺炎。

(二)暴饮暴食和酗酒

急性胰腺炎在发病前常有饮食过度或同时饮酒。

(三)胰管阻塞

各种原因(如胰管结石、炎症、肿瘤、狭窄等)引起的胰管阻塞造成胰液排泄障碍，胰管内压力增高，可使胰腺泡破裂，胰液溢入间质，引起急性胰腺炎。

(四)手术与创伤

腹腔手术特别是胰胆或胃手术、腹部钝挫伤等可直接或间接损伤胰腺组织与胰腺的血液供应引起胰腺炎。ERCP检查后，少数可因重复注射造影剂或注射压力过高而发生胰腺炎。

(五)其他

十二指肠乳头邻近部位的病变，某些内分泌和代谢疾病(如高脂血症、高钙血症等)，感染(如流行性腮腺炎、巨细胞病毒等)，某些药物(如硫唑嘌呤、噻嗪类利尿药、四环素、肾上腺皮质激素等)均与急性胰腺发病有关。

引起急性胰腺炎的病因虽有不同，但却具有共同的发病过程，即胰腺各种消化酶被激活所致的胰腺自身消化。

二、临床表现

根据临床表现、有无并发症及临床转归，将急性胰腺炎分为轻型和重症两种类型。轻型急性胰腺炎(mild acute pancreatitis，MAP)是指仅有很轻微的脏器功能紊乱，临床恢复顺利，没有明显腹膜炎体征及严重代谢紊乱等临床表现者。重症急性胰腺炎(severe acute pancreatitis，SAP)是指急性胰腺炎伴有脏器功能障碍，或出现坏死、脓肿或假性囊肿等局部并发症，或两者兼有。

(一)症状

1.腹痛　腹痛是急性胰腺炎的主要症状，多数为急性腹痛，常在胆石症发作不久、大量饮酒或饱餐后发生。腹痛常位于中上腹部，也可偏左或偏右，常向腰背部呈带状放射。疼痛性质、程度轻重不一，轻者上腹钝痛，多能忍受；重者呈绞痛、钻痛或刀割样痛，疼痛剧烈而持续，可有阵发性加剧。进食后疼痛加重，且不易被解痉剂缓解，弯腰或上身前倾体位可减轻疼痛。

2.恶心、呕吐与腹胀　多数患者有恶心、呕吐，有时颇为频繁，常在进食后发生。呕吐物常为胃内容物，剧烈呕吐者可吐出胆汁或咖啡渣样液体，呕吐后腹痛无缓解。

3.发热　轻型胰腺炎可有中度发热，一般持续3～5d。重症者发热较高，且持续不退，尤其在胰腺或腹腔有继发感染时，常呈弛张高热。

4.低血压或休克　重症胰腺炎常发生低血压或休克，可在起病数小时突然发生，表现为烦躁不安、脉搏加快、血压下降、皮肤厥冷、面色发绀等，甚至可因突然发生的休克而导致死亡，提示胰腺有大片坏死。

5.水、电解质、酸碱平衡及代谢紊乱　轻型患者多有程度不等的脱水，呕吐频繁者可有代谢性碱中毒。重症胰腺炎常有明显脱水和代谢性酸中毒。有30%～60%的重症胰腺炎患者可出现低钙血症，当血钙＜1.75mmol/L，且持续数天，多提示预后不良。

(二)体征

1.急性轻型胰腺炎　一般情况尚好，腹部体征轻微，往往与主诉腹痛程度不相称。表现为上腹轻度压痛，无腹紧张与反跳痛，可有不同程度的腹胀和肠鸣音减少。

2.急性重症胰腺炎　患者表情痛苦，烦躁不安；皮肤湿冷，脉细速，血压降低，甚至呼吸加快。上腹压痛明显，并有肌紧张和反跳痛。胰腺与胰周大片坏死渗出或并发脓肿时，上腹可扪及明显压痛的肿块，肠鸣音减弱甚至消失，呈现麻痹性肠梗阻的表现，可出现移动性浊音。少数患者因血液、胰酶及坏死组织液穿过筋膜与肌层渗入腹壁下可在脐周或两侧胁腹部皮肤出现灰紫色斑，分别称为Cullen征和Grey-Turner征。黄疸可于发病后1～2d出现，常为暂时性阻塞性黄疸，主要由于肿大的胰头部压迫胆总管所致，多在几天内消退；如黄疸持续不退且加深者，则多由于胆总管或壶腹部嵌顿性结石所致。

(三)并发症

急性轻型胰腺炎很少有并发症发生，而急性重症胰腺炎则常出现多种并发症。

1.局部并发症　包括胰腺脓肿和假性囊肿。胰腺脓肿多于起病后4～6周发生，因胰腺及胰周坏死继发感染而形成脓肿，常表现为高热不退、持续腹痛，伴白细胞计数持续升高，出现上腹肿块和中毒症状。假性囊肿常在起病 3～4 周后形成，为由纤维组织，或肉芽组织囊壁包裹的胰液积聚，腹部检查常可扪及肿块，并有压痛。

2. 全身并发症 坏死型胰腺炎可并发多种并发症和多脏器器官衰竭，如急性呼吸窘迫综合征、急性肾衰竭、心律失常和心功能衰竭、消化道出血、败血症、胰性脑病、弥散性血管内凝血、高血糖和多脏器功能衰竭等，常常危及生命。

三、实验室检查

（一）白细胞计数

几乎所有急性胰腺炎的病人在早期均可出现白细胞增高，中性粒细胞明显增多。

（二）血、尿淀粉酶测定

血、尿淀粉酶是诊断急性胰腺炎最常用的实验室指标。血清淀粉酶于起病后 6～12h 开始升高，48h 开始下降，持续 3～5d。血清淀粉酶超过正常值的 3 倍可确诊为本病。尿淀粉酶一般在发病后 12～24h 开始升高，3～4d 达高峰，下降较慢，持续 1～2 周。

（三）血清脂肪酶测定

在发病后 24～72h 开始上升，持续 7～10d，特异性较高。对发病后就诊较晚的急性胰腺炎患者有诊断价值。

（四）血生化检查

部分患者暂时性血糖升高，血清钙常轻度下降，低血钙的程度与临床严重程度平行，血钙低于 2.0mmol/L，常提示重症胰腺炎。少数患者可有血脂增高及高胆红素血症，血清转氨酶、乳酸脱氢酶和碱性磷酸酶也可有一过性增高。严重病例血清白蛋白降低，血尿素氮升高，均提示预后不良。

（五）腹部 B 超检查

应作为常规初筛检查，一般在入院 24h 内进行。

（六）CT 检查

对急性胰腺炎的诊断和鉴别诊断、评估胰腺炎的严重程度具有重要价值。检查可见胰腺增大、边缘不规则、胰内低密度区、胰周脂肪炎症改变、胰内及胰周积液乃至有气体出现等改变。增强 CT 是目前诊断胰腺坏死的最佳方法。

四、治疗要点

急性胰腺炎治疗目标是抑制胰液分泌、抑制胰酶活性及减少其并发症的发生。

（一）轻症急性胰腺炎

1. 禁食及胃肠减压以减少胃酸与食物刺激胰液分泌，减轻呕吐与腹胀。

2. 静脉输液，积极补足血容量，维持水电解质酸碱平衡。

3. 解痉止痛，疼痛剧烈者可用哌替啶。

4. 抗生素。

5. 抑酸治疗：以往强调常规使用 H_2 受体拮抗药或质子泵抑制药以抑制胃酸的分泌，进而减少促胰液素和胆囊收缩素的分泌，减少胰液的分泌，现在认为作用不大，并非必要。

（二）重症急性胰腺炎

重症胰腺炎必须采取综合性措施，积极抢救治疗，除上述措施外，还包括以下情况。

1. 内科治疗

（1）监护：所有急性胰腺炎病人都应加强护理与观察。中或重型胰腺炎则要重点护理，必要时进入重症监护病房（ICU），针对器官功能衰竭及代谢紊乱采取相应的措施。

（2）抗休克与维持水、电解质及酸碱平衡：对所有病人都应给予静脉补液并酌情补充血浆、白蛋白及全血。补液速度及量视中心静脉压与治疗反应加以调整。一般为每 24h 补充 2 500～3 500ml。同时每日应补给氯化钾 3.0g，以满足正常的生理需要。血钙低时可给 10% 葡萄糖酸钙溶液 10～30ml/d 加入适量葡萄糖液静脉推注或滴注。有代谢性酸中毒时，应酌情应用 5% $NaHCO_3$ 溶液予以纠正。在纠正水电解质紊乱时，最初补液不能过分强调热量的供应，以免造成高渗性脱水。

（3）镇痛、解痉：一般首选抗胆碱能药，具有解痉止痛、抑制胰腺分泌的作用。常用的止痛药如 654-2、阿托品通常能止痛。疼痛剧烈者可给予哌替啶 50mg 肌注，同时加用阿托品 1mg 肌注，以免引起 Oddi 括约肌痉挛。

（4）营养支持：早期多选用全胃肠外营养（TPN），以减少胰腺分泌、减轻胃肠负担并达到补充代谢的需要。在营养素底物的搭配上，可让脂肪乳供应总热量的 60%，氨基酸供应 10%，葡萄糖供应 30%。如无肠梗阻情况，宜尽早过渡到空肠插管进行肠内营养（EN），以维持肠道黏膜功能，防止肠内细菌移位引起的胰腺坏死合并感染。

（5）减少胰液分泌：生长抑素类具有抑制胰液及胰酶分泌，抑制胰酶合成的作用，并能减轻腹痛、减少局部并发症，缩短住院时间。常用药物有奥曲肽、施他宁等,该药半衰期短,需持续静脉维持。

(6)抑制胰酶活性:如用抑肽酶或加贝酯静脉滴注,目前用于重症急性胰腺炎的早期,持续大剂量静滴疗效较好,但其副作用较大,而且该药不能减少急性胰腺炎的并发症和死亡率。

(7)控制感染:对伴有感染的胆源性急性胰腺炎和胰腺脓肿等,应及时应用抗生素,因为这种感染常导致多器官衰竭,死亡率占重症急性胰腺炎的80%。

2. 内镜下Oddi括约肌切开术(EST)　对胆源性胰腺炎,可用于胆道紧急减压、引流和去除胆石梗阻,作为一种非手术疗法,起到治疗和预防胰腺炎发展的作用。

3. 中医中药　单味中药,如生大黄和复方制剂如清胰汤、大承气汤等被临床实践证明有效。

4. 外科治疗　内科治疗无效、壶腹部有结石嵌顿或胆总管有结石梗阻以及胰腺炎并发脓肿、假性囊肿或肠麻痹时可考虑手术治疗。

五、护理措施

(一)基础护理

1. 休息与体位　患者绝对卧床休息,减少探视,提供安静环境以保证其睡眠。指导患者采取适当姿势(如侧卧位,以一枕头压向腹部的膝胸卧位,或采取躯干屈曲的坐姿),协助背部按摩、松弛技巧,以减轻疼痛。剧痛或辗转不安者要防止坠床。卧床期间做好生活护理,满足其生理需要。

2. 饮食护理　患者禁食禁饮,做好口腔护理。明显腹胀者予以胃肠减压,注意保持胃管的在位通畅。当腹痛完全缓解、腹部压痛消失、肠鸣音恢复正常、淀粉酶下降后可从少量低脂、低糖流食(水、米汤、藕粉)开始,逐渐增加浓度和容量,直至恢复正常饮食,进食流食期间注意补充维生素和电解质。

3. 心理护理　解释引起疼痛的原因及主要治疗护理措施,安慰患者,帮助其减少或去除腹痛加剧的因素,指导并协助患者采取松弛疗法、分散注意力等非药物止痛手段,保持情绪稳定,积极配合治疗护理,严格遵守饮食、治疗方案。

(二)疾病护理

1. 病情观察　仔细观察疼痛的部位、持续时间、性质、程度和反射部位;注意疼痛时的体位;疼痛与体位变化及进食的关系;有无伴随症状等。注意有无恶心、呕吐、腹胀等消化系统其他症状的变化。注意神志及腹部体征的变化,了解有无腹肌紧张、压痛及反跳痛,有无腹水。监测生命体征变化,记录24h出入量,注意血尿淀粉酶的动态变化以了解病情的进展,及早发现并发症,配合医师予以积极处理。

2. 用药护理　遵医嘱给予解痉及止痛药,如654-2、阿托品,并观察用药效果,禁用吗啡。注意观察止痛效果及药物不良反应,效果不佳时报告医师以便进一步处理。

(三)健康指导

1. 帮助病人及家属了解本病的诱发因素,指导病人合理的饮食。

2. 限制饮酒、茶、咖啡、调味食物,避免暴饮暴食。让病人了解少量多餐以及高蛋白、低脂肪、适量或糖类食物的优点。

3. 有胆道疾病者,应积极采取治疗措施。剧烈疼痛发作时应立即就诊。

第十一节　上消化道出血

上消化道出血(upper gastrointestinal hemorrhage)是指屈氏韧带以上的消化道,包括食管、胃、十二指肠等病变引起的出血。上消化道大量出血是指在数小时内失血量超过1 000ml或占循环血容量的20%,主要表现为呕血、黑粪,并伴有急性周围循环衰竭的表现。上消化道急性大量出血是临床常见的急症,如不及时抢救,可危及病人生命。

一、病因与发病机制

上消化道大量出血临床最常见的病因为消化性溃疡、食管胃底静脉曲张破裂、急性胃黏膜损害及胃癌。

1. 上消化道疾病

(1)胃、十二指肠疾病:消化性溃疡为最常见,其次胃癌、急性胃炎、十二指肠炎等。

(2)食管疾病:可见食管炎、食管癌、食管损伤等。

2. 门静脉高压引起食管、胃底静脉曲张破裂　肝硬化最常见。

3. 上消化道邻近器官或组织疾病　如胆管或胆囊结石、癌瘤,胆道蛔虫病等,胰腺疾病累及十二指肠,如胰腺癌等。

4. 全身性疾病　①血液病：可见于过敏性紫癜、白血病等。②应激相关胃黏膜损伤：指各种严重疾病引起的应激状态下产生的急性糜烂出血性胃炎乃至溃疡。见于脑血管意外、败血症、大手术后、烧伤、休克等患者。③其他：尿毒症、流行性出血热等。

二、临床表现

上消化道大量出血的临床表现主要取决于出血量及出血速度。

1. 呕血与黑粪　是上消化道出血的特征性表现。出血部位在幽门以下者多只表现为黑粪，若出血量大且速度快，血液反流入胃，也可有呕血。在幽门以上者常兼有呕血与黑粪，但是在出血量小、出血速度慢者也常仅见黑粪。呕血多呈咖啡色，这与血液经胃酸作用形成正铁血红素有关。未经胃酸充分混合而呕出血液可为鲜红色或兼有血块。黑粪呈柏油样，是血红蛋白含的铁经肠内硫化物作用形成硫化铁所致。若出血量大，血液在肠内推进较快，粪便可呈暗红或鲜红色。

2. 失血性周围循环衰竭　出血量较大，且速度快者，循环血容量可迅速减少，可出现一系列表现，如头晕、心悸、脉细数、血压下降（收缩压＜80mmHg），皮肤湿冷，烦躁或意识不清，少尿或无尿者应警惕并发急性肾衰。

3. 氮质血症　上消化道大量出血后，大量血液蛋白在肠道被消化吸收，血尿素氮可暂时增高，称为肠源性氮质血症。一般在大出血后数小时血尿素氮开始上升，24～48h可达高峰，3～4d后方降至正常。若超过3～4d血尿素氮持续升高者，应注意可能上消化道继续出血或发生肾衰竭。

4. 发热　在上消化道大量出血后，多数病人在24h内出现低热，一般不超过38.5℃，可持续3～5d。

5. 血象变化　急性失血早期，血红蛋白常无变化，出血后体内组织液逐渐渗入血管内，使血液稀释，一般需3～4h以上才出现血红蛋白降低。出血后骨髓有明显代偿性增生，表现在出血24h内网织红细胞可增高，随着出血停止，网织细胞逐降至正常，若出血未止，网织红细胞可持续升高。白细胞计数也可暂时增高，止血后2～3d即恢复正常。

三、实验室检查

1. 胃镜检查　为上消化道出血病因诊断首选检查方法。一般在上消化道出血后24～48h急诊行内镜检查，不仅可明确病因，同时可做紧急止血治疗。

2. 血、便检查　测血红蛋白、白细胞及血小板计数、网织红细胞、肝功能、肾功能、血尿素氮、大便隐血试验等，有助于确定病因、了解出血程度及出血是否停止。

3. X线钡剂造影　目前主张X线钡剂检查应在出血已停止及病情基本稳定数天后进行，不宜作为首选病因诊断检查方法。

4. 选择性动脉造影　适用于内镜检查无阳性发现或病情严重不宜做内镜检查者。

四、治疗要点

上消化道大量出血病情严重者可危及生命，应进行紧急抢救，抗休克、补充血容量是首位治疗措施。

（一）一般抢救措施

卧床休息，保持呼吸道通畅，避免呕血时误吸血液引起窒息。活动性出血期间应禁食。

（二）积极补充血容量

立即开放静脉、取血配血，迅速补充血容量，输液开始宜快，可用生理盐水、林格液、右旋糖酐、706代血浆，必要时及早输入全血，以恢复有效血容量，保持血红蛋白在90～100g/L为佳。输液量可依据中心静脉压进行调节，尤其对原有心脏病、病情严重或老年患者。肝硬化病人需输新鲜血，库血含氨多易诱发肝性脑病。

（三）止血措施

1. 消化性溃疡及其他病因所致上消化道大量出血的止血措施

（1）抑制胃酸分泌药物：常用药物包括西咪替丁（甲氰咪胍）、雷尼替丁、法莫替丁等H_2受体阻断药和奥美拉唑（洛赛克）等质子泵抑制药。减少胃酸分泌，使pH＞6.0时血液凝血系统才能有效发挥作用。

（2）内镜治疗：包括激光、热探头、高频电灼、微波及注射疗法。

（3）手术治疗：由于不同病因可采用相应手术。

（4）介入治疗：对不能进行内镜治疗及不能耐受手术者，可选择肠系膜动脉造影找到出血灶同时行血管栓塞治疗。

2. 食管胃底静脉曲张破裂大出血的止血措施

（1）药物止血：垂体后叶素（即血管加压素）为

常用药物,临床一般使用剂量为10U加入5%葡萄糖液200ml中,在20min内缓慢静脉滴注,每日不超过3次为宜。对冠心病者禁用。生长抑素近年来临床多用于食管胃底静脉曲张破裂出血。其具有减少内脏血流量,降低门静脉压力、减少侧支循环的作用,不伴全身血流动力学改变,副作用少,但价格较高。

(2)三腔气囊管压迫止血:适用于食管胃底静脉曲张破裂出血,此方法病人很痛苦,且易出现窒息、食管黏膜坏死等并发症,故不作为首选止血措施。

(3)内镜治疗:内镜直视下注射硬化剂,如无水乙醇、鱼肝油酸钠、高渗盐水等达曲张静脉部位,或用皮圈套扎曲张静脉,目前将内镜治疗作为食管胃底静脉曲张破裂出血的治疗的重要手段。

(4)手术治疗:上述治疗方法无效时可做急诊外科手术。

五、护理措施

(一)基础护理

1.卧床休息　大量出血病人应绝对卧床休息,可将下肢略抬高,以保证脑部供血。呕血时头偏一侧,避免误吸。

2.饮食护理　对急性大出血病人应禁食。对少量出血而无呕吐、无明显活动出血者,可遵医嘱给予温凉、清淡无刺激性流食,这对消化性溃疡患者常常采用,因进食可减少胃收缩运动并可中和胃酸,促进溃疡愈合。出血停止后改用营养丰富、易消化的半流食、软食,开始少量多餐,以后改为正常饮食。

3.心理护理　护理人员对于大量出血病人应给予陪伴,以增加病人安全感,及时消除血迹并向病人及家属解释检查、治疗的目的,使病人保持心情平静。

(二)疾病护理

1.密切观察病情

(1)观察内容:体温、脉搏、呼吸和血压;精神和意识状态;呕血、黑粪的量、性状、次数以及伴随症状;皮肤、指甲、肢端色泽、温暖与否,以及静脉充盈情况;记录24h出入量,尤其是尿量;原发病有关症状和体征的观察,及早发现并发症。

(2)出血量的估计

①根据呕血与黑粪的情况估计:粪便隐血试验阳性提示每日出血量>5~10ml;出现成形黑粪者,提示每日出血量在50~100ml;胃内积血量达250~300ml可引起呕血。

②根据全身症状估计:出血后15min内无症状,提示出血量较少;一次出血量少于400ml时为血容量轻度减少,可由组织间液与脾脏贮存的血液所补充,一般不引起全身症状;出血量超过400~500ml,可出现全身症状,如头晕、心悸、乏力等;若短时间内出血量超过全身血量的20%(1 000ml)时,可出现口渴、出冷汗、脉速、血压下降等周围循环衰竭的表现。

③动态观察血压、心率:若病人由平卧位改为坐位时出现血压下降(下降幅度大于15~20ml)、心率加快(上升幅度大于10/min),则提示血容量明显不足,是紧急输血的指征。若收缩压低于80mmHg,心率大于120/min,往往提示已进入休克状态,需积极抢救。

(3)继续出血或再出血的征象

①反复呕血和(或)黑粪次数增多,粪质稀薄;甚至呕血转为鲜红色、黑粪变成暗红色,伴肠鸣音亢进。

②虽经输血、补液,临床观察或中心静脉压监护发现周围循环衰竭未能改善。

③红细胞计数、血红蛋白测定与血细胞比容继续下降,网织红细胞计数持续增加。

④无脱水或肾功能不全依据而氮质血症持续升高超过3~4d者或再次升高。

2.输液、输血及药物护理　迅速建立静脉通道,立即配血。配合医师迅速、准确地实施补充血容量、给予各种止血药物等。输液开始时宜快,定时观察输液、输血滴注速度,避免引起急性肺水肿。遵医嘱给予止血药,依病因不同予以垂体后叶素、西咪替丁等。

3.应用气囊压迫止血,三(四)腔管的护理　插管前应配合医师做好准备工作,解释操作的过程及目的,如何配合等,使其减轻恐惧心理,更好地配合。仔细检查三(四)腔管,确保管腔通畅,气囊无漏气,然后抽尽囊内气体备用。

留置三(四)腔管期间:①应定时测气囊内压力,是否达止血要求。②当胃囊充气不足或破裂时,食管囊可向上移动,阻塞喉部可引起窒息,一旦发生应立即通知医师进行紧急处理。③定时抽吸食管引流管、胃管,观察出血是否停止,并记录引流液的性状、颜色及量。④放置三(四)腔管24h后应放气数分钟再注气加压,以免黏膜受压过久。⑤保持插管侧鼻腔的清洁湿润，每日向鼻腔内滴 3 次液状石蜡。

出血停止后，放出囊内气体，继续观察 24h，未再出血可考虑拔管。拔管前口服液状石蜡 20～30ml，抽尽囊内气体，以缓慢、轻巧的动作拔管。气囊压迫一般以 3～4d 为限，继续出血者可适当延长。

(三)健康指导

1. 解释上消化道出血的原因及诱因。

2. 饮食知识：溃疡病应定时进餐，避免过饥、过饱；避免粗糙食物；避免刺激性食物，如醋、辣椒、蒜、浓茶等；避免食用过冷、过热食物。肝硬化不可进食粗糙、坚硬带刺食物，以营养丰富软食为主。

3. 戒酒、戒烟，避免劳累、精神紧张，保持乐观情绪。

4. 溃疡病避免服用阿司匹林、吲哚美辛、激素类药物等，肝硬化禁用损害肝脏的药物。

5. 坚持遵医嘱服药治疗溃疡病或肝硬化。定期门诊复查，如发现呕血、黑粪时立即到医院就诊。

（林　征　顾则娟）

第14章

泌尿系统疾病病人的护理

第一节　概　　述

泌尿系统包括肾、输尿管、膀胱和尿道。其功能是将人体代谢过程中产生的废物通过尿的形式排出体外以维持机体内环境的相对稳定。肾的主要功能是形成尿液，排出代谢产物，同时可以调节水、电解质和酸碱平衡，从而维持内环境的相对稳定。另外肾还通过分泌活性物质来调节机体功能，维持内环境稳态。

一、肾的解剖和组织结构

人体有左右两个肾，每个重120～150g。从横断面看，肾可分为皮质和髓质，皮质位于髓质表层，包括肾小球、近曲小管和远曲小管及集合管的近端；髓质位于皮质深部髓襻及集合管远端。二者均有间质，系少量结缔组织，内有血管、淋巴管及神经穿行。

肾单位是肾结构和功能的基本单位。每个肾约有100万个肾单位，每一个肾单位是由肾小体和肾小管所组成。肾小体由肾小球和肾小囊组成。肾小球是由入球小动脉及其分支组成的毛细血管网盘曲而成，随后汇成一条出球小动脉；包在肾小球外面的一个漏斗形的囊即肾小球囊。肾小球的主要作用是滤过，当血液流经肾小球时，血浆中的葡萄糖、无机盐、氨基酸、尿酸等小分子物质滤到肾小球囊腔里。肾小管和肾小球囊相连，蜿蜒曲折通过皮质进入髓质中。各段肾小管的名称和形状不一样，紧接肾小球囊的一段叫近曲小管，下行到髓质又折回皮质的部分叫髓襻降支和升支，由髓襻到集合管的一段叫远曲小管，远曲小管进入较大较直的管叫集合管。一个集合管可汇集许多肾小管，许多集合管又汇成乳头管与肾小盏相通，尿液由肾乳头泌入肾小盏至肾大盏，再到肾盂，最后经输尿管注入膀胱，经尿道排出体外。

二、肾的功能

1. 生成尿液维持水的平衡　血液流经肾小球时，血浆里的水分和溶解于其中的晶体物质，在正常的滤过压力下滤入肾小管各段时，肾小管上皮细胞不时地向管腔分泌出人体不浓缩的尿液。

2. 排出人体的代谢产物　人体进行新陈代谢的同时，会产生一些人体不需要甚至有害的物质，如尿素、尿酸，肌酐等物质。肾能把这些废物排出体外，从而维持正常的生理活动。

3. 维持人体的酸碱平衡　肾能够把代谢过程中产生的酸性物质，通过尿液排出体外，同时重吸收碳酸氢盐，并控制酸性和碱性物质排出量的比例，维持酸碱平衡。

4. 分泌或合成一些物质，调节人体的生理功能　如分泌与调节血压有关的肾素、前列腺素；分泌红细胞生成素，如减少可引起贫血；还分泌对骨骼的松脆与强韧有关的1,25-二羟胆骨化醇等，调节并保持体内水的平衡。

三、泌尿系统疾病

1. 肾小球病　是指一组有相似的临床表现（如血尿、蛋白尿、高血压等），但病因、发病机制、病理改变、病程和预后不尽相同，病变主要累及双肾肾小球的疾病，可分为原发性、继发性和遗传性。原发性肾小球病常常病因不明，继发性肾小球病指全身疾病中的肾小球损害，遗传性肾小球病为遗传基因变异所致的肾小球病。

2. 感染　包括细菌性感染，如肾盂肾炎，肾结核和败血病引起的肾病变。出血热和钩端螺旋体病引起的肾病变及疟原虫引起的肾病综合征，以及慢性肝炎病毒和血吸虫病引起的肾病变。

3. 肾血管病变　肾动脉硬化症，肾硬化症，肾血管性高血压，和较少见的肾静脉血栓形成所致的肾病综合征。

4. 代谢异常及先天性疾病　如肾结石，糖尿病性肾病，淀粉样变，肾小管酸中毒，遗传性肾炎，多囊肾，范科尼综合征。

5. 药物、毒素等引起的损害　如各种原因引起的急性肾衰竭，止痛药性肾病，中毒性肾病等。

6. 原因未明的肾病　如脂质性肾病。

四、护理评估要点

1. 患病情况　详细了解病人的患病经过，包括起始时间、病因和诱因，发病的缓急，主要症状及其特点。评估病人目前主要的症状及病情变化。在询问诱因与病因时，不同类型疾病的侧重点不一。如急性肾小球肾炎有无反复咽炎、扁桃体发炎病史等。

2. 既往史　重点询问既往有无扁桃体感染、咽炎，有无激素类药物服用史，有无高血压等。目前用药情况，包括药物的种类、药量、用法、疗程等，是否遵从医嘱治疗，用过的药物及治疗效果。评估既往检查结果的动态变化。

3. 心理和社会支持状况

(1)评估病人患病后心理变化：患病对病人日常生活、学习、工作或家庭的影响，是否适应病人角色转变。

(2)评估病人对疾病的认知程度：如肾衰竭病人是否了解饮食治疗的知识，是否有自我监控和自我护理的能力。

(3)社会支持系统：了解病人的家庭成员组成、经济状况、文化和教育情况，对疾病的认识和对病人的照顾情况；社区卫生保健系统是否健全，能否满足病人出院后的医疗需求。

4. 身体评估

(1)一般情况：包括精神、意识状态，生命体征有无异常，病人有无出现贫血面容，皮肤颜色光泽，有无出现尿素结晶、色素沉着、粗糙等改变，有无水肿、高血压和体温升高等。

(2)营养状况：包括体重、皮下脂肪厚度、皮肤弹性、色泽有无异常。

(3)皮肤、黏膜：有无皮肤黏膜色素沉着、干燥、粗糙、潮热、多汗、水肿、感染。

(4)胸腹部检查：有无胸腔积液、肺底有无湿啰音。腹部有无移动性浊音，有无肾区叩击痛及输尿管点压痛。

5. 实验室检查

(1)尿常规检查：检查尿的颜色、酸碱度(pH)、尿比重、尿蛋白、尿糖、尿液沉淀、尿中红细胞、白细胞等。

(2)尿液细胞学检查：肾盂、输尿管及膀胱移行细胞癌者，在尿中可找到癌细胞，此对诊断有重要的价值。

(3)尿细菌检查：当存在泌尿系统感染时，将尿液直接涂片可观察到细菌。如做培养可观察到细菌的生长。

(4)肾功能检查：包括血肌酐和尿素氮的测定。正常肾组织不少于双侧肾总量的1/3时，血肌酐值仍可保持在正常水平。血尿素氮常常受代谢、饮食和消化道出血等多种因素影响，不如血肌酐精确。

(5)血常规检查：可有轻度贫血、血肌酐和尿素氮进行性上升。

(6)血清免疫学检查：检测抗核抗体，抗双链DNA抗体，抗Sm抗体，抗RNP抗体，抗组蛋白抗体等，以区别原发性与继发性肾病综合征。尿纤维蛋白降解产物(FDP)等的检测可反映机体的凝血状态，为是否采取抗凝治疗提供依据。血清抗链球菌溶血素"O"滴度升高，提示急性肾小球肾炎可能与链球菌感染有关。

(7)影像学检查：包括B超、肾区腹部平片、CT、尿路造影、放射性核素扫描等，有时常需配合膀胱镜、逆行肾盂造影或静脉肾盂造影等检查结果来判断。

(8)肾活检：是重要的诊断手段。在排除了肾前性及肾后性原因后，活检结果可确定包括急性肾小球肾炎、系统性血管炎、急进性肾炎及急性过敏性间质性肾炎等肾脏疾病。

五、常见症状和体征的护理

(一)水肿

水肿是指过多的液体在组织间隙或体腔中积聚的病理过程。是肾小球疾病最常见的临床表现。肾性水肿原因一般分为两类：一是肾小球滤过下降，而肾小管对水钠重吸收尚好，从而导致水钠潴留，此时常伴全身毛细血管通透性增加，因此组织间隙中水分潴留，此种情况多见于肾炎。另一种原因是，由于大量蛋白尿导致血浆蛋白过低所致。肾性水肿的特点：水肿首先发生在组织疏松的部位，如眼睑或颜面部、足踝部，以晨起为明显，严重时可以涉及下肢及全身。肾性水肿的性质是软而易移动，临床上呈现凹陷性水肿，即用手指按压局部皮肤可出现凹陷。

1. 护理评估

(1) 病史：评估引起水肿的原因及诱因、发生时间、部位，水肿的特点、程度，有无伴随症状，治疗及用药情况。有无焦虑、自卑、抑郁等。

(2) 身体评估：包括病人的精神状况、生命体征、尿量及体重、皮肤变化的特征，水肿的范围，有无尿量减少，有无全身的伴随症状；水肿的治疗经过；尤其是用药情况，每天的饮食、水、钠盐的摄入量；输液量、尿量及透析量等。

(3)实验室检查：了解尿常规检查，尿蛋白定性，生化测定，肾功能测定，了解病人血清补体情况，了解病人有无做影像学检查，B 超、CT、经皮肾穿刺活体组织检查。

2. 护理措施

(1)休息：轻度者限制活动量，重度者卧床休息，保持皮肤清洁，忌用肥皂和乙醇，勤换衣裤被单。对严重水肿者，经常更换卧姿，预防压疮。阴囊水肿者可用吊带托起。

(2) 病情观察：血压、水肿部位与程度变化、每日称体重、准确记录 24h 出入量，观察全身情况有无并发急性左心衰。

(3) 饮食护理：少量多餐，应摄入高热量、高维生素、高钙、低磷和优质低蛋白饮食，适当限制钠盐和钾盐蛋白质不可过多，以减轻肾负担。

(4) 用药护理：使用药物时注意观察疗效和副作用。降压药使用时避免降压作用过快、过猛，利尿药使用前可先使用一些胶体，同时注意电解质平衡。病因治疗包括各类免疫抑制药的使用。其中最常用的糖皮质激素、各类细胞毒性药物。严密观察副作用，比如高血糖、高血压、消化道溃疡、骨质疏松，CTX 使用后应注意观察尿色，多喝水防止出血性膀胱炎。

(5) 健康教育：①告知病人水肿的原因，水肿与钠、水潴留的关系；②教会病人根据病情安排每日的食物含盐量和含水量；③指导病人避免进食腌制食品、罐头食品；④教会病人正确测量每天的出入量、体重等评估水肿的变化；⑤向病人介绍有关药物的名称、用法、剂量、作用和不良反应。

(二)尿路刺激征

尿路刺激征包括尿频、尿急、尿痛。尿频指单位时间内排尿次数明显增加。尿急指一有尿意即要排尿，不能控制。尿痛指排尿时膀胱区及尿道受刺激产生疼痛或烧灼感。

(三)肾性高血压

肾性高血压是继发性高血压的一种，主要是由于肾实质性病变和肾动脉病变引起的血压升高。对于本病的发生主要是由于肾小球玻璃样变性、间质组织和结缔组织增生、肾小管萎缩、肾细小动脉狭窄，造成了肾既有实质性损害，也有血液供应不足；肾动脉壁的中层黏液性肌纤维增生，形成多数小动脉瘤，使肾小动脉内壁呈串珠样突出，造成肾动脉呈节段性狭窄；非特异性大动脉炎，引起肾血流灌注不足；在上述因素的综合作用下，导致高血压的发生。而高血压又会造成肾的损害，二者相互促进，会使疾病进一步发展。

肾性高血压可分为：容量依赖型高血压和肾素依赖型高血压两种。容量依赖型高血压：肾实质损害后，肾脏处理水、钠的能力减弱。当钠的摄入量超过机体的排泄能力时，就会出现水钠滞留。水钠潴留在血管内，会使血容量扩张，即可发生高血压。同时水钠潴留可使血管平滑肌细胞内水钠含量增加，血管壁增厚，弹性下降，血管阻力以及对儿茶酚胺的反应增强，这些亦可使血压升高。肾素依赖型高血压：发病机制为肾动脉狭窄，肾内灌注压降低和肾实质疾病，以及分泌肾素的细胞肿瘤，都能使球旁细胞释放大量肾素，引起血管紧张素Ⅰ活性增高，全身小动脉管壁收缩而产生高血压。肾素及血管紧张素Ⅰ又能促使醛固酮分泌增多，导致水钠潴留，使血容量进一步增加，从而加重高血压。由于肾实质损害后激肽释放酶及前列腺素的释放减少，这些舒张血管物质的减少也是高血压形成的重要因素。

(四)尿异常

1. 尿量异常　少尿是指 24h 尿量少于 400ml 或者每小时尿量少于 17ml，见于心、肾疾病和休克病人；多尿是每天 24h 排尿多于 2 500ml，常见于慢性肾小球肾炎；无尿或者闭尿是指 24h 尿量少于 100ml，见于严重心、肾疾病和休克病人；夜尿增多是指夜尿量超过白天尿量或者夜尿持续超过 750ml。

2. 蛋白尿　由于肾小球滤过膜的滤过作用和

肾小管的重吸收作用，健康人尿中蛋白质（多指分子量较小的蛋白质）的含量很少（每日排出量小于150mg），蛋白质定性检查时，呈阴性反应。当尿中蛋白质含量增加，普通尿常规检查即可测出，称蛋白尿。如果尿蛋白含量≥3.5g/24h，则称为大量蛋白尿。

3. *血尿*　血尿是指尿液中红细胞≥3 个/HP，离心尿红细胞＞5 个/HP，或 12h 尿 Addis 计数＞50 万个。原因有泌尿系炎症、结核、结石或肿瘤、外伤、药物等。

4. *白细胞尿、脓尿、菌尿*　是指鲜离心尿液每个高倍镜视野白细胞超过 5 个，或者 1h 新鲜尿液白细胞数超过 40 万或者 12h 尿液中超过 100 万个称为白细胞尿或脓尿。菌尿是指清洁外阴后在无菌技术下采集的中尿标本，如涂片每个高倍镜视野均可见到细菌，或者培养菌落计数超过 100 000 每毫升。

5. *管型尿*　在一定条件下，肾脏滤出的蛋白质以及细胞或碎片在肾小管（远曲）、集合管中凝固后，可形成圆柱形蛋白聚体而随尿液排出，称为管型。包括透明管型、细胞管型、颗粒管型、脂肪管型、蜡状管型、细菌管、真菌管型等。

（五）肾区痛

肾区痛是腰痛的一种，多表现为肾区胀痛或隐隐作痛，呈持续性、内部沉重感，可在站立或劳累后加重，不伴恶心、呕吐，可表现单侧或双侧疼痛。患病部位的肋脊角常有轻度叩压痛；肾区痛患者部分还可表现为剧痛，呈持续性，腰部活动时疼痛加重，患侧腰肌紧张，肋脊角明显叩压痛，主要是由于肾实质或肾周围急性缺血、脓肿、破裂或创伤所致。

第二节　急性肾小球肾炎

急性肾小球肾炎（acute glomerulodo nephritis，AGN）简称急性肾炎，是一组以急性肾炎综合征为主要临床表现的疾病。其特点为起病急，可出现血尿、蛋白尿、水肿和高血压，并可伴有一过性氮质血症。多见于链球菌感染后，其他细菌、病毒及寄生虫感染亦可引起。本节主要介绍链球菌感染后急性肾小球肾炎。

一、病因和发病机制

本病常因 β 溶血性链球菌“致炎菌株”感染所致，常见于上呼吸道感染（多为扁桃体炎）、猩红热、皮肤感染（多为脓疱疮）等感染后。感染的严重程度与急性肾炎的发生和病情轻重并不完全一致。本病主要是由感染所诱发的免疫反应异常。链球菌的致病抗原主要为细胞的胞膜及胞质，免疫反应后可通过循环免疫复合物沉积于肾小球致病，或种植于肾小球的抗原与循环中的特异抗体相结合形成原位免疫复合物而致病。肾小球内的免疫复合物激活补体，导致肾小球内皮及系膜细胞增生，并可吸引中性粒细胞及单核细胞浸润，导致肾病变。病变类型为毛细血管内增生性肾小球肾炎，光镜下通常为弥漫性肾小球病变，以内皮细胞及系膜细胞增生为主要表现，急性期可伴有中性粒细胞和单核细胞浸润。病变严重时，增生和浸润的细胞可压迫毛细血管襻使管腔狭窄或闭塞。肾小管病变多不明显，但肾间质可有水肿及灶状炎性细胞浸润。免疫病理检查可见 IgG 及 C3 呈粗颗粒状沿毛细血管壁和（或）系膜区沉积。电镜检查可见肾小球上皮细胞下有致密物呈“驼峰状”沉积。

二、临床表现

儿童、青少年多见，男性多于女性。通常于前驱感染后 1～3 周（平均 10d 左右）起病。起病急，病情轻重不一，典型者呈急性肾炎综合征表现，重者可发生急性肾衰竭。大多数预后良好，常可在数月内自愈。本病的典型临床表现如下情况。

1. *全身症状*　腰酸、疲乏、精神不振、畏食、恶心等，常常是急性肾炎病人的非特异性症状。5%～10%的病人有腰部钝痛，可能是由于肾包膜张力增高所致。

2. *水肿*　80%以上病人出现水肿，以晨起眼睑水肿伴双下肢轻度凹陷性水肿为主，少数水肿严重可波及全身。

3. *高血压*　约 80%病人出现一过性轻、中度高血压，常与水-钠潴留相关，利尿后血压可逐渐恢复正常。

4. *血尿和蛋白尿*　几乎全部病人均有肾小球源性血尿，约 30%病人可有肉眼血尿，常为起病首发症状和病人就诊原因。可伴有轻、中度蛋白尿，少数病人（＜20%病人）可呈肾病综合征范围的大量蛋白尿。尿沉渣除红细胞外，早期尚可见白细胞和上皮细胞稍增多，并可有颗粒管型和红细胞管型等。

5. 肾功能异常　病人起病早期可因肾小球滤过率下降、钠水潴留而尿量减少（常在 400～700ml/d），少数病人甚至少尿（＜400ml/d）。肾功能可一过性受损，表现为轻度氮质血症。多于1～2周后尿量渐增，肾功能于利尿后数日可逐渐恢复正常。仅有极少数病人可表现为急性肾衰竭，易与急进性肾炎相混淆。

6. 常见并发症

（1）急性心力衰竭：由于肾小球滤过率降低，水、钠排出减少，但肾小管再吸收仍相对增加，导致水、钠滞留于体内；同时，肾缺血肾素分泌可能增加，产生继发性醛固酮增多，加重钠的滞留，因而血浆容量扩大，常发生于急性肾小球肾炎起病后的第1～2周内。起病缓急、轻重不一。一般病人表现为少尿，水肿加重，逐渐出现咳嗽、气急，并出现呼吸困难，不能平卧。

（2）高血压脑病：发生于急性肾小球肾炎病程的早期，一般在第 1～2 周，平均在第 5 天，起病较急，发生抽搐，血压急剧增高，头痛、恶心、呕吐，并有不同程度的意识改变，出现嗜睡、烦躁、昏迷等。有些病人还有视觉障碍，包括暂时性黑矇。

（3）急性肾衰竭：重者每日血尿素氮上升 10mg/dl，每日血肌酐增加 0.5mg/dl，血肌酐可大于 3.5mg/dl，出现急性肾衰竭。

三、辅助检查

1. 尿液检查　常有蛋白尿（1～3g/d），都有镜下血尿，红细胞呈多形性、多样性，有时可见红细胞管型、颗粒管型及肾小管上皮细胞。

2. 血常规　病人轻度贫血，可能与血液稀释有关。

3. 肾功能检查　血尿素氮及肌酐可有一过性升高，一般经利尿数日后，氮质血症可恢复正常。肾小球滤过功能一过性受损，肾滤过分数下降，为急性肾炎的典型改变。肾小管功能受累较轻，尿比重多正常。

4. 其他

（1）血清抗链球菌溶血素“O”滴度升高，常在链球菌感染后 1～3 周开始升高，在第 3～5 周达到高峰，以后滴定度逐渐下降。抗“O”的升高对本病无诊断意义，它仅说明病人有过链球菌感染，提示急性肾小球肾炎可能与链球菌感染有关。

（2）血清补体测定：起病初期血清 C3 及总补体下降，8 周渐恢复正常，对诊断本病意义很大。

（3）尿纤维蛋白降解产物：测定尿纤维蛋白降解产物浓度增多，可提示肾小球肾炎的活动性和严重性，对疗效观察和预后判断也有一定参考意义。

四、治疗要点

本病治疗以休息、饮食、控制感染及对症治疗为主。急性肾衰竭病例应予透析。本病为自限性疾病，不宜应用糖皮质激素及细胞毒性药物。

1. 休息　急性期应卧床休息，待肉眼血尿消失、水肿消退及血压恢复正常后逐步增加活动量。

2. 饮食　急性期应予低盐（3g/d 以下）饮食。肾功能正常者不需限制蛋白质入量，氮质血症时应限制蛋白质摄入，并以优质动物蛋白为主。明显少尿者应限制液体入量。

3. 治疗感染灶　因急性肾炎常有链球菌感染，病初注射青霉素 2 周，反复发作的慢性扁桃体炎，待病情稳定后[尿蛋白少于（＋），尿沉渣红细胞少于 10 个/HP]可考虑做扁桃体摘除，术前、术后 2 周需注射青霉素。

4. 对症治疗　包括利尿消肿、降血压，预防心脑并发症的发生。休息、低盐和利尿后高血压控制仍不满意时，可加用降压药物。

5. 透析治疗　少数发生急性肾衰竭而有透析指征时，应及时给予透析治疗以帮助病人度过急性期。由于本病具有自愈倾向，肾功能多可逐渐恢复，一般不需要长期维持透析。

五、护理措施

（一）基础护理

1. 休息与活动　急性期水肿明显、血压高、尿少、血尿时必须卧床休息 1～2 周，减轻心脏负荷，改善肾血流量。有高血压和心力衰竭者，则要绝对卧床休息，待水肿消退、血压正常、血尿消失后可在室内轻度活动，可户外散步，但要避免剧烈运动；儿童病后 2～3 个月尿液检查每高倍视野红细胞 10 个以下，血沉正常方可上学，但要避免体育活动；若上学后血尿加重还必须休学，以防病情反复变成慢性肾炎；随着尿内红细胞逐步减少，Addis 计数恢复正常后可恢复正常活动。

2. 饮食护理　给予高糖、高维生素、适量蛋白质和脂肪的低盐饮食。急性期水肿明显、血压高、尿少、血尿时，应限制盐及水分摄入，食盐量不超过 2 g/d，每日的水分摄入量为前 1d 出水量加 500ml，每日摄入蛋白量为 0.8～1.0 g/kg，以优质蛋白为主，如乳类、蛋类、鱼类，同时可给予冬瓜排骨汤、赤小豆薏米粥、海带等以利水消肿。在尿量增加、水肿消退、血压正常后，逐渐由低盐饮食过渡到普通饮食，同时可食猪腰子、山药、红枣以滋补脾肾。

3. 皮肤、口腔护理　保持口腔、皮肤清洁，注意个人卫生，督促病人勤换衣、勤洗澡。病人应定时翻身，保护受压皮肤的完整性。

4. 心理护理　起病较急，血尿、水肿明显时病人思想负担大，医护人员应了解病人的思想及生活情况，及时给予安慰和理解，鼓励病人说出内心的感受，树立战胜疾病的信心。

(二)疾病护理

1. 观察病情　密切观察病人生命体征的变化，尤其是血压的变化，观察病人有无头痛、呕吐、眼花等症状。观察尿量、尿色，每周测体重 2 次；水肿严重者，每天测体重 1 次，观察水肿的变化程度。准确记录 24h 出入量。观察有无烦躁不安、呼吸困难、心率增快、不能平卧、肺底湿啰音、肝脏增大等。必要时病人半卧位给予吸氧。

2. 用药护理　因病人需要抗生素治疗，在治疗过程中密切观察药物的疗效和不良反应，告知病人及家属，以便发现问题及时处理。遵医嘱给予利尿药，长期使用利尿药可出现电解质紊乱如低钾、低氯血症。呋塞米等强效利尿药有耳毒性，表现为耳鸣、眩晕、听力丧失，一般是暂时性的，也可发生永久性耳聋，应避免与链霉素等氨基糖苷类抗生素同时使用。

(三)健康指导

1. 环境　注意保暖，防止受冻、受湿。在人流集中的场所，特别注意呼吸道感染，做好隔离工作。

2. 饮食指导　指导病人进食高糖、高维生素、适量蛋白质和脂肪的低盐饮食。

3. 避免诱因　有慢性扁桃体炎病人应做扁桃体切除，上呼吸道感染易发季节注意预防。

4. 加强锻炼，增强体质

5. 定期门诊随访，直到完全康复

第三节　慢性肾小球肾炎

慢性肾小球肾炎(chronic glomerulo nephritis，CGN)简称慢性肾炎，是一组以血尿、蛋白尿、高血压和水肿为临床表现的肾小球疾病。起病隐匿，程度轻重不一，病程冗长，病情迁延，可有不同程度的肾功能减退，最终将发展为慢性肾衰竭的肾小球疾病。

一、病因和发病机制

绝大多数慢性肾炎病人的病因尚不清楚，仅有少数慢性肾炎是由急性肾炎发展所致(直接迁延或临床痊愈若干年后再现)。慢性肾炎多为免疫介导炎症。导致病程慢性化的机制除免疫因素外，非免疫非炎症因素占有重要作用。病理变化一般分为：①增生性，系膜增生性肾小球肾炎(包括 IgA 和非 IgA 系膜增生性肾小球肾炎)、系膜毛细血管性肾小球肾炎、膜性肾病及局灶节段性肾小球硬化。②硬化性，包括局灶性或弥散性肾小球硬化。病变进展至后期，所有上述不同类型病理变化均可转化为程度不等的肾小球硬化，相应肾单位的肾小管萎缩、肾间质纤维化。疾病晚期肾脏体积缩小、肾皮质变薄，病理类型均可转化为硬化性肾小球肾炎。

二、临床表现

大多数病例隐匿起病，病程冗长，病情多缓慢进展。由于不同病理类型，临床表现不一致，多数病例以水肿为首现症状，轻重不一。轻者仅面部及下肢微肿，重者可出现肾病综合征。有的病例则以高血压为首现症状而发现为慢性肾小球肾炎。亦可表现为无症状蛋白尿及血尿，或仅出现多尿及夜尿。或在整个病程无明显体力减退，直至出现严重贫血或尿毒症为首发症状，一般根据临床表现不同，分为以下五个亚型。

1. 普通型　较为常见，病程迁延，病情相对稳定，多表现为轻度至中度的水肿、高血压和肾功能损害。尿蛋白(+)～(卅)，离心尿红细胞＞10 个/HP 和管型尿等。病理改变以系膜增殖局灶节段系膜增殖性和膜增殖、肾小球肾炎为多见。

2. 肾病型　除具有普通型的表现外，主要表现为肾病综合征，24h 尿蛋白定量＞3.5g，血清白蛋白低于 30g/L，水肿一般较重和伴有或不伴有高脂血症。病理分型以微小病变、膜性、膜增殖、局灶性肾小球硬化等为多见。

3. 高血压型　除上述普通型表现外，以持续性中等度血压增高为主要表现，特别是舒张压持续增高，常伴有眼底视网膜动脉细窄、纡曲和动、静脉交叉压迫现象，少数可有絮状渗出物和（或）出血。病理以局灶节段肾小球硬化和弥漫性增殖为多见，或晚期不能定型或多有肾小球硬化表现。

4. 混合型　临床上既有肾病型表现又有高血压型表现，同时多伴有不同程度肾功能减退征象。病理改变可为局灶节段肾小球硬化和晚期弥漫性增殖性肾小球肾炎等。

5. 急性发作型　在病情相对稳定或持续进展过程中，由于细菌或病毒等感染或过劳等因素，经较短的潜伏期（多为1～5d），而出现类似急性肾炎的临床表现，经治疗和休息后可恢复至原先稳定水平或病情恶化，逐渐发生尿毒症；或是反复发作多次后，肾功能急剧减退出现尿毒症一系列临床表现。病理改变以弥漫性增殖、肾小球硬化基础上出现新月体和（或）明显间质性肾炎。

三、实验室检查

1. 尿液检查　早期可表现为程度不等的蛋白尿和（或）血尿，可有红细胞管型、部分病人出现大量蛋白尿。

2. 血液检查　早期血常规检查多正常或轻度贫血，晚期红细胞计数和血红蛋白明显下降。血BUN、血肌酐增高。

3. 肾功能检查　晚期血肌酐和血尿素氮增高，内生肌酐清除率明显下降。

4. 超声检查　早期肾大小正常，晚期可出现对称性缩小，结构紊乱、皮质变薄。

四、治疗要点

1. 一般治疗　防止呼吸道感染，切忌劳累，勿使用对肾有毒性作用的药物。有明显高血压、水肿者或短期内有肾功能减退者，应卧床休息，并限制食盐的摄入量至2～3g。对尿中丢失蛋白质较多，肾功能尚可者，宜补充生物效价高的动物蛋白，如鸡蛋、牛奶、鱼类和瘦肉等，已有肾功能减退者（内生肌酐清除率在30ml/min左右），应适量限制蛋白质在30g左右，必要时加口服适量必需氨基酸。

2. 激素、免疫抑制药治疗　一般不主张积极应用，但病人肾功能正常或仅轻度受损，肾体积正常，病理类型较轻（如轻度系膜增生性肾炎、早期膜性肾病等），尿蛋白较多，如无禁忌者可试用，无效者逐步撤去。

3. 控制高血压　慢性肾炎氮质血症和肾实质性高血压常提示预后不良，持续或重度肾性高血压又可加重氮质血症。常用药物为卡托普利每次12.5～25mg，每日2～3次；或贝那普利（洛汀新）每日1～2次，每次10mg，或依那普利10mg，每日1次。或西那普利2.5～5mg，每日1次，贝那普利、西那普利与依那普利为长效ACEI，若未能控制高血压可加用氨氯地平（络活喜）5～10mg，每日1～2次。

4. 对氮质血症处理

(1)短期内出现氮质血症或第1次出现，或在近期有进行性升高者均应卧床休息、限制过多活动。

(2)饮食与营养：对无明显水肿和高血压者不必限制水分和钠盐摄入，适当增加水分以增加尿量十分重要。对轻、中度氮质血症病人不限制蛋白质摄入，以维持体内正氮平衡，特别是每日丢失蛋白质量较多的病人更应重视。对大量蛋白尿伴轻度氮质血症时可增加植物蛋白如大豆等。重度氮质血症或近期内进行性氮质血症者适当限制蛋白质摄入。

(3)关于尿量与尿渗透浓度：一般慢性肾炎氮质血症病人尿渗透浓度常在400mOsm/L或以下，若每日尿量仅1L，则不足排出含氮溶质，故应要求尿量在1.5L或以上，适当饮水或喝淡茶可达到此目的，必要时可间断服用利尿药。

5. 抗凝治疗　肾功能常有不同程度的改善，对顽固性或难治性肾静脉血栓形成者，经肾动、静脉插管技术注射尿激酶20万U治疗肾静脉血栓形成取得良好疗效。

6. 高尿酸血症的处理　少数慢性肾炎氮质血症病人合并高尿酸血症。血尿酸增高与内生肌酐清除率降低并不呈比例，说明高尿酸血症不是氮质血症的结果，使用别嘌醇降低血尿酸可改善肾功能，但剂量宜小，用药时间要短，减药要快。不宜用增加尿酸排泄的药物。

五、护理措施

(一)基础护理

1. 休息与活动　指导病人加强休息，强调休息的重要性以取得合作。

2. 饮食护理　给予高维生素、适量蛋白质、低磷、低盐饮食。对于氮质血症的病人，应限制蛋白摄入，一般为0.5～0.8g/(kg·d)高血压病人应限制钠的摄入。水肿时应限制水分的摄入。

3. 心理护理　此病缓慢进展，病程较长，预后差，应指导病人注意避免长期精神紧张、焦虑、抑郁等。

(二)疾病护理

1. 观察病情　病情观察记录24h液体出入量，监测尿量变化；定期量病人体重，观察水肿的消长情况；监测病人生命体征，尤其是血压，观察有无左心衰和高血压脑病的表现；密切观察实验室检查结果，包括：尿常规、肾小球、滤过率、血尿素氮、血肌酐、血浆蛋白、血清电解质等。

2. 用药护理　观察肾上腺素激素的作用效果和副作用，观察免疫抑制药用后的不良反应。使用利尿药时，观察药物疗效及不良反应。长期使用利尿药应监测血清电解质和酸碱平衡情况，有无低血钾、低血钠、低氯性碱中毒。长期服用降压药者，嘱病人不可擅自改变药物剂量或停药。

(三)健康指导

1. 饮食指导　鼓励病人进食高维生素、优质低蛋白质、低磷、低盐饮食。少尿时限制含钾食物。

2. 日常活动　指导病人生活规律，心情愉悦，避免劳累、受凉、感冒，注意休息。防止呼吸道感染。注意个人卫生，预防泌尿道感染。

3. 用药指导　指导病人避免使用对肾功能有害的药物；介绍各类降压药的疗效，不良反应和使用时注意事项。

4. 自我病情监测、指导　慢性肾炎病程长，需定期随访疾病的进展，包括：肾功能、血压、水肿等的变化。

5. 定期门诊随访

第四节　肾病综合征

肾病综合征(nephrotic syndrome，NS)是指各种肾疾病表现出的一组综合征，不是一独立的疾病，而是多种肾疾病的共同表现。肾病综合征典型表现为大量蛋白尿、低蛋白血症、高度水肿、高脂血症。

一、病因与发病机制

肾病综合征可由多种肾小球疾病引起，分为原发性和继发性两类。原发性肾病综合征是指肾小球与肾本身的肾小球肾病。继发性肾病综合征是指继发于全身性疾病或先天遗传性疾病，常见于感染性疾病、自身免疫性疾病、过敏性紫癜、代谢性疾病、肿瘤、先天遗传性疾病如Alport综合征等。病理类型有很多种，其中儿童及少年以微小病变型较多见，中年以膜型肾病、系膜增生性病变多见，局灶性硬性肾病、膜性增生性肾炎也可呈肾病综合征表现。肾病综合征常见的几种病理类型

1. 微小病变　光镜下肾小球基本正常，偶见上皮细胞肿胀，轻微的系膜细胞增生，免疫荧光无阳性发现，偶可见微量免疫球蛋白和补体C3的沉积。电镜下足突广泛融合消失，伴上皮细胞空泡变性，微绒毛形成，无电子致密物沉积，是小儿肾病综合征最常见的病理类型。

2. 系膜增生性肾炎　弥漫性肾小球系膜细胞增生伴基质增多为本病特征性改变。光镜下肾小球系膜细胞增殖，每个系膜区系膜细胞在3个以上，系膜基质增多，重度病变系膜基质扩张压迫局部毛细血管襻，导致管腔狭窄，小动脉透明变性，部分可发展为局灶节段性肾小球硬化，可出现间质炎性细胞浸润及纤维化，肾小管萎缩，肾血管一般正常。

3. 局灶节段性肾小球硬化　特征为局灶损害，影响少数肾小球(局灶)及肾小球的局部(节段)，起始于近髓质的肾小球受累，轻者仅累及数个毛细血管襻区，重者波及大部分肾小球。病变呈均匀一致的无细胞或细胞极少的透明变性物质，严重见球囊粘连。另一种为局灶性全肾小球硬化，受累肾单位的肾小管上皮细胞常萎缩，周围基质见细胞浸润，纤维化。

4. 膜增殖性肾炎　也称系膜毛细血管性肾炎，病理改变以系膜细胞增殖，毛细血管襻增厚及基膜的双轨征为主要特点，弥漫性系膜细胞增殖，增殖的系膜基质插入内皮与基膜之间，基膜出现双轨征改变。

5. 膜性肾病　光镜下可见毛细血管壁增厚，肾小球基膜外上皮细胞下免疫复合物沉积，基膜上有多个细小钉突，而肾小球细胞增殖不明显，晚期病变加重，可发展成硬化及透明样变，近曲小管上皮细胞出现空泡变性。

6. IgA肾病　系膜区显著IgA沉积，WHO将IgA肾病组织学表现分5级：Ⅰ级轻度损害；Ⅱ级微小病变伴少量节段性增殖；Ⅲ级局灶节段性肾小

球肾炎；Ⅳ级弥漫性系膜损害伴增殖和硬化；Ⅴ级弥漫硬化性肾小球肾炎。

二、临床表现

1. 大量蛋白尿　在正常生理情况下，肾小球滤过膜具有分子屏障及电荷屏障作用，当这些屏障作用受损时，致使原尿中蛋白含量增多，当其增多明显超过近曲小管回吸收量时，形成大量蛋白尿。在此基础上，增加肾小球内压力及导致高灌注、高滤过的因素（如高血压、高蛋白饮食或大量输注血浆蛋白）均可加重尿蛋白的排出。

2. 低蛋白血症　大量白蛋白从尿中丢失，促进白蛋白肝代偿性合成增加，同时由于近端肾小管摄取滤过蛋白增多，也使肾小管分解蛋白增加。当肝白蛋白合成增加不足以克服丢失和分解时，则出现低白蛋白血症。此外，因胃肠道黏膜水肿导致饮食减退、蛋白质摄入不足、吸收不良或丢失，也是加重低白蛋白血症的原因。除血浆白蛋白减少外，血浆的某些免疫球蛋白（如 IgG）和补体成分、抗凝及纤溶因子、金属结合蛋白及内分泌素结合蛋白也可减少，尤其是肾小球病理损伤严重，大量蛋白尿，和非选择性蛋白尿时更为显著。病人易产生感染、高凝、微量元素缺乏、内分泌紊乱和免疫功能低下等并发症。

3. 水肿　低白蛋白血症、血浆胶体渗透压下降，使水分从血管腔内进入组织间隙，是造成水肿的基本原因。近年的研究表明，约 50%病人血容量正常或增加，血浆肾素水平正常或下降，提示某些原发于肾内钠、水潴留因素在导致水肿发生机制中起一定作用。

4. 高脂血症　高胆固醇和（或）高三酰甘油血症、脂蛋白浓度增加，常与低蛋白血症并存。其发生机制与肝脏合成脂蛋白增加和脂蛋白分解减弱相关，目前认为后者可能是高脂血症更为重要的原因。

5. 并发症

（1）感染：是常见的并发症，与蛋白质营养不良、免疫功能紊乱及应用糖皮质激素治疗有关。病人可出现全身各系统的感染，常见感染部位顺序为呼吸道、泌尿道、皮肤。感染是导致肾病综合征复发和疗效不佳的主要原因之一。

（2）血栓、栓塞：由于血液浓缩及高脂血症造成血液黏稠度增加，此外，因某些蛋白质从尿中丢失及肝代偿性合成蛋白增加，引起机体凝血、抗凝和纤溶系统失衡；加之血小板功能亢进、应用利尿药和糖皮质激素等均进一步加重高凝状态。因此，肾病综合征容易发生血栓、栓塞，其中以肾静脉血栓最为常见。

（3）急性肾衰竭：肾病综合征病人可因有效血容量不足而致肾血流量下降，诱发肾前性氮质血症。经扩容、利尿后可得到恢复。少数病例可出现急性肾衰竭，尤以微小病变型肾病者居多，发生多无明显诱因，表现为少尿甚或无尿，扩容利尿无效。即上述变化形成肾小管腔内高压，引起肾小球滤过率骤然减少，又可诱发肾小管上皮细胞损伤、坏死，从而导致急性肾衰竭。

（4）其他：长期低蛋白血症可导致营养不良、小儿生长发育迟缓；免疫球蛋白减少造成机体免疫力低下、易致感染；金属结合蛋白丢失可使微量元素（铁、铜、锌等）缺乏；内分泌素结合蛋白不足可诱发内分泌紊乱（如低 R 综合征等）；药物结合蛋白减少可能影响某些药物的药代动力学（使血浆游离药物浓度增加、排泄加速），影响药物疗效。高脂血症增加血液黏稠度，促进血栓、栓塞并发症的发生，还将增加心血管系统并发症，并可促进肾小球硬化和肾小管-间质病变的发生，促进肾脏病变的慢性进展。

三、实验室检查

1. 尿常规检查　尿蛋白定性多为（卌～卌），24h 尿蛋白定量＞3.5g，尿中可检查到免疫球蛋白、补体 C3 等。可有透明管型和颗粒管型，肾炎性肾病者可有红细胞。

2. 血生化测定　表现为低蛋白血症（血清白蛋白＜30g/L，婴儿＜25g/L），白蛋白与球蛋白比例倒置，血清蛋白电泳显示球蛋白增高；血胆固醇显著增高（儿童＞5.7mmol/L，婴儿＞5.1mmol/L）。

3. 肾功能测定　少尿期可有暂时性轻度氮质血症，单纯性肾病肾功能多正常，如果存在不同程度的肾功能不全，出现血肌酐和尿素氮的升高，则提示肾炎性肾病。

4. 血清补体测定　有助于区别单纯性肾病与肾炎性肾病，前者血清补体正常，后者则常有不同程度的低补体血症，C3 持续降低。

5. 血清及尿蛋白电泳　通过检测尿中 IgG 成分反映尿蛋白的选择性，同时可鉴别假性大量蛋白尿和轻链蛋白尿。如果尿中 γ 球蛋白与白蛋白的比值小于 0.1，则为选择性蛋白尿（提示为单纯型肾病），大于 0.5 为非选择性蛋白尿（提示为肾炎型肾病)。

6. 血清免疫学检查　检测抗核抗体,抗双链DNA抗体,抗 Sm 抗体,抗 RNP 抗体,抗组蛋白抗体,乙肝病毒标志物以及类风湿因子,循环免疫复合物等,以区别原发性与继发性肾病综合征。

7. 凝血、纤溶有关蛋白的检测　如血纤维蛋白原及第Ⅴ,Ⅶ,Ⅷ及Ⅹ因子,抗凝血酶Ⅲ,尿纤维蛋白降解产物(FDP)等的检测可反映机体的凝血状态,为是否采取抗凝治疗提供依据。

8. 尿酶测定　测定尿溶菌酶,N-乙酰-β-氨基葡萄糖苷酶(NAG)等有助于判断是否同时存在肾小管-间质损害。

9. B 超等影像学检查　双肾正常或缩小。

10. 经皮肾穿刺活体组织检查　对诊断为肾炎型肾病或糖皮质激素治疗效果不好的病儿应及时行肾穿刺活检,进一步明确病理类型,以指导治疗方案的制订。

四、治疗要点

肾病综合征是肾内科的常见疾患,常用以肾上腺皮质激素为主的综合治疗,原则为控制水肿,维持水、电解质平衡,预防和控制感染及并发症,合理使用肾上腺皮质激素,对复发性肾病或对激素耐药者应配合使用免疫抑制药。治疗不仅以消除尿蛋白为目的,同时还应重视保护肾功能。

(一)一般治疗

见本节护理措施部分。

(二)对症治疗

1. 利尿消肿　①噻嗪类利尿药:主要作用于髓襻升支厚壁段和远曲小管前段,常用氢氯噻嗪25mg,3/d,口服,长期服用应防止低钾,低钠血症。②潴钾利尿药:主要作用于远曲小管后段,适用于有低钾血症的病人,单独使用时利尿作用不显著,可与噻嗪类利尿药合用,常用氨苯蝶啶 50mg,3/d,或醛固酮拮抗药螺内酯 20mg,3/d,长期服用须防止高钾血症,对肾功能不全病人应慎用。③襻利尿药:主要作用于髓襻升支,常用呋塞米(速尿)20～120mg/d,或布美他尼(丁尿胺)1～5mg/d(同等剂量时作用较呋塞米强 40 倍),分次口服或静脉注射。④渗透性利尿药可使组织中水分回吸收入血,减少水,钠的重吸收而利尿,常用不含钠的右旋糖酐 40(低分子右旋糖酐)或羟乙基淀粉(706 代血浆,分子量均为 2.5 万～4.5 万 Da),250～500ml 静脉滴注,隔天 1 次,随后加用襻利尿药可增强利尿效果,但对少尿(尿量＜400ml/d)病人应慎用此类药物。⑤提高血浆胶体渗透压:血浆或人血白蛋白等静脉滴注,并立即静脉滴注呋塞米 60～120mg(加于葡萄糖溶液中缓慢静脉滴注 1h),能获得良好的利尿效果。

2. 抑制免疫与炎症反应

(1)糖皮质激素(简称激素):①起始足量,②缓慢减药,③长期维持。常用方案一般为泼尼松 1mg/(kg・d),口服 8 周,必要时可延长至 12 周,足量治疗后每 1～2 周减原用量的 10%,当减至 20mg/d 左右时症状易反复,应更加缓慢减量;最后以最小有效剂量(10mg/d)作为维持量,再服半年至 1 年或更长。激素的用法可采取全天量 1 次顿服,或在维持用药期间 2 天量隔天 1 次性顿服,以减轻激素的不良反应。水肿严重、有肝功能损害或泼尼松疗效不佳时,可更换为泼尼松龙(等剂量)口服或静脉滴注。

(2)细胞毒药物:国内外最常用的细胞毒药物是环磷酰胺(CTX),在体内被肝细胞微粒体羟化,产生有烷化作用的代谢产物而具有较强的免疫抑制作用,应用剂量为每天每千克体重 2mg,分 1～2 次口服;或 200mg 加入生理盐水注射液 20ml 内,隔天静脉注射,累计量达 6～8g 后停药。主要不良反应为骨髓抑制及中毒性肝损害,并可出现性腺抑制(尤其男性)、脱发、胃肠道反应及出血性膀胱炎,近来也有报道环磷酰胺(CTX)静脉疗法治疗容易复发的肾病综合征,与口服作用相似,但副作用相对较小。

(3)环孢素:能选择性抑制 T 辅助细胞及 T 细胞毒效应细胞,已作为二线药物用于治疗激素及细胞毒药物无效的难治性肾病综合征,常用量为 5mg/(kg・d),分 2 次口服,服药期间须监测并维持其血浓度谷值为 100～200ng/ml,服药 2～3 个月后缓慢减量,共服半年左右,主要不良反应为肝肾毒性,并可致高血压,高尿酸血症,多毛及牙龈增生等,该药价格昂贵,有较多不良反应及停药后易复发,使其应用受到限制。

3. 非特异性降低尿蛋白

(1)ACEI 或 ARB:肾功能正常者,常可选用组织亲和性较好的 ACEI-贝那普利(洛汀新)10～20mg/d;肾功能减退者可选用双通道的 ACEI-福辛普利(蒙诺)10～20mg/d,缬沙坦或氯沙坦等 ARB 药物也可选用。

(2)降脂治疗:由于肾病综合征常合并高脂血

症，增加血浆黏度和红细胞变性，机体处于高凝状态，导致肾小球血流动力学的改变；脂代谢紊乱，肾内脂肪酸结构发生改变，导致肾内缩血管活性物质释放增加，肾小球内压升高，尿蛋白增加；高胆固醇和高LDL血症，氧化LDL清除降解减少，一方面促进单核和(或)巨噬细胞释放炎症细胞生长因子，另外还可能影响内皮细胞功能，导致肾小球毛细血管通透性增加，尿蛋白增多，因而降脂治疗可降低蛋白尿。

4. 抗凝血药及抗血小板聚集药　肝素或低分子肝素治疗肾病综合征，一方面可以降低病人的血浆黏度和红细胞变性，改善高凝倾向和肾小球血流动力学异常；另一方面可增加肾脏GBM的阴电荷屏障，减少尿蛋白的漏出。

五、护理措施

(一)基础护理

1. 休息与活动　重症病人应卧床休息，高度水肿而致胸闷憋气者，可取半卧位，下肢水肿者适当抬高患肢，水肿减轻后可适当活动，防止肢体血栓形成。病情逐渐稳定后，可逐渐增加活动量，以利于减少并发症的发生。对于高血压的病人，应限制活动量。

2. 饮食护理　给予高热量、高维生素、优质蛋白质、低磷、低盐饮食。宜进清淡、易消化食物，每天摄取食盐1～2g，禁用腌制食品，少用味精及食碱，发病的早期、极期，应给予较高的优质蛋白摄入，每天1～1.5g/kg有助于缓解低蛋白血症及所致的并发症。对于慢性非极期肾病综合征，应适当限制蛋白摄入量，每天0.8～1.0g/kg，能量供给每天以30～35kcal/kg体重为宜。严重高脂血症病人应当限制脂类的摄入量，采用少油低胆固醇饮食，同时注意补充铜、铁、锌等微量元素，在激素应用过程中，适当补充维生素及钙剂。

3. 心理护理　本病病程较长，极易复发，病人多有焦虑、恐惧等。我们要针对不同病人的心理状态，多与其交谈，因势利导、消除病人的顾虑，使其正确认识和对待疾病，使病人保持良好心态，以达到调畅情志，增加气机功能，利于疾病的康复。

(二)疾病护理

1. 观察病情　观察病人的生命体征、体重、尿量、水肿情况。观察病人有无出现皮肤感染、咳嗽、咳痰、肺部湿啰音、尿路刺激征、腹膜刺激征等。观察生化营养指标、电解质情况、尿蛋白定性定量、出凝血指标等。准确记录24h出入量。

2. 用药的护理　使用药物时注意观察疗效和副作用。降压药使用时避免降压作用过快、过猛，一般较多使用ACEI制剂，利尿药使用前可先使用一些胶体，比如血浆、白蛋白提高血浆胶体渗透压来达到理想的利尿效果，同时注意电解质平衡。使用抗凝药时注意病人有无出血倾向；病因治疗包括各类免疫抑制药的使用。其中最常用的糖皮质激素、各类细胞毒性药物。严密观察副作用比如高血糖、高血压、消化道溃疡、骨质疏松，CTX使用后应注意观察尿色，多喝水防止出血性膀胱炎。

3. 皮肤、口腔护理　长期卧床者定时翻身叩背，按摩受压处，保持皮肤清洁、干燥，避免损伤。尽量避免针刺，肌注时进针要深，拔针后要按压局部，防止药液外溢。指导病人养成良好习惯，饭前、后漱口，防止口腔感染。

(三)健康指导

1. 环境　保持居室空气清洁、新鲜、舒适，保持合适的湿度、温度，不到人群密集的场所。

2. 心理疏导　应保持乐观开朗，对疾病治疗的信心。

3. 注意休息避免受凉、感冒、劳累和剧烈活动

4. 饮食指导　鼓励病人进食高热量、高维生素、适量优质蛋白质和脂肪的低盐饮食。

5. 遵医嘱用药　遵医嘱按时服药，不得擅自减药或停药。

6. 自我监测　学会每天用浓缩晨尿自测尿蛋白，此为疾病活动的可靠指标。教导病人如出现疲乏无力、腹胀、呼吸深长、胸闷气急、恶心呕吐等及时就诊。

7. 定期门诊随访，密切监测肾功能的变化

第五节　肾盂肾炎

肾盂肾炎是由细菌(极少数可由真菌、原虫、病毒)直接侵袭所引起的上尿路感染。肾盂肾炎又分为急性肾盂肾炎和慢性肾盂肾炎，好发于女性。

一、病因与发病机制

非复杂性尿路感染 80%由大肠埃希菌引起，10%～15%由葡萄球菌和克雷伯杆菌引起，仅 2%～5%是由变性杆菌所致。而复杂性尿路感染的细菌谱则要广得多，大肠埃希菌仍为主要致病菌，但许多其他的革兰阴性细菌如变形杆菌、沙雷菌属、克雷伯菌及假单孢菌属等，均可导致复杂性尿路感染。在糖尿病病人或免疫力低下的病人中，真菌的感染日益增多。急性肾盂肾炎可单侧或双侧肾受累，表现为局限或广泛的肾盂肾盏黏膜充血、水肿，表面有脓性分泌物，黏膜下可有细小脓肿，于一个或几个肾乳头可见大小不一、尖端指向肾乳头、基底伸向肾皮质的楔形炎症病灶。病灶内可见不同程度的肾小管上皮细胞肿胀、坏死、脱落，肾小管腔中有脓性分泌物。肾间质水肿，内有白细胞浸润和小脓肿形成。炎症剧烈时可有广泛性出血，较大的炎症病灶愈合后局部形成瘢痕。肾小球一般无形态学改变。合并有尿路梗阻者，炎症范围常广泛。慢性肾盂肾炎双侧肾脏病变常不一致，肾脏体积缩小，表面不光滑，有肾盂肾盏粘连、变形，肾乳头瘢痕形成，肾小管萎缩及肾间质淋巴-单核细胞浸润等慢性炎症表现。

二、临床表现

1. 急性肾盂肾炎可发生于各年龄段，育龄女性最多见。临床表现与感染程度有关，通常起病较急

(1)全身症状：发热、寒战、头痛、全身酸痛、恶心、呕吐等，体温多在 38.0℃以上，多为弛张热，也可呈稽留热或间歇热。部分病人出现革兰阴性杆菌败血症。

(2)泌尿系症状：尿频、尿急、尿痛、排尿困难、下腹部疼痛、腰痛等。腰痛程度不一，多为钝痛或酸痛。部分病人下尿路症状不典型或缺如。

(3)体格检查：除发热、心动过速和全身肌肉压痛外，还可发现一侧或两侧肋脊角或输尿管点压痛和(或)肾区叩击痛。

2. 慢性肾盂肾炎　临床表现复杂，全身及泌尿系统局部表现均可不典型。一半以上病人可有急性肾盂肾炎病史，后出现程度不同的低热、间歇性尿频、排尿不适、腰部酸痛及肾小管功能受损表现，如夜尿增多、低比重尿等。病情持续可发展为慢性肾衰竭。急性发作时病人症状明显，类似急性肾盂肾炎。

3. 并发症

(1)肾乳头坏死：指肾乳头及其邻近肾髓质缺血性坏死，常发生于伴有糖尿病或尿路梗阻的肾盂肾炎，为其严重并发症。主要表现为寒战、高热、剧烈腰痛或腹痛和血尿等，可同时伴发革兰阴性杆菌败血症和(或)急性肾衰竭。当有坏死组织脱落从尿中排出，阻塞输尿管时可发生肾绞痛。

(2)肾周围脓肿：为严重肾盂肾炎直接扩展而致，多有糖尿病、尿路结石等易感因素。致病菌常为革兰阴性杆菌，尤其是大肠埃希菌。除原有症状加剧外，常出现明显的单侧腰痛，且在向健侧弯腰时疼痛加剧。超声波、X 线腹部平片、CT 等检查有助于诊断。治疗主要是加强抗感染治疗和(或)局部切开引流。

三、实验室检查

1. 尿液检查　尿液常浑浊，可有异味。常规检查可有白细胞尿、血尿、蛋白尿。尿沉渣镜检白细胞>5 个/HP 称为白细胞尿；部分尿感病人有镜下血尿，尿沉渣镜检红细胞数多为 3～10 个/HP，呈均一性红细胞尿。部分肾盂肾炎病人尿中可见白细胞管型。

2. 细菌学检查

(1)涂片细菌检查：清洁中段尿沉渣涂片，革兰染色用油镜或不染色用高倍镜检查，计算 10 个视野细菌数，取其平均值，若每个视野下可见 1 个或更多细菌，提示尿路感染。

(2)细菌培养：可采用清洁中段尿、导尿及膀胱穿刺尿做细菌培养，其中膀胱穿刺尿培养结果最可靠。中段尿细菌定量培养$\geq 10^5$/ml，称为真性菌尿，可确诊尿路感染；如$<10^5$/ml，可能为污染。耻骨上膀胱穿刺尿细菌定性培养有细菌生长，即为真性菌尿。

3. 亚硝酸盐还原试验　其原理为大肠埃希菌等革兰阴性细菌可使尿内硝酸盐还原为亚硝酸盐，此法诊断尿路感染的敏感性 70%以上，特异性 90%以上。一般无假阳性，但球菌感染可出现假阴性。该方法可作为尿感的过筛试验。

4. 血液检查

(1)血常规：急性肾盂肾炎时血白细胞常升高，中性粒细胞增多，核左移。血沉可增快。

(2)肾功能：慢性肾盂肾炎肾功能受损时可出现肾小球滤过率下降、血肌酐升高等。

5. 影像学检查　影像学检查如B超、X线腹平片、静脉肾盂造影(IVP)、排尿期膀胱输尿管反流造影、逆行性肾盂造影等,目的是为了解尿路情况,及时发现有无尿路结石、梗阻、反流、畸形等导致尿路感染反复发作的因素。尿路感染急性期不宜做静脉肾盂造影,可做B超检查。

四、治疗要点

1. 一般治疗　急性期注意休息,多饮水,勤排尿。发热者给予易消化、高热量、富含维生素饮食。膀胱刺激征和血尿明显者,可口服碳酸氢钠片1g,每日3次,以碱化尿液、缓解症状、抑制细菌生长、避免形成血凝块,对应用磺胺类抗生素者还可以增强药物的抗菌活性并避免尿路结晶形成。尿路感染反复发作者应积极寻找病因,及时祛除诱发因素。

2. 抗感染治疗　①选用致病菌敏感的抗生素。无病原学结果前,一般首选对革兰阴性杆菌有效的抗生素,尤其是首发尿感。治疗3d症状无改善,应按药敏结果调整用药。②抗生素在尿和肾内的浓度要高。③选用肾毒性小,副作用少的抗生素。④单一药物治疗失败、严重感染、混合感染、耐药菌株出现时应联合用药。⑤对不同类型的尿路感染给予不同治疗时间。

肾盂肾炎首次发生的急性肾盂肾炎的致病菌80%为大肠埃希菌,在留取尿细菌检查标本后应立即开始治疗,首选对革兰阴性杆菌有效的药物。72h显效者无需换药;否则应按药敏结果更改抗生素。

3. 疗效评定

(1)治愈症状消失,尿菌阴性,疗程结束后2周、6周复查尿菌仍阴性。

(2)治疗失败,治疗后尿菌仍阳性,或治疗后尿菌阴性,但2周或6周复查尿菌转为阳性,且为同一种菌株。

五、护理措施

(一)基础护理

1. 休息与睡眠　急性期应卧床休息,各项操作集中进行,避免过多地干扰病人。注意保暖,及时更换衣服,保持皮肤清洁、干燥。病室应阳光充足、定时开窗保持空气新鲜、安全、安静,温度、湿度适宜。

2. 饮食护理　病情较轻者,进食清淡、高营养、高维生素的饮食。重症病人应给予流质或半流质饮食,指导病人尽量多摄入水分,每日在2 000ml以上。

3. 心理护理　本病发病急,病人对疾病认识不足出现焦虑与紧张情绪。应尽量多关心病人、巡视病人,及时询问病人的需要并予以解决。

(二)疾病护理

1. 观察病情　观察病人的生命体征、全身情况及肾区局部症状、尿路刺激症状的程度及全身和肾区局部情况。监测体温的变化并做好记录。

2. 用药的护理　使用药物时注意观察疗效和副作用。向病人解释有关药物的作用、疗程、注意事项。合理应用抗生素,口服复方磺胺期间注意多饮水和同时服用碳酸氢钠,以增加疗效、减少磺胺结晶的形成。

3. 高热的护理　高热卧床休息,密切观察病情变化。体温在39℃以上应每4h测体温1次,39℃以下每日测4次,体温超过39℃,给予物理降温或给药。并注意观察和记录降温的效果。

4. 肾区疼痛护理　卧床休息,指导病人采用屈曲位,避免站立或坐位,因为肾脏下移受到牵拉,加重疼痛。炎症控制后疼痛消失。

5. 尿路刺激征护理　病情允许时嘱病人多饮水,分散病人的注意力,如听音乐、与人交谈等,避免病人紧张情绪,缓解排尿。做好病人皮肤护理。

(三)健康指导

1. 注意个人清洁卫生　尤其会阴部及肛周皮肤的清洁,特别是女性月经期、产褥期、女婴尿布卫生。不穿紧身裤,保持居室空气新鲜,不到人群密集的场所,避免受凉、感冒、劳累和剧烈活动。

2. 避免诱因　注意劳逸结合,坚持体育运动,增强机体的抵抗力。

3. 心理疏导　应保持豁达开朗的心态,对疾病治疗的信心。

4. 饮食护理　鼓励病人进食高热量、高维生素、适量优质蛋白质和脂肪的低盐饮食。

5. 多饮水、勤排尿是最简便而有效的预防尿路感染的措施

6. 定期门诊随访,了解尿液检查的内容、方法和注意事项

第六节　急性肾衰竭

急性肾衰竭(acute renal failure,ARF)是由各种原因引起的肾功能在短时期内(数小时至几周)急剧、进行性减退而引起的临床综合征。主要表现为少尿或无尿、氮质血症、高钾血症和代谢酸中毒。

一、病因和分类

ARF有广义和狭义之分,广义的ARF可分为肾前性、肾性和肾后性三类。狭义的ARF是指急性肾小管坏死(acute tubular necrosis,ATN)。肾前性ARF常见病因包括血容量减少、有效动脉血容量减少和肾内血流动力学改变等。肾后性ARF的特征是急性尿路梗阻,梗阻可发生在尿路从肾盂到尿道的任一水平。肾性ARF有肾实质损伤,常见的是肾缺血或肾毒性物质(包括外源性毒素,如生物毒素、化学毒素、抗菌药物、造影剂等和内源性毒素,如血红蛋白、肌红蛋白等)损伤肾小管上皮细胞(如ATN)。在这一类中包括肾小球病、血管病和小管间质病导致的。本章主要以急性肾小管坏死为代表进行叙述。

二、发病机制

1. 肾小管阻塞学说　毒物、毒素等可直接损害肾小管上皮细胞,其病变均匀分布,以近端小管为主。坏死的肾小管上皮细胞及脱落上皮细胞和微绒毛碎屑、细胞管型或血红蛋白、肌红蛋白等阻塞肾小管,导致阻塞部近端小管腔内压升高,继使肾小球囊内压力升高,当后者压力与胶体渗透压之和接近或等于肾小球毛细管内压时,遂引起肾小球滤过停止。

2. 肾血流动力学改变　肾缺血既可通过血管作用使入球小动脉细胞内钙离子增加,从而对血管收缩刺激和肾自主神经刺激敏感性增加,导致肾自主调节功能损害、血管舒缩功能紊乱和内皮损伤,也可产生炎症反应。血管内皮损伤和炎症反应均可引起血管收缩因子产生过多,而血管舒张因子,主要为一氧化氮(NO)、前列腺素合成减少。这些变化可进一步引起血流动力学异常,包括肾血浆流量下降,肾内血流重新分布表现为肾皮质血流量减少,肾髓质充血等,这些均可引起GFR下降。

3. 返漏学说　指肾小管上皮损伤后坏死、脱落,肾小管壁出现缺损和剥脱区,小管管腔可与肾间质直接相通,致使小管腔中原尿液反流扩散到肾间质,引起肾间质水肿,压迫肾单位,加重肾缺血,使GFR更降低。

4. 弥散性血管内凝血　败血症、严重感染、流行性出血热、休克、产后出血、胰腺炎和烧伤等原因引起ATN,常有弥漫性微血管损害。

三、临床表现

急性肾小管坏死是ARF最常见的类型。临床表现在原发病、急性肾功能引起的代谢紊乱和并发症三方面。急性肾衰竭根据临床表现和病程的共同规律,一般分为少尿期、多尿期和恢复期三个阶段。

1. 少尿或无尿期　一般持续5～7d,有时可达10～14d。

(1) 尿量减少:尿量骤减或逐渐减少,每天尿量持续少于400ml者称为少尿,少于50ml者称为无尿。

(2) 进行性氮质血症:由于肾小球滤过率降低引起少尿或无尿,致使排出氮质和其他代谢废物减少,血浆肌酐和尿素氮升高,其升高速度与体内蛋白分解状态有关。

(3) 水、电解质紊乱和酸碱平衡失调

①水过多:见于水分控制不严格,摄入量或补液量过多,出水量如呕吐、出汗、伤口渗透量等估计不准确以及液量补充时忽略计算内生水。随少尿期延长,易发生水过多,表现为稀释性低钠血症、软组织水肿、体重增加、高血压、急性心力衰竭和脑水肿等。

②高钾血症:ATN少尿期由于尿液排钾减少,若同时体内存在高分解状态,如挤压伤时肌肉坏死、血肿和感染等,热量摄入不足所致体内蛋白分解、释放出钾离子,酸中毒时细胞内钾转移至细胞外,有时可在几小时内发生严重高钾血症,高钾血症可无特征性临床表现,或出现恶心、呕吐、四肢麻木等感觉异常、心率减慢,严重者出现神经系统症状,如恐惧、烦躁、意识淡漠,直到后期出现窦室或房室传导阻滞、窦性静止、室内传导阻滞甚至心室颤动。

③代谢性酸中毒:急性肾衰竭时,由于酸性代谢产物排出减少,肾小管泌酸能力和保存碳酸氢钠

能力下降等，致使每天血浆碳酸氢根浓度有不同程度下降。高分解状态时降低更多更快。

④其他：高镁、高磷、低钙、低钠、低氯血症等。

(4) 心血管系统表现

①高血压：除肾缺血时神经体液因素作用促使收缩血管的活性物质分泌增多因素外，水过多引起容量负荷过多可加重高血压。

②急性肺水肿和心力衰竭：是少尿期常见死亡原因。它主要为体液潴留引起，但高血压、严重感染、心律失常和酸中毒等均为影响因素，是严重型ATN的常见死因。

③心律失常：除高钾血症引起窦房结暂停、窦性静止、窦室传导阻滞、不同程度房室传导阻滞和束支传导阻滞、室性心动过速、心室颤动外，尚可因病毒感染和洋地黄应用等而引起室性期前收缩和阵发性心房颤动等异位心律发生。

④心包炎：年发生率为18%，采取早期透析后降至1%。多表现为心包摩擦音和胸痛，罕见大量心包积液。

⑤消化系统表现：是ATN最早期表现。常见症状为食欲缺乏、恶心、呕吐、腹胀、呃逆或腹泻等。上消化道出血是常见的晚期并发症。

⑥神经系统表现：轻型病人可无神经系统症状；部分病人早期表现疲倦、精神较差。若早期出现意识淡漠、嗜睡或烦躁不安甚至昏迷，提示病情严重，不宜拖延透析时间。

⑦血液系统表现：ATN早期罕见贫血，其程度与原发病因、病程长短、有无出血并发症等密切有关。严重创伤、大手术后失血、溶血性贫血因素、严重感染和急症ATN等情况，贫血可较严重。若临床上有出血倾向、血小板减少、消耗性低凝血症及纤维蛋白溶解征象，已不属早期DIC。

2. *多尿期*　每天尿量达2.5L称多尿。ATN利尿早期常见尿量逐渐增多，如在少尿或无尿后24h内尿量出现增多并超过400ml时，可认为是多尿期的开始。多尿期大约持续2周时间，每天尿量可成倍增加，利尿期第3～5天可达1 000ml，随后每天尿量可达3～5L；进行性尿量增多是肾功能开始恢复的一个标志，但多尿期的开始阶段尿毒症的症状并不改善，甚至会更严重，且GFR仍在10ml/min或以下；当尿素氮开始下降时，病情才逐渐好转。多尿期早期仍可发生高钾血症，持续多尿可发生低钾血症、失水和低钠血症。此外，此期仍易发生感染、心血管并发症和上消化道出血等。

3. *恢复期*　当血尿素氮和肌酐明显下降时，尿量逐渐恢复正常。除少数外，肾小球滤过功能多在3～6个月恢复正常。但部分病例肾小管浓缩功能不全可持续1年以上。若肾功能持久不恢复，可能提示肾遗留有永久性损害。

四、实验室检查

1. *血液检查*　可有轻度贫血、血肌酐和尿素氮进行性上升，血肌酐每日平均增加≥44.2μmol/L，血清钾浓度升高，常大于5.5mmol/L。血pH常低于7.35。碳酸氢根离子浓度多低于20mmol/L。血清钠浓度正常或偏低。血钙降低，血磷升高。

2. *尿液检查*　尿蛋白多为±～++，常以小分子蛋白为主。尿沉渣检查可见肾小管上皮细胞、上皮细胞管型和颗粒管型及少许红、白细胞等；尿比重降低且较固定，多在1.015以下，因肾小管重吸收功能损害，尿液不能浓缩所致；尿渗透浓度低于350mmol/L，尿与血渗透浓度之比低于1.1；尿钠含量增高，多在20～60mmol/L肾衰指数和滤过钠分数常大于1。

3. *影像学检查*　影像学检查包括B超、肾区腹部平片、CT、尿路造影、放射性核素扫描等，有时常需配合膀胱镜、逆行肾盂造影或静脉肾盂造影等检查结果来判断。

4. *肾活检*　是重要的诊断手段。在排除了肾前性及肾后性原因后，没有明确致病原因（肾缺血或肾毒素）的肾性ARF都有肾活检指征。活检结果可确定包括急性肾小球肾炎、系统性血管炎、急进性肾炎及急性过敏性间质性肾炎等肾疾病。

五、治　　疗

1. *少尿期的治疗重点为调节水、电解质酸碱平衡，控制氮质潴留，给予足够营养和治疗原发病*

(1)预防及治疗基础病因：主要采取纠正全身循环血流动力学障碍，以及避免应用和处理各种外源性或内源性肾毒性物质两大类措施。

(2)营养疗法：口服补充营养成分，对于不能口服的病人，可采用鼻饲和胃肠道外营养疗法。

(3)控制水、钠摄入：应按照“量出为入”的原则补充入液量。在有透析支持的情况下，可适当放宽入液量。

(4)高钾血症的处理：最有效方法为血液透析或腹膜透析。血钾轻度升高(5.2～6.0mmol/L)仅需密切随访，严格限制含钾药物和食物的摄入，并使用阳离子交换树脂。当血钾超过6.5mmol/L，心电图表现为QRS波增宽等明显的变化时，则需马上采取紧急措施。具体包括：①在心电图监护下，予10%葡萄糖酸钙10～20ml稀释，静脉慢推注；②5%碳酸氢钠静脉滴注，尤其适用于伴有酸中毒的病人；③静脉注射50%葡萄糖水加普通胰岛素；④乳酸钠静脉注射；⑤透析疗法，适用于以上措施无效和伴有高分解代谢的急性肾衰竭病人，后者尤以血液透析治疗为宜。还有积极控制感染，消除病灶及坏死组织等措施。

(5)低钠血症的处理：一般仅需控制水分摄入即可。如出现定向力障碍、抽搐、昏迷等水中毒症状，则需予高渗盐水滴注或透析治疗。

(6)代谢性酸中毒的处理：非高分解代谢的少尿早期，补充足够热量，减少体内组织分解，代酸并不严重。高分解代谢型往往酸中毒发生早，程度严重。可根据情况选用5%碳酸氢钠治疗，对于顽固性酸中毒病人，宜立即进行透析治疗。

(7)低钙血症、高磷血症的处理：出现症状性低钙血症，可临时予静脉补钙。中重度高磷血症可给予氢氧化铝凝胶。

(8)心力衰竭的治疗：以扩血管药物应用为主，尤以扩张静脉、减轻前负荷的药物为佳。透析疗法应尽早施行。

(9)贫血和出血的处理：中重度贫血治疗以输血为主。急性肾衰竭时消化道大量出血的治疗原则和一般消化道大量出血的处理原则相似，可参考上消化道出血的处理。

(10)感染的预防和治疗：权衡利弊选用抗生素，要密切观察临床表现。

(11)透析疗法：保守疗法无效，出现下列情况者，应进行透析治疗①急性肺水肿；②高钾血症，血钾在6.5mmol/L以上；③血尿素氮21.4mmol/L以上或血肌酐442μmol/L以上；④高分解代谢状态，血肌酐每日升高超过176.8μmol/L或血尿素氮每日超过8.9mmol/L，血钾每日上升1mmol/L以上；⑤无明显高分解代谢，但无尿2d以上或少尿4d以上；⑥酸中毒，二氧化碳结合力低于13mmol/L，pH<7.25；⑦少尿2d以上，伴有下列情况任何一项者：体液潴留，如眼结膜水肿、心音呈奔马律、中心静脉压增高；尿毒症症状，如持续呕吐、烦躁、嗜睡；高血钾，血钾>6.0mmol/L，心电图有高钾改变。

2. *多尿期的治疗* 治疗重点为维持水、电解质和酸碱平衡，控制氮质血症，治疗原发病和防治各种并发症，可适当增加蛋白质摄入，并逐渐减少透析次数直至停止透析。

3. *恢复期的治疗* 一般无需特殊处理，定期随访肾功能，避免使用肾毒性药物。对从肾脏排泄的药物应根据内生肌酐清除率进行调整，以防其不良反应。

六、护理措施

(一)基础护理

1. *环境* 病室应定时开窗通风、保持空气新鲜、安静，温度、湿度适宜。尽量将病人安置在单人房间，做好病室的消毒，做好保护性隔离，预防感染和感冒。

2. *休息与睡眠* 病人绝对卧床休息，可减少代谢产物的形成。注意保暖，及时更换衣服，保持皮肤清洁、干燥。

3. *饮食护理* ARF早期给补充热量以糖为主，蛋白质给予高生物效价的优质蛋白，早期限制在0.5g/(kg·d)，并适量补充必需氨基酸，限制钾、钠、镁、磷的摄入，如不宜吃香蕉、桃子、菠菜、油菜、蘑菇、木耳、花生等，优质蛋白限制在0.5～0.75g/(kg·d)。

4. *心理护理* 本病起病较急，症状多，因此思想负担大，注意做好保护性医疗，以鼓励为主，安慰病人，解除其顾虑和恐惧心理。如需做腹膜透析和血液透析时，跟病人讲清治疗的意义和注意事项，使之积极配合。

(二)疾病护理

1. *观察病情* 密切观察病人的神志、生命体征、脑水肿、尿量、尿常规、肾功能、注意电解质如钠、钾、磷、血感染的先驱症状，观察有无出血倾向(如鼻腔、口腔、皮肤黏膜)，注意观察血电解质如钾、钠、钙、磷、pH的变化情况，观察有无头晕、乏力、心悸、胸闷、气促等高血压、急性左心衰征象；有无出现水中毒或稀释性低钠血症的症状，如头痛、嗜睡、意识障碍、共济失调、昏迷、抽搐等。严格控制出入量，量出为入，宁少毋多。应准确记录出入量。掌握水电解质平衡。

2. *用药护理* 正确遵医嘱使用药物，尤其是利尿药，并观察治疗疗效及副作用。严格控制输液速度，有条件监测中心静脉压。

3. *皮肤、口腔护理* 卧床者定时翻身叩背，防止压疮和肺部感染的发生。由于病人病情较重、卧床时间较长，协助做好口腔护理、保持口腔清洁、舒适。养成良好习惯，饭前、后漱口，防止压疮和口腔感染。

(三)健康指导

1. 环境　指导病人做好保护性隔离，预防感染和感冒。

2. 饮食指导　指导少尿期应严格控制水、钠的摄入量、保证机体代谢需要；恢复期要营养，供给高热量、高维生素、优质低蛋白饮食，并适当锻炼。

3. 避免诱因　注意劳逸结合，坚持体育运动，增强机体的抵抗力。

4. 心理疏导　应保持精神愉悦，乐观开朗。

5. 日常活动　指导病人饮食有节，讲究卫生，做好口腔护理，保持皮肤清洁，避免外邪侵袭。

6. 定期门诊随访　指导病人遵医嘱用药，定期复查，发现疲倦、嗜睡、呼吸异常等，及时就诊。

第七节　慢性肾衰竭

慢性肾衰竭(chronic renal failure，CRF)又称慢性肾功能不全，是指各种原因造成的慢性进行性肾实质损害，肾单位逐渐硬化，数量减少，肾功能缓慢进行性减退，最终出现代谢产物潴留，水、电解质及酸碱平衡失调，全身各系统受累为主要表现的临床综合征，也称为尿毒症。

一、病　　因

1. 各型原发性肾小球肾炎　膜增殖性肾炎、急进性肾炎、膜性肾炎、局灶性肾小球硬化症等如果得不到积极有效的治疗，最终导致尿毒症。

2. 继发于全身性疾病　如高血压及动脉硬化、系统性红斑狼疮、过敏性紫癜肾炎、糖尿病、痛风等，可引发尿毒症。

3. 慢性肾脏感染性疾患　如慢性肾盂肾炎，也可导致尿毒症。

4. 慢性尿路梗阻　如肾结石、双侧输尿管结石、尿路狭窄、前列腺肥大、肿瘤等，也是尿毒症的病因之一。

5. 先天性肾脏疾患　如多囊肾、遗传性肾炎及各种先天性肾小管功能障碍等，也可引起尿毒症。

6. 其他原因　如服用肾毒性药物，以及盲目减肥等均有可能引发尿毒症。

二、发病机制

本病的发病机制未完全明了，有以下主要学说。

1. 慢性肾衰竭进行性恶化的发病机制

(1)肾小球高滤过学说：CRF 时残余肾单位肾小球出现高灌注和高滤过状态是导致肾小球硬化和残余肾单位进一步丧失的重要原因之一。由于高滤过的存在，可促进系膜细胞增殖和基质增加，导致微动脉瘤的形成。

(2)肾单位高代谢：CRF 时残余肾单位肾小管高代谢状况，是肾小管萎缩、间质纤维化和肾单位进行性损害的重要原因之一。

(3)肾组织上皮细胞表型转化的作用：在某些生长因子或炎症因子的诱导下，肾小管上皮细胞、肾小球上皮细胞、肾间质成纤细胞均可转变为肌成纤维细胞，在肾间质纤维化、局灶节段性或球性肾小球硬化过程中起重要作用。

(4)某些细胞因子(生长因子)的作用：白细胞介素-Ⅰ、单个核细胞趋化蛋白-Ⅰ、血管紧张素Ⅱ、内皮素-Ⅰ等均参与肾小球和小管间质的损伤过程，并在促进细胞外基质增多中起重要作用。

(5)其他：在多种慢性肾病动物模型中，均发现肾脏固有细胞凋亡增多与肾小球硬化、小管萎缩、间质纤维化有密切关系，提示细胞凋亡可能在 CRF 进展中起某种作用。此外，近年发现，醛固酮过多也参与肾小球硬化和间质纤维化的过程。

2. 尿毒症的发生机制　目前一般认为，尿毒症的症状及体内各系统损害的原因，主要与尿毒症毒素(uremic toxins)的毒性作用有关，同时也与多种体液因子或营养素的缺乏有关。尿毒症毒素是由于绝大部分肾实质破坏，因而不能排泄多种代谢废物和不能降解某些内分泌激素，致使其积蓄在体内起毒性作用，引起某些尿毒症症状。尿毒症分为三阶段。①肾功不全代偿期 GFR＞50ml/min，血肌酐＜178μmol/L，血尿素氮＜9mmol/L；②肾功不全失代偿期：GFR＞25ml/min，血肌酐＞178μmol/L，血尿素氮＞9mmol/L；③肾功衰竭期：GFR＜25ml/min，血肌酐＞445μmol/L，血尿素氮＞20mmol/L。

三、临床表现

1. 水、电解质和酸碱平衡失调

(1)钠、水平衡失调：常有钠、水潴留，而发生水肿、高血压和心力衰竭。

(2)钾的平衡失调：大多数患者的血钾正常，一直到尿毒症时才会发生高钾血症。

(3)酸中毒慢肾衰时，代谢产物如磷酸、硫酸等酸性物质因肾的排泄障碍而潴留，肾小管分泌氢离子的功能缺陷和小管制造 NH_3 的能力差，因而造成血阴离子间隙增加，而血 HCO_3^- 浓度下降，这就是尿毒症酸中毒的特征。如二氧化碳结合力<13.5mmol/L，则可有较明显症状，如呼吸深长、食欲缺乏、呕吐、虚弱无力，严重者可昏迷、心力衰竭和(或)血压下降。酸中毒是最常见死因之一。

(4)钙和磷的平衡失调：血钙常降低，很少引起症状。

(5)高镁血症当 GFR<20ml/min 时，常有轻度高镁血症，患者常无任何症状，仍不宜使用含镁的药物。透析是最佳解决方法。

(6)高磷血症：防止血磷升高有利于防止甲状旁腺功能亢进。

2. 各系统症状体征

(1)心血管和肺症状：心、肺病变水钠潴留、肾缺血、肾素分泌增加引起的高血压长期作用于心可引起心力衰竭。血液内尿素过高渗入心包和胸膜可引起纤维素性心包炎和纤维素性胸膜炎，听诊时可听到心包和胸膜摩擦音。心力衰竭可引起肺水肿。血尿素从呼吸道排出可引起呼吸道炎症，有时沿肺泡壁可有透明膜形成；肺毛细血管通透性增加，肺泡腔内有大量纤维蛋白及单核细胞渗出，很少中性粒细胞，称为尿毒症性肺炎。

(2)血液系统表现：造血系统主要改变为贫血和出血。贫血原因：①严重肾组织损害时促红细胞生成素产生不足。②体内蓄积的代谢产物，有些如酚及其衍生物可抑制骨髓的造血功能。另一些毒物如胍及其衍生物可缩短红细胞生存期，加速红细胞破坏并可引起溶血。③转铁蛋白从尿中丧失过多，造成体内铁的运输障碍。

尿毒症病人常有出血倾向，表现为牙龈出血、鼻出血、消化道出血等。出血的原因：①毒性物质抑制骨髓，血小板生成减少；②有些病人血小板数量并不减少，却有出血倾向；这可能是由于血液内胍类毒性物质造成血小板功能障碍，使血小板凝聚力减弱和释放血小板第Ⅲ因子的作用降低所致。

(3)神经、肌肉系统症状：疲乏、失眠、注意力不集中是慢性肾衰的早期症状之一，其后会出现性格改变、抑郁、记忆力减退、判断错误，并可有神经肌肉兴奋性增加，尿毒症时常有精神异常、对外界反应淡漠、谵妄、惊厥、幻觉、昏迷等。

(4)胃肠道症状：最早最常见症状。消化系统体内堆积的尿素排入消化道，在肠内经细菌尿素酶的作用形成氨，可刺激胃肠黏膜引起纤维素性炎症，甚至形成溃疡和出血。病变范围广，从口腔、食管直至直肠都可受累。以尿毒性食管炎、胃炎和结肠炎较为常见。病人常有恶心、呕吐、腹痛、腹泻、便血等症状。

(5)皮肤症状：皮肤瘙痒是常见症状，尿毒症病人皮肤常呈灰黄色并有瘙痒，皮肤的颜色与贫血和尿色素在皮肤内积聚有关。体内蓄积的尿素可通过汗腺排出，在皮肤表面形成结晶状粉末称为尿素霜，常见于面部、鼻、颊等处。瘙痒的原因不清楚，可能与尿素对神经末梢的刺激有关。

(6)肾性骨营养不良症：包括纤维性骨炎、肾性骨软化症、骨质疏松症和肾性骨硬化症。

(7)内分泌失调在感染时，可发生肾上腺功能不全。慢性肾衰竭的血浆肾素可正常或升高，血浆 $1,25\text{-}(OH)_2D_3$ 则降低，血浆红细胞生成素降低。性功能障碍，患儿性成熟延迟。

(8)易于并发感染：尿毒症常见的感染是肺部和尿路感染。

(9)代谢失调及其他：①体温过低基础代谢率常下降，患者体温常低于正常人约 1℃；②糖类代谢异常，慢肾衰时原有的糖尿病胰岛素量会减少，因胰岛素降解减少；③高尿酸血症，其升高速度比肌酐和尿素氮慢；④脂代谢异常。

四、实验室检查

1. 血常规检查　可有红细胞计数降低、血红蛋白浓度下降、白细胞计数可升高或降低。

2. 肾功能检查　内生肌酐清除率降低，血肌酐和尿素氮进行性上升。

3. 血生化检查　血浆蛋白降低，总蛋白在 60g/L，血清钾、钠浓度随病情变化。血钙降低，血磷升高。

4. 尿液检查　夜尿增多，尿渗透压下降。尿沉渣检查可见红、白细胞、颗粒管型等。

5. 影像学检查　影像学检查包括 B 超、肾区腹部平片、CT 示双肾缩小。

五、预防与治疗

1. 治疗基础疾病和使肾衰竭恶化的因素，及时诊断治疗慢性肾衰竭基本疾病，是处理肾衰竭的关键

2. 延缓慢性肾衰竭的发展

(1)饮食治疗。①限制蛋白饮食，减少饮食中蛋白质含量能使血尿素氮(BUN)水平下降，尿毒症症状减轻。还有利于降低血磷和减轻酸中毒。一般根据 GFR 具体调整蛋白摄入量。②高热量摄入。摄入足量的糖类和脂肪。

(2)必需氨基酸的应用。

(3)控制全身性和(或)肾小球内高压力首选 ACE 抑制药和血管紧张素Ⅱ受体拮抗药。

(4)其他高脂血症的治疗与一般高血脂者相同，高尿酸血症通常不需治疗。

(5)中医药疗法。

3. 并发症的治疗

(1)水、电解质失调

①钠、水平衡失调没有水肿的患者，不需禁盐，有水肿者，应限制盐和水的摄入。如水肿较重，可试用呋塞米，但必须在肾尚能对利尿药发生反应时应用。已透析者，应加强超滤。如水肿伴有稀释性低钠血症，则需严格限制水的摄入，如果钠、水平衡失调而造成严重情况，对常规的治疗方法无效时，应紧急进行透析治疗。

②高钾血症判断诱发因素，如血钾仅中度升高，应首先治疗引起高血钾的原因和限制从饮食摄入钾。如果高钾血症＞6.5mmol/L，出现心电图高钾表现，甚至肌无力，必须紧急处理。

③代谢性酸中毒。如酸中毒不严重，低钠饮食情况不可口服碳酸氢钠。二氧化碳结合力低于 13.5mmol/L，尤其伴有昏迷或深大呼吸时，应静脉补碱。

④钙磷平衡失调应于慢性肾衰竭的早期防治高磷血症，积极使用肠道磷结合药，宜经常监测血清磷、钙水平。

(2)心血管和肺并发症

①慢性肾衰竭患者的高血压多数是容量依赖性，患者宜减少水盐摄入。

②尿毒症心包炎应积极透析，着重防止心脏压塞。如出现心脏压塞征象时，紧急做心包穿刺或心包切开引流。

③心力衰竭其治疗方法与一般心力衰竭的治疗相同，要强调清除钠、水潴留，使用较大剂量呋塞米，必要时做透析超滤。可使用洋地黄类药物。

④尿毒症肺炎可用透析疗法。

(3)血液系统并发症维持性慢性透析，能改善慢性肾衰竭的贫血。在没有条件使用 EPO 者，如果血红蛋白小于 60g/L，则应予小量多次输血，证实有缺铁者应补铁剂，充分补铁后，再使用 EPO。

红细胞生成素治疗肾衰竭贫血，其疗效显著。

(4)肾性骨营养不良症：骨化三醇的使用指征是肾性骨营养不良症，对骨软化症疗效颇佳，在治疗中，要密切监测血磷和血钙。

(5)感染抗生素的选择和应用的原则，与一般感染相同。若抗生素是经由肾排泄的，可给予 1 次负荷剂量后，按 GFR 下降的情况调整其剂量。在疗效相近的情况下，应选用肾毒性最小的药物。金霉素、呋喃妥因等不宜应用。

(6)神经精神和肌肉系统症状充分地透析可改善神经精神和肌肉系统症状。成功的肾移植后，周围神经病变可显著改善。骨化三醇和加强补充营养可改善部分患者肌病的病状，使用 EPO 可能对肌病有效。

(7)其他。①糖尿病肾衰竭患者随着 GFR 不断下降，必须相应调整胰岛素用量；②皮肤瘙痒：外用乳化油剂，口服抗组胺药，控制磷的摄入及强化透析，甲状旁腺次全切除术有时对顽固性皮肤瘙痒症有效。

4. 药物的使用　根据药物代谢与排泄途径，内生肌酐清除率等因素，决定药物使用的剂量。

5. 追踪随访　定期随访以便对病情发展进行监测，应至少每 3 个月就诊 1 次。

6. 透析疗法　慢肾衰竭当血肌酐高于 707μmol/L，且患者开始出现尿毒症症状时，应透析治疗。

(1)血液透析：先做动静脉内瘘。

(2)腹膜透析特别适用于儿童、心血管情况不稳定的老年人、DM 患者或做动静脉内瘘有困难者。腹腔感染为最主要并发症。

7. 肾移植可望重新恢复肾功能，但术后长期应用免疫抑制药物

8. 尿毒症的替代治疗　当慢性肾衰竭患者 GFR 6～10ml/min 并有明显尿毒症临床表现，经治疗不能缓解时，则应进行透析治疗。对糖尿病肾病，可适当提前(GFR10～15ml/min)安排透析。血液透析(简称血透)和腹膜透析(简称腹透)的疗效

相近，但各有其优缺点，在临床应用上可互为补充。但透析疗法仅可部分替代。肾的排泄功能（对小分子溶质的清除仅相当于正常肾的10%～15%），不能代替其内分泌和代谢功能。患者通常应先做一个时期透析，待病情稳定并符合有关条件后，可考虑进行肾移植术。

（1）血液透析：血透前3～4周，应预先给患者做动静脉内瘘（位置一般在前臂），以形成血流通道，便于穿刺。血透治疗一般每周做3次，每次4～6h。在开始血液透析4～8周，尿毒症症状逐渐好转；如能长期坚持合理的透析，不少患者能存活15～20年以上。但透析治疗间断地清除溶质的方式使血容量、溶质浓度的波动较大，不符合生理状态，甚至产生一些不良反应。

（2）腹膜透析持续性不卧床腹膜透析疗法（CAPD）：设备简单，易于操作，安全有效，可在患者家中自行操作。每日将透析液输入腹腔，并交换4次（6h 1次），每次约2L。CAPD是持续地进行透析，对尿毒症毒素持续地被清除，血容量不会出现明显波动，故患者也感觉较舒服。CAPD在保存残存肾功能方面优于血透，费用也较血透低。CAPD的装置和操作近年已有很大的改进，例如使用Y型管道，腹膜炎等并发症已大为减少。CAPD尤其适用于老人、心血管功能不稳定者、糖尿病患者、小儿患者或做动静脉内瘘有困难者。

（3）肾移植：成功的肾移植会恢复正常的肾功能（包括内分泌和代谢功能），可使患者几乎完全康复。肾移植需长期使用免疫抑制药，以防排斥反应，常用的药物为糖皮质激素、环孢素（或他克莫司）、硫唑嘌呤（或麦考酚吗乙酯）等。由于移植后长期使用免疫抑制药，故并发感染者增加，恶性肿瘤的患病率也有增高。

六、护理措施

（一）基础护理

1. 环境　做好病室的消毒。病室应定时开窗通风、保持空气新鲜、流通，安全、安静，温度、湿度适宜。做好保护性隔离，预防感染和感冒。

2. 休息与睡眠　重症病人应卧床休息，可减少代谢产物的形成。注意保暖，及时更换衣服，保持皮肤清洁、干燥。

3. 饮食护理　少量多餐，应摄入高热量、高维生素、高钙、低磷和优质低蛋白饮食，适当限制钠盐和钾盐，蛋白质不可过多，以减轻肾脏负担，对长期热量不足的病人，需经胃肠外补充热量。

4. 生活指导　保持皮肤清洁，注意个人卫生，督促病人勤换衣、勤洗澡。保持口腔、会阴部清洁，避免到公共场所。

5. 心理护理　绝大多数病人有多年的慢性肾脏病史，病情迁延不愈，症状日益加重，大部分存在抑郁与恐惧心理，耐心解释疾病有关知识，使他们正确对待疾病，积极参与治疗护理，争取延缓病程进展。做腹膜透析和血液透析时，跟病人讲清治疗的意义和注意事项，使之积极配合。

（二）疾病护理

1. 观察病情　绝大多数病人有多年的慢性肾病史，密切观察病人的意识状态，贫血及尿毒症面容，有无血压增高、水肿、呼出气体有无尿味，皮肤是否干燥并有抓痕，有无恶心、呕吐、腹泻、呼吸困难、呼吸的频率和深度、心率是否规律，有无心包摩擦音，皮肤黏膜是否有瘀斑等。注意观察血、电解质，如钾、钠、钙、磷、pH的变化情况，有无出现水中毒或稀释性低钠血症的症状，严格控制出入量，量出为入，宁少毋多。应准确记录出入量。掌握水电解质平衡。

2. 用药的护理　正确遵医嘱使用药物，尤其是利尿药，并观察治疗疗效及副作用。严格控制输液速度，有条件监测中心静脉压。

3. 对症护理

（1）消化系统：口腔护理，饭后漱口，观察呕吐物及粪便颜色。

（2）贫血严重者，起坐、上下床动作宜缓慢，防止皮肤黏膜受损。

（3）神经系统：如有头痛、失眠、躁动，应安置在光线较暗的病室，保持安静，注意安全，使用镇静药须防止蓄积中毒。

（4）心血管系统：严格观察血压、心律、神志变化及降压药物的不良反应，发生有颅内压增高及心功能不全时应及时告知医师，做必要处理。

（5）呼吸系统：观察患者有无咳嗽、胸闷等表现，若出现深大呼吸伴嗜睡，提示代谢性酸中毒，应及时处理。

（6）皮肤护理：因尿素霜沉积对皮肤的刺激，故应勤用温水擦洗，保持皮肤清洁，忌用肥皂和乙醇，勤换衣裤被单。对严重水肿者，经常更换卧姿，预防压疮。

（三）健康指导

1. 环境　室内空气新鲜、流通，安全、安静，温度、湿度适宜。

2. 饮食指导　高热量、高维生素、高钙、低磷和优质低蛋白饮食，高血压、水肿及尿量少者应限盐，如行透析治疗，适当增加蛋白质摄入，每日尿量少于 500ml 时，应避免高钾食物及饮料。

3. 避免诱因　注意劳逸结合，坚持体育运动，增强机体的抵抗力。

4. 遵医嘱用药　避免使用肾毒性较大的药物，如氨基糖苷类抗生素。

5. 心理疏导　指导病人正确对待疾病，积极配合治疗，延缓疾病的发展。

6. 日常活动　讲究卫生，做好口腔护理，保持皮肤清洁，注意保暖，避免外邪侵袭。准确记录每日体重、血压、尿量。

7. 保护血管　慢性肾衰竭的病人应注意保护和计划地使用血管，尽量保留前臂、肘部等部位的血管，以备透析治疗。已行透析治疗的病人，血液透析者应注意保护好动静脉瘘管，腹膜透析者保护好腹膜透析管道。

8. 定期门诊随访，定期复查肾功能、电解质，发现不适及时就诊

第八节　透析疗法的护理

一、血液透析

血液透析（haemodialysis，HD）是根据膜平衡原理将病人血液与含一定化学成分的透析液同时引入透析器内，在透析膜两侧流过，分子透过半透膜做跨膜移动，达到动态平衡。病人体内积累的小分子有害物质得到清除，人体所需的某些物质也可由透析液得到补充，从而纠正体内电解质紊乱，维持酸碱平衡。

（一）适应证

1. 急性肾衰竭

（1）凡高分解代谢者（血尿素氮每日增长 17.85mmol/L）立即进行透析。

（2）非高分解代谢者，但符合下述第一项并有其他任何一项者，即可进行透析，①无尿或少尿 48h 以上；②血尿素氮≥35.7mmol/L（100mg/dl）；③血肌酐≥884μmol/L（10mg/dl）；④血钾≥6.5mmol/L（6.5mEq/L）；⑤血浆＜15mmol/L，CO_2 结合力＜13.4mmol/L（35Vol％）；⑥有明显水肿、肺水肿、恶心、呕吐、嗜睡、躁动、意识障碍；⑦输血或其他原因所致溶血、游离血红蛋白＞12.4mmol/L。

2. 慢性肾衰竭　①内生肌酐清除率＜10ml/min；②血尿素氮＞28.6mmol/L（80mg/dl），或血肌酐＞707.2μmol/L（8mg/dl）；③血尿酸增高伴有痛风者；④口中有尿毒症气味、伴食欲丧失和恶心、呕吐等；⑤慢性充血性心力衰竭、肾性高血压或尿毒症性心包炎，用一般治疗无效者；⑥出现尿毒症神经系统症状，如个性改变、不宁腿综合征等。

3. 急性药物或毒物中毒　凡能够通过透析膜而被析出的药物及毒物，即分子量小、不与组织蛋白结合，在体内分布比较均匀，而不固定于某一部位者，均可采取透析治疗，如巴比妥类、甲丙氨酯（眠尔通）、甲喹酮（安眠酮）、副醛、水合氯醛、氯氮䓬（利眠宁）、海洛因、乙醇、甲醇、阿司匹林、非那西丁、对乙酰胺基酚（扑热息痛）、奎宁、环磷酰胺、异烟肼、砷、汞、铜、氟化物、溴化物、氨、内毒素、硼酸、四氯化碳、三氯乙烯以及链霉素、卡那霉素、新霉素、万古霉素、多黏菌素等。

（二）禁忌证

血液透析无绝对的禁忌证，相对禁忌证为：①休克或低血压；②严重的心肌病变导致的肺水肿及心力衰竭、严重心律失常；③严重出血倾向或脑出血。

（三）血液通路及肝素的应用

1. 血管通路　根据不同要求常用的方法有动-静脉外瘘、动-静脉内瘘和直接静（动）脉穿刺法。

2. 肝素的应用　血液透析中的抗凝是为了防止血液透析中凝血阻塞空纤维管道，影响透析的进行和降低透析治疗的效果，常用方法为给予肝素进行治疗。

（1）普通透析：首次肝素剂量为 40～50mg（或 0.8～1.2mg/kg）于静脉穿刺时注入，以后追加 5mg/h，透析前 0.5～1h 停止追加肝素。有条件时应监测 PTT 或 KPTT，使其保持在基础值的 180％较为合适。

（2）无肝素透析

①透析性（或血性）心包炎。

②近期（1 周内）手术，如心脏和血管手术，眼部手术及肾移植手术等。

③颅内出血、消化道出血及其他部位活动性出血。

④凝血功能障碍。

(3)低分子肝素:目前临床上使用的有那屈肝素钙(法安明,低分子肝素,速碧林)等,可替代肝素,效果同肝素相仿。

(四)并发症

血液透析时的并发症可分为两大类,技术性故障引起和透析疗法本身所带来的并发症。

1. 技术性故障引起,完全可以避免

(1)透析膜破裂:常因静脉端突然阻塞、负压过大或透析器多次复用所致,此时可见透析液被血染。

(2)凝血:肝素剂量不足、低血压时间长、血流量不足、血液浓缩、血流缓慢等均可诱发透析器及血液管道凝血。表现为血流缓慢、静脉压升高或降低,随后除气室内泡沫增多或管道内出现凝血块。

(3)透析液高温:常因血液透析机加热器失控所致。

(4)透析液配制错误:低渗性透析液可导致稀释性低钠血症,血清钠＜120mmol/L,临床表现为水中毒,如头痛、恶心、肌肉痉挛、丧失定向力、意识错乱、抽搐、溶血,伴有背痛与腹痛。高渗透析液可引起高钠血症、细胞脱水,表现为口渴、头痛、定向力丧失、木僵和昏迷。

(5)硬水综合征:常因反渗机故障所致。透析液内钙、镁含量增加,出现高钙与高镁血症,表现为恶心、呕吐、头痛,血压升高,皮肤烧灼感、发痒、发红、兴奋和昏迷。

(6)空气栓塞:①血泵前管道有破损;②透析液内有气体扩散到血液内;③肝素泵漏气;④空气捕捉器倾倒;⑤输血时将气体输入;⑥接管或溶解瘘内血栓时空气进入体内。临床表现以空气多少、栓塞部位而不同,可有胸痛、咳嗽、呼吸困难、烦躁、发绀、神志不清,甚至死亡。

(7)发热:透析开始后即出现寒战、高热者,为管道污染或预充血入体内后引起的输血反应。透析1h后出现的发热多为致热原反应。

(8)病毒性肝炎:是维持性透析病人严重的感染并发症之一,并可在病人之间交叉传播。

2. 透析治疗所致的并发症

(1)失衡综合征:一般在透析开始后1h发生,迟者可在透析结束后数小时发生。轻者表现为头痛、呕吐、倦睡、烦躁不安、肌肉痉挛;中度者表现为扑翼样震颤、肌肉阵挛、定向力丧失、嗜睡;重者表现为精神失常、惊厥、木僵或昏迷。

(2)低血压:透析中低血压多数与过量脱水,血容量急剧下降有关。在很短时间内过量的超滤,致使心排血量和输出量降低。另外,低氧血症、自主神经功能紊乱、长期低钠透析、醋酸盐透析、心血管功能不稳定、感染、透析膜或过敏性毒素,均可引起低血压。

(3)高血压:是维持性血液透析病人常见并发症,常会导致心衰及死亡。高血压基本可分为"容量依赖性"和"肾素依赖性"两类。

(五)血液透析病人的护理

1. 透析前护理

(1)透析设备的准备:透析器是物质交换的场所,最常用的是中空纤维型透析器。中空纤维是由人工合成的半透膜,空芯腔内供血液通过,外为透析液。血液透析机可控制透析液的流量及温度、脱水量、血液的流量等,并具有体外循环的各种监护系统。护士应熟练掌握透析机的操作,且注意在开机后各项指标达到稳定后才能开始进行透析。透析设备还包括透析供水系统、透析管道和穿刺针、透析液的准备。透析液可分为醋酸盐和碳酸氢盐两类,首先配制成浓缩35倍的透析液,经机器稀释后流入透析器。

(2)透析药品的准备:包括透析用药(生理盐水、肝素、5%的碳酸氢钠)、急救用药、高渗葡萄糖注射液、10%的葡萄糖酸钙、地塞米松及透析液等。

(3)病人的准备:主要是血管通路的准备,如使用动静脉内瘘,应熟悉内瘘的穿刺和保护方法;如使用动静脉外瘘,应熟悉其使用方法,并注意观察到管有无滑脱、出血、栓塞、感染等情况的发生,保持导管的清洁无菌。另外,透析病人的营养问题也很重要,应注意补充蛋白质[摄入量为1.2～1.4g/(kg·d)]。此外,特别要控制摄入水量,即透析期间病人的体重增长不能超过2.5kg。由于尿毒症病人及家属对血透疗法很陌生,容易产生恐惧,心理压力大,因此应向病人及家属介绍和解释使其了解血透的必要性、方法及注意事项,透析前应尽量消除病人的恐惧和紧张心理。

2. 透析过程中的护理

(1)血管通路的护理①临时性血管通路:是在紧急血透时,因永久性血管通路未建立或尚未成熟时所采用的方法,包括颈内静脉插管术、锁骨下静脉插管术、股静脉插管术及直接动脉穿刺术等。②

永久性血管通路：它是将病人肢体邻近的动静脉通过外科手术吻合，使之成为血流通道，经过这个通道动脉血转流至静脉。

(2)血透中机器的监护：血透机按其功能可分透析液供给系统、血循环控制系统及超滤控制系统。

①透析液供给系统及超滤控制系统：主要的监护内容如下。透析液的电导度13.5～14.5ms/cm。透析液的温度36～37℃。漏血检测器功能，一旦透析破膜，有血液渗入到透析液侧时，机器会自动报警。透析液流量，设定范围为500±50ml/min。透析液负压的大小根据HD的时间、脱水量及使用的透析器情况由人工或机器自动设定。

②血循环系统的监测：其监测内容有动脉压、静脉压及空气报警三个方面。动脉压上升：静脉穿刺点阻塞，静脉管受阻及透析器内凝血。动脉压下降：低血压、瘘管不完全堵塞或留置管不畅、动脉血路管扭曲、血泵开得太快或血流量不足、针头滑脱等。静脉压上升：静脉针穿刺到静脉外致肿胀，静脉管路不畅，静脉痉挛，静脉针贴近管壁，近心端静脉有狭窄，静脉端除气腔内有血凝块，透析液侧压力降低，体位改变等。静脉压下降：低血压，动脉针位置不当，动脉血路管扭曲，穿刺针滑脱，血流量不足，透析器破膜等。空气报警：血流量不佳，连接不紧密使血液管路漏气，输液时不慎有空气进入等。

(3)透析过程中观察：病人的血压、脉搏、呼吸、体温的变化；观察血流量，血路压力，透析液流量、温度、浓度各项指标；准确记录透析时间、脱水量、肝素用量等，注意机器的报警及排除故障等。

(4)急性并发症的观察和防治

①低血压：少数病人为无症状性低血压，大多数病人可表现为面色苍白，胸闷不适，出冷汗，恶心呕吐，甚至一过性意识丧失，有冠心病者可诱发心律失常及心绞痛。一旦发生，迅速采取平卧，头低足高位，减慢血流量，减慢或暂停超滤。吸氧，必要时输入生理盐水100～200ml。症状重者加大补液量直至血压上升，症状缓解。还可给予高渗盐水、高渗葡萄糖、白蛋白等，并应结合病因，对症处理。

②失衡综合征：是指在透析开始1h或数小时后出现的以神经、精神系统为主要症状的症候群，常持续数小时到24h后逐渐消失。血透后血液中的毒素迅速下降，血浆渗透压下降，而血脑屏障使脑脊液中的尿素等溶质下降较慢，以致脑脊液的渗透压大于血液渗透压，水分由血液进入脑脊液形成脑水肿。轻者头痛、恶心、呕吐、倦睡、烦躁不安、肌肉痉挛、视物模糊、血压升高。重者表现为癫痫样发作、惊厥、木僵，甚至昏迷。处理：轻者不必处理，重者可予50%葡萄糖或3%氯化钠40ml，也可输白蛋白，必要时予镇静药及其他对症治疗。

③肌肉痉挛：主要部位为腓肠肌、足部或上肢及腹部肌肉。轻者暂停超滤即可缓解，重者需输注高渗葡萄糖液或高渗盐水。超滤设置要适量、正确，并将透析液钠浓度调至145mmol/L或更高。

④心律失常：以室性早搏多见。主要是血清钾、钙浓度的变化，其次是由于透析时血压下降，冠状动脉循环血容量减少、心肌缺血、缺氧所致。监测血透前后血清钾、钙浓度的变化，及时纠正电解质紊乱，严重的心律失常应停止血透。

⑤心力衰竭：高血压、水钠潴留或心功能减退者易在血透过程中发生心衰。故血透前先行单纯超滤，并使透析液渗透压浓度接近血浆渗透压浓度，进行对症处理。

⑥空气栓塞：少量空气呈微小泡沫，缓慢入血，不发生任何症状；若气泡大、漏气速度快，1次进入5ml以上时可发生明显气栓症状，如呼吸困难、咳嗽、发绀、胸部紧缩感、烦躁、痉挛、意识丧失甚至死亡。此时立即停泵并夹住静脉管路，将病人置于头低足高，左侧卧位，以防脑栓塞，吸氧；重者可试用经皮穿刺抽出心室的空气，如条件许可，可行高压氧舱治疗。

⑦其他：过敏反应、失血、溶血、发热等。

3. 透析后护理

(1)透析结束时，应缓慢回血，测血压后，如血压正常，嘱病人坐数分钟后缓慢起床，防止发生体位性低血压。

(2)注意观察出血情况：拔除动脉和静脉穿刺针时，应立即压迫止血10～15min，压迫点应是血管穿刺点。如动脉穿刺，则压迫时间为30min以上。如有出血倾向，可用鱼精蛋白中和，肝素和鱼精蛋白比为1mg∶1mg。

(3)透析后注意穿刺插管及内瘘的护理，防堵塞及感染。

(4)测量体重，与病人约定下次透析的时间。

二、腹膜透析

腹膜透析(peritoneal dialysis，PD)是利用腹膜作为半渗透膜，利用重力作用将配制好的透析液经导管灌入病人的腹膜腔，在腹膜两侧存在溶质的浓度梯度差，高浓度一侧的溶质向低浓度一侧移动（弥散作用）；水分则从低渗一侧向高渗一侧移动（渗透作用）。通过腹腔透析液不断地更换，以达到清除体内代谢产物、毒性物质及纠正水、电解质平衡紊乱的目的。

（一）适应证

适应证同血液透析。

（二）禁忌证

无绝对禁忌证，但不宜在下述情况下透析：①广泛腹膜粘连、腹腔内脏外伤、近期腹部大手术、结肠造瘘或粪瘘、腹壁广泛感染或蜂窝织炎、腹腔内有弥漫性恶性肿瘤或病变不明者；②膈疝、严重肺部病变伴呼吸困难者；③妊娠。

（三）方法

1. 腹膜透析法选择

（1）紧急腹膜透析：短期内做整日持续性透析，多作为急性肾衰竭及急性药物中毒的抢救措施。

（2）间歇腹膜透析：每周透析 5～7d，每日用透析液 6 000～10 000ml，分 4～8 次输入腹腔内，每次留置 1～2h，每日透析 10～12h。用于慢性肾衰竭伴明显体液潴留者。

（3）持续性不卧床腹膜透析：每周透析 5～7d，每日透析 4～5 次，每次用透析液 1 500～2 000ml，输入腹腔，每 3～4h 更换 1 次，夜间 1 次可留置腹腔内 10～12h。目前在临床上使用的是一种名为“双联双袋”的连接管路，是 1 次性使用的，每次只需更换 1 袋即可，病人在透析时不需卧床，可自由活动。

（4）持续循环腹膜透析：系采用计算机程序控制的自动循环腹膜透析机（现国际上统称为 APD，即 Automatic Peritoneal Dialysis）。病人在夜间睡眠时，腹腔内留置的腹膜透析管端与自动循环腹膜透析机连接，用 8～12L 透析液持续透析 9～10h，清晨可选择在腹腔内存留 2L 透析液或不存留，然后和机器分离，整个白天（10～14h）不需再更换透析液，病人可自由活动。

（5）夜间间断性腹膜透析。

（6）白天自动化腹膜透析。

（7）朝式腹膜透析。

2. 腹膜透析管　Tenckoff 腹膜透析导管：是最常用的腹透管，有直管和卷曲管（俗称：猪尾巴管）两种；鹅颈（Swan Neck）管：特点是两个涤纶套之间有一个永久性的弧形弯曲；还有 TWH（Toronto Western Hospital）导管等。

3. 置管方法　目前置管方法有外科直视手术切开、盲穿法和腹膜镜置管术 3 种。

4. 透析液的配方　腹膜透析液通常由渗透剂，缓冲剂和电解质 3 部分组成，目前常用的腹膜透析液以乳酸盐为缓冲剂，主要是 Dianeal 这类腹透液。目前国外已使用一些新型腹透液，例如葡聚糖腹透液（Extraneal）、氨基酸腹透液、碳酸氢盐腹透液或三腔袋透析液。

5. 透析注意事项　要严格无菌操作，注意有无伤口渗漏；记录透析液输入及流出量（若流出量＜输入量，应暂停透析寻找原因）；观察流出液的色泽及澄清度，并做常规检查，细菌培养及蛋白定量；遇有腹膜炎迹象时要立即采取措施控制。

（四）腹膜透析的护理

1. 饮食护理：由于腹透会丢失体内大量的蛋白质及其他营养成分，应通过饮食来补充，要求病人蛋白质摄入量为 1.2～1.5g/(kg・d)，其中 50％以上为优质蛋白，水的摄入量根据每日的出量来决定，如出量为 1 500ml 以上，病人无明显高血压、水肿等，可正常饮水。

2. 熟练掌握腹透方法，分离和链接各种管道线要注意消毒和严格无菌操作，透析液进入腹腔前要干加热至 37℃，准确做好透析液的进出量的记录，定期测量生命体征。

3. 并发症及其护理

（1）腹膜炎：是腹膜透析的主要并发症，感染细菌可来自出口处、血液、肠道或透析液。临床表现为：腹痛、寒战、发热、腹部压痛。原则是包括早期治疗，根据病源菌培养结果选择合理的抗生素，保护残余肾功能。护理方法：用透析液 1 000ml 连续冲洗 3～5 次，暂时改为间歇性腹膜透析，腹透液内加入抗生素及肝素等，全身适用抗生素，若经过 2～4 周后感染仍不能控制，应考虑拔出透析管。

（2）腹痛：高渗性透析液、透析液温度过低或过高、腹腔注入液量过多或进入空气过多、透析液 pH 不当、腹腔感染、导管移位刺激等均可引起腹痛。应注意调节好透析液的温度，降低透析液的渗透压及透析液进出的速度，在处理上应祛除原因，并可在透析液中加入 1％～2％普鲁卡因 3～10ml，无效时酌减透析次数。

（3）透析管引流不畅或透析管堵塞：原因有导管移位或扭曲，被纤维蛋白、血块或大网膜脂肪阻塞，肠腔或腹腔气体过多，透析后肠粘连，透析管端的小孔有部分露在腹腔内液体表面上，致使虹吸作用消失。①可采用变换体位或取半卧位式，按摩腹部。②排空膀胱。③服用导泻药或灌肠，促进肠蠕动。④腹膜透析管内注入肝素、尿激酶、生理盐水、透析液等，并留置 30～60min，可使堵塞管的纤维块溶解。⑤腹胀明显者可给小剂量新斯的明，腹腔内多注入 500ml 透析液，再取半卧位，以便恢复虹吸作用。如无效，可在严格消毒下，送入硬质透析管内芯，疏通透析管。⑥无法复通者，可 X 线透视下调整透析管的位置或重新置入透析管。

（4）水过多或肺水肿：透析早期因病人有明显的氮质血症，如连续用高浓度葡萄糖透析液脱水，此时血浆渗透压往往高于透析液渗透压，一旦改为常规透析液，可招致水潴留，甚至有发生肺水肿的危险。

（陈湘玉）

■参考文献

[1] 陆再英，钟南山．内科学．北京：人民卫生出版社，2007

[2] 尤黎明．内科护理学．北京：人民卫生出版社，2006

[3] 周秀华．内外科护理学．北京：科学技术出版社，2000

[4] 夏泉源．内科护理学．北京：人民卫生出版社，2004

[5] 张光珍．内分泌诊疗精要．北京：军事医学科学出版社，2006

[6] 夏泉源．临床护理．北京：人民卫生出版社，2002

[7] 赵相印．医学临床多选题集．北京：中国协和医科大学出版社，2000

第15章

血液系统疾病病人的护理

第一节 概 述

一、血细胞起源与血液病的概念

血液是由血细胞和血浆组成。血细胞包括红细胞、白细胞和血小板，它们共同起源于胚胎早期中胚层卵黄囊的多能造血干细胞。随着胚胎发育，肝、脾、骨髓逐渐产生造血，出生后以骨髓造血为生。淋巴细胞分别在胸腺和骨髓组织中分化成熟，进而在外周淋巴组织中获得并发挥免疫功能。单核细胞游出血管外则为组织细胞，在组织中发挥吞噬功能。血浆由水分、电解质、葡萄糖、脂类、蛋白质等成分组成，其中某些成分参与止血及调节血栓形成的过程。造血系统包括各种血细胞及造血组织（骨髓、肝、脾、淋巴组织及胸腺），发生于造血系统或主要累及造血器官或血液，或由于机体止血与抗血栓平衡功能紊乱所致的疾病，称为血液与造血系统疾病，简称血液病。

二、造血干细胞(HSC)

HSC是各种血细胞的起始细胞，具有不断自我更新、多向分化与增殖的能力，又称多能或全能干细胞。在一定条件和某些因素的调节下，HSC能增殖、分化为各类血细胞的祖细胞，即造血祖细胞。由于已失去多向分化能力，只能向一个或几个血细胞系定向增殖与分化，如红细胞系、粒细胞系和巨核细胞系，故又称为定向干细胞。造血干细胞最早起源于胚胎期第3周初的卵黄囊中的血岛，后迁移到胚胎的肝、脾和骨髓。胎儿的脐带血与胎盘血内含有较多的HSC，出生后，HSC主要存在于红骨髓。HSC的更新和分化是决定骨髓和外周血中各细胞系比例的关系所在。当某些致病因素致使HSC受损时，可导致一些血液病。

三、血液病的分类

1. 红细胞疾病　各种贫血、溶血、红细胞增多症等。

2. 粒细胞疾病　白细胞减少、粒细胞减少、白细胞增多、类白血病反应等。

3. 单核细胞和吞噬细胞疾病　单核细胞增多症、组织细胞增多症等。

4. 淋巴细胞和浆内细胞疾病　各类淋巴病，急、慢性淋巴细胞白血病、浆细胞病、多发性骨髓病等。

5. 造血干细胞疾病　再生障碍性贫血、阵发性睡眠性血红蛋白尿、骨髓增生异常综合征、急性非淋巴细胞白血病及骨髓增殖性疾病（如慢性粒细胞白血症、真性红细胞增多症、原发性血小板增多症、骨髓纤维化）等。

6. 脾功能亢进

7. 出血性及血栓性疾病　血管性紫癜、血小板减少性紫癜、凝血功能障碍性疾病、弥散性血管内凝血(DIC)以及血栓性疾病等。

四、护理评估要点

1. 患病情况　急性白血症多为急性起病，主要表现为发热、出血、贫血与骨关节疼痛；慢性白血病多隐匿起病，主要表现为程度不等的贫血、乏力与腹部不适等。牙龈出血、皮下出血或瘀斑，提示凝血功能障碍性疾病，如血小板减少性紫癜、急性白血病、再生障碍性贫血等。除皮肤黏膜出血外，血友病病人常有深部肌肉与关节腔内出血；外伤、小手术（如拔牙）、注射和肢体碰撞等人为损伤是血友病病人常见的出血诱因。颈部和腋下淋巴结进行性、无痛性肿大是恶性淋巴瘤最常见的临床表现。某些药物应用(如氯霉素、化疗药物等)或化学物质苯及其衍生物接触史(如油漆、天那水、甲醛等)与再生障碍性贫血及白血病发病有关。

2. *既往病史及个人史*　血友病有明显的家族遗传倾向,不良的饮食习惯是导致各类营养性贫血的主要原因之一,特别是缺铁性贫血与巨幼细胞性贫血。

3. *心理和社会支持状况*　多数血液病治疗周期长,病情易复发,需多次住院治疗,且不少病人治疗效果欠佳,加上化疗等药物所带来的不良反应,易致病人及家属产生各种负性情绪,如焦虑、抑郁,甚至绝望。社会支持状况包括:①家庭成员组成、经济状况、相关关系,家庭成员对病人所患疾病的认识程度以及对病人的关心和支持程度。②病人的工作单位所能提供的帮助和支持。③有无医疗保障。④出院后继续就医的条件,居住地的社区保健设施。

4. *身体评估*　再生障碍贫血、白血病、淋巴病等病人,常因继发感染或肿瘤细胞本身所产生的内源性致热因子的作用,可出现反复或持续性发热;较为严重的缺铁性贫血或营养性贫血病人多伴有消瘦、发育迟缓等营养不良的表现;重症病人发生大出血或颅内出血,会出现不同程度的意识障碍;重症贫血病人因并发贫血性心脏病或心力衰竭而被迫采取半坐卧位。慢性粒细胞白血病病人因脾大或脾栓塞而被迫采取半坐卧位、屈膝仰卧或左侧卧位;浅表淋巴结肿大是多种恶性血液病的常见体征;颅内出血和中枢神经系统白血病引起颅内高压,可出现瞳孔的异常变化;口腔是血液病病人的继发感染最常见的部位;黏膜局部血疱形成提示病人有较严重的出血倾向;胸骨中下段压痛及叩击痛,是白血病的重要体征;肺部出现啰音常提示并发感染;腹部包块常可见于淋巴病;白血病、慢性溶血与出血可有不同程度的肝脾大,巨脾是慢性粒细胞白血病的特征。

5. *实验室检查*　外周血细胞质和量的改变可反映骨髓造血的病理变化,外周血的一般检查是血液病诊断和病情观察不可或缺的实验手段。红细胞计数和血红蛋白测定主要用于评估病人有无贫血及严重程度。白细胞计数及分类主要用于有无感染及原因的判断。白细胞计数$<4\times10^9$/L称白细胞减少,当中性粒细胞绝对值$<1.5\times10^9$/L称粒细胞减少症;正常白细胞分类中若出现大量幼稚细胞,应警惕白血病或类白血病。网织红细胞增多,表示骨髓红细胞增生旺盛,可见于溶血性贫血、急性失血性贫血或贫血的有效治疗后;网织红细胞减少,常见于再生障碍性贫血。骨髓细胞学检查主要用于了解骨髓造血细胞的生成的质和量的变化,其中过氧化物酶(NAP)染色,可用于白血病与类白血病反应的鉴别,POX染色对粒细胞白血病与淋巴细胞白血病的鉴别最具价值。铁染色则主要用于缺铁性贫血的诊断及指导铁剂治疗。

毛细血管抵抗力试验(毛细血管脆性试验)方法是用血压计袖带缚于上臂后充气,使压力维持在收缩压与舒张压之间,持续8min后放松袖带,5min后记录前臂曲侧直径为5cm圆周内的新出血点数目,超过10个为阳性,提示毛细血管脆性增加,见于血小板减少、血小板功能缺陷、遗传性毛细血管扩张症、过敏性紫癜等。

出血时间(BT)测定主要受血小板的数量与功能、毛细血管的通透性与脆性的影响,BT$>$4min为延长,见于遗传性毛细血管扩张、血小板减少性紫癜、血小板无力症及服用阿司匹林后。

凝血时间(CT)测定是内源性凝血系统的筛选试验之一,正常试管法CT$>$12min为延长,见于各型血友病、抗凝血药物治疗等。

出、凝血时间是创伤性检查和治疗(如内镜检查、拔牙术、人工流产前的常规检查)前的常规检查项目。

五、血液病学的发展与展望

20世纪初红细胞血型的发现,解决了输血的安全问题。1936年放射性核素^{32}P首先用于慢性粒细胞白血病的治疗,开创了恶性肿瘤放射治疗的先河。1948年血液病学者首先应用甲氨蝶呤治疗小儿急性淋巴白血病获得成功,推动了现代化学治疗的飞速发展;1986年我国应用全反式维A酸(ATRA)诱导分化治疗急性单幼粒细胞白血病获得成功,1992年发现三氧化二砷对白血病细胞有诱导分化和促进凋亡的双重作用,为现代肿瘤学治疗作出了新贡献。

近20年,分子生物学的深入研究,现代实验技术的迅猛发展,促进了血液病学科的发展。PCR技术已应用于白血病的基因诊断。人类白细胞抗原(HLA)研究,为器官移植奠定了基础。造血细胞调控为人体器官克隆打下良好的基础。DNA重组技术成功，使干扰素广泛应用于临床。血红蛋白病是目前研究最深入的分子病，其基因缺陷已被用于产前诊断。血小板功能的深入研究，发现其与动脉粥样硬化有密切关系，抗血小板药已用于心脑血管疾病。目前已有多种凝血因子和抗凝因子分子结构已被克隆，发现许多血栓性疾病和抗凝因子的分子结构与机体凝血、抗凝血机制异常有关。造血干细胞移植的研究和临床应用，成为治疗血液病、癌症、免疫缺陷病和遗传性疾病及自身免疫性疾病的关键。

现代血液学与细胞学、分子生物学、免疫学、遗传学等学科的关系越来越密切，我国已开始建立自己的骨髓库。人类基因谱的绘制及其基因库的建立已初见端倪，将为根治遗传性血液病和征服血液肿瘤打下新的基础。

第二节　常见症状和体征的护理

一、贫　血

贫血是指外周血液中单位体积中的血红蛋白、红细胞计数和(或)血细胞比容低于正常低限，以血红蛋白浓度较为重要。贫血常是一个症状，各系统疾病均可引起贫血。血红蛋白测定值：成年男性低于 120g/L，女性低于 110 g/L，其血细胞比容分别低于 0.42、0.37，可诊断贫血。

(一)护理评估

1. 贫血的原因

(1)红细胞生成减少性贫血：红细胞生成主要取决于造血干细胞。造血调节和造血原料三大因素。任一因素发生异常，均可发生贫血。

①造血干细胞异常：如再生障碍性贫血、骨髓增生异常综合征、白血病、多发性骨髓病等。

②造血调节异常：主要见于骨髓基质细胞及造血微环境受损，如白血病、淋巴瘤、多发性骨髓病、转移瘤以及各种慢性贫血等。

③造血原料不足或利用障碍：如巨幼红细胞性贫血、缺铁性贫血等。

(2)红细胞破坏过多性贫血：多见于各种原因引起的溶血，红细胞本身缺陷导致红细胞寿命缩短，如遗传性球形红细胞增多症、葡萄糖-6-脱氧酶缺乏、地中海贫血等；也可由于免疫、化学、物理及生物等外在因素导致红细胞破坏，如自身免疫性溶血、人工瓣膜术后、脾功能亢进等。

(3)失血性贫血

①出凝血性疾病：如特发性血小板减少性紫癜、血友病。

②非出凝血性疾病：如外伤、消化性溃疡、功能性子宫出血。

2. 身体状况　组织脏器缺氧症状轻重取决于：①贫血的程度；②病程的进展速度；③组织脏器功能状态；④患者的活动量。

(1)一般表现：疲乏无力、精神委靡是最多见的症状，皮肤黏膜苍白是主要体征，以面部、睑结膜、口唇、手掌及甲床等部位最突出。

(2)心血管系统：活动后气悸、气短最常见。长期严重贫血可导致贫血性心脏病，出现心绞痛、心律失常、心力衰竭等。

(3)神经系统：头痛、头晕、耳鸣、易疲倦及注意力不集中。

(4)消化系统：食欲减退、恶心较常见。舌炎、舌乳头萎缩见于营养性贫血，黄疸及脾大常见于溶血性贫血。

(5)泌尿生殖系统：主要表现为肾小管功能异常。如夜尿增多、尿比重降低，部分可有蛋白尿。生殖系统主要为月经失调和性功能减退。

3. 实验室检查

(1)血常规：判断红细胞和血红蛋白下降程度；是否伴有白细胞、网织红细胞、血小板数量改变，有无幼稚细胞及其比例。

(2)肝肾功能：有无肝功能异常，有无血清胆红素、血肌酐水平升高。

(3)骨髓检查：约 80％的血液病都可以通过骨髓检查确诊或提供重要线索。

(二)护理措施及依据

1. 休息与运动　指导病人合理休息与活动，减少机体的耗氧量：中度贫血者增加卧床休息时间，活动量以不加重症状为度，若活动中自测脉搏≥100/min 或出现明显心悸、气促时，应停止活动；重度贫血多伴有贫血性心脏病，应予以半坐卧位卧床休息，以达到减少回心血量、增加肺泡通气量，从而缓解呼吸困难或缺氧症状。

2. 饮食护理　高蛋白、高维生素、易消化食物。加强营养，以改善病人的全身状况。

3. 输血护理　输注前做好查对工作；输血时注意输注速度。严重贫血者输入速度应低于每小时

1ml/kg，以防心脏负荷过重诱发心力衰竭；加强监测，及时发现和处理输血反应。

4. 预防感染

二、发　热

发热是血液病病人的常见症状，具有热型不一、持续时间长，一般抗生素治疗效果不佳的特点。发热的主要原因是由于白细胞数减少或功能缺陷、免疫抑制药的应用以及贫血或营养不良等致机体抵抗力下降，发生继发感染。常见感染部位是呼吸道、泌尿道、口腔黏膜及肛周皮肤，且常发生败血症。此外，肿瘤细胞产生的内源性致热因子，如肿瘤坏死因子（TNF）、白细胞介素-1（IL-1）和白细胞介素-6（IL-6），也是导致血液病人，特别是恶性肿瘤病人持续发热的原因。

感染部位多为呼吸系统、皮肤、泌尿系统，严重者可发生败血症。急性白血病易发生肛周感染或脓肿。轻度或早期感染多为低热或不规则热，严重感染如败血症可为弛张热。

血液病病人的发热症状护理措施有：

1. 注意体温变化规律、呼吸、脉率、血压、意识状态及进食情况，记录出入量。

2. 卧床休息，采取舒适的体位，减少机体的消耗。维持室温 20～24℃，湿度 55%～60%，做好通风换气。防止交叉感染，白细胞$<1\times10^9$/L 时应实行保护性隔离。

3. 鼓励病人进食高热量、高维生素、营养丰富的半流食或软食，以补充机体基本需要和因发热所造成的额外消耗。每天摄取水分 2 000ml 以上以防脱水。重症贫血和慢性心力衰竭的病人，须限制液体摄入量并控制补液速度。

4. 降温可选物理降温，冰敷前额及大血管经过的部位，如颈部、腋窝和腹股沟；不宜乙醇擦浴，以防皮下出血。必要时遵医嘱给予药物降温，降温过程中，密切监测体温与脉搏的变化，病人降温后的反应，避免发生虚脱。药量不宜过大，以免引起大量出汗，血压下降。

5. 定期监测体温并记录；观察主要感染灶的症状和体征；协助医师做好各种标本的采集及送检；正确配制和输注抗生素等药物。

三、出血或出血倾向

血小板数目减少及功能异常、毛细血管脆性或通透性增加、血浆中凝血因子以及循环血液中抗凝物质增加，均可导致出血或出血倾向。病人多表现为自发性出血或轻度受伤后出血不止。出血部位以皮肤、牙龈及鼻腔出血最多见，也可发生关节腔、肌肉和眼底出血。内脏出血多为重症，严重者可发生颅内出血而死亡。颅内出血先兆常出现剧烈头痛，喷射性呕吐，继之昏迷，血小板测定常在 30×10^9/L 以下，应警惕。

血液病病人的出血或出血倾向的症状护理措施有：

1. 病情观察　定时测血压、心率，注意意识状态。观察皮肤黏膜出血部位、出血范围、出血量及有关检查结果。如急性单幼粒细胞白血病（M_3）病人的血小板低于 20×10^9/L 时，可发生自发性出血，特别是内脏出血，甚至是致命性的颅内出血。

2. 休息与饮食　限制活动，多卧床休息以防再次出血。血小板计数$<50\times10^9$/L，应减少活动，增加卧床休息时间；严重出血或血小板计数$<20\times10^9$/L 者，必须绝对卧床，协助各种生活护理。被血液污染的衣物、地面应迅速处理，避免病人受惊吓。

给予高热量、高蛋白、高维生素、少渣饮食，以避免口腔黏膜擦伤。餐前后可用冷的苏打漱口水含漱。

3. 皮肤出血的护理　肢体皮肤或深层组织出血可抬高肢体，以减少出血，深部组织血肿可应用局部压迫方法，促进止血。避免搔抓皮肤，保持皮肤清洁，注意避免肢体的碰撞或外伤，高热病人禁用乙醇擦浴。尽量少用注射药物，须使用时在注射后用消毒棉球充分压迫局部直至止血。

4. 鼻出血的护理　少量出血可用干棉球或 0.1%肾上腺素棉球塞鼻腔压迫止血，并局部冷敷，促血管收缩达到止血。若出血不止，用油纱条做后鼻孔填塞，压迫止血。防止鼻黏膜干燥而出血，保持室内相对湿度 55%～60%，秋、冬季可用液状石蜡滴鼻。

5. 口腔、牙龈出血的护理　牙龈渗血时可用凝血酶或 0.1%肾上腺素棉球、明胶海绵片贴敷牙龈或局部压迫止血。可用生理盐水或 1%过氧化氢液体漱口，以免因口臭而影响病人的食欲和情绪。不要用牙刷、牙签清理牙齿，可用棉签蘸漱口液擦洗牙齿。

6. 眼底及颅内出血的护理　若突发视野缺损或视力下降，常提示眼底出血，应卧床休息，减少活动，避免揉擦眼睛。若突然出现头痛、视物模糊、呼吸急促、喷射性呕吐甚至昏迷，双侧瞳孔变形不等大，对光反射迟钝，则提示有颅内出血。应及时与医师联系和做好相应抢救配合工作；立即去枕平卧，头偏向一侧；保持呼吸道通畅；吸氧；按医嘱快速静滴20%甘露醇、50%葡萄糖液、地塞米松等；保留尿管；观察生命体征等。

第三节　缺铁性贫血

缺铁性贫血(IDA)是体内用来合成血红蛋白的储存铁缺乏，使血红素合成减少而形成的一种小细胞低色素性贫血，是最常见的一种贫血，各年龄组均可发生，以育龄妇女和婴幼儿更多见。

铁来自：①正常人每天从食物中吸收的铁为1.0～1.5mg；②内源性铁主要来自衰老和破坏的红细胞，每天制造红细胞所需铁20～25mg。

动物食物铁吸收率高，植物食物较低。食物中铁以三价氧化高铁为主，必须在酸性环境中或有还原剂如维生素C存在下还原成二价铁才便于吸收。十二指肠和空肠上段肠黏膜是吸收铁的主要部位。铁的吸收量由体内储备铁情况调节。

铁的转运借助于转铁蛋白。进入血流的亚铁大部分被氧化成高铁，与血浆转铁蛋白(β_1球蛋白)结合成血清铁，运送到全身各组织中。血浆中转铁蛋白能与铁结合的总量称为总铁结合力，未被结合的转铁蛋白与铁结合的量称为未饱和铁结合力。正常成年人体内含铁量男性为50～55mg/kg，女性为35～40mg/kg。血红蛋白铁占67%，肌红蛋白铁占3.5%，储存铁约29.2%，其余为组织铁、含铁酶。

铁有两种储存形式：铁蛋白和含铁血黄素。前者能溶于水，主要在细胞浆中；后者不溶于水，是变性的铁蛋白。体内铁主要储存在肝、脾、骨髓等处。铁主要由胆汁或经粪便排出，尿液、出汗、皮肤细胞代谢亦排出少量铁。正常男性每天排铁0.5～1.0mg，女性每天1.0～1.5mg。

一、病因和发病机制

1. *摄入不足而需要量增加*　主要见于小儿生长发育期和哺乳期妇女。

2. *丢失过多*　多种原因引起慢性失血是最常见原因，主要见于月经过多、反复鼻出血、消化道出血、痔出血、血红蛋白尿。

3. *吸收不良*　胃大部切除及胃空肠吻合术后、萎缩性胃炎、真性胃酸缺乏症、慢性腹泻等均可影响铁的吸收；咖啡、浓茶以及某些药物如制酸剂、四环素等易与食物中的铁结合而影响铁的吸收。

铁元素在体内参与抗体血红蛋白，肌红蛋白及某些酶的合成，缺铁可导致：①贫血。②肌肉收缩力下降。③含铁酶活性下降，影响细胞能量代谢，小儿神经及智力发育迟缓。④上皮细胞蛋白质胶化变性，皮肤粗糙、黏膜慢性炎症、胃酸分泌障碍等。

二、临床表现

1. *贫血的表现*　皮肤黏膜苍白及组织脏器缺氧的症状(见贫血章节)。

2. *含铁酶活性降低的表现*

(1)舌炎与口角炎：约25%病人合并舌炎与口角炎，称为Paferson-Killy综合征。

(2)胃酸缺乏：缺铁可导致胃酸缺乏，胃酸缺乏又加重缺铁。

(3)吞咽困难：白种人和黑人妇女发生率高。

(4)皮肤干燥、粗糙，毛发脱落，无光泽，指甲变脆、变薄，反甲等。神经系统损害儿童多见，以手足麻木为主。儿童行为易异常，如异食癖。

(5)巨噬细胞功能下降，感染率增加。

三、实验室检查

1. *血象*　是典型的小细胞低色素性贫血。

2. *骨髓象*　骨髓涂片有核细胞增生活跃或明显活跃，铁染色反映体内储存铁情况，缺铁性贫血常表现骨髓细胞外含铁血黄素消失，铁粒幼红细胞减少或消失。

3. *铁代谢检测*

(1)血清铁蛋白(SF)：能准确反映体内储存铁的多少，是诊断IDA最敏感的指标之一。IDA时SF<12μg/L。

(2)血清铁(SI)：IDA时SI<60μg/L。

(3)总铁结合力(TIBC)：IDA时TIBC增高；慢性病贫血、再障、白血病时TIBC降低。

(4)转铁蛋白饱和度(TS)：TS＝SI/TIBC×100%，IDA时TS<15%。

四、治疗要点

1. 病因治疗是根治缺铁性贫血的关键。

2. 铁剂治疗首选口服铁剂，常用的有硫酸亚铁、富马酸亚铁(富血铁)、多糖铁复合物(力蜚能)、琥珀酸亚铁(速力菲)等。治疗有效1周左右网织红细胞开始升高，10d左右达高峰，2周左右血红蛋白开始升高，1～2个月恢复正常。为进一步补足储存铁，仍需继续服铁剂3～6个月。口服铁剂胃肠道反应严重而无法耐受、消化道疾病导致铁剂吸收障碍，病情要求迅速纠正贫血(妊娠晚期、急性大出血、手术前)的病人可选用注射铁治疗。常用药物有科莫非、右旋糖酐铁，深部肌内注射或稀释后静滴。注射右旋糖酐铁有导致过敏性休克的可能，所以首次应用必须做过敏试验。

五、护理要点

1. *饮食护理*　保持均衡饮食，避免偏食或挑零食，养成良好的进食习惯；鼓励病人多吃含铁丰富且吸收率较高的食物(如动物肉类、肝脏、血、蛋黄、海带与黑木耳等)；多吃富含维生素C的食物或加服维生素C可增加食物中铁的吸收；牛奶会改变胃内酸性环境，而且牛奶中含磷较高，影响铁的吸收，浓茶与咖啡中的鞣酸可与食物铁结合而妨碍食物中铁的吸收，因此富含铁的食物不宜与牛奶、浓茶、咖啡同服。

2. *铁剂治疗的护理*

(1)口服铁剂的不良反应有恶心、呕吐、胃部不适和排黑粪等。所以应饭后或餐中服用，从小剂量开始。

(2)应避免同时服用抗酸药以及H_2受体拮抗药。

(3)应避免铁剂与牛奶、茶、咖啡同服，可服用维生素C、乳酸或稀盐酸等酸药物或食物。

(4)口服液体铁剂须使用吸管，避免牙染黑。

(5)注射铁制的不良反应主要有局部肿痛、硬结形成，皮肤发黑和过敏反应(脸色潮红、头痛、肌肉关节痛和荨麻疹，严重者过敏性休克)。

(6)注射铁剂治疗首次用药须用0.5ml试验剂量，进行深部肌内注射，同时备用肾上腺素，做好急救准备。若1h后无过敏反应，可按常规剂量治疗。

(7)注射铁剂治疗的其他注意事项：经常更换注射部位；不在皮肤暴露部位注射；抽取药液后，更换注射针头；采用"Z"形注射法或留空气注射法。

3. *高危人群食物铁或口服铁剂的预防性补充*

婴幼儿及时添加辅食如蛋黄、肝泥、肉末和菜泥等；青少年补充含铁丰富的食物，避免挑食或偏食；妊娠期妇女每天可口服铁元素10～20mg。

第四节　巨幼细胞性贫血

巨幼细胞性贫血(MA)是指由于叶酸和(或)维生素B_{12}缺乏或某些影响核苷酸代谢药物的作用，导致细胞核脱氧核糖核酸(DNA)合成障碍所引起的贫血。形态上属于大细胞性贫血，骨髓呈现典型的"巨幼变"为其特点。叶酸和维生素B_{12}缺乏可导致所有细胞DNA代谢障碍，尤其是增殖旺盛的细胞。

叶酸属于水溶性B族维生素，食物中以蝶酰多聚谷氨酸的形式存在，在小肠液中被谷胺酰胺羧转肽酶分解为单谷氨酸盐而吸收；在肠绒毛上皮细胞内甲基化，以N_5-甲基四氢叶酸形式入血。叶酸(四氢叶酸FH_4)在细胞核内作为辅酶促进DNA的合成。叶酸及代谢产物由肾脏排出。成人每日叶酸的需要量为50～100μg。

维生素B_{12}又名氰钴胺，也属于水溶性B族维生素。维生素B_{12}在胃肠道中先与R-蛋白结合，在胰蛋白酶的催化下，与壁细胞分泌的内因子(IF)结合成复合物，在回肠末段吸收，由血中转钴蛋白Ⅱ输送各组织，其中大部分储存于肝细胞。机体摄入的B_{12}几乎全部从肾脏排出。成年人每日需要量为2～5μg。

DNA合成是细胞分裂与增殖的基础，叶酸作为辅酶而参与DNA合成。四氢叶酸在脱氧尿嘧啶核苷酸(dUMP)向脱氧胸腺嘧啶核苷酸(dTMP)转化过程中为其提供一碳单位，维生素B_{12}作为辅酶在叶酸向细胞内转移的过程中及一碳单位循环中发挥重要作用。叶酸B_{12}缺乏可导致骨髓造血细胞核DNA合成障碍，细胞分裂延迟，而细胞浆内RNA及蛋白质的合成仍正常进行，导致胞体增大、核浆发育不平衡，造成细胞巨幼变，加速细胞的凋亡，发生原位溶血。

维生素B_{12}还参与丙酮酸代谢。维生素B_{12}缺乏时甲基丙二酰辅酶A在血液中堆积，造成神经纤维脱髓鞘改变，引起神经系统改变、损伤。

一、病　因

造成叶酸和维生素B_{12}缺乏的因素有：

1. 摄入不足　叶酸主要存在于绿叶蔬菜、酵母、动物的肝肾等食物中，其性质很不稳定，遇热和光易分解。常年蔬菜、水果匮乏，不良的饮食习惯，烹煮过度是叶酸缺乏的主要原因，牛乳中含叶酸量甚微，牛乳喂养的婴儿易患叶酸缺乏症；动物性食物富含维生素 B_{12}，因此维生素 B_{12} 缺乏主要见于贫穷和素食主义者。

2. 吸收不良　慢性腹泻、毕Ⅱ式胃空肠吻合术后、空肠切除术后、酗酒、长期地服广谱抗生素等均可影响叶酸的吸收；A 型胃炎、胃全切术后、回盲部肿瘤及肠管切除、胃黏膜壁细胞分泌内因子障碍或缺乏维生素 B_{12} 内因子受体，均可引起维生素 B_{12} 吸收障碍。内因子缺乏引起的巨幼细胞性贫血称之为恶性贫血。

3. 需要量增加　婴幼儿、青春期青少年生长发育快，叶酸、维生素 B_{12} 需要量增多；妊娠、哺乳期妇女、慢性溶血、长期发热及甲状腺功能亢进症的病人则叶酸、维生素 B_{12} 的消耗量增加，易患巨幼细胞性贫血。

4. 代谢障碍　甲氨蝶呤、异烟肼、苯妥英钠可对抗叶酸的作用；对氨基水杨酸、秋水仙碱可干扰维生素 B_{12} 的代谢。

二、临床表现

1. 造血系统　起病缓慢，主要表现为贫血，伴有面色苍黄、头晕、乏力等症状。部分病人可伴有白细胞和血小板减少，出现反复感染和(或)出血。

2. 消化道表现　食欲减退、腹胀、恶心、呕吐、口腔黏膜炎症、溃疡等症状，多数人因舌乳头萎缩而出现“牛肉舌”或“镜面舌”。

3. 神经系统表现　轻症末梢神经受损症状，如对称性肢端麻木、感觉异常等；重症亚急性脊髓联合变性，表现为深感觉障碍、共济失调、腱反射异常、锥体束征阳性等。叶酸缺乏者常有易怒、妄想等精神症状；维生素 B_{12} 缺乏可出现抑郁、幻觉、妄想甚至精神失常、人格变态等。

三、实验室检查

1. 血象　不同程度的贫血，红细胞减少比血红蛋白降低更明显，血涂片可见到较多的大卵圆形红细胞为特征性改变。

2. 骨髓象　有核细胞增生活跃，以红系增生为主。粒、红、巨核三系不同程度的“巨幼变”，以红系最为突出。

3. 生化检查　血清间接胆红素增高；叶酸和(或)维生素 B_{12} 水平测定为诊断的主要依据。

4. 其他　恶性贫血时胃液分析显示真性胃酸缺乏，抗壁细胞抗体及抗内因子抗体阳性。

四、治疗要点

1. 针对不同原因采取相应的措施。

2. 叶酸缺乏者，给予 5～10mg 口服，每天 3 次，直到血象恢复正常。若伴有维生素 B_{12} 缺乏，必须同时加用维生素 B_{12}，否则单用叶酸治疗可加重神经系统症状。

3. 维生素 B_{12} 缺乏者，给予维生素 B_{12} 500μg 肌注，每周 2 次，直到血象恢复正常。若有神经系统表现者，需维持性治疗半年到 1 年。恶性贫血病人则需终身性维持治疗。

五、护理要点

1. 改变不良饮食习惯，进食富含叶酸和维生素 B_{12} 的食品。

2. 烹调时不宜温度过高或时间过长，减少食物性叶酸的破坏。

3. 少量多餐、细嚼慢咽，进食温凉、清淡的软食。注意口腔卫生，饭前、饭后用朵贝尔液或生温水漱口，以减少感染的机会并增进食欲。

4. 用药护理，注意药物疗效与不良反应的观察。肌注维生素 B_{12} 偶有过敏反应，甚至休克。治疗过程中，由于大量血细胞生成，可使细胞外钾离子内移，导致血钾降低，因此老年人、心血管疾患、进食量少者，须遵医嘱预防性补钾。一般情况下，有效治疗后 1～2d，病人食欲开始好转，2～4d 后网织红细胞增加，1 周达高峰并开始出现血红蛋白上升，2 周内白细胞和血小板恢复正常。4～6 周后血红蛋白恢复正常。半年到 1 年后病人神经症状得到改善。

第五节　再生障碍性贫血

再生障碍性贫血简称再障，是由于骨髓造血组织显著减少，造血功能衰竭所引起的一种贫血，以全血细胞减少为特征，临床上常表现为贫血、出血、感染，以青少年发病为多，男性多于女性，男女比例为2.6～4∶1。

再生障碍性贫血可分为先天性和获得性两大类:先天性罕见,主要为Fanconi贫血;获得性再生障碍性贫血又分为原发性和继发性两型。按临床表现、血象和骨髓象可分为急性和慢性两型。国外按严重度划分为重型和轻型;我国将急性型称重型再障Ⅰ型,慢性再障后期病情恶化加重称重型再障Ⅱ型。

一、病因与发病机制

(一)已知的致病因

1. 药物与化学毒物　根据对骨髓的抑制作用分为两类:一类为剂量依赖性,只要机体接触到足够的剂量,任何人均可发生骨髓抑制,如苯、杀虫剂、抗肿瘤药物等;而另一类则与机体的超敏性有关,存在个体差异,如氯霉素、保泰松、磺胺类等。

2. 电离辐射　长期解除X射线,γ射线及其他放射性物质,可阻碍DNA的复制,因而可损伤造血干细胞,抑制造血功能。

3. 病毒感染　风疹病毒、EB病毒、流感病毒以及肝炎病毒均可引起再障。病毒颗粒的核苷酸可整合于造血干细胞的DNA结构中,干扰其复制,抑制骨髓造血功能。

4. 遗传因素　大量研究资料证实,具有某些HLA-Ⅱ型抗原的再障病人对免疫抑制药治疗的反应较好,部分病人对氯霉素及其病毒具有易感性,说明再障发病可能与遗传因素有关。

(二)再障的发病机制因存在个体差异,可能存在三种机制

1. 造血干细胞受损　各种致病因素直接造成骨髓干细胞的DNA结构受损,自身复制障碍,干细胞数量明显减少,导致造血功能衰竭。有研究发现,再障病人的造血干细胞在长期骨髓培养体系的正常基质上无法增殖或增殖能力明显降低。应用单克隆抗体检测骨髓单个核细胞,发现具有多向分化潜能的细胞明显减少。因此这类病人需通过造血干细胞移植以恢复其造血功能。

2. 免疫功能异常　T淋巴细胞数量与功能异常及其所导致的相关细胞因子分泌失调与再障,特别是重型再障发病密切。异常的T淋巴细胞可通过免疫介导反应直接抑制骨髓细胞的生长,其所分泌的细胞因子可抑制造血干细胞祖细胞的造血。这部分病人应用抗胸腺球蛋白,环孢素A等免疫抑制药治疗有效。

3. 造血微环境缺失　造血微环境是指造血干细胞增殖和分化所依赖的骨髓基质细胞、神经基质的微血管系统。造血微环境不但可以调节造血干细胞的增殖和分化,而且还为其提供营养和黏附的场所。研究发现部分再障病人的骨髓基质细胞分泌的造血调控因子与正常人有差异,而且认为是造血微环境异常时再障病人骨髓移植失败或效果不良的重要原因。

二、临床表现

主要表现为贫血、出血和感染,一般无肝、脾、淋巴结肿大(表15-1)。

三、实验室检查

1. 血象　全血白细胞减少为其血象特点,淋巴

表15-1　急、慢性再障临床表现及实验室检查

	急性再障	慢性再障
起病	急,进展快	缓,进展慢
首发症状	感染出血	贫血为主,偶有出血
感染	重,持续高热突出,且难以控制;败血症常见,为主要死因	轻,持续高热少见,败血症少见
出血	严重,常发生内脏出血	轻,皮肤、黏膜多见
感染	严重,常发生肺炎和败血症	轻,以上呼吸道为主
血象($\times10^9$/L)	中性粒细胞计数<0.5	中性粒细胞计数>0.5
	血小板计数<20	血小板计数>20
	网织红细胞绝对值<15	网织红细胞绝对数>15
骨髓象	多部位增生极度减低,造成血细胞极度减少,非造血细胞增多	骨髓灶性造血,增生程度不一,增长灶内主要为幼红细胞,且主要系晚幼红细胞
预后	不良,不积极治疗多于6～12个月死亡	病程长,预后较好,少数死亡

细胞比例相对增高，网织红细胞绝对值降低。

2. 骨髓象　为确诊再障的主要依据。重型再障骨髓涂片肉眼观察有较多脂肪滴，镜下骨髓增生低下或极度低下，粒、红细胞均明显减少，常无巨核细胞，淋巴细胞及非造血细胞比例明显增多；普通型再障：骨髓增生减低或呈灶性增生，三系减少或正常，巨核细胞明显减少。

四、治疗要点

1. 支持疗法

(1)避免再次接触可能对骨髓造血功能有损害的药物或毒物。

(2)适当休息，预防和控制感染、止血与输血等。

2. 促进骨髓造血

(1)雄激素：为目前非重型再障的常用药。雄激素作用的靶细胞为造血干细胞，可促进造血干细胞的增殖与分化，只有残存的干细胞达到一定的数量时方能发挥刺激造血作用。残存的干细胞数量越多，效果越好，如造血干细胞已经枯竭，其失去了最终的靶细胞，也就失去了刺激造血的意义。常用丙酸睾酮 50～100mg 肌注，每天或隔日 1 次，疗程至少 4 个月；口服有司坦唑醇(康力龙)、十一酸睾酮、达那唑等。有效者 2～3 个月网织红细胞开始上升，随后红细胞及血红蛋白逐渐上升。

(2)造血细胞因子：主要用于重症再障。单用无效，多作为辅助性用药，在免疫抑制治疗时或之后应用，有促进恢复骨髓的作用。常用制剂有粒细胞集落刺激因子、粒-吞噬细胞集落刺激因子，促红细胞生成激素和白细胞介素-3。疗程以 3 个月以上为宜。

3. 造血干细胞移植　主要用于重型再障。最佳移植对象是年龄＜40 岁，未接受输血，未发生感染者。

4. 免疫抑制药　用于重症再障治疗。常用制剂为环孢素 A，5～10mg/(kg·d)，口服，疗程 3 个月以上。其他药物有抗胸腺细胞球蛋白(ATG)及抗淋巴细胞球蛋白(ALG)、甲泼尼龙、环磷酰胺及人体丙种球蛋白等。

五、护理措施

1. 出血的预防和护理　为避免增加出血的危险或加重出血，应做好出血病人的休息与饮食，注意观察出血的发生部位、发展或消退情况，及时发现新的出血，重症出血及其先兆。

2. 感染的预防和护理　密切观察病人体温，一旦出现发热，提示有感染存在，应寻找常见感染灶相关的症状或体征，如咽痛、咳嗽、咳痰、尿路感染、肛周疼痛等；秋冬季要注意保暖，防止受凉；限制探视人数及次数，严格无菌操作；粒细胞绝对值≤0.5 $\times10^9$/L 者，应保护性隔离。

3. 病情观察　密切观察生命体征、神智、瞳孔，发现头痛、恶心、视物模糊、意识障碍等颅内出血征兆时，立即配合医师抢救。置病人于平卧位，给予头部置冰帽或冰袋。高流量吸氧等；血小板＜20×10^9/L，警惕颅内出血可能，应卧床休息，限制头部剧烈活动。

4. 严重贫血病人输血时注意输入速度宜慢

5. 用药护理　丙酸睾酮为油剂，不易吸收，局部注射常可形成硬块，甚至发生无菌性坏死。故需采取深部、缓慢、分层肌注，注意注射部位的轮换，发现有硬结可局部理疗处理；该药的副作用有痤疮，喉音嘶哑，须毛增多，女性闭经、水肿等。

6. 健康指导

(1)生活指导：充足的睡眠和休息可减少机体的耗氧量；适当的活动可调节身心状况，提高病人的活动耐受力；饮食以加强营养，增进食欲，减少消化道黏膜的刺激及防治病从口入。

(2)疾病知识介绍：简介疾病可能的原因，临床表现及目前的主要诊疗方法。指导病人避免接触损害骨髓造血功能的药物、物质等。

(3)用药指导：详细介绍所用药物的名称、用量、用法、疗程和不良反应，在医师指导下按时、按量、按疗程用药，不可自行更改或停用相关药物。

(4)随访指导：定期复查血象，如有贫血加重，出血现象或感染征象应及时就医。

六、预　后

再障的预后取决于临床类型，病人的年龄，治疗时是否及时有效。重型再障预后差，常在 1 年内死亡，多死于颅内出血，严重感染和败血症；慢性再障预后相对较好，经积极治疗大部分病人病情可缓解，部分病人病情迁延不愈，甚至转变为重型再障。

第六节　出血性疾病

出血性疾病是由于正常的止血机制发生障碍，引起自发性出血或轻微损伤后出血不止的一组疾病。任何原因造成血管壁通透性增加、血小板数目减少及其功能异常和凝血功能障碍，均可能导致出血。

一、特发性血小板减少性紫癜

特发性血小板性紫癜(ITP)又称自身免疫性血小板减少性紫癜，是一种最常见的血小板减少性疾病，是由于机体的免疫功能紊乱，产生抗自身血小板抗体，导致血小板寿命缩短，过度破坏以及生成障碍，造成外周血中血小板减少，从而引起出血症状。临床上以自发性皮肤、黏膜及内脏出血，血小板计数减少、生存时间缩短和抗血小板抗体形成，骨髓巨核细胞发育、成熟障碍等为特征。依其起病急缓分急性型和慢性型。

(一)病因和发病机制

病因尚不十分清楚，急性型与病毒感染有关，慢性型与机体免疫功能紊乱有关。

1. 感染　80%左右的急性 ITP 病人发病前 2 周左右有上呼吸道感染史；病毒感染后的 ITP 病人，在其血中可发现抗病毒抗体或免疫复合物。

2. 免疫因素　大部分 ITP 病人对自身血小板的抗原识别能力下降，机体免疫监视功能紊乱，都可以检测到血小板相关抗体或抗血小板抗体等自身抗体。免疫功能异常促使血小板破坏增多而导致血小板数目减少，此外还可引起血小板功能异常，通过损害毛细血管内皮致通透性增加而引发出血。

3. 肝、脾与骨髓因素　肝、脾和骨髓既是血小板相关抗体和抗血小板抗体的产生场所，也是血小板被破坏的主要场所，尤其是骨髓。

4. 其他　慢性 ITP 多见于生育年龄妇女，妊娠可使 ITP 的病情加重，或使已缓解的 ITP 复发，推测可能与雌激素水平增高有关。

(二)临床表现

ITP 主要表现为出血，以皮肤黏膜出血为主，亦可表现为内脏出血，甚或颅内出血，但深部肌肉血肿和关节腔出血罕见。

1. 急性型　多见于儿童，起病前 1～3 周有上呼吸道感染史，起病急，出血症状重。常有畏寒、发热，皮肤、鼻、牙龈及口腔黏膜出血较重，皮肤可有大片瘀斑、血肿，常先出现于四肢，尤以下肢为多。亦可因颅内出血危及生命，表现为剧烈头痛、意识障碍、抽搐、双侧瞳孔不等大、对光反射迟钝或消失等。急性型病程多呈自限性，自然病程 4～6 周，痊愈后很少复发。

2. 慢性型　多见于生育期妇女。起病隐袭，常在不知不觉中发病，多以月经过多为主诉就诊。出血症状相对较轻，常反复出现四肢皮肤散在的瘀点、瘀斑，牙龈出血或鼻出血。贫血程度和出血严重程度相一致(表 15-2)。

(三)实验室检查

1. 血象　不同程度的血小板减少，出血严重时可合并不同程度的贫血。

2. 骨髓象　粒、红两系一般增生正常，巨核细胞增多或正常并伴有成熟障碍。

3. 其他　束臂试验阳性，出血时间延长、血块收缩不良；80% 以上 ITP 病人抗血小板抗体(PAIgG)和血小板相关抗体(PAG_3)增高，血小板

表 15-2　急性型与慢性型 ITP 的鉴别

	急性型	慢性型
年龄	2～6 岁多见	20～40 岁多见
性别	无性别差异	女性多见
诱因	发病前多有上呼吸道感染	多不明确，妊娠、感染可使病情加重
起病	急性起病，伴畏寒和发热	慢性起病，多以月经过多为首发
出血症状	重，常有黏膜和内脏出血	轻，以皮肤紫癜和月经血多为主
血小板计数	常<20×10^9/L	一般>30×10^9/L
骨髓巨核细胞	增多，以原始、幼稚巨核细胞为主	增多，以颗粒型巨核细胞为主
血小板寿命	1～6h	24h 以上

生存时间缩短。

(四)治疗要点

1. 糖皮质激素 为本病首选药,对急性型和慢性型急性发作的出血症状均有疗效。其作用抑制血小板的抗体形成,减轻抗原抗体反应;刺激骨髓巨核细胞发育成熟;降低毛细血管通透性。常用泼尼松30～60mg/d口服,待血小板达到正常水平应逐渐减为最小剂量(5～10mg/d),维持3～6个月。用药6周以上血小板计数无改善者应视为无效。

2. 脾切除 慢性ITP糖皮质激素治疗失败者脾切除有效率可达70%以上。

3. 细胞毒类免疫抑制药 激素和脾切除治疗失败的病人,可加用免疫抑制药。较常用的制剂有:长春新碱、环磷酰胺、硫唑嘌呤、环孢素A等。其中最常用的是长春新碱,每周1次,每次1mg,静注,4～6周为1个疗程。

4. 其他

(1)达那唑可用于难治性ITP,与糖皮质激素治疗有协同作用。

(2)危重出血或脾切除术病人可输新鲜血或浓缩血小板悬液有较好的止血效果。

(3)静注大剂量丙种球蛋白是目前ITP紧急救治最有效的方法之一。剂量为400mg/(kg·d),5d为1个疗程。

(五)护理措施

1. 减少活动 急性出血期绝对卧床,限制活动。离床活动要避免外伤,以防再出血。

2. 饮食护理 给予高热量、高蛋白质、高维生素、少渣饮食。血小板<20×10^9/L,进流质、半流质饮食。

3. 病情监测 注意观察病人出血的发生、发展或消退情况;特别是出血部位、范围和出血量。注意病人的自觉症状、情绪反应、生命体征及神态变化、血小板计数等。一旦发现血小板计数<20×10^9/L,出血严重而广泛、疑有或已发生颅内出血者,要及时通知医师,配合救治。

4. 用药护理 正确执行医嘱,注意药物不良反应的观察和预防。长期使用糖皮质激素会引起身体外形的变化、胃肠道出血、诱发感染等;长春新碱可引起骨髓抑制、末梢神经炎;环磷酰胺可致出血性膀胱炎;环孢素有肝肾损害。

避免使用可能引起血小板减少或抑制其功能的药物,如阿司匹林、双嘧达莫、吲哚美辛(消炎痛)、磺胺类、氨苄西林、氯霉素等。

5. 健康指导 让病人及家属了解本病的病因、主要表现及治疗方法;指导病人避免人为损伤而诱发或加重出血,不服用可能引起血小板减少或抑制其功能的药物;保持充足睡眠、情绪稳定和大小便通畅;遵医嘱合理用药,不可自行减量或停药;定期复查血象,以了解血小板数目的变化,指导疗效判断和治疗方案的调整;如月经量明显增多、呕血或便血、咯血、血尿、头痛、视力改变等应及时就医。

二、血 友 病

血友病是一组遗传性凝血因子缺乏而引起的一组出血性疾病。临床上主要表现为自幼发生轻微创伤后流血不止或终身自发性出血,以关节腔出血和深部肌肉血肿为主,常伴有关节畸形。分为:①血友病A,又称遗传性抗血友病球蛋白缺乏或FVⅢ:C缺乏症;②血友病B,又称遗传性FIX缺乏症;③遗传性FXI缺乏症。以血友病A为多见,占遗传性出血性疾病的85%,社会人群发病率为5/10万～10/10万。

(一)病因和发病机制

血友病A和血友病B是一种性伴隐性遗传病,遗传基因位于X染色体上,女性遗传,男性发病。遗传性FXI缺乏病为常染色体隐性遗传,男女均可遗传,子女均可发病。约1/3的病人无家族史,发病原因不明。血友病实际上是FVⅢ:C或FIX合成障碍的疾病,控制FVⅢ:C和FIX合成的基因均位于X染色体长臂的末端,因遗传或突变导致其基因缺陷时,可造成FXⅢ:C或FIX合成障碍,导致凝血因子生成障碍和临床上的出血倾向。

(二)临床表现

1. 出血 多表现为轻微外伤后出血不止。其特征为:①生来就有伴随终身;②常有诱因,有时诱因甚至很轻微;③以软组织或深部肌肉血肿为主;④关节腔出血很常见,尤其是负重关节;⑤内脏出血较少见,一旦出现后果严重,颅内出血是病人死亡的主要原因。

2. 出血性关节炎 重型血友病患者由于负重即可导致关节腔出血,关节滑膜受血细胞分解产物的刺激,形成无菌性炎症,导致关节面粗糙、强直,关节软骨吸收、破坏,最终融合,形成骨化关节。

3. 压迫症状 血肿形成压迫神经可导致局部肿痛、麻木及肌肉萎缩等;压迫血管可导致相应供血组织的缺血坏死或淤血水肿;咽后壁及颈部的血肿压迫气管可导致呼吸困难甚至窒息死亡。

(三)实验室检查

1. 血象　外周血液中红细胞、白细胞及血小板计数大致正常；出血时间、血块回缩试验正常。

2. 筛选试验　凝血时间(CT)和活化部分凝血活酶时间(APTT)延长；凝血酶原消耗(PCT)不良及简易凝血活酶生成试验(STGT)异常。

3. 凝血因子活性测定　FVⅢ:C 或 FXI 的活性明显降低。

(四)治疗要点

1. 一般治疗　注意自我保护，避免剧烈运动和危险作业，预防外伤发生。

2. 补充凝血因子　是目前治疗血友病病人出血最重要的措施。常用制剂有新鲜血浆、新鲜冰冻血浆、冷沉淀物、凝血酶原复合物、浓缩的 FVⅢ或基因重组的纯化 FVⅢ。剂量：每毫升正常人新鲜血浆中所含的 FVⅢ:C 或 FIX 的量为 1 个国际单位(U)。每输入 1U/kg 的 FVⅢ或 FIX 可提高患者 FVⅢ或 FIX 水平为 2%。凝血因子补充量的计算公式为：首次输入量(U)＝体重(kg)×所需提高的凝血因子活性(%)÷2。

3. 药物治疗

(1)去氨加压素(DDAVP)：可用于轻症血友病 A 病人，该药有抗利尿和动员体内贮存因子Ⅷ释放的作用。每 12h 16～32μg，用生理盐水 30ml 稀释后快速静注，也可分次皮下注射或鼻腔滴入。

(2)达那唑：对轻中型者效果较好，可促进 vWF 的释放而提高 FVⅢ:C 的活性，300～600mg/d，分次口服。

(3)抗纤溶药：通过保护已形成的纤维蛋白凝块不被溶解而发挥止血的作用。

4. 预防　目前尚无根治本病的方法，预防显得尤其重要。建立遗传咨询，严格婚前检查、加强产前诊断，搞好优生优育是减少血友病患病率的重要手段。

(五)护理措施

1. 预防出血　病人不要过度负重或进行剧烈的接触性运动，不要穿硬底鞋或赤脚走路；小心使用刀、剪、锯等工具；尽量避免手术治疗，必须手术则术前应补充足够量的凝血因子；尽量避免不必要的各种穿刺或注射，必须时拔针后局部按压 5min 以上；注意口腔卫生，防龋齿；少食带骨刺的食物，以免刺伤口腔或消化道黏膜；避免使用阿司匹林等有抑制凝血机制作用的药物。

2. 病情观察

(1)监测病人出血情况，及时发现危重症病人，以争取有效的救治时间。

(2)评估关节腔出血、畸形和功能情况，如关节外形、局部有无压痛、关节活动能力有无异常等。

3. 局部出血处理配合　局部出血时应给予冷敷，并加压包扎或用含有凝血酶的海绵敷贴；咽喉部出血或血肿形成者，为避免血肿压迫呼吸道而引起窒息，应协助病人取侧卧位或头偏向一侧，必要时用吸痰器将血吸出，并做好气管切开的准备；一旦出现颅内出血，遵医嘱紧急注射凝血因子。

4. 正确输注各种凝血因子制品　严格"三查七对"，冷冻血浆或冷沉淀物应置于 37℃温水中解冻融化后，以病人可耐受的速度快速输入，输注过程中密切观察输血的反应。

5. 用药护理　DDAVP 快速静注可有颜面潮红、心率加快、血压升高、少尿及头痛等不良反应，要密切观察。

6. 出血性关节炎护理　急性期为避免出血加重，促进关节腔内出血的吸收，应予局部制动并保持肢体于功能位；在肿胀未完全消退、肌肉力量未恢复之前，切勿使患肢负重，增加卧床时间，避免过早行走，预防关节腔反复出血。关节腔出血控制后，可帮助病人循序渐进地进行受累关节的被动或主动活动。

7. 健康指导

(1)说明本病为遗传性疾病，需终身治疗；说明疾病的原因、遗传特点、主要表现、治疗方法。

(2)制订有效的预防出血的各种措施。

(3)出血症状和体征的自我监测，一旦出现出血，应及时就医。

(4)外出应携带写明血友病的病历卡，以备发生意外时可得到及时的处理。

(5)遗传咨询、婚前检查和产前诊断是预防血友病的重要措施。

三、过敏性紫癜

过敏性紫癜是一种常见的血管变态反应性出血性疾病，其发病与抗原-抗体合物在小血管壁基底膜沉积并激活补体，引起免疫性炎症有关。主要表现为皮肤瘀点或紫癜，可伴有腹痛、便血、关节痛、血尿及血管神经性水肿和荨麻疹等过敏表现。本病多见于儿童及青少年，以春秋季发病居多。

(一)病因和发病机制

本病可由下列因素引起:①感染、细菌、病毒、寄生虫;②食物:如鱼、虾、蛋、乳类等异性蛋白;③药物:抗生素、磺胺类、水杨酸类、保泰松、苯巴比妥类;④其他:花粉、昆虫叮咬、寒冷及预防接种等。

由于机体对某些致敏物质发生变态反应。①Ⅰ型变态反应:主要与致敏细胞的形成及再次接触过敏后生物活性物质的释放有关;②Ⅲ型变态反应:与免疫复合物形成、局部沉积及补体激活后炎性物质的产生有关。这些生物活性物质和炎性物质引起血管壁的免疫性炎症,致血管壁通透性增加,血浆外渗,导致相应组织或脏器的出血和水肿。

(二)临床表现

本病是一种全身性血管炎性病变,除皮下血管外,较常累及的部位有肾小球、关节、胃肠道黏膜的血管。紫癜主要分布于四肢,特点为高出皮肤。发病前1～2周常有上呼吸道感染史。根据血管受累部位不同分为五型:

1. 单纯型(紫癜型) 最常见,皮肤紫癜以四肢为主,对称分布,成批出现,高出皮肤,压之不褪色,早期可有皮肤瘙痒及血管神经性水肿,重症可有出血性皮肤坏死。随着时间的推移,紫癜颜色由紫红变成紫色、黄褐色、淡黄色,多数可于7～14d消退,但可以反复出现。

2. 胃肠型(Henoch型) 除皮肤紫癜外,主要表现为腹痛、恶心、呕吐、腹泻或便血。腹痛多位于脐周、下腹或全腹,是突发的阵发性绞痛,但无明显的腹肌紧张及反跳痛。部分病人在皮肤紫癜出现之前有明显的腹痛,伴有压痛、反跳痛、肠鸣音亢进,易误诊为急腹症,应予注意。

3. 关节型 除皮肤紫癜外,主要表现为关节肿、痛及功能障碍,膝、踝、肘、腕等大关节较常受累,疼痛呈游走性,经数月自愈,不遗留关节畸形。

4. 肾炎型 除皮肤紫癜外,出现血尿、蛋白尿、管型尿等肾炎的表现,是病情最为严重的一种临床类型。少数病人可出现水肿、高血压和肾功能不全。多数病人在3～4周恢复,也有反复发作迁延不愈,发展为肾盂肾炎或肾病综合征。

5. 混合型 具备两种以上类型的特点。

除以上类型的表现外,个别病人累及心包、胸膜、眼球、脑及脑膜血管,出现心包炎、胸膜炎、虹膜炎、视网膜出血及水肿,中枢神经系统症状、体征等。

(三)实验室检查

半数左右病人出血时间延长,束臂试验阳性,血小板计数正常,凝血功能正常。

(四)治疗要点

1. 病因治疗 清除体内慢性感染灶,避免接触可能的过敏原。

2. 药物治疗

(1)抗组胺类药物:异丙嗪、氯苯那敏、阿司咪唑、钙剂等。

(2)糖皮质激素:该药有抑制免疫复合物形成,减轻炎症反应,增强血管致密度等作用,可以明显改善过敏性紫癜症状,对腹型和关节型疗效较好。常用泼尼松30mg/d,顿服或分次口服,疗程不超过1个月为佳。重者可用氢化可的松或地塞米松静注。

(3)一般性药物:大剂量维生素C、复方芦丁等。

(4)其他:上述治疗效果不佳,可酌情应用细胞毒类免疫抑制药,或中医中药等辅助治疗。

(五)护理措施

1. 避免诱因 及时预防和治疗上呼吸道感染,猩红热、病毒感染以及肠道寄生虫感染;注意避免过敏性食物的摄入;避免服用有过敏反应副作用的药物;避免寒冷刺激、花粉接触、昆虫咬伤。

2. 生活护理 卧床休息,避免过早或过多的行走性活动;选择清淡、少刺激、易消化的普食、软食或半流质饮食;协助病人采取舒适体位,如腹痛者取屈膝平卧位;关节肿痛者注意局部关节的制动和保暖。

3. 病情观察 注意病人出血的进展与变化,如皮肤瘀点或紫癜的分布或消退情况;有无新发出血、肾损害;主诉关节痛的病人应评估受累关节的部位、数目、局部有无肿胀反压、关节活动障碍等表现;评估腹痛病人的疼痛部位、性质及严重程度,肠鸣音活跃或亢进,多提示肠道出血或渗血,注意粪便的性质与颜色。

4. 用药护理 用药前做好解释工作,若用糖皮质激素应说明可能出现的不良反应,加强护理,预防感染的发生;静脉注射免疫抑制药,要保护局部血管并密切观察,一旦出现静脉炎要及时处理,用环磷酰胺时,嘱病人多饮水,注意尿量及尿色改变,警惕出血性膀胱炎。

5. 健康教育 本病为变态反应疾病,积极寻找致病因素,避免接触再次诱发是预防本病的重要措施。让患者学会自我观察，发生症状随时来诊。如发现大量瘀点或紫癜、明显腹痛或便血、关节肿痛、血尿、水肿、泡沫尿甚至少尿者，多提示病情复发或加重，应及时就医。

第七节 白 血 病

白血病是一类起源于造血干细胞的克隆性恶性疾病，其克隆的白血病细胞失去进一步分化成熟的能力，而滞留在细胞发育的不同阶段，在骨髓和其他造血组织中异常增生，并广泛浸润其他组织和器官，而正常造血功能受抑制。临床上以进行性贫血，持续发热或反复感染，出血和组织浸润等为表现，外周血中以出现幼稚细胞为特征。国内白血病发病率为2.76/10万，急性白血病比慢性白血病发病率高(约5.5∶1)，在恶性肿瘤死亡中，白血病居第6位(男性)和第8位(女性)，在儿童及35岁以下成人则居第一位。

一、病因与发病机制

1. *病毒* 已证实成人T淋巴细胞白血病(ATL)是由人类T淋巴细胞病毒Ⅰ型(HTLV-Ⅰ)所引起。该病毒是一种C型反转录RNA病毒，具有传染性，可通过哺乳、性生活及输血而传播。目前已能从ATL患者的恶性T细胞分离出该病毒，并从患者血清中均可发现HTLV-Ⅰ抗体。

2. *射线* 电离辐射有致白血病作用，且与剂量呈正相关，包括α射线、γ射线及电离辐射。短期内接受大剂量，尤其是对年轻人具有更大危险性。日本广岛、长崎发生原子弹爆炸后，受严重辐射地区的发病率是未受辐射地区的17～30倍。电离辐射可使骨髓抑制和机体免疫受损，染色体发生断裂和重组，染色体上DNA断裂。

3. *化学因素* 苯的致白血病作用已经肯定，接触含苯的黏合剂的制鞋工人发病率高于正常人群3～20倍。亚乙胺类的衍生物乙双吗啉可致细胞微核及染色体畸变。抗肿瘤药如氮芥、环磷酰胺、丙卡巴肼、依托泊苷等都有致白血病作用。氯霉素、保泰松、磺胺类等药物抑制骨髓，可诱发白血病。

4. *遗传因素* 家族性白血病约占白血病的7/1 000，如果一人发生白血病，另一人的发病机会为20%。一些常染色体隐性遗传疾病如Bloom综合征、Fanconi贫血均易发生白血病。21-三体综合征患儿由于21号染色体3体改变，其白血病发病率达50/10万，比正常人群高20倍。

5. *其他血液病* 骨髓增生异常综合征、淋巴瘤、多发性骨髓瘤等都可能发展为白血病。

正常造血白细胞恶性转变的机制尚未完全阐明。但大量研究，特别是分子生物计数在血液学中的广泛应用，已证实上述因素导致染色体异常在肿瘤发生机制中占重要作用。原癌基因的变异和基因异常表达可导致细胞无节制的生长，另外抑癌基因失活，也是肿瘤发生发展的重要环节。

二、分 类

1. 按病程和白血病细胞的成熟度分类

(1)急性白血病：起病快，进展快，病程短，仅为数月。细胞分化停滞在较早阶段，骨髓和外周血中以原始和早期幼稚细胞为主。

(2)慢性白血病：起病缓，进展慢，病程长，可达数年。细胞分化留在较慢阶段。骨髓和外周血中多为较成熟幼稚细胞核成熟细胞。

2. 按白细胞计数分类：多数病人白细胞增高，超过10×10^9/L，称为白细胞增多性白血病；若超过100×10^9/L，称为高白细胞性白血病；部分病人白细胞计数在正常水平或减少，称为白细胞不增多性白血病。

(一)急性白血病

急性白血病是造血干细胞克隆性恶性疾病，骨髓中异常的原始细胞(白血病细胞)丧失分化、成熟的能力并异常增生，浸润各种组织、器官，正常造血受抑制。临床表现有贫血、出血、脾肝及淋巴结肿大和继发感染等。

1. *分类* 急性白血病分为急性淋巴细胞白血病(急淋白血病)及急性非淋巴细胞白血病(急非淋白血病)两大类。这类又分多种亚型。

急性非淋巴细胞白血病分为M_0～M_7等亚型。

M_0急性髓细胞白血病微分化型

M_1急性粒细胞白血病未分化型

M_2急性粒细胞白血病部分分化型

M_3急性早幼粒细胞白血病

M_4急性粒-单核细胞白血病

M_5急性单核细胞白血病

M_6急性红白血病

M_7急性巨核细胞白血病

急性淋巴细胞白血病，共分 3 型如下：

L_1：原始和幼淋巴细胞以小细胞（直径≤12μm）为主

L_2：原始和幼淋巴细胞以大细胞（直径>12μm）为主

L_3：原始和幼淋巴细胞以大细胞为主，大小较一致，细胞内有明显空泡，胞质嗜碱性。

2. 临床表现

(1)贫血：常为首先症状，呈进行性加重。贫血的原因主要是骨髓中的白细胞极度增生，白细胞增殖受干扰而抑制，造成红细胞生成减少。部分病人存在红细胞寿命及出血等原因。

(2)发热：发热时急性白血病最常见的症状，体温可达 39～40℃或以上时，可伴畏寒、出汗。大多数发热是由继发感染引起，但白血病本身也能引起发热，即肿瘤性发热。

继发感染是导致白血病病人死亡最常见原因之一。感染的原因是抗体免疫功能下降，包括正常白细胞增殖受抑，粒细胞减少，细胞免疫功能低下等。此外，当患者应用化疗药物及糖皮质激素促使机体免疫功能进一步下降，更易感染，严重时可发生败血症。最常见的致病菌是革兰阴性杆菌，如肺炎克雷伯杆菌、铜绿假单胞菌、大肠埃希菌和产气杆菌等；长期化疗，糖皮质激素和大量广谱抗生素的应用，易继发二重感染。感染可发生机体任何部位，以口腔黏膜、牙龈、咽喉部最常见，其次是呼吸道和肛周皮肤等。

(3)出血：出血的原因主要是血小板减少，其次为白血病细胞浸润，凝血因子减少，血小板功能异常、感染等。出血可见于全身各部位，多表现皮肤瘀点、瘀斑、鼻出血、月经过多等。发生颅内出血往往后果严重，也是白血病常见的致死原因。

(4)器官和组织浸润的表现

①骨和关节：胸骨下段局部压痛，提示髓腔内白血病细胞过多增生。骨骼和关节疼痛是白血病常见的症状，尤以儿童多见。急性粒细胞白血病病人由于骨膜受累，可在眼眶、肋骨及其他扁平骨的骨面形成粒细胞肉瘤(绿色瘤)，以眼眶部位最常见，可引起眼球突出、复视或失明。

②肝、脾和淋巴结：急性白血病可有轻、中度肝、脾大，主要与白血病细胞浸润及新陈代谢增高有关。淋巴结肿大多见于急淋。除非慢粒白血病急性变，巨脾罕见。

③中枢神经系统白血病(CNSL)：由于化疗药物难以通过血脑屏障，隐藏在中枢神经系统的白血病细胞不能被有效杀死，因而引起 CNSL。CNSL 可发生在疾病的各个时期，但多数发生在疾病缓解期，出现脑膜或中枢神经系统症状，表现为头痛，呕吐，视盘水肿，视物模糊，颈项强直，重者抽搐、昏迷，但不发热，脑脊液压力增高。

④口腔和皮肤：皮肤浸润表现为弥漫性丘疹、结节性红斑等；牙龈可增生、肿胀。

⑤睾丸：睾丸受浸润表现为无痛性肿大，多为一侧性。睾丸白血病多见于急淋化疗缓解后的幼儿和青年。

3. 实验室检查

(1)血象：外周血白细胞计数高低不一，大多数患者白细胞数增多在$(10\sim50)\times10^9/L$，少数$<5\times10^9/L$或$>100\times10^9/L$，白细胞数过高或过低者预后较差。血涂片可见原始和(或)幼稚细胞，一般达 30%～90%。非白血病性白血病则很难找到原始细胞。病人常有不同程度的正常细胞性贫血，可找到幼红细胞；半数以上病人血小板$<60\times10^9/L$。

(2)骨髓象：是急性白血病的必查项目和确诊的主要依据。多数病例骨髓象显示有核细胞增生明显活跃或极度活跃，以有关系列的原始细胞和(或)幼稚细胞为主。当较成熟中间阶段粒细胞缺如，并残留少量成熟粒细胞时，即形成所谓“裂孔”现象。若原始细胞占全部骨髓有核细胞的 30%以上，可做出急性白血病的诊断。此外，正常的巨核细胞核幼红细胞减少。Auer 小体仅见于急非淋，有助于鉴别急淋与急非淋白血病。

(3)细胞化学：通过过氧化酶，糖原 PAS 反应，非特异性酯酶，中性粒细胞碱性磷酸酶的测定可鉴别急淋白血病，急粒白血病和急性单核细胞白血病。

(4)免疫学检查：采用特意的单克隆抗体，可将急淋与非急淋，T 细胞和 B 细胞急淋白血病加以区别。

(5)染色体和基因检查：白血病常伴有特异的染色体和基因改变。如M_3白血病，其 15 号染色体上有早幼粒白血病基因，17 号染色体上有维 A 酸受体基因。这是M_3发病及用维 A 酸治疗有效的分子基础。

(6)血液生化检查：化疗期间，血清尿酸浓度增高。CNSL 时，脑脊液压力升高，脑脊液中可见白细胞计数升高，涂片可见白血病细胞。

4. 治疗要点　随着化疗水平提高，新的抗白血病药物的出现，支持治疗的改善，化疗使成人急淋与非急淋的完全缓解（CR）率分别达到72%～77%和60%～85%。骨髓移植的开展15年存活率可达45%～70%。

（1）一般治疗

①防治感染：应加强基础护理，强调口咽、肛门周围和饮食的清洁卫生。继发感染可选用氨基糖苷类及β-内酰胺类药物或氧氟沙星等联合应用。无效可改用第三代头孢菌素，或其他强有力的广谱抗生素。并发真菌感染，可用氟康唑或两性霉素B等。如病毒感染可用阿昔洛韦或干扰素α。

②控制出血：补充血小板是较有效的措施，使周围血小板数维持在30×10^9/L左右，同时可选用安络血、酚磺乙胺等止血药。如出血系DIC引起，应给予适当的抗凝治疗。

③纠正贫血：严重贫血可输入红细胞悬液或全血，改善病人明显缺氧症状。争取白血病缓解是纠正贫血最有效的方法。

④高尿酸血症处理：血尿酸＞420mg/L时，给予别嘌醇100mg，每日3次，以抑制尿酸生成。口服碳酸氢钠碱化尿液；补充液体以保持足够的尿量。

（2）化学治疗：是目前治疗白血病最重要的方法。

①化学治疗的策略：化疗的目的是杀灭白血病细胞，达到完全缓解（CR）并延长生存期。所谓CR，即白血病的症状和体征消失；血象：Hb≥100g/L（男）或90g/L（妇女及儿童），中性粒细胞绝对值≥1.5×10^9/L，血小板≥100×10^9/L，外周血白细胞分类无白血病细胞；骨髓象：原粒细胞＋早幼粒细胞≤5%，红细胞及巨核细胞系列正常。所以急性白血病化疗总体采用诱导缓解治疗和缓解后强化维持治疗两个阶段。

诱导缓解：通过联合化疗，迅速、大量地杀灭白血病细胞，恢复机体正常造血，使病人尽可能在较短的时间内获得完全缓解（CR）。

缓解后强化维持：急性白血病未治疗时体内白血病细胞估计为$10^{10}\sim10^{13}$个，经诱导缓解治疗达到CR后体内仍有相当于$10^8\sim10^9$个白血病细胞，所以必须实施强化巩固治疗，以进一步杀灭残存、隐蔽的白血病细胞，防止复发，延长缓解期和无病生存期。

②化疗药物：药物的组成遵循的原则是作用于细胞周期不同阶段的药物；各药物间有相互协同作用；各药物副作用不重叠，减少对重要脏器的损伤。常用化疗药物见表15-3。

表15-3　治疗急性白血病常用化疗药物

种类	药名	缩写	药理作用	主要不良反应
抗叶酸代谢	甲氨蝶呤	MTX	干扰DNA合成	口腔、胃肠道黏膜溃疡，肝功能损害，骨髓抑制
抗嘌呤代谢	巯嘌呤	6-MP	阻碍DNA合成	胃肠道反应，骨髓抑制，肝功能损害
	硫鸟嘌呤	6-TG	阻碍DNA合成	
抗嘧啶代谢	阿糖胞苷	Ara-C	阻碍DNA合成	口腔溃疡，胃肠道反应，脱发，骨髓抑制
生物碱类	长春新碱	VCR	抑制RNA和脂质合成	末梢神经炎，胃肠道反应，脱发
	三尖杉酯碱	H	干扰核糖体功能	骨髓抑制，胃肠道反应，心脏损害
烷化剂	环磷酰胺	CTX	破坏DNA合成	骨髓抑制，胃肠道反应，脱发，出血性膀胱炎
抗生素类	柔红霉素	DAUN	抑制DNA、RNA合成	骨髓抑制，心脏损害，胃肠道反应
	阿霉素	AND	抑制DNA、RNA合成	骨髓抑制，心脏损害，胃肠道反应
	阿克拉霉素	ACM	抑制DNA、RNA合成	骨髓抑制，心脏损害，胃肠道反应
酶类	左旋门冬酰胺酶	L-ASP	影响瘤细胞蛋白质合成	肝功能损害，高尿酸血症，过敏反应，高血糖，胰腺炎，氮质血症
激素类	泼尼松	P	破坏淋巴细胞	类库欣综合征，易感染，高血压，糖尿病
肿瘤细胞诱导分化剂	维A酸	ATRA	使白血病细胞分化为具有正常表型功能的白细胞	皮肤黏膜干燥，胃肠道反应，口角破裂，头晕，关节痛，肝功能损害
其他类	依托泊苷	VP-16	干扰DNA、RNA合成	骨髓抑制，胃肠道反应，脱发

③联合化疗方案：方案的选择，剂量的确定，用药天数等，应结合病人的整体情况，如白血病类型、骨髓增生情况、病人年龄、身体状况等综合考虑。目前常用化疗方案见表 15-4。

(3)中枢神经系统白血病防治：常选用甲氨蝶呤 10mg，鞘内注射，同时加用地塞米松 5～10mg，每周 2 次，共 3 周。也可选用阿糖胞苷 30～50mg/m^2 鞘内注射。

(4)造血干细胞移植：目前主张移植时机的年龄在 45 岁以下的急性白血病在第一次完全缓解时进行。

(5)细胞因子治疗：粒细胞集落刺激因子(G-CSF)和粒-单集落刺激因子(GM-CSF)与化疗同时应用或化疗后应用，可减轻化疗所致的粒细胞缺乏，缩短粒细胞恢复时间，提高病人对化疗的耐受性。

5. 护理措施

(1)休息与饮食

①贫血，感染，出血或化疗期间应注意休息，缓解期和化疗间歇期坚持每天适当活动。散步、打太极拳，饮食起居规律，保证充足休息、睡眠和营养。活动后应注意观察心率、心律、呼吸变化，如有异常，应卧床休息。脾脏大明显者，可争取左侧卧位以减轻不适，避免弯腰和碰撞腹部，防止脾破裂。骨、关节疼痛者保持卧位舒适，白天可通过与病人交谈、读书、听音乐等分散其注意力，晚间可适当应用止痛药，保证病人休息，减少体力消耗。

②饮食指导：给予高热量，富含维生素，适量纤维素，清淡，易消化饮食。避开化疗前后 1～2h 进餐，鼓励病人多饮水，每天饮水量在 2 000ml 以上，以预防尿酸性肾病。

(2)病情观察：注意生命体征的变化，观察并记录体温变化及热型，有无感染，皮肤黏膜淤血或出血点，有无头痛、恶心、呕吐、颈强直、意识障碍等颅内出血表现，注意浅表淋巴结，肝脾的大小，有无骨、关节疼痛。注意了解血象和骨髓象的检查结果。

(3)预防感染：注意保暖，避免受凉，讲究个人卫生，少去人群拥挤的地方；在化疗诱导缓解期间病人很容易发生感染，当成熟粒细胞绝对值≤0.5×10^9/L 时，发生感染的可能性更大，应做好保护性隔离。若无层流室应置病人于单人病房，定时对病房进行空气和地面消毒，谢绝探视避免交叉感染，同时加强口腔、皮肤及肛周护理。一旦有感染征象，协助医师做好各项检查和遵医嘱给予抗感染治疗。

表 15-4　急性白血病常用联合化疗方案

治疗方案	药物剂量(mg)	用　法	说　明
急淋白血病			
VP	VCP 1～2	第 1 天，每周 1 次，静脉注射	
	P 40～60	每日分次口服	完全缓解率 74%
VDP	VCP 1～2	第 1 天，每周 1 次，静脉注射	
	DNR 30～40	第 1～3 天，静脉注射	完全缓解率 72%
	P 40～60	每日分次口服	
VAP	VCP 1～2	每 1 天，每周 1 次，静脉注射	
	L-ASP 5 000～10 000(U)	每日 1 次，共 10d，静脉滴注	
	P 40～60	每日分次口服	
VMP	VCP 1～2	第 1 天，每周 1 次，静脉注射	
	6-MP 150	每日分次口服	
	P 40～60	每日分次口服	
急非淋白血病			
DA	DNR 30～40	第 1～3 天，静脉注射	每一疗程为 7d
	Ara-C150	第 1～7 天，每日 1 次静脉滴注	间歇 1～2 周
HOAP	H 4～6	第 1～7 天，每日 1 次，静脉滴注	完全缓解率 60%
	VCP 2	第 1 天，静脉注射	
	Ara-C 150	第 1～7 天，静脉滴注	
	P 30～40	每日分次口服	

(4)口腔护理:指导病人在进餐前后,睡前应漱口。一般情况可选生理盐水、朵贝尔液;疑为口腔厌氧菌感染可选1%～3%过氧化氢溶液;真菌感染可选1%～4%碳酸氢钠溶液、2.5%真菌素溶液、1:2 000氯己定溶液或口泰溶液。每次含漱时间15～20min,每天3次。

(5)用药护理

①静脉炎及组织坏死预防与护理:某些化疗药物如阿霉素、柔红霉素、长春新碱等都具有较强局部刺激,多次注射可引起疼痛和静脉炎,严重者可出现血管闭锁,若药液外渗可引起周围组织坏死。

合理选用静脉:反复多次化疗者,最好采用中心静脉或深静脉留置导管供注射用。使用浅表静脉则选择有弹性且直的大血管。

避免药液外渗:化疗前,先用生理盐水冲管,静注时要边抽回血边注药,以保证药液无外渗;若有数种药物时,先用刺激性强的药物;药物输完后给予生理盐水10～20ml冲洗后拔针。

化疗药物外渗的处理:输注时疑有化疗药物外渗应立即停止输注,边回抽边退针;局部用生理盐水加地塞米松多处皮下注射;亦可遵医嘱选用相应的拮抗药,如硫代硫酸钠拮抗氮芥、丝裂霉素、放线菌素D等,8.4%碳酸氢钠可用于拮抗阿霉素、长春新碱等。

静脉炎处理:局部血管禁止静注,患处勿受压。使用喜疗妥等药物外敷,鼓励病人多做肢体活动,以促进血液循环。

②胃肠道反应的护理:大多数化疗药物均可引起恶心、呕吐、食欲缺乏等不良反应,反应程度和持续时间与药物种类及剂量有关,同时也与病人的个体差异有关。若用致吐作用较强的药时,使用前30min可给予止吐药物,必要时6～8h重复给药。化疗期间要保证病人休息,避免噪声及异味等不良刺激。若反应严重,呕吐频繁,应注意观察有无水、电解质紊乱。

③骨髓抑制的护理:多数化疗药具有抑制骨髓作用,一般化疗后7～14d血象可降至最低点,恢复时间为之后5～10d,并逐渐恢复。故从化疗开始至结束后2周应加强预防出血和感染的护理,定期复查血象,化疗结束后再行骨髓穿刺,以便了解骨髓抑制情况及评价的疗效,并根据病情给予对症支持治疗。

④肝、肾功能损害的护理:甲氨蝶呤、巯嘌呤、左旋门冬酰胺酶对肝功能有损害作用,故用药期间应观察病人有无黄疸,定期监测肝功能。环磷酰胺可引起血尿,输注期间应保证输液量,并鼓励病人多饮水,每天补水在4 000ml,以稀释尿中药物浓度,防止出血性膀胱炎。遵医嘱口服别嘌醇,以抑制尿酸的合成。观察小便的颜色和量,一旦发生血尿,应停止使用,同时检查肾功能。

⑤心脏毒性护理:如阿霉素、柔红霉素、三尖杉酯碱等药可引起心肌及心脏传导损害,使用前应检查心电图及心功能。对于老年或有心脏疾患的病人,注意调整药物剂量和种类,并要缓慢注入药物,必要时给予心电监护。

⑥其他:甲氨蝶呤可引起口腔黏膜溃疡;长春新碱可引起末梢神经炎而出现手足麻木,停药后可消失,个别可引起自主神经功能紊乱,出现腹胀、便秘及肠麻痹甚至肠梗阻,应注意观察及时处理。某些药物可引起脱发,要加强心理护理,一般脱发后1～2个月可再生。

(6)健康指导

①疾病预防:避免接触能对骨髓造血系统有损害的理化因素。

②生活指导:饮食、休息和活动的安排。

③用药指导:说明急性白血病用药的方案和可能的不良反应。

④预防感染和出血。

⑤心理调适指导。

(二)慢性白血病

慢性白血病分慢性粒细胞白血病、慢性淋巴细胞白血病、慢性单核细胞白血病3型,我国以慢性单核细胞白血病多见。

1. 慢性粒细胞白血病　病程缓慢,持续性外周白细胞增多,脾大,好发于中年。早期常无自觉症状。常于体检时发现白细胞数增高或脾大而被确诊。

(1)临床表现:病程缓慢可经历慢性期、加速期和急变期。

①慢性期:早期无症状,随病情发展出现乏力、低热、多汗或盗汗、体重减轻等代谢亢进的表现。巨脾为本期最突出的表现,初诊时可达脐平面,甚至盆腔;脾质硬,常有明显切迹,表面光滑,无压痛。如发生脾梗死可突发局部剧烈疼痛和明显压痛。大多数病人有胸骨中下段压痛。半数左右病人可有肝脏中度肿大,浅表淋巴结多无肿大。病程一般1～4年。

②加速期:发病后1～4年约80%慢粒白血病

病人可进入加速期，主要表现为不明原因高热，体重下降，虚弱，脾脏迅速肿大，骨、关节痛以及逐渐出现的贫血、出血。白血病细胞对原来有效的药物产生耐药。

③急变期：加速期从几个月到1～2年即进入急变期，多数为急粒变，20%～30%为淋变。

(2)实验室检查

①外周血象可见各阶段的中性粒细胞，以中幼、晚幼和杆状粒细胞为主，常高于$20\times10^9/L$，晚期最高可达$100\times10^9/L$。嗜酸性粒细胞和嗜碱性粒细胞增多，血小板降低和贫血是病情恶化的征象。

②骨髓象：增生明显或极度活跃。以粒细胞为主，其中中性中幼、晚幼和杆状粒细胞明显增多；原粒细胞<10%。巨核细胞正常或增多，随病情进展而减少。

③染色体检查PH^1染色体，t(q;22)(q34;q11)是慢性白血病的特征性标志。

(3)治疗

①化学治疗：羟基脲是治疗慢粒的首选药，为S期特异性药物，抑制DNA合成。作用快，但持续时间短。3g/d，1d 3次口服，待白细胞数降至$20\times10^9/L$左右，剂量减半；降至$10\times10^9/L$时小剂量(0.5～1.0g/d)维持。白消安是系烷化剂类药物，杀伤或抑制造血干细胞。初始剂量为4～6mg/d口服，待白细胞降至$20\times10^9/L$时减量，稳定后改小剂量维持，使白细胞数维持在$7\times10^9/L$。用药过量会造成严重骨髓抑制，且恢复较慢。靛玉红为我国独创，从中药提取的药品。150～300mg/d。分3次口服。用药20～40d白细胞数下降，约2个月降至正常水平。干扰素α初始剂量300万U/d，皮下或肌内注射，每周2～3次，以后逐渐增至600万～900万U/d，持续用1～2年。与羟基脲或小剂量阿糖胞苷合用可提高疗效。伊马替尼(格列卫)近年临床应用较多，疗效可达95%～98%。

②骨髓移植：在慢性期缓解后尽早进行。

③慢粒白血病急性变的治疗：基本同急性白血病治疗。

④其他：白细胞淤滞可使用白细胞分离机，单采清除过高的白细胞；化疗时应加用别嘌醇，碱化尿液并保持尿量在1 500ml以上，预防高尿酸血症。

2. 慢性淋巴细胞白血病

(1)临床表现：本病多发生在老年人，90%的患者在50岁以上。起病缓慢，约25%患者在查体或其他疾病就医时方被确诊。随病情进展可出现乏力、消瘦、低热、盗汗及贫血等症状。淋巴结浸润遍及全身，初始多见颈部、腋下、腹股沟处淋巴结肿大。多数有轻至中度脾大。晚期血小板减少，贫血明显。因免疫功能低下，容易发生反复感染。

(2)实验室检查

①血象：持续性淋巴细胞增多。白细胞数$>10\times10^9/L$，淋巴细胞占50%以上，以形态成熟的小淋巴细胞为主。

②骨髓象：有核增生活跃，淋巴细胞>40%，以成熟淋巴细胞为主。

③免疫学检查：淋巴细胞具有单克隆性，免疫分型本病95%以上为B细胞来源。60%患者有低丙种球蛋白血症。

(3)治疗

①化疗治疗：常用药物为氟达拉滨和苯丁酸氮芥。前者效果较好，常用剂量为$25\sim30mg/(m^2\cdot d)$，连续静滴5d，每4周重复1次。其他嘌呤类药物有喷司他丁、克拉屈滨，烷化剂有环磷酰胺。

②放射治疗：用于淋巴结肿大有压迫症状或化疗后淋巴结、脾缩小不满意者。

③其他治疗：α干扰素、单克隆抗体、骨髓移植。

3. 慢性白血病的护理措施

(1)缓解疼痛

①脾胀痛：将病人安置于安静、舒适的环境中，尽量卧床休息，减少活动，并取左侧卧位，以减轻不适感。尽量避免弯腰和碰撞腹部，避免脾破裂。遵医嘱协助病人做脾放射治疗，以减轻脾胀痛。鼓励病人少量多次进餐、进水以减轻腹胀。

②病情监测：每日测量脾的大小、质地、有无压痛并做好记录。密切监测有无脾栓塞或脾破裂的发生，主要表现为突感脾区疼痛、发热、多汗以致休克，脾区有明显触痛拒按、可闻及摩擦音，脾脏可进行性肿大，甚至产生血性腹水。

(2)预防尿酸性肾病

①供给充足的水分：鼓励病人多饮水，每日饮水量3 000ml以上，以利于尿酸和化疗药降解产物的稀释和排泄，并减少对泌尿系统的化学刺激。

②病情监测：化疗期间定期检查血和尿中尿酸的含量以及沉渣检查、白细胞计数等。记录24h出入量，注意观察有无腰痛或血尿发生。

③合理用药：遵医嘱口服别嘌醇，以抑制尿酸的形成。在化疗给药前、后的一段时间里遵医嘱给

予利尿药，可及时稀释排泄的降解药物。注射药液后多饮水、勤排尿，有助于降解产物的排出。

(3)化疗药物毒性不良反应护理：白消安的不良反应主要是骨髓抑制、血小板或全血细胞减少及皮肤色素沉着、阳萎、停经等。用药前应向病人说明，用药期间经常要复查血象，不断调整剂量。靛玉红主要不良反应有腹泻、腹痛、便血等，使用时要慎重，注意观察病人大便的性状，干扰素不良反应有发热、恶心、食欲缺乏、血小板减少及肝功能异常，应定期检查血象和肝功能。

第八节　淋　巴　瘤

淋巴瘤是一组原发于淋巴组织的免疫系统恶性肿瘤。淋巴组织遍布全身且与血液系统关系密切，所以淋巴瘤可原发于淋巴结，也可以发生在身体任何部位，其中以淋巴结、扁桃体、脾及骨髓等部位最易受损。根据组织病理学，淋巴瘤分为霍奇金病(HD)和非霍奇金淋巴瘤(HNL)。典型表现为无痛性淋巴结肿大及不明原因发热。在我国淋巴瘤发病率男性为 1.39/10 万，女性为 0.84/10 万，死亡率居恶性肿瘤的第 11～13 位。

一、病因及发病机制

迄今尚不清楚，病毒学较受重视。据调查发现 EB 病毒(一种 DNA 疱疹病毒)抗体高的儿童比一般抗体滴度的儿童发生 Burkitt 淋巴瘤的危险性大 30 倍；人类 T 细胞白血病病毒(HTLV)也被认为是成人 T 淋巴瘤致病的因素。

此外在艾滋病、器官移植后长期使用免疫抑制药、先天性免疫缺陷疾病中淋巴瘤的发病增多；一些可损伤淋巴细胞功能的理化因素，如电离辐射、化疗及某些药物(如苯妥英钠)均可导致淋巴瘤发病增加。

二、病理和分型

淋巴瘤的典型淋巴结病理学特征为正常滤泡性结构、被膜周围组织、被膜及被膜下窦被大量异常淋巴细胞或组织细胞所破坏。

1. 霍奇金病　以肿瘤组织中存在里-斯(Reed-Sternberg)细胞为特征。国内以混合细胞型为最常见；除结节硬化型较固定外，其他各型可以相互转化(表 15-5)。

表 15-5　霍奇金病组织学分型

类型	里-斯细胞	病理组织特点	临床特点及预后
淋巴细胞为主型	少见	结节性浸润，主要为中小淋巴细胞	病变局限，预后较好
结节硬化型	明显可见，呈腔隙型	胶原纤维将浸润细胞分隔成结节	年轻发病，预后相对好
混合细胞型	大量存在，较典型	纤维化伴局限性坏死，浸润细胞呈多形性，伴血管增生和纤维化	有播散倾向，预后较差
淋巴细胞减少型	数量不等，多形性	主要为组织细胞浸润、弥漫性纤维化及坏死	多为老年，预后最差

表 15-6　非霍奇金淋巴瘤的国际工作分型

恶性程度	病理组织学特点
低度恶性	A. 小淋巴细胞型
	B. 滤泡性小裂细胞型
	C. 滤泡性小裂细胞与大细胞混合型
中度恶性	D. 滤泡性大细胞型
	E. 弥漫性小裂细胞型
	F. 弥漫性小细胞与大细胞混合型
	G. 弥漫性大细胞型
高度恶性	H. 免疫母细胞型
	I. 淋巴母细胞型(曲折核或非曲折核)
	J. 小无裂细胞型(Burkitt 或非 Burkitt 淋巴瘤)
其他	毛细胞型、皮肤 T 细胞型、组织细胞型、髓外浆细胞型、不能分型

2. 非霍奇金淋巴瘤　1982 年美国国立癌症研究所制订了一个 NHL 国际工作分类(IWF),但其未能反映肿瘤细胞的免疫类型,也未能将近年来引用新技术而确定的新病种包括在内(表 15-6)。

三、临床表现

HD 多见于青年,儿童少见。NHL 可见于各年龄组,随年龄的增长而发病增多。临床表现因病理类型、分期及侵犯部位不同而错综复杂。

1. 淋巴结肿大　多以无痛性、进行性颈部或锁骨上淋巴结肿大为主要表现可以活动,也可相互粘连,融合成胸闷、气促、肺不张及上腔静脉压迫综合征等;腹膜后淋巴结肿大可压迫输尿管,引起肾盂积水等。

2. 发热　热型多不规则,可呈持续高热,也可间歇低热,少数有周期热,后者约见于 1/6 的 HD 病人。30%～40%的 HD 病人以原因不明的持续发热为首发症状。但 NHL 一般在病变较广泛时才发热,且多为高热。热退时大汗淋漓可为本病的特征之一。

3. 皮肤瘙痒　这是 HD 较特异的表现,可为 HD 的唯一全身症状。局灶性瘙痒发生于病变部淋巴引流的区域,全身瘙痒大多发生于纵隔或腹部有病变的病人。多见于年轻病人,特别是女性。

4. 乙醇疼痛　有 17%～20%的 HD 病人在饮酒后 20min 病变局部(淋巴结)发生疼痛,即称为"乙醇疼痛",是 HD 特有的症状。这些病人多有纵隔侵犯,且以女性为多。该症状可早于其他症状及 X 线表现,具有一定的诊断意义。当病变缓解后,乙醇疼痛即行消失,复发时又重现。乙醇疼痛的发生机制不明。

5. 组织器官受累　NHL 远处扩散及结外侵犯较 HD 常见。肝受累可引起肝和肝区疼痛,少数可发生黄疸。胃肠道损害可出现食欲减退、腹痛、腹泻、肿块、肠梗阻和出血。肾损害表现为肾大、高血压、肾功能不全及肾病综合征。中枢神经系统病变多在疾病进展期,以累及脑膜及脊髓为主。脊髓损害以胸椎及腰椎最常见。骨髓受累,部分 NHL 在晚期会发展为急性淋巴细胞白血病。还可见肺实质浸润,胸腔积液,口、鼻、咽部等处受累。

四、实验室检查

1. 血象　HD 变化较早,常有轻至中度贫血,少数有白细胞伴中性粒细胞增多。骨髓被广泛浸润或脾功能亢进时白细胞减少。球蛋白实验阳性的溶血性贫血,白细胞数系正常。

2. 骨髓象　大多为非特异的,如发现里-斯细胞(R-S)对诊断有助。

3. 其他　血沉增快及中性粒细胞碱性磷酸酶活力增高往往反映病变活跃。乳酸脱氢酶升高提示预后不良。

五、治疗要点

化疗与放疗相结合的综合治疗是目前淋巴瘤治疗的基本方法。HD 中 60%～80%可长期存活,NHL 的疗效不如 HD,但半数患者可以较长时间缓解。

1. 化学疗法　多采用联合化疗,争取首次治疗获得缓解,有利于病人长期存活。常用联合化疗方案见表 15-7,表 15-8。

表 15-7　霍奇金病的常用化疗方案

方案及药物	剂量	给药方法	说明
MOPP			
盐酸氮芥	4mg/m²	静注,第 1,8 天	每 4 周重复 1 次
长春新碱	1.4mg/m²	静注,第 1,8 天	将氮芥改为
丙卡巴肼	70mg/m²	口服,第 1～14 天	环磷酰胺 600mg/m²
泼尼松	40mg/m²	口服,第 1～14 天	静注,即为 COPP 方案
ABVD			
阿霉素	25mg/m²	静注,第 1,15 天	每 4 周重复 1 次
博来霉素	10mg/m²	静注,第 1,15 天	用于 MOPP 方案
长春新碱	6mg/m²	静注,第 1,15 天	耐药者
达卡巴嗪	375mg/m²	静注,第 1,15 天	

表 15-8　非霍奇金病的常用化疗方案

方案及药物	剂量	给药方法	说明
COP			
环磷酰胺	400mg/m^2	口服，第 1～5 天	每 21 天为 1 周期
长春新碱	1.4mg/m^2	静注，第 1 天	主要用于低度恶性的 NHL
泼尼松	100mg/m^2	口服，第 1～5 天	
CHOP			
环磷酰胺	750mg/m^2	静注，第 1 天	每 21 天为 1 周期
阿霉素	50mg/m^2	静注，第 1 天	
长春新碱	1.4mg/m^2	静注，第 1 天	
泼尼松	100mg/m^2	静注，第 1～5 天	

2. *放射治疗*

3. *生物治疗*　单克隆抗体（CD20）、干扰素、Bcl-2 的反义寡核苷酸。

4. *造血干细胞移植*　淋巴瘤有骨髓浸润者为适应证。做移植应在 55 岁以下，重要器官功能正常。

六、护理措施

1. *活动与生活护理*　协助病人取舒适体位，截瘫病人保持肢体处于功能位；睡气垫床，保持床铺干燥平整；保持适度的床上活动，定时按摩肢体。鼓励病人咳嗽和深呼吸。协助病人洗漱、进食、大小便及个人卫生。严密观察皮肤情况，受压处皮肤应予以保护，预防压疮发生。

2. *饮食护理*　进食高热量、高蛋白、富含维生素易消化的食品，增强机体的抵抗力。每天饮水 2 000～3 000ml，多摄取粗纤维食物，保持排便通畅，防止便秘。

3. *病情观察*　观察和护理骨髓瘤细胞对骨骼及其他组织器官的浸润和破坏表现，如骨痛、骨骼变形和病理骨折，肝、脾、淋巴结肿大和肾脏浸润；观察和护理骨髓瘤细胞大量分泌单克隆免疫球蛋白（M 蛋白）的表现，如继发感染、高黏滞综合征、贫血和出血、淀粉样变性和雷诺现象。

4. *缓解疼痛*　骨髓瘤病人骨痛是常见的最早期症状，随病情的发展而加重，甚至因病理性骨折而剧烈疼痛。病人取舒适位，适当按摩病变部位，以降低肌肉张力，但避免用力过度，防止病理性骨折。指导病人采取放松疗法、臆想疗法、音乐疗法等转移病人对疼痛注意力；指导病人遵医嘱应用止痛药，并密切观察止痛效果。

5. *健康指导*

（1）休息与活动：病人易出现病理性骨折，故应注意卧床休息，应使用硬板床或硬床垫；适度活动可促进肢体血液循环和血钙在骨骼的沉积，减轻骨骼的脱钙。注意劳逸结合，避免过度劳累，做剧烈运动和快速转体等动作。

（2）饮食指导。

（3）用药指导：遵医嘱用药，不要自行减量，停药或更换用药时间，有肾功能损害者避免应用损伤肾功能的药物，病情缓解后仍需坚持定期复查和治疗。

（4）自我监测与随访的指导：若活动或扭伤后出现剧烈疼痛，应警惕病理性骨折，应立即到医院就诊。出现发热、出血、贫血严重等症状，应及时就医。

第九节　造血干细胞移植的护理

造血干细胞移植（HSCT）是指对病人进行全身照射、化疗和免疫抑制预处理后，将正常供体或自体的造血干细胞经血管输注给病人，使之重建正常的造血和免疫功能。造血干细胞具有自我复制和不断分化为成熟的血细胞的功能。正常情况下干细胞有丝分裂后大约一半子细胞仍保持造血干细胞的全部特征，这种能力一直可以保持到正常健康机体生命的终了。而另一半造血干细胞的子细胞约经 12 次分裂，分化为各系造血组织细胞。造血干细胞移植就是移植供体具有高度自我复制和进一步分化为各系组织细胞的造血干细胞在受体存活并发挥功能。

(一)适应证

1. 急性白血病　疗效高于普通化疗。疗效取决于:①时机选择,异体造血干细胞移植最好在第一次缓解(CR1)或复发早期。②疾病本身的性质,急淋(ALL)移植后效果差于其他白血病。③移植物抗宿主病(GVHD)发生与否及严重程度,一方面GVHD有抗白血病作用,降低白血病复发率;另一方面GVHD导致一定的移植相关死亡。④患者年龄及一般情况:年龄越大骨髓移植后各种并发症尤其是GVHD可能性越大。一般55岁以上不建议做造血干细胞移植。

2. 慢性粒细胞性白血病(CML)　异体造血干细胞移植是目前能根治CML唯一方法。移植时机以慢性期疗效最佳。

3. 恶性淋巴病　对某些难治性、复发病例或具有高危复发倾向的淋巴瘤,可行异体造血干细胞移植。对化疗敏感的淋巴瘤患者缓解期自体干细胞移植可作为首选治疗。

4. 多发性骨髓瘤(MM)　患者可在缓解期接受异体造血干细胞移植,但移植不能使MM所致的骨质损害恢复正常。

5. 慢性淋巴细胞性白血病(CLL)　移植能使50%以上CLL患者进入完全缓解期。

6. 非肿瘤性疾病　①重症再生障碍性贫血(SAA):年龄小,效果好;移植前接受输血少,移植后3年无病生存(DFS)率高。②先天免疫缺失病如重症联合免疫缺陷病,Wiskott-Aldrich综合征等。③地中海贫血、镰形红细胞贫血、骨髓纤维化、阵发性睡眠性血红蛋白尿等。

(二)种类

1. 造血干细胞取自的供体分为异体HSCT和自体HSCT。异体HSCT又分为异基因移植和同基因移植。后者指遗传基因完全相同的同卵孪生间的移植。

2. 按造血干细胞采集部位分为骨髓移植(BMT)、外周血干细胞移植(PBSCT)和脐血移植(CBT)。

(三)移植过程

1. 供者的选择　为了使健康正常造血干细胞在受体内植活,必须选择适当的供者,主要是人类组织相干性抗原(HLA)相配者。HLA是一种人的异种异体抗原,系个体性标记,从双亲向子代遗传通过单体型进行。因此父母子女之间的HLA一半相同,兄弟姐妹间约1/4机会相同或不同。因此首选具有血缘关系的同胞的健康供体。从骨髓库中获取的无血缘关系的供体为候选。自体造血干细胞移植的供者是患者本人,一般不存在HAL差异而引起的排斥反应。

2. 骨髓的采集与保存　一般在手术室全(或硬膜外)麻醉下进行,在髂骨、胸骨等多部位侧孔的穿刺针抽吸骨髓液,1次总共可抽取800～1 000ml骨髓血,使总细胞数$\geqslant 3\times10^{8}$/kg,期间给病人回输事先采集的自体血和乳酸盐林格液与胶体渗液等量混合液,人体的骨髓总量约3kg,以上采集的骨髓中所含骨髓细胞不足10ml,因此对健康供者无影响。

3. 病人预处理　造血干细胞移植前,患者须接受1个疗程的超大剂量的化疗,这种治疗称预处理。预处理的目的是:

(1)清除体内恶性细胞或骨髓中异常细胞群的同时为正常干细胞的植入准备环境。

(2)抑制或摧毁体内的免疫细胞使植入的造血干细胞不受排斥。

预处理方案主要是大剂量化疗和放疗或同时使用免疫抑制药。病人预处理时置入锁骨下静脉插管,这是造血干细胞移植前各项输注性治疗得以顺利进行的重要前提和保证。

4. 造血干细胞的输注

(1)骨髓输注:①异体骨髓输注。病人预处理后采集供者的骨髓,若供受者ABO血型相合时即可输入;若ABO血型不合需清除骨髓中红细胞后方可输入。②自体骨髓回输。骨髓在预处理前采集,加保护液放入4℃冰箱内液态保存,一般于72h内待预处理后,提前取出于室温下放置0.5～1h,再回输病人。

(2)外周造血干细胞输注。①自体回输:回输前15～20min应用抗过敏药,冷冻保存的造血干细胞需在床旁以38.5～40℃恒温水迅速复温融化后立即回输。②异体输注:病人预处理后,再采集后立即输注给受者。

(3)脐带血造血干细胞输注:量较少,一般为100ml,采用手推注或微量泵推注。

5. 展望　造血干细胞移植为多种血液恶性疾病的治疗打开了新的篇章,为白血病等血液恶性肿瘤的治疗带来了根本的变化。随着对移植的病理生理认识的深入,免疫耐受、移植物抗宿主病(GVHD)等的研究,预计未来几年异基因造血干细胞移植将有重大的进展,如非骨髓性造血干细胞移植技术和 HLA 单倍型相合造血干细胞移植技术的应用。

(四)护理

1. *心理护理*　通过护士的态度、言语、行为，用解释、暗示、安慰、劝导等方法去影响患者在造血干细胞移植期间的感受和认识，从而改变患者不良的心理状态和行为。应选择恰当的时机和方式，使患者心理处于最佳状态，而取得最好的效果。如患者进入层流病房后处于相对封闭的环境，进行有针对性的心理护理；骨髓移植后排斥阶段(6～35d)患者日渐加重的疲乏虚弱无力及各种并发症，产生大幅度的心理波动，针对患者心理变化做好心理疏导和心理支持；造血干细胞移植术后恢复的初级阶段，血象恢复阶段以及出院前期都应有的放矢施以心理影响，调动患者机体内潜在的积极因素达到促进康复的作用。

2. *饮食护理*　①移植前准备阶段：给予高热量、高蛋白、高维生素、低脂饮食。可选择牛奶、鸡蛋、鱼、虾、蟹、鸡、动物内脏、牛肉、瘦肉、豆腐、各种深绿色蔬菜、核桃、花生、红枣等食物，鼓励多进餐，注意荤素搭配。②手术、放疗时造血干细胞回输阶段：易消化的半流食或少渣饮食，少量多餐，注意补充各种维生素和微量元素，禁食牛奶、蔗糖及易产生发酵的食物如土豆、红薯、萝卜等。③造血干细胞移植 2 周后：此时移植的干细胞已逐渐植活，开始重建造血功能，需大量的蛋白质、铁、铜、叶酸、维生素等营养物质，饮食中必须进行补充，并及时评估患者营养状态的变化。④各期饮食均需确保无菌饮食。每顿饭菜都须进行微波炉消毒灭菌，送到层流无菌室后，稍凉即食，所剩食物一般退出，不得留用。水果需削皮切成小块后，经微波炉消毒后食用。

3. *造血干细胞输注的护理*　输注前选择合适的输液器，所用输液量不能有过滤网。检查输液器有无接触不牢、漏液等。准备好地塞米松等抗过敏药物，准确记录细胞数。

(1)自体骨髓造血干细胞回输：①建立静脉通道，选择 8～9 号大针头，输入管道较平时尽可能缩短。②输髓前后，静滴高效广谱抗生素。备好抢救用品。③输入前给予生理盐水及地塞米松 5mg 静滴。④保证快速安全输入，不得有漏液、渗出、脱针等疏漏；回输时轻轻将血瓶旋转摇匀，输入中间及结束时，再摇匀，留 1ml 标本查细胞数。⑤注意观察患者面色、血压、呼吸、心率的变化。

(2)异体骨髓造血干细胞输注：①检查输液器是否通畅，输髓前后静滴高效广谱抗生素，环孢素 A。②骨髓液一经取回，不宜在室温下放量过久，应尽快输入，每瓶骨髓术前挂 30min。③为防过敏反应，输注前可滴注地塞米松 5mg。④输注开始速度宜慢，观察 15min，无反应，再调节滴数。一般 30min 内将 300～500ml 骨髓输完。⑤每小时检查 1 次患者的心率、血压、呼吸、体温，每 30min 观察 1 次有无早期肺水肿征兆。

(3)自体外周造血干细胞回输：回输过程中需同时静滴 5%碳酸氢钠和生理盐水、呋塞米和甘露醇，以维持足够的尿量，以防白红蛋白尿。

(4)异体外周造血干细胞输注：输注前先将造血干细胞 50～100ml 加生理盐水稀释剂 200ml，余与自体外周造血干细胞回输同。

(5)脐带血造血干细胞输注：注意回输过程中易出现漏液现象，并根据病人心率变化，随时调整推注速度。

4. *常见并发症的防治及护理*

(1)感染的预防与护理：感染是 HSCT 最常见的并发症之一，可发生任何部位，病原体可包括各种细菌、真菌与病毒。移植早期(移植后第 1 个月)，多以单纯疱疹病毒、细菌和真菌感染多见；移植中期以巨细胞病毒和卡氏肺囊虫为多；移植后期(移植 3 个月后)要注意带状疱疹、水痘等病毒感染。

(2)出血的预防与护理：预处理后血小板极度减少是导致病人出血的主要原因。因此要每天监测血小板计数，观察有无出血倾向，必要时遵医嘱输注经 25GY 照射后或白细胞过滤后的浓缩血小板。

(3)移植物抗宿主病(GVHD)的防治与护理：GVHD 是异基因 HSCT 的主要并发症和死亡原因之一。一般在移植后 100d 或 3 个月内发生，发生越早，病情越重。发生于 100d 以上者为慢性。急性 GVHD 时主要受累器官是皮肤、肠、肝。表现为突发广泛性斑丘疹；持续性厌食、腹泻、黄疸、肝功能异常等。慢性 GVHD 常发生自身免疫反应，以致多种器官及组织受到损害，产生相应的多种临床表现。护理中要注意：①实施保护性隔离，严格无菌操作；②严密观察生命体征，注意皮肤、口腔、肝脏和胃肠道受损及变化情况；③遵医嘱正确应用各种治疗药物，配合做好各种救治工作。

5. *化疗药物不良反应的预防和护理*

(1)化疗所致恶性呕吐的防治:①睡眠中给药。睡眠中胃酸分泌减少,胃肠蠕动减慢,可减慢呕吐的发生。②减轻胃充盈度,在最不易恶心的清晨,嘱病人进平常半量的食物,2h后化疗,结果与饱食相比症状明显减轻。③预防性给药,凡出现急性呕吐或中等程度恶心的患者,应提前预防性给予止吐药。④静脉滴注化疗药比静脉注射化疗药呕吐发生率低,且对血管刺激性较后者也小。

(2)主要并发症为肝静脉闭塞病(HVOD),是由于移植前超大剂量化疗药物的应用引起的。化疗损伤肝细胞和血管内皮细胞,部分凝血物质性质发生改变,导致肝静脉受阻,发生血管内淤积,渗出,腹水形成。因此在化疗期间应定期检查肝功能,移植1周内应密切观察患者是否有肝压胀痛、黄疸、腹水、体重增加等。对HVOD患者应住层流病房,实行全环境保护性隔离,严格消毒及无菌操作,做好口腔黏膜、鼻黏膜、肛周黏膜的护理,防止感染;腹水患者取舒适半卧位,防止和避免腹压再增加的因素,如咳嗽、打喷嚏、便秘等。做好皮肤护理,观察腹水消长情况,必要时腹腔穿刺放腹水。

6. 提高造血干细胞移植后病人的生存质量

(1)关心造血干细胞移植后患者的身心状况。特别是移植后的第1年应帮助患者调整心理,避免其心理失衡。

(2)加强观察造血干细胞移植后可能出现的各脏器损害,并配合医师及时治疗。

(3)做好术后第1年的陪护工作,细心照料患者的饮食起居,尤其在饮食上应加强营养,不食生冷不洁食物;坚持每天洗澡,保持皮肤黏膜清洁;按时休息,保证充足的睡眠;按时服药;逐渐培养患者的生活自理能力。

(4)加强术后随访巡诊,尽量避免因感染、疲劳因素诱发的各种并发症,也应尽量避免影响身体恢复,影响生活质量的各种生活事件。

(张培生)

第16章

内分泌代谢性疾病病人的护理

第一节 概 述

内分泌系统(endocrine system)是机体的重要调节系统,它与神经系统相辅相成,共同调节机体的生长发育和各种代谢,维持内环境的稳定,并影响行为和控制生殖等。内分泌系统由内分泌腺和分布于其他器官的内分泌细胞组成。人体主要的内分泌腺有:甲状腺、甲状旁腺、肾上腺、垂体、松果体、胰岛、胸腺和性腺等。内分泌细胞的分泌物称激素(hormone)。大多数内分泌细胞分泌的激素通过血液循环作用于远处的特定细胞,少部分内分泌细胞的分泌物可直接作用于邻近的细胞,称此为旁分泌(paracrine)。为了适应不断改变着的内外界环境并保持机体内环境的相对稳定性,人体必须依赖于神经、内分泌和免疫系统的相互配合和调控,使各器官系统的活动协调一致,共同担负起机体的代谢、生长、发育、生殖、运动、衰老和病态等生命现象。内分泌疾病的发生,主要是由于内分泌腺及组织发生病理改变所致。许多疾病通过代谢紊乱也可影响内分泌系统的结构和功能。

对内分泌学的认识,经历了3个阶段。①腺体内分泌学研究:将内分泌腺切除,观察切除前、后的生理生化改变以及激素补充后的恢复情况。②组织内分泌学研究:激素的提纯及其抗体制备,经放射免疫测定,奠定了微量激素测定的特异性和高度敏感性。③分子内分泌学研究:从细胞水平进入分子水平研究。国内运用基因工程技术合成激素及其类似物,已广泛应用于临床,造福人类。

一、内分泌腺及其主要生理功能

1. 下丘脑　下丘脑的神经分泌物是通过门脉流入垂体前叶的,有的激发垂体前叶的释放,称释放激素;有的抑制垂体前叶激素的释放,称抑制激素。这些激素主要包括:促甲状腺激素释放素、促肾上腺皮质激素释放激素、促卵泡生成激素释放激素、促黄体生成激素、生长激素释放激素、生长激素抑制激素、泌乳激素释放激素、黑色细胞刺激素抑制激素及黑色细胞刺激素释放激素等。这些激素主要是对腺垂体起调节作用。

2. 垂体　垂体可以分为腺垂体和神经垂体两部分。腺垂体是腺体组织,而神经垂体是神经组织。腺垂体分泌生长激素、催乳素等。生长激素直接作用于组织细胞,增加细胞的体积和数量,促进人体的生长。腺垂体还分泌促甲状腺激素、促肾上腺皮质激素、促性腺激素,这些激素总称为促激素。促激素一方面调节相应腺体内激素的合成和分泌;另一方面还维持相应腺体的正常生长发育。神经垂体释放抗利尿激素和催产素。抗利尿激素具有抗利尿作用和升高血压作用。催产素具有强烈刺激子宫收缩和促进排乳作用。

3. 甲状腺　甲状腺分泌甲状腺激素,包括甲状腺素(简称 T_4)和三碘甲腺原氨酸(简称 T_3)。甲状腺激素分布范围十分广泛,几乎遍及全身各个组织,作用迟缓而又持久,主要调节新陈代谢、生长、发育等基本生理过程。

4. 胰岛　胰岛是胰腺的内分泌腺。胰岛中的B细胞分泌胰岛素,A细胞分泌胰高血糖素。胰岛素有降低血糖浓度的作用。胰高血糖素的主要功能是加速肝糖原分解,促进糖原异生作用,使血糖升高。此外,胰高血糖素还能促进脂肪的分解。

5. 肾上腺　肾上腺分为皮质和髓质。皮质分泌的激素有盐皮质激素、糖皮质激素和性激素,统称为肾上腺皮质激素。盐皮质激素主要有保钠、保水和排钾的作用。糖皮质激素主要是调节糖类、脂肪和蛋白质的代谢,促进蛋白质分解和抑制蛋白质合成,并促使蛋白质、脂肪在肝里转变成糖原和葡萄糖;抑制体内糖的利用,使血糖升高。此外,糖皮质激素还可以增强人体的应激功能。髓质分泌的激素有肾上腺素和去甲肾上腺素。这两种激素的生理功能大致相同,都能使心脏收缩力量加强,心率加快;促进糖原分解,使血糖升高,以及使贮存脂肪分解;促使支气管的平滑肌舒张。

6. 性腺　性腺在男性为睾丸,女性为卵巢。睾丸分泌雄性激素,促进精子生成、男性生殖器官发育并维持其正常活动,激发和维持男性第二性征等作用。卵巢分泌雌性激素和孕激素。雌性激素能促进女性生殖器官、乳腺导管发育,激发并维持女性第二性征。孕激素能促进子宫内膜增厚和乳腺腺泡的发育。

7. 甲状旁腺　甲状旁腺分泌甲状旁腺素,能调节体内的钙和磷的代谢:一方面使骨组织中的磷酸钙分解而释放到血内;另一方面能促进肾小管对磷的排泄,从而使血磷降低和血钙升高。

二、内分泌系统的调节

1. 神经系统与内分泌系统的相互调节　内分泌系统直接由下丘脑所调控,下丘脑含有重要的神经核,具有神经分泌细胞的功能,可以合成、释放激素和抑制激素,通过垂体门静脉系统进入腺垂体,调节腺垂体各种分泌细胞激素的合成和分泌。下丘脑视上核及脑室旁核分别分泌血管加压素和催产素,经过神经轴突进入神经垂体,贮存并由此向血液释放激素。通过腺垂体所分泌的激素对靶腺如肾上腺、甲状腺和性腺进行调控,亦可直接对靶器官、靶细胞进行调节。内分泌系统对中枢神经系统包括下丘脑也有直接调整其功能的作用,一个激素可作用于多个部位,而多种激素也可作用在同一器官组织,包括神经组织,发挥不同的作用。

2. 内分泌系统的反馈调节　下丘脑、垂体与靶腺之间存在反馈调节,反馈控制是内分泌系统的主要调节机制,使相处较远的腺体之间相互联系,彼此配合,保持机体内环境的稳定性,并克服各种病理状态。反馈调节现象也见于内分泌腺和体液代谢物质之间,例如胰岛B细胞的胰岛素分泌与血糖浓度之间成正相关,血糖升高可刺激胰岛素分泌,而血糖过低可抑制胰岛素分泌。应激时,血管加压素可促使促肾上腺皮质激素、生长激素和泌乳素分泌增加,而全身性疾病时则可抑制下丘脑-垂体-甲状腺系统,减少甲状腺激素的分泌,产生低 T_3、低 T_4 综合征。

3. 免疫系统和内分泌功能　内分泌、免疫和神经三个系统之间可通过相同的肽类激素和共有的受体相互作用,形成一个完整的调节网络。神经、内分泌系统对机体免疫有调节作用,如糖皮质激素、性激素、前列腺素E等可抑制免疫应答,而生长素、甲状腺激素和胰岛素能促进免疫应答。免疫系统在接受神经内分泌系统调节的同时,亦有反向调节作用。神经内分泌细胞膜上有免疫反应产物如白细胞介素、胸腺肽等细胞因子的受体,免疫系统也可通过细胞因子对神经内分泌系统的功能发生影响。

三、内分泌系统的疾病

内分泌疾病相当常见,可因多种原因引起病理和生理改变,表现为功能亢进、减退或正常。根据其病变发生在下丘脑、垂体或周围靶腺而有原发性和继发性之分。内分泌腺或靶组织对激素的敏感性或应答反应降低可导致疾病。非内分泌组织恶性肿瘤可异常地产生过多激素。此外,因医疗而应用药物或激素可以导致医源性内分泌疾病。

1. 内分泌功能亢进　激素分泌过多。

(1)原发性功能亢进:因内分泌腺体的肿瘤,增生或其他疾病引起,如垂体生长激素瘤分泌生长激素增多所致肢端肥大症,肾上腺皮质腺瘤分泌皮质醇增多所致的皮质醇增多症,甲状旁腺增生分泌甲状旁腺激素增多而出现的甲状腺功能亢进症等。

(2)继发性功能亢进:内分泌腺体本身无病,某种内分泌靶腺以外的因素或肿瘤分泌类似促激素的物质,如肺燕麦细胞癌分泌类促肾上腺皮质激素而致肾上腺皮质分泌过多皮质醇所致的异位促肾上腺皮质激素综合征。

2. 内分泌功能减退　激素分泌过少。

(1)原发性功能减退:病变在分泌激素的靶腺本身,因出血、缺血、感染等破坏靶腺细胞、使激素分泌过少,造成内分泌功能减退。如慢性淋巴性甲状腺炎所致的原发性甲状腺功能减退症。

(2)继发性功能减退:病变在垂体,因缺少垂体促激素或生理性刺激因子而致靶腺激素分泌过少,如席汉综合征所致的继发性甲状腺功能减退。

3. 激素的敏感性缺陷　表现为对激素发生抵

抗，主要有膜或核受体和(或)受体后信号转导缺陷，使激素不能发挥正常作用。临床大多表现功能减退或正常，但血中激素水平异常增高，也有表现功能亢进者。

四、护理评估要点

1. 患病情况　详细了解病人的患病经过，包括起始时间、病因和诱因、发病的缓急、主要症状及其特点。评估病人目前主要的症状及病情变化。评估病人有无：①进食或营养异常，如甲状腺功能亢进病人可出现食欲亢进和体重减轻；糖尿病病人烦渴多饮、善饥多食。②排泄功能异常：糖尿病病人常有多尿；甲状腺功能亢进病人怕热多汗、排便次数增多。③体力减退：甲状腺和肾上腺疾病是导致体力减退的常见原因，肥胖症病人也可出现体力减退。④疼痛。⑤其他：有无失眠、记忆力下降、注意力不集中，有无畏寒或怕热、手足抽搐、四肢感觉或麻痹等。

2. 既往史　重点询问既往有无颅脑手术或外伤史，有无结核感染、肿瘤或自身免疫性疾病，有无产后大出血和激素类药物服用史，有无冠心病、高血压等。目前用药情况，包括药物的种类、药量、用法、疗程等，是否遵从医嘱治疗，用过的药物及治疗效果。评估既往检查结果的动态变化。对营养失调和代谢异常的病人，应注意了解病人营养物质的供应情况、饮食习惯、消化功能以及生活条件与环境因素。

3. 心理和社会支持状况

(1)评估病人患病后心理变化：患病对病人日常生活、学习、工作或家庭的影响。是否适应病人角色转变。如甲状腺功能亢进病人因中枢神经系统兴奋性增高，常急躁、易怒、不安、失眠，使其在工作环境及家庭中出现人际关系紧张。

(2)评估病人对疾病的认知程度：如糖尿病病人是否了解饮食治疗的知识和糖尿病控制良好的标准，是否有自我监控和自我护理的能力。

(3)社会支持系统：了解病人的家庭成员组成、经济状况、文化和教育情况，对疾病的认识和对病人的照顾情况；社区卫生保健系统是否健全，能否满足病人出院后的医疗需求。

4. 身体评估

(1)一般情况：包括精神、意识状态、生命体征有无异常，病人身高、体重、有无生长发育异常和特殊体态，有无视力障碍和视野缺损。糖尿病酮症酸中毒病人常有意识障碍；皮质醇增多症、糖尿病并发心血管及肾病变时常有血压增高；呆小症病儿身高不能随年龄而正常长高；垂体瘤病人可有头痛伴视力减退或视野缺损，糖尿病视网膜病变者也可视觉障碍，甚至失明。

(2)营养状况：包括体重、皮下脂肪厚度、皮肤弹性、色泽有无异常。皮质醇增多症病人可出现满月脸和向心性肥胖；甲状腺功能亢进病人可出现体重减轻或消瘦；肥胖症病人可有体内大量脂肪堆积，体重增加。

(3)皮肤、黏膜：有无皮肤黏膜色素沉着、干燥、粗糙、潮热、多汗、水肿、感染、溃疡；有无毛发稀疏、脱落、多毛、痤疮。如腺垂体功能减退症病人可出现皮肤干燥、粗糙、毛发脱落，重者出现黏液性水肿；肾上腺皮质功能减退症病人可出现皮肤色素沉着，而肾上腺皮质功能亢进症病人可出现痤疮、多毛。

(4)头颈部检查：有无满月脸、突眼、眼球运动障碍、甲状腺肿大。

(5)胸腹部检查：有无乳房溢乳、腹部皮肤紫纹。如垂体瘤病人常有闭经溢乳；皮质醇增多症病人有腹部皮肤紫纹。

(6)四肢检查：有无肢端肥大；肌张力及肌力是否正常；有无腱反射亢进、减弱或消失；有无胫前黏液性水肿等。

(7)骨、关节检查：有无关节僵硬、变形和驼背、身高变矮等。

(8)外生殖器检查：外生殖器发育有无异常。

5. 实验室检查

(1)代谢紊乱相关检查：各种激素可以影响不同的物质代谢，包括糖、脂质、蛋白质、电解质和酸碱平衡，可测定基础状态下血糖、血脂谱、血钠、钾、钙、磷、碳酸氢根等。

(2)激素测定：激素测定通常采用竞争性蛋白结合原理。临床上可由空腹8～12h后血中激素和24h尿中激素及其代谢产物测定，帮助了解其功能和发病部位。

(3)动态功能测定主要有下列两类：①兴奋试验：多适用于分泌功能减退的情况，可估计激素的贮备功能，应用促激素试验探测靶腺的反应，如ACTH、TSH、hCG、TRH、CRH试验，胰岛素低血糖兴奋试验，胰高血糖素兴奋试验，左旋多巴、精氨酸兴奋试验等。②抑制试验：多适用于分泌功能亢进的情况，观察其正常反馈调节是否消失，有无自主性激素分泌过多，是否有功能性肿瘤存在，如地塞米松抑制试验。可乐定抑制试验观察儿茶酚胺分泌情况。

(4)影像学检查：蝶鞍 X 线平片、分层摄影、CT、MRI、骨密度测定等。

(5)放射性核素检查：甲状腺扫描；肾上腺皮质扫描等。

(6)细胞学检查：细针穿刺细胞病理活检，免疫细胞化学技术，精液检查，激素受体检测。

(7)静脉导管检查：选择性静脉导管在不同部位取血测定激素以明确垂体、甲状腺、肾上腺、胰岛病变部位，如下岩窦取血测定垂体激素对于判断垂体病变有价值。

第二节　常见症状和体征的护理

一、身体外形的改变

1. 护理评估

(1)病史：评估引起身体外形改变的原因及发生时间，有无伴随症状，治疗及用药情况。是否导致病人心理障碍，有无焦虑、自卑、抑郁、自我形象紊乱等。

(2)身体评估：包括体形、毛发、面容、皮肤变化的特征，有无突眼，甲状腺是否肿大，其大小是否对称，质地及表面有无结节，有无压痛和震颤，听诊有无血管杂音。病人的全身情况，如生命体征、营养状况有无异常等。

2. 护理措施

(1)身体外形改变评价：观察病人外形的改变，如肥胖、消瘦、满月脸、水牛背，躯体和面部毛发增多，皮肤黏膜色泽改变以及身材高大或矮小等。

(2)提供心理支持：①评估病人对其身体变化的感觉及认知，尊重病人。鼓励和协助病人表达与其感觉、思考和看待自我的方式有关的感受。②关注病人自卑、焦虑、抑郁等与身心相关的问题，给病人提供有关疾病的资料和患有相同疾病并已治疗成功的病人资料，使其明确治疗效果及病情转归，消除紧张情绪，树立自信心。

(3)提供修饰技巧：指导病人改善自身形象，如甲亢突眼的病人外出可戴有色眼镜，以保护眼睛免受刺激；肥胖病人可穿着合体的衣着，恰当的修饰可以增加心理舒适和美感。

(4)促进病人社会交往：鼓励病人加入社区中的支持团体。教育家属和周围人群勿歧视病人，避免伤害其自尊。注意病人的行为举止，预防自杀行为的发生。

二、性功能异常

1. 护理评估

(1)病史：评估病人性功能异常的发生过程、主要症状、性欲改变情况，女病人的月经及生育史，有无不育、早产、流产、死胎、巨大儿等，男病人有无阳萎。评估性功能异常对病人心理的影响，有无焦虑、抑郁、自卑等。

(2)身体评估：有无皮肤干燥、粗糙、毛发脱落、稀疏或增多；女性闭经溢乳，男性乳房发育；外生殖器的发育是否正常，有无畸形。

(3)实验室及其他检查：测定性激素水平有无变化。

2. 护理措施

(1)评估性功能障碍的形态：提供隐蔽舒适的环境和恰当的时间，鼓励病人描述目前的性功能、性活动与性生活形态，使病人可开放讨论其问题。

(2)专业指导：①护士要接受病人讨论性问题所呈现的焦虑，对病人表示尊重。支持病人，询问使其烦恼的有关性爱或性功能方面的问题，给病人讲解所患疾病及用药治疗对性功能的影响，使病人积极配合治疗。②提供可能的信息咨询服务。③鼓励病人与配偶交流彼此的感受，并一起参加性健康教育及阅读有关性教育的材料。④女性病人若有性交疼痛，可建议使用润滑剂。

三、进食或营养异常

营养状态是根据皮肤、毛发、皮下脂肪、肌肉的发育情况综合判断的。多种内分泌代谢性疾病可有进食或营养异常，表现为食欲亢进或减退、营养不良或肥胖。如糖尿病多有口渴多饮、饥饿多食；甲状腺功能亢进病人食欲亢进，体重减轻；肥胖症病人体内脂肪过多积聚而超重。

四、疲　乏

疲乏，是主观上一种疲乏无力的不适感觉，为一种无法抵御的持续的精力衰竭感，以及体力和脑力的下降，是内分泌代谢性疾病常见伴随症状。如甲状腺功能亢进时常疲乏无力伴体重减轻；原发性醛固酮增多症时常有周期性肌群软弱；肾小管酸中毒时的全身疼痛、肌肉无力；甲状腺功能减退症、Cushing综合征、肥胖症病人也可出现体力减退。

五、排泄功能异常

排泄是把在人体氧化分解的有机物残渣和废物排出人体。内分泌系统功能改变常可影响排泄形态，如多尿是糖尿病的典型症状之一；多汗，排便次数增多常排松软便可见于甲状腺功能亢进症；便秘则多见于甲状腺功能减退症病人。

六、排泄功能异常

疼痛是个体经受或叙述有严重不适和不舒服的感觉。痛风病人由于尿酸盐结晶形成、沉积使受累关节剧痛，常于午夜惊醒。骨质疏松症者由于骨质流失严重而致全身骨骼酸痛，尤以腰背部为甚。

第三节　腺垂体功能减退症

腺垂体功能减退症指腺垂体激素分泌减少或缺乏所致的综合征群，可以是单种激素减少或缺乏，或多种促激素同时缺乏。

一、病　　因

1. *先天遗传性*　腺垂体激素合成障碍可有基因遗传缺陷，如垂体先天发育缺陷、胼胝体及前联合发生异常、漏斗部缺失；转录因子突变可见于特发性垂体单一或多激素缺乏症患者。

2. *垂体瘤*　为成人最常见原因，腺瘤可分为功能性和无功能性。

3. *下丘脑病变*　如肿瘤、炎症、浸润性病变、肉芽肿(如结节病)等，可直接破坏下丘脑神经内分泌细胞，使释放激素分泌减少。

4. *垂体缺血性坏死*　围生期因某种原因引起大出血、休克、血栓形成，使腺垂体大部缺血坏死，临床称为希恩(Sheehan)综合征。糖尿病血管病变使垂体供血障碍也可导致垂体缺血性坏死。

5. *蝶鞍区手术、放疗和创伤*　因放疗或手术损伤正常垂体组织损伤，引起腺垂体功能减退。

6. *感染和炎症*　如巨细胞病毒、艾滋病、结核杆菌、真菌等感染引起的脑炎、脑膜炎、流行性出血热、梅毒或疟疾等，损伤下丘脑和垂体。

7. *其他*　糖皮质激素长期治疗、垂体卒中、空泡蝶鞍、海绵窦处颈内动脉瘤等。

二、临床表现

据估计，约50%以上腺垂体组织破坏后才有症状。促性腺激素、GH和PRL缺乏为最早表现；TSH缺乏次之；然后可伴有ACTH缺乏。

1. *性腺功能减退*　女性有产后大出血、休克、昏迷病史，产后无乳、月经不再来潮、性欲减退、不育、阴道分泌物减少、外阴子宫和阴道萎缩、阴道炎、性交痛、毛发脱落，尤以阴毛、腋毛为甚。成年男子性欲减退、阳萎、睾丸松软缩小、胡须稀少，无男性气质、肌力减弱、皮脂分泌减少，骨质疏松。

2. *甲状腺功能减退*　病人易疲劳、怕冷、体重增加、记忆力减退、反应迟钝、嗜睡、精神抑郁、便秘、月经不调、肌肉痉挛等。体检可见表情淡漠，面色苍白，皮肤干燥发凉、粗糙脱屑，颜面、眼睑和手皮肤水肿，声音嘶哑，毛发稀疏、眉毛外1/3脱落。由于高胡萝卜素血症，手脚皮肤呈姜黄色。

3. *肾上腺皮质功能减退*　全身皮肤色素加深，暴露处、摩擦处、乳晕、瘢痕等处尤为明显，黏膜色素沉着见于齿龈、舌部、颊黏膜等处，系垂体ACTH、黑素细胞刺激素(MSH)分泌增多所致。所不同的是本病由于缺乏黑素细胞刺激素，故有皮肤色素减退，面色苍白，乳晕色素浅淡，而原发性慢性肾上腺功能减退症则皮肤色素加深。

4. *垂体危象*　在全垂体功能减退症基础上，各种应激如感染、败血症、腹泻、呕吐、失水、饥饿、寒冷、急性心肌梗死、脑血管意外、手术、外伤、麻醉及使用镇静药、安眠药、降糖药等均可诱发垂体危象。临床呈现：①高热型(>40℃)；②低温型(<30℃)；③低血糖型；④低血压、循环虚脱型；⑤水中毒型；⑥混合型。各种类型可伴有相应的症状，突出表现为消化系统、循环系统和神经精神方面的症状，诸如高热、循环衰竭、休克、恶心、呕吐、头痛、神志不清、谵妄、抽搐、昏迷等严重垂危状态。

三、实验室检查

1. *性腺功能测定*　女性有血雌二醇水平降低，没有排卵及基础体温改变，阴道涂片未见雌激素作用的周期性改变；男性见血睾酮水平降低或正常低值，精液检查精子数量减少，形态改变，活动度差，精液量少。

2. 肾上腺皮质功能　24h 尿 17-羟皮质类固醇及游离皮质醇排量减少，血浆皮质醇浓度降低，但节律正常，葡萄糖耐量试验示血糖低平曲线。

3. 甲状腺功能测定　血清 TT_4、FT_4 降低，TT_3、FT_3 可正常或降低。

4. 腺垂体分泌激素　如 FSH、LH、TSH、ACTH、GH、PRL 均减少低于正常。

5. 垂体储备功能测定　可做 TRH、、PRL、LRH 兴奋试验，垂体功能减退者无增加，延迟上升者可能为下丘脑病变。

6. 影像学检查　可用 X 线、CT、MRI 了解病变部位、大小、性状及其对邻近组织的侵犯程度。

四、治疗要点

1. 病因治疗　肿瘤患者可通过手术、放疗和化疗等措施，对于鞍区占位性病变，首先必须解除压迫及破坏作用，减轻和缓解颅内高压症状，提高生活质量。对于出血、休克而引起缺血性垂体坏死，关键在于预防，加强产妇围生期的监护，及时纠正产科病理状态。

2. 激素替代治疗　腺垂体功能减退症采用相应靶腺激素替代治疗能取得满意的效果，如改善精神和体力活动，改善全身代谢及性功能，防治骨质疏松，但需要长期，甚至终身维持治疗。治疗过程中应先补给糖皮质激素，然后再补充甲状腺激素，以防肾上腺危象的发生。对于老年人、冠心病、骨密度低的患者，甲状腺激素宜从小剂量开始，并缓慢递增剂量为原则。一般不必补充盐皮质激素。除儿童垂体性侏儒症外，一般不必应用人 GH。GH 可使骨骼肌肉生长，减少体内脂肪量，但应防止肿瘤生长。

3. 垂体危象处理

(1)首先给予静脉推注 50% 葡萄糖液 40～60ml 以抢救低血糖，继而补充 10% 葡萄糖盐水，每 500～1 000ml 中加入氢化可的松 50～100mg 静脉滴注，以解除急性肾上腺功能减退危象。

(2)有循环衰竭者按休克原则治疗，有感染败血症者应积极抗感染治疗，有水中毒者主要应加强利尿，可给予泼尼松或氢化可的松。

(3)低温与甲状腺功能减退有关，可给予小剂量甲状腺激素，并用保暖毯逐渐加温。禁用或慎用麻醉药、镇静药、催眠药或降糖药等。

(4)高热者，用物理降温法，并及时祛除诱因，慎用药物降温。

五、护理措施

(一)基础护理

1. 饮食护理　本病病人均消瘦，体质差，部分病人合并贫血，故应注意加强营养，鼓励病人进食鱼汤、牛奶、橙汁等高热量、高蛋白、高维生素易消化清淡饮食，少量多餐，尽可能多进食以补充营养的不足，增强机体免疫力，同时注意饮食卫生，避免胃肠道感染。

2. 生活指导　保持皮肤清洁，注意个人卫生，督促病人勤换衣、勤洗澡。保持口腔清洁，避免到人多拥挤的公共场所，怕冷的病人注意保暖，足部可放置 50℃的热水袋，外用毛巾包裹防止烫伤。鼓励病人活动，减少皮肤感染和皮肤完整性受损的机会；告知病人要注意休息，避免劳累、情绪激动以及各种刺激诱发垂体危象，夜间睡眠差者忌用镇静药，为提高病人的睡眠质量，鼓励病人白天适量活动，晚上睡前用热水泡脚，保持夜间房间的安静，努力为病人休息创造一个良好的环境，保障病人不靠药物入眠。

3. 心理护理　病人在患此病后，阴毛、腋毛及眉毛脱落，头发稀疏伴性功能低下，故长期心情抑郁，思想负担重，羞于与人交谈，对疾病存在恐惧心理和悲观情绪，同时认为自已给家人、医院及社会造成麻烦和经济负担。医护人员应了解病人的思想及生活情况，及时给予安慰和理解，鼓励病人说出内心的感受，树立战胜疾病的信心；护士注意与病人交流的方式、方法及语言技巧，充分利用暗示因素来影响病人的心境；加强语言的解释性、礼貌性。

(二)疾病护理

1. 观察病情　监测生命体征变化，观察精神、神志、语言状态、体重、乏力等，准确记录出入量。

2. 用药的护理　因病人需要长期激素替代治疗，在治疗过程中，除密切观察药物的疗效和不良反应外，还应告知病人药物不良反应的症状，同时注意精神状态的观察，精神紊乱可能与激素水平低下对脑的直接或间接作用，如低血压、低血糖、电解质紊乱等综合因素有关。常规量激素替代下发生精神障碍的可能原因是靶腺激素长期严重缺乏，高级神经系统已产生一定适应，病人对外源激素异常敏感。用药同时密切观察病人的意识情绪变化，告知病人家属激素的不良反应及注意事项，以便发现问题及时处理，防止消极行为的发生，忌用镇静药、麻醉药，慎用降糖药。

3. *皮肤的护理*　患者应定时翻身，保护受压皮肤的完整性，必要时给予受压部位热敷或按摩。给患者用水时，水温较正常人稍低，室温保持在20～28℃。

(三)健康指导

1. 环境：要安静、舒适、温度、湿度适宜。注意保暖。

2. 饮食护理：鼓励患者进食高热量、高蛋白、高维生素饮食，少食多餐。

3. 用药指导：告诉病人坚持终身服药的重要性和必要性以及随意停药或变更药物剂量的危害。护士应向患者及其家属详细讲明本病的性质以及药物的用法、用量、副作用。

4. 避免诱因：如遇应激情况如感冒、手术等应及时与内分泌科医师联系，及时调整肾上腺皮质激素的用量，尽量少用镇静药物以及降血糖药物。

5. 随身携带病人识别卡，注明姓名、年龄、联系地址，标明疾病名称，以便病人发生病情变化时及时得到救治。

6. 定期门诊随访。

第四节　尿　崩　症

尿崩症(diabetes insipidus，DI)是指精氨酸加压素(arginine vasopressin，AVP)，又称抗利尿激素(antidiuretic hormone，ADH)严重缺乏或部分缺乏(称中枢性尿崩症)，或肾对AVP不敏感(肾性尿崩症)，致肾小管重吸收水的功能障碍，从而引起多尿、烦渴、多饮与低比重尿和低渗尿为特征的一组综合征。本节着重介绍中枢性尿崩症。

一、病　因

1. *特发性尿崩症*　约占30%，目前病因不清楚，可能与自身免疫有关。部分患者尸解时发现下丘脑视上核与室旁核神经细胞明显减少或几乎消失，这种退行性病变的原因未明，近年有报道患者血中存在下丘脑室旁核神经核团抗体。

2. *继发性尿崩症*　约占50%，患者为下丘脑神经垂体部位的肿瘤，如颅咽管瘤、松果体瘤、第三脑室肿瘤、转移性肿瘤、白斑病等所引起。10%由头部创伤所致。此外，少数中枢性尿崩症由脑部感染性疾病(脑膜炎、结核、梅毒)、朗格汉斯细胞组织增生症或其他肉芽肿病变、血管病变等影响该部位时均可引起尿崩症。

3. *遗传性尿崩症*　少数中枢性尿崩症有家族史，呈常染色体显性遗传。

二、临床表现

1. 垂体性尿崩症可见于任何年龄，以青壮年多见，起病缓慢，少数骤然发病。

2. 多饮和多尿为本病的主要症状，夜尿增多，尿量比较固定，一般4L/d以上，最多不超过18L/d，但也有报道达40L/d者。尿比重小于1.006。

3. 口渴常严重，渴觉中枢正常者入水量与出水量大致相等。一般尿崩症者喜冷饮，如饮水不受限制，仅影响睡眠，引起体力软弱。智力体格发育接近正常。烦渴、多尿在劳累、感染、月经周期和妊娠期可以加重。遗传性尿崩症幼年起病，因渴觉中枢发育不全可引起脱水热及高钠血症，肿瘤及颅脑外伤手术累及渴觉中枢时除定位症状外，也可出现高钠血症。一旦尿崩症合并垂体前叶功能不全时尿崩症症状反而会减轻，糖皮质激素替代治疗后症状再现或加重。

4. 继发性尿崩症除上述表现外，尚有原发病的症状与体征。

三、实验室检查

1. *禁水-加压素试验*　方法：禁水时间视患者多尿程度而定，一般6～16h不等，禁水期间每2h排尿1次，测尿量、尿比重或渗透压，当尿渗透压达到高峰平顶，即连续2次尿渗透压差<300mOsm/(kg·H_2O)，而继续禁水尿渗透压不再增加时，抽血测血浆渗透压，然后皮下注射加压素5U，注射后1h和2h测尿渗透压。对比注射前后的尿渗透压。结果：正常人禁水后尿量明显减少，尿比重超过1.020，尿渗透压超过800mOsm/(kg·H_2O)。尿崩症患者禁水后尿量仍多，尿比重一般不超过1.010，尿渗透压持续低于血浆渗透压比值<1.5。

2. *血浆精氨酸加压素测定(放射免疫法)*　正常人血浆AVP(随意饮水)为2.3～7.4pmol/L，禁水后可明显升高。但本病患者则不能达正常水平，禁水后也不增加或增加不多。

3. 影像学检查　中枢性尿崩症的病因诊断确定之后，必须尽可能明确病因。应进行蝶鞍摄片、视野检查，必要时做 CT 或 MRI 等检查以明确或除外有无垂体或附近的肿瘤。

四、治疗要点

(一)激素替代疗法

1. 去氨加压素(1-脱氨-8-右旋精氨酸加压素，DDAVP)为人工合成的加压素类似物，其抗利尿作用强，而无加压作用，不良反应少，为目前治疗尿崩症的药物。

2. 鞣酸加压素注射液 5U/ml，首次 0.1～0.2ml 肌内注射，以后观察每日尿量，以了解药物奏效程度及作用持续时间，从而调整剂量及间隔时间，一般注射 0.2～0.5ml，效果可维持 3～4d，具体剂量因人而异，用时应摇匀。长期应用 2 年左右因产生抗体而减效。慎防用量过大引起水中毒。

3. 垂体后叶素水剂，作用仅能维持 3～6h，每日须多次注射，长期应用不便。主要用于脑损伤或手术时出现的尿崩症，每次 5～10U，皮下注射。

(二)其他抗利尿药物

1. 氢氯噻嗪　每次 25mg，每日 2～3 次，可使尿量减少一半。其作用机制可能是由于尿中排钠增加，体内缺钠，肾近曲小管重吸收增加，到达远曲小管原尿减少，因而尿量减少，对肾源性尿崩症也有效。长期服用氢氯噻嗪可能引起低钾、高尿酸血症等，应适当补充钾盐。

2. 卡马西平　能刺激 AVP 分泌，使尿量减少，每次 0.2g，每日 2～3 次。其作用不及氯磺丙脲。

3. 氯磺丙脲　刺激 AVP 释放并增强 AVP 对肾小管的作用。服药后可使尿量减少，尿渗透压增高，每日剂量不超过 0.2g，早晨 1 次口服。本药可引起严重低血糖，也可引起水中毒，应加以注意。

(三)病因治疗

继发性尿崩症尽量治疗其原发病。

五、护理措施

(一)基础护理

1. 休息与活动　提供安静舒适的环境，有利于患者休息。适当活动以劳累为前提。

2. 准确记录出入量　出入量的多少对于判断病情严重程度和观察药物疗效，有非常重要的参考价值。每次饮水尽量使用有刻度的水杯，如用普通水杯，也应事先量好水杯可装多少毫升，以后固定使用此水杯，不可随意更换；每次尿量应用有刻度的器具量好，不可大约估计。

3. 饮食护理　鼓励病人进食鱼汤、牛奶、橙汁等高热量、高蛋白、高维生素易消化清淡饮食，少食多餐。

4. 皮肤护理　尿崩症患者皮肤干燥、抵抗力下降，故对卧床的患者应特别注意皮肤的护理并保持床单位的清洁干燥。

5. 心理护理　医护人员应了解病人的思想及生活情况，及时给予安慰和理解，鼓励病人说出内心的感受，树立战胜疾病的信心；护士注意与病人交流的方式、方法及语言技巧，充分利用暗示因素来影响病人的心境；加强语言的解释性、礼貌性。在充分的饮水供应和适当的抗利尿治疗下，可以维持基本正常的生活，对寿命影响不大，妊娠和生育也能安全度过，从而增强了该患者战胜疾病的信心。

(二)疾病护理

1. 病情观察　监测生命体征、出入量等正确记录，并观察尿色、尿比重等及电解质、血渗透压情况，以了解病情变化。

2. 用药护理　药物治疗及检查时，应注意观察疗效及副作用。指导患者正确使用药物。如使用加压素，应慎防用量过大引起水中毒；长期服用氢氯噻嗪的病人注意观察有无低钾、高尿酸血症等；口服氯磺丙脲的患者注意观察血糖及有无水中毒现象；复查血生化及尿比重。

3. 及时补充丢失的液体　尿崩症患者极易发生脱水、虚脱和低血容量性休克(对于其他方面已恢复健康的尿崩症患者，如能根据需要进食和饮水，不需任何治疗也可维持适当的水平衡)，因此应特别注意补充液体，以保持出入量的平衡。

(三)健康指导

1. 环境　要安静、舒适、温度、湿度适宜。注意保暖。

2. 疾病知识教育　向患者及其家属介绍尿崩症基本知识及治疗方法。告知患者准确监测液体平衡的重要性，包括每日称体重，同一时间穿同样的衣服，准确记录出入水量。

3. 皮肤护理　勿抓挠皮肤，勿撕扯皮屑，以预防感染。每次清洁皮肤后适量涂保湿润肤露。

4. 避免诱因　预防感染，适当活动。

5. 用药指导　准确遵医嘱用药，不得自行停药。使用加压素针剂治疗时，使用前必须充分摇匀，并深部肌内注射，慎防用量过大引起水中毒。

6. 门诊定期随访

第五节　甲状腺功能亢进症

甲状腺功能亢进症(yrotoxicosis，简称甲亢)是指血液循环中甲状腺激素过多，引起以神经、循环、消化等系统兴奋性增高和代谢亢进为主要表现的一组临床综合征。临床上以弥漫性毒性甲状腺肿Graves病(Graves disease，GD)最常见，约85%。这里主要讨论Graves病。Graves病又称弥漫性毒性甲状腺肿，GD是甲状腺功能亢进症的最常见病因，占全部甲亢的80%～85%。西方国家报道本病的患病率为1.1%～1.6%，我国学者报道是1.2%，女性显著高发(女:男 4～6:1)，高发年龄为20～50岁。

一、病　因

1. 遗传因素　本病有显著的遗传倾向，同卵双生相继发生GD者达30%～60%，异卵双生发生GD者达3%～9%。

2. 自身免疫　GD患者的血清中存在针对甲状腺细胞TSH受体的特异性自身抗体，称为TSH受体抗体(TSH receptor antibodies，TRAb)，也称为TSH结合抑制性免疫球蛋白。TRAb有两种类型，即TSH受体刺激性抗体(TsHR stimulation antibody，TSAb)和TSH受体刺激阻断性抗体(TSBAb)。TSAb与TSH受体结合，激活腺苷酸环化酶信号系统，导致甲状腺细胞增生和甲状腺激素合成、分泌增加。所以TSAb是GD的致病性抗体。

3. 环境因素　环境因素可能参与了GD的发生，如细菌感染、性激素、应激等都对本病的发生和发展有影响。

二、临床表现

(一)症状

典型表现为甲状腺激素分泌过多综合征，主要为交感神经兴奋性增高和代谢增高的表现。

1. 高代谢综合征　甲状腺激素分泌增多导致交感神经兴奋性增高和新陈代谢加速，患者常有疲乏无力、怕热多汗、皮肤潮湿、多食善饥、体重显著下降等。

2. 精神神经系统　多言好动、紧张焦虑、焦躁易怒、失眠不安、思想不集中、记忆力减退，手和眼睑震颤。

3. 心血管系统　心悸气短、心动过速、第一心音亢进。收缩压升高、舒张压降低，脉压增大。合并甲状腺毒症心脏病时，出现心动过速、心律失常、心脏增大和心力衰竭。以心房颤动等房性心律失常多见，偶见房室传导阻滞。

4. 消化系统　稀便、排便次数增加，重者可以有肝大、肝功能异常，偶有黄疸。

5. 肌肉骨骼系统　主要是甲状腺毒症性周期性瘫痪。在20～40岁亚洲男性好发，发病诱因包括剧烈运动、高糖类饮食、注射胰岛素等，病变主要累及下肢，有低钾血症。TPP病程呈自限性，甲亢控制后可以自愈。少数患者发生甲亢性肌病，肌无力多累及近心端的肩胛和骨盆带肌群。另有1%GD伴发重症肌无力，该病和GD同属自身免疫病。

6. 造血系统　循环血淋巴细胞比例增加，单核细胞增加，但是白细胞总数减低。可以伴发血小板减少性紫癜。

7. 生殖系统　女性月经减少或闭经。男性阳萎，偶有乳腺增生(男性乳腺发育)。

(二)体征

1. 甲状腺肿　大多数患者有程度不等的甲状腺肿大。甲状腺肿为弥漫性、对称性，质地不等，无压痛。甲状腺对称性肿大伴杂音和震颤为本病特征之一。少数病例甲状腺可以不肿大。

2. 眼征　GD的眼部表现分为两类：一类为单纯性突眼，病因与甲状腺毒症所致的交感神经兴奋性增高有关；另一类为浸润性眼征，发生在Graves眼病(近年来称为Graves 眶病)，病因与眶周组织的自身免疫炎症反应有关。单纯性突眼包括下述表现：①轻度突眼：突眼度19～20mm；②Stellwag征：瞬目减少，炯炯发亮；③上睑挛缩，睑裂增宽；④von Graefe征：双眼向下看时，由于上眼睑不能随眼球下落，显现白色巩膜；⑤Joffroy征：眼球向上看时，前额皮肤不能皱起；⑥Mobius征：双眼看近物时，眼球辐辏不良。浸润性眼征患者自诉眼内异物感、胀痛、畏光、流泪、复视、斜视、视力下降；检查见突眼(眼球凸出度超过正常值上限4mm,欧洲人群的正常值上限是>14mm),眼睑肿胀,结膜充血水肿,眼球活动受限,严重者眼球固定,眼睑闭合不全、角膜外露而发生角膜溃疡、全眼炎,甚至失明。

三、特殊的临床表现和类型

1. 甲状腺危象　也称甲亢危象,是甲状腺毒症急性加重的一个综合征,发生原因可能与循环内甲状腺激素水平增高有关。多发生于较重甲亢未予治疗或治疗不充分的患者。常见诱因有感染、手术、创伤、精神刺激等。临床表现有:高热、大汗、心动过速(140/min以上)、烦躁、焦虑不安、谵妄、恶心、呕吐、腹泻,严重患者可有心衰、休克及昏迷等。

2. 甲状腺毒症性心脏病　甲状腺毒症性心脏病的心力衰竭分为两种类型。一类是心动过速和心排血量增加导致的心力衰竭。主要发生在年轻甲亢患者。此类心力衰竭非心脏泵衰竭所致,而是由于心高排血量后失代偿引起,称为"高排血量型心力衰竭",常随甲亢控制,心功能恢复。另一类是诱发和加重已有的或潜在的缺血性心脏病发生的心力衰竭,多发生在老年患者,此类心力衰竭是心脏泵衰竭。心房纤颤也是影响心脏功能的因素之一。甲亢患者中10%～15%发生心房纤颤。甲亢患者发生心力衰竭时,30%～50%与心房纤颤并存。

3. 淡漠型甲亢　多见于老年患者。起病隐袭,高代谢综合征、眼征和甲状腺肿均不明显。主要表现为明显消瘦、心悸、乏力、震颤、头晕、昏厥、神经质或神志淡漠、腹泻、厌食。可伴有心房颤动和肌病等,70%患者无甲状腺肿大。临床中患者常因明显消瘦而被误诊为恶性肿瘤,因心房颤动被误诊为冠心病,所以老年人不明原因的突然消瘦、新发生心房颤动时应考虑本病。

4. T_3型甲亢　由于甲状腺功能亢进时,产生T_3和T_4的比例失调,T_3产生量显著多于T_4所致。发生的机制尚不清楚。Graves病、毒性结节性甲状腺肿和自主高功能性腺瘤都可以发生T_3型甲亢。碘缺乏地区甲亢的12%为T_3型甲亢。老年人多见。实验室检查TT_4、FT_4正常甚至偏低,TT_3、FT_3升高,^{131}I摄取率增加。

5. 妊娠期甲状腺功能亢进症　妊娠期甲亢有其特殊性,需注意以下几个问题:①妊娠期甲状腺激素结合球蛋白(TBG)增高,引起血清TT_4和TT_3增高,所以妊娠期甲亢的诊断应依赖血清FT_4、FT_3和TSH;②妊娠一过性甲状腺毒症(GTT):绒毛膜促性腺激素(hCG)在妊娠3个月达到高峰;③新生儿甲状腺功能亢进症:母体的TSAb可以透过胎盘刺激胎儿的甲状腺引起胎儿或新生儿甲亢;④产后由于免疫抑制的解除,GD易于发生,称为产后GD;⑤如果患者甲亢未控制,建议不要怀孕;如果患者正在接受抗甲状腺药物(ATD)治疗,血清TL达到正常范围,停ATD或者应用ATD的最小剂量,可以怀孕;如果患者为妊娠期间发现甲亢,选择继续妊娠,则选择合适剂量的ATD治疗和妊娠中期甲状腺手术治疗。有效地控制甲亢可以明显改善妊娠的不良结果。

6. 胫前黏液性水肿　与Graves眼病同属于自身免疫病,约5%的GD患者伴发本症,白种人中多见。多发生在胫骨前下1/3部位,也见于足背、踝关节、肩部、手背或手术瘢痕处,偶见于面部,皮损大多为对称性。早期皮肤增厚、变粗,有广泛大小不等的棕红色或红褐色或暗紫色突起不平的斑块或结节,边界清楚,直径5～30mm,连片时更大,皮损周围的表皮稍发亮,薄而紧张,病变表面及周围可有毳毛增生、变粗、毛囊角化,可伴感觉过敏或减退,或伴痒感;后期皮肤粗厚,如橘皮或树皮样,皮损融合,有深沟,覆以灰色或黑色疣状物,下肢粗大似象皮腿。

7. Graves眼病　本病男性多见,甲亢与Graves眼病发生顺序的关系是:43%两者同时发生;44%甲亢先于GD发生;有5%的患者仅有明显突眼而无甲亢症状,TT_3、TT_4在正常范围,称之为甲状腺功能正常的GD。单眼受累的病例占10%～20%。

四、实验室检查

1. 血清总甲状腺素(TT_4)　T_4全部由甲状腺产生,每天产生80～100μg。血清中99.96%的T_4以与蛋白结合的形式存在,其中80%～90%与TBG结合,是诊断甲亢的最基本的筛选指标。

2. 血清总三碘甲腺原氨酸(TT_3)　血清中99.6%的T_3以与蛋白结合的形式存在,所以本值同样受到TBG含量的影响。TT_3为早期GD、治疗中疗效观察及停药后复发的敏感指标,亦是诊断T_3型甲亢的特异指标。

3. 血清游离甲状腺素(FT_4)、游离三碘甲腺原氨酸(FT_3)　游离甲状腺激素是实现该激素生物效应的主要部分。但它们与甲状腺激素的生物效应密切相关，所以是诊断临床甲亢的首选指标。

4. 促甲状腺激素(TSH)测定　血清促甲状腺激素的变化是反映下丘脑-垂体-甲状腺轴功能最敏感的指标。

5. 甲状腺^{131}I摄取率　^{131}I摄取率是诊断甲亢的传统方法，目前已经被激素测定技术所代替。

6. 甲状腺刺激性抗体(TSAb)　是鉴别甲亢病诊断GD的指标之一。有早期诊断意义，可判断病情活动、复发，还可以作为治疗停药的重要指标。

7. 影像学检查　超声、眼部CT和MRI可以排除其他原因所致的突眼，评估眼外肌受累的情况。

8. 甲状腺放射性核素扫描　对于诊断甲状腺自主高功能腺瘤有意义。肿瘤区浓聚大量核素，肿瘤区外甲状腺组织和对侧甲状腺无核素吸收。

五、治　　疗

目前尚不能对GD进行病因治疗。针对甲亢有三种疗法，即抗甲状腺药物(ATD)、^{131}I和手术治疗。ATD的作用是抑制甲状腺合成甲状腺激素，^{131}I和手术则是通过破坏甲状腺组织、减少甲状腺激素的产生来达到治疗目的。

(一)抗甲状腺药物

ATD治疗是甲亢的基础治疗，但是单纯ATD治疗的治愈率仅有50%左右，复发率高达50%～60%。ATD也用于手术和^{131}I治疗前的准备阶段。常用的ATD分为硫脲类和咪唑类，硫脲类包括丙硫氧嘧啶(propylthiouracil，PTU)和甲硫氧嘧啶等；咪唑类包括甲巯咪唑(metfimazole，MMI)和卡比马唑(carbimazole)等。普遍使用MMI和PTU。两药比较：MMI半衰期长，血浆半衰期为4～6h，可以每天单次使用；PTU血浆半衰期为1h，具有在外周组织抑制T_4转换为T_3的独特作用，所以发挥作用较MMI迅速，控制甲亢症状快，但是必须保证6～8h给药1次。PTU与蛋白结合紧密。

1. 适应证　①病情轻、中度患者；②甲状腺轻、中度肿大；③年龄＜20岁；④孕妇、高龄或由于其他严重疾病不适宜手术者；⑤手术前和^{131}I治疗前的准备；⑥手术后复发且不适宜^{131}I治疗者。

2. 剂量与疗程(以PTU为例，如用MMI则剂量为PTU的1/10)　①初治期：300～450mg/d，分3次口服，持续6～8周，每4周复查血清甲状腺激素水平1次。②减量期：每2～4周减量1次，每次减量50～100mg/d，3～4个月减至维持量。③维持期：50～100mg/d，维持治疗1～1.5年。近年来提倡MMI小量服用法。即MMI 15～30mg/d，治疗效果与40mg/d相同。

3. 不良反应　①粒细胞减少：外周血白细胞低于3×10^9/L或中性粒细胞低于1.5×10^9/L时应当停药。②皮疹：发生率为2%～3%。可先试用抗组胺药，皮疹严重时应及时停药，以免发生剥脱性皮炎。③中毒性肝病：发生率为0.1%～0.2%，多在用药后3周发生，表现为变态反应性肝炎。

4. 停药指标　主要依据临床症状和体征。目前认为ATD维持治疗18～24个月可以停药。下述指标预示甲亢可能治愈：①甲状腺肿明显缩小；②TSAb(或TRAb)转为阴性。

(二)^{131}I治疗

1. 治疗效果和副作用的评价治疗机制是甲状腺摄取^{131}I后释放出J_3射线，破坏甲状腺组织细胞

2. 适应证和禁忌证

(1)适应证：①成人Graves甲亢伴甲状腺肿大Ⅱ度以上；②ATD治疗失败或过敏；③甲亢手术后复发；④甲状腺毒症心脏病或甲亢伴其他病因的心脏病；⑤甲亢合并白细胞和(或)血小板减少或全血细胞减少；⑥老年甲亢；⑦甲亢合并糖尿病；⑧毒性多结节性甲状腺肿；⑨自主功能性甲状腺结节合并甲亢。

(2)相对适应证：①青少年和儿童甲亢，用ATD治疗失败、拒绝手术或有手术禁忌证；②甲亢合并肝、肾等脏器功能损害；③Graves眼病，对轻度和稳定期的中、重度病例可单用^{131}I治疗甲亢，对病情处于进展期患者，可在^{131}I治疗前后加用泼尼松。

(3)禁忌证：妊娠和哺乳期妇女。

3. 并发症　^{131}I治疗甲亢后的主要并发症是甲状腺功能减退。

(三)手术治疗

1. 适应证　①中、重度甲亢，长期服药无效，或停药复发，或不能坚持服药者；②甲状腺肿大显著，有压迫症状；③胸骨后甲状腺肿；④多结节性甲状腺肿伴甲亢。手术治疗的治愈率95%左右，复发率为0.6%～9.8%。

2. 禁忌证　①伴严重Graves眼病；②合并较重心脏、肝、肾疾病，不能耐受手术；③妊娠初3个月和第6个月以后。

3. 手术方式　通常为甲状腺次全切除术，两侧各留下2～3g甲状腺组织。主要并发症是手术损

伤导致甲状旁腺功能减退症和喉返神经损伤，有经验的医师操作时发生率为 2%，普通医院条件下的发生率达到 10%左右。

（四）其他治疗

碘剂减少^{131}I 摄入量是甲亢的基础治疗之一。过量碘的摄入会加重和延长病程，增加复发的可能性，所以甲亢患者应当食用无碘食盐，忌用含碘药物。复方碘化钠溶液仅在手术前和甲状腺危象时使用。

（五）甲状腺危象的治疗

①针对诱因治疗。②抑制甲状腺激素合成：首选 PTU 600mg 口服或经胃管注入，以后给予 250mg 每 6h 口服，待症状缓解后减至一般治疗剂量。③抑制甲状腺激素释放：服 PTU 1h 后再加用复方碘口服溶液 5 滴，每 8h 1 次，或碘化钠 1.0g 加入 10%葡萄糖盐水溶液中静滴 24h，以后视病情逐渐减量，一般使用 3～7d。如果对碘剂过敏，可改用碳酸锂 0.5～1.5g/d，分 3 次口服，连用数日。④普萘洛尔 20～40mg，每 6～8h 口服 1 次，或 1mg 稀释后静脉缓慢注射。⑤氢化可的松 50～100mg 加入 5%～10%葡萄糖溶液静滴，每 6～8h 1 次。⑥在上述常规治疗效果不满意时，可选用腹膜透析、血液透析或血浆置换等措施迅速降低血浆甲状腺激素浓度。⑦降温：高热者予物理降温，避免用乙酰水杨酸类药物。⑧其他支持治疗。

（六）Graves 眼病的治疗

GD 的治疗首先要区分病情程度。

1. 轻度 GD 病程一般呈自限性，不需要强化治疗。治疗以局部和控制甲亢为主。①畏光：戴有色眼镜；②角膜异物感：人工泪液；③保护角膜：夜间遮盖；④眶周水肿：抬高床头；⑤轻度复视：棱镜矫正；⑥强制性戒烟；⑦有效控制甲亢是基础性治疗，因为甲亢或甲减都可以促进 GD 进展，所以甲状腺功能应当维持在正常范围之内；⑧告知患者轻度 GD 是稳定的，一般不发展为中度和重度 GD。

2. 中度和重度 GD 在上述治疗基础上强化治疗。治疗的效果要取决于疾病的活动程度。对处于活动期的病例，治疗可以奏效，例如新近发生的炎症、眼外肌障碍等。相反，对于长期病例、慢性突眼、稳定的复视治疗效果不佳，往往需要做眼科康复手术的矫正。视神经受累是本病最严重的表现，可以导致失明，需要静脉滴注糖皮质激素和眶减压手术的紧急治疗。

(1)糖皮质激素：泼尼松 40～80mg/d，分次口服，持续 2～4 周。然后每 2～4 周减量 2.5～10mg/d。如果减量后症状加重，要减慢减量速度。糖皮质激素治疗需要持续 3～12 个月。静脉途径给药的治疗效果优于口服给药（前者有效率 80%～90%；后者有效率 60%～65%），局部给药途径不优于全身给药。常用的方法是甲泼尼龙 500～1 000 mg 加入生理盐水静滴冲击治疗，隔日 1 次，连用 3 次。但需注意已有甲泼尼龙引起严重中毒性肝损害和死亡的报道，发生率为 0.8%，可能与药物的累积剂量有关，所以糖皮质激素的总剂量不宜超过 4.5～6.0g。早期治疗效果明显则提示疾病预后良好。

(2)放射治疗：适应证与糖皮质激素治疗基本相同。有效率在 60%，对近期的软组织炎症和近期发生的眼肌功能障碍效果较好。

(3)眶减压手术：目的是切除眶壁和（或）球后纤维脂肪组织，增加眶容积。

(4)控制甲亢：近期有 3 项临床研究证实甲亢根治性治疗可以改善 GD 的治疗效果。

（七）妊娠期甲亢的治疗

1. ATD 治疗妊娠时可以给予 ATD 治疗。因为 ATD 可以通过胎盘影响胎儿的甲状腺功能，尽可能地使用小剂量的 ATD 实现控制甲亢的目的。首选 PTU，因该药不易通过胎盘。PTU 初治剂量 300mg/d，维持剂量 50～150mg/d 对胎儿是安全的。需要密切监测孕列明甲状腺激素水平，血清 Trr4、FTt 应当维持在妊娠期正常范围的上限水平。不主张 ATD 治疗同时合用，因为后者可能增加 ATD 的治疗剂量。

2. 产后 GD 在妊娠的后 6 个月，由于妊娠的免疫抑制作用，ATD 的剂量可以减少。分娩以后免疫抑制解除，GD 易于复发，ATD 的需要量也增加。

3. 手术治疗发生在妊娠初期的甲亢，经 PTU 治疗控制甲亢症状后，可选择在妊娠 4～6 个月时做甲状腺次全切除。

4. 哺乳期的 ATD 治疗。因为 PTU 通过胎盘和进入乳汁的比例均少于 MMI，故 PTU 应当首选，一般认为 PTU 300mg/d 对哺乳婴儿是安全的。

（八）甲状腺毒症心脏病的治疗

1. ATD 治疗立即给予足量抗甲状腺药物，控制甲状腺功能至正常。

2. ^{131}I 治疗经 ATD 控制甲状腺毒症症状后，尽早给予大剂量的^{131}I 破坏甲状腺组织。为防止放射性损伤后引起的一过性高甲状腺激素血症加重心脏病变，给予^{131}I的同时需要给予β受体阻滞药保护心脏，^{131}I治疗后2周继续给予ATD治疗，等待^{131}I发挥其完全破坏作用；^{131}I治疗后12个月内，调整ATD的剂量，严格控制甲状腺功能在正常范围；如果发生^{131}I治疗后甲减，应用尽量小剂量的L-T_4控制血清TSH在正常范围，避免过量L-Td对心脏的副作用。

3.β受体阻滞药普萘洛尔可以控制心动过速，也可以用于由于心动过速导致的心力衰竭。为了克服普萘洛尔引起的抑制心肌收缩的副作用，需要同时使用洋地黄制剂。

4.处理甲亢合并的充血性心力衰竭的措施与未合并甲亢者相同，但是纠正的难度加大，洋地黄的用量也要增加。

5.心房纤颤可以被普萘洛尔和(或)洋地黄控制。控制甲亢后可以施行电转律。

六、护理措施

(一)基础护理

1. 环境　保持环境安静、避免嘈杂。病人因基础代谢亢进，常怕热多汗，应安排通风良好、室温适宜的环境。

2. 体重监测　每日测量体重，评估病人的体重变化。

3. 休息与活动　评估病人的活动量、活动和休息方式，与病人共同制定日常活动计划。活动时以不疲劳为度，维持充足的睡眠，防止病情加重。病情危重或合并有心力衰竭应卧床休息。

4. 皮肤护理　对出汗较多的病人，应及时更换衣服及床单，协助沐浴，防止受凉。

5. 饮食护理　高糖类、高蛋白、高维生素饮食，满足高代谢需要。成人每日总热量应在12 552～14 644kJ，约比正常人提高50%。蛋白质每日1～2g/kg，膳食中可以各种形式增加奶类、蛋类、瘦肉类等优质蛋白以纠正体内的负氮平衡。餐次以一日六餐或一日三餐间辅以点心为宜。主食应足量。每日饮水2 000～3 000ml，补偿因腹泻、大量出汗及呼吸加快引起的水分丢失，有心脏疾病者除外，以防水肿和心衰。忌食生冷食物，减少食物中粗纤维的摄入，改善排便次数增多等消化道症状。多摄取蔬菜和水果，禁止摄入刺激性的食物及饮料，如浓茶或咖啡等，以免引起病人精神兴奋。病人腹泻时应食用含维生素少且容易消化的软食。慎用卷心菜、花椰菜、甘蓝等致含碘丰富的食物。

6. 心理护理　指导患者克服不良心理，解除身心因果关系的恶性循环，重建心理平衡，通过机体生理生化反应，促使患者恢复健康。

(二)专科护理

1. 药物护理　有效治疗可使体重增加，应指导病人按时按量规则服药，不可自行减量或停服。密切观察药物不良反应。①粒细胞减少，主要表现为突然畏寒、高热、全身肌肉或关节酸痛、咽痛、红肿、溃疡和坏死。要定期复查血象，在用药第1个月，每周查1次白细胞，1个月后每2周查1次白细胞。若外周血白细胞低于$3\times10^9/L$或中性粒细胞低于$1.5\times10^9/L$，考虑停药，并给予利血生、鲨肝醇等促进白细胞增生药物，进行保护性隔离，并预防交叉感染。②严重不良反应，如中毒性肝炎、肝坏死、精神病、胆汁淤滞综合征、狼疮样综合征、味觉丧失等，应立即停药并给予相应治疗。③药疹，可用抗组胺药控制症状，不必停药。若皮疹加重，应立即停药，以免发生剥脱性皮炎。

2. 放射性^{131}I的治疗护理　空腹服^{131}I 2h以后方可进食，以免影响碘的吸收。在治疗前后1个月内避免服用含碘的药物和食物、避免用手按压甲状腺、避免精神刺激、预防感染、密切观察病情变化，警惕甲状腺危象、甲减、放射性甲状腺炎、突眼恶化等并发症发生。

3. 眼部护理　指导病人保护眼睛，外出戴深色眼镜，减少光线、异物的刺激。睡前涂抗生素眼膏，眼睑不能闭合者覆盖纱布或眼罩，眼睛勿向上凝视，以免加剧眼球突出和诱发斜视。指导病人减轻眼部症状的方法：0.5%甲基纤维素或0.5%氢化可的松溶液滴眼，减轻眼睛局部刺激症状；高枕卧位和限制钠盐摄入减轻球后水肿，改善眼部症状；每日做眼球运动以锻炼眼肌，改善眼肌功能。定期眼科角膜检查以防角膜溃疡造成失明。

4. 甲状腺危象的护理

(1)立即配合抢救，立即建立静脉通道，给予氧气吸入。

(2)及时、准确、按时遵医嘱用药。注意PTU使用后1h再用复方碘溶液，严格掌握碘剂用量，注意观察有无碘剂中毒或过敏反应。按规定时间使用PTU、复方碘溶液、β受体阻滞药、氢化可的松等药物。遵医嘱及时通过口腔、静脉补充液体，注意心率过快者静脉输液速度不可过快。

(3)休息：将病人安排在凉爽、安静、空气流通的环境内绝对卧床休息，呼吸困难时取半卧位。

(4)降温：高热者行冰敷或乙醇擦浴等物理降温和(或)药物降温(异丙嗪+哌替啶)。

(5)密切监测病情：观察生命体征、神志、出入量、躁动情况，尤其要密切监测体温和心率变化情况，注意有无心衰、心律失常、休克等严重并发症。

(6)安全护理：躁动不安者使用床栏加以保护，昏迷者按照昏迷常规护理。做好口腔护理、皮肤护理、会阴护理。保持床单平整、干燥、柔软，防止压疮。

(7)避免诱因：告知病人家属甲状腺危象的诱因，并尽量帮助减少和避免诱因，如感染、精神刺激、创伤、用药不当。

(三)健康指导

1. 指导病人保持身心愉快，避免精神刺激和过度劳累。

2. 指导病人每日清晨卧床时自测脉搏，定期测量体重，脉搏减慢、体重增加是治疗有效的重要标志。

3. 告知病人有关甲亢的疾病、用药知识，教导病人学会自我护理。指导病人上衣领不宜过紧，避免压迫肿大的甲状腺，严禁用手挤压甲状腺以免甲状腺激素分泌过多，加重病情。

4. 向病人解释长期用药的重要性，指导病人按时服药，定期到医院复查，如服用甲状腺药物者应每周查血象1次，每隔1～2个月做甲状腺功能测定。讲解使用甲状腺素抑制药的注意事项，如需定期检查甲状腺的大小、基础代谢率、体重、脉压、脉率，密切注意体温的变化，观察咽部有无感染如出现高热、恶心、呕吐、腹泻、突眼加重等应及时就诊。

5. 妊娠期甲亢病人，在妊娠期间及产后力争在对母亲及胎儿无影响的情况下，使甲状腺恢复正常，妊娠期不宜用放射性^{131}I和手术治疗，抗甲状腺药物的剂量也不宜过大，由于甲状腺药物可从乳汁分泌，产后如需继续服用，则不宜哺乳。

第六节　甲状腺功能减退症

甲状腺功能减退症(hypothyroidism，简称甲减)，是由各种原因导致的低甲状腺激素血症或甲状腺激素抵抗而引起的全身性低代谢综合征。按起病年龄分为三型，起病于胎儿或新生儿，称为呆小病；起病于儿童者，称为幼年性甲减；起病于成年，称为成年性甲减。前两者常伴有智力障碍。

一、病　　因

1. *原发性甲状腺功能减退*　由于甲状腺腺体本身病变引起的甲减，占全部甲减的95%以上，且90%以上原发性甲减是由自身免疫、甲状腺手术和甲亢^{131}I治疗所致。

2. *继发性甲状腺功能减退症*　由下丘脑和垂体病变引起的促甲状腺激素释放激素(TRH)或者促甲状腺激素(TSH)产生和分泌减少所致的甲减，垂体外照射、垂体大腺瘤、颅咽管瘤及产后大出血是其较常见的原因；其中由于下丘脑病变引起的甲减称为三发性甲减。

3. *甲状腺激素抵抗综合征*　由于甲状腺激素在外周组织实现生物效应障碍引起的综合征。

二、临床表现

1. *一般表现*　易疲劳、怕冷、体重增加、记忆力减退、反应迟钝、嗜睡、精神抑郁、便秘、月经不调、肌肉痉挛等。体检可见表情淡漠，面色苍白，皮肤干燥发凉、粗糙脱屑，颜面、眼睑和手皮肤水肿，声音嘶哑，毛发稀疏、眉毛外1/3脱落。由于高胡萝卜素血症，手脚皮肤呈姜黄色。

2. *肌肉与关节*　肌肉乏力，暂时性肌强直、痉挛、疼痛，嚼肌、胸锁乳突肌、股四头肌和手部肌肉可有进行性肌萎缩。腱反射的弛缓期特征性延长，超过350ms(正常为240～320ms)，跟腱反射的半弛缓时间明显延长。

3. *心血管系统*　心肌黏液性水肿导致心肌收缩力损伤、心动过缓、心排血量下降。ECG显示低电压。由于心肌间质水肿、非特异性心肌纤维肿胀。左心室扩张和心包积液导致心脏增大，有学者称之为甲减性心脏病。冠心病在本病中高发。10%患者伴发高血压。

4. *血液系统*　由于下述四种原因发生贫血：①甲状腺激素缺乏引起血红蛋白合成障碍；②肠道吸收铁障碍引起铁缺乏；③肠道吸收叶酸障碍引起叶酸缺乏；④恶性贫血是与自身免疫性甲状腺炎伴发的器官特异性自身免疫病。

5. *消化系统*　厌食、腹胀、便秘，严重者出现麻痹性肠梗阻或黏液水肿性巨结肠。

6. 内分泌系统　女性常有月经过多或闭经。长期严重的病例可导致垂体增生、蝶鞍增大。部分患者血清催乳素(PRI)水平增高，发生溢乳。原发性甲减伴特发性肾上腺皮质功能减退和1型糖尿病者，属自身免疫性多内分泌腺体综合征的一种。

7. 黏液性水肿昏迷　本病的严重并发症，多在冬季寒冷时发病。诱因为严重的全身性疾病、甲状腺激素替代治疗中断、寒冷、手术、麻醉和使用镇静药等。临床表现为嗜睡、低体温(T<35℃)、呼吸徐缓、心动过缓、血压下降、四肢肌肉松弛、反射减弱或消失，甚至昏迷、休克、肾功能不全危及生命。

三、实验室检查

1. 血常规　多为轻、中度正细胞正色素性贫血。

2. 生化检查　血清三酰甘油、总胆固醇、LDL-C增高，HDL-C降低，同型半胱氨酸增高，血清CK、LDH增高。

3. 甲状腺功能检查　血清TSH增高、TT_4、FL降低是诊断本病的必备指标。在严重病例血清TT_3和FT_3减低。亚临床甲减仅有血清TSH增高，但是血清TT_4或FT_4正常。

4. TRH刺激试验　主要用于原发性甲减与中枢性甲减的鉴别。静脉注射TRH后，血清TSH不增高者提示为垂体性甲减；延迟增高者为下丘脑性甲减；血清TSH在增高的基值上进一步增高，提示原发性甲减。

5. X线检查　可见心脏向两侧增大，可伴心包积液和胸腔积液，部分患者有蝶鞍增大。

四、治疗要点

1. 替代治疗　左甲状腺素($L\text{-}T_4$)治疗，治疗的目标是将血清TSH和甲状腺激素水平恢复到正常范围内，需要终身服药。治疗的剂量取决于患者的病情、年龄、体重和个体差异。补充甲状腺激素，重新建立下丘脑-垂体-甲状腺轴的平衡一般需要4～6周，所以治疗初期，每4～6周测定激素指标。然后根据检查结果调整$L\text{-}T_4$剂量，直到达到治疗的目标。治疗达标后，需要每6～12个月复查1次激素指标。

2. 对症治疗　有贫血者补充铁剂、维生素B12、叶酸等胃酸低者补充稀盐酸，并与TH合用疗效好。

3. 黏液水肿性昏迷的治疗

(1)补充甲状腺激素：首选TH静脉注射，直至患者症状改善，至患者清醒后改为口服。

(2)保温、供氧、保持呼吸道通畅，必要时行气管切开、机械通气等。

(3)氢化可的松200～300mg/d持续静滴，患者清醒后逐渐减量。

(4)根据需要补液，但是入水量不宜过多。

(5)控制感染，治疗原发病。

五、护理措施

(一)基础护理

1. 加强保暖　调节室温在22～23℃，避免病床靠近门窗，以免病人受凉。适当地使体温升高，冬天外出时，戴手套，穿棉鞋，以免四肢暴露在冷空气中。

2. 活动与休息　鼓励病人进行适当的运动，如散步、慢跑等。

3. 饮食护理　饮食以多维生素、高蛋白、高热量为主。多进食水果、新鲜蔬菜和含碘丰富的食物如海带等。桥本甲状腺炎所致甲状腺功能减退者应避免摄取含碘食物，以免诱发严重黏液性水肿。不宜食生凉冰食物，注意食物与药物之间的关系，如服中药忌饮茶。

4. 心理护理　加强与病人沟通，语速适中，并观察病人反应，告诉病人本病可以用替代疗法达到较好的效果，树立病人配合治疗的信心。

5. 其他　建立正常的排便形态，养成规律、排便的习惯。

(二)专科护理

1. 观察病情　监测生命体征变化，观察精神、神志、语言状态、体重、乏力、动作、皮肤情况，注意胃肠道症状，如大便的次数、性状、量的改变，腹胀、腹痛等麻痹性肠梗阻的表现有无缓解等。

2. 用药护理　甲状腺制剂从小剂量开始，逐渐增加，注意用药的准确性。用药前后分别测脉搏、体重及水肿情况，以便观察药物疗效；用药后若有心悸、心律失常、胸痛、出汗、情绪不安等药物过量的症状时，要立即通知医师处理。

3. 对症护理　对于便秘病人，遵医嘱给予轻泻剂，指导病人每天定时排便，适当增加运动量，以促进排便。注意皮肤防护，及时清洗并用保护霜，防止皮肤干裂。适量运动，注意保护，防止外伤的发生。

4. 黏液性水肿昏迷的护理

(1)保持呼吸道通畅,吸氧,备好气管插管或气管切开设备。

(2)建立静脉通道,遵医嘱给予急救药物,如L-T_3,氢化可的松静滴。

(3)监测生命体征和动脉血气分析的变化,观察神志,记录出入量。

(4)注意保暖,主要采用升高室温的方法,尽量不给予局部热敷,以防烫伤。

(三)健康教育

1. 用药指导　告诉病人终身坚持服药的重要性和必要性以及随意停药或变更药物剂量的危害;告知病人服用甲状腺激素过量的表现,提醒病人发现异常及时就诊;长期用甲状腺激素替代者每6～12个月到医院检测1次。

2. 日常生活指导　指导病人注意个人卫生,注意保暖,注意行动安全。防止便秘、感染和创伤。慎用催眠、镇静、止痛、麻醉等药物。

3. 自我观察　指导病人学会自我观察,一旦有黏液性水肿的表现,如低血压、体温低于35℃、心动过缓,应及时就诊。

第七节　皮质醇增多症

皮质醇增多症(hypercortisolism)又称库欣综合征(Cushing syndrome)是由各种原因引起的肾上腺皮质分泌过多的糖皮质激素,尤其是皮质醇的增多导致,临床表现为向心性肥胖、多血质、紫纹、痤疮、高血压、糖尿病倾向、骨质疏松等。可见于任何年龄,成人多见,女性高于男性,男女之比为1∶2～4,年龄以20～40岁居多,约占2/3。

一、病　因

1. 垂体瘤或下丘脑-垂体功能紊乱导致腺垂体分泌过量ACTH,从而引起双侧肾上腺皮质增生,分泌过量的皮质醇,称库欣病(Cushing disease),占皮质醇增多症的70%左右。

2. 主分泌皮质醇能力,不受垂体分泌的ACTH控制。

3. 非ACTH依赖性的肾上腺结节或腺瘤样增生:近年来有人注意到少数库欣综合征患者双侧肾上腺呈结节或腺瘤样增生,且并非由ACTH过多所致。

4. 异位ACTH综合征:异位ACTH综合征是由垂体以外的肿瘤产生ACTH刺激肾上腺皮质增生,从而分泌过量的皮质醇所导致。最多见的是肺癌(约占50%),其次为胸腺癌和胰腺癌(约各占10%),其他还有起源于神经嵴组织的肿瘤、甲状腺髓样癌、胃肠道恶性肿瘤等。

二、临床表现

1. 向心性肥胖、满月脸、多血质、面圆而呈暗红色,胸、腹、颈、背部脂肪甚厚。至疾病后期,因肌肉消耗,四肢显得相对瘦小。多血质与皮肤菲薄、微血管易透见,有时与红细胞数、血红蛋白增多有关(皮质醇刺激骨髓)。

2. 全身及神经系统肌无力,下蹲后起立困难。常有不同程度的精神、情绪变化,如情绪不稳定、烦躁、失眠,严重者精神变态,个别可发生类偏狂。

3. 皮肤表现:皮肤薄,微血管脆性增加,轻微损伤即可引起瘀斑。下腹两侧、大腿外侧等处出现紫纹,手、脚、指(趾)甲、肛周常出现真菌感染。异位ACTH综合征者及较重Cushing病患者皮肤色素沉着加深。

4. 心血管表现:高血压常见,与肾素-血管紧张素系统激活,对血管活性物质加压反应增强、血管舒张系统受抑制及皮质醇可作用于盐皮质激素受体等因素有关。同时,常伴有动脉硬化和肾小球动脉硬化。长期高血压可并发左心室肥大、心力衰竭和脑血管意外。由于凝血功能异常、脂代谢紊乱,易发生动静脉血栓,使心血管并发症发生率增加。

5. 对感染抵抗力减弱:长期皮质醇分泌增多使免疫功能减弱,肺部感染多见;化脓性细菌感染不容易局限化,可发展成蜂窝织炎、菌血症、感染中毒症。患者在感染后,炎症反应往往不显著,发热不高,易于漏诊而造成严重后果。

6. 性功能障碍:女性患者由于肾上腺雄激素产生过多以及皮质醇对垂体促性腺激素的抑制作用,大多出现月经减少、不规则或停经;痤疮常见;明显男性化(乳房萎缩、生须、喉结增大、阴蒂肥大)者少见,如出现,要警惕肾上腺皮质癌。男性患者性欲可减退,阴茎缩小,睾丸变软,此与大量皮质醇抑制垂体促性腺激素有关。

7. 代谢障碍:大量皮质醇促进肝糖原异生,并有拮抗胰岛素的作用,减少外周组织对葡萄糖的利用,肝葡萄糖输出增加,引起糖耐量减低,部分患者出现类固醇性糖尿病。明显的低血钾性碱中毒主要见于肾上腺皮质癌和异位 ACTH 综合征。低血钾使患者乏力加重，引起肾浓缩功能障碍。部分患者因潴钠而有水肿。病程较久者出现骨质疏松，脊椎可发生压缩畸形，身材变矮，有时呈佝偻、骨折。儿童患者生长发育受抑制。

三、实验室检查

(一)血和尿中肾上腺皮质激素及其代谢产物的测定

1. 血浆总皮质醇测定　血浆皮质醇增高是确定本症的基本依据，血浆皮质醇增高且昼夜节律消失，即病人早晨血浆总皮质醇浓度高于正常，而晚上不明显低于早上。正常参考值范围：清晨醒后 1h 的最高值可达 275～550nmol/L，下午（4 时）85～275nmol/L，夜间睡眠后 1h 降至最低值，即＜14nmol/L。

2. 24h 尿游离皮质醇（UFC）测定　可反映肾上腺皮质激素总的日分泌量，皮质醇增多症时，其值升高。正常参考值范围为 55～250nmol/L。

3. 24h 尿 17-羟皮质类固醇（17-OHCS）测定　正常参考值范围为 22～82μmol/L。

4. 血浆基础 ACTH 测定　明显增高，超过 55pmol/L，常介于 88～440pmol/L（正常人低于 18pmol/L），而继发性肾上腺皮质功能减退者，ACTH 浓度降低。

(二)下丘脑-垂体-肾上腺皮质轴功能的动态试验

1. 小剂量地塞米松抑制试验　每 6h 口服地塞米松 0.5mg，或每 8h 服 0.75mg，连服 2d，正常反应为服药第 2 天 17-OHCS 低于 4mg/24h 或 UCF＜20μg/24h。第 2 天尿 17-羟皮质类固醇被抑制到对照值的 50%以下，或游离皮质醇抑制在 55nmol/24h 以下，可排除本病。本法是筛选和诊断本病的快速和可靠的试验。

2. 大剂量地塞米松抑制试验　它们是病因鉴别诊断的最主要手段，可靠性约 80%。方法：口服地塞米松 2mg，每 6h 1 次连续服 8 次。以服药第 2 天的 17-OHCS 或 UFC 下降达到对照日的 50%以下为可被抑制的标准。一般 80%～90%垂体性的皮质醇症可以被抑制。80%的肾上腺皮质肿瘤或异位 ACTH 综合征的患者不被抑制。

3. ACTH 兴奋试验　垂体性 Cushing 病和异位 ACTH 综合征者常有反应，原发性肾上腺皮质肿瘤者多数无反应。

4. 胰岛素诱发低血糖试验　本试验利用低血糖刺激兴奋下丘脑-垂体-肾上腺轴，了解该轴整体的功能。皮质醇症患者，不论是何种病因，低血糖后血浆皮质醇无显著上升。

5. CRH 兴奋试验　静注 CRH 100μg 后，在数小时内测血浆 ACTH 和皮质醇，如 ACTH 峰值比基础值增 50%以上，皮质醇峰值比基础值增 25%以上，为有反应的指标。正常人和垂体性皮质醇症者有反应，而肾上腺皮质腺瘤或癌无反应；异位 ACTH 综合征多数无反应，少数有反应；异位 CRH 综合征者有反应。

6. 甲吡酮试验　甲吡酮是皮质醇生物合成最后一步 11β-羟化酶抑制药。垂体性皮质醇症患者对甲吡酮的反应比正常人更明显，用药后 ACTH、11-脱氧皮质醇均增高，但皮质醇减少。肾上腺皮质肿瘤和异位 ACTH 综合征患者的皮质醇合成减少，但血 ACTH 水平不应增高，血 11-脱氧皮质醇水平的上升不如垂体性皮质醇症明显。甲吡酮试验可弥补地塞米松抑制试验的不足，相互配合可提高诊断率。

(三)影像学检查

X 线摄片、CT 或 MRI 检查显示病变部位的影像学改变。

四、治疗要点

应根据不同的病因做相应的治疗，所以正确的病因诊断是治疗成功的先决条件。

1. 垂体性皮质醇症　经鼻经蝶窦垂体微腺瘤摘除术为近年治疗本病的首选方法，治愈率达 80%以上，术后复发率在 10%以下。此法手术创伤小，并发症少，可最大限度地保留垂体的分泌功能。

2. 肾上腺皮质肿瘤　本症是皮质醇症中治疗效果最好的一种，一般诊断明确者，多采取 11 肋间或 12 肋腰部切口单纯肿瘤切除。

3. 异位 ACTH 综合征　应以治疗原发肿瘤为主，视具体病情安排手术、放疗或化疗。对体积小、恶性度低、定位明确的异位 ACTH 分泌瘤，手术治疗是首选方法，切除后可获痊愈。双侧肾上腺全切或一侧全切，一侧大部分切除在下列情况下可列入适应证：①异位 ACTH 综合征诊断明确，但未找到原发肿瘤；②无法切除异位 ACTH 分泌瘤，高皮质醇血症依然存在；③患者情况尚能接受肾上腺手术。手术目的是解除高皮质醇血症对患者生命的威胁。

4. *药物治疗*　药物治疗也是皮质醇症治疗的一个重要方法，但只是一种辅助治疗，用于术前准备或其他疗效不佳时。常有两类药物，一类皮质醇生物合成抑制药如米托坦(mitotane)、氨鲁米特(氨基导眠能)、甲吡酮(metyrapone，Su4885)、酮康唑；另一类直接作用于下丘脑-垂体水平如赛庚啶、溴隐亭等。

五、护理措施

(一)基础护理

1. *休息与体位*　合理的休息可避免加重水肿。平卧时可适当抬高双下肢，有利于静脉回流。

2. *饮食护理*　宜给予高蛋白、高维生素、高钾、低糖类、低脂、低钠、低热量的食物，预防和控制水肿，鼓励病人食用香蕉、南瓜、柑橘类等含钾高的食物。

3. *心理护理*　找出病人不良心态之症结，及时对症疏导，使其情绪稳定，愉快接受治疗。

4. *其他*　每周测量身高、体重，预防脊柱突发性压缩性骨折。

(二)疾病护理

1. 预防感染

(1)皮肤护理：①注意个人卫生，便后洗手。鼓励病人勤洗澡，勤换衣服，勤剪指甲，保持皮肤清洁、完整，以防皮肤化脓感染。②指导病人选择质地柔软、宽松的衣裤，避免使用松紧带和各种束带。③护理操作时应严格无菌技术。④如有外伤或皮肤感染时，不可任意用药，应由医师处理。

(2)呼吸道、口鼻腔护理：①保持呼吸道通畅，避免与呼吸道感染者接触，如肺炎、感冒、肺结核等；②指导病人保持口腔清洁，做到睡前、晨起后刷牙，饭后漱口；③重症病人，护士应每日给予特殊口腔护理，防治口腔疾病。

(3)泌尿系统护理：应注意会阴部的干燥、清洁，勤换内衣，女病人经期应增加清洗的次数。如有尿潴留尽量避免插入导尿管以免感染，可采用人工诱导排尿、膀胱区热敷或按摩等方法，以上方法无效时，应在严格无菌操作下行导尿术。

2. 病情观察：观察精神症状与防止发生事故。患者烦躁不安、异常兴奋或抑郁状态时，要注意严加看护，防止坠床，用床档或用约束带保护患者，不宜在患者身边放置危险品，避免刺激性言行，应耐心仔细，多关心照顾。

3. 肾上腺癌化疗的患者观察有无恶心、呕吐、嗜睡、运动失调和记忆减退。

4. 每周测量身高、体重，预防脊柱突发性压缩性骨折。

5. 正确无误做好各项试验，及时送验。

六、健康指导

1. 疾病知识宣教：指导患者在日常生活中，要注意预防感染，皮肤保持清洁，防止外伤，骨折。

2. 饮食指导：指导患者正确地摄取营养平衡的饮食，给予低钠、高钾、高蛋白的食物。

3. 遵医嘱服用药，不擅自减药或停药。

4. 定期门诊随访。

第八节　原发性慢性肾上腺皮质功能减退症

慢性肾上腺皮质功能减退症分为原发性和继发性两大类。原发性又称为艾迪生病(Addison disease)，是由于自身免疫、结核等原因，破坏90%以上的肾上腺，而引起皮质激素分泌不足所致的疾病。本症常参与自身免疫性多内分泌腺病综合征的组成。继发性则为垂体分泌促肾上腺皮质激素(ACTH)不足所致。本文主要讨论Addison病。

一、病　因

1. 肾上腺结核为常见病因，常先有或同时有其他部位结核病灶如肺、肾、肠等。肾上腺被上皮样肉芽肿及干酪样坏死病变所替代，继而出现纤维化病变，肾上腺钙化常见。

2. 自身免疫性肾上腺炎：两侧肾上腺皮质被毁，呈纤维化，伴淋巴细胞、浆细胞、单核细胞浸润，髓质一般不受毁坏。

3. 其他较少见病因：恶性肿瘤转移、淋巴瘤、白血病浸润、淀粉样变性、双侧肾上腺切除、放射治疗破坏、肾上腺酶系抑制药如美替拉酮、氨鲁米特、酮康唑或细胞毒药物如米托坦的长期应用、血管栓塞等。

二、临床表现

1. *软弱无力*　为早期主要症状，乏力程度与病情轻重呈正比。严重时可达到无力翻身或伸手取物。也可见严重的肌肉痉挛，特别是腿部。这些肌肉病变可能与神经-肌肉终板处钠和钾平衡失调有关。

2. *体重减轻*　由于皮质醇缺乏引起胃肠道功能紊乱如食欲缺乏、恶心呕吐、腹胀腹泻，脂肪储存减少及肌肉消耗等因素可导致体重减轻，进行性较大幅度减轻预示肾上腺皮质危象可能。

3. *色素沉着*　由于皮质醇缺乏以后对垂体ACTH、黑素细胞刺激素(MSH)、促脂素(LPH)的反馈抑制作用减弱，使这些激素分泌增多，且ACTH及LPH又分别包含α-MSH与β-MSH结构，故皮肤、黏膜处色素沉着，摩擦处、掌纹、乳晕、瘢痕等处尤为明显，色素沉着是鉴别原发性和继发性肾上腺皮质功能减退的主要依据之一，色素突然加深可能预示病情恶化。

4. *心血管症状*　由于对儿茶酚胺的升压反应减弱，导致血压降低，以直立性低血压最为常见。X线示心影缩小，心电图示低电压，P-R与Q-T间期延长。患者常有头晕、眼花、直立性昏厥。

5. *低血糖*　患者对内、外源性胰岛素的敏感性增高，在饥饿、胃肠道功能紊乱、感染等情况下容易发生低血糖。

6. *神经系统症状*　如淡漠、嗜睡甚至精神障碍。

7. 对感染、外伤等各种应激的抵抗力降低，易诱发肾上腺危象。对麻醉药、安眠镇静药及降血糖药物等均极为敏感，少量即可引起昏迷。

8. *性功能紊乱*　男女患者都可有性功能减退，女性肾上腺源雄激素对维持性毛及性欲有关，因此女性腋毛、阴毛稀少或脱落，月经失调或闭经，性欲减退。如系自身免疫性病因，还可能有卵巢、睾丸功能过早衰竭。

9. *肾上腺危象*　危象为本病急骤加重的表现。常发生于感染、创伤、手术、分娩、过劳、大量出汗、呕吐、腹泻、失水或突然中断肾上腺皮质激素治疗等应激情况下。表现为恶心、呕吐、腹痛或腹泻、严重脱水、血压降低、心率快、脉细弱、精神失常、常有高热、低血糖症、低钠血症，血钾可低可高。如不及时抢救，可发展至休克、昏迷、死亡。

三、实验室检查

1. *血常规检查*　常有正细胞正色素性贫血，少数患者合并有恶性贫血。白细胞分类示中性粒细胞减少，淋巴细胞相对增多，嗜酸性粒细胞明显增多。

2. *血液生化*　可有低血钠、高血钾。脱水严重时低血钠可不明显，高血钾一般不重，如甚明显需考虑肾功能不全或其他原因。少数患者可有轻度或中度高血钙(糖皮质激素有促进肾、肠排钙作用)，如有低血钙和高血磷则提示同时合并有甲状旁腺功能减退症。脱水明显时有氮质血症，可有空腹低血糖，糖耐量试验示低平曲线。

3. *激素检查*

(1)基础血、尿皮质醇、尿17-羟皮质类固醇测定常降低，但也可接近正常。

(2)ACTH兴奋试验：静脉滴注ACTH 25mg，维持8h，观察尿17-羟皮质类固醇和(或)皮质醇变化，正常人在兴奋第1天较对照日增加1～2倍，第2天增加1.5～2.5倍。快速法适用于病情较危急，需立即确诊，补充糖皮质激素的患者。在静注人工合成ACTH(1～24)25mg前及后30min测血浆皮质醇，正常人血浆皮质醇增加276～552nmol/L。对于病情较严重，疑有肾上腺皮质功能不全者，同时用静注(或静滴)地塞米松及ACTH，在注入ACTH前、后测血浆皮质醇，如此既可进行诊断检查，又可同时开始治疗。

(3)血浆基础ACTH测定：明显增高，超过55pmol/L，常介于88～440pmol/L(正常人低于18pmol/L)，而继发性肾上腺皮质功能减退者，ACTH浓度降低。

4. *影像学检查*　X线摄片、CT或MRI检查于结核病患者可示肾上腺增大及钙化阴影。其他感染、出血、转移性病变在CT扫描时也示肾上腺增大，而自身免疫病所致者肾上腺不增大。

四、治疗要点

(一)替代治疗

1. *糖皮质激素替代治疗*　根据身高、体重、性别、年龄、体力劳动强度等，确定一合适的基础量。宜模仿激素分泌昼夜节律，在清晨睡醒时服全日量的2/3，下午4时前服余下1/3。于一般成人，每日剂量开始时氢化可的松20～30mg或可的松25～37.5mg，以后可逐渐减量，氢化可的松15～20mg

或相应量可的松。在有发热等并发症时适当加量。

2. *钠盐及盐皮质激素*　食盐的摄入量应充分，每日至少8～10g，如有大量出汗、腹泻时应酌情加食盐摄入量，大部分患者在服用氢化可的松和充分摄盐下即可获满意效果。有的患者仍感头晕、乏力、血压偏低，则需加用盐皮质激素，可每日上午8时1次口服0.05～0.1mg。如有水肿、高血压、低血钾酌情减量。

(二)病因治疗

如有活动性结核者，应积极给予抗结核治疗。补充替代剂量的肾上腺皮质激素并不影响对结核病的控制。如病因为自身免疫病者，则应检查是否有其他腺体功能减退，如存在，则需做相应治疗。

(三)肾上腺危象治疗

为内科急症，应积极抢救。①补充液体：典型的危象患者液体损失量约达细胞外液的1/5，故于初治的第1～2天应迅速补充生理盐水每日2 000～3 000ml。对于以糖皮质激素缺乏为主、脱水不甚严重者补盐水量适当减少。补充葡萄糖液以避免低血糖。②糖皮质激素：立即静注氢化可的松或琥珀酸氢化可的松100mg，使血皮质醇浓度达到正常人在发生严重应激时的水平。以后每6h加入补液中静滴100mg，第2～3天可减至每日300mg，分次静滴。如病情好转，继续减至每日200mg，继而100mg。呕吐停止，可进食者，可改为口服。③积极治疗感染及其他诱因。

(四)外科手术或其他应激时治疗

在发生严重应激时，应每天给予氢化可的松总量约300mg。大多数外科手术应激为时短暂，故可在数日内逐步减量，直到维持量。较轻的短暂应激，每日给予氢化可的松100mg即可，以后按情况递减。

五、护理措施

(一)基础护理

1. *活动与休息*　患者应适当休息，避免劳累，预防呼吸道、胃肠道或泌尿系统感染。鼓励患者进行适当的运动，如散步、慢跑等。指导病人在下床活动，改变体位时，动作宜缓慢，防止发生直立性低血压。

2. *饮食护理*　饮食以多维生素、高蛋白、高钠、高热量为主。多吃水果、新鲜蔬菜。鼓励病人摄取水分每天在3 000ml以上，避免进食含钾高的食物以免加重高血钾，诱发心律失常。指导病人摄入含盐饮料，特别是大量出汗后更要注意补充盐分。

3. *心理护理*　告诉病人本病可以用替代疗法达到较好的效果，树立病人配合治疗的信心。

4. *记录24h出入量*

(二)专科护理

1. *观察病情*　监测生命体征变化，观察精神、神志、语言状态、体重、乏力、动作、皮肤情况等。

2. *用药护理*　要求病人按医嘱准时正确服药，切勿随便停药或减量，服药过程中如发现病人有异常反应要及时向医师报告。如病人有活动性结核应注意采取隔离措施。

3. *皮肤的护理*　告知病人皮肤黑是由于病变所致，皮肤的颜色会随着病情的控制而减退。适当使用增白的化妆品。给予正面的引导，鼓励病人表达对皮肤颜色改变的感受。

4. *肾上腺危象的护理*　对发生肾上腺危象的病人，要让其绝对卧床休息，按医嘱迅速、及时、准确地进行静脉穿刺并保证静脉通道的畅通，正确加入各种药品，并准备好各种抢救品。积极与医师配合，主动及时观察测定患者血压、脉搏、呼吸等生命体征的变化，记好出入量及护理记录。按时正确抽血及留取各种标本送检。鼓励患者饮水并补充盐分，昏迷病人及脱水严重病人可插胃管进行胃肠道补液，并按昏迷常规护理。在用大剂量氢化可的松治疗过程中，应注意观察病人有无面部及全身皮肤发红，以及有无激素所致的精神症状等出现。

(三)健康教育

1. 用药指导：告诉病人终身坚持服药的重要性和必要性以及随意停药或变更药物剂量的危害。

2. 加强自我保护：外出时避免阳光直射，遮阳帽以遮挡太阳对皮肤的辐射。

3. 自我观察：教会患者自我观察，如有不适尽早就医。

4. 随身携带病人识别卡，以便病人发生病情变化时及时得到救治。

5. 定期门诊随访。

第九节　糖　尿　病

糖尿病(diabetes mellitus,DM)是由于多种病因引起的胰岛素分泌缺陷和(或)作用缺陷所致的以慢性高血糖为特征的代谢病群,同时伴有脂肪、蛋白质、水、电解质等代谢紊乱。目前全球已有1.5亿以上的糖尿病病人,我国的糖尿病病人已越9 000万,患病率居世界第1位,尤其是2型糖尿病发病率明显升高,且正趋向低龄化。

一、糖尿病分型

1. *1型糖尿病*　是指由于胰岛B细胞破坏导致的胰岛素分泌绝对不足,分为免疫介导性和特发性。

2. *2型糖尿病*　由于胰岛素分泌相对不足和胰岛素抵抗引起。

3. *其他特殊类型糖尿病*　指病因已明确的和各种继发性的糖尿病。

4. *妊娠期糖尿病*　指妊娠过程中初次发现的糖尿病。一般在妊娠后期发生,分娩后大部分可恢复正常。

二、病　　因

1. *遗传因素*　不论是1型还是2型糖尿病,目前认为均与遗传因素有关,有家族性。1型糖尿病与某些特殊HLA类型有关。2型糖尿病具有更强的遗传倾向,目前一致认为是多基因疾病。

2. *病毒感染*　病毒感染是最重要的因素之一,病毒感染可直接损伤胰岛组织引起糖尿病,也可损伤胰岛组织后,诱发自身免疫反应,进一步损伤胰岛组织引起糖尿病。与1型糖尿病发病有关的病毒有脑炎、心肌炎病毒,腮腺炎病毒,风疹病毒,柯萨奇B_4病毒,巨细胞病毒等。

3. *自身免疫*　细胞免疫和体液免疫在1型糖尿病发病中起重要作用。目前发现80%新发病的1型糖尿病病人循环血液中有多种胰岛细胞自身抗体。

三、临床表现

1. *典型症状*　出现糖、蛋白质、脂肪代谢紊乱综合征,以“三多一少”(多饮、多食、多尿和体重减少)为其特征性表现。

(1)多尿、多饮:由于血糖升高引起渗透性利尿作用,病人1d尿量常在2～3L以上,继而因口渴而多饮。

(2)多食:因失糖、糖分未能充分利用,机体能量缺乏,食欲常亢进,易有饥饿感。

(3)体重下降:由于机体不能利用葡萄糖,蛋白质和脂肪消耗增加,引起体重减轻、消瘦、疲乏。

(4)其他症状:有四肢酸痛无力、麻木、腰痛、性欲减退、阳萎不育、月经失调、外阴瘙痒、精神委靡等。

2. *体征*　应评估病人的精神神志、体重、面色、心率、心律、呼吸的变化,并注意观察视力有无减弱、有无水肿和高血压、足部有无感染或溃疡、有无肢端感觉异常、肌张力及肌力有无减弱等。

3. *急性并发症*

(1)糖尿病酮症酸中毒(diabetic ketoacidosis,DKA):是指在各种诱因影响下胰岛素严重不足,引起糖、脂肪、蛋白质及水、电解质和酸碱平衡失调,以高血糖、高血酮和代谢性酸中毒为主要表现的临床综合征。①常见诱因:感染、胰岛素治疗中断或不适当减量、饮食不当、创伤、手术、妊娠和分娩,有时亦可无明显诱因。②临床表现:早期仅有烦渴多饮、多尿、疲乏等糖尿病症状加重;失代偿期病情迅速恶化,极度口渴、多尿,食欲减退、恶心、呕吐,常伴头痛、烦躁、嗜睡、呼吸深大(Kussmaul呼吸)、部分病人呼气中有烂苹果味;后期出现严重失水、少尿、脉细速、血压下降、四肢厥冷、休克等,心、肾功能不全的表现;晚期各种反射迟钝甚至消失,甚至昏迷。③实验室检查:尿糖、尿酮体强阳性,血糖多在16.7～33.3mmol/L,血酮体多在4.8mmol/L以上,CO_2结合力降低等。

(2)高渗性非酮症糖尿病昏迷(hyperosmolar nonketotic diabetic coma,HNC),简称高渗性昏迷,是因高血糖引起的以血浆渗透压增高、严重脱水和进行性意识障碍为主要表现的临床综合征。多见于老年人,好发年龄50～70岁,约2/3病人无糖尿病史或仅有轻度症状。本病病情重,病死率高。①常见诱因:感染、创伤、手术、脑卒中、脱水、摄入高糖以及应用某些药物如糖皮质激素、噻嗪类利尿药等。②临床表现:起病缓慢,症状逐渐加重。常先有多尿、多饮,随着脱水逐渐加重,出现神经精神症状,如嗜睡、幻觉、定向障碍、一过性偏瘫、癫痫样抽搐等。③实验室检查：尿糖强阳性，但无酮症。血糖常在 33.3mmol/L 以上，血钠升高可在 155mmol/L 以上，血浆渗透压显著增高，常在 350mmol/L 以上。

(3)感染：糖尿病病人常反复发生疖、痈等皮肤化脓性感染，严重时可致败血症或脓毒败血症。皮肤真菌感染如足癣、甲癣、体癣也常见，女性还可合并真菌性阴道炎和巴氏腺炎。尿路感染尤其多见于女性，反复发作，可转为慢性。合并肺结核的发生率也较高，且病情严重。

4. 慢性并发症

(1)大血管病变：糖尿病人群中动脉粥样硬化患病率高，年龄轻，进展快。主要侵犯主动脉、冠状动脉、脑动脉、肾动脉和肢体动脉，引起冠心病、缺血性或出血性脑血管病、肾动脉和肢体动脉硬化等。心脑血管疾病是目前糖尿病的主要死亡原因之一。

(2)微血管病变：微血管病变是糖尿病的特征性病变。糖尿病微血管病变主要累及视网膜、肾、神经和心肌组织，尤以肾病和视网膜病最为重要。糖尿病肾病临床表现为蛋白尿、水肿、高血压、肾衰竭，是 1 型糖尿病的主要死因。糖尿病视网膜病变可引起失明。

(3)神经病变：主要累及周围神经，通常为对称性，由远至近缓慢进展，下肢较上肢重。表现为肢端感觉障碍呈手套袜子型分布，伴麻木、烧灼、针刺感等，随后有肢体疼痛，呈隐痛、刺痛等，后期累及运动神经，可引起弛缓性瘫痪和肌萎缩，以四肢远端明显。自主神经病变也较常见，表现为瞳孔改变，排汗异常，体位性低血压、心动过速、便秘、腹泻以及尿潴留、尿失禁、阳萎等。

(4)眼部病变：除视网膜微血管病变外，糖尿病还可引起白内障、青光眼、屈光改变、虹膜睫状体病变、黄斑病等，导致视力减退、失明。

(5)糖尿病足：指由于糖尿病病人下肢远端神经异常和不同程度的周围血管病变，引起足部感染、溃疡和(或)深层组织破坏，是糖尿病病人截肢致残的主要原因。

四、实验室检查

1. 尿糖测定　尿糖阳性为诊断糖尿病的重要线索。24h 尿糖定量，可作为判断疗效指标和调整降糖药物剂量的参考。但尿糖阴性不能排除糖尿病的可能。

2. 血糖测定　血糖升高是诊断糖尿病的重要依据，也是监测糖尿病病情变化和治疗效果的主要指标。有糖尿病症状且随机血糖≥11.1mmol/L (200mg/dl)，或空腹血糖≥7.0mmol/L (126mg/dl)，即可诊断糖尿病。

3. 葡萄糖耐量试验(OGTT)　血糖高于正常范围又未达到糖尿病上述诊断标准时，需进行 OGTT 试验。在 OGTT 试验中 2h 血糖<7.7mmol/L 为正常糖耐量；7.8～11.0mmol/L 为糖耐量减低；≥11.1mmol/L(200mg/dl)，即可诊断糖尿病。

4. 糖化血红蛋白 A_1(GHB A_1)和糖化血浆白蛋白(FA)的测定　作为糖尿病控制的监测指标之一，不作为诊断依据。糖化血红蛋白 A_1(GHB A_1)测定可反映抽血前 8～12 周的血糖状况，糖化血浆清蛋白测定可反映糖尿病病人近 2～3 周血糖总的水平。

5. 血浆胰岛素和 C-肽测定　有助于评价胰岛 B 细胞的储备功能，并指导治疗。

6. 其他　病情未控制的糖尿病病人，可有三酰甘油升高、胆固醇升高、高密度脂蛋白胆固醇降低。

五、治疗要点

(一)治疗原则

早期、长期、综合、个体化治疗的原则。治疗目标不仅是纠正代谢紊乱，消除症状，防止或延缓并发症，维持健康与劳动(学习)能力，保障儿童生长发育，延长寿命，降低病死率。

(二)治疗措施

1. 饮食治疗　是糖尿病的一项基础治疗，必须严格执行并长期坚持。对 1 型糖尿病病人有利于控制高血糖、防止低血糖发生，保证未成年人的正常生长发育。对 2 型糖尿病病人有利于减轻体重，改善高血糖、高血压和脂代谢紊乱，延缓并发症的发生，降低降血糖药的使用剂量。

2. 运动锻炼　适当的运动可以使糖尿病病人减轻体重，增加胰岛素敏感性，促进糖的利用，改善血糖、血脂水平。

3. 口服药物治疗

(1)促进胰岛素分泌剂：主要作用机制是刺激 B 细胞释放胰岛素。主要适用于饮食和运动治疗不能有效控制血糖的 2 型糖尿病病人。

①磺脲类：第一代药物有甲苯磺丁脲、氯磺丙脲、醋磺己脲、妥拉磺脲等，第二代药物有格列本脲、格列吡嗪、格列齐特、格列波脲、格列喹酮等。

治疗应从小剂量开始，并按治疗需要每数天增加剂量1次，或改为早、晚餐前2次服药，直至病情控制。

②非磺脲类：常用药物有瑞格列奈和那格列奈。

(2)双胍类：主要作用机制是促进肌肉等外周组织摄取葡萄糖，加速无氧酵解，抑制糖异生及糖原分解。对血糖在正常范围者无降血糖作用，单独用药不引起低血糖，与磺脲类联合使用可增强降血糖作用。常用药物主要有二甲双胍(甲福明)、苯乙双胍(降糖灵)。

(3)α-糖苷酶抑制药：作用机制是抑制小肠黏膜上的α-糖苷酶，延缓糖类的吸收，降低餐后高血糖。药物有阿卡波糖(拜糖平)、伏格列波糖。

(4)噻唑烷二酮类：作用机制是使靶组织对胰岛素的敏感性增强，减轻胰岛素抵抗，故又称为胰岛素增敏剂。常用药物有罗格列酮、吡格列酮。

4. 胰岛素治疗

(1)适应证：①1型糖尿病；②2型糖尿病口服药物治疗未达良好控制者；③糖尿病急性或严重并发症；④糖尿病严重并发症；⑤手术、妊娠及分娩。

(2)剂型：按来源不同分为猪、牛、基因重组人胰岛素；按作用时间一般分为速(短)效、中效、长(慢)效(表16-1)。

目前又研制出一些胰岛素类似物。一类是快速胰岛素制剂，可在餐后迅速起效。赖脯胰岛素皮下注射后15min起效，30～60min达峰，持续4～5h；天冬胰岛素注射后10～20min起效，40min达峰，持续3～5h。另一类是长效胰岛素类似物，如甘精胰岛素皮下吸收慢，持续24h。

胰岛素吸入是一种新的给药方式，主要有经肺、经口腔黏膜、经鼻腔黏膜吸收3种方式，有干粉状和可溶性液态2种。

(3)使用原则和剂量调节：胰岛素治疗应在一般治疗和饮食治疗的基础上进行，并按病人反应情况和治疗需要做适当调整。对2型糖尿病病人，可选中效胰岛素，每天早餐前半小时皮下注射1次，首次剂量为4～8U，根据血糖和尿糖结果来调整。1型糖尿病病人，常选短效中效胰岛素配合使用。

5. 胰腺和胰岛细胞移植　胰腺和胰岛细胞移植技术也取得重要进展，有望从根本上控制糖尿病的发生和发展。

6. 糖尿病酮症酸中毒的治疗

(1)输液：输液是抢救DKA首要的、极其关键的措施。不仅纠正脱水，还有助于降低血糖和清除酮体。常先补生理盐水，当血糖降至13.9mmol/L(250mg/dl)左右时改用5%葡萄糖液，并加入速效胰岛素(每3～4g葡萄糖加1U胰岛素)。补液总量按脱水程度而定，为4 000～5 000ml/d，严重失水者可达6 000～8 000ml/d。宜先快后慢，并根据血压、心率、尿量、末梢循环情况、中心静脉压等调整输液量和速度。

(2)胰岛素治疗：常用小剂量胰岛素疗法，可用普通胰岛素加入生理盐水中持续滴注、间歇静脉注射或间歇肌内注射，剂量均为0.1U/(kg·h)，当血糖降至13.9mmol/L时，改输5%葡萄糖液并加入速效胰岛素。用药过程中需每1～2h检测血糖、血钾、血钠和尿糖、尿酮等，酌情调节剂量。

(3)纠正电解质及酸碱平衡失调：轻症病人经输液和注射胰岛素后，酸中毒可逐渐纠正，不必补碱。重度酸中毒pH＜7.1或CO_2CP为4.5～6.7mmol/L时可用5%碳酸氢钠稀释至等渗溶液(1.25%)后静脉滴注。应避免与胰岛素使用同一通路，以防降低胰岛素效价。治疗过程中需定时监测血钾水平，结合心电图、尿量，及时补钾，并调整补钾量和速度。

表16-1　各种胰岛素制剂的特点

作用类别	制剂	注射时间	注射途径	作用时间(h)		
				开始	高峰	持续
短效	普通(正规)胰岛素	餐前0.5 h	静脉	即刻	0.5	2
			皮下	0.5～1	2～4	6～8
中效	低精蛋白胰岛素 慢胰岛素锌混悬液	早餐(晚餐)前1 h	皮下	1～3	6～12	18～26
长效	精蛋白锌胰岛素 特慢胰岛素锌悬液	早餐或晚餐前1 h	皮下	3～8	14～24	28～36

(4)祛除诱因和防治并发症:如休克、感染、心力衰竭、肾衰竭等。

7. 高渗性非酮症糖尿病昏迷的治疗　治疗原则与酮症酸中毒相似。因脱水严重应积极补液。可先输生理盐水和胶体溶液,尽快纠正休克,同时以0.1U/(kg·h)的速度静脉滴注胰岛素。当血糖下降至16.7mmol/L时,可输入5%葡萄糖溶液并加入胰岛素,监测血钾水平,结合心电图、尿量,及时补钾,并调整补钾量和速度。

六、护理措施

(一)基础护理

1. 饮食护理　护理人员应向病人介绍饮食治疗的目的、意义,并与病人和家属共同制定护理计划,并指导病人饮食。

(1)计算理想体重:按病人年龄、性别、身高查表或用简易公式推算理想体重[理想体重(kg)=身高(cm)-105]。

(2)计算每日所需总热量:根据理想体重和工作性质,计算出每日总热量。成年人休息状态下,每日每千克理想体重给予热量105~125.5kJ(25~30kcal),轻体力劳动125.5~146kJ(30~35kcal),中体力劳动146~167kJ(35~40kcal),重体力劳动167kJ(40kcal)以上。儿童、孕妇、乳母、营养不良及消耗性疾病者应酌情增加,肥胖者酌减,使体重逐渐下降至理想体重的5%左右。

(3)糖类、蛋白质、脂肪的分配:①糖类占食物总热量的50%~60%。②蛋白质占总热量的12%~15%,成人每日每千克理想体重给予0.8~1.2g,儿童、孕妇、乳母、慢性消耗性疾病者等可增至1.5~2.0g,伴肾功能不全者应限制在0.8g。③脂肪占总热量的30%左右。

(4)热量分布:在确定总热量以及糖类、脂肪、蛋白质组成后,把热量换算成食物重量,每克糖类、蛋白质均产热16.7kJ(4kcal),每克脂肪产热37.7kJ(9kcal),然后制定食谱。三餐热量分布大概为1/5、2/5、2/5或1/3、1/3、1/3,或分成四餐为1/7、2/7、2/7、2/7,可按病人生活习惯、病情及配合治疗的需要来调整。

(5)糖尿病病人饮食注意事项

①定时进食。口服降血糖药物及注射胰岛素者应在用药后按时进食。

②定量进食。饮食中的主副食数量应基本固定,要严格按照医护人员制订的食谱,避免随意增减。每餐应将计划饮食吃完,如果不能吃完全餐,须当天补足未吃完食物的热量与营养素。

③限制甜食。提倡食用粗制米面和杂粮,忌食葡萄糖、蔗糖、蜜糖及其制品,忌食含糖分高的水果。

④增加纤维素。含纤维素的食物包括豆类、蔬菜、粗谷物、含糖分低的水果。每日饮食中食用纤维含量以不少于40g为宜。

2. 适量运动　根据年龄、性别、体力、病情及有无并发症、胰岛素治疗及饮食治疗等情况决定运动的方式和强度。运动的方式和强度,应因人而异、循序渐进、量力而行、持之以恒,切忌随意中断,提倡"有氧运动",并随身携带糖尿病卡片和食品以防低血糖的发生。

(1)运动锻炼的方式:最好做有氧运动,以达到重复大肌肉运动,加强心肺的功能,改善循环、降低血糖的目的。如步行、慢跑、骑自行车、做广播操、太极拳、游泳、跳交谊舞、打乒乓球等,其中以步行为首选的锻炼方式。

(2)运动的注意事项

①选择合适的时间:运动应尽量避免恶劣天气,不在酷暑及炎热的阳光下或严冬凛冽的寒风中运动。运动时间最好在饭后1h后,以免空腹运动发生低血糖。

②达到适当的运动强度:合适的运动强度,可根据病人的具体情况而定,运动强度须逐渐增加,以不感到疲劳为度。一般为每日1次。肥胖病人可适当增加活动次数。

③病情变化时应及时停止运动并就诊:运动中出现饥饿感、心慌、出冷汗、头晕及四肢无力或颤抖等,表明已出现低血糖,应休息并进食;运动中出现胸闷、胸痛、视物模糊时,应就地休息,联系就诊。

④携带卡片,结伴而行。运动时随身携带糖尿病卡片和糖果,以备急用。结伴运动,既可以调节情绪,又可相互照应。

(二)疾病护理

1. 使用口服降糖药病人的护理

(1)遵医嘱按时按量服药:磺脲类药应在餐前半小时服。非磺脲类:瑞格列奈:从小剂量开始于餐前或进餐时口服,按病情逐渐调整剂量,不进餐不服药。那格列奈:一般餐前口服。双胍类药应在餐前或餐中服;α-糖苷酶抑制药应与每餐第一口饭同时嚼服。

(2)密切观察药物的副作用:磺脲类药物副作

用主要是低血糖反应，以及胃肠道反应、皮肤瘙痒、肝功能损害、血细胞减少等。双胍类副作用有胃肠道反应，如口苦、金属味、恶心、呕吐、腹泻等。α-糖苷酶抑制药副作用为胃肠道反应，如腹胀、腹泻或排气增多。胰岛素增敏剂噻唑烷二酮类副作用轻微、少见，主要是水肿、肝功能损害。

2. 胰岛素治疗的护理

(1)注射部位和方法：在上臂三角肌、腹壁、大腿前侧、臀部轮换注射，以腹壁注射吸收最快。长、短效胰岛素混合使用时，应先抽吸短效胰岛素，再抽吸长效胰岛素，然后混匀，而不可相反，以免将长效胰岛素混入短效胰岛素而影响其速效性。目前市场上有各种比例的预混制剂，可按病人要求选用，最常用的是含30%短效和70%长效的制剂。

可选用胰岛素专用注射器或笔型胰岛素注射器。有条件时可采用持续皮下胰岛素输注(俗称胰岛素泵)，是指放置速效胰岛素的容器通过导管分别与针头和泵连接，针头置于腹部皮下组织，用可调程序的微型电子计算机控制胰岛素输注，模拟胰岛素的持续基础分泌(通常为每小时0.5～2U)和进餐时的脉冲式释放，胰岛素剂量和脉冲式注射时间均可通过计算机的程序调整来控制。要求定期更换导管和注射部位以避免感染和针头堵塞。

(2)胰岛素制剂保存：保存在低于25℃室温内1个月，效价不会受到影响，保存在2～8℃时，活力可维持2～3年。不能冰冻保存，应避免温度过高、过低(不宜<2℃或>30℃)及剧烈晃动。

(3)胰岛素疗效的观察及护理：对采用强化胰岛素治疗或2型糖尿病应用胰岛素者应加强观察有无低血糖反应和早晨空腹血糖较高的情况，如"黎明现象"，即夜间血糖控制良好，仅于黎明一段时间出现高血糖；"Somogyi 现象"，即在夜间曾有低血糖，在睡眠中未被察觉，继而发生低血糖后的反跳性高血糖。发现以上情况应及时报告医师，配合医师进行夜间多次血糖测定并遵医嘱调整晚间胰岛素的用量。部分1型糖尿病病人在胰岛素治疗一段时间内病情可部分或全部缓解，胰岛素用量可减少或完全停用，称"糖尿病蜜月期"，但缓解是暂时的，其持续时间自数周至数月不等，一般不超过1年。对这种病人应加强对其病情的动态观察。

(4)胰岛素的副作用及护理：①低血糖反应，临床常见，是糖尿病致死原因之一，多发生于夜间，可表现为头晕、心悸、多汗、面色苍白、强烈的饥饿感甚至昏迷。对低血糖反应者，及时检测血糖，根据病情可进食糖果、含糖饮料或静脉推注50%葡萄糖20～30ml。②胰岛素过敏，主要表现为注射部位瘙痒、荨麻疹，对胰岛素过敏者，立即更换胰岛素种类并抗过敏治疗。③注射部位皮下脂肪萎缩或增生，停止使用该部位后可缓慢自然恢复。

(三)专科护理

1. 预防感染

(1)皮肤护理：①注意个人卫生，便后洗手。鼓励病人勤洗澡，勤换衣服，勤剪指甲，保持皮肤清洁、完整，以防皮肤化脓感染。②指导病人选择质地柔软、宽松的衣裤，避免使用松紧带和各种束带。③护理操作时应严格无菌技术。④如有外伤或皮肤感染时，不可任意用药，应由医师处理。

(2)呼吸道、口鼻腔护理：①保持呼吸道通畅，避免与呼吸道感染者接触，如肺炎、感冒、肺结核等；②指导病人保持口腔清洁，做到睡前、晨起后刷牙，饭后漱口；③重症病人，护士应每日给予特殊口腔护理，防治口腔疾病。

(3)泌尿道护理：应注意会阴部的干燥、清洁，勤换内衣，女病人经期应增加清洗的次数。如有尿潴留尽量避免插入导尿管以免感染，可采用人工诱导排尿、膀胱区热敷或按摩等方法，以上方法无效时，应在严格无菌操作下行导尿术。

(4)足部护理：①首先保持皮肤清洁，每天睡前用温水(最好是38℃左右)浸泡双脚15～20min，仔细擦干。应每天检查足部，观察足部皮肤颜色、温度改变、神经感觉。②注意保暖，尤其是在冬天，穿棉袜、棉鞋且要宽松、舒适。每天穿鞋时先用手检查鞋内有无硬物，以防损伤足部皮肤。③教会病人从趾尖向上按摩足部及下肢，以达到恢复和提高足部感觉功能的目的。④对于易于干燥的脚，可使用薄薄的一层润滑油脂，例如婴幼儿润肤露。⑤指导病人学会正确修剪趾甲，不要把趾甲剪得过短，不要随意修剪脚上的鸡眼或结痂。⑥如果已发生足部溃疡，应及时与医师联系，及早治疗。

2. 酮症酸中毒、高渗性昏迷的护理 ①立即建立2条静脉通路，遵医嘱补液，给予有关治疗用药。②病人绝对卧床休息，专人护理。③严密观察和记录病人生命体征、神志、瞳孔的变化以及液体出入量。④监测并记录尿糖、血糖、血酮、尿酮水平以及动脉血气分析和电解质的变化。⑤昏迷者按昏迷常规护理。

(四)健康指导

1. 介绍糖尿病防治的基本知识，指导高危人群积极预防和控制危险因素，如改变不健康的生活方式、不吸烟饮酒、少吃盐、合理膳食、积极参加适当的运动锻炼、减少肥胖等，均可降低2型糖尿病的发生。

2. 介绍糖尿病饮食配制的具体要求和措施，指导病人自己烹调。介绍运动锻炼的方式和注意事项。指导病人平时注意个人卫生，生活规律，学会足部护理的方法。

3. 通过教育，使病人及家属认识到糖尿病是终身疾病，治疗需持之以恒。指导家属应关心和帮助病人，协助病人遵守饮食计划，并给予精神支持和生活照顾。指导病人学会尿糖测定，以及便携式血糖计的使用，并能正确地判断检查结果，告知血糖控制的标准。使用胰岛素的病人应学会消毒方法、注射方法、胰岛素剂量计算方法和保存方法。

4. 介绍口服降糖药的副作用和低血糖反应的症状，指导病人及家属尽早识别病情变化及其并发症的发生，如发生低血糖反应立即进食糖类食物或饮料，并休息10～15min，如低血糖反应持续发作，应及时就诊。并定期门诊复查。

5. 随身携带病人识别卡，以便病人发生病情变化时及时得到救治。

第十节　肥　胖　症

肥胖症指体内脂肪堆积过多和(或)分布异常、体重增加，是包括遗传和环境因素在内的多种因素相互作用所引起的慢性代谢性疾病。

一、病　因

病因未明，被认为是包括遗传和环境因素在内的多种因素相互作用的结果。

1. 遗传因素：肥胖症有家族聚集倾向，但遗传基础未明，也不能排除共同饮食、活动习惯的影响。某些人类肥胖症以遗传因素在发病上占主要地位，近来又发现了数种单基因突变引起的人类肥胖症，分别是瘦素基因(OB)、瘦素受体基因、阿片-促黑素细胞皮质素原(POMC)基因、激素原转换酶-1(PC-1)基因、黑皮素受体4(MC4R)基因和过氧化物酶体增殖物激活受体7(PPAR-7)基因突变肥胖症。

2. 环境因素：主要是饮食和体力活动。坐位生活方式、体育运动少、体力活动不足使能量消耗减少；饮食习惯不良，如进食多、喜甜食或油腻食物使摄入能量增多。饮食结构也有一定影响，在超生理所需热量的热卡食物中，脂肪比糖类更易引起脂肪积聚。文化因素则通过饮食习惯和生活方式而影响肥胖症的发生。此外，胎儿期母体营养不良、蛋白质缺乏，或出生时低体重婴儿，在成年期饮食结构发生变化时，也容易发生肥胖症。

3. 中枢神经系统：可调节食欲及营养物质的消化和吸收。

4. 内分泌代谢疾病。

5. 其他因素：如棕色脂肪组织功能异常等。

二、临床表现

1. *一般表现*　体重超过标准10%～20%，一般没有自觉症状。而由于水肿致体重增加者，增加10%即有脸部肿胀、两手握拳困难、两下肢沉重感等自觉症状。体重超过标准30%以上表现出一系列临床症状。中、重度肥胖者上楼时感觉气促，体力劳动易疲劳，怕热多汗，呼吸短促，下肢轻重不等的水肿。有的患者日常生活如弯腰提鞋穿袜均感困难，特别是饱餐后，腹部臌胀，不能弯腰前屈。负重关节易出现退行性变，可有酸痛。脊柱长期负荷过重，可发生增生性脊椎骨关节炎，表现为腰痛及腿痛。皮肤可有紫纹，分布于臀部外侧、大腿内侧及下腹部，较皮质醇增多症的紫纹细小，呈淡红色。由于多汗，皮肤出现褶皱糜烂、皮炎及皮癣。随着肥胖加重，行动困难，动则气短、乏力。长时期取坐卧位不动，甚至嗜睡酣眠，更促使肥胖发展。

2. *内分泌代谢紊乱*　空腹及餐后高胰岛素血症，基值可达30mU/L，餐后可达300mU/L，比正常人约高出1倍。由于肥大的细胞对胰岛素不敏感，患者糖耐量常减低。总脂、胆固醇、三酰甘油及游离脂肪酸常增高，呈高脂血症与高脂蛋白血症，此为诱发糖尿病动脉粥样硬化、冠心病、胆石症等的基础。血浆氨基酸及葡萄糖均有增高倾向，形成刺激胰岛B细胞的恶性循环，使肥胖加重。甲状腺功能一般正常，如进食过多时T_3可高，反T_2可偏低，基础代谢率偏低。血中皮质醇及24h尿17-羟可增高，但昼夜节律正常及地塞米松抑制试验正常。饥饿时或低血糖症中生长激素分泌减少，促进脂肪分解作用减弱。女性患者可有闭经、不育及男性化。男性可有阳萎。

3. 消化系统表现　食欲持续旺盛，善饥多食，多便秘、腹胀，好吃零食、糖果、糕点及甜食；部分患者不及时进食可有心悸、出汗及手颤。伴胆石症者，可有慢性消化不良、胆绞痛。肝脂肪变性时肝大。

4. 匹克威克综合征（肺心综合征）　这是严重肥胖症的一个临床综合征。由于腹腔和胸壁脂肪组织太多，影响呼吸运动，肺部通气不良，换气受限，导致二氧化碳潴留，血二氧化碳结合率超过正常范围，呈呼吸性酸中毒；血二氧化碳分压升高，动脉血氧饱和度下降，氧分压下降，出现发绀，红细胞增多；同时静脉回流淤滞，静脉压升高，颈静脉怒张，肝大，肺动脉高压，右心负荷加重；由于脂肪组织大量增加，血总循环量随之增加，心排血量和心搏出量加大，加重左心负荷，出现高搏出量心衰，构成匹克威克综合征。病人表现为呼吸困难，不能平卧，间歇或潮式呼吸，脉搏快速，可有发绀、水肿、神志不清、嗜睡、昏睡等。

5. 高血压　肥胖者患高血压的概率要比非肥胖者高。肥胖者常伴有心排血量和血容量增加，但在血压正常的肥胖者，周围血管阻力降低，而有高血压的肥胖者周围血管阻力正常或升高。高血压为肥胖症高死亡率的重要因素。

6. 冠心病　肥胖者发生冠心病远高于非肥胖者。其原因有：体重超过标准，引起心脏负担加重和高血压；肥胖者多喜欢吃油腻食物，进食过多的饱和脂肪酸，促进动脉粥样硬化形成；高三酰甘油血症、高胆固醇血症及高脂蛋白血症，使血液黏度增加，血凝固性增加，易发生动脉粥样硬化、微循环障碍及冠状动脉栓塞；体力活动减少，冠状动脉侧支循环削弱或不足。同时肥胖时体重负担增加，也是促进冠心病产生心衰的原因之一。

7. 糖尿病　肥胖症患者发生2型糖尿病的发病率4倍于非肥胖成人。肥胖常为糖尿病早期表现，中年以上发病的2型糖尿病者有40%～60%起病时和早期有多食和肥胖。

糖尿病的发病率与肥胖成正比，肥胖的糖尿病者起病前摄食过多，刺激B细胞过度而失代偿时发生糖尿病。肥胖者脂肪组织对胰岛素较不敏感，糖进入肥大的脂肪细胞膜时需较多胰岛素，于是脂肪越多者，对胰岛素要求越多，使B细胞负担过重终至衰竭，出现糖尿病。一般肥胖症初期空腹血糖正常，糖耐量试验在服糖后3～4h有时出现低血糖反应，因迟发性高胰岛素血症所致。随病情进展糖耐量逐渐下降，餐后2h血糖高于正常，然后空腹血糖升高，终于出现糖尿病。当体重恢复正常时，糖耐量可恢复正常。

8. 胆囊炎、胆石症及脂肪肝　由于肥胖、消化功能及肝功能紊乱，高热量饮食、油腻食物及脂类代谢紊乱，使胆固醇过多达饱和状态，而发生胆结石，主要为胆固醇结石。其发生率较正常体重者高1倍。胆石症可发生胆绞痛，继发感染时出现急性或慢性胆囊炎。有68%～94%的肥胖症病人，其肝脏有脂肪变性，过半数肝细胞有脂肪浸润者占25%～35%。肥胖者的肝脏脂肪酸和三酰甘油浓度均比正常者高。

9. 感染　肥胖者对感染的抵抗力降低，易发生呼吸系统感染。肺炎发生率较高。皮肤褶皱处易磨损引起皮炎，皮肤疖肿、泌尿系及消化系感染发生率也高。有报道阑尾炎发生率为正常人2倍。在急性感染、严重创伤、外科手术以及麻醉情况下，肥胖者应激反应差，往往病情险恶，耐受手术及麻醉能力低，术后恢复慢，并发症及死亡率增加。

三、实验室检查

肥胖症的评估包括测量身体肥胖程度、体脂总量和脂肪分布，其中后者对预测心血管疾病危险性更为准确。常用测量方法：

1. 体重指数(body mass index，BMI)　测量身体肥胖程度，BMI＝(kg)/(m^2)。BMI是诊断肥胖症最重要的指标。2003年《中国成人超重和肥胖症预防控制指南(试用)》以BMI值≥24为超重，≥28为肥胖；男性腰围≥85cm和女性腰围≥80cm为腹型肥胖。

2. 理想体重(ideal body weight，IBW)　可测量身体肥胖程度，但主要用于计算饮食中热量和各种营养素供应量。IBW(kg)＝身高(cm)－105或IBW(kg)＝[身高(cm)－100]×0.9(男性)或0.85(女性)。

3. 腰围(WC)　WHO建议男性WC＞94cm；女性WC＞80cm时为肥胖。

4. 腰臀比(waist/hip ratio，WHR)　反映脂肪分布。受试者站立位，双足分开25～30cm，使体重均匀分配。腰围测量髂前上棘和第12肋下缘连线的中点水平，臀围测量环绕臀部的骨盆最突出点的周径。目前认为测定腰围更为简单可靠，是诊断腹部脂肪积聚最重要的临床指标。

5. CT或MRI　计算皮下脂肪厚度或内脏脂肪量，是评估体内脂肪分布最准确的方法，但不作为常规检查。

6. 其他　身体密度测量法、生物电阻抗测定法等。

四、治疗要点

治疗的两个主要环节是减少热量摄取及增加热量消耗。强调以行为、饮食、运动为主的综合治疗，必要时辅以药物或手术治疗。继发性肥胖症应针对病因进行治疗。各种并发症及伴随病应给予相应处理。

结合患者实际情况制定合理减肥目标极为重要，一般认为，肥胖患者体重减轻5%～10%，就能明显改善各种与肥胖相关的心血管病危险因素以及并发症。

1. 行为治疗　通过宣传教育使患者及其家属对肥胖症及其危害性有正确认识从而配合治疗，采取健康的生活方式，改变饮食和运动习惯，自觉地长期坚持，是治疗肥胖症最重要的步骤。

2. 饮食治疗　控制总进食量，采用低热卡、低脂肪饮食。对肥胖患者应制订能为之接受、长期坚持下去的个体化饮食方案，使体重逐渐减轻到适当水平，再继续维持。只有当摄入的能量低于生理需要量、达到一定程度负平衡，才能把贮存的脂肪动员出来消耗掉。一般所谓低热量饮食指每天62～83kJ(15～20kcal)/kg IBW，极低热量饮食指每天＜62kJ(15kcal)/kg IBW。减重极少需要极低热量饮食，而且极低热量饮食不能超过12周。饮食的合理构成极为重要，须采用混合的平衡饮食，糖类、蛋白质和脂肪提供能量的比例，分别占总热量的60%～65%、15%～20%和25%左右，含有适量优质蛋白质、复杂糖类(例如谷类)、足够新鲜蔬菜(400～500g/d)和水果(100～200g/d)、适量维生素和微量营养素。避免油煎食品、方便食品、快餐、巧克力和零食等，少吃甜食，少吃盐。适当增加膳食纤维、非吸收食物及无热量液体以满足饱腹感。

3. 体力活动和体育运动　与饮食治疗相结合，并长期坚持，可以预防肥胖或使肥胖患者体重减轻。必须进行教育并给予指导，运动方式和运动量应适合患者具体情况，注意循序渐进，有心血管并发症和肺功能不好的患者必须更为慎重。尽量创造多活动的机会、减少静坐时间，鼓励多步行。

4. 药物治疗　饮食和运动治疗的主要问题是难以长期坚持，中断后往往体重迅速回升，因此也倾向于对严重肥胖患者应用药物减轻体重，然后继续维持。但长期用药可能产生药物副作用及耐药性，因而选择药物治疗的适应证必须十分慎重，根据患者个体情况衡量可能得到的益处和潜在危险做出决定。目前对减重药物治疗的益处和风险的相对关系尚未做出最后评价。减重药物应在医师指导下应用。

减重药物主要有以下几类：①食欲抑制药：作用于中枢神经系统，主要通过下丘脑调节摄食的神经递质如儿茶酚胺、血清素能通路等发挥作用。包括拟儿茶酚胺类制剂，如苯丁胺等；拟血清素制剂，如氟西汀；以及复合拟儿茶酚胺和拟血清素制剂，如西布曲明。②代谢增强剂：肾上腺素受体激动药可增强生热作用、增加能量消耗，其效应仍在研究和评价之中；甲状腺素和生长激素已不主张应用。③减少肠道脂肪吸收的药物：主要为脂肪酶抑制药奥利司他(orlistat)。目前获准临床应用的只有奥利司他和西布曲明，且尚需长期追踪及临床评估。

(1)奥利司他：非中枢性作用减重药，是胃肠道胰脂肪酶、胃脂肪酶抑制药，减慢胃肠道中食物脂肪水解过程，减少对脂肪的吸收，促进能量负平衡从而达到减重效果。配合平衡的低热量饮食，能使脂肪吸收减少30%，体重降低5%～10%，并能改善血脂谱、减轻胰岛素抵抗等。治疗早期可见轻度消化系统副作用如肠胃胀气、大便次数增多和脂肪便等。需关注是否影响脂溶性维生素吸收等。推荐剂量为120mg，每天3次，餐前服。

(2)西布曲明：中枢性作用减重药。特异性抑制中枢对去甲肾上腺素和5-羟色胺二者的再摄取，减少摄食；产热作用可能与其间接刺激中枢交感传出神经、激活肾上腺素能受体有关。可能引起不同程度口干、失眠、乏力、便秘、月经紊乱、心率增快和血压增高等副作用。老年人及糖尿病患者慎用。高血压、冠心病、充血性心力衰竭、心律不齐或卒中患者不能用。血压偏高者应先有效降压后方使用。推荐剂量为每天10～30mg。

新近开发的利莫那班为选择性CB1受体拮抗药，作用于中枢神经系统抑制食欲，作用于脂肪组织诱导FFA氧化，可有效减轻体重，尚未发现明显副作用。

5. 外科治疗　可选择使用吸脂术、切脂术和各种减少食物吸收的手术，如空肠回肠分流术、胃气囊术、小胃手术或垂直结扎胃成形术等。手术有一定效果，部分患者获得长期疗效，术前并发症不同程度地得到改善或治愈。但手术可能并发吸收不良、贫血、管道狭窄等，有一定危险，仅用于重度肥胖、减重失败而又有严重并发症，这些并发症有可能通过体重减轻而改善者。术前要对患者全身情况做出充分估计，特别是糖尿病、高血压和心肺功能等，给予相应监测和处理。

五、护理措施

(一)基础护理

1. *心理护理*　根据不同年龄、性别、肥胖程度和情绪状态与病人进行有针对性的交谈，探讨引起肥胖原因，给予恰当的分析、解释和指导，明确减肥的重要性，与病人一起制订合理的减肥计划，使病人能积极、主动、自觉地坚持和执行减肥计划，积极配合检查和治疗。针对病人因肥胖引起的消极心理，指导病人利用服饰进行外表修饰，完善自我形象。

2. *饮食护理*　治疗肥胖有效的方法是少食多动，多饮水，避免高热量饮食，重度肥胖者以低糖、低脂、低盐、高纤维素、适量蛋白质为宜，并注意改变饮食习惯，如限定只在家中餐桌进食，使用小容量的餐具，每次进食前先饮水 250ml。按计划定量进食，养成细嚼慢咽的进食方式。①饮食中蛋白质保持每日每千克体重 1g，并有足够的维生素和其他营养素。②有剧烈饥饿感时可给低热量的蔬菜，如芹菜、冬瓜、黄瓜、南瓜、卷心菜等，以增加饱腹感，减少糖分的吸收。③避免进食甜食、油煎食品、方便食品、快餐、零食、巧克力等，改变边看电视边吃饭的习惯。④病人体重下降幅度以每周 0.5～1.0kg 为宜。⑤注意观察有无因热量过低引起的衰弱、抑郁、脱发，甚至心律失常的发生。

3. *运动疗法指导*　鼓励病人积极参加体力活动，每周至少 3～4 次，每次至少 30min。选择适合病人的有大肌肉群参与的有氧运动方式，运动量要逐渐增加，避免用力过度过猛，并注意循序渐进、长期坚持，否则体重不易下降或下降后又复上升。

(二)疾病护理

用药护理　经饮食调整、运动锻炼未能奏效时，遵医嘱指导病人短期应用减肥药或针灸治疗。目前对肥胖症患者采用药物疗法效果虽不佳，但仍能起到一定作用。因此，指导合理用药也是一个辅助疗法，常用的药物有食欲抑制药及代谢亢进剂两类。易引起心悸、激动、失眠等副作用，对伴有心脏疾病者须慎用。

(三)健康教育

1. *指导病人合理安排饮食*　一日三餐要有主食、肉、禽、鱼、牛奶、水果等，减少热量供应，严格控制进餐时间，三餐外不加零食，热量安排为早餐 25%、中餐 40%、晚餐 30%～35%。多维饮食，素菜要保持新鲜。

2. *坚持体育锻炼*　体育锻炼是预防肥胖的有效手段，可以改善心脏功能，促进心脏侧支循环的形成和发生，增强呼吸系统的抵抗力。

3. *心理康复训练*　理解肥胖者，鼓励他们战胜疾病的信心，克服恐惧心理。

4. *行为减肥疗法*　行为疗法又称“行为矫正疗法”，是运用条件反射的原理，通过错误行为的矫正达到减肥的方法。

5. *康复技术指导*　运动减肥指导制定适合个体的运动处方，运动前先做 5～10min 热身运动，运动 1h 之后再做 5～10min 放松运动。运动方式有：快速步行、慢跑、功率自行车、步行仪等(2/d)。

(陈湘玉)

■参考文献

[1]　陆再英，钟南山.内科学.7 版.北京：人民卫生出版社，2007

[2]　尤黎明.内科护理学.4 版.北京：人民卫生出版社，2006

[3]　周秀华.内外科护理学.北京：科学技术出版社，2000

[4]　夏泉源.内科护理学.北京：人民卫生出版社，2004

[5]　张光珍.内分泌诊疗精要.北京：军事医学科学出版社，2006

[6]　夏泉源.临床护理.北京：人民卫生出版社，2002

[7]　赵相印.医学临床多选题集.北京：中国协和医科大学出版社，2000

第 17 章

风湿性疾病病人的护理

第一节　类风湿关节炎

类风湿关节炎(rheumatoid arthritis,RA)是一种以慢性、进行性、对称性多关节炎为主要特征的自身免疫性疾病,常以手足小关节受累为主。关节肿痛、发作和缓解交替进行。晚期关节结构破坏,导致关节僵硬畸形,功能严重受损而致残。本病是一种自身免疫性疾病,可以在任何年龄发病,女性为男性的 2～3 倍。

一、病因与发病机制

本病原因不明,可能与感染因子(如支原体、肠道细菌、EB 病毒等)及易感性有关,国内外研究表明具有 $HLA\text{-}DR_4$ 分子者发生类风湿关节炎的相对危险性是正常人群的 3～4 倍,可见 DR_4 分子是本病易感的遗传基础。类风湿关节炎的发生和病程迁延是病原体和遗传基因相互作用的结果。当抗原进入人体后首先被巨噬细胞吞噬、消化、浓缩后与其细胞膜的 $HLA\text{-}DR_4$ 分子结合成复合物,若被 T 细胞的受体识别,则 T 辅助淋巴细胞被激活,引起一系列免疫反应,如 B 淋巴细胞激活,产生大量免疫球蛋白,其中包括类风湿因子,类风湿因子又可与自身的 IgG 相结合,形成免疫复合物,导致Ⅲ型变态反应,产生关节和关节外的病变。

二、临床表现

大多起病隐匿,在出现明显的关节症状前可有乏力、发热、食欲下降、身体不适等症状。

(一)关节症状

关节痛是早期关节症状,可有压痛,大多数患者关节最常受累部位为掌指关节及近端指关节开始,早期常为游走性,以后逐渐固定于数个对称性关节。其他部位如腕、膝、足关节也多见,其次为肘、肩、踝、髋关节。此外颞颌关节及颈椎也可累及。由于滑膜慢性炎症及周围软组织炎症可引起关节肿胀,病变的关节若较长时间不活动后可出现僵硬感觉,关节活动受限,尤其是晨起时,关节僵硬明显。经活动后症状减轻,称为晨僵,是病情活动性的指标之一,是观察本病活动的一个重要指标。当关节炎性肿大而其附近肌肉萎缩,关节呈梭形如梭状指。晚期由于关节、软骨、韧带等损害可引起关节畸形,包括尺侧偏斜、屈曲畸形、天鹅颈样畸形等。如手指关节半脱位可引起尺侧偏斜,形成天鹅颈样畸形等。

(二)关节外症状

1. *类风湿结节*　15%～25%病人可有类风湿结节,浅表结节好发于肘关节鹰嘴突、枕、跟腱等处。一个或数个,直径 0.2～3cm,质硬、无压痛,不易消退,其出现提示病情活动。肺内也可出现类风湿结节,结节可以液化咳出后形成空洞。

2. *类风湿血管炎*　是引起关节外损害的主要病理基础。心脏受累多引起心包炎、心肌炎。神经系统损害可表现为脑血管意外,周围神经炎、手及下肢皮肤慢性溃疡,呼吸系统可有胸膜炎、胸腔积液、肺间质纤维化。眼部可有巩膜炎、结膜炎及脉络膜炎。

3. *其他症状*　本病很少累及肾,出现蛋白尿时,应考虑抗风湿药物引起肾损害或并发淀粉样变。疾病活动期还可出现肝、脾、淋巴结肿大。30%～40%患者可并发干燥综合征。

三、实验室检查

1. *血液检查*　常有轻度或中度贫血,白细胞计数及分类多正常，血沉增快，C反应蛋白增高，70%病人类风湿因子阳性，滴度增高与疾病活动度成比例。活动期患者血清中出现各种类型免疫复合物，血清补体可增高，合并血管炎时补体降低。

2. 关节滑囊液检查　正常人的关节腔内的滑液不超过3.5ml。在关节有炎症时滑液增多，且滑液中的白细胞也明显增多。

3. 手关节X线检查　以手指和腕关节的X线片最有价值。片中可见不同程度的软组织肿胀，关节端骨质疏松（Ⅰ期）；软骨破坏，关节间隙狭窄（Ⅱ期），继之可出现关节面骨质呈侵蚀性改变（Ⅲ期）。晚期可有关节半脱位，骨性强直（Ⅳ期）。

4. 类风湿结节活组织检查　典型的病理改变有助于诊断本病。

四、治疗要点

（一）一般治疗

病人有明显关节肿痛伴发热时需要卧床休息，症状控制后应适当活动，并进行治疗性锻炼，防止肌肉萎缩关节失用。也可通过理疗促进局部血液循环。给予高蛋白质和高维生素饮食，有助于组织代谢和修复。

（二）药物治疗

1. 非甾体类抗炎药：通过抑制前列腺素合成，迅速产生消炎止痛作用，是非特异性对症治疗药物，如阿司匹林；为减少胃肠道反应，可以选用肠溶阿司匹林；服用时若与碱性药物合用会影响疗效，与激素合用易引起消化道溃疡，与肝素合用易引起出血，故应避免。其他常用的非甾体类抗炎药有吲哚美辛、布洛芬等，用药过程中可出现胃肠道反应，长期服用需注意肾间质损害。

2. 慢作用抗风湿药：此类药物起效时间长于非甾体类抗炎药，治疗中可与非甾体类抗炎药联合应用，能改善症状和体征，降低血沉，控制疾病进展。

3. 常用药有甲氨蝶呤，能抑制细胞内二氢叶酸还原酶，同时有抗炎作用，与甲酰四氢叶酸合用，可减少不良反应。雷公藤具有消炎解毒、祛风湿和抑制免疫作用，疗效快，能明显改善症状，降低血沉及类风湿因子效价，不良反应有皮疹，白细胞、血小板减少，女病人有月经紊乱、闭经、肝损害、胃肠道反应等。

4. 肾上腺皮质激素：具有较强抗炎作用，能迅速控制症状，常用有泼尼松，但此类药物不良反应大，长期应用可造成停药困难的依赖性，且不能根本控制疾病，所以仅用于活动期有严重的全身症状者。

5. 治疗中可根据病情选择药物联合应用。

（三）外科手术治疗

滑膜切除术可改善关节活动功能，晚期病人可做关节成形术或人工关节置换术，以减少疼痛矫正畸形，改善关节功能。

五、护理措施

（一）基础护理

1. 观察病情　了解关节肿痛的部位，活动受限的严重程度，有无畸形，晨僵发作持续时间，观察患者发作前驱症状，全身伴随症状及各种实验室检查结果。

2. 休息与保暖　发热及关节肿痛时，应卧床休息，给予患者舒适体位，限制受累关节活动，避免受压、寒冷刺激，保持肢体温暖，维持良好的血液循环。

3. 饮食护理　给予高蛋白质、高维生素饮食，有贫血者增加含铁食物的摄入，以提供组织修复的需要。饮食宜清淡、易消化，忌食辛辣、刺激性食物。

4. 心理护理　与病人进行良好的沟通交流，介绍疾病的相关知识；鼓励病人间交流，指导病人调整心态，消除悲哀，树立生活信心；鼓励家庭、亲属的关心和支持。

（二）疾病护理

1. 对症护理

(1)发热的护理

①遵医嘱服用退热药、非甾体抗炎药。

②高热患者应卧床休息，多饮水，采用物理降温，必要时静脉补液。

(2)晨僵、活动障碍的护理

①鼓励病人起床后行温水浴，或用热水浸泡感觉僵硬的关节，并活动关节，促进局部血液循环，缩短晨僵时间。

②夜间睡眠佩戴弹力手套保暖，可减轻晨僵程度。

③缓解期鼓励病人坚持每日进行关节活动锻炼，若活动后出现不适，应减少活动量或休息。从事力所能及的工作和活动，必要时提供适当的辅助工具，避免长时间不活动而致关节僵硬加重。

④按医嘱给予抗炎药物，早晨服用。

(3)关节肿胀、疼痛的护理

①卧床休息,采用舒适体位。膝下可置一小平枕,使膝关节处于伸展位,以减轻疼痛。避免压迫患肢,对受损关节正确使用夹板。

②遵医嘱给予非甾体类抗炎药,如阿司匹林、吲哚美辛等。此类药物可引起胃肠道反应,影响肾血流灌注,宜饭后服用,有肾损害者慎用。

③局部可用理疗,如热敷、热水浴、红外线等,减轻疼痛。

④指导病人应用放松术、分散注意力等方法缓解疼痛。

⑤必要时遵医嘱使用非麻醉性止痛药。

2. 专科护理

(1)肺纤维化的护理 ①保持室内空气清新,温、湿度适宜(如温度为20~24℃,湿度为40%~50%)。减少刺激性气体或物质的接触,鼓励病人戒烟并解释吸烟的危害性。②鼓励病人摄取少量温开水,以湿化气道,减轻刺激,避免摄取刺激性食物。③避免进入公共场所。减少接触冷空气,寒冷时注意保暖。④指导病人施行有效咳嗽,根据病情应用止咳祛痰药物。长期卧床病人,应定时协助其翻身、叩背。有严重、顽固的痰液梗阻时应给予吸痰或体位引流。⑤保持口腔清洁,多进食润肺化痰的食物,如黑木耳、百合等。

(2)肢体活动与关节功能的维护 ①症状平稳后,鼓励患者尽早锻炼,肢体活动可从被动向主动活动渐进,有计划地增强活动力,防止挛缩,活动度以患者能承受为限。②使患者处于自我保健最佳生理状态,也可选用理疗辅助,以增加局部血供,松弛肌肉,活络关节。③对已发生关节畸形致残的病人,鼓励患者发挥健侧肢体功能,达到生活自理或参加轻工作,维持正常生活状态。④对严重致残的病人,提供外科手术矫正畸形信息,指导患者做出最优选择,提高生活质量。

(3)肌肉萎缩的护理:指导患者功能锻炼,保持活动能力。

①急性期:指导患者保持关节的功能位,以防止关节畸形。平躺硬板床,避免枕高枕或不枕,膝下可放置一小枕,使关节处于伸展位,避免用摇床或枕头支起膝部,以免屈曲姿势造成关节挛缩而致残。足底放护足板,以避免足下垂。

②缓解期:指导患者每天定时做全身和局部相结合的主动活动,如转颈、挺胸、攥拳、伸腰、摆腿、摇动关节等动作,避免肌肉萎缩,关节强硬。指导患者自我按摩,根据不同情况选择理疗方法,促进局部血液循环。必要时协助患者行走,根据需要提供适当的辅助工具,如手杖、扶车等。

③将常用物品放在易拿取的地方,鼓励患者自理,进行日常生活活动训练,如穿衣、清洁卫生、进食、如厕、行走等,尤其对已发生肢体残障者更为重要。

(4)用药的护理:严格按医嘱给药,严密观察各种药物的不良反应,如皮疹、口腔溃疡、消化道反应、血尿常规变化、内分泌紊乱等,及时提供治疗中需要的信息,并观察其疗效。鼓励病人多饮水,促使药物代谢产物排出体外;饭后服药可减少胃肠道反应;向病人及其家属讲解药物常见的不良反应及注意事项,以协助早期发现病情变化并及时处理。服用肾上腺糖皮质激素,应定期测量血压,观察血糖、尿糖变化;强调按医嘱服药的重要性,不能自行停药或减量过快,以免引起病情"反跳"。

(三)健康指导

多数患者病情易反复发作,病程渐进,可出现不同程度的关节畸形,功能受损。病程中伴有系统性血管炎、感染、淀粉样变,累及重要脏器者预后不良,是导致病人死亡的主要原因,因此对病人加强健康宣教及随访格外重要。

1. 避免寒冷、潮湿、过劳及感染等各种诱因,可减少疾病的反复发作。

2. 病情变化时,应尽早就医治疗,防止重要器官功能受损,以及关节进一步损害。

3. 强调休息和治疗性锻炼的重要性,养成良好的生活方式和习惯,每天有计划地进行锻炼,增强机体的抗病能力,保护关节功能,防止失用。

4. 自觉遵医嘱服药,指导用药方法和注意事项,不要随便停药、换药、增减药量,坚持治疗,减少复发。

第二节 系统性红斑狼疮

系统性红斑狼疮(systemic lupus erythematosus,SLE)是一种累及多系统多器官的自身免疫性疾病,以青年女性多见,其中育龄妇女占90%~95%。临床上有典型的蝶形红斑或盘块状红斑皮损，并可累及各种脏器，病程迁延，不易缓解，反复发作可加重病情。

一、病因与发病机制

原因迄今不明，可能是多种因素互相综合作用引起机体免疫调节功能紊乱所致。

(一)遗传因素

其发病有家族聚集倾向，同卵双生子的发病率达23%～69%。目前认为HLA-Ⅱ类分子与SLE的易感性和自身抗体的形成有关联，也有研究提示SLE的易感性是多基因的。

(二)性激素

大部分SLE是育龄妇女，妊娠可诱发本病或使病情加重。经检测SLE患者体内雌酮羟基化产物增高。

(三)环境因素

40%SLE患者对日光过敏，紫外线照射可使皮肤的DNA转化为胸腺嘧啶二聚体，角质细胞产生白介素，使抗原性增强。某些药物如苯妥英钠、肼苯达嗪、青霉胺等可引起药物性狼疮，停药后症状可消失。在动物实验中还提示病毒感染、食物的变化可能和本病发生有关。

二、临床表现

起病可为暴发性、急性或隐匿性，先累及一个系统，然后累及多系统损害，但无固定模式，也可开始多系统同时受累。日光照射、妊娠、药物、感染、食物等可诱发本病。

(一)全身症状

80%患者有发热、全身不适、乏力、食欲缺乏、体重减轻，少数有无痛性淋巴结肿大。

(二)皮肤黏膜表现

80%患者有皮肤损害，皮肤暴露部位可见对称性皮疹，典型的皮疹在面部双颊及鼻梁部位呈蝶形红斑，为不规则水肿性红斑，疾病缓解时可消退，留有棕黑色素沉着。在SLE患者的面部及四肢躯干，也可见到盘状红斑，常呈不规则圆形，边缘稍凸起，红斑上有鳞屑或光滑。部分患者有雷诺现象，可因寒冷、吸烟、情绪改变而诱发。

(三)关节、肌肉表现

80%以上患者均可累及关节，表现为关节痛，不伴有关节畸形，最容易受累的关节为近端指间关节、腕、膝、踝关节，大多呈对称性、游走性，有压痛、晨僵表现，长期应用肾上腺糖皮质激素治疗者可发生股骨头无菌性坏死。50%患者可有肌痛、肌无力。

(四)肾

半数病人有临床狼疮性肾炎，表现为急、慢性肾炎，肾病综合征，尿毒症，远端肾小管酸中毒。病人可出现不同程度的蛋白尿、血尿、水肿、高血压，最终导致肾衰竭。

(五)心、肺、胸膜

10%病人可发生心肌炎、30%病人有心包炎，并产生相应临床症状，同时伴有肾功能不全者易引起心力衰竭。

(六)消化系统

表现为食欲缺乏、恶心呕吐、腹痛腹泻，少数可发生急腹症，如急性腹膜炎、胃肠道穿孔、出血或梗阻等。

(七)神经精神症状

大脑损害常见癫痫样发作、蛛网膜下腔出血、偏瘫、精神障碍，出现幻想、妄想、过度兴奋或忧郁症，产生自杀倾向和行为。

三、实验室检查

(一)一般检查

常有贫血，少数有溶血性贫血，Coombs试验阳性，约50%病人白细胞减少，血小板减少、血沉增快、蛋白尿、管型尿等。

(二)免疫学检查

抗核抗体是SLE的标准筛选试验，其阳性率为95%，但特异性小。抗双链DNA抗体特异性高，阳性率约60%。抗Sm抗体为SLE标记抗体，阳性率在20%～30%，该抗体与SLE活动性无关。补体成分(CH50)、C3含量降低，间接提示循环免疫复合物含量增加。常做免疫病理检测方法有肾活组织检查，以确定淋巴细胞的亚型及沉积物成分。皮肤狼疮带试验SLE阳性率为50%～70%。

四、治疗要点

(一)一般治疗

SLE活动期患者应卧床休息，慢性期病情平稳时应适当锻炼或参加轻工作。避免日晒及使用诱发本病的药物，有感染或其他并发症时应积极治疗。

(二)药物治疗

1. 非甾体类抗炎药　如阿司匹林、吲哚美辛、布洛芬等可减轻发热、关节酸痛等症状，肾炎者慎用。

2. *抗疟药*　氯喹能抑制DNA与抗DNA抗体的结合，具有抗光敏和控制SLE皮疹的作用，主治红斑狼疮的皮肤损害。氯喹衍生物如临床常用羟基氯喹排泄慢，若体内蓄积可影响视网膜，需要定期做眼底检查。

3. *肾上腺糖皮质激素*　是治疗SLE的主要药物，适用于急性暴发性狼疮、明显的脏器损害、溶血性贫血等。常用泼尼松，根据病情药物剂量可加减，待病情控制后逐步减量，多数病人需长期服用维持量。该激素副作用大，需严密观察。

4. *免疫抑制药*　适用于重型或易复发而因严重副作用不能用激素控制者，常用环磷酰胺、硫唑嘌呤、长春新碱。上述药物可引起骨髓抑制、脱发、出血性膀胱炎、肝病等不良反应。

5. *中草药*　某些中药治疗可获得一定效果，雷公藤制剂对狼疮肾炎有较好效果。

五、护理措施

(一)基础护理

1. *观察病情*

(1)一般观察及护理：观察体温变化，有无发热及伴随症状；观察皮肤损伤的分布、大小范围及特征性改变，做好皮肤护理，预防感染；观察关节疼痛的部位及性质，保护关节免受损伤，维持正确姿势以保持关节活动度。

(2)观察和维护肾功能：观察尿量、尿色变化，定期测量体重和血压，注意血电解质及血肌酐、尿素氮值的改变，若有肾功能不全应注意限制水钠和蛋白质摄入。

(3)观察及维护心肺功能：观察心率、心律、心音变化，注意肢体末梢循环有无发冷、发绀，观察有无呼吸困难、气促等症状。心功能不全者应卧床休息，给予吸氧，严格控制静脉滴入液体的速度和量，遵医嘱给予强心、利尿药物，观察药物疗效和不良反应。

(4)观察精神和意识状态：注意有无情绪不稳定、精神障碍或意识不清、抽搐等症状，做好急救护理及安全措施，防止外伤、自伤等意外发生。

2. *合理安排休息与活动*　急性活动期护理的重点是保护脏器功能，维持生命体征的平稳，需卧床休息，减少机体消耗和预防并发症。缓解期护理重点在巩固疗效，逐步恢复锻炼。病情完全稳定后，鼓励病人从家庭走向社会，参加文娱活动或轻工作，避免劳累和诱发因素。

3. *饮食*　根据病情变化调整营养，一般情况下给予高蛋白质和高维生素。肾功能不全者给予低盐、低蛋白饮食，心力衰竭者给予低盐、低热量饮食，意识障碍者给予鼻饲流食。忌食芹菜、无花果、蘑菇及烟熏、辛辣等刺激性食物。

4. *心理护理*　由于SLE可引起重要多脏器功能损害，尤其在疾病反复发作的活动期，病人感到生命受到威胁，可产生紧张、焦虑不安、恐惧心理，此时应给予安慰，耐心解答病人的各种提问，帮助病人减轻心理负担，鼓励其积极配合治疗和护理。此外疾病的迁延不愈也可使病人产生悲观情绪，护理时可与病人一起回顾已取得的进步，并制定主要的康复目标，在病情许可下鼓励病人进行自我护理，以增强信心，克服不良心理状态。

(二)疾病护理

1. *对症护理*

(1)发热的护理

①遵医嘱服用退热药、非甾体类抗炎药。

②嘱病人多饮水。

③高热者给予物理降温。

(2)肌肉、关节疼痛的护理

①指导患者保持舒适的体位，以缓解疼痛。

②遵医嘱给予非甾体类抗炎药，如阿司匹林、吲哚美辛等。此类药物可引起胃肠道反应，影响肾血流灌注，宜饭后服用，有肾损害者慎用。

③根据病情选用理疗，如热敷、热水浴、红外线等，减轻疼痛。

④指导病人应用放松术、分散注意力等方法缓解疼痛。

⑤必要时遵医嘱使用非麻醉性止痛药。

(3)皮肤黏膜的护理

①病室温、湿度适宜，病床清洁舒适、外出做好防晒措施，避免日光照射。

②保持皮肤清洁卫生，皮肤损伤处可用清水冲洗，30℃左右温水湿敷红斑处，每日3次，每次30min，可促进血液循环，有利于鳞屑脱落。忌用碱性肥皂、化妆品等化学刺激物。

③保持口腔清洁，晨起、睡前及进食后均用消毒液漱口，以防感染。口腔溃疡：避免刺激性食物，漱口后可用中药冰硼散或锡类散等涂敷。口腔感染：针对不同病因，选用合适的漱口液。

④每周温水洗头2次，边洗边按摩。避免烫发、染发。建议剪短发。可用头巾、帽子、假发掩盖

脱发。

⑤雷诺现象的护理：指导患者避免在寒冷空气中暴露时间过长，注意肢体末梢保暖。禁烟，不饮咖啡，尽量避免使用收缩血管的药物，以免加重血管收缩，必要时遵医嘱使用血管扩张药。

⑥遵医嘱使用抗疟药，如羟基氯喹、磷酸氯喹。如果长期服用应定期检查眼底及心电图。

(4)贫血的护理

①注意休息，限制探视。

②进食含蛋白质、铁质、维生素多的食物，如肝脏、牛肉、蛋黄、鸡肉、牛奶、深色蔬菜等，少食多餐，避免热食及辛辣食物。

③保持呼吸道通畅，及时发现和纠正缺氧症状。

④预防感染，注意观察有无体温上升、喉咙痛等感染的初期征兆，保持环境清洁，注意个人卫生，养成良好的洗手习惯。

⑤预防出血，使用软毛牙刷刷牙，避免牙龈损伤；保持大便通畅，注意病人安全，避免意外损伤发生。

⑥应用口服铁剂应在两餐之间，可以和果汁一同饮用，帮助铁质吸收。不可饮茶，茶会破坏铁质。在服用铁剂期间，大便变黑为正常反应，告知患者不必焦虑。如有必要输血时要注意输血速度，密切观察病人病情变化。

2. *专科护理*　SLE可损害多系统，其中以肾脏多见，病人可出现不同程度的蛋白尿、血尿、水肿、高血压等，还可能累及心脏、神经系统等。

(1)心肾损害的护理

①休息：疾病的急性活动期应卧床休息，以减少消耗，保护脏器功能，预防并发症发生。

②营养支持：给予适量蛋白、高维生素、低盐饮食。有严重心肾衰竭、明显水肿者应给予低盐、优质低蛋白饮食，限制水钠摄入。意识障碍者，鼻饲流质饮食。必要时遵医嘱给予静脉补充足够的营养。

③病情监测：定时测量生命体征、体重，观察水肿的程度，记录24h出入水量，观察尿色、尿液检查结果的变化，监测血清电解质、血肌酐、血尿素氮的改变。

④注意输液、输血时的速度，防止发生急性肺水肿。

⑤如有肾衰、心衰者给予相应处理。

(2)高血压的护理

①指导患者按医嘱正确服药，以减轻药物副作用引起的不适。勿自行增减药物或停药。指导患者服药后若出现软弱无力、晕厥、恶心或血压下降等，立即平卧，抬高下肢，以促进静脉回流。最好在休息状态下服药，改变体位时应慢慢移动，由平躺、坐起再站立，以避免眩晕及直立性低血压的发生。

②监测血压并记录。

③进食低胆固醇、低盐、低热量饮食，烹饪时尽量少食用含钠盐的调味品(每天用氯化钠不超过6g)，且应用植物油，以减少胆固醇、脂肪的摄入。

④避免过量饮水，以防增加血容量引起血压增高。

⑤多吃蔬菜、水果，防止便秘，必要时应用开塞露等润滑剂。

⑥指导病人调整生活习惯，保证睡眠充足，戒烟，少饮咖啡或酒。不可洗热水浴、蒸汽浴。保持心情愉快，避免情绪过激、紧张，身心方面的调整有助于缓解病情。

(3)神经系统损害的护理

①注意观察患者的精神状态及神经系统活动，及早发现精神障碍及神经系统受损的表现，及时通知医师处理。

②当患者出现精神障碍、神经损害时由专人护理，移走室内潜在的危险物品，减少环境刺激，为患者提供安全、良好的环境和护理。

③遵医嘱给予糖皮质激素、免疫抑制药。

(4)用药的护理：严格按医嘱给药，严密观察各种药物的不良反应，如皮疹、口腔溃疡、消化道反应、血尿常规变化、内分泌功能紊乱等，及时提供治疗中需要的信息，并观察其疗效。鼓励病人多饮水，促使药物代谢产物排出体外；饭后服药可减少胃肠道反应；向病人讲解药物常见的不良反应、观察方法以尽早发现病情变化并及时处理。服用肾上腺糖皮质激素，应定期测量血压，观察血糖、尿糖变化；做好皮肤和口腔黏膜的护理；注意病人情绪变化；强调按医嘱服药的重要性，不能自行停药或减量过快，以免引起病情“反跳”。长期应用氯喹可引起视网膜退行性变，应定期检查眼底。

(三)健康指导

SLE病人早期诊断及有效治疗可使预后得到改观，并发感染、肾衰竭及中枢神经系统病变是导致病人死亡的主要原因，因此对病人加强健康宣教及随访非常重要。

1. 教育病人要避免一切可能诱发疾病的因素。

告知病人控制疾病的基本知识，本病虽不易根治，但若能注意避免诱因，认真配合治疗，可延长缓解期，达到长期控制。

2. 指导病人提高生活质量，缓解期应适当锻炼，增强体质，可参加轻工作，儿童尽可能复学。

3. 指导生育。青年女性在病情平稳、心肾功能正常下可结婚、生育，但应尽可能减少妊娠次数，且不宜服用雌激素类避孕药。妊娠病人加强随访，停用除肾上腺糖皮质激素外的一切药物，加强围生期母亲和胎儿的观察。哺乳期不宜用大量激素，可选用非甾体类抗炎药治疗。

4. 病人需长期用药、定期随访，不可擅自改变药物剂量或突然停药，避免使用肾毒性药物。

（曹文娟　刘笑兰）

参考文献

[1] 宋友民. 内科实习医师手册. 北京：人民军医出版社，2005

[2] 车文芳，郑水利. 护理常规. 北京：科学出版社，2008

[3] 章正福. 内科护理. 南京：东南大学出版社，2009

[4] 蔡晋，江景芝. 内科护理. 北京：科学出版社，2008

[5] 唐省三. 实用医学概要. 北京：化学工业出版社，2009

[6] 方圻. 现代内科学. 北京：人民军医出版社，1995

[7] 何国平，喻坚. 实用护理学. 北京：人民卫生出版社，2005

[8] 陈灏珠. 实用内科学. 12 版. 北京：人民卫生出版社，2005

[9] 巫向前. 临床专科护理 中册. 上海：上海科技教育出版社，2006

[10] 张传汉，田玉科. 临床疼痛治疗指南. 北京：中国医药科技出版社，2008

[11] 尤黎明，内科护理学. 3 版. 北京：人民卫生出版社，2006

第18章

传染性疾病病人的护理

第一节 概　述

传染性疾病(communicable disease)是由病原微生物(病毒、立克次体、螺旋体、细菌等)和寄生虫(原虫或蠕虫)感染人体后产生的有传染性的疾病。由它们所引起的疾病均可称为感染性疾病(infectious diease),但感染性疾病不一定有传染性,其中有传染性的疾病才称为传染病。

一、传染病的流行过程及影响因素

传染病的流行过程是指传染病在人群中发生、发展和转归的过程。流行过程的发生需要三个基本条件:传染源、传播途径和人群易感性。流行过程又受社会和自然因素的影响。

(一)流行过程的基本条件

1. *传染源*　传染源是指病原体已在体内生长繁殖并能将其排出体外的人和动物。传染源包括:患者、隐性感染者、病原携带者和受感染的动物。

2. *传播途径*　病原体离开传染源后,到达另一个易感者的途径,称为传播途径(rout of transmission),传播途径有:

①空气、飞沫、尘埃:各种呼吸道传染病经此途径传播。

②水、食物、苍蝇及蟑螂:各种易消化道传染病经此途径传播。

③手、用具、玩具、土壤、水:被传染源排出的病源污染体,可间接接触传播,既可传播消化道传染病,又可传播呼吸道传染病。

④吸血节肢动物:又称虫媒传播,见于以吸血节肢动物为中间宿主的传染病。

⑤血液、体液、血制品、母婴垂直传播:主要通过血液、体液和血制品传播的传染病。

3. *人群易感性*　人群易感性是指人群作为一个整体对某种传染病缺乏免疫容易感染而言。对某种传染病具有易感的人,称为该病的易感者。人群的易感性,决定于人群中每一个人的免疫状态。

(二)影响流行过程的因素

(1)自然因素:自然因素包括地理、气候、土壤、动植物因素。其中地理和气候因素对地方性传染病和自然疫源性疾病的流行具有明显的影响。寄生虫和虫媒传染病对自然条件的依赖性尤为明显,有较为严格的地区性和季节性。

某些自然生态环境为传染病在野生动物之间的传播创造了良好的条件,如:鼠疫、恙虫病、钩端螺旋体病等。人类进入这些地区也可受感染,称为自然疫源性传染病或人兽共患病(zoonosis)。

(2)社会因素:包括人们的全部生活活动和生产活动,如居住条件、生活设施、防疫工作、劳动条件等。在全世界死亡原因中排在前几位的传染病,大都是广泛流行的疾病:呼吸道感染、腹泻病、结核病、麻疹、艾滋病和乙型肝炎。这些疾病大都是可以发生人与人之间传播的。社会因素对于传染病的发生与流行起着决定性的作用。

二、传染病的特征

传染病与其他疾病的主要区别,在于具有下列四个基本特征。

(一)病原体

各种传染病都有特异的病原体。目前并非所有的传染病的病原体都被分离出来。特定病原体的检出在确定传染病的发生和流行中起重大的意义。新技术的应用有可能发现新的传染病的病原体。

(二)传染性

这是传染病与其他感染性疾病的主要区别。传染性意味着能通过某种特定途径感染他人。传染病患者具有传染性的时期称为传染期,它在每一种传染病中相对恒定,可作为隔离患者的依据之一。

(三)流行病学特征

传染病可在人群中造成不同程度的流行,表现为:

1. 有流行性　传染病的发病率显著高于一般水平,称为流行。如流行范围超过国界或州界称为大流行。如多数病例的发病时间高度集中于一个短时间之内,则为暴发流行。

2. 有地方性　由于社会因素和自然因素不同,有些传染病只局限在某些地区内发病。

3. 有季节性　有的传染病的发生及流行受季节的影响。

4. 有感染后免疫　人感染病原体后,均能产生针对病原体及其产物(如毒素)的特异性免疫,从而可阻止病原体的侵入、限制其在体内生长繁殖或中和病原体,此种免疫属于自动免疫。这种免疫可预防该病的再发生,即使发病亦可以是病原体的致病作用降低而使病情减轻。不同传染病感染后免疫持续时间的长短有很大的差异,短的可持续1～2年,长的可持续终身。病后免疫力低下者,可表现为复发、再感染与重复感染。蠕虫病感染后通常不产生保护性免疫,更易反复感染及重复发病。

三、传染病的临床特点

(一)病情发展的阶段性

急性传染病的发生、发展和转归,通常可分为4个阶段。

1. 潜伏期(incubation period)　从病原体侵入人体起,至开始出现临床症状为止的时期,称为潜伏期。通常相当于病原体在体内繁殖、转移、定位、引起组织损伤和功能改变,导致临床症状出现之前的整个过程。这一阶段是检疫工作观察、留验接触者的重要依据。

2. 前驱期(prodromal period)　从起病至症状明显开始为止的时期,称为前驱期。该期的临床表现通常是非特异性的,如头痛、发热、疲乏、食欲缺乏、肌肉酸痛等。为许多传染病所共有。起病急骤者,则无前驱期。

3. 症状明显期(period of apparent manifestation)　急性患者度过前驱期后,某些传染病(如脊髓灰质炎、乙型脑炎等)中,大部分患者随即转入恢复期,仅有少部分转入症状明显期。某些(如麻疹)患者则绝大多数转入症状明显期。此期该传染病所特有的症状和体征通常都获得充分表达,如巨头特征性的皮疹,肝、脾大和脑膜刺激征、黄疸等。

4. 恢复期(convalescent period)　机体免疫力增长到一定程度,患者症状及体征基本消失,这一阶段称为恢复期。此期间体内可能还有残余病理改变或生化改变,病原体还未完全清除,许多患者的传染性还要持续一段时间,称为慢性或病原携带者。有些传染病在恢复期后已稳定退热一段时间,由于潜伏于组织内的病原体再度繁殖至一定程度,使初发病的症状再度出现,称为复发(relapse)。体温未稳定下降至正常时又出现发热,称为再燃(recrudescence)。有些患者在恢复期结束后,机体有些功能仍未恢复而遗留较明显的异常,称为后遗症(sequela)。

(二)常见的症状和体征

1. 发热　发热过程可分为3个阶段。①体温上升期:体温可骤然上升至39℃以上,通常伴有寒战,也可缓慢上升,呈梯形曲线。体温上升至一定高度,然后持续数天至数周。②体温下降期:体温可缓慢下降,几天后降至正常。热型是传染病重要特征之一,具有鉴别意义。常见热型有:①稽留热,24h体温相差不超过1℃。②弛张热,24h体温相差超过1℃,但最低点未达到正常。③间歇热,24h内体温波动于高热与常体温之下。④回归热,骤起高热,持续数日,高热重复出现;在多次重复出现并持续数月之久时,称为波状热。⑤马鞍热,发热数日,退热1d,又再发热数日。不同传染病发热热程长短也不同。

2. 皮疹　在发热的同时伴有发疹。发疹包括皮疹和黏膜疹。疹子的出现时间和先后顺序对诊断和鉴别有重要参考价值。疹子的形态可分为四大类:斑丘疹、出血疹、疱疹或脓疱疹、荨麻疹。不同传染病皮疹的出现时间、顺序及分布部位也有所不同。

3. 中毒症状　病原体及其代谢产物可引起发热以外的多种症状,如疲乏、全身不适、厌食、头痛,肌肉、关节、骨骼疼痛等。严重者可有意识障碍、谵妄、脑膜刺激、中毒性脑病、呼吸肌外周循环衰竭等表现,有时还可引起肝、肾损害。

4. *单核-吞噬细胞系统反应* 在病原体及其代谢产物的作用下，单核-吞噬细胞系统可出现充血、增生等反应，临床上表现为肝、脾和淋巴结的肿大。

（三）临床类型

根据传染病临床过程的长短、轻重及临床特征，可分为急性、亚急性、慢性、轻型、中型、重型、暴发型、典型及非典型等。典型相当于中型或普通型、非典型则可轻可重，极轻者可照常工作，又称逍遥型。

四、传染病的治疗原则

传染病的治疗不仅要治愈病人，还在于控制传染源，防止进一步传播。治疗原则应是早期、彻底及综合治疗，并做好消毒、隔离工作。治疗方法主要包括：

（一）一般治疗

1. *隔离病人和病原体*

2. *护理* 卧床休息，做好各项生活护理和基础护理，观察病人的生命体征和相应的临床表现，以及对治疗和护理的反应。

3. *支持疗法* 进食易消化和营养丰富的食物，保持足够的热量、体液和电解质、酸碱平衡。

（二）病原治疗

常用治疗方法有：抗生素治疗、抗病毒治疗、化学制剂治疗、抗毒素治疗。治疗时应注意观察药物的不良反应，对抗毒素皮内试验阳性者，须应用小剂量递增的脱敏方法。

（三）对症治疗

如高热时的降温退热治疗，脑水肿的脱水治疗，抽搐的镇静治疗，抗休克治疗，并发症治疗，及肾上腺皮质激素治疗等。

五、传染病一般护理

（一）隔离并控制传染

传染病都具有特殊的传染源、传播途径。根据疾病的传染源和传播途径实施正确的隔离措施；根据病原微生物的抵抗力，给予正确的消毒。

（二）发热护理

准确测量体温，清晰描述热型、热型的变化及伴随症状。

依据患者情况补充水分。

若体温在39℃以上可给予物理降温。

实施口腔护理，鼓励患者刷牙或漱口，或口腔清洁擦拭，去除口腔内异味，防止口腔感染。保持口唇湿润，口唇干燥时以硼砂、甘油、唇膏等涂抹。做好鼻腔、眼睑的清洁和保健。

急性传染病的病情发展快，变化多，常伴有严重的症状，如高热、脱水、感染性休克、惊厥、缺氧等。护理人员应密切观察病情变化，监测生命指征。根据传染病的临床特点，应重点观察体温、热型的变化及伴随症状；皮肤的颜色、皮疹和黏膜疹的特点；黄疸及伴随症状；腹痛的性质及部位；大便的次数及性状等。

定时变换体位，并给予背部护理，防止肺炎发生。

（三）补充营养

鼓励患者由口摄取食物。

食物以高热量、高维生素为宜，以提高患者抵抗力。

各种肠道传染病在开始进食时应从流食开始，尽量避免高渣、富刺激性以及产气的食物，而且也应采取少量多餐方式。如有肠道并发症时应酌情禁食，如：伤寒合并肠出血时，应禁食24h；霍乱患者当症状严重时，也应禁食，使肠道有休息的机会。

发热及腹泻、呕吐时，皆应多补充水分，以其尿量能保持在60～100ml/h，并注意补充钠、钾、氯等电解质，以保持电解质平衡。

发热时新陈代谢增强，应鼓励患者进食高热、高蛋白、易消化食物，补充体内的消耗。

（四）知觉刺激不足护理

因隔离所致环境单调、探视少、缺乏娱乐活动，加之工作人员着装比较严密，拉长了人与人之间的距离而导致知觉剥削，严重者可产生幻觉。护理人员以避免害怕传染的行为，提供电视、电话、书报等消遣娱乐，及时与病人沟通，减轻焦虑和抑郁。

（于丽莎）

第二节 病毒性肝炎

病毒性肝炎（viral hepatitis）是由多种肝炎病毒引起的，以乏力、食欲减退、恶心、呕吐、黄疸、肝脾大及肝功能异常为主要表现的一组传染病。根据病原不同可分为甲、乙、丙、丁、戊型肝炎。有些非肝炎病毒(如EB病毒、巨细胞病毒、疱疹病毒、出血热病毒等)也可引起肝功能损害,但属于继发性病变,不属于病毒性肝炎的范畴。

甲型和戊型肝炎多表现为急性感染;乙型、丙型、丁型肝炎大多呈慢性感染,少数病例发展为肝硬化或肝细胞癌。

一、病　原　学

1. 甲型肝炎病毒(hepatitis A virus,HAV)　属微小RNA病毒科嗜肝病毒属。在体外抵抗力强,将含有HAV粪便涂于塑料表面,25℃ 30d仍有0.4%存活。在贝壳类动物、污水、淡水、海水、泥土中能存活数月。因HAV无脂蛋白包膜,故对溶液有抵抗力。对酸、碱、乙醚能耐受,但加热60℃ 1h不能完全灭活,80℃ 5min、98℃ 1min可完全灭活。HAV对紫外线敏感,一般照射1～5min可灭活,游离氯1mg/L 30min。

2. 乙型肝炎病毒(hepatitis B virus,HBV)　属DNA病毒。HBV各种抗原抗体在病人血清内的动态变化及意义如下。

(1)表面抗原(HBsAg):成人感染HBV后最早1～2周,最迟11～12周血中首先出现HBsAg。急性自限性HBV感染时血中HBsAg大多数持续1～6周,最长可达20周。在无症状携带者和慢性病人中HBsAg可持续存在多年,甚至终身。HBsAg本身只有抗原性,无传染性。

(2)表面抗体(抗-HBs):表面抗体是中和性抗体,在急性感染后期,HBsAg转阴后一段时间开始出现,在6～12个月逐步上升至高峰,可持续多年,但滴度会逐步下降;约半数病例的抗-HBs在HBsAg转阴后数月才可检出;少数病例HBsAg转阴后始终不产生抗-HBs。抗-HBs阳性说明机体对HBV感染有了免疫力,见于乙型肝炎恢复期、过去感染及乙肝疫苗接种者。

(3)核心抗原(HBcAg):外周血中无游离的HBcAg,主要存在于Dane颗粒的核心,一般实验室无法监测。阳性表示有传染性且强。

(4)核心抗体(抗-HBc):抗-HBc不是保护性抗体。血清中抗-HBc出现于HBsAg出现后3～5周,当时抗-HBs尚未出现,HBsAg已消失,只检出抗-HBc和抗-HBe,此阶段为窗口期。抗-HBc分为抗-HBcIgM和抗-HBcIgG两种,抗-HBcIgM在急性乙肝滴度很高,而在慢性乙肝滴度很低;抗-HBcIgG在急性乙肝时常出现较晚,滴度较低,慢性乙肝及慢性HBsAg携带者则滴度很高,且可以长期存在,是既往感染的标志。

(5)e抗原(HBeAg):HBeAg只存在于HBsAg阳性感染者的血液中,急性HBV感染时HBeAg的出现时间略晚于HBsAg而消失较早,如果HBeAg持续存在预示趋向慢性。HBeAg阳性表示体内有HBV复制,有很强的传染性。

(6)e抗体(抗-HBe):抗-HBe紧接着HBeAg的消失而出现于血液中,抗-HBe阳性表示两种可能:一是表示HBV复制减少、传染性降低;二是表示前C基因发生变异。可根据临床表现和血清HBV DNA检测结果来判断。

(7)HBV DNA:HBV DNA是病毒复制和传染性的重要标志。定量检测HBV DNA对于判断病毒复制程度,传染性大小,抗病毒药物疗效等有重要意义。

HBV在体外的抵抗力很强,对热、低温、干燥、紫外线一般浓度的消毒剂均能耐受。－20℃贮存15年,在室温可存活6个月,能耐受60℃4h。煮沸10min,高压蒸汽消毒或2%过氧乙酸2min可灭活。

3. 丙型肝炎病毒(hepatitis C virus,HCV)　HCV为黄病毒科。感染HCV后可产生抗体,但抗-HCV不是保护性抗体,是HCV感染的标志。HCV RNA阳性是病毒感染和复制的直接标志。HCV对有机溶剂敏感,10%氯仿可杀灭HCV,1∶1 000甲醛溶液37℃ 96h,100℃ 5min或60℃ 10h可灭活。

4. 丁型肝炎病毒(hepatitis D virus,HDV)　HDV是一种缺陷性病毒,必须有HBV或其他嗜肝DNA病毒的辅助才能复制、表达抗原及引起肝损害。HDV感染者的血清可查出HDAg,其抗体有抗-HDVIgM和抗-HDVIgG。血清抗-HDVIgM阳性提示有近期病毒复制,抗-HDVIgG阳性是既往感染标志,慢性HDV感染时两种抗体长期存在。

HDV对外界的抵抗力类似HBV。

5. 戊型肝炎病毒(hepatitis E virus,HEV)　HEV为单股正链RNA病毒。属HEV相应的抗体有抗-HEVIgM和抗-HEVIgG,前者提示急性感染,后者属保护性抗体,是既往感染的标志。

HEV对外界的抵抗力不强,在4℃下保存易裂解,常用的化学消毒剂可灭活。

二、流行病学

1. 传染源 甲型和戊型肝炎传染源为急性病人及亚临床感染者，病人在潜伏期末至发病后10d传染性较强，主要通过粪便排出病毒。

乙型肝炎的主要传染源是急、慢性病人和病毒携带者，其次是慢性肝炎合并肝硬化或肝癌的HBsAg阳性的病人，特别以慢性病毒携带者和症状较轻的慢性肝炎病人作为传染源有更重要的临床意义。HBeAg阳性或HBV DNA阳性者传染性较强。

(1)丙型肝炎：丙肝的传染源与乙肝相似，是急、慢性丙肝病人和病毒携带者，抗-HCV阳性，特别是伴有HCV RNA阳性者，一般都具有传染性。

(2)丁型肝炎：丁肝的传染源是HDAg阳性的各种临床类型的乙肝病人和乙肝病毒携带者。

2. 传播途径 根据传播途径可将病毒性肝炎分为两类，一类主要是经肠道传播，包括甲肝和戊肝；另一类主要经血源传播，包括乙肝、丙肝、丁肝。

(1)甲型和戊型肝炎主要通过污染的手、水、食物和食具等经粪-口途径传播，散发病例以日常生活接触为主要传播方式，水源或食物被严重污染可导致暴发流行。

(2)乙型肝炎主要通过血液和血制品传播。可通过血液、体液传播，输入污染的血液、血浆、白蛋白和凝血因子等血制品，或使用不洁的注射器、针头、采血器械、针灸针、剃须刀等，或经血液透析、体外循环、内镜检查、牙科治疗等医疗性措施均可感染乙肝病毒。乙肝病毒也可通过性接触传播。乙肝病毒也存在于唾液、尿液等体液中，如牙龈炎、消化道溃疡等病损，在日常生活接触中可经消化道传播。乙肝也可发生母婴垂直传播，一般有三种方式，即宫内传播、分娩过程中传播和婴儿出生后抚养，如哺乳过程中传播。

(3)丙型肝炎：丙肝主要经血源传播，尤以输入血液及血制品后感染率高；长期血透、静脉内滥用毒品、使用污染注射器、针灸、文眉、文身等都可导致丙肝传播。丙肝也可因性接触和母婴传播，但不是主要传播途径。

(4)丁型肝炎：丁肝的传播方式类似乙型肝炎，主要经过血源传播。

3. 人群易感性 甲型肝炎主要发生于儿童和青少年，无性别差异，感染HAV后可获持久免疫力。抗-HBs阴性者均对乙肝病毒易感，特别是HBsAg阳性者的家属、反复输血及血制品者(如血友病患者)、血液透析者、多个性伴侣者、静脉药瘾者、接触血液的医务工作者等。人类对HCV普遍易感。丁肝一般在慢性HBV感染者中发生重叠感染。人群对HEV普遍易感，感染后能产生一定的免疫力，但是不持久，故幼年感染后至成人仍可发生感染。

4. 流行特征 各型病毒性肝炎散发流行无明显季节性。但甲肝和戊肝的暴发流行多发生于秋冬季节和雨水多、洪水泛滥后的季节。甲肝和戊肝主要在发展中国家流行，发达国家仅有少数散发病例；乙肝在亚洲国家和亚洲后裔中发病率较高；发达国家中的丙肝发病率较高。

三、发病机制

1. 甲型肝炎 目前认为HAV经口进入体内，先在肠道中增殖，然后经过一阶段病毒血症定位于肝。推测可能是通过机体的免疫反应，引起肝损伤。

2. 乙型肝炎 一般认为肝细胞的损伤是由人体对HBV的免疫应答引起的肝细胞的免疫损伤，造成肝组织的炎症和坏死病变。急性乙型肝炎患者，机体免疫状况多为正常，引起肝细胞坏死的免疫反应是一过性的，随着病毒被清除，疾病可痊愈。慢性乙型肝炎患者，免疫调节功能紊乱，不能产生充足的保护性抗体，病毒和引起肝细胞损伤的免疫反应持续存在，只是疾病迁延不愈。重型乙型肝炎患者，机体的强免疫应答是肝细胞大部分坏死的重要原因，非特异性因素如过劳、情绪障碍、妊娠病毒的重叠感染、病毒变异等和继发因素如内毒血症、微循环障碍等可加重肝细胞的损伤。HBsAg携带者的发生可能和感染年龄幼小，免疫功能尚不健全、家族遗传基因等因素有关，常为免疫应答低下，长时间、持续呈免疫耐受状态。

3. 丙型肝炎 发病机制目前尚不清楚，可能与以下因素有关：①HCV直接肝细胞损伤作用；②HCV感染后诱导的免疫病理损伤；③HCV感染后诱导了自身免疫病理损伤。

4. 丁型肝炎 丁肝的发病原理可能是病毒的直接作用所致，但最近大量研究表明丁肝的发病可能也与宿主的免疫反应有关。HBV合并HDV急性感染，是暴发性肝炎的发生原因之一。HDV重叠于慢性HBV感染，可促使乙肝慢性活动或重型化。

5. 戊型肝炎　HEV进入人体后，从潜伏期后半段开始，HEV开始在胆汁中出现，并持续至起病后1周左右。引起肝损害的原因可能主要由免疫应答介导。

四、病理生理

1. 黄疸　主要由于胆小管壁上的肝细胞坏死，导致管壁破裂，胆汁反流入血窦。肿胀的干细胞压迫胆小管，胆小管内胆栓形成、炎症细胞压迫肝内小胆管等可导致淤胆。肝细胞膜通透性增加及胆红素的摄取、结合、排泄等功能障碍都可引起黄疸。

2. 肝性脑病　血氨及其他毒性物质的淤积、血浆支链氨基酸/芳香族氨基酸的比值降低，以及其他诱发因素，如：利尿药引起低钾、低钠血症；消化道大出血；高蛋白饮食；以及感染、镇静药、大量放腹水等。

3. 出血　干细胞坏死导致多种凝血因子缺乏、血小板减少，重型肝炎时DIC导致凝血因子和血小板消耗等因素可引起出血。

4. 急性肾功能不全　由于内毒素血症、肾血管收缩、肾缺血、有效血容量下降等因素导致肾小球滤过和肾血流量降低而引起。

5. 肝肺综合征　慢性病毒性肝炎患者可出现气促、呼吸困难、肺水肿、间质性肺炎、盘状肺不张、胸腔积液和低氧血症。其主要问题是出现低氧血症和高动力循环症。患者的动脉血氧分压(PaO_2)常低于10.6kPa，临床上可出现胸闷、气促、胸痛、发绀、头晕等症状，严重者可致晕厥与昏迷。

6. 腹水　钠潴留是早期腹水产生的原因。后期门脉高压、低蛋白血症是促进腹水增多的原因。

五、临床表现

1. 潜伏期　甲型肝炎2～6周，平均4周；乙型肝炎1～6个月，平均3个月；丙型肝炎2周～6个月，平均40d。丁型肝炎4～20周；戊型肝炎2～9周，平均6周。重症肝炎并发感染体温升高。

2. 发热　甲、戊肝起病急，可有畏寒、发热，体温在38～39℃，一般不超过3d；乙、丙、丁起病相对较缓，仅少数有发热；急性无黄疸性肝炎有少数患者有短暂发热。

3. 乏力　患者普遍感到乏力。急性黄疸型和重症肝炎可出现极度乏力。乏力程度随着病情的发展逐渐加重。

4. 消化道症状　食欲减退、厌油、恶心、呕吐、腹胀、肝区疼痛等。不同肝炎类型其表现程度不同。急性黄疸型肝炎、重症肝炎、妊娠期肝炎症状严重。急性重型肝炎可出现中毒性臌肠、少量腹水；慢性重型肝炎腹水出现早且量大。消化道症状随着病情的发展逐渐加重。淤胆型肝炎大便颜色变浅。

5. 皮肤改变　黄疸型肝炎和重型肝炎皮肤、巩膜黄染，皮肤瘙痒。

6. 出血　重型肝炎、黄疸逐渐加深≥171μmol/L、凝血酶原活动度低于40%时可并发出血，表现为皮肤、黏膜紫癜和瘀斑，自发性齿龈出血和鼻出血，或消化道出血。妊娠期肝炎产后大出血多见。

7. 精神神经症状　一般患者的精神状况与病情呈正相关。重型肝炎出现不同程度的肝性脑病症状，甚至发生脑水肿、脑疝。

8. 呼吸系统改变　慢性肝炎患者可出现胸闷、气促、胸痛、发绀、头晕等症状，严重者可致晕厥与昏迷。

9. 心血管表现　急性黄疸型肝炎心动过缓等梗阻性黄疸样表现。

10. 内分泌改变　肝炎合并糖尿病时可出现糖尿病临床表现，如消瘦、口渴等。

11. 泌尿系改变　黄疸性肝炎尿黄，重者尿呈酱油色。重型肝炎可出现尿量减少甚至无尿。

12. 试验室检查　肝功能改变主要是血清谷丙转氨酶(SALT)升高，急性肝炎时明显增高，重型肝炎时可出现黄疸迅速加深而SALT反而下降。肝细胞损伤严重时凝血酶原活动度可逐渐降低。慢性肝炎白蛋白降低或白/球比值异常。

13. 并发症

(1)肝性脑病：0期简易智力测验阳性，如书写、构词、搭积木、数字连接实验等。Ⅰ期(前驱期)轻度性格改变和行为失常，表现为欣快、淡漠少言、衣冠不整或随地便溺等，应答尚准确，但吐词不清且较缓慢，可有扑翼样震颤。脑电图多数正常。Ⅱ期(昏迷前期)表现为嗜睡、行为异常、书写障碍、定向障碍等，有腱反射亢进、肌张力增高、踝痉挛及巴宾斯基征阳性，扑翼样震颤存在，脑电图有特征性异常，出现不随意运动及运动失调。Ⅲ期(昏睡期)以精神错乱和昏睡为主，但可以唤醒，醒时可应答问话，但常有神志不清和幻觉。Ⅳ期(昏迷期)神志完全丧失不能唤醒，可出现阵发性惊厥、踝阵挛和过度换气。

血氨可升高,但急性肝衰竭所致的脑病血氨大多正常。

(2)脑水肿:头痛、头晕、呕吐、肌张力增强、视力减退、视物模糊、心动过缓、血压升高、呼吸变浅变慢、颅内压增高。

(3)出血:皮肤、黏膜紫癜和瘀斑,自发性齿龈出血和鼻出血,部分患者可出现咯血、呕血、便血或尿血,甚至上消化道出血。凝血因子减少,出血时间延长,凝血酶原活动度降低。

(4)肝肾综合征:恶心、呕吐、表情淡漠、昏睡、尿量减少或无尿。血尿素氮、肌酐增高。

(5)感染

①肺部感染:发热或不发热,脉率与体温不相吻合、只有半数患者出现咳嗽、咳痰及肺部啰音,常伴有全身状况恶化,如呼吸加快、缺氧症状、黄疸加深、凝血酶原活动度下降。

②原发性细菌性腹膜炎:可有发热,多数为低热,近半数患者右腹部压痛及反跳痛,便次增加、尿少、腹水增多。

③肠道感染。

④泌尿道感染。

⑤败血症。

六、治疗要点

1. 急性肝炎　以对症支持治疗为主。早期卧床休息,症状逐级逐年改善后再逐渐增加活动。

2. 慢性肝炎

(1)抗病毒治疗:如干扰素 α(IFN-α)、长效干扰素(PEG-IFN)、拉米夫定(LAM)、阿德福韦(ADV)、恩替卡韦(ETV)、替比夫定(LDT)等。

(2)抗肝细胞损害的药物:①改善和恢复肝功能,维生素类、还原性谷胱甘肽、氨基酸、磷脂酰胆碱(易善复)等。②降酶药,五味子类(联苯双酯等)、山豆根类(苦参碱等)、甘草提取物(甘草甜素、甘草酸苷等)、垂盆草等。③退黄药,茵枝黄、门冬氨酸钾镁、腺苷蛋氨酸、皮质激素等。

(3)免疫调节:胸腺肽 α_1,一般与拉米夫定或 α-干扰素联合应用。

(4)抗肝纤维化:可用冬虫夏草、丹参等活血化瘀的中草药制剂。

3. 重型肝炎

(1)支持疗法:监护生命体征、电解质、凝血酶原时间、血糖等,早期发现和正确处理并发症。

(2)促进肝细胞再生:促肝细胞生长素和前列腺素 E1。

(3)并发症的防治。

①肝性脑病:用肠道抗菌剂、乳果糖口服和采用保留灌肠等方法减轻肠源性内毒素血症。静脉可用醋谷胺、谷氨酸钠、精氨酸等。补充富含支链氨基酸溶液。

②脑水肿:限制水的输入量。可用甘露醇、50%的葡萄糖。并发肝肾综合征时,为防止血容量过高宜改用呋塞米静注。

③出血:预防出血可用雷尼替丁、法莫替丁等,有消化道溃疡者可用奥美拉唑;补充维生素 K、维生素 C;输注凝血酶原复合物、新鲜血液或血浆等。出血时可口服凝血酶、去甲肾上腺素、云南白药等,也可静滴垂体后叶素、生长抑素等。必要时在内镜下直接止血。

④肝肾综合征:禁用肾毒性药物。严格限制入水量,用大剂量呋塞米。血液透析治疗仅有暂时疗效。最近报道用特利加压素或鸟氨酸加压素加白蛋白输注治疗肝肾综合征疗效较佳。

⑤继发感染:感染多发生于胆道、腹膜、呼吸和泌尿系统等。一旦出现,应及早用抗生素,根据细菌培养结果选择。警惕真菌感染的发生。

⑥肝移植:高价乙型肝炎免疫球蛋白和拉米夫定可预防术后 HBV 再感染。

4. 淤胆型肝炎　早期治疗同急性黄疸型肝炎,黄疸持续不退时,可加用泼尼松 40~60mg/d 口服或静脉滴注地塞米松 10~20mg/d,2 周后如血清胆红素显著下降,则逐步减量。

5. 慢性乙肝和丙型肝炎病毒携带者　可照常工作,但应定期检查,随访观察,并动员其做肝活检,以便进一步确诊和做相应治疗。

七、护理措施

1. 隔离方式

(1)甲肝和戊肝实施肠道隔离。

(2)乙肝、丙肝、丁肝实施血液-体液隔离。

2. 休息和活动　根据病情适当休息。静卧可增加肝的血流量,减轻肝的负担,有助于肝细胞修复和再生。休息可以病人的乏力程度和肝功能检查值来决定休息的需要量,如果肝功能值 BIL 小于 2mg,ALT 小于 200,如果患者无明显乏力,可不特别限制,以免患者自觉病重而心生焦虑、抑郁。BIL 和 ALT 较高时,病人出现乏力,可适当休息。重型肝炎者，以及向重型肝炎转化的患者(黄疸持续升高，凝血酶原时间逐渐延长，活动度持续下降，恶心和乏力症状逐渐加重)应绝对卧床休息，一切生活护理应由护理人员完成。随着疾病的恢复和乏力症状的改善，从床上生活、活动，逐步过渡到自行如厕、洗漱、室内活动等。在逐步恢复活动的过程中，应密切关注病人的反应以及试验室指标，以防因活动不当引起病情变化。

3. 饮食

(1)急性肝炎或慢性肝炎活动期：若食欲尚可则不必严格控制饮食，可食用适量高蛋白、低脂肪、足量糖类饮食。肥胖者根据具体情况适当限制热能、控制饮食，避免影响肝功能的恢复和脂肪肝的发生。食欲差、进食量少的患者，应准确记录进食量。

(2)采用少量多餐：三餐饮食量分配，可在早餐多些，因为肝炎患者食欲缺乏的情形是愈晚愈重。

(3)蛋白质应占总热量的 16%，90～130g/d。蛋白质以鱼类、蛋类、奶制品、大豆及其制品较好。

(4)脂肪的供应量应占总热能的 20%左右，约 60g/d。黄疸期间给予低脂肪饮食。

(5)糖类的供应占总热能的 60%左右，一般 310～360g/d。鼓励患者多摄取糖类和饼干，既可减少恶心感，还可增进能利用的热量。

(6)多食新鲜蔬菜、水果等维生素丰富的食品。

(7)重型肝炎。重型肝炎病人由于肝严重受损，糖代谢异常，经常发生低血糖，除了静脉内补充高渗糖外，饮食上应增加糖的摄入，特别是夜间，睡前可以饮用蜂蜜水、巧克力等，可以有效防止夜间低血糖的发生。

(8)进食前协助做好口腔护理，增进患者食欲。

4. 一般护理

(1)观察精神状况、乏力、恶心、呕吐程度及其进展、饮食量。

(2)观察肝区疼痛的部位、性质，腹痛和腹胀的程度。

(3)慢性重型肝炎病人观察腹水情况，腹水量较大时，测量尿量和腹围。

(4)急性黄疸型肝炎及高黄疸患者定时测量脉搏或心率，观察有无心动过缓表现。

(5)皮肤瘙痒时，可指导患者经常洗澡，保持身体清洁，使用碳酸氢钠洗澡，可减轻瘙痒。剪短指甲并磨平，避免用手抓挠，可用手背或手掌轻擦或轻拍痒处，晚上睡觉时可戴手套。可给予止痒乙醇外用。

(6)胆红素较高患者观察尿液和大便颜色。

(7)慢性肝炎患者应观察有无气促、胸闷、胸痛、呼吸困难等，以早期发现间质性肺炎、盘状肺不张、胸腔积液和低氧血症等肝肺综合征。

(8)观察有无饥饿感、四肢无力，以及交感神经兴奋而发生的面色苍白、心悸、出冷汗、甚至烦躁不安、意识不清、大汗淋漓等低血糖反应。特别要加强夜间巡视。有低血糖倾向者告知患者可在两餐之间，特别是睡前饮用一杯蜂蜜水，在随手可以取到处备一些甜食，防止低血糖发生。当发生低血糖时，及时静脉注射葡萄糖或口服补糖，或进食一些甜食症状纠正。

5. 并发症护理

(1)肝性脑病：重型肝炎、肝衰竭及血氨增高患者，可并发肝性脑病。

①观察：利尿药引起低钾、低钠血症、消化道出血、高蛋白饮食，以及感染、镇静药、大量放腹水的患者，应进行肝性脑病的观察。

观察精神神经症状。临床上通常按 West Haven 分级标准将肝性脑病分为四期：为了更早期发现肝性脑病，可让病人将 1～25 的数字按顺序排列，所用时间超过 30min 即为阳性。也可让病人做 20 以内的连加或连减，或用火柴棒搭成五角星，了解有无智力障碍和注意力降低(表 18-1)。

表 18-1　Glasgow 昏迷评分法

睁眼反应		运动反应		言语反应	
自发性	4 分	执行命令	6 分	有定向力	5 分
指令性	3 分	限于局限	5 分	无定向力	4 分
疼痛性	2 分	肢体屈曲回避	4 分	言不切题	3 分
无反应	1 分	疼痛刺激屈曲	3 分	不能理解	2 分
		无反应	1 分	无反应	1 分

②预防：应多进食富含支链氨基酸的蛋白质。有血氨增高倾向、早期肝性脑病时，应限制蛋白质摄入。

定期定时进行早期肝性脑病观察和测定。

保持排便通畅，保证大便1/d。养成定时排便习惯，可进行排便训练。饮食增加纤维素的摄入，必要时口服乳果糖。

防止感染。

③护理：高糖类饮食，以糖类和蔬菜类食物为主，严格控制蛋白质，少量多餐。

轻度或中度血氨增高而无神经系统症状者，在第1～2d可采用低蛋白饮食，0.5g/(kg·d)，以后每间隔2～3d调整1次其蛋白质供给量，最大限度每天每千克体重以不超过1g为宜。

若有血氨增高同时又有神经系统症状者，在2～3d给予完全无动物蛋白质饮食，视临床症状而定，以后0.2～0.3g/(kg·d)蛋白质开始供给，每间隔2～3d增加1次，每次蛋白质增加的量宜小于10g，但其最大总量不超过1g/(kg·d)为限；如果在增加食物蛋白质的过程中，再次出现血氨增高，且伴随神经系统症状，则应重新限制蛋白质饮食，不过这时限制要更严格、时间也要更长一些。当再次血氨下降则其蛋白质递增的速度要更慢一些。

血氨正常而有神经系统症状者，在24h内给予无动物蛋白质饮食，以继续观察血氨情况；如血氨持续在正常水平，则可按0.2～0.3g/(kg·d)供给。

暂时禁用动物蛋白质食物时应以植物蛋白质补充，如豆腐脑、豆浆等植物蛋白质食物，以免发生氮的负平衡。以后逐渐由少量开始增加含氨较少的动物蛋白质食物，依次如牛奶、蛋类。饮食蛋白质宜多供给富含支链氨基酸食物，如：鱼、虾、鸭、去皮鸡肉、牛奶、黄豆、玉米、小米、糯米、小红枣等。少吃猪肉、羊肉、牛肉、鸡皮等芳香族氨基酸含量高的食物。在蛋白质饮食恢复期应同步观察患者的意识状态。

根据患者的意识状态使用床栏或束带。

保持大便通畅。建立良好的排便习惯，每日尝试一定时间排便，避免抑制便意，保证每日排便1次。多摄取含植物性纤维丰富的蔬菜、水果、海草等。腹部按摩，按升结肠、横结肠、降结肠、直肠顺序按摩。腹部热敷等。

清洁肠道。排便不畅或便秘时，给予清洁或食醋灌肠，保持肠道酸性环境，降低肠道内氨的形成。

(2)脑水肿：发生Ⅲ～Ⅳ期肝性脑病时，约有80%可伴有脑水肿，脑部病变程度与昏迷持续时间及严重程度有相关性。

①观察：重型肝炎、或伴有缺氧、高碳酸血症、低血压、低蛋白、低钾、低钠及内毒素血症患者，应观察有无全头性胀痛或跳痛、呃逆和哈欠、呕吐、嗜睡、意识朦胧、兴奋、烦躁不安、谵妄、瞳孔变化、同侧眼睑、斜视、眼球结膜水肿、呼吸浅慢、血压上升等。定时测量血压。当收缩压＞20kPa时及时报告。

②给予头高足低位，头部抬高30°～50°。如有呕吐、或口腔分泌物较多时，头偏向一侧，防止误吸。

③保持患者安静，降低耗氧量。躁动或抽搐者做好预防损伤的护理。

④保证供氧。保证呼吸道通畅，氧气吸入，定时检测氧饱和度。暂时的过度通气(使 $PaCO_2$ 在30～50mmHg)可使脑血管短期轻度收缩，脑血流减少，降低颅内压。

⑤亚低温治疗时防止寒战。

⑥动态观察24h出入量。根据情况保证出入平衡或出大于入。

⑦静脉脱水治疗15min后开始观察尿量。脱水治疗时应观察有无电解质紊乱及血压情况。

⑧巴比妥盐治疗时防止误吸。

加强皮肤护理预防压疮。最好使用气垫床，可以减少搬动患者次数。

(3)出血：重型肝炎、肝衰竭和凝血机制差的患者可并发出血。

①观察。重型肝炎、黄疸逐渐加深≥171μmol/L、凝血酶原活动度低于40%时可并发出血，表现为皮肤、黏膜紫癜和瘀斑，自发性齿龈出血和鼻出血，或消化道出血。应定期观察皮肤、黏膜有无紫癜和瘀斑、齿龈出血和鼻出血，观察患者有无呃逆和胃部烧灼感、呕吐物和大便的颜色，以及早发现出血，以便与鼻出血、吞咽血液、咯血及服用某些药物所致的黑粪鉴别。观察出血的范围、出血的特征、出血是否停止以及出血量的评估：一般成人每日消化道出血量超过5ml时，粪便隐血实验即出现阳性；每日出血量50～100ml时，出现黑粪；出血量超过400ml以上可呕血，并可出现头晕、心悸、乏力及血压降低；出血量为1 000ml时，粪便为鲜红色。有出血的临床表现应定期测量血压。妊娠期肝炎可发生产后大出血，还应定期观察有无阴道出血，

并定期测量血压。必要时观察休克临床表现。

②根据病人凝血机制损伤和出血程度定时测量血压。

③出血活动期应禁食、水。出血停止后可逐渐恢复进食,可先吃冷流食,如未再次出血可逐步过渡,忌饱餐、热饮、坚硬和刺激食物。可选择维生素 K 含量丰富的食物,如:菠菜、圆白菜、菜花。

④卧床休息,使患者安静。出血量较多应绝对卧床休息,避免过多搬动和打扰患者。呕血者抬高床头 10°～15°,保持头侧位,防止血液吸入呼吸道。

⑤迅速建立良好的静脉通道,保证液体快速顺利输入。必要时建立 2 条静脉通道。为了尽快补充血容量,可适当加快补液速度。在快速补液时应观察心率和血压,判断补液的效果,并以免补液量大引起肺水肿或再次出血。

⑥有休克的临床表现时,应每小时测量尿量。

⑦可用食醋清洁灌肠,减少肠道内氨的吸收。

⑧如实施内镜下止血、三腔两囊管或手术治疗,做好相应的准备和相应护理。

(4)肝肾综合征:肝肾综合征常发生在重型肝炎晚期。

①急性期应卧床休息,保持安静,目的是降低新陈代谢率,减少体内废物产生和肾负担。当尿量增加,病情好转,可逐渐增加活动量。若因活动而病情变化,应恢复前一天的工作量,甚至卧床休息。

②观察有无水肿(包括眼睑)、恶心、呕吐、腹胀、表情淡漠、昏睡、意识障碍、抽搐、急促而深的临床表现。

③定时测量血压、脉搏、呼吸,观察其变化。

24h 动态尿量观察,注意是否有夜间尿量增多和进行性少尿以及使用利尿药后的效果,以早期发现肝肾综合征。如已经出现肝肾综合征应严格准确记录出入量,包括:所有注入体内的液体、进食量、饮水量、尿液、粪便量、引流液、呕吐物、出汗等,每小时观察尿量,根据情况量入而出或控制进入量。

④观察是否出现血钾过高(急性期),如:焦虑、虚弱、腹胀及麻痹、心电图 T 波高尖等。是否出现血钾过低(利尿期),如:有无强烈利尿,以及患者是否有渐进性虚弱、反射减弱、表情淡漠、食欲缺乏、恶心、呕吐、心律不齐、心电图出现 U 波等表现。

⑤每日测量体重,了解水分存留情形。

⑥根据病人情况、医嘱要求及 CVP 数值准确补液。每天的扩容治疗后若尿量达 30ml/h 以上或超过补液前尿量,继续补液时观察 CVP 数值,或肺部有无啰音,防止补液过多导致肺水肿。可参考下面原则实施补液护理:急性期应增加液体摄入量;肾衰竭者每天液体输入量,以其尿量加上 500～800ml 给予,为避免心肺负荷过重,应使患者每天体重减轻 0.11～0.22kg(0.25～0.5 磅);利尿期每天液体输入量为前一天尿量乘以 2/3,再加上 720ml 给予。

⑦给予高热量食物,维持基本热量。可给予足够的糖类和热量,以减少体内蛋白质被破坏。

限制蛋白质的摄取量。中轻度氮质血症患者不限制蛋白质摄入,以维持体内正氮平衡,特别是每日丢失蛋白量较多的患者。急性期如 BUN 太高,应给予无蛋白饮食,如果已经采取透析治疗,可放宽蛋白质的摄取量。当对大量蛋白尿伴轻度氮质血症时可增加植物蛋白如大豆等。重度氮质血症或近期内进行性氮质血症者适当限制蛋白质摄入。

急性期应限制含钾高的食物,如橘子、香蕉等。利尿期应补充含钾高的食物。利尿期不必限制钠盐摄取,以防止钠盐排出过多发生低钠和脱水。

⑧实施特别口腔护理,以除去唾液中尿素引起的口腔不适。

⑨保持皮肤清洁,减轻瘙痒。

⑩意识障碍时,应根据情况给予床栏或束带保护。避免碰撞,以防伤害。出现抽搐时应避免刺激患者,并保护好舌头以防咬伤。利尿期之后,常有肌肉软弱无力,下床时注意防止意外损伤。

(5)感染

①安排单独病室,防止交叉感染。

②定时测量体温,及早发现感染表现。

③鼓励患者定时实施深呼吸和有效咳嗽、叩背;意识障碍者定期翻身、叩背,防止呼吸道感染。

④观察有无出现咳嗽、咳痰、肺部啰音、呼吸加快和缺氧征象,脉率与体温是否吻合等肺部感染表现。有无腹泻、腹痛、腹部压痛等肠道感染表现。有无尿急、尿频、尿痛等泌尿道感染的表现。

6. 特殊用药护理 干扰素治疗时,观察有无发热、寒战、头痛、肌肉酸痛和乏力等流感样综合征表现;有无忧郁、妄想症、重度焦虑等精神病症状;有无听力下降、间质性肺炎等表现。

八、健康教育

1. 预防

(1)不饮生水,防止水源被粪便污染。

(2)进食分餐制。

(3)依据病原菌对外界的抵抗力,做好餐具和被血液、体液污染物品的消毒。

(4)避免共用接触血液和体液的用物和用具,如剃须刀、牙刷、针头等。

(5)避免不必要输血。

(6)不直接接触他人体液和血液,接触后充分洗手。

(7)疫苗预防

①甲肝减毒活疫苗:接种对象为1～16岁易感人群,以及高危人群,如饮食服务行业和托儿所幼儿园工作人员等。接种剂量为1ml,皮下或肌内注射1次,免疫4周后甲肝抗体阳转率均可达到95%以上,2个月后注射第2次阳性率可达100%,保护期至少10年。

②乙肝疫苗:新生儿接种。母亲为HBsAg和HBeAg双阳性的新生儿,最好是联合应用乙肝疫苗和乙肝免疫球蛋白(HBIG)。对双阳性的母亲所生的新生儿建议出生时即刻注射HBIG 1ml(200U/ml),1个月再注射同剂量HBIG;2个月、3个月、6个月各注射重组乙肝疫苗10μg肌内注射(上臂三角肌),其保护率可达95%以上。如单独注射重组乙肝疫苗(0、1、6个月)各10μg共3针,其保护率亦可达85%。

母亲为HBsAg阳性,HBeAg阴性的新生儿,单用乙肝疫苗就可取得较好的效果。应用重组乙肝疫苗在出生时、出生后1个月和6个月各10μg肌内注射。

母亲HBsAg阴性的新生儿,重组乙肝疫苗可在出生时、出生后1个月和6个月各5μg肌内注射,有同样的保护率。

阻断宫内传播。孕妇产前3个月注射HBIG 200U,每0.5～1个月1次,新生儿出生后常规免疫。

未接种过乙肝疫苗的学前儿童应进行补种。剂量可采用重组乙肝疫苗5μg×3(0、1、6个月)的方案。

成人中危险人群(HBsAg阳性者的配偶、密切接触血液的人员、医护人员、血液透析病人等)也应接种乙肝疫苗。剂量为重组乙肝疫苗5μg×3(0、1、6个月)的方案。

2. 自我护理

(1)适当休息:病情较重、乏力明显、肝功能未恢复时应卧床休息。随着病情的好转慢慢增加活动量,以不觉疲劳为度,循序渐进。饭前活动可增加食欲,饭后最好卧床休息30min。待自觉症状消失、肝脏各项检查指标恢复正常,可进行适当体力活动,体力活动从半日过渡到全日。但半年内不能参加繁重的体力劳动,避免过度疲劳。

(2)饮食:恢复期的肝炎病人应逐渐恢复正常饮食,但慢性肝炎的病人在饮食上应有所禁忌,以减少对肝的损伤和减轻肝的负担。

绝对禁止饮酒。

①不食刺激性食物:如食用辣椒、葱蒜(生吃)和芥末等,可能加重或诱发肝区痛。此外,含咖啡碱较多的浓茶、咖啡、可可有较强的兴奋作用,不宜多用;可可还含胆固醇,有高血压及动脉硬化者不宜用。

②尽量避免油腻煎炸食物:因其不易消化,同时易生湿生热,不利于疾病恢复。

尽量不食合成添加剂的食品及附着农药的食物。因这些食物中或多或少都有一些人工合成的色素、防腐剂或残留农药等,具有一定的毒性,肝炎时,肝的解毒能力减弱,容易中毒。

黄疸时忌食辛热之品,如韭菜、羊肉、狗肉、八角茴香、丁香、胡椒等。

如有腹胀,少用牛奶、豆浆、蔗糖及其他产气食物,蔗糖可用葡萄糖代替。慢性肝炎的病人应少食甜食,并限制高脂肪、高胆固醇食物。如肥肉、蛋黄、动物内脏、鳗鱼、鱿鱼等。

尽量少用药物,不随便服药,到医院看病时应告知医师自己是肝炎患者,或感染过肝炎,以提醒医师避免给予肝脏病毒性的药物。

慢性肝炎患者应定期去医院检查。

(于丽莎)

第三节　伤　　寒

伤寒(typhoid fever)是指由伤寒杆菌引起的急性肠道传染病,其基本病理变化是小肠淋巴组织增生、肿胀、坏死,临床特征是持续发热,相对缓脉,神经系统中毒症状(伤寒病容)、脾大、玫瑰疹及白细胞减少。少数病例可并发肠出血、肠穿孔、伤寒性肝炎。

一、病　原　学

伤寒杆菌系沙门菌属D群;革兰染色阴性短杆菌(图18-1)。伤寒杆菌除含有菌体"O"抗原及鞭毛"H"抗原外,部分菌株尚含有体表毒力"Vi"抗原,三者都能产生相应的抗体,测定"O"及"H"抗体有辅助临床诊断意义。

伤寒杆菌在自然环境中抵抗力颇强,在水中可生存2～3周,在粪便中可生存1～2个月。耐低温,冰冻环境可维持数月,但对光、热、干燥及消毒剂抵抗力较弱,加热60℃ 30min、5%苯酚溶液及70%乙醇5min均可将其杀死,日光直射数小时即死亡,消毒饮用水余氯达0.2～0.4mg/L时迅速杀灭。

二、流行病学

1. 传染源　患者及带菌者。患者从潜伏期即可从粪便排菌,发病后2～4周传染性最强。恢复期排菌少,有2%～5%的患者可持续排菌3个月以上,称为慢性带菌者。少数可在胆囊带菌终身。

2. 传播途径　粪-口途径。病菌随粪便排出体外,通过污染水源、食物、手、苍蝇或蟑螂而传播,日常生活传播是散发流行的主要方式,水源污染往往造成暴发流行。

3. 人群易感性　普遍易感。发病以青年与儿童为多。病后能获得持久的免疫力,很少有第2次发病者。

4. 流行特征　全世界均可发生,以温带及热带地区为多。终年可见,以夏秋季为多。

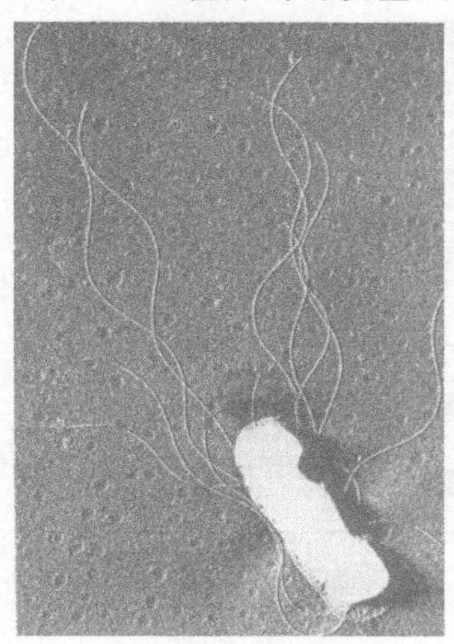

图18-1　伤寒杆菌

三、发病机制与病理

伤寒杆菌进入小肠后,侵入肠黏膜,部分病原菌被吞噬细胞吞噬后并在其胞质内繁殖;另一部分经淋巴管进入回肠淋巴结并在其中繁殖,然后由胸导管进入血流,引起短暂的菌血症。此阶段相当于临床上的潜伏期。伤寒杆菌随血流进入肝、脾和其他网状内皮系统继续大量繁殖,再次进入血流,引起第2次菌血症,相当于病程第1～2周,释放强烈的内毒素,引起毒血症症状。病程第2～3周,伤寒杆菌经肠道穿过小肠黏膜再次侵入肠壁淋巴组织,使原已致敏的淋巴组织发生严重炎症反应,引起该处组织坏死、溃疡。若病变波及血管可引起出血,若溃疡深达浆膜则致肠穿孔。病菌也可在其他组织引起化脓性炎症,如:胆囊炎、心包炎、骨髓炎。病程第4～5周,逐渐痊愈。约有3%可成为慢性带菌者、少数患者由于免疫力功能不足等原因引起复发(图18-2)。

四、临床表现

1. 典型伤寒

(1)潜伏期7～23d,平均1～2周。临床经过可分为四期:

(2)初期:病程第1周。起病缓慢,发热,体温呈阶梯样上升,逐渐达到39℃或以上,伴畏寒,偶有寒战、全身不适、乏力、食欲减退、咳嗽和咽痛等。

(3)极期:病程第2～3周。高热,以稽留热为主,少数呈弛张热或不规则热,持续10～14d,免疫功能低下者可长达1～2个月。

①玫瑰疹:病程5～14d,部分病人皮肤出现直径2～4mm淡红色小斑丘疹,压之退色,多在10个以下,分批出现,常见于胸腹部,2～4d消退。

②循环系统:可出现相对缓脉或重脉。并发心肌炎时相对缓脉不明显。

③消化系统:食欲减退、腹胀、便秘,部分病人出现腹泻。右下腹可有轻压痛。

④神经系统:部分病人出现表情淡漠、呆滞、重听、反应迟钝、谵妄等神经精神症状。合并脑膜炎时,可出现脑膜刺激征。

⑤肝脾大:可有压痛。并发中毒性肝炎时,ALT升高和黄疸。

(4)缓解期:病程第3～4周。体温逐渐下降,食欲好转,肿大的肝脾开始回缩。少数病人可出现肠出血、肠穿孔。

(5)恢复期：病程第5周。体温恢复正常，症状消失，食欲好转(图18-3)。

2. 非典型伤寒

(1)轻型：全身毒血症症状较轻，体温38℃左右，病程短，1～2周痊愈。

(2)暴发型：起病急骤，中毒症状重，高热、畏寒、休克、中毒性脑病、中毒性心肌炎、中毒性肝炎、DIC等。

(3)迁延型：发热持续时间长，可达5周以上，甚至数月。间歇热型或弛张热型，肝脾大较显著。伴有血吸虫病的伤寒患者常见此型。

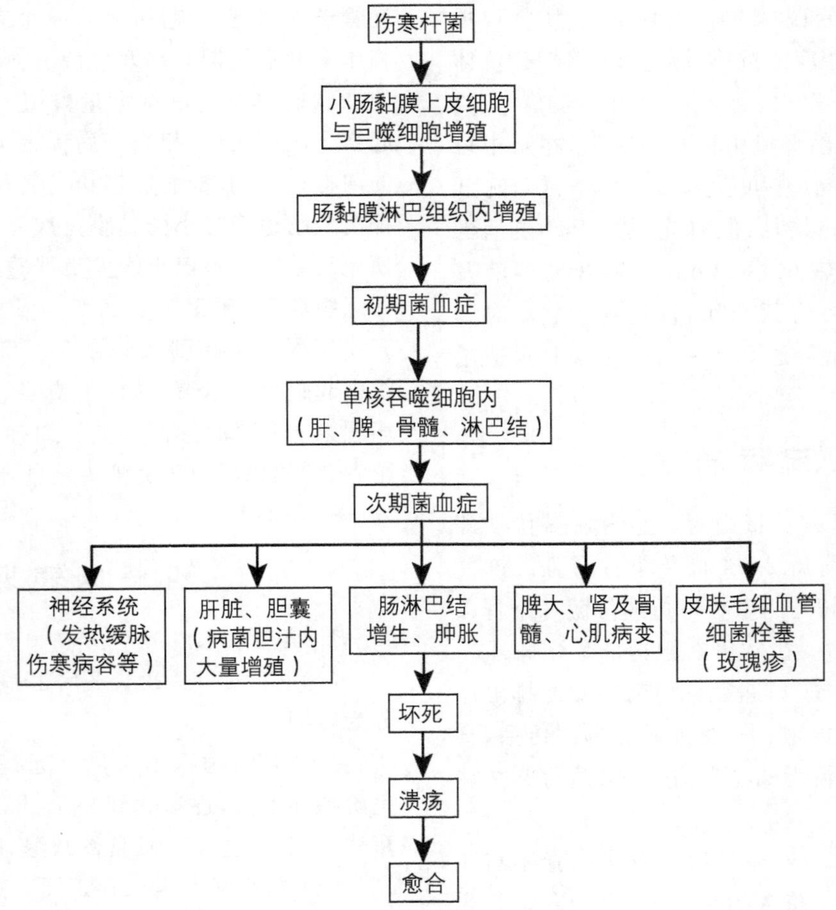

图18-2　伤寒发病机制

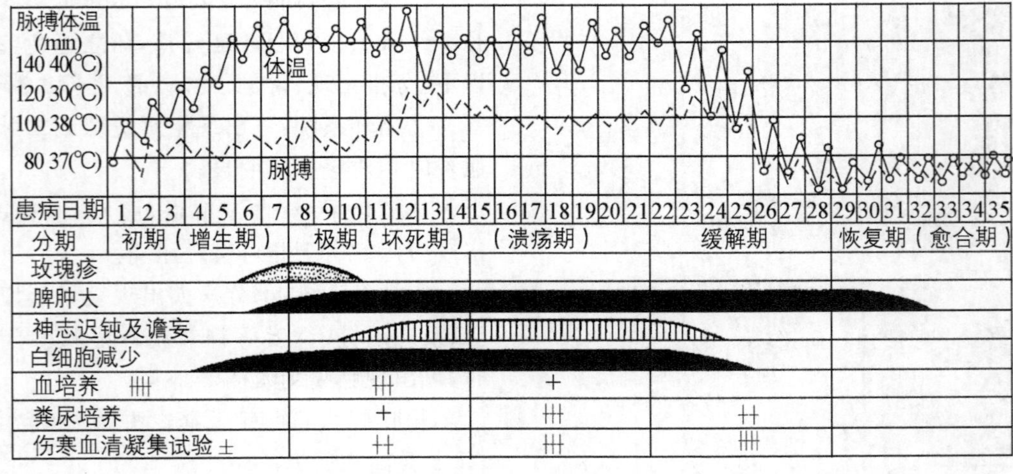

图18-3　伤寒的病程及病理

(4)逍遥型:毒血症症状较轻,患者可照常工作。可以肠出血或肠穿孔为首发症状。

五、实验室检查

1. 细菌培养阳性。

2. 伤寒血凝集试验"O"和"H"抗体增高。

3. 血白细胞计数偏低或正常,中性粒细胞减少,嗜酸粒细胞减少或消失。

六、治疗要点

1. 卧床休息。

2. 给予高热量、高蛋白、高糖类、适量脂肪、充足维生素、易消化的无渣饮食。

3. 降温。

4. 药物治疗

(1)喹诺酮类抗生素:诺氟沙星、氧氟沙星、环丙沙星、利复星。

(2)头孢菌素。

5. 并发症治疗

(1)肠出血:禁食。少量出血可内科保守治疗,用一般止血剂,必要时输血。适当镇静药。大量出血内科治疗无效,考虑手术治疗。

(2)肠穿孔:禁食。胃肠减压,静脉补液维持水电解质平衡及热量供给,抗生素控制腹膜炎,手术治疗。

(3)中毒性肝炎:保肝治疗。

(4)中毒性心肌炎:卧床休息,抗生素治疗。

(5)溶血性尿毒综合征:抗生素治疗,输血补液,肾上腺皮质激素治疗,抗凝治疗,必要时腹膜透析或血液透析。

6. 慢性带菌者治疗。氨苄西林与丙磺舒联合治疗,或喹诺酮类药物治疗。

七、护理措施

1. 给予肠道隔离方式。隔离治疗至粪便培养二次阴性。

2. 卧床休息。控制随意活动,防止过度用力诱发肠出血和穿孔。发热期卧床休息,高热患者绝对卧床休息,以减少热量和营养物质的消耗。退热后 2～3d,床上稍做活动。一般卧床至病程第 5 周才能逐渐恢复活动。

3. 测量体温和脉搏,观察发热的程度、热型变化、与脉率的相关性(相对缓脉的程度),以及发热的伴随症状。

4. 高热时给予物理降温,如温水、酒精擦浴、头部冰敷。

5. 口腔护理。4/d,保持口腔清洁,防止口腔感染及化脓性腮腺炎。

6. 饮食。热量按 35～55kcal/(kg·d),蛋白质按 1.5～2g/(kg·d),糖类食物为 400g 左右、液体饮料(如去油肉汤、蜂蜜水)按 2 000～3 000ml/d 供给。适量多餐,每日可进食 5～6 次,既减轻肠道负担又可保障营养供应。忌用一切生菜、水果。即使少渣软饭中所选用的粗纤维含量低的食品也要切碎、切细、煮软、嚼烂,少用牛奶、蔗糖、豆浆等,预防腹胀。如有腹泻,应减少饮食中的脂肪量。病情缓解和允许进食时,先用小勺喂温开水或冰开水,每日总量不超过 200～300ml,之后,在逐渐给予淡果汁、牛奶澄清流食。病情进一步好转,可用普通流食,加用蒸蛋羹、蛋花汤等。1 周后病情允许,可改用伤寒病高热量、高蛋白质、高糖类少渣半流饮食,进而改吃伤寒病高热量、高蛋白质、高糖类少渣软饭饮食。进食过程中要密切观察,防止意外。这时吃水果要去皮、核,切丁或小块煮成水果羹。食盐应限制在 3～5g/d(表 18-2,表 18-3)。

7. 观察大便颜色,如有无柏油样或果酱样粪便;有无头晕、心悸、出冷汗、体温骤降、烦躁不安、面色苍白等,及早发现肠出血。

8. 观察有无突然持续腹痛、疼痛的部位和性质、呃逆、恶心、呕吐、腹壁紧张、大汗淋漓、脉细速、呼吸快、腹膜刺激征等肠穿孔表现。

表 18-2 成人伤寒病高热量高蛋白高糖少渣半流食谱(一日六餐)举例

早餐	甜牛奶冲蛋花汤(牛奶 300ml、白皮鸡蛋 1 个、白糖 15g),甜面包 2 个(100g)
加餐	蜂蜜水(蜂蜜 30g、白糖 5g、开水加至 300ml)1 碗,饼干 50g
午餐	馄饨(猪瘦肉 50g、小白菜 50g、花生油 13ml、食盐 2g、富强粉 100g)2 碗
加餐	果子水(橘子汁 50ml、白糖 5g、开水加至 300ml)1 碗,饼干 50g
晚餐	肝泥细面条(猪肝 50g、碎小白菜 50g、花生油 7ml、食盐 2.5g、龙须面 100g)2 碗
加餐	蒸蛋羹(白皮鸡蛋 2 个、食盐 0.5g)1 碗,咸面包干 25g

表 18-3　成人伤寒病高热量高蛋白高糖少渣软饭食谱(一日四餐)举例

早餐	大米粥(粳米标三 50g)1 大碗，蜂糕 1 块(富强粉 50g、白糖 5g)
午餐	烩三鲜加黄瓜(猪瘦肉 50g、水浸海参 50g、虾仁 40g、黄瓜 50g、花生油 10ml、食盐 1.5g)，西红柿豆腐汤(西红柿 50g、北豆腐 50g、花生油 5ml、食盐 1g)1 碗，大米饭(粳米标三 50g)
晚餐	炒猪肝加胡萝卜(猪肝 100g、胡萝卜 40g、花生油 15ml、食盐 1.5g)，小白菜虾皮汤(小白菜 50g、干虾皮 5g、花生油 5ml、食盐 0.5g)1 碗，馒头 3 个(富强粉 150g)
加餐	冲藕粉(藕粉 20g、白糖 15g、开水冲至 300ml)1 碗，饼干 50g

9. 观察有无表情淡漠、重听、反应迟钝、谵妄、脑膜刺激征等脑膜炎症状。

10. 防止和解除便秘。可口服液状石蜡等润滑剂。便秘者不可用力排便，禁用泻药，可用肥皂头、或安钠素栓、或开塞露肛内注入。如无效，酌情用 300～500ml 生理盐水低压慢速灌肠。切忌高压灌肠，以防使肠腔充盈、扩大、肠壁变薄诱发肠出血和肠穿孔。腹胀时宜用肛管排气，松节油腹部热敷，不宜用新斯诺明。

卧床期间，鼓励患者咳嗽，进行咳嗽训练，定时翻身，改变体位，防止压疮和坠积性肺炎。

11. 并发症护理

(1)肠出血

①轻度肠出血者禁食 24h，以后根据病情给予少量流食，以免因饥饿引起肠蠕动增强促使出血加重。出血较多者应禁食卧床休息、保持镇静，必要时给予镇静药。

②建立、保留静脉通道，至出血停止。

③观察面色、脉搏和血压变化，观察大便性状和量。

④严禁灌肠，以免加重出血。

(2)肠穿孔

①禁食。

②实施胃肠减压。

③建立、保留静脉通道，保证液体供给。

④观察腹痛进展情况。

⑤做好手术准备。

(3)中毒性肝炎

同第二节肝炎护理措施。

(4)中毒性心肌炎

①观察脉搏速率和节律。

②心电图有无低电压、传导异常、S-T 段及 T 波改变等。

③卧床休息，避免激动，保持安静，减轻心脏负担。卧床休息，抗生素治疗。

(5)溶血性尿毒综合征：抗生素治疗，输血补液，肾上腺皮质激素治疗，抗凝治疗，必要时腹膜透析或血液透析。

12. 用药护理

①喹诺酮类抗生素用药期间多饮水。

②左氧氟沙星静脉注射时，速度要慢，20/min，防止血栓性静脉炎。

八、健康教育

1. 预防

(1)不饮生水，不生食水产品及海产品。肉类、蛋类食物烧熟煮透，防止病从口入。

(2)不吃不洁食品。

(3)饭前便后洗手。

(4)做好餐具消毒。

(5)饮用水消毒时，余氯应达 0.2～0.4mg/L。

(6)接触患者及其呕吐物须洗手。患者用过的物品、被患者粪便和呕吐物污染的物品，如碗筷、杯子、脸盆便器等可煮沸消毒，或用有效氯为消毒剂消毒，或用 3%漂白粉浸泡 1h。患者呕吐物、粪便用等量 20%漂白粉澄清液混合 2h，方可处理。

(7)做好粪便和污水的管理。

(8)疫苗预防。流行区居民以及到流行区旅行者、清洁工人、实验室工作人员、带菌者家属等可口服伤寒菌苗预防。

2. 自我护理

(1)按照医师要求使用抗生素，以保证其效果。

(2)给予肠道隔离方式。隔离治疗至粪便培养二次阴性。

(3)卧床休息，控制随意活动。高热患者绝对卧床休息，退热后 2～3d，床上稍做活动。一般卧床至病程第 5 周才能逐渐恢复活动。

(4)高热期间早、晚及餐后刷牙,保持口腔清洁,必要时加用淡盐水漱口。

(5)发热时应尽量多饮水,保证饮食。

(6)选用高蛋白、高淀粉、适量脂肪、粗纤维含量低的少渣饮食。适量多餐,每日可进食5～6次,以减轻肠道负担和保障营养供应。忌用一切生菜、水果。选用的食品要切碎、切细、煮软、嚼烂。少用牛奶、蔗糖、豆浆等,预防腹胀。如有腹泻,应减少饮食中的脂肪量。病情缓解和允许进食时,先用小勺喂温开水或冰开水,每日总量不超过200～300ml,之后,再逐渐给予淡果汁、牛奶澄清流食。待病情进一步好转,从流食,如蒸蛋羹、蛋花汤等逐渐过渡到半流食,如面条、面片等,再过渡到软饭,如米饭、馒头、营养易消化的炒菜、西红柿鸡蛋汤、馄饨等。少吃或不吃产气食品,如牛奶、豆浆等,防止肠腔胀气。进食时应注意观察身体有无异常,大便颜色有无改变。

(7)观察大便颜色,有无柏油样或果酱样粪便。

(8)当出现腹痛、恶心、呕吐、头晕、出冷汗、心悸等症状及时告知医务人员。

(9)每日定时排便,防止和解除便秘。可口服液状石蜡等润滑剂。便秘者不可用力排便,禁用泻药,可用肥皂头、或安钠素栓、或开塞露肛内注入。腹胀时可用松节油腹部热敷,或肛管排气。

(10)卧床期间,每天定时咳嗽、改变体位,防止坠积性肺炎。

3. 出院指导

(1)休息1～2周后逐渐增加活动量和工作量。

(2)定期门诊随访,及时送粪便培养。

(3)2周内,少渣软食。

（于丽莎）

第四节　流行性乙型脑炎

流行性乙型脑炎(epidemic encephalitis)简称乙脑,是由乙型脑炎病毒经蚊媒介所致的虫媒病毒脑炎。属自然源性疾病,流行于夏秋季节。临床上以高热、惊厥、意识障碍、呼吸衰竭及脑膜刺激征为特征。部分患者留有严重后遗症。

一、病原学

乙脑病毒为黄病毒科,呈球形,直径20～30nm。病毒结构分为核心、套膜、刺突三部分。核心含单股RNA。外有脂蛋白囊膜,表面有血凝素刺突,具有嗜神经特性。刺突为糖蛋白,能凝集鸡、鹅、羊等动物红细胞,抗原性稳定。对外界抵抗力不强,对乙醚、甲醛及一般消毒剂敏感,56℃ 30min或100℃ 2min即可灭活,但耐受低温和干燥,冷冻干燥法在4℃冰箱中可保存数年。

二、流行病学

1. 传染源　动物和人均可作为传染源。但人感染后血中病毒数量少,因此不是主要传染源。猪的感染率较高,又是三带喙库蚊的主要吸血对象,故猪(特别是未过夏天的幼猪)是主要传染源。牛、马、羊、家禽、蝙蝠、野鼠及蛇类等均可成为传染源。

2. 传播途径　主要是通过蚊虫叮咬、吸血而传播。主要传播媒介为三带喙库蚊、淡色库蚊、东方伊蚊等。蚊虫吸血后,病毒先在其体内增殖,经叮咬传播给人或动物,再由动物感染更多蚊虫。蚊感染后并不发病,可终身带毒,甚至随蚊越冬或经卵传代,可成为乙脑病毒的长期储存宿主。本病也可以通过胎盘垂直传播,并且可以引起死胎。

3. 易感性　人群对乙脑病毒普遍易感,但感染后出现典型乙脑症状的只占少数,多数人通过临床上难以辨别的轻型感染获得免疫力。成人多因隐性感染而免疫。显性发病与隐性感染者之比为1∶500～1 000。流行地区人群因多次隐性感染而产生持久免疫力,故发病多为无免疫力的儿童,10岁以下儿童占发病总数的80%以上。病后可获得持久的免疫力。

4. 流行特征　乙脑的传播和发病形式在不同国家和地区差别较大,在热带地区全年均可发生;而在温带和北部热带地区,乙脑的发病具有严格的季节性,7～9月份为高峰。

三、发病机制

人被带病毒的蚊虫叮咬后,病毒进入人体血循环中,经血循环通过血脑屏障侵入中枢神经系统,在神经细胞内复制并增殖,导致中枢神经系统广泛病变。不同的神经细胞对病毒感受不同,以及脑组织在高度炎症时引起的缺氧、缺血、营养障碍等,造成中枢病变部位不平衡,如脑膜病变较轻,脑实质病变较重,间脑、中脑。

四、临床表现

潜伏期4～21d,一般为10～14d。典型病例临床经过分为三期:

1. *初期* 为病程的1～3d,高热,体温高达39℃以上,伴头痛、恶心和呕吐,多有嗜睡或精神倦怠。小儿科出现上呼吸道及胃肠道症状。部分患者可有颈部强直及抽搐,但神志尚清。

2. *极期* 病程4～10d,除初期症状逐渐加重外,主要表现全身毒血症症状及脑部损害症状。

(1)高热:为本病的必有表现。体温常稽留于39～40℃以上,一般降温措施难以控制高热,轻者持续3～5d,一般7～10d,重者可长达3～4周。热度越高,热程越长则病情越重。

(2)意识障碍:起病1～3d出现嗜睡、定向障碍、谵妄、昏迷等。一般在7～10d恢复正常,重者可达1个月以上。

(3)惊厥或抽搐:患者先见于面部、眼肌、口唇的小抽搐,随后呈肢体阵挛性抽搐,可为单肢或双肢,重者出现全身抽搐,强直性痉挛,频繁抽搐可导致发绀、甚至呼吸暂停。

(4)呼吸衰竭:①出现呼吸表浅、节律不整、双吸气、叹息样呼吸、呼吸暂停、潮式呼吸等中枢性呼吸衰竭表现;②出现呼吸困难、呼吸频率改变、呼吸动度减弱、发绀,但节律始终整齐等外周性呼吸衰竭表现。

(5)颅内压增高及脑膜刺激征:剧烈头痛、呕吐、血压升高,脉搏变慢,以及喷射性呕吐,昏迷加重或烦躁不安,血压异常,脉搏变慢,瞳孔忽大忽小或不对称,对光反应消失,肌张力增强,不易控制的反复抽搐脑疝症状。

(6)其他神经系统症状和体征:多在病程第1周内出现浅反射消失或减弱,膝、跟腱反射等深反射先亢进后消失、肢体痉挛性瘫痪,肌张力增强、巴宾斯基征阳性。深昏迷者可有膀胱和直肠麻痹(大、小便失禁或尿潴留)。

(7)部分患者有循环衰竭临床表现。高热、惊厥和呼吸衰竭是乙脑极期的严重症状,三者相互影响,尤以呼吸衰竭常为致死主要原因(图18-4)。

3. *恢复期* 多数患者体温下降,甚至逐渐清醒、语言功能及神经反射逐渐恢复,少数患者遗有失语、瘫痪、智力障碍等,经治疗大多于6个月内恢复。

4. *后遗症期* 部分患者在发病半年后仍有精神、神经症状,以失语、瘫痪、扭转痉挛和精神失常较为常见。

根据病人的最高体温、意识障碍的程度、是否有抽搐和呼吸衰竭以及病程的长短,将乙脑分为四型(表18-4)。

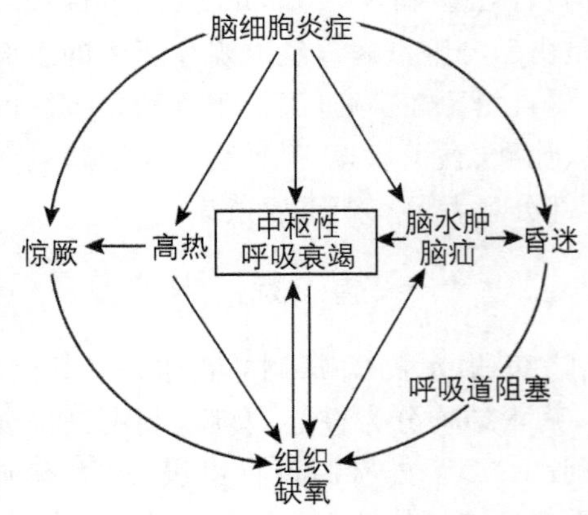

图18-4 流行性乙型脑炎重危症状间的相互关系

表18-4 流行性乙型脑炎各型的特点

型别	体温(℃)	神志	抽搐	呼吸衰竭	瘫痪	后遗症	病程(d)
轻 型	38～39	清晰	无	无	无	无	5～7
中 型	39～40	昏睡、浅昏迷	偶有	可有	无	无	7～10
重 型	40～41	昏迷	反复	可有	可有	部分	>14
极重型	>41	深昏迷	频发	常有	常有	大部分	不定

五、实验室检查

1. 血液白细胞增高，中性粒细胞增至 80%以上，核左移，嗜酸性粒细胞减少。

2. 脑脊液压力增高。白细胞(50～500)×10^6/L，少数＞1 000×10^6/L；分类早期以中性为主，后淋巴细胞增多。蛋白略增，糖和氯化物一般正常。

六、治疗要点

1. 足够营养。

2. 控制体温。

3. 脱水治疗：20%甘露醇、呋塞米、50%葡萄糖液等。

4. 控制惊厥或抽搐：注射安定、水合氯醛灌肠等。

5. 改善呼吸：给氧、气管切开、应用呼吸兴奋药、血管扩张药、脱水药、人工呼吸机等治疗。

6. 维持水及电解质平衡。

7. 免疫治疗。

七、护理措施

1. 隔离方式　虫媒隔离。

2. 一般护理

(1)卧床休息至恢复期。保持病室安静。

(2)鼓励患者进食，保证足够的营养。食欲差患者初期给予营养丰富的流食，逐渐至半流、正常饮食。昏迷和吞咽障碍者给予鼻饲。

(3)病情观察。定期测量体温、脉搏、血压、呼吸，观察呼吸的频率、节律和状态、有无呼吸困难和缺氧表现。观察有无头痛、头痛的性质和程度，有无呕吐及呕吐性质，有无嗜睡、定向障碍、谵妄、昏迷等，有无惊厥、抽搐、抽搐的部位和状态，有无颈项强直，大小便失禁等。

(4)降低体温。采用综合降温措施，使体温保持在 38℃(小儿肛温 38.5℃)左右。降温方法有以下几种。

①通过空调、床下置冰块，维持室温至 25℃以下。

②物理降温：高热者可用 30%～50%乙醇擦浴，在腹股沟、腋下及颈部等大血管走行部位放置冰袋，也可用冰帽、降温毯、降温床等专用设备。也可用冷盐水灌肠。冰敷和湿敷时应注意逐渐增加冷刺激，并且每 4h 更换 1 次，以避免皮肤因低温而坏死。周围循环较差，如高热而又四肢冰凉者，禁用冰水和乙醇擦浴等急剧降温，以免引起寒战反应或虚脱，可用温水(比体温低 2℃)擦浴 10min，然后用毛巾擦干。降温过程中保护好耳垂、耳轮、阴囊等与冰冷物直接接触部位，如垫敷纱布，防止冻伤。

③药物降温：用药之前应测量血压，观察血容量是否充足。用药过程定时测量体温、脉搏和血压。尽量少搬动患者。

④针刺降温：可选用曲池、合谷穴或加大椎、风府穴。

⑤亚冬眠疗法时，观察呼吸频率、呼吸幅度；观察有无痰鸣音，有无咳嗽动作，防止分泌物积聚，阻塞呼吸道加重缺氧，应保障呼吸道通畅，及时清除呼吸道分泌物。

⑥定时翻身、叩背，促进排痰，做好肺部并发症和压疮的预防。

3. 脑水肿、脑疝护理

(1)做好病情观察

①定时测量脉搏、血压、呼吸，特别是呼吸的速率、状态，如深浅及形式、有无用力呼吸。

②缺氧症状。

③瞳孔大小、对光反射情况。

④头痛的部位、程度和性质。

⑤呕吐的性质、呕吐物的量及性状、呕吐的伴随症状。

⑥肌张力变化、抽搐的部位、程度、性质和持续时间，及其前驱和伴随症状。

⑦意识障碍情况。

(2)保持患者安静，给予头高足低体位，头部抬高 15°～30°，且保持正位，以保证颈静脉血流的通畅回流。

(3)保持呼吸道通畅，头部可稍向后仰，意识障碍患者呕吐时头偏向一侧，防止误吸。及时吸出气管内分泌物、误咽呕吐物。

(4)氧疗时准确记录给氧的方式、面罩的类型、氧流量，观察氧疗效果。

(5)准确记录出入量，定时记录尿量。

(6)应用药物脱水治疗时，治疗后 15min 开始记录尿量。不能自行排尿者，应留置导尿观察尿量。同时观察有无心力衰竭发生。

(7)各项治疗护理尽量 1 次完成，避免过多搬动患者；翻身和搬运时保护好头部和平卧体位，忌头部来回摇晃，以免发生脑疝。

(8)意识障碍的病人应有专人看护，可以使用床栏、约束带等，防止坠床等意外的发生。

4. 抽搐或惊厥护理

(1)做好病情观察

①抽搐和痉挛的部位、程度。

②观察惊厥的先兆：两眼呆视、烦躁不安、惊跳、小群肌肉颤动、肢体肌张力增高及感觉过敏等，尽快通知医师采取措施，防止惊厥发作。

(2)保持病室安静，光线柔和。有计划地安排各种治疗、检查、护理操作等，操作轻柔，减少对病人的刺激，避免诱发抽搐或惊厥。

(3)惊厥时的护理

①病人取仰卧位，头偏向一侧，松开领口、裤带，取下义齿、眼镜等。

②用纱布包裹的压舌板或开口器置于病人上下臼齿之间，防止舌咬伤；如有舌后坠堵塞呼吸道者，应立即用舌钳拉出。

③及时清除口咽分泌物，保持呼吸道通畅。

④吸氧，氧流量4～5L/min，以改善脑缺氧。

⑤高热时立即头部、腋下和腹股沟等处置放冰袋，快速降温。

⑥使用抗惊厥药物时观察其副作用，主要观察有无呼吸抑制。如使用异戊巴比妥钠时应观察呼吸，如果出现呼吸减慢则立即停止注射。

⑦病床应加床栏，以防患者坠床，必要时用约束带。

⑧做好气管切开准备。

5. 呼吸衰竭护理

(1)观察呼吸

①有无呼吸表浅、节律不整、双吸气、叹息样呼吸、呼吸暂停、潮式呼吸等中枢性呼吸衰竭表现；

②有无出现呼吸困难、呼吸频率改变、呼吸动度减弱、发绀，但节律始终整齐等外周性呼吸衰竭表现。

(2)观察有无缺氧症状，如观察皮肤、黏膜有无发绀等。

(3)保证呼吸道通畅，及时清除分泌物。

①头部可稍向后仰，保持气道通畅。

②稀释痰液：每日用生理盐水超声雾化2次，清醒者鼓励多饮水。

③辅助排痰：鼓励患者有效咳嗽与呼吸，定时翻身叩背，不能咳痰者可用导管吸痰。

(4)给予氧疗，根据情况调节吸入氧浓度，使$SaO_2 \geqslant 90\%$，注意观察氧疗效果。

(5)如有昏迷或反复惊厥，呼吸道分泌物堵塞而致发绀，肺部呼吸音减弱或消失，反复吸痰无效等表现，应及早做好气管插管或气管切开术准备。

八、健康教育

1. 预防

做好防蚊和灭蚊

①重点抓好稻田、大面积水坑、家畜圈及周围环境的灭蚊工作。

②以化学灭蚊剂为主，辅以其他方法。如稻田喷洒灭蚊剂马拉硫磷，畜圈内喷洒杀虫剂，时间一般从月底开始，每2～3周1次，3～4次即可。结合农业在稻田养鱼等。

③防蚊：主要用蚊帐、蚊香、驱蚊剂等预防。

④预防接种：乙脑灭活疫苗。一般在流行前1～2个月进行。第1年注射2次，间隔7～10d；其后2、3、7、13岁时分别加强注射。接种对象主要为儿童以及来自非流行区的人群。乙脑预防工作者和未接种的老年人也应注射。

⑤控制动物宿主：做好猪、马等大牲畜管理，改善猪、马圈的环境卫生和灭蚊工作。争取对猪、马等家畜进行乙脑减毒活疫苗预防接种，降低动物圈带毒率，从而保护易感人群。

2. 后遗症护理　虽经积极治疗，部分患者在发病后6个月仍留有神经、精神症状，主要以失语、瘫痪及精神失常多见。

(1)应针对具体问题早期进行康复护理和训练。训练可先在康复中心或门诊进行，掌握一定方法后可在家中进行训练。康复训练应持之以恒，并尽早帮助患者最大限度上实现生活自理。

(2)防止压疮。卧床患者有条件可使用气垫床或海绵床垫，并保持床单、衣被干燥、平整。定时翻身、搬动时应将患者抬起，不应拖拉，定期洗澡、擦澡，保持皮肤清洁，以防止压疮和皮肤损伤。

(3)注意保障患者安全，防止跌倒。行走不便应备助走器、扶杆等，防止烫伤。

（于丽莎　朱咏梅）

第五节　流行性脑脊髓膜炎

流行性脑脊髓膜炎(eqidemic cerebrospinal meningitis,简称流脑)是由脑膜炎双球菌所致的化脓性脑膜炎症。临床特征为发热、头痛、呕吐,皮肤黏膜瘀点、瘀斑及颈项强直等。脑脊液呈化脓性改变。

一、病 原 学

病原为脑膜炎球菌,属奈瑟菌属,革兰染色阴性双球菌,菌体表面有很菲薄的荚膜。荚膜多糖是血清学分型的依据,可分为 A、B、C、D、29E、H、J、K、L、W135、X、Y、Z 13 个菌群,不同时期不同地区流行菌株可有所不同。我国流行菌株主要为 A 群。由于 1985 年全面对易感儿童注射 A 群脑膜炎双球菌多糖菌苗,A 群发病率在逐年下降,B 群感染逐年上升。该菌仅存在于人体内,可在带菌者咽部、血液、瘀斑和脑脊液中检出。本菌为专性需氧菌,在巧克力色血琼脂平板,在 5%～10% CO_2、pH 7.4～7.6 条件下最易生长。对体外抵抗力较弱,在体外低于 37℃或高于 50℃的环境中易死亡。对干燥、湿热、寒冷、各种消毒剂极敏感。此菌能产生自溶酶,菌体释放的内毒素为其致病的重要因素。

二、流 行 病 学

1. *传染源*　急性期患者和鼻咽部带菌者是本病的传染源。病人从潜伏期末开始至发病后 10d 内具有传染性。典型患者因发病卧床,与人群接触少,作为传染源的重要性相应小。鼻咽部带菌率人群是主要传染源。

2. *传播途径*　病原菌借助于咳嗽、喷嚏、说话等由飞沫直接从空气中传播。在空气不流通处 2m 以内的接触者均有被感染的危险。同睡、喂乳、接吻等密切接触对 2 岁以内婴幼儿的传播有重要意义。

3. *人群易感性*　普遍易感,但以 15 岁以下儿童为多,6 个月至 14 岁儿童发病率最高,新生儿发病年龄从 2～3 个月开始。本病隐性感染率高,15～20 岁有 70%～80%的人均已获得抗体。病后第 2 次患病者极少。但由于疫苗的广泛使用,近年来成人的发病率逐渐上升,并已占主导地位。来自农村的青年,如新入伍到城市的新兵和到城市务工的民工等,在流脑流行时易发病。有低丙球蛋白血症和补体系统缺乏者,更易感染和发病。

4. *流行特征*　多在冬春,11～12 月上升,3～4 月达高峰,5 月下降。80 年代以前一般每 3～5 年小流行,7～10 年大流行,由于疫苗的普遍接种,目前此规律已不明显。易感者感染后,有 60%～70%成为带菌者,30%为上呼吸道感染型和出血点型,仅 1%表现为化脓性脑膜炎。

三、发 病 机 制

病原菌经鼻咽部进入血液,形成少数发展为败血症。败血症期细菌常侵犯皮肤血管引起栓塞、坏死、出血而出现瘀点、瘀斑,内脏可有不同程度的出血。继而细菌通过血脑屏障侵犯脑脊髓膜,形成化脓性脑脊髓炎。其他脏器偶尔发生化脓性病灶,如肺炎、化脓性关节炎、心内膜炎等。细菌内毒素可引起急性微循环障碍,诱发弥散性血管内凝血,导致严重瘀斑、出血和休克。内毒素可引起脑血管痉挛,继而血管通透性增加,血浆深处形成脑水肿、颅内压增高而产生惊厥、昏迷等症状,并可形成小脑扁桃体疝和颞叶钩回疝,出现瞳孔改变、呼吸衰竭等症状(图 18-5)。

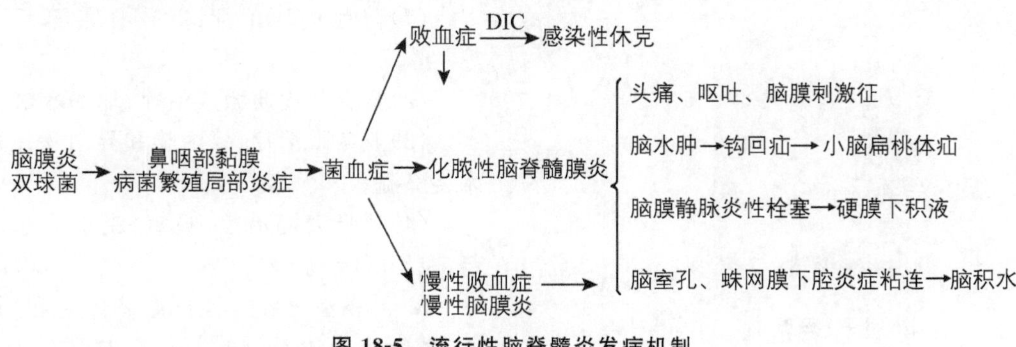

图 18-5　流行性脑脊髓炎发病机制

四、临床表现

潜伏期1～7d，一般2～3d。按病情轻重及病程分为普通型、轻型、暴发型和慢性败血症型。

1. 普通型

(1)上呼吸道炎症期：鼻咽部炎症充血而无明显症状，少数可有咽痛及发热，一般持续1～2d。

(2)败血症期：骤起寒战、高热，伴头痛、恶心、呕吐、全身不适等，结膜充血。可在发病后24～48h出现皮肤黏膜瘀点、瘀斑，开始为鲜红色，后为紫色，严重者瘀斑迅速扩大，其中央因血栓形成而坏死，以四肢较多；1～2d发展为脑膜炎(图18-6，图18-7)。

(3)脑膜炎期：脑膜炎症状可与败血症同时出现，有时出现稍晚，多数于发病后24h左右较明显。持续高热，全身瘀点、瘀斑、剧烈头痛、频繁呕吐及脑膜刺激征。血压可升高而脉搏缓慢，重者有谵妄、神志障碍及抽搐。通常在2～3d后进入恢复期。

幼儿脑膜刺激征可不明显，仅有不安、高声尖叫、双眼发直、拒乳、呕吐、腹泻、发热、易受惊等。流行末期，有些仅表现低热、吐奶、烦躁不安等不典型症状。

(4)恢复期：体温逐渐下降，皮肤瘀斑、瘀点消失，症状好转，体征消退。

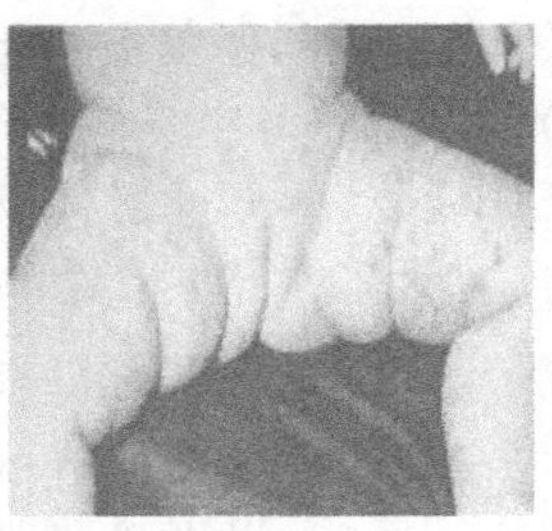

图18-6 瘀点

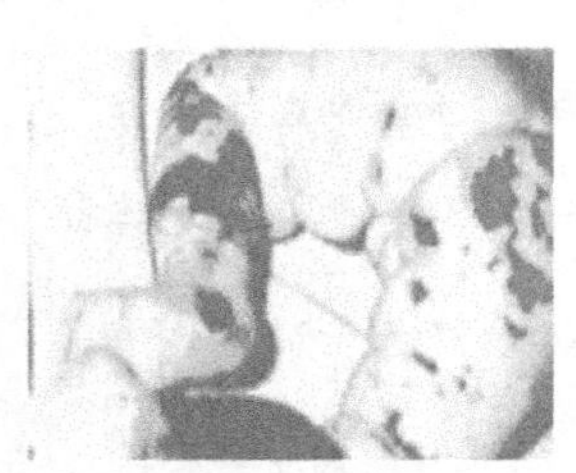

图18-7 瘀斑

2. 轻型 在流行期间，可有发热、头痛及脑膜刺激征，皮肤可有散在瘀点，亦可有阳性血培养及脑脊液改变，但无意识障碍，可在1～2周自愈。

3. 暴发型 起病急骤，病势凶险，如不及时抢救，常于24h内死亡。

(1)败血症休克型。循环衰竭特征：面色苍白，唇指发绀、四肢湿冷、皮肤黏膜瘀点或瘀斑，且迅速扩大融合成片，伴中央坏死，脉搏细数，血压下降，体温不升等。

(2)脑膜脑炎型：突发高热，剧烈头痛及频繁呕吐，意识障碍加重，并进入昏迷，锥体束征阳性，血压上升，瞳孔忽大忽小，双侧不等，可出现枕骨大孔疝、小脑幕切迹疝等。

(3)混合型：兼有上述两种表现，同时或先后出现。

4. 慢性败血症型 长达数月的不规则发热，反复发生的瘀点、瘀斑或皮疹，游走性关节痛，少数有脾大。多次病原培养可获阳性结果。

五、治疗要点

1. 对症治疗 降温、镇静；糖皮质激素、解热镇痛药、安定、苯巴比妥钠、水合氯醛、复方氯丙嗪等。

2. 病原治疗 大剂量青霉素、氯霉素、氨苄西林、头孢噻肟或头孢曲松等。

3. 败血症休克型

(1)纠正休克：扩充血容量、纠正酸中毒、血管活性药物。

(2)肾上腺皮质激素治疗：地塞米松、氢化可的松。

(3)DIC治疗：肝素、输血和(或)血浆。

(4)保护心脏：毛花苷C、毒毛花苷K。

(5)抗内毒素治疗。

(6)血浆置换。

4. 脑膜脑炎型流脑的治疗

(1)降颅内压治疗：20%甘露醇、50%葡萄糖等。

(2)肾上腺皮质激素治疗：地塞米松。

(3)亚冬眠治疗：氯丙嗪和异丙嗪注射，并辅以冰袋降温。

(4)呼吸衰竭治疗：吸氧、脱水治疗、呼吸兴奋药、应用呼吸机。

5. 混合型治疗 根据患者休克和颅内压的程度，采取边脱边补、快脱慢补、慢脱快补的处理原则。如以休克为主，尽快补充血容量，同时脱水；如颅内压高突出，先用脱水药，兼顾抗休克；两者均较重时，补液同时进行脱水。治疗应根据病情变化而调整。

六、护理措施

1. 隔离方式　呼吸道隔离。隔离至症状消失后3d，但不少于发病后10d，或至抗生素治疗后24h。

2. 一般护理

(1)卧床休息。

(2)鼓励患者进食。食欲差者，可从流食逐渐过渡至半流、软食、正常饮食。

(3)降低体温，将体温控制在38.5℃以下。

①物理降温，可用冰袋头部冰敷。高热而又四肢冰凉者，禁用冰水和乙醇擦浴等急剧降温，以免引起寒战反应或虚脱，可用温水(比体温低2℃)擦浴10min，然后用毛巾擦干，适用于周围循环较差的病人。

②针刺降温：可选用曲池、合谷穴或加大椎、风府穴。

③药物降温：用药之前应测量血压，观察血容量是否充足。用药过程定时测量体温、脉搏和血压，尽量少搬动患者。

(4)卧床患者定时翻身、叩背，促进排痰，做好肺部并发症和压疮的预防。

(5)口腔护理。能刷牙者常规刷牙，不能刷牙者给予口腔护理。可用复方硼砂溶液含漱或口腔护理。

(6)皮肤护理

①观察皮肤瘀点、瘀斑的发展情况，如大小、部位、进展。

②大面积的皮肤黏膜瘀斑应严加保护，尽量避免受压、摩擦，以防皮肤破损，必要时可予以包扎。

③局部应避免穿刺。

④如伴瘙痒者应剪短患者指甲，避免抓破皮肤，引起感染。

(7)采集病原检查的标本后，应保温并及时送检。

(8)腰椎穿刺后，病人应平卧6～8h，不要抬头起身，以免发生脑疝。

3. 病情观察

(1)根据病情，定时测量体温、脉搏、呼吸、血压。

(2)观察：呼吸的节律和状态，皮肤黏膜有无瘀点或瘀斑、皮肤损害的程度，有无头痛，头痛的部位、性质和程度，有无呕吐、呕吐性质及呕吐物性状，意识障碍及其进展情况，瞳孔大小及对光反射，有无肌张力增高、抽搐，四肢温度及末梢循环情况等。

4. 抽搐或惊厥护理

(1)观察惊厥的先兆：两眼呆视、烦躁不安、惊跳、小群肌肉颤动、肢体肌张力增高及感觉过敏等，尽快通知医师采取措施，防止惊厥发作。

(2)保持病室安静，光线柔和。有计划地安排各种治疗、检查、护理操作等，操作轻柔，减少对病人的刺激，避免诱发抽搐或惊厥。

(3)惊厥时的护理

①病人取仰卧位，头偏向一侧，松开领口、裤带，取下义齿、眼镜等。

②用纱布包裹的压舌板或开口器置于病人上下臼齿之间，防止舌咬伤；如有舌后坠堵塞呼吸道者，应立即用舌钳拉出。

③及时清除口咽分泌物，保持呼吸道通畅。

④吸氧，氧流量4～5L/min，以改善脑缺氧。

⑤高热时立即头部、腋下和腹股沟等处置放冰袋，快速降温。

⑥使用抗惊厥药物时观察其副作用，主要观察有无呼吸抑制。如使用异戊巴比妥钠时应观察呼吸，如果出现呼吸减慢则立即停止注射。

⑦观察抽搐和痉挛的部位、程度。

⑧病床应加床栏，以防患者坠床，必要时用约束带。

5. 脑水肿、脑疝护理

(1)定时测量脉搏、血压、呼吸，特别是呼吸的速率、状态，如深浅及形式、有无用力呼吸和缺氧症状。观察意识障碍情况。

(2)保持患者安静，给予头高足低体位，头部抬高15°～30°，且保持正位，以保证颈静脉血流的通畅回流。

(3)可给予头部降温，以免加重脑实质细胞的损伤。高热者予以湿毛巾冷敷或冰袋降温。

(4)保持呼吸道通畅，头部可稍向后仰，意识障碍患者呕吐时头偏向一侧，防止误吸。及时吸出气管内分泌物、误咽呕吐物。

(5)氧疗时准确记录给氧的方式、面罩的类型、氧流量，观察氧疗效果。

(6)准确记录出入量，定时记录尿量。

(7)应用药物脱水治疗时，治疗后15min开始记录尿量。不能自行排尿者，应留置导尿观察尿量。同时观察有无心力衰竭发生。

(8)各项治疗护理尽量1次完成，避免过多搬动患者；翻身和搬运时保护好头部和平卧体位，忌头部来回摇晃，以免发生脑疝。

(9)意识障碍的病人应有专人看护，可以使用床栏、约束带等，防止坠床等意外的发生。

6. 呼吸衰竭护理

(1)观察呼吸频率、节律及幅度，有无双吸气、叹息样呼吸等。

(2)观察有无缺氧症状，如观察皮肤、黏膜有无发绀等。

(3)保证呼吸道通畅，及时清除分泌物。

①头部可稍向后仰，保持气道通畅。

②稀释痰液：每日用生理盐水超声雾化2次，清醒者鼓励多饮水。

③辅助排痰：鼓励患者有效咳嗽与呼吸，定时翻身叩背，不能咳痰者可用导管吸痰。

(4)给予氧疗，根据情况调节吸入氧浓度，使$SaO_2 \geq 90\%$，注意观察氧疗效果。

(5)如有昏迷或反复惊厥，呼吸道分泌物堵塞而致发绀，肺部呼吸音减弱或消失，反复吸痰无效等表现，应及早做好气管插管或气管切开术准备。

7. 休克护理

(1)定时测量脉搏、血压。

(2)观察四肢温度、皮肤和黏膜颜色及有无瘀点或瘀斑。

(3)建立有效的静脉通道，保证液体的输入。根据血压、中心静脉压和尿量等情况调整输液速度。一般休克纠正前输液需要量较大，速度也较快。待休克纠正后应立即减少，以免引起肺水肿。

(4)应采取头、足均抬高体位与平卧体位交替使用，以利于静脉回流和保证正常呼吸。

(5)观察尿量，1/h。

(6)适当保暖。但不宜在体表加温及用热水袋。因体表加温将使皮肤血管扩张，减少了重要脏器的血液供应，对休克的治疗不利。

(7)给氧：可面罩给予，必要时应插入气管导管并以呼吸机辅助呼吸，使动脉氧分压维持在80～120mmHg。

(8)使用东莨菪碱、山莨菪碱、阿托品等药物时，观察面色、指甲是否变红、四肢是否转暖、血压是否回升、有无尿潴留，防止尿潴留影响尿量判断。

(9)肝素治疗时观察有无出血症状，并准备好硫酸鱼精蛋白。

七、健康教育

1. 搞好环境卫生，保持室内通风，经常开窗通风，衣物应勤洗、晒。

2. 流行期间应避免大型集会，减少人员流动。应尽量避免去人多拥挤的公共场所，特别是儿童，必要时戴口罩。

3. 发现可疑感染者应立即实施隔离呼吸道，隔离不少于7d。与感染者密切接触者应隔离性医学观察7d。流行期间集体生活单位、幼儿园、部队、学校等应考虑集体检疫7d。

4. 发现病人或带菌者应及早治疗，并应立即向防疫部门报告。患者居住或活动的室内场所，可用含氯消毒剂消毒空气喷洒和物体表面擦拭。

5. 密切接触者可采用0.1%呋喃西林液、0.3%黄连素液滴鼻或喷喉。

6. 疫苗接种。使用脑膜炎球菌A群多糖菌苗，保护率达90%左右，副作用极小，注射后2周左右大多数受种者的体内可测出杀菌抗体，且持续2年以上。剂量为0.5ml皮下注射1次，最佳免疫方案在预测流行到来之前，对易感人群进行1次普种，要求覆盖率达85%～90%以上；对6个月～2岁的婴幼儿每年基础免疫1针，共2针，间隔1年，可以降低低年龄组的发病率，提高人群免疫反应性，起到延长流行间歇期的作用。

（于丽莎　朱咏梅）

第六节　霍　　乱

霍乱是由霍乱弧菌引起的急性烈性肠道传染病。典型病例可发生严重脱水、酸碱失衡、周围循环衰竭及急性肾衰竭。治疗不及时常容易引起死亡。霍乱属甲类传染病。

一、病原学

霍乱弧菌革兰染色阴性。

霍乱弧菌在碱性(pH 8.8～9.0)肉汤或蛋白胨水中繁殖迅速，表面形成透明菌膜。

以抗原性、致病性等特点，WHO 腹泻控制中心将霍乱弧菌分为三群：O1 群霍乱弧菌：包括古典生物型霍乱弧菌和埃尔托生物型；非 O1 群霍乱弧菌；不典型 O1 群霍乱弧菌。

霍乱弧菌能产生肠毒素、神经氨酸酶、血凝素、菌体裂解后能释放出内毒素。

霍乱弧菌经干燥 2h 或加热 55℃10min 即可死亡，煮沸立即死亡。弧菌接触 1∶2 000～3 000 升汞或 1∶500 000 高锰酸钾，数分钟即被杀灭，在 0.1% 漂白粉中 10min 即死亡。霍乱弧菌在正常胃酸中能生存 4min，在未处理的粪便中存活数天。在 pH 7.6～8.8 的浅水井中，古典霍乱弧菌平均存活 7.5d，埃尔托霍乱弧菌为 19.3d。埃尔托霍乱弧菌在海水和深水井中存活 10～13d。氯化钠浓度高于 4%或者糖浓度在 5%以上的食物、香料、醋、酒等，均不利于弧菌的生存。霍乱弧菌在冰箱内的牛奶、鲜肉和鱼虾水产品存活时间分别为 2～4 周、1 周和 1～3 周；在室温存放的新鲜蔬菜存活 1～5d、霍乱弧菌在砧板和布上可存活相当长时间，在玻璃、瓷器、塑料和金属上存活时间不超过 2d。

二、流行病学

1. 传染源　患者与带菌者是霍乱的传染源。典型患者的吐泻物含菌量甚多，对疾病的传播起重要作用。轻型患者易被忽略，健康带菌者不易检出，两者皆为危险的传染源。海洋甲壳类生物表面可黏附埃尔托弧菌，埃尔托弧菌也可在泥鳅和鳝鱼体内生长繁殖，所以，进食了污染的这类产品可形成霍乱流行。

2. 传播途径　主要借水传播，也通过污染食品、生活密切接触以及苍蝇媒介也可引起传播。患者的泄吐物和带菌者粪便污染水源后易引起局部暴发流行。

3. 易感人群　男女老幼均对本病易感。病后再次发生严重感染者少见。

4. 流行特征　霍乱的世界大流行基本上是从印度和印度尼西亚的苏拉威西岛地区扩散而来。我国发病季节一般在 5～11 月份，流行高峰多在 7～10 月份。流行方式有暴发及迁延散发两种形式，前者常为经水或食物传播引起暴发流行，多见于新疫区，而后者多发生在老疫区。

三、病因与发病机制

病原体进入肠道后，在小肠繁殖，产生大量霍乱毒素，导致肠黏膜生理功能失调。由于肠黏膜分泌增强，回收减少，因而大量肠液聚集在肠腔内，形成特征性的剧烈水样腹泻。剧烈腹泻和呕吐，导致水和电解质大量丢失，迅速形成严重脱水，因而出现微循环衰竭。钾、钠、钙及氯化物的丧失，可发生肌肉痉挛、低钠、低钾和低钙血症等。由于胆汁分泌减少，肠液中有大量水、电解质和黏液，所以吐泻物成米泔水样。碳酸氯盐的丢失，形成代谢性酸中毒，由于循环衰竭造成的肾缺血、低钾及毒素对肾的直接作用，可引起肾功能减退或衰竭。

四、临床表现

潜伏期 1～3d，短者数小时，长者 7d。

大多起病急，少数在发病前 1～2d 有头晕、疲劳、腹胀、轻度腹泻等前驱症状。

1. 吐泻期　无痛性剧烈腹泻，不伴里急后重，大便性状有泥浆样或水样含粪质，见黏液，顷刻转为米泔水样或洗肉水样血便，无粪质，便次逐增，每日数次至 10 余次，甚至难以计数，每次便量可超过 1 000ml。先腹泻后出现喷射性、连续性呕吐，吐出物先为胃内容物，以后为米泔水样。成人一般无发热。本期持续数小时至 1～2d。

2. 脱水期

(1)轻度脱水时口唇与皮肤干燥，眼球稍陷，无意识障碍；重度脱水时又烦躁不安、惊恐、音哑、口渴、眼窝及眼眶下陷、两颊深凹，闭目难合，或神志不清，皮肤干皱、湿冷无弹性，指纹皱瘪，舟状腹；极度脱水时，血压下降，尿量减少。

(2)脱水严重导致循环衰竭，尿少或无尿，尿比重增高、血中尿素氮、肌酐增高，二氧化碳结合力下降，出现肾前氮质血症。

(3)吐泻严重时，严重丢失血液电解质，水电平衡紊乱，可有腹肌痉挛、腓肠肌痉挛。体内缺钠、缺钾，也可出现低钾综合征，肌腱反射消失、肠鸣音消失、臌肠、心动过速、心律不齐，心电图 QT 延长，T 波低或倒置，U 波出现。

(4)代谢性酸中毒。

(5)部分患者因毒素吸收或继发感染而体温升高。

此期一般为数小时至 2～3d。

3. 恢复期　腹泻停止，脱水得到及时纠正后，多数症状消失而恢复正常。约 1/3 患者有反应性发热，极少数患者，尤其是儿童可有高热、还可引起惊厥。

4. 干性霍乱　罕见。起病急骤，不待泄吐出现，即因循环衰竭而死亡。

5. 并发症

(1)肾衰竭：尿少、无尿、氮质血症、尿毒症。

(2)急性肺水肿：代谢性酸中毒致肺循环高压，后者又因补充大量不含碱的盐水而加重。

五、实验室检查

血 BUN 多升高，由于血液浓缩而 Hb、RBC、WBC 升高，血钾及氯可正常或降低，二氧化碳结合力降低。

六、治疗要点

1. 补液

(1)口服补液：轻、中型患者可予口服补液。

(2)静脉补液：难以接受口服补液的严重吐泻患者和重症患者，先予以静脉补液。

待休克纠正、情况改善后，再改为口服补液。

2. 抗菌治疗　复方磺胺甲基异噁唑、多四环素、诺氟沙星、环丙沙星等。

3. 抗肠毒素治疗　氯丙嗪、黄连素等。

4. 并发症处理　补液后血容量基本恢复，皮肤黏膜脱水表现已逐渐消失，但血压未复常，可用地塞米松或氢化可的松，并加用血管活性药物；如出现心衰、肺水肿，应暂停或减慢输液速度，应用毛花苷 C 或毒毛花苷 K；必要时用呋塞米。

七、护理措施

1. 隔离方式：采用消化道隔离方式，至症状消失后 6d、连续 2 次大便培养阴性。

2. 卧床休息：重症患者绝对卧床休息，疲乏无力者应协助床上排便，以免增加体力消耗。由于低钾易发生直立性低血压，故患者起立时，应先坐起数分钟后再站立，以防跌倒。

3. 鼓励患者进食：开始可给予流食，少量多次引用糖盐水、米汤等饮食，以清淡、少渣流食或半流食，避免牛奶等含乳糖食物，以免肠胀气。吐泻剧烈者可禁食。恢复期逐渐增加高热量、高蛋白、低纤维易消化半流质饮食，避免生冷(如水果)、多渣饮食。

4. 口服补液：可到药店购买 ORS(口服补液盐)。如无 ORS，可自行配制。配方：①1 000ml 水内含葡萄糖 22g、NaCl 3.5g，$NaHCO_3$ 2.5g，KCl 1.5g，②葡萄糖 24g，NaCl 4g，$NaHCO_3$ 3.5g，枸橼酸钾 2.5g，加温后口服或经鼻饲管注入。口服剂量最初 6h，成人 700ml/h，小儿 15～25ml/(kg·h)，以后口服总量为腹泻和呕吐量的 1.5 倍。呕吐并非口服补液的禁忌。呕吐量应计算在患者排出量中。

5. 静脉补液

①重度和不能口服补液患者应立即建立静脉通道，有并发症患者须建立 2 条以上静脉通道，并选择保证液体能快速进入的血管。

②准备好液体。通常选择与患者所失去的电解质浓度相似的 541 液，其每升含 NaCl 5g，$NaHCO_3$ 4g，KCl 1g，为防止低血糖，常另加 50%葡萄糖液 20ml，配制时可用 0.9% NaCl 500ml，1.4% $NaHCO_3$ 300ml，10% KCl 10ml，10%葡萄糖液 140ml 比例配制。

③快速补液液体应加温至 37～38℃。

④根据先快后慢、先盐后糖、见尿补钾、适时补碱的原则给予补液。静脉输液的量与速度应根据病情轻重、脱水程度、血压、脉搏、尿量与血浆比重而定。一般 24h 的补液量：轻度失水给予 3 000～4 000ml/d，初 1～2h 宜快速，5～10ml/min；中度失水补液 4 000～8 000ml/d，最初 1～2h 快速滴入，至血压、脉搏复常后，减至 5～10ml/min；重度失水需每日补 8 000～12 000ml，以两条静脉管道，先以 40～80ml/min，以后减至 20～30ml/min，休克纠正后减速，直至脱水纠正。儿童轻者 24h 补液量为 100～150ml/kg，中、重型患儿 24h 静脉补液各为 150～200ml/kg 和 200～250ml/kg，可用 541 液。婴幼儿适当增加。最初 15min 内 4 岁以上儿童每分钟补液 20～30ml，婴幼儿 10ml/min。根据血浆比重计算，比重每升高 0.001 婴幼儿的补液量为每千克体重 10ml，其总量的 40%于 30min 内输入，余量于 3～4h 输完。

⑤输液过程中观察有无呼吸困难、咳泡沫痰及肺底湿啰音，防止肺水肿及左心衰的发生。

⑥抗休克治疗有效的指征：面色转红、发绀消失，肢端转暖，血压渐上升。收缩压维持在 80mmHg 以上，脉压＞30mmHg。脉搏＜100/min 充盈有力，尿量＞30ml/h。

6. 定时测量体温、脉搏、血压、呼吸。

7. 尽量完整收集患者的吐泻物，观察吐泻的量和性状。重症患者观察每小时尿量。

8. 观察皮肤黏膜干燥、皮肤弹性、神志和精神、肠鸣音、腹肌和腓肠肌痉挛等情况，观察呼吸的状态、有无心律不齐、心电图 QT、T 波和 U 波的图形变化（表 18-5）。

表 18-5　脱水分度

	轻度	中度	重度
皮肤弹性	轻度减低	中度减低	明显减低
皮皱恢复时间	2s	2～5s	5s
眼窝	稍凹陷	明显下陷	深度凹陷
指纹	正常	皱瘪	干瘪
声音	正常	轻度嘶哑	嘶哑或失声
神志	正常	呆滞或烦躁	嗜睡或昏迷
尿量	正常	少	无尿
血压	正常	轻度下降	出现休克

9. 对于未出现吐泻的霍乱患者，更应严密监测脉搏和血压，皮肤温度及精神、神志状况，必要时提前建立静脉通道。

10. 大便频繁者便后清洁臀部，保持局部干燥。可在肛周涂以凡士林，防止糜烂。为防止排便时腹压增高造成脱肛，嘱咐患者排便时不要用力，坐便时间不宜过长。如果发生脱肛，可用纱布涂以润滑油，用手轻揉局部，以助纳回。可每日用 1∶5 000高锰酸钾溶液坐浴，防止感染。

11. 标本采集：挑选新鲜粪便的脓血、黏液部分送细菌培养。直肠拭子标本可置于 Stuart 培养基中运送，以免标本干燥病原体死亡。临床怀疑有特殊病原体感染应注明，以便接种特殊培养基。标本可连续多次送检以提高阳性率。

八、健康教育

1. 养成洗手习惯，饭前便后洗手，接触生海、水产品后洗手。

2. 注意饮食卫生，不吃未煮熟的海、水产品。

3. 生熟菜板等分开使用，做好餐具消毒。

4. 加强水源和粪便管理，避免粪便污染水源。

5. 防止蟑螂和苍蝇污染餐具和食物。

6. 接触患者，应隔离检疫 5d，并预防性服药。

7. 发现患者应立即隔离。

8. 患者的排泄物可用漂白粉，按 5%的浓度搅拌静置 20min，或含氯制剂按要求浓度消毒处理。患者用过的餐具可煮沸消毒，物体表面用含氯制剂按要求浓度擦拭消毒。

9. 告知患者口服补液和进食的重要性，指导和鼓励患者按要求服液、进食。

10. 减少抗生素对胃黏膜的刺激，指导患者饭后服药。

（于丽莎　孙效梅）

第七节　细菌性痢疾

细菌性痢疾（bacillary dysentery，Shigellosis）是由一些病原菌，如志贺菌、侵袭性大肠埃希菌、空肠弯曲菌等感染引起的急性肠道传染病。本节仅指由志贺菌属（Shigella，又称痢疾杆菌）引起的肠道传染病。临床特点为腹痛、腹泻、里急后重和黏液脓血便，可伴有发热及全身毒血症症状，严重者有感染性休克和（或）中毒性脑病。

一、病原学

志贺菌属为革兰阴性的无鞭毛杆菌，需氧、不能运动、无荚膜、不形成芽胞的杆菌。在 37℃培养基上生长良好。志贺菌属存在于病人和带菌者的粪便中。对外界环境的抵抗力以宋内菌最强，福氏菌次之，志贺菌最弱。在粪便中可存活 11d，水中可生存 5～9d，食物中可生存 10d，在蔬菜、瓜果、食品及被污染的物品上可生存 1～2 周。温度越低其生存时间越长，在低温潮湿处可生存数月。在日光照射下 30min、加热至 60℃ 10min 或 100℃ 1min 死亡。对常用消毒剂如苯扎溴铵、漂白粉、过氧乙酸、含氯制剂等均敏感。

二、流行病学

1. *传染源*　患者和带菌者是传染源。非典型、慢性和带菌者由于症状轻或无，而易被忽略，在传播上作用重大。病后带菌者亦有一定的传播作用。带菌期长短不一，成人较小儿为长，福氏菌痢较宋内菌长。

2. *传播途径*　通过消化道传播。病菌随患者或带菌者粪便排出，通过污染食物、水、生活用品、手，经口使人感染；也可通过苍蝇等污染食物而传播。

3. *易感性*　人群普遍易感性，病后可获得一定的免疫力，但短暂而不稳定，且不同菌群及血清行之间无交叉免疫。

4. 流行特征 本病全年均可发生，夏秋季节多发。发病人群以儿童发病率最高，其次中青年。

三、发病机制

痢疾杆菌侵入人体消化道肠黏膜上皮细胞和固有层中繁殖，引起肠黏膜的炎性反应和固有层小血管循环障碍，肠黏膜出现炎症、坏死和溃疡，而出现腹痛、腹泻、里急后重、黏液和脓血便。痢疾杆菌产生的内毒素可引起发热及毒血症症状，加之机体对之敏感而产生强烈的过敏反应、血中儿茶酚胺等多种血管活性物质增加，致全身小血管痉挛引起急性微循环障碍。由于内毒素损伤血管壁引起DIC机化血栓形成，加重微循环障碍，引起感染性休克及重要脏器功能衰竭；脑组织病变严重者，引起脑水肿甚至脑疝，出现昏迷、抽搐及呼吸衰竭。

四、临床表现

潜伏期。数小时至8d，大多数为1～3d。

痢疾志贺菌感染临床表现多较重，宋内痢疾菌感染多较轻，福氏痢疾菌感染病情介于上述菌感染之间，但易转为慢性。

1. 急性细菌性痢疾

(1)普通型(典型)：起病急，发热可伴发冷寒战，继之出现腹痛、腹泻和里急后重，大便每日10多次至数10次，量少，因此失水不多见。开始为稀便，可迅速转为黏液脓血便，左下腹压痛及肠鸣音亢进。

(2)轻型(非典型)：不发热或低热，腹泻每日数次，稀便有黏液而无脓血，轻微腹痛而无明显里急后重。

(3)中毒型菌痢：儿童多见。起病急、高热可达40℃以上，伴全身严重毒血症症状，精神委靡、嗜睡、昏迷及抽搐，可迅速发生循环及呼吸衰竭，以严重毒血症、休克和(或)中毒性脑病为主要临床表现，而肠道症状较轻甚至开始无腹痛及腹泻症状，发病后24h内可出现腹泻及痢疾样大便，按临床表现不同可分为以下3型。

①脑型：由于脑血管痉挛引起脑缺血、缺氧、脑水肿及颅内压升高，严重者可发生脑疝。早期有嗜睡、烦躁不安、血压正常或轻度增高，晚期可有昏迷、频繁或持续性惊厥、瞳孔大小不等、对光反射迟钝或消失、呼吸深浅不匀、节律不整，患儿可突然呼吸停止。

②休克型：由于全身微血管痉挛，有面色苍白、四肢厥冷、皮肤花斑及发绀，早期血压正常，但也可降低甚至测不出，脉搏细速甚至测不到，少尿或无尿，不同程度的意识障碍。

③肺型：早期烦躁不安，面色暗红、频率＞35/min，进行性呼吸困难，肺部呼吸音减低，X线可见肺部网状阴影。血气分析，pH＞7.45，氧分压＜8.0kPa(60mmHg)，二氧化碳分压＜4.67kPa(35mmHg)；晚期出现的吸气性呼吸困难、发绀进行性加重、肺部出现捻发音和啰音，X线见肺部片状阴影或两肺广泛实变。血气分析pH＜7.35，氧分压＜5.33kPa(49mmHg)。二氧化碳分压＜5.99kPa(45mmHg)。

④混合型：休克型和其他型同时存在或先后出现。

2. 慢性细菌性痢疾 急性细菌性痢疾反复发作或迁延不愈超过2个月，即为慢性细菌性痢疾。可分为以下3型：

(1)急性发作型：半年内有急性细菌性痢疾史，因进食生冷饮食、劳累或受凉等诱因引起急性发作，出现腹痛、腹泻及脓血便，但发热及全身毒血症症状多不明显。

(2)慢性迁延型：长期反复出现的腹痛、腹泻，大便常有黏液及脓血，伴有乏力、营养不良及贫血，也可腹泻与便秘交替进行。

(3)慢性隐匿型：1年内有急性菌痢史，临床无明显症状，粪便培养痢疾杆菌阳性，乙状结肠检查肠黏膜有炎症甚至溃疡等病变。

3. 并发症及后遗症

(1)志贺菌败血症：多发生于儿童。主要为严重的菌痢表现，可出现溶血性贫血、感染性休克、溶血性尿毒综合征、肾衰竭及DIC。

(2)关节炎：急性恢复期或恢复期偶而并发大关节的渗出性关节炎，局部肿胀疼痛，无后遗症。

(3)赖特尔综合征：表现为眼炎、尿道炎和关节炎。眼炎及尿道炎于数天至数周内消失，关节炎症状可长达数年。

(4)小儿脑型中毒性菌痢可有耳聋、失语、急性心肌炎及肢体瘫痪等后遗症。

五、实验室及辅助检查

1. 外周血显示白细胞轻、中度增多，以中性粒细胞为主。

2. 粪便镜检有较多白细胞及红细胞并可见吞噬细胞。

3. 粪便细菌培养阳性。

4. 乙状结肠镜或纤维结肠镜检查。慢性菌痢可见结肠黏膜充血、水肿及浅表溃疡，黏膜可呈颗粒状或有息肉增生。

5. 血清电解质及二氧化碳结合力测定。中毒型菌痢的血钠、血钾、血氯及二氧化碳结合力多偏低。

六、治　疗

1. 急性细菌性痢疾

(1)一般治疗：保证足够水分、电解质及酸碱平衡，脱水轻且不呕吐者可用口服补液，如因严重吐泻引起脱水、酸中毒及电解质紊乱，须静脉补液，酸中毒时须输入碱性液体。

(2)抗菌治疗

①喹诺酮类：诺氟沙星、环丙沙星、左旋氧氟沙星、司帕沙星等。

②复方磺胺甲噁唑(SMZ-TMP)

(3)对症治疗：高热用退热及物理降温，腹痛剧烈用解痉药如阿托品或颠茄。毒血症严重可酌情小剂量应用肾上腺皮质激素。

2. 慢性细菌性痢疾

(1)全身治疗，如生活规律、适当锻炼、合理营养饮食。

(2)抗菌治疗。

(3)治疗肠黏膜病变：药物灌肠、中医治疗、药物治疗如：培菲康、乳酶生、双歧杆菌制剂、乳酸菌素等。

3. 中毒型菌痢治疗

(1)降温镇静：物理降温、药物降温，冬眠疗法。

(2)休克型

①扩充血容量及纠正酸中毒：右旋糖酐(儿童10～15ml/kg，成人500ml)及葡萄糖盐水，待休克好转维持，补液量视患者情况及尿量而定。同时给予5%碳酸氢钠3～5ml/kg纠正酸中毒。

②血管活性药：山莨菪碱(654-2)，成人每次10～60mg，儿童每次1～2mg/kg，静脉输入，每10～15min 1次，直至面色变红润，四肢循环好转血压开始回升，尿量增多，即延长给药时间，每隔0.5～1h给药1次，然后每1～2h 1次静脉滴入，维持用药至休克症状消失。

③有心力衰竭者用毛花苷C。

(3)脑型

①防治脑水肿：20%甘露醇或25%山梨醇1.0g/kg静脉注射，4～6h 1次，与5%葡萄糖交替应用。

②积极改善微循环：山莨菪碱。

③防治呼吸衰竭：吸氧，出现呼吸衰竭应用呼吸兴奋药，必要时行气管切开及应用人工呼吸机。

④止惊，地西泮、复方氯丙嗪。

(4)肺型

①限制输液量。

②应用血管扩张药，山莨菪碱、酚妥拉明。

③强心。

④利尿。

⑤氧疗：吸氧、人工呼吸疗法以提高氧分压，当出现重度缺氧而吸氧不能缓解时，可采用呼吸道持续正压呼吸(CPAP)或呼气末正压呼吸(PEEP)。

(5)其他治疗

①患者出现DIC时，可用肝素治疗。

②注意预防和纠正急性肾衰竭。

七、护　理

1. 隔离方式　消化道隔离至症状消失，粪便持续培养2次阴性。

2. 一般护理

(1)休息：适当休息，全身症状明显者应卧床休息，有并发症者绝对卧床休息。

(2)饮食

①能进食者鼓励进食，少量多餐。

②吐泻严重时可暂时禁食。

③高热和急性期时给予流食，如果汁、藕粉、米汤等，还可每天饮3～4次浓茶水，以起到抑菌收敛作用；随着病情好转，可进食较高营养、低脂肪少渣半流饮食，如面条、稀饭、蛋花汤、脱脂牛奶等，同时可鼓励患者进食生大蒜；进入恢复期给予正常饮食。

④食盐应少量，3～5g/d。

(3)指导和鼓励患者按要求服用ORS(口服补液盐)。如无ORS，可自行配制，配方：①1 000ml水内含葡萄糖22g，NaCl 3.5g，$NaHCO_3$ 2.5g，KCl 1.5g；②葡萄糖24g，NaCl 4g，$NaHCO_3$ 3.5g，枸橼酸钾2.5g，加温后口服或经鼻饲管注入。口服剂量最初6h，成人700ml/h，小儿15～25ml/(kg·h)，以后口服总量为腹泻和呕吐量的1.5倍。呕吐并非口服补液的禁忌。呕吐量应计算在患者排出量中。

(4)病情重者、吐泻量大又不能口服补液者，立即建立静脉通道。

(5)定时测量生命体征，观察患者的精神、神志、面色、全身皮肤颜色和弹性，观察四肢温度、瞳孔大小及对光反射情况、呼吸状态及有无呼吸异常、尿量。对于疑似痢疾和确诊痢疾，但无明显腹泻患者，应增加观察和测量的频率，及早发现病情变化。

(6)高热护理

①物理降温：可用温水、乙醇擦浴；或在腹股沟、腋下及颈部等大血管走行部位放置冰袋。有休克倾向和周围循环差(高热而四肢冰凉)的患者禁用冰水和乙醇擦浴等急剧降温，以避免皮肤因低温而坏死。可用温水(比体温低 2℃)擦浴 10min，然后用毛巾擦干。降温过程中保护好耳垂、耳轮、阴囊等，与冰冷物直接接触部位，如垫敷纱布，防止冻伤。

②药物降温：用药之前应测量血压，观察血容量是否充足。用药过程定时测量体温、脉搏和血压。尽量少搬动患者。

③针刺降温：可选用曲池、合谷穴或加大椎、风府穴。

④冬眠疗法时，观察呼吸频率、呼吸幅度；观察有无痰鸣音，有无咳嗽动作，防止分泌物积聚，阻塞呼吸道加重缺氧，应保障呼吸道通畅，及时清除呼吸道分泌物。

⑤定时行口腔护理：早晚及饭后口腔护理。首先选用刷牙方法清洁口腔，如不能刷牙采取擦拭方法。必要时可用复方硼砂溶液清洁口腔。

(7)准确观察和记录呕吐和排泄量、性状。休克患者观察尿量 1/h。

(8)大便频繁者便后清洁臀部，保持局部干燥。可在肛周涂以凡士林，防止糜烂。为防止排便时腹压增高造成脱肛，嘱咐患者排便时不要用力，坐便时间不宜过长。如果发生脱肛，可用纱布涂以润滑油，用手轻揉局部，以助纳回。可每日用 1∶5 000 高锰酸钾溶液坐浴，防止感染。

(9)留取粪标本：应取新鲜粪便的黏液脓血部分立即送检，不要混入尿液。

3. 休克型护理

(1)给予头、足均抬高体位与平卧体位交替使用。

(2)保证液体的输入。建立两条静脉通道，根据血压、中心静脉压和尿量等情况调整输液速度。一般休克纠正前输液需要量较大，速度也较快。待休克纠正后应立即减少，以免引起肺水肿。

(3)观察尿量，1/h。

(4)适当保暖。但不宜在体表加温及用热水袋。因体表加温将使皮肤血管扩张，减少了重要脏器的血液供应，对休克的治疗不利。

(5)使用东莨菪碱、山莨菪碱、阿托品等药物时，观察面色、指甲是否变红、四肢是否转暖、血压是否回升、有无尿潴留，防止尿潴留影响尿量判断。

(6)肝素治疗时观察有无出血症状，并准备好硫酸鱼精蛋白。

4. 脑型护理

(1)给予头高足低体位，头部抬高 15°～30°，以保证颈静脉血流的通畅回流。

(2)观察呼吸的速率、节律和状态，如深浅、有无用力呼吸和缺氧症状；呕吐的性质、呕吐物的量及特性、呕吐的伴随症状；头痛的部位、程度和性质；肌张力变化、抽搐的部位、程度、性质和持续时间，及其前驱和伴随症状。

(3)给予氧气吸入。氧疗时准确记录给氧的方式、面罩的类型、氧流量，观察氧疗效果。

(4)保持呼吸道通畅

①头部可稍向后仰，且保持正位。

②意识障碍患者呕吐时头偏向一侧，防止误吸。

③及时吸出气管内分泌物、误咽呕吐物。

④稀释痰液：每日用生理盐水超声雾化 2 次，清醒患者鼓励多饮水。

⑤辅助排痰：鼓励患者有效咳嗽与呼吸，定时翻身叩背，不能咳痰者可用导管吸痰。

(5)应用药物脱水治疗时，治疗后 15min 开始记录尿量。

(6)不能自行排尿者，应留置导尿观察尿量。

(7)各项治疗护理尽量 1 次完成，避免过多搬动患者；翻身和搬运时保护好头部和平卧体位，忌头部来回摇晃，以免发生脑疝。

(8)意识障碍的病人应有专人看护，可以使用床栏、约束带等，防止坠床等意外的发生。

(9)惊厥时取仰卧位，头偏向一侧，松开领口、裤带，取下义齿、眼镜等；用纱布包裹的压舌板或开口器置于病人上下臼齿之间，防止舌咬伤；如有舌后坠堵塞呼吸道者，应立即用舌钳拉出；及时清除口咽分泌物，保持呼吸道通畅。

(10)高热时立即头部、腋下和腹股沟等处置放冰袋，快速降温。

(11)使用抗惊厥药物时观察其副作用,观察有无呼吸抑制,如果出现呼吸减慢则立即停止注射。

(12)做好气管切开准备。

5. 肺型护理

(1)观察呼吸频率,有无进行性呼吸困难和吸气性呼吸困难,听诊肺部是否有啰音、呼吸音减低及捻发音,皮肤黏膜有无发绀。

(2)定时测量指端血氧饱和度,了解疾病进展及治疗效果。

(3)根据情况限制输液量。

(4)呼吸机治疗采用呼吸道持续正压或呼气末正压呼吸模式。

八、健康教育

1. 养成洗手习惯,饭前便后洗手。

2. 注意饮食卫生,不喝生水,不吃不洁食物,生食瓜果、蔬菜要洗净,隔夜食品应加热后食用。

3. 生熟菜板等分开使用,做好餐具消毒。

4. 加强水源和粪便管理,避免粪便污染水源。

5. 防止蟑螂和苍蝇污染餐具和食物。

6. 发现患者应立即隔离。

7. 患者的排泄物可用漂白粉,按5%的浓度搅拌静置20min,或含氯制剂按要求浓度消毒处理。患者用过的餐具可煮沸消毒,物体表面用含氯制剂按要求浓度擦拭消毒。

8. 告知患者口服补液和进食的重要性,指导和鼓励患者按规定时间服用规定的口服补液量。

9. 告知患者按时、按量、按疗程服药的重要性,督促服药。

10. 慢性患者勿进食生冷、不洁饮食,避免过度劳累、受凉、暴饮暴食及情绪波动,应加强体育锻炼,增强体质,保持生活规律,出现复发及时治疗。

(于丽莎 唐永红)

第八节 狂犬病

狂犬病是狂犬病毒所致的中枢神经系统急性传染病,多见于犬、狼、猫等肉食动物,人多因被感染的病兽咬伤而感染。主要临床表现为高度兴奋、恐惧不安、恐水怕风、流涎、发作性咽肌痉挛和进行性瘫痪而危及生命。

一、病原学

狂犬病毒属单股RNA型弹状病毒科。对外界抵抗力不强,易被日光、紫外线、甲醛、升汞、季铵类化合物、苯扎溴铵及70%酒精等灭活。病毒悬液经56℃ 30～60min即失去活力。在0℃以下可保持活力数年。

二、流行病学

1. 传染源　主要是病犬,其次为猫和狼,野生动物如狐、吸血蝙蝠、臭鼬和浣熊也是重要的传染源。患病动物唾液中含有多量的病毒,于发病前数日即具有传染性。近年来,发现流行区“健康”带毒犬、猫均具传染性。

2. 传播途径　病毒主要通过咬伤进入人体,也可通过其他皮肤损伤或正常黏膜使人感染。极少偶因接触病畜的血、尿、乳汁、组织或吸入含病毒的气溶胶而发病。还有少数病例是通过角膜移植而引起人-人传播。

3. 人群易感性　人对狂犬病普遍易感。被病畜咬伤后发病与否和咬伤部位、创伤程度、伤口处理、衣着厚薄和是否注射疫苗有关。头、面、颈部、手指等暴露部位,伤口大而深者易发病。迅速彻底清洗伤口,及时、全程、足量注射狂犬疫苗,可明显减少发病机会。

4. 流行特征　该病主要流行于东南亚,非洲及拉丁美洲。农村及城市都有发病。

三、病因与发病机制

1. 狂犬病毒主要侵犯脑干与小脑等部位的神经元,引起弥漫性脑膜炎。

2. 由于迷走神经核、吞咽神经核及舌下神经受损,可以发生呼吸肌及吞咽肌痉挛,出现恐水、呼吸困难及吞咽困难等症状。

3. 交感神经受刺激使唾液分泌和出汗增多。

4. 延髓及脊髓受损可以引起各种类型的瘫痪。

四、临床表现

潜伏期最短一般10d,最长可达1年以上,多数为1～3个月。典型病例临床经过可分为3期。

1. 前驱期　常有低热、头痛、乏力、食欲下降、恶心、全身不适等症状。伤口部位及附近出现痛、痒、麻木或蚁走感,继而出现恐惧不安,对痛、声、光、风等刺激敏感。本期持续 1～4d。

2. 兴奋期或痉挛期　可分为两型。

(1)躁狂型:以急性暴发性、致死性脑膜炎为特征。患者逐渐进入高度兴奋状态,突出表现为极度恐惧,有大难临头的预兆感,并对水声、光、风等刺激非常敏感,引起发作性咽肌痉挛、流涎、呼吸困难等。其他如声响、光亮、触动等也可引起同样发作。由于声带痉挛,吐词不清,声音嘶哑,甚至失音。患者极度痛苦,无法饮水和进食,并常伴辅助呼吸肌痉挛,导致呼吸困难和缺氧,甚至全身进入疼痛性抽搐状态,每次发作后仍烦躁不安,并有大量出汗及脱水现象。由于自主神经功能亢进,还出现体温升高,心率加快、血压升高、瞳孔扩大。但神志大多清楚。随着兴奋状态的增长,部分患者可出现精神失常、谵妄、幻视幻听、冲撞号叫等症状。病程进展快,多在发作中死于呼吸衰竭或循环衰竭。本期持续 1～3d。

(2)麻痹型:该型国内不多见。呈脊髓神经及周围神经受损的表现。临床上无兴奋期,无恐水症状和吞咽困难,以高热、头痛、呕吐、咬伤处疼痛开始,继则出现肢体软弱、腹胀、共济失调、部分或全部肌肉瘫痪、尿潴留或大小便失禁等,呈现横断性脊髓炎或上升性脊髓麻痹表现。早期用叩诊锤叩击胸肌,可见被叩肌隆起,数秒钟后平复。早期仅在叩诊处出现肌水肿与毛发竖立。病程 4～5d,呼吸肌麻痹是主要死因。

3. 昏迷期或麻痹期　痉挛停止,患者暂趋安静,有时尚可勉强饮水吞食,反应减弱或消失,转为迟缓性瘫痪,以肢体软瘫最为多见。眼肌、颜面部及咀嚼肌瘫痪,表现为斜视、眼球运动失调、下颌下坠、口不能闭合和面部缺少表情。有失音、感觉减退、反射消失、瞳孔散大等。呼吸逐渐变为微弱或不规则,并可出现潮式呼吸、脉搏细速、血压下降、心音低钝、四肢厥冷、可迅速因呼吸衰竭和循环衰竭而死亡。死亡前多进入昏迷状态。本期持续 6～18h。

有吸血蝙蝠啮咬而引起的狂犬病,绝大多数病例不出现兴奋期,也无咽肌痉挛和恐水症状,而以上行性瘫痪为主要临床表现。本病一旦出现症状,病情进展神速,几乎 100%短期内死亡。

五、治疗要点

对症治疗,防治各种并发症。

1. 补充水、电解质和热量。

2. 维持水电解质平衡,纠正酸碱平衡失调。

3. 纠正呼吸衰竭。

4. 镇静、止痉。

5. 有心动过速、心律失常、高血压等可用 β 受体阻滞药或强心药。

6. 有脑水肿时给予脱水药。

六、护理措施

1. 隔离方式。实施严密隔离和血液、体液隔离。并有专人护理。

2. 保持安静环境。病房尽量远离嘈杂环境。病室要暗,避光,使用遮光性好的窗帘。周围不要有噪声、流水声。避免有风吹向患者。室内工作人员穿软底鞋,走路、取拿、放置物品等尽量轻,避免发出声响。恐水症状明显患者洗漱最好用擦拭的方法,工作人员将毛巾打湿后让患者擦拭或为患者擦拭。尽量不让患者看见水、听到水声。

3. 护理患者时动作应轻柔,说话声音应柔和,通过更多的关怀和关注,给患者积极的心理支持。

4. 所有护理工作尽量集中完成,避免过多刺激患者。

5. 绝对卧床休息。意识障碍和肢体瘫痪者定时翻身,最好给予气垫床,防止压疮和过多搬动刺激患者。流涎患者给予头部偏向一侧,以利于涎液及时排出。有精神失常、谵妄、幻视幻听、抽搐、冲撞号叫等症状时应加床栏,或使用束带保护,患者可触及的硬物给予适当包裹,防止坠床或身体撞击硬物受到伤害。

6. 根据患者的食欲和咽肌痉挛程度,给予适当形式的高热量和营养丰富饮食。

7. 定时测量生命体征,及早发现生命体征异常。

8. 观察患者的精神状态,恐惧程度,吐词不清和声音嘶哑、有无失音等声带痉挛程度,有无呼吸困难和缺氧症状。

9. 大量出汗、流涎患者准确观察判断排出量,并保证液体的及时供给,防止和尽快纠正脱水。

10. 观察有无尿潴留和便秘,必要时给予导尿和促进排便。大小便失禁最好给予纸尿裤,减少皮肤潮湿和污染床单,保持皮肤干燥,防止皮肤潮湿和过多更换床单。

11. 依据缺氧和呼吸衰竭程度给予氧气疗法。

七、预防和健康教育

1. 做好养犬登记和预防接种。发现野犬、狂犬要立即捕杀。对疑似狂犬者，应设法捕获并隔离观察 10d。如出现症状或死亡，应取脑组织检查，并做好终末消毒，深埋火焚毁，切勿剥皮。

2. 保护自己，防止被犬咬伤。

3. 及时处理伤口

人被咬伤后，及时、正确严格处理伤口对降低发病率有重要意义。应向人群宣传咬伤后立即进行伤口处理的重要性和正确的处理方法。

(1)尽快到正规医院或诊所进行伤口处理。

(2)伤口处理原则

①接触和喂养动物，完好的皮肤被舔，不需要处置。

②裸露的皮肤被轻咬，无出血的轻微抓伤和擦伤，需要彻底消毒伤口，注射狂犬疫苗。

③单处或多处贯通性皮肤咬伤或抓伤，或者破损的皮肤被舔，或开放性伤口、黏膜被污染，除了彻底消毒伤口，注射狂犬疫苗外，还需要注射被动免疫制剂(抗狂犬病毒血清或抗狂犬病毒免疫球蛋白)。

④伤口情况允许，应尽量避免缝合。

⑤伤口的缝合和抗生素的预防性使用应当综合考虑暴露动物类型、伤口大小和位置，暴露后时间间隔等情况区别对待。伤口轻微时，可不缝合不包扎，用透气性敷料覆盖创面。伤口较大，或影响功能时，确需缝合的，在完成清创消毒后，应当先用被动免疫制剂进行伤口周围的浸润注射，以中和病毒。数小时后(不少于 2h)再行缝合和包扎。伤口深和大者应当放置引流条，以利于伤口污染物和分泌物的排出。

⑥缝合前一定要进行规范的清创，清创术过程中一定要有患者满意的局部麻醉，患者才能耐受过氧化氢溶液、生理盐水、碘伏彻底冲洗伤口，去除坏死组织，同时所有的伤口都要进行被动免疫制剂的浸润注射。

⑦缝合一般是稀疏缝合，目的是止血，促进伤口愈合，减轻患者的换药痛苦，减少瘢痕残留。

(3)伤口处理方法

①立即针刺伤口周围皮肤，尽力挤压出血或用火罐拔出毒液。切忌用嘴吸吮伤口，防止经口腔黏膜感染。

②20%肥皂水或 0.1%苯扎溴铵，或其他有效适用的消毒液反复冲洗伤口 0.5h，再用大量清水冲洗。如果是贯通伤口，可用插管插入伤口内，用注射器反复灌洗。

③冲洗后，用 70%乙醇或碘伏反复消毒伤口。

(4)如果病人不接受被动免疫制剂，须向病人解释使用被动免疫制剂的意义：狂犬疫苗使用一般至少 7～14d 才能产生中和抗体，在体内产生抗体前，如果遇到潜伏期短的患者，疫苗就不能提供保护。此外，被动免疫制剂注射后能够即刻中和大部分伤口局部的病毒，阻止病毒扩散并侵入神经系统，被动免疫制剂的半衰期为 14～21d，可为疫苗诱发主动免疫赢得时间。患者只要曾经全程注射过正规合格疫苗，无论多久再次受伤，不需要再次注射被动免疫制剂，只进行伤口处置和疫苗注射即可。

(5)注射被动免疫制剂时，应做好抢救过敏性休克的准备。

4. 预防接种

(1)接种狂犬疫苗的适应证为：

①被狼、狐或其他未捕获的野兽所咬者。

②被发病而随后死亡(包括在观察期内)的犬、猫等所咬伤者。

③被下落不明的犬、猫等所咬伤者。

④咬人动物已被击毙，其脑组织已腐败而不能进行病理或病毒检查者。

⑤皮肤伤口为狂犬唾液污染者。

⑥被咬部位在头、颈等处，或伤口大而深者(如咬人动物 5d 后安然无恙，注射即可终止)。

⑦医务人员的皮肤破损处为狂犬病毒患者唾液污染者等。

(2)疫苗须肌内注射，成人须注射于三角肌，儿童注射于大腿肌肉前外侧区，切勿注射于臀部。

(于丽莎)

第九节　流行性出血热

流行性出血热是由病毒引起，鼠类传播的自然疫源性疾病。临床以发热、低血压、出血和肾脏损害为主要表现。

一、病　原　学

流行性出血热病毒属布尼亚病毒科的汗坦病毒属。该病毒对酸(pH 3)和丙酮、氯仿、乙醚、酒精和乙醇敏感。一般消毒剂如来苏儿、苯扎溴铵等也能灭活病毒。病毒对热的抵抗力较弱，56～60℃ 1h、100℃ 1min 可灭活病毒。紫外线照射(50cm、30min)也可灭活病毒。

二、流行病学

1. 传染源　鼠类是主要传染源。黑线姬鼠是亚洲地区的主要传染源，欧洲棕背鼠是欧洲地区的主要传染源。我国农村的主要传染源是黑线姬鼠和褐家鼠，东北林区主要是大林姬鼠，动物实验室是大白鼠。此外，黄胸鼠、小家鼠、巢鼠、普通田鼠等也可为本病的传染源。近年来已在猫、狗、猪、兔、臭虫等动物体内检出本病毒或抗原。由于患者早期的血和尿中携带流行性出血热病毒，有个别病例接触后感染，但人不是主要传染源。

2. 传播途径　传播途径尚未完全阐明，可能有以下几种。

(1)虫媒传播：寄生于鼠身上的革螨通过叮咬吸血可在鼠间传播，也是鼠-人传播本病的途径之一。

(2)动物源传播

①呼吸道传播：鼠类感染后其唾液、尿和粪便开始有病毒排出，尿排毒时间可长达 1 年以上。排泄物可污染尘埃，人经呼吸道吸入后可引起发病。

②消化道传播：摄入被鼠排泄物污染的食物或水而感染。

③接触传播：由感染鼠的排泄物或患者血标本污染破损的皮肤、黏膜，或被感染的鼠咬伤。

④母婴传播：孕妇感染本病后，病毒可经胎盘感染胎儿。

3. 易感性　人类普遍易感。多见于青壮年，儿童发病者少。病后可获得持久免疫力，2 次患病者罕见。

4. 流行特征　有一定的地区性，但可扩展而产生新疫区。病例多呈散发性，也有局部地区暴发。国内疫区有河湖低洼地、林间湿草地和水网稻田等处。感染与人群的活动、职业等有一定关系。我国流行季节有双峰和单峰两种类型。双峰型指夏季(5～6 月份)有一小峰，秋冬季(10～12 月份)有一流行高峰。单峰型只有秋冬季 1 个高峰。野鼠型以秋冬季为多，家鼠型以春季为多。除季节性流行外，一年四季均可散发。野鼠型和家鼠型流行性出血热均有流行周期性，数年出现 1 次流行高峰。

三、发病机制

流行性出血热病毒进入人体后随血流侵入血管内皮细胞、骨髓、肝、脾、肺、肾及淋巴结等组织，进一步增殖后再释放入血引起病毒血症。由于病毒感染和感染后引起的免疫反应导致细胞结构的器官功能损害。由于流行性出血热病毒对人体呈泛嗜性感染，因而能引起多器官损害。上述因素导致休克、出血和急性肾功能不全。

四、临床表现

潜伏期 8～39d，一般为 2 周。临床表现错综复杂，变化多端。

1. 典型病例临床表现如下

(1)发热期：起病急骤、畏寒、发热、头痛、腰痛、眼眶痛等。体温急剧上升，一般在 39～40℃，弛张热多见，少数为稽留热或不规则热。颜面及眼眶区明显充血，似酒醉貌。上胸部潮红，球结膜水肿、充血，有出血点或出血斑，软腭、腋下可见散在针头大小出血点，有时呈条索状或抓痕样。肾损害，如尿蛋白阳性，镜检可见管型，本期持续 5～6d。

(2)低血压期：一般于病程第 4～6 天出现，也可出现于发热期。轻者血压略有波动，持续时间短。重者血压骤然下降，甚至不能测出。休克时(除晚期者外)患者的皮肤一般潮红、温暖、多汗、口渴、呕吐加重，尿量减少。可又烦躁不安、谵语、撮空等，重者狂躁、精神错乱等。持续 1～3d。

(3)少尿期：多出现于病程第 5～7 天。胃肠道症状、神经系统症状和出血显著。血压大多升高，脉压增大。尿量明显减少，甚至发生尿闭。少数患者无明显少尿而存在氮质血症，病情严重者可出现尿毒症、酸中毒、高血钾等，甚至高血容量综合征，并引起心力衰竭、肺水肿。持续 1～4d。

(4)多尿期：多出现于病程第 10～12 天。出现多尿和夜尿症。每日可排出 3 000～6 000ml 低比重尿液，甚至可达 10 000ml 以上。全身症状明显好转。由于尿液大量排出，可出现水和电解质紊乱，特别是低血钾。一般持续数天至数周。

(5)恢复期：一般在病情第 4 周开始恢复。

2. 并发症

(1)高血容量综合征：极易发展为急性心力衰竭和急性肺水肿。

(2)急性充血性心力衰竭肺水肿与成人呼吸窘迫综合征。

(3)腔道大出血。

(4)继发感染：呼吸道、消化道、泌尿道和全身性继发感染。

五、实验室检查

血常规白细胞计数可逐渐增高。尿常规出现尿蛋白。血尿素氮和肌酐可上升。发热期血气分析可显示呼吸性碱中毒。血钠、氯、钙在各期中多数降低，血钾在发热期和休克期处于低水平，少尿期增高，多尿期又降低。凝血酶原时间延长和凝血酶时间延长。

六、治疗要点

1. 发热期治疗

①肾上腺皮质激素治疗：氢化可的松、地塞米松。

②抗病毒和免疫疗法：利巴韦林、干扰素、胸腺素、左旋咪唑、转移因子。

③中医中药治疗：丹参、黄芪等。

2. 低血压期治疗　扩充血容量。在补足血容量基础上选择适宜的血管活性药物＋多巴胺。心功能不全者可用毒毛花苷或毛花苷C。

3. 少尿期治疗

①限制液量。

②急性肾衰竭。利尿可用呋塞米和利尿酸钠、甘露醇等。透析疗法。

③出血期治疗。止血药物，输血，手术治疗。

④继发感染治疗。抗生素，并选择对肾无毒性或毒性低抗菌药物。

4. 多尿期治疗　补充液体，纠正水电解质紊乱。

七、护理措施

1. 隔离方式　昆虫隔离、呼吸道隔离、消化道隔离、接触隔离。

2. 一般护理

(1)尽量安排单人房间。

(2)根据病程和病情给予卧床休息或绝对卧床休息，不宜过多活动和搬动。

(3)定时测量生命体征，低血压期应增加血压和脉搏的测量次数。

(4)定时测量尿量。

(5)做好背部护理和咳嗽训练，防止肺部感染。

(6)观察有无出血倾向，如皮肤出血点的进展情况，有无咯血、呕血、便血、血尿等。

(7)给予氧气吸入。

3. 发热期护理

(1)给予高热量、高维生素半流饮食。

(2)尽量少搬动患者。

(3)降温期间和发热末期注意测量血压。

(4)体温高时给予物理降温。可于体表大血管处进行冷敷，不宜用酒精擦浴。禁忌使用发汗退热药物，以防出汗过多引起休克。

(5)补充液体，鼓励多饮水。补液量以每日尿量加1 000ml计算，如高热、出汗过多可以每日尿量加1 500ml计算，静脉输入液体不足部分鼓励患者饮平衡盐液或3:2:1溶液。

(6)球结膜水肿、充血严重者可用生理盐水覆盖，保护眼睛。

4. 低血压期护理

(1)保持静脉通道通畅，保证液体输入。

(2)严密观察脉搏和血压，增加测量次数。

(3)观察患者皮肤颜色和温度、意识状况、有无口渴，多汗，烦躁不安、谵语等表现。

(4)每小时观察尿量1次。及时、准确观察记录出入量。

(5)意识不清和烦躁不安者应给予床栏或束带保护。

(6)注意保暖。可加盖棉被、毛毯等，不宜用热水袋保温。

(7)给予头部和足部高30°体位。

5. 少尿期护理

(1)每小时观察尿量1次。及时、准确观察记录出入量。

(2)严格限制进液量。一般每日入量为前1d出量加500～700ml计算。

(3)一般要限制钠盐及钾盐的摄入。根据情况给予高糖类、高纤维、低盐甚至无盐、低蛋白饮食。

(4)定时测量血压、呼吸，观察呼吸状态、有无呼吸困难和缺氧表现。

(5)观察有无厌食、恶心、呕吐等氮质血症表现。

(6)观察患者有无手足感觉异常、疼痛、肌肉轻度震颤、四肢无力、腱反射消失、迟缓性麻痹等高血钾表现；有无嗜睡、心律失常等代谢性酸中毒表现。

(7)出现高血容量综合征时，应立即减慢输液速度或停止输液，给患者取半坐卧位或坐位，双下肢下垂。

(8)利尿或导泻时应观察记录排泄次数、量和性状。

6. *多尿期护理*

(1)每小时观察尿量1次。及时、准确观察记录出入量。

(2)保持静脉通道通畅，根据尿量保证液体的及时准确输入。

(3)鼓励病人多饮水，多进食含钾高的食物，如橘子、香蕉等。

(4)观察患者有无肌肉无力、是否出现四肢肌肉迟缓性麻痹、呼吸肌麻痹症状。

(5)观察心电监护，是否出现U波、P-R间期延长、QRS波增宽、传导阻滞和心律失常。

(6)观察手足感觉异常、疼痛、肌肉轻度震颤、四肢无力、腱反射消失、迟缓性麻痹等表现；有无嗜睡、心律失常等代谢性酸中毒表现。

(7)防止体位性低血压，防止突然站立。

7. *恢复期护理*

(1)加强营养，给予高蛋白、高热量、高维生素饮食。

(2)仍需适量卧床休息，逐步增加活动量。

八、健康教育

1. 出院后要休息1～3个月，休息期间不要劳累，逐步恢复工作。

2. 定期复查尿常规、尿比重、相关血生化指标，以评价肾功能。

3. 灭鼠和防鼠：灭鼠实际应选择在本病流行高峰(5～6月份和10～12月份)前进行。春季应着重灭家鼠，初冬应着重灭野鼠。在灭鼠前提下同时做好防鼠工作。床铺不靠墙，睡高铺，屋外挖防鼠沟，防止鼠进入屋内和院内。新建和改建住宅时，要安装防鼠设施。

4. 灭螨、防螨：保持屋内清洁，通风和干燥，经常用敌敌畏等有机磷杀虫剂喷洒灭螨。

5. 加强食品卫生：做好食品、食具消毒、食物保存等工作，防止鼠类等污染食品和食具。剩饭菜必须加热或蒸煮后方可食用。

6. 做好消毒工作：对发热患者的血、尿和宿主动物尸体及其排泄物等，均应进行消毒处理，防止环境污染。

7. 做好个人防护：在疫区不直接用手接触鼠类及其排泄物，不坐卧草堆，劳动时防止皮肤破伤，破伤后要消毒包扎。在野外工作时要穿袜子、扎紧裤腿、袖口、领口、甚至面罩，以防螨类叮咬。

8. 疫苗注射：有纯化鼠脑灭活疫苗、细胞培养灭活疫苗和基因工程疫苗。

(于丽莎)

第十节　艾　滋　病

艾滋病即获得性免疫缺陷综合征(acquired immunodeficiency syndrome，AIDS)，是人体感染人类免疫缺陷病毒(human immunodeficiency virus，HIV)后，机体免疫功能不断遭到HIV破坏，使人体对威胁生命的各种病原体丧失了抵抗能力，从而发生多种感染或肿瘤，最后导致死亡的一种严重传染病。人体感染HIV后终身携带。HIV在人体内的潜伏期长短不一，在发展成艾滋病病人以前外表看上去正常，可以没有任何症状地生活和工作很多年。一旦进入艾滋病期，病死率高，几乎无救治成功的病例。

一、病原学

HIV属逆转录病毒科慢病毒亚科。迄今已发现HIV有两种血清型：HIV1型和HIV2型。HIV1型是世界各地的主要流行株，HIV2型主要流行于非洲，特别是西非。HIV1型比HIV2型的致病力更强。

在室温下，液体环境中的HIV可以存活15d，被HIV污染的物品至少在3d内有传染性。病毒含量低的血液，经过自然干涸2h后，活力才丧失；而病毒含量高的血液，即使干涸2～4h，一旦放入培养液中，遇到淋巴细胞，仍然可以进入其中，继续复制。所以，含有HIV的离体血液可以造成感染。HIV对热敏感，56℃，30min能灭活。一般消毒剂如70%乙醇、0.2%次氯酸钠、漂白粉、5%～8%甲醛溶液及5 000×10^{-6}的有机氯溶液等均能灭活病毒。

二、流行病学

1. 传染源　无症状HIV感染者及艾滋病患者为本病传染源。

2. 传播途径

(1)性接触传播：是本病的主要传播途径。包括同性、异性和双性性接触。

(2)血液传播：注射传播：共用感染针头，如药瘾者共用针头；输注污染的血或血制品；感染血液和体液通过皮肤破损伤口感染。

(3)母婴传播：为婴儿HIV感染最主要的途径。感染本病的孕妇可以通过胎盘、产程中及产后血性分泌物或喂奶等传播给婴儿。

(4)其他途径：应用病毒携带者的器官进行移植，人工授精、被污染针头刺伤等。

3. 易感人群　人群普遍易感，但与个人的生活方式、卫生习惯及社会因素的影响等有关。成人高危人群包括：静脉注射吸毒者，同性恋、性滥交或卖淫嫖娼者，血友病或经常接受输血、血制品患者，器官移植者，非法采供血者、意外暴露者(如在高发区包括文身、穿耳洞等会造成皮肤破损的活动)。发病年龄主要为40岁以下的青壮年。

4. 流行特征　在210多个国家和地区造成流行，至少有4 000万名HIV感染者。目前全球艾滋病的流行以非洲为主，欧、美等发达国家的HIV感染率已趋于下降，而亚洲地区的感染率和发病率近年迅速增加。

三、发病机制

据目前的研究，可能与以下机制有关。

1. HIV感染引起的免疫反应，使HIV感染者长期处于无症状状态。

2. HIV对$CD4^+$ T细胞(包括辅助性T细胞、单核细胞及巨噬细胞等)有特殊的亲嗜性。T细胞感染HIV后引起的免疫抑制，导致T细胞数量减少，当$CD4^+$ T细胞数量减少至0.2×10^9/L以下时，则易发生机会性感染或肿瘤。单核巨噬细胞感染HIV后，成为HIV病毒贮存仓库，并在携带病毒通过血-脑屏障到达中枢神经系统的过程中起了重要作用。HIV还可能感染B细胞，使体液免疫出现异常，从而出现对抗原刺激的抗体反应异常及自身免疫现象。

3. 机体感染HIV后，在HIV病毒复制过程中会产生大量的变异株，HIV变异株能逃避特异的体液及细胞免疫的攻击。此外，在感染过程中变异株的毒力也在由低毒力向高毒力转变，由此可能影响疾病的进程及严重性。

4. 其他因素的影响。HIV感染常潜伏多年而不发展成AIDS，却可能在某个时候病情迅速进展，此时可能与机体受到某些因素的刺激，如毒品、巨细胞病毒、EB病毒或其他的病毒感染等有关。此外，遗传的、行为的、环境的因素也可能影响发展成AIDS的速度。

5. 病理变化呈多样性、非特异性。主要表现有机会性感染引起的病变，淋巴结病变及中枢神经系统病变。

四、临床表现

HIV感染可分为急性HIV感染、无症状HIV感染和AIDS三期。其中对急性HIV感染期、无症状HIV感染期的患者统称为HIV感染者，对AIDS期的患者称为艾滋病病人。

1. 急性HIV感染期　通常发生在接触病毒后1周到10d，表现为类似感冒或单核细胞增多症的感染症状。出现发热、肌肉关节酸痛、咽喉炎、淋巴结肿大等全身症状，部分患者可出现皮疹、恶心或呕吐、腹泻、脑膜炎或外周神经病变等。经过对症处理甚至未经治疗，2～3周后可以恢复正常。

实验室检查：①HIV抗原测定阳性；②抗体测定，在“窗口期”(感染后4～6周)抗体可能测不出；③T细胞检查，初期$CD4^+$ T淋巴细胞的数目减少或正常，$CD8^+$ T淋巴细胞的数目增加而导致CD4/CD8比例倒置，在未经治疗的情况下，T细胞数目和比例可以恢复到正常。

2. 无症状HIV感染期　此期又称为临床潜伏期，一般为2～10年，平均6～8年。常无任何症状及体征，但可有全身淋巴结肿大。

实验室检查：①T淋巴细胞逐渐缓慢下降；②血中病毒量基本维持低水平并缓慢增加。

3. 持续性全身淋巴结肿大综合征　主要表现除腹股沟淋巴结以外，全身其他部位两处或两处以上淋巴结肿大。淋巴结肿大直径在1cm以上，质地柔韧，无压痛，无粘连能自由活动。一般持续肿大3个月以上，部分患者肿大1年后逐步消散，也有再次肿大者。

4. AIDS期

(1)体质性疾病：发热、乏力、不适、盗汗、厌食、体重下降、慢性腹泻和易感冒等症状。

(2)神经系统症状：头痛、癫痫、进行性痴呆、下肢瘫痪等。

(3)严重的临床免疫缺陷：出现各种机会性病原体感染，而且常多种病原混合感染。主要包括蠕虫、原虫、病毒、真菌及细菌等的感染。90％以上的艾滋病病人存在巨细胞病毒感染，并且经常影响两个或多个器官(表 18-6)。

(4)继发性肿瘤：卡氏肉瘤、非霍奇金病等。

(5)免疫缺陷并发其他疾病：慢性淋巴性间质肺炎等。

常见的机会性感染和继发性肿瘤临床表现见表 18-7。

五、实验室检查

1. 血常规白细胞和血红蛋白下降。

2. T 细胞检查。$CD4^+$ T 淋巴细胞减少，CD4/CD8 比例下降，常＜1.0(正常为 1.75～2.1)。

3. 可找到上述各种合并感染的病原学或肿瘤的病理依据。

表 18-6 AIDS 常见机会性感染的病原体

蠕虫	原虫	病毒	真菌	细菌
类圆线虫	弓形虫	带状疱疹	白假丝酵母菌	鸟分枝杆菌
	隐孢子虫	单纯疱疹	卡氏肺孢菌	军团菌
	微孢子虫	巨细胞病毒	组织胞浆菌	放线菌
			曲霉菌	
			隐球菌	

表 18-7 常见机会性感染和继发性肿瘤的临床表现

部位	常见感染和肿瘤	临床表现
呼吸系统	卡氏肺孢菌肺炎* 细菌性肺炎 肺结核 肺部卡波西肉瘤 巨细胞病毒肺炎	发热、干咳或咳嗽、咳痰、呼吸增快、呼吸困难、发绀、胸痛、通气功能障碍，动脉血氧分压降低，X 线检查、支气管镜或气管内膜活检有助诊断
消化系统	口腔溃疡 口腔、食管念珠菌病 腹泻、隐孢子虫感染** 细菌性肠炎 急慢性肝炎、肝硬化 胃、肝、肠道等卡波西肉瘤 脑淋巴瘤	吞咽痛、吞咽困难及胸骨后烧灼感；消瘦、长期腹泻、脓血便或水样便；发热、厌油、右上腹不适、肝大，粪检、X 线、肠道纤维镜检或肠黏膜活检有助诊断
中枢神经系统	艾滋病性痴呆综合征 隐球菌性脑膜炎 病毒性脑炎 肾损害 HIV 相关肾病	头晕、头痛、进行性痴呆、幻觉、癫□、肢体瘫痪、痉挛性共济失调、膀胱直肠功能障碍及脑神经炎等，脑脊液检查、头部 X 线、CT 检查有助诊断
泌尿系统	巨细胞病毒视网膜炎	少尿或无尿，蛋白尿，尿毒症
眼部	急性视网膜坏死	患者自觉眼内有漂浮物感，侧视野丧失及视力下降

注 * 卡氏肺孢菌肺炎是艾滋病的常见死因，病死率 90％～100％；** 隐孢子虫感染引起的腹泻，病死率＞50％

六、治疗要点

1. 一般治疗　对 HIV 感染者可保持正常的工作和生活，但应进行病原治疗，并密切监测病情变化。

2. 抗病毒治疗

(1)核苷类逆转录酶抑制药：齐多夫定、双脱氧胞苷、双脱氧肌苷、拉米夫定、司坦夫定。

(2)非核苷类逆转录酶抑制药：奈非雷平。

(3)蛋白酶抑制药：沙奎那韦、英地那韦、奈非那韦、利托那韦。

强调联合用药，常用一种蛋白酶抑制药加两种核苷类逆转录酶抑制药，或两种蛋白酶抑制药加一两种核苷类逆转录酶抑制药，这样能同时抑制 HIV 复制过程的多个环节，可高效抑制 HIV 复制，最大限度降低耐药性，提高患者生活质量和存活率，显著降低母婴垂直传播的危险性等。

3. 调节机体免疫功能　应用免疫增强剂，如胸腺素、白细胞介素-2 等。

4. 并发症治疗

(1)卡氏肺孢子虫肺炎：喷他脒、复方磺胺异噁唑。

(2)卡氏肉瘤：AZT 与 α 干扰素联合治疗或联合化疗。

(3)隐孢子虫感染：螺旋霉素。

(4)弓形虫病：螺旋霉素、克林霉素、乙胺嘧啶。

(5)巨细胞病毒感染：更昔洛韦。

(6)隐球菌脑膜炎：氟康唑。

5. 支持及对症治疗　输血、营养支持、补充维生素特别是 B_{12} 和叶酸。

6. 预防性治疗

(1)结核菌素试验阳性者：用异烟肼。

(2)$CD4^{+}$ T 淋巴细胞少于 $0.2\times10^{9}/L$ 者，应接受肺孢子虫肺炎预防：喷他脒气雾剂、TMP-SMZ。

(3)被污染针头刺伤或实验室意外者 ZAT 治疗。

七、护理措施

1. 隔离措施。血液体液隔离，免疫力极度低下者实行保护性隔离。

2. 病室应为单间、通风、光线充足，保持病室清洁，根据病人情况和病室条件定时实施空气消毒和物体表面消毒，必要时用空气净化器。

3. 适当活动和休息。如病情允许可室外活动甚至适当锻炼，提高机体抵抗力。病情较重或严重并发症应限制活动或绝对卧床休息。

4. 饮食护理

(1)对于成人 AIDS 患者，维持体重需增加 20%～30%的能量，对体重下降的儿童需增加 50%～100%的能量。在增加热量的同时，可按照推荐每日营养素供给量(RDA)的水平补充多种微量营养素。

(2)为了增加能量，建议使用高热量、高蛋白、富有维生素的饮食，除正规的三餐之外，增加吃点心或零食的次数。

(3)应摄取足够的水分，牛奶、果汁或巧克力等饮料，可以当水来喝；喝热汤时可加入肉类、面条或蛋类来增加汤的总热量，以达到增加或维持体重的效果。

(4)适量的蔬菜及水果，每日维持 4～5 份。多摄取蛋白质丰富的食物，例如肉类、蛋、奶油花生等。

(5)维生素 B_{12} 和叶酸含量丰富。

(6)腹泻患者应补充足量的水分，增加含有丰富钾离子的食物如香蕉、马铃薯、鱼和肉类。有些食物对止泻有帮助，例如白饭、吐司、白面包、水煮白面条等。尽量保持正常饮食次数，或维持少量多餐，食物温度要适中，忌高油脂食物，如油炸食品；忌辛辣、生冷食物；忌易胀气食物，如牛奶、豆类食物。

(7)恶心呕吐患者，也要设法进食，可采取少量多餐的方式。应选择咸的食物，避免吃过甜的食物；选择简单且尽量是较干的食物如面包、饼干、米饭，或布丁、冰淇淋、优酪乳等。进餐应选择空气流通的环境，症状严重时，要选择平时最喜爱的食物。

(8)口腔食管溃疡，因疼痛而吞咽困难的患者，除对症治疗外，应保持口腔清洁，温盐水漱口以减轻疼痛，改善食物的酸碱度、温度、软硬度、食品味，有助于进食的耐受。可选择流质或半流质饮食，如蘑菇马铃薯浓汤、鸡蓉玉米汤、冰淇淋、香蕉泥、优酪乳、燕麦粥或其他粥品类，以及婴儿用食品等。注意食物的温度，可选择温凉或棒冰类的冷冻食品可能会减轻吞咽疼痛。忌喝橙、葡萄、番茄或其他果汁，避免果汁的酸性刺激口腔。

(9)对于严重营养不良、不能进食的患者，应给予鼻饲或全静脉营养。

5. 病情观察

(1)根据情况,定时测量生命体征。

(2)定期测量体重。

(3)观察乏力程度、发热时热型及伴随症状,食欲和进食量,有无咳嗽咳痰、呼吸困难和缺氧症状,有无吞咽困难,观察口腔是否有白斑,排尿和排便情况,尿量,大便的次数和性状,有无头晕、头痛、进行性痴呆、幻觉、癫痫、肢体瘫痪、痉挛性共济失调,有无皮肤、牙龈出血、脑出血等表现。

6. 预防感染

(1)不去人多和空气不良场所,如必要去应戴口罩。

(2)保护性隔离患者其被服应消毒后使用。不吃不洁食品,做好餐具的清洁或消毒。

(3)保护皮肤、黏膜,防止破损和感染。

(4)做好口腔护理。每天定时尽量采取刷牙方法清洁口腔,餐后刷牙,不能刷牙者行漱口或口腔擦拭,必要时可用漱口水刷牙和漱口。发现口腔白斑,取白斑做涂片或培养。真菌感染可用 2%碳酸氢钠溶液漱口;制霉菌素 2 片磨散加甘油制成悬液局部涂擦;鹅口疮可用克霉唑或酮康唑粉剂涂擦口腔。

(5)卧床患者定时翻身、叩背,实施咳嗽训练。

(6)做好肛门和会阴部护理。长期腹泻或肛周感染的患者,应注意肛周皮肤清洁、干燥,可涂无菌凡士林或扑以少量滑石粉,防止皮肤溃疡引起多重感染。定期行会阴冲洗,防止泌尿道感染。

7. 有呼吸困难者,给予半卧位,及时给予氧气吸入,根据病情和血气值采取不同的给氧方式和浓度。如痰多黏稠,可用糜蛋白酶雾化吸入。排痰过多时,适当补充水分。

8. 腹泻次数和量较多时,应尽量准确记录排便量,根据排出情况鼓励病人进食,饮水,防止脱水和电解质紊乱。

9. 意识障碍者加床栏或约束带,防止坠床。肌力减退者下床应由人搀扶、或用助走器以防跌倒,严重者禁止下床。

10. 肌力减弱者协助生活护理,适量进行被动运动,保证肢体在功能位置。

11. 精神支持

(1)不要表现出害怕感染的行为,以免增加患者的心理负担。

(2)充分与患者沟通,了解其想法和需求。通过倾听与回应建立起信任的良好关系。

(3)联系家属,定时看望患者,给予精神安慰和支持。

(4)可由心理学家对患者进行心理支持。

(5)患者可以在治疗过程中分小组在一系列体验互动与自助方法的过程中,面对现实、接纳自己、减轻孤独感,从而达到相互支持、重建生活信心、提高生活质量的目的。

(6)寻找一部分各方面状况较好的患者向其他患者提供心理支持服务,帮助他们接受现实,并提供最符合他们需要的信息,从而达到医护人员不能达到的良好效果。

12. 对症护理。

八、健康教育

1. 感染者和患者

(1)加强营养,维持和增加体重。

告知患者营养缺乏可导致身体的免疫功能进一步恶化,并影响其他生理功能,营养良好就可延长病人的生存时间;另外,足够的蛋白质储备和充足的微量营养素对许多治疗药物的疗效起促进作用。

①一般 HIV 感染者,如果未出现任何症状,则保持正常的饮食,适当增加 15%的能量摄入即可;HIV 感染者,如果出现轻微症状,应重视自己的饮食情况,不能因为食欲不佳而影响摄取量或均衡的食物种类,可以选择自己喜欢的食物尽量多吃,以维持体重;HIV 感染者,已经出现严重症状或已经进入 AIDS 期,则需要增加能量以纠正已经出现的体重下降情况,并设法选择合适的食物,使体重不出现进一步的下降。

②在食物选择上,应选择高能量、高蛋白食物,如肉类、蛋、牛奶、豆制品等;多种蔬菜和新鲜水果,保证每餐进食 5 种以上食物。注意饮食卫生,饭前便后洗手,肉类应煮熟煮透,防止摄入微生物而引起机会感染。

③长期服用抗病毒药物的患者,应注意脂肪的摄入量不宜过高,避免高胆固醇食物和饱和脂肪酸的摄入,如动物内脏、动物脂肪等。增加蔬菜和水果的摄入,以及不饱和脂肪酸的摄入,如鱼类、植物油等。

(2)休息与活动:一般 HIV 感染者,日常生活、休息和活动基本不受限制,可适当进行锻炼,增强抵抗力。如出现轻微症状,应及时治疗和用药,注意适当休息,减少活动,症状好转应开始锻炼肌肉的力量。进入 AIDS 期,应限制活动,卧床休息,要注意保护肌肉及关节的功能，进行被动锻炼，勤翻身，按摩受压部位，保持皮肤卫生等。

(3)用药指导

①因为药品价格昂贵、不良反应大、患者需在每天的不同时间服用许多药丸，依从性差。告知患者一旦不能完全遵守治疗方案，治疗效果就会变差，或可出现有抗药性的 HIV 毒株，一旦停药，血液中 HIV 病毒载量短期内可以反弹。因此，按要求服药，遵守服用剂量和时间。

②注意观察药物的副作用，定期做化验检测。

齐多夫定：引起贫血或粒细胞减少。服药期间应定期检测血常规，最初 3 个月至少每 2 周 1 次。中性粒细胞过低（$<0.75\times10^9$/L）或血红蛋白过低（<75g/L）者禁用。

茚地那韦：转氨酶升高、血脂升高、血糖升高等。一般不需停药。长期应用可引起脂肪过多综合征，表现为腹部、颈部脂肪大量积聚，此即所谓 HIV 脂肪重新分布综合征，又称脂肪营养不良综合征。个别可引起肾结石，服用时应嘱患者每日至少饮 8 杯水。

艾法韦仑：皮疹、头晕、恶心、头痛和乏力，发生于治疗开始的最初 2 周。

以上抗病毒药物常被选为联合用药，及时、合理和正确地选取多种药物的联合治疗可以显著延长患者的生命和降低病死率。

(4)由于紫外线可激活 HIV，因此 HIV 感染者应减少紫外线照射。

(5)HIV 感染者无论是否有症状，都应每 3 个月检查 1 次 $CD4^+$ T 淋巴细胞计数和 HIV-RNA 病毒定量，出现下列化验结果时应考虑开始抗病毒治疗：① $CD4^+$ T 淋巴细胞计数 $<0.35\times10^9$/L；② $CD4^+$ T 淋巴细胞在 $(0.35\sim0.5)\times10^9$/L，但快速减少者；③无论 $CD4^+$ T 淋巴细胞计数的多少，只要血浆中 HIV-RNA $>$ 10 000 拷贝/ml 者；④艾滋病病人（继发感染被控制后）。

(6)艾滋病的死亡原因主要是机会性感染，因此早期发现、早期预防和治疗机会性感染就显得十分重要。对 $CD4^+$ T 淋巴细胞计数 $<0.2\times10^9$/L 的艾滋病病人要常规口服复方新诺明预防卡氏肺孢菌肺炎和弓形虫脑病。对结核菌素试验阳性的患者应及时进行抗结核治疗。

(7)指导患者密切注意自身身体的变化，哪怕是一些微细的和无痛性的改变；熟悉 AIDS 的主要临床表现有：发热、咳嗽、咳痰、食欲下降、体重减轻、腹泻、头痛、头晕、排便及排尿功能失调，肢体感觉及运动异常，皮疹、皮肤及口腔溃疡，口腔黏膜白斑，外阴及眼部的感染等。一旦出现上述症状应及时就诊。

(8)HIV 感染者应节制性生活，在进行性行为时要使用双层安全套。被诊断为 HIV 感染后无论有无症状，都应以适当的方式通知其配偶或性伴侣。

(9)患者和 HIV 感染者生活中发现皮肤、黏膜损伤要妥善包扎处理。不要让自己的血液（包括经血）污染物品。

(10)患者和 HIV 感染者应禁止捐献全血、血浆、器官、组织或精液。

(11)男女双方中任何一方 HIV 阳性者，即使没有症状都应避孕；怀孕者应早期终止妊娠。

2. 社会人群

(1)不直接用手接触他人的血液和体液，接触他人血液和体液时应戴手套。如果直接接触他人血液和体液后，应洗手。皮肤有破损，禁止破损处直接接触他人的血液和体液。

(2)被他人血液体液污染处和物品，应执行先消毒后清洗的原则。如确认是污染血、体液污染，严格执行该原则。

(3)不与他人共用可接触到血液和体液的用品，如牙刷、剃头刀、刮脸刀片、指甲剪、注射器等物品，除非实施消毒后。

(4)禁止性乱交。必要时戴安全套。

(5)如果明确被 HIV 有无污染，如被 HIV 污染的针头刺伤，皮肤黏膜破损处接触了含有 HIV 物质等，应立即挤压伤口，让血液流出，用清水、肥皂水冲洗伤口，再用 10% 的碘伏或 70% 的乙醇擦拭消毒伤口，并及时到医院咨询处理。

（于丽莎 张红娣）

参考文献

[1] 叶文琴. 北京协和医院护理部. 北京协和医院护理常规. 2 版，北京：中国协和医科大学出版社，2005

[2] 彭文伟. 传染病学. 5 版，北京：人民卫生出版社，2001

[3] 卢美秀，等. 最新内外科护理. 北京：科学文献出版社，1999

[4] 陈菊梅，等. 现代传染病学. 北京：人民军医出版社，1999

[5] 辛绍杰,周先志,等.现代急症传染病学.北京:人民军医出版社,2007
[6] 王勤环,郭雁宾,等.传染病学.3版.北京:北京大学医学出版社,2008
[7] 日本筑波大学医护教授集体创作.谢玉琴、肖慧丽合译.2版,台北:华杏出版股份有限公司,1996
[8] 陈仁顿,等.现代临床营养学.北京:人民军医出版社,1996
[9] 戴自英,等.实用内科学.9版,北京:人民军医出版社,1994
[10] 姚乃修,等.脑水肿治疗进展.海南医学,2009,20(11)
[11] 叶文琴,王筱慧,张玲娟.现代临床内科护理学.北京:人民军医出版社,2009

第19章

神经系统疾病病人的护理

第一节 概 述

神经系统由周围神经系统和中枢神经系统两大部分组成，周围神经系统由12对脑神经和31对脊神经组成，中枢神经系统由脑和脊髓组成，其中脑又分为大脑、间脑、脑干和小脑。周围神经系统主管传递神经冲动，中枢神经系统主管分析综合体内外环境传来的信息。按神经系统功能的不同，又可分为躯体神经系统和自主神经系统，前者主要功能是调整人体适应外界环境变化，后者具有稳定内环境的功能。

神经系统疾病是指神经系统与骨骼肌由于血管性病变、感染、变性、肿瘤、外伤、中毒、免疫障碍、遗传因素、先天发育异常、营养缺陷和代谢障碍等所致的疾病。

第二节 常见症状和护理

一、头 痛

头痛为临床常见的症状，各种原因刺激颅内外的疼痛敏感结构都可引起头痛。颅内的血管、神经和脑膜以及颅外的骨膜、血管、颈肌、韧带等均属头痛的敏感结构。这些敏感结构受挤压、牵拉、移位、炎症、血管的扩张与痉挛、肌肉的紧张性收缩等均可引起头痛。

(一)护理评估

1. 病史

(1)了解头痛的部位、性质和程度：询问是全头痛还是局部头痛；是搏动性头痛还是胀痛、钻痛、钝痛、触痛、撕裂痛或紧箍痛；是轻微痛、剧烈痛还是无法忍受的疼痛。如偏头痛常描述为双侧颞部的搏动性疼痛，紧张性头痛表现为双侧枕部或全头部的紧缩性或压迫性疼痛，颅内占位病变表现为钝痛。

(2)头痛的规律：询问头痛发病的急缓，是持续性还是发作性，起始与持续时间，发作频率，激发、加重或缓解的因素，与季节、气候、体位、饮食、情绪、睡眠、疲劳以及与脑脊液压力暂时性升高(咳嗽、喷嚏、屏气、用力、排便)等的关系。新近发生的与以往不同的头痛很可能为严重疾病的信号，如突起的剧烈头痛可能提示蛛网膜下腔出血；持续性、进行性加重的头痛可能为颅内占位性疾病所致的颅内高压症。低颅压性头痛常与体位有明显关系，如立位时出现或加重，卧位时减轻或消失。

(3)有无先兆及伴发症状：如头晕、恶心、呕吐，面色苍白、潮红、视物模糊、闪光、畏光、复视、耳鸣、失语、瘫痪、倦睡、发热、晕厥或昏迷等。典型偏头痛发作常有视觉先兆和伴有恶心、呕吐、畏光，颅内感染所致头痛常伴高热。

(4)既往史与心理-社会状况：询问病人的情绪、睡眠、职业情况以及服药史、头部外伤史、中毒史和家族史，了解头痛对日常生活、工作和社交的影响，病人是否因长期反复头痛而出现恐惧、忧郁或焦虑心理。如大部分偏头痛病人有家族史，紧张性头痛病人因经常头痛常伴失眠、焦虑或抑郁症状。

2. 身体评估 检查意识是否清楚，瞳孔是否等大等圆、对光反射是否灵敏；体温、脉搏、呼吸、血压是否正常；面部表情是否痛苦，精神状态怎样；注意头部是否有外伤伤痕，眼睑是否下垂、有无脑膜刺激征。

(二)实验室及其他检查

脑脊液检查有无压力增高，是否为无色透明脑脊液，有无炎性改变；CT 或 MRI 检查有无颅内病灶。

(三)护理措施

(1)避免诱因：告知病人可能诱发或加重头痛的因素，如情绪紧张、进食某些食物、饮酒、月经来潮、用力性动作等；保持环境安静、舒适、光线柔和。

(2)指导减轻头痛的方法：如指导病人缓慢深呼吸，听轻音乐、生物反馈治疗、引导式想象，冷、热敷以及理疗、按摩、指压止痛法等。

(3)心理疏导：长期反复发作的头痛，病人可能出现焦虑、紧张心理，要理解、同情病人的痛苦，耐心解释、适当诱导，解除其思想顾虑，训练身心放松，鼓励病人树立信心，积极配合治疗。

(4)用药护理：告知止痛药物的作用与不良反应，让病人了解药物依赖性或成瘾性的特点，如大量使用止痛药，滥用麦角胺咖啡因可致药物依赖。指导病人遵医嘱正确服药。

二、意识障碍

意识是指机体对自身和周围环境的刺激所做出应答反应的能力。意识的内容为高级神经活动，包括定向力、感知力、注意力、记忆力、思维、情感和行为等。意识障碍是指人对外界环境刺激缺乏反应的一种精神状态。任何病因引起的大脑皮质、皮质下结构、脑干网状上行激活系统等部位的损害或功能抑制，均可出现意识障碍。

(一)护理评估

1. *病史*　详细了解病人的发病方式及过程；既往健康状况，如有无高血压、心脏病、内分泌及代谢疾病病史，有无受凉、感染、外伤或急性中毒，有无癫痫病史；评估病人的家庭背景、家属的精神状态、心理承受能力、对病人的关心程度及对预后的期望。

2. *身体评估*

(1)了解有无意识障碍及其类型：观察病人的自发活动和身体姿势，是否有牵扯衣服、自发咀嚼、眨眼或打哈欠，是否有对外界的注视或视觉追随，是否自发改变姿势。

(2)判断意识障碍的程度：通过言语、针刺及压迫眶上神经等刺激，检查病人能否回答问题，有无睁眼动作和肢体反应情况。为了较准确地评价意识障碍的程度，国际通用 Glasgow 昏迷评定量表。最高得分为 15 分，最低得分为 3 分，分数越低病情越重。通常在 8 分以上恢复机会较大，7 分以下预后较差，3～5 分并伴有脑干反射消失的病人有潜在死亡的危险。

(3)全身情况评估：检查瞳孔是否等大等圆，光反射是否灵敏；观察生命体征变化，尤其注意有无呼吸节律与频率的改变；评估有无肢体瘫痪、头颅外伤；耳、鼻、结膜有无出血或渗液；皮肤有无破损、发绀、出血、水肿、多汗；脑膜刺激征是否阳性。

(二)实验室及其他检查

脑电图是否提示脑功能受损，血液生化检查血糖、血脂、电解质及血常规是否正常，头部 CT、磁共振检查有无异常发现。

(三)护理措施

1. 日常生活护理：卧气垫床或按摩床，保持床单整洁、干燥，减少皮肤的机械性刺激，定时给予翻身、拍背，按摩骨突受压处，预防压疮；做好大小便的护理，保持外阴皮肤清洁，预防尿路感染；注意口腔卫生，不能自口进食者应每天口腔护理 2～3 次，防止口腔感染；谵妄躁动者加床栏，必要时做适当的约束，防止坠床和自伤、伤人；慎用热水袋，防止烫伤。

2. 饮食护理：给予高维生素、高热量饮食，补充足够的水分；遵医嘱鼻饲流食者应定时喂食，保证足够的营养供给；喂食前后抬高床头防止食物反流。

3. 保持呼吸道通畅：平卧头侧位或侧卧位，开放气道，取下活动性义齿，及时清除口鼻分泌物和吸痰，防止舌根后坠、窒息、误吸或肺部感染。

4. 病情监测：严密监测并记录生命体征及意识、瞳孔变化，观察有无恶心、呕吐及呕吐物的性状与量，准确记录出入水量，预防消化道出血和脑疝发生。

三、言语障碍

言语障碍可分为失语症和构音障碍。失语症是由于脑损害所致的言语交流能力障碍；构音障碍则是因为神经肌肉的器质性病变，造成发音器官的肌无力及运动不协调所致。

(一)护理评估

1. *病史*　评估病人的职业、文化水平与语言背景,如出生地、生长地及方言等;以往和目前的语言能力;病人的意识水平、精神状态及行为表现,是否意识清楚、检查配合,有无定向力、注意力、记忆力和计算力等智能障碍;病人的心理状态,观察有无孤独、抑郁、烦躁及自备情绪。

2. *身体评估*　评估言语障碍的程度和残存能力,障碍的类型和可以接受的方法;有无听觉和视觉缺损;病人是右利手还是左利手,能否自动书写或听写、抄写;病人能否按照检查者指令执行有目的的动作;能否对话、看图说话、跟读、物体命名、唱歌、解释单词或成语的意义等。评估口、咽、喉等发音器官有无肌肉瘫痪及共济运动障碍,有无面部表情改变、或口腔滞留食物等。

(二)实验室及其他检查

头部CT、MRI检查有无异常,新斯的明试验是否为阳性反应等。

(三)护理措施

1. *心理护理*　病人常因无法表达自己的需要和感情而烦躁、自卑,护士应耐心解释不能说话或说话吐词不清的原因,关心、体贴、尊重病人,避免挫伤其自尊心的言行;鼓励克服羞怯心理,大声说话,当病人进行尝试和获得成功时给予肯定和表扬;鼓励家属、朋友多与病人交谈,并耐心、缓慢、清楚地解释每一个问题,直至病人理解、满意;营造一种和谐的亲情氛围和轻松、安静的语言交流环境。

2. *沟通方法指导*　鼓励病人采取任何方式向医护人员或家属表达自己的需要,可借助卡片、笔、本、图片、表情或手势等提供简单而有效的双向沟通方式。与感觉性失语病人沟通时,应减少外来干扰,除去病人视野中不必要的物品,避免病人精神分散,和病人一对一谈话等;对于运动性失语的病人应尽量提出一些简单的问题,让病人回答"是""否"或点头、摇头示意;与病人沟通时说话速度要慢,应给予足够的时间做出反应;听力障碍的病人可利用实物图片法进行简单的交流,文字书写适用于有一定文化素质、无书写障碍的病人。

3. *语言康复训练*　脑卒中所致失语症的病人,由卒中单元制定个性化的全面语言康复计划,并组织实施;构音障碍的康复以发音训练为主,遵循由易到难的原则。护士每天深入病房、接触病人的时间最多,可以在专业语言治疗师指导下,协助病人进行床旁训练。

四、感觉障碍

感觉是指各种形式的刺激作用于人体各种感觉器后在人脑中的直接反映。感觉障碍指机体对各种形式刺激无感知、感知减退或异常的一组综合征。解剖学上将感觉分为内脏感觉、特殊感觉和一般感觉。一般感觉由浅感觉、深感觉和复合感觉所组成。

(一)护理评估

1. *病史*　评估病人的意识状态与精神状态,注意有无认知、情感或意识行为方面的异常;有无智能障碍,是否疲劳或注意力不集中;了解感觉障碍出现的时间、发展的过程、传播的方式、加重或缓解的因素,是否有麻木感、冷热感、潮湿感、重压感、针刺感、震动感或自发疼痛;病人是否因感觉异常而烦闷、忧虑或失眠。

2. *身体评估*

(1)浅感觉检查:①痛觉;②触觉;③温度觉。

(2)深感觉检查:①运动觉;②位置觉;③振动觉。

(3)复合感觉检查:①定位觉;②图形觉;③两点辨别觉;④实体觉。

(4)全身评估:评估病人感觉障碍的部位、类型、范围及性质;检查有无肢体运动障碍及类型,肌力情况如何;观察病人的全身情况及伴随症状,注意相应区域的皮肤颜色、毛发分布,有无烫伤或外伤瘢痕、皮疹、出汗等。如肢体末梢型感觉障碍为周围性神经病,部分肢体或躯干分布区域受累提示一个神经或神经根损害,半球病变可伴失语和视野缺损,脑干病变可伴构音障碍、眩晕和共济失调等。

(二)实验室及其他检查

EMG、诱发电位及MRI检查有无异常,可以帮助诊断。

(三)护理措施

1. *日常生活护理*　保持床单整洁、干燥、无渣屑,防止感觉障碍的身体部位受压或机械性刺激。避免高温或过冷刺激,慎用热水袋或冰袋,防止烫伤、冻伤。肢体保暖需用热水袋时,应外包毛巾,水温不宜超过50℃,且每30min查看、更换1次部位,对感觉过敏的病人尽量避免不必要的刺激。

2. *心理护理*　感觉障碍常常使病人缺乏正确的判断而产生紧张、恐惧心理或烦躁情绪,严重影响病人的运动能力和兴趣,应关心、体贴病人,主动协助日常生活活动;多与病人沟通,取得病人信任,使其正确面对，积极配合治疗和训练。

3. 感觉训练　感觉训练包括在运动训练中，应建立感觉-运动训练一体化的概念。可进行肢体的拍打、按摩、理疗、针灸、被动运动和各种冷、热、电的刺激。如每天用温水擦洗感觉障碍的身体部位，以促进血液循环；被动活动关节时反复适度地挤压关节、牵拉肌肉、韧带，让病人注视患肢并认真体会其位置、方向及运动感觉，让病人闭目寻找停滞在不同位置的患肢的不同部位，多次重复直至找准，这些方法可促进病人本体感觉的恢复。上肢运动感觉功能的训练可使用木钉盘，当病人抓木钉时，通过各种材料对病人肢体末梢的感觉刺激，提高中枢神经的感知能力。还可以提高患侧上肢的负重训练改善上肢的感觉和运动功能。

五、运动障碍

运动障碍可分为瘫痪、僵硬、不随意运动及共济失调等。

（一）瘫痪

肢体因肌力下降而出现运动障碍称为瘫痪。按病变部位可分为上运动神经元性瘫痪及下运动神经元性瘫痪；不伴肌张力增高者称弛缓性瘫痪（又称软瘫、周围性瘫痪），伴有肌张力增高者称痉挛性瘫痪（又称硬瘫、中枢性瘫痪）；肌力完全丧失而不能运动者为完全性瘫痪，而保存部分运动者为不完全性瘫痪；按临床表现可分为偏瘫、交叉性瘫痪、四肢瘫、截瘫、单瘫、局限性瘫痪等。

1. 上运动神经元性瘫痪和下运动神经元性瘫痪　运动系统由两级运动神经元所组成。第一级运动神经元位于大脑皮质中央前回，第二级运动神经元位于脑干脑神经核和脊髓前角。第一级和第二级运动神经元的联系纤维被称为锥体束（包括皮质延髓束和皮质脊髓束）。凡是二级运动神经元以上部位的传导束或一级运动神经元病变所引起的瘫痪称为上运动神经元性瘫痪；第二级运动神经元和该神经元发出的神经纤维病变所引起的瘫痪称为下运动神经元性瘫痪（表 19-1）。

2. 瘫痪的类型

（1）局限性瘫痪：为某一神经根支配区或某些肌群无力。如单神经病变、局限性肌病、肌炎等所致的肌肉无力。

（2）单瘫：单个肢体的运动不能或运动无力，多为一个上肢或一个下肢。病变部位在大脑半球、脊髓前角细胞、周围神经或肌肉等。

（3）偏瘫：一侧面部和肢体瘫痪，常伴有瘫痪侧肌张力增高、腱反射亢进和病理征阳性等体征。多见于一侧大脑半球病变，如内囊出血、大脑半球肿瘤、脑梗死等。

（4）交叉性瘫痪：指病变侧脑神经麻痹和对侧肢体瘫痪。中脑病变时表现病灶侧动眼神经麻痹，对侧肢体瘫痪；脑桥病变时表现病灶侧展神经、面神经麻痹和对侧肢体瘫痪；延脑病变时表现病灶侧舌下神经麻痹和对侧肢体瘫痪。此种交叉性瘫痪常见于脑干肿瘤、炎症和血管性病变。

（5）截瘫：双下肢瘫痪称截瘫，多见于脊髓胸腰段的炎症、外伤、肿瘤等引起的脊髓横贯性损害。

（6）四肢瘫痪：四肢不能运动或肌力减退。见于高颈段脊髓病变（如外伤、肿瘤、炎症等）和周围神经病变（如吉兰-巴雷综合征）。

（二）护理评估

1. 病史　了解病人起病的缓急，运动障碍的性质、分布、程度及伴发症状；注意有无损伤、发热、抽

表 19-1　上、下运动神经元性瘫痪的鉴别

体征	上运动神经元性瘫痪	下运动神经元性瘫痪
瘫痪分布	以整个肢体为主（如单瘫、偏瘫、截瘫等）	以肌群为主
肌张力	增高	减低
腱反射	增强	减低或消失
病理反射	有	无
肌萎缩	无或轻度失用性萎缩	明显
肌束颤动	无	有
肌电图		
神经传导	正常	异常
失神经电位	无	有

搐或疼痛；过去有无类似病史；评估病人是否因肢体运动障碍而产生急躁、焦虑情绪或悲观、抑郁心理。

2. *身体评估* 检查四肢的营养、肌力、肌张力情况，了解有无肌肉萎缩及关节活动受限；检查腱反射是否亢进、减退或消失，有无病理反射；了解病人能否在床上向两侧翻身或坐起；了解病人步行的姿势、速度、节律和步幅，步行时身体各部位的运动及重心移动情况；了解步行时是否需要支持，有无病理步态；观察有无进食、构音、呼吸的异常以及抽搐和不自主运动等。其中，肌力的评估按0～5级划分，具体分级如下：

0级：完全瘫痪。

1级：肌肉可收缩，但不能产生动作。

2级：肢体能在床面上移动，但不能抵抗自身重力即不能抬起。

3级：肢体能抵抗重力离开床面，但不能抵抗阻力。

4级：肢体能做抗阻力动作，但未达到正常。

5级：正常肌力。

（三）实验室及其他检查

CT、MRI可了解中枢神经系统有无病灶；肌电图检查可了解脊髓前角细胞、神经传导速度及肌肉有无异常；血液生化检查可检测血清铜蓝蛋白、抗O、血沉、肌酶谱、血钾有无异常；神经肌肉活检可鉴别各种肌病和周围神经病。

（四）护理措施

1. *躯体移动障碍*

（1）心理支持：给病人提供有关疾病、治疗及预后的可靠信息；鼓励病人正确对待疾病，消除忧郁、恐惧心理或悲观情绪，摆脱对他人的依赖心理；关心、尊重病人，多与病人交谈，鼓励病人表达自己的感受；避免任何刺激和伤害病人自尊的言行，尤其在喂饭、帮助病人洗漱和处理大小便时不要流露出厌烦情绪；营造一种舒适的休养环境和亲情氛围。正确对待康复训练过程中病人所出现的诸如注意力不集中、缺乏主动性、情感活动难以自制等现象，鼓励病人克服困难，增强自我照顾能力与自信心。

（2）生活护理：指导和协助病人洗漱、进食、如厕、穿脱衣服及个人卫生，帮助病人翻身和保持床单位整洁，满足病人基本生活需要；指导病人学会配合和使用便器，要注意动作轻柔，勿拖拉和用力过猛。

（3）安全护理：运动障碍的病人要防止跌倒，确保安全。床边要有护栏；走廊、厕所要装扶手；地面要保持平整干燥，防湿、防滑，去除门槛或其他障碍物；呼叫器应置于床头病人随手可及处；穿着防滑的软橡胶底鞋；行走时不要在其身旁擦过或在其面前穿过，同时避免突然呼唤病人，以免分散其注意力；行走不稳或步态不稳者，选用三角手杖等合适的辅助工具，并有人陪伴，防止受伤。

（4）康复护理：与病人、家属共同制定康复训练计划，并及时评价和修改；告知病人及家属早期康复锻炼的重要性，指导病人急性期床上的患肢体位摆放、翻身、床上的上下移动；协助和督促病人早期床上的桥式主动运动、Bobath握手（十指交叉握手），床旁坐起及下床进行日常生活活动的主动训练；鼓励病人使用健侧肢体从事自我照顾的活动，并协助患肢进行主动或被动运动；教会家属协助病人锻炼的方法与注意事项，使病人保持正确的运动模式；指导和教会病人使用自助工具；必要时选择理疗、针灸、按摩等辅助治疗。

2. *有失用综合征的危险*

（1）重视患侧刺激和保护：通常患侧的体表感觉、视觉和听觉减退，有必要加强刺激。家具的布置应尽可能地使患侧接受更多的刺激，如床头柜、电视机应置于患侧、所有护理工作如帮助病人洗漱、进食、测血压、脉搏等都应在患侧进行；家属与病人交谈时也应握住患侧手，避免偏瘫病人的头转向健侧，以致忽略患侧身体和患侧空间。避免患肢的损伤，尽量不在患肢静脉输液，慎用热水袋热敷。

（2）正确变换体位：正确的体位摆放可以减轻患肢的痉挛、水肿，增加舒适感。

①床上卧位：床应放平，床头不宜过高，尽量避免半卧位，仰卧时身体与床边保持平行，而不是斜卧。

②定时翻身：翻身主要是躯干的旋转，能刺激全身的反应与活动，是抑制痉挛和减少患侧受压最具治疗意义的活动。患侧卧位是所有体位中最重要的体位，应给予正确引导，如指导病人肩关节向前伸展并外旋，肘关节伸展，前臂旋前，手掌向上放在最高处，患腿伸展、膝关节轻度屈曲等；仰卧位因为受颈牵张性反射和迷路反射的影响，异常反射活动增强，应尽可能少用。不同的体位均应用数个不同大小和形状的软枕给以支持。

③避免不舒适的体位：避免被褥过重或太紧；患手应张开，手中不应放任何物品，以避免使之处于抗重力的体位；也不应在足部放置坚硬的物体以试图避免足跖屈畸形，因硬物压在足底部可增加不必要的伸肌模式的反射活动。

④鼓励病人尽早坐起:坐位时其上肢应始终放置于前面桌子上,可在臂下垫一软枕以帮助上举;轮椅活动时,应在轮椅上放一桌板,保证手不悬垂在一边。

(3)指导选择性运动:选择性运动有助于缓解痉挛和改善已形成的异常运动模式,教会病人正常的运动方法。

①十指交叉握手的自我辅助运动(Bobath握手):教会病人如何放松上肢和肩胛的痉挛,保持关节的被动上举,避免手的僵硬收缩,同时也使躯干活动受到刺激,对称性运动和负重得到改善。应鼓励病人每天多次练习,即使静脉输液,也应小心地继续上举其患肢,以充分保持肩关节无痛范围的活动。

②桥式运动(选择性伸髋):训练用患腿负重,抬高和放下臀部,为病人行走做准备,以防止病人在行走中的膝关节锁住(膝过伸位)。

③垫上运动:垫上活动可针对病人康复过程的难点有选择性、有针对性地进行锻炼,亦可通过全身协调运动的锻炼来抑制异常的活动模式,强化正确的活动模式。

(4)综合康复治疗:根据病情指导病人合理选用针灸、理疗、推拿、按摩等辅助治疗。

第三节 短暂性脑缺血发作

短暂性脑缺血发作(transient ischemic,TIA)是指颅内血管病变引起的一过性或短暂性、局灶性或可逆性神经功能障碍。症状一般持续10~15min,多在1h内恢复,最长不超过24h,可反复发作,不遗留神经功能缺损的症状和体征。TIA发作好发于老年人,男性多于女性。临床研究结果表明:症状持续3h以上的TIA病人有影像学及病理学改变,故目前对TIA发作时间的限定尚存争议。伴有大脑半球症状的TIA和伴有颈动脉狭窄的病人,70%预后不佳,2年内发生脑卒中的概率是40%。一般椎-基底动脉系统TIA发生脑梗死的较少,年轻的TIA病人发生脑卒中的危险较低,单眼视觉症状的病人预后较好。

一、病因与发病机制

主要的病因是动脉粥样硬化、动脉狭窄、心脏病、血液成分改变及血流动力学变化等。

(一)微栓子形成

微栓子主要来源于动脉粥样硬化的不稳定斑块或附壁血栓的破碎脱落、瓣膜性或非瓣膜性心源性栓子及胆固醇结晶等。微栓子阻塞小动脉常导致其供血区域脑组织缺血,当栓子破碎或溶解移向远端时,血流恢复,症状缓解。此型TIA的临床症状多变,发作频度不高,数周或数月发作1次,每次发作持续时间较长,可达数十分钟至2h。

(二)血流动力学改变

基本病因可能是由各种原因(如动脉硬化和动脉炎等)所致的颈内动脉系统或椎-基底动脉系统的动脉严重狭窄,在此基础上血压急剧波动导致原来靠侧支循环维持的脑区发生一过性缺血。此型TIA的临床症状比较刻板,发作频度较高,每天或每周可有数次发作,每次发作持续时间多不超过10min。

(三)其他因素

如锁骨下动脉盗血综合征,某些血液系统疾病,如真性红细胞增多症、血小板增多、各种原因所致的严重贫血和高凝状态等。

二、临床表现

TIA症状取决于受累血管的分布。

(一)颈动脉系统TIA

常表现为单眼或大脑半球症状。视觉症状表现为一过性黑矇、雾视、视野中有黑点等;大脑半球症状多为一侧面部或肢体的无力或麻木。一过性单眼盲是颈内动脉分支眼动脉缺血的特征性症状,优势半球缺血时可有失语。

(二)椎-基底动脉系统TIA

通常表现为眩晕、头晕、构音障碍、发作性跌倒、共济失调、复视、眼球震颤、交叉性运动或感觉障碍、偏盲或双侧视力障碍。一侧脑神经麻痹,对侧肢体瘫痪或感觉障碍为椎-基底动脉系统TIA的典型表现。

三、实验室检查

CT或MRI检查大多正常,部分病例(发作时间>60min)于弥散加权MRI可见片状缺血灶。CTA、MRA及DSA检查可见血管狭窄、动脉粥样硬化斑。TCD检测可发现颅内动脉狭窄,并可进行血流状况评估和微栓子监测。血常规和生化检查也是必要的,神经心理学检查可能发现轻微的脑功能损害。

四、治疗要点

(一)病因治疗

确诊 TIA 后应针对病因进行积极治疗，如控制血压，治疗心律失常、心肌病变，稳定心脏功能，治疗脑动脉炎，纠正血液成分异常等。

(二)药物治疗

1. 抗血小板聚集剂　可能减少微栓子的发生，对预防复发有一定疗效。常用药物有：阿司匹林 75～150mg/d；双嘧达莫，每次 25～50mg，3/d；噻氯匹定、氯吡格雷和奥扎格雷。

2. 抗凝治疗　对伴有房颤、频繁发作的 TIA，或发作持续时间长，每次发作症状逐渐加重，同时又无明显的抗凝治疗禁忌者(无出血倾向、无严重高血压、无肝肾疾病、无溃疡病等)，可及早进行抗凝治疗。首选肝素 100mg 加入生理盐水 500ml 中静滴，20～30/min；根据凝血活酶时间(APTT)调整肝素剂量，维持治疗前 APTT 值的 1.5～2.5 倍为完全抗凝标准，5d 后可改口服华法林或低分子肝素钠腹壁皮下注射。

3. 钙通道阻滞药　钙通道阻滞药可扩张血管，阻止脑血管痉挛，如尼莫地平 20～40mg/d。

4. 中医药治疗　常用川芎、丹参、红花等药物。

5. 外科手术和血管内介入治疗　经血管造影确定 TIA 是由颈部大动脉病变如动脉硬化斑块引起明显狭窄或闭塞者，为了消除微栓塞，改善脑血流量，建立侧支循环，可考虑外科手术和血管内介入治疗(一般颈动脉狭窄＞70%，病人有与狭窄相关的神经系统症状，可考虑颈动脉内膜切除术或血管内介入治疗)。

五、护理措施

(一)基础护理

1. 发作时卧床休息，枕头不宜过高，以 15°～20°为宜。

2. 指导病人转头或仰头时动作缓慢，幅度不宜过大，避免因颈部活动过度或过急而导致发作。

3. 指导病人合理休息与运动，采取适当防护措施预防跌倒或坠床。

4. 必要时协助如厕、沐浴，外出活动时有专人陪伴。

(二)疾病护理

1. 频繁发作的病人观察和记录每次发作的持续时间、间隔时间和伴随症状，观察病人肢体无力或麻木是否减轻或加重，有无头痛、头晕或其他脑功能受损的表现，警惕完全性缺血性脑卒中的发生。

2. 注意观察药物的作用和不良反应，肝素抗凝治疗时应密切观察有无出血倾向；使用阿司匹林、氯吡格雷或奥扎格雷等抗血小板聚集剂治疗时，应注意观察有无食欲缺乏、皮疹或白细胞减少等不良反应。

(三)健康指导

1. 帮助病人和家属了解脑血管病的病因、危害、主要危险因素、早期症状、就诊时机以及治疗与预后的关系。指导掌握本病的防治措施和自我护理方法。

2. 帮助寻找和去除自身的危险因素，主动采取措施，改变不健康的生活方式。

3. 定期体检，了解心功能、血糖、血压和血脂水平；积极治疗高血压、动脉硬化、心脏病、糖尿病、高脂血症和肥胖症。

4. 选择低盐、低脂、充足蛋白质和丰富维生素的饮食，限制钠盐(＜6g/d)和动物性脂肪的摄入；戒烟、限酒；控制食物热量，保持理想体重。

5. 保持良好的心态和稳定的情绪，多参加有益身心的社交活动。

第四节　脑　梗　死

脑梗死(cerebral infarction，CI)又称缺血性脑卒中(cerebral ischemic stroke)，包括脑血栓形成、腔隙性脑梗死和脑栓塞等，是指因各种原因导致脑部血液供应障碍，缺血、缺氧所致的局限性脑组织的缺血性坏死或软化。临床上最常见的有脑血栓形成、脑栓塞和腔隙性梗死。

脑血栓形成(cerebral thrombosis，CT)是脑梗死最常见的类型，约占全部脑梗死的 60%。是在各种原因引起的血管壁病变基础上，脑动脉主干或分支动脉管腔狭窄、闭塞或血栓形成，引起脑局部血流减少或供应中断，使脑组织缺血、缺氧性坏死，出现局灶性神经系统症状和体征。

脑栓塞(cerebral embolism)是由各种栓子(血流中异常的固体、液体、气体)沿血液循环进入脑动脉,引起急性血流中断而出现相应供血区脑组织缺血、坏死及脑功能障碍。只要产生栓子的病原不消除,脑栓塞就有复发的可能。2/3 的复发发生在第 1 次发病后的 1 年之内。脑栓塞急性期病死率与脑血栓形成大致接近,死因多为严重脑水肿引起的脑疝、肺炎和心力衰竭等。有 10%～20%在 10d 内发生第 2 次栓塞,再发时病死率更高。约 2/3 病人留有偏瘫、失语、癫痫发作等不同程度的神经功能缺损。

腔隙性梗死是指大脑半球或脑干深部的小穿通动脉,在长期高血压基础上,血管壁发生病变,最终管腔闭塞,导致缺血性微梗死,缺血、坏死和液化的脑组织由吞噬细胞移走形成空腔,主要累及脑的深部白质、基底节、丘脑和脑桥等部位,形成腔隙性梗死灶。

一、病因与发病机制

(一)脑血栓形成

1. 脑动脉粥样硬化:是脑血栓形成最常见的病因,它多与主动脉弓、冠状动脉、肾动脉及其他外周动脉粥样硬化同时发生。但脑动脉硬化的严重程度并不与其他部位血管硬化完全一致。高血压常与脑动脉硬化并存、两者相互影响,使病变加重。高脂血症、糖尿病等则往往加速脑动脉硬化的进展。

2. 脑动脉炎:如钩端螺旋体感染引起的脑动脉炎。

3. 胶原系统疾病、先天性血管畸形、巨细胞动脉炎、肿瘤、真性红细胞增多症、血液高凝状态等。

4. 颈动脉粥样硬化的斑块脱落引起的栓塞称为血栓-栓塞。

在颅内血管壁病变的基础上,如动脉内膜损害破裂或形成溃疡,在睡眠、失水、心力衰竭、心律失常等情况时,出现血压下降、血流缓慢,胆固醇易于沉积在内膜下层,引起血管壁脂肪透明变性、纤维增生、动脉变硬、纡曲、管壁厚薄不匀、血小板及纤维素等血液中有形成分黏附、聚集、沉着、形成血栓。血栓逐渐扩大,使动脉管腔变狭窄,最终引起动脉完全闭塞。缺血区脑组织因血管闭塞的快慢、部位及侧支循环能提供代偿的程度,而出现不同范围、不同程度的梗死。

脑部任何血管都可发生血栓形成,但以颈内动脉、大脑中动脉多见。血栓形成后,血流受阻或完全中断,若侧支循环不能代偿供血,受累血管供应区的脑组织则缺血、水肿、坏死。经数周后坏死的脑组织被吸收,胶质纤维增生或瘢痕形成,大病灶可形成中风囊。

(二)脑栓塞

脑栓塞的栓子来源可分为心源性、非心源性、来源不明性三大类。

1. 心源性　为脑栓塞最常见的原因。在发生脑栓塞的病人中约一半以上为风湿性心脏病二尖瓣狭窄并发心房颤动。在风湿性心脏病病人中有 14%～48%的病人发生脑栓塞。细菌性心内膜炎心瓣膜上的炎性赘生物易脱落,心肌梗死或心肌病时心内膜病变形成的附壁血栓脱落,均可成为栓子。心脏黏液瘤、二尖瓣脱垂及心脏手术、心导管检查等也可形成栓子。

2. 非心源性　主动脉弓及其发出的大血管动脉粥样硬化斑块与附着物及肺静脉血栓脱落,也是脑栓塞的重要原因。其他如肺部感染、败血症引起的感染性脓栓;长骨骨折的脂肪栓子;寄生虫虫卵栓子;癌性栓子;胸腔手术、人工气胸、气腹以及潜水员或高空飞行员所发生的减压病时的气体栓子;异物栓子等均可引起脑栓塞。

3. 来源不明性　有些脑栓塞虽经现代先进设备、方法进行仔细检查仍未能找到栓子的来源。

(三)腔隙性梗死

主要病因为高血压导致小动脉及微小动脉壁脂质透明变性,管腔闭塞产生腔隙性病变。有资料认为舒张压增高对于多发性腔隙性梗死的形成更为重要。病变血管多为 100～200μm 的深穿支,如豆纹动脉、丘脑穿通动脉及基底动脉中央支,多为终末动脉,侧支循环差。

二、临床表现

(一)脑血栓形成

1. 本病好发于中老年人,多见于 50～60 岁以上的动脉硬化者,且多伴有高血压、冠心病或糖尿病;年轻发病者以各种原因的脑动脉炎为多见;男性稍多于女性。

2. 通常病人可有某些未引起注意的前驱症状,如头晕、头痛等;部分病人发病前曾有 TIA 史。

3. 多数病人在安静休息时发病,不少病人在睡眠中发生,次晨被发现不能说话,一侧肢体瘫痪。病情多在几小时或几天内发展达到高峰,也可为症状进行性加重或波动。多数病人意识清楚，少数病人可有不同程度的意识障碍，持续时间较短。神经系统体征主要决定于脑血管闭塞的部位及梗死的范围，常见为局灶性神经功能缺损的表现如失语、偏瘫、偏身感觉障碍等。

4. 临床分型。根据起病形式可分为以下几种。

(1)可逆性缺血性神经功能缺损：此型病人的症状和体征持续时间超过24h，但在1～3周完全恢复，不留任何后遗症。可能是缺血未导致不可逆的神经细胞损害，侧支循环迅速而充分地代偿，发生的血栓不牢固，伴发的血管痉挛及时解除等。

(2)完全型：起病6h内病情达高峰，为完全性偏瘫，病情重，甚至出现昏迷，多见于血栓-栓塞。

(3)进展型：局灶性脑缺血症状逐渐进展，阶梯式加重，可持续6h至数日。临床症状因血栓形成的部位不同而出现相应动脉支配区的神经功能障碍。可出现对侧偏瘫、偏身感觉障碍、失语等，严重者可引起颅内压增高、昏迷、死亡。

(4)缓慢进展型：病人症状在起病2周以后仍逐渐发展。多见于颈内动脉颅外段血栓形成，但颅内动脉逆行性血栓形成亦可见。多与全身或局部因素所致的脑灌流减少有关。此型病例应与颅内肿瘤、硬膜下血肿相鉴别。

(二)脑栓塞

1. 任何年龄均可发病，风湿性心脏病引起者以中青年为多，冠心病及大动脉病变引起者以中老年居多。

2. 通常发病无明显诱因，安静与活动时均可发病，以活动中发病多见。起病急骤是本病的主要特征。在数秒钟或很短的时间内症状发展至高峰。多属完全性脑卒中，个别病人可在数天内呈阶梯式进行性恶化，为反复栓塞所致。

3. 常见的临床症状为局限性抽搐、偏盲、偏瘫、偏身感觉障碍、失语等，意识障碍常较轻且很快恢复。严重者可突起昏迷、全身抽搐，可因脑水肿或颅内压增高，继发脑疝而死亡。

(三)腔隙性梗死

多见于中老年，男性多于女性，半数以上的病人有高血压病史，突然或逐渐起病，出现偏瘫或偏身感觉障碍等局灶症状。通常症状较轻、体征单一、预后较好，一般无头痛、颅高压和意识障碍，许多病人并不出现临床症状而由头颅影像学检查发现。

腔隙状态是本病反复发作引起多发性腔隙性梗死，累及双侧皮质脊髓束和皮质脑干束，出现严重精神障碍、认知功能下降、假性球麻痹、双侧锥体束征、类帕金森综合征和尿便失禁等。

三、实验室检查

1. 血液检查：血常规、血生化(包括血脂、血糖、肾功能、电解质)血流动力学、凝血功能。

2. 影像学检查

(1)CT检查：是最常用的检查，发病当天多无改变，但可除外脑出血，24h以后脑梗死区出现低密度灶。脑干和小脑梗死CT多显示不佳。

(2)MRI检查：可以早期显示缺血组织的大小、部位，甚至可以显示皮质下、脑干和小脑的小梗死灶。

(3)血管造影CTA、MRA、DSA：可以发现血管狭窄、闭塞及其他血管病变，如动脉炎、脑底异常血管网、动脉瘤和动静脉畸形等，可以为脑卒中的血管内治疗提供依据。其中DSA是脑血管病变检查的金标准，缺点为有创，费用高，技术要求条件高。

3. TCD：对判断颅内外血管狭窄或闭塞、血管痉挛、侧支循环建立程度有帮助，还可用于溶栓监测。

4. 放射性核素检查可显示有无脑局部的血流灌注异常。

5. 心电图检查：作为确定心肌梗死和心律失常的依据。超声心电图检查可证实是否存在心源性栓子，颈动脉超声检查可评价颈动脉管腔狭窄程度及动脉硬化斑块情况，对证实颈动脉源性栓塞有一定意义。

四、治疗要点

脑梗死病人一般应在卒中单元中接受治疗，由多科医师、护士和治疗师参与，实施治疗、护理康复一体化的原则，以最大限度地提高治疗效果和改善预后。

1. *一般治疗*　主要为对症治疗，包括维持生命体征和处理并发症。主要针对以下情况进行处理：

(1)血压：缺血性脑卒中急性期血压升高通常不需特殊处理，除非收缩压＞220mmHg或舒张压＞120mmHg及平均动脉压＞130mmHg。如果出现持续性的低血压，需首先补充血容量和增加心排血量，如上述措施无效，必要时可应用升压药。

(2)吸氧和通气支持:轻症、无低氧血症的病人无需常规吸氧,对脑干卒中和大面积梗死等病情危重或有气道受累者,需要气道支持和辅助通气。

(3)血糖:脑卒中急性期高血糖较常见,可以是原有糖尿病的表现或应激反应,当超过 11.1mmol/L 时应予以胰岛素治疗,将血糖控制在 8.3mmol/L 以下。

(4)脑水肿:多见于大面积梗死,脑水肿通常于发病后 3～5d 达高峰。治疗目标是降低颅内压、维持足够脑灌注和预防脑疝发生。可应用 20%甘露醇 125～250ml/次静点,6～8h 1 次;对心、肾功能不全者可改用呋塞米 20～40mg 静脉注射,6～8h 1 次;可酌情同时应用甘油果糖 250～500ml/次静点,1～2/d;还可用七叶皂苷钠和白蛋白辅助治疗。

(5)感染:脑组织病人(尤其存在意识障碍者)急性期容易发生呼吸道、泌尿系感染等,是导致病情加重的重要原因。病人采用适当体位,经常翻身叩背及防止误吸是预防肺炎的重要措施,肺炎的治疗主要包括呼吸支持(如氧疗)和抗生素治疗;尿路感染主要继发于尿失禁和留置导尿,尽可能避免插管和留置导尿,间歇导尿和酸化尿液可减少尿路感染,一旦发生应及时根据细菌培养和药敏试验应用敏感抗生素。

(6)上消化道出血:高龄和重症脑卒中病人急性期容易发生应激性溃疡,建议常规应用静脉抗溃疡药(H_2受体拮抗药);对已发生消化道出血者,应进行冰盐水洗胃、局部应用止血药(如口服或鼻饲云南白药、凝血酶等);出血量多引起休克者,必要时需要输注新鲜全血或红细胞成分输血。

(7)发热:由于下丘脑体温调节中枢受损、并发感染或吸收热、脱水引起,可增加病人死亡率及致残率。对中枢性发热病人应以物理降温为主,必要时予以人工亚冬眠。

(8)深静脉血栓形成:高龄、严重瘫痪和心房纤颤均增加深静脉血栓形成的危险性,也增加了发生肺栓塞的风险。应鼓励病人尽早活动,下肢抬高,避免下肢静脉输液(尤其是瘫痪侧)。对有发生血栓形成风险的病人可预防性药物治疗,首选低分子肝素 4 000U 皮下注射,1～2/d。对发生近端深静脉血栓形成、抗凝治疗症状无缓解者应给予溶栓治疗。

(9)水电解质平衡紊乱:脑卒中时由于神经内分泌功能紊乱、进食减少、呕吐及脱水治疗常并发水电解质紊乱,主要包括低钾血症、低钠血症和高钠血症。应对病人常规进行水电解质监测并及时加以纠正,纠正低钠血症和高钠血症均不宜过快,防止脑桥中央髓鞘溶解和加重脑水肿。

(10)心脏损伤:脑卒中合并的心脏损伤是脑心综合征的表现之一,主要包括急性心肌缺血、心肌梗死、心律失常及心力衰竭。脑卒中急性期应密切观察心脏情况并及时治疗。慎用增加心脏负担的药物,注意输液速度及输液量,对高龄病人或原有心脏病者甘露醇用量减半或改用其他脱水药,积极处理心肌缺血、心肌梗死、心律失常或心功能衰竭等心脏损伤。

(11)癫痫:如有癫痫发作或癫痫持续状态时可给予相应处理。脑卒中 2 周后如发生癫痫,应长期抗癫痫治疗。

2. *特殊治疗*　包括早期溶栓治疗、抗血小板治疗、抗凝治疗、血管内治疗、细胞保护治疗和外科治疗等。

(1)早期溶栓:脑血栓形成发生后,尽快恢复脑缺血区的血液供应是急性期的主要治疗原则。早期溶栓是指发病后 6h 内采用溶栓治疗使血管再通,可减轻脑水肿,缩小梗死灶,恢复梗死区血液灌流,减轻神经元损伤,挽救缺血半暗带。

①重组组织型纤溶酶原激活剂(rt-PA):可与血栓中纤维蛋白结合成复合体,后者与纤溶酶原有高度亲和力,使之转变为纤溶酶,以溶解新鲜的纤维蛋白,故 rt-PA 只引起局部溶栓,而不产生全身溶栓状态。其半衰期为 3～5min,剂量为 0.9mg/kg(最大剂量 90mg),先静滴 10%(1min),其余剂量连续静滴,60min 滴完。

②尿激酶:是目前国内应用最多的溶栓药,可渗入血栓内,同时激活血栓内和循环中的纤溶酶原,故可起到局部溶栓作用,并使全身处于溶栓状态。其半衰期为 10～16min。用 100 万～150 万 U,溶于生理盐水 100～200ml 中,持续静滴 30min。

③链激酶:它先与纤溶酶原结合成复合体,再将纤溶酶原转变为纤溶酶,半衰期为 10～18min,常用量 10 万～50 万 U。

(2)抗血小板治疗:常用抗血小板聚集剂包括阿司匹林和氯吡格雷。未行溶栓治疗的急性脑梗死病人应在 48h 内服用阿司匹林,但一般不在溶栓后 24h 内应用阿司匹林,以免增加出血风险。一般认为氯吡格雷的疗效优于阿司匹林,可口服 75mg/d。

(3)抗凝治疗:主要包括肝素、低分子肝素和华法林。一般不推荐急性缺血性脑卒中后急性期应用抗凝药来预防脑卒中复发、阻止病情恶化或改善预后。但对于长期卧床，特别是合并高凝状态有形成深静脉血栓和肺栓塞的趋势者，可以用低分子肝素预防治疗。对于心房纤颤者可以应用华法林治疗。

(4)脑保护治疗：包括自由基清除药、阿片受体阻滞药、电压门控性钙通道阻断药、兴奋性氨基酸受体阻断药和镁离子等，可通过降低脑代谢、干预缺血引发细胞毒性机制减轻缺血性脑损伤。

(5)血管内治疗：包括经皮腔内血管成形术和血管内支架置入术等。对于颈动脉狭窄＞70％，而神经功能缺损与之相关者，可根据病人情况考虑行相应的血管内介入治疗。

(6)外科治疗：对于有或无症状、单侧重度颈动脉狭窄＞70％，或经药物治疗无效者可以考虑进行颈动脉内膜切除术，但不推荐在发病 24h 进行。幕上大面积脑梗死伴严重脑水肿、占位效应和脑疝形成征象者，可行去骨瓣减压术；小脑梗死使脑干受压导致病情恶化时，可行抽吸梗死小脑组织和颅后窝减压术。

(7)其他药物治疗：降纤治疗可选用巴曲酶，使用中注意出血并发症。

(8)中医药治疗：丹参、川芎嗪、葛根素、银杏叶制剂等可降低血小板聚集、抗凝、改善脑血流、降低血液黏度。

(9)康复治疗：应早期进行，并遵循个体化原则，制定短期和长期治疗计划，分阶段、因地制宜地选择治疗方法，对病人进行针对性体能和技能训练，降低致残率，增进神经功能恢复，提高生活质量。

五、护理措施

(一)基础护理

保持床单位清洁、干燥、平整；病人需在床上大小便时为其提供隐蔽、方便的环境，指导病人学会和配合使用便器；协助定时翻身、叩背；每天温水擦浴 1～2 次，大小便失禁者及时擦洗，保持会阴部清洁；鼓励病人摄取充足的水分和均衡的饮食，饮水呛咳或吞咽困难者遵医嘱予鼻饲；保持口腔清洁，鼻饲或生活不能自理者协助口腔护理；养成定时排便的习惯，便秘者可适当运动或按摩下腹部，必要时遵医嘱使用缓泻药；协助病人洗漱、进食、沐浴和穿脱衣服等。

病人卧床时上好床栏，走廊、厕所要装扶手，方便病人坐起、扶行；地面保持平整，防湿、防滑；呼叫器和经常使用的物品置于床头病人伸手可及处；病人穿防滑软底鞋，衣着宽松；行走不稳或步态不稳者有专人陪伴，选用三角手杖等辅助工具。

告知病人不要自行使用热水瓶或用热水袋取暖。

(二)疾病护理

观察意识、瞳孔、生命体征的变化；观察有无头痛、眩晕、恶心、呕吐等症状以及偏瘫、失语等神经系统体征的变化；观察有无癫痫发作，记录发作的部位、形式、持续时间；观察有无呕血或黑粪。

正确摆放病人的良肢位，并协助体位变换以抑制患侧痉挛；加强患侧刺激以减轻患侧忽视：所有护理工作及操作均在病人患侧进行，床头柜置于患侧，与病人交谈时在病人患侧进行，引导病人将头转向患侧；根据病情指导病人进行床上运动训练：如 Bobath 握手、桥式运动、关节被动运动、坐起训练；恢复期可指导病人进行转移动作训练、坐位训练、站立训练、步行训练、平衡共济训练、日常生活活动训练等；病人吞咽困难，不能进食时遵医嘱鼻饲流食，并做好胃管的护理；饮水呛咳的病人选择半流或糊状食物，进食时保持坐位或半坐位，进餐时避免分散病人注意力；如果病人出现呛咳、误吸或呕吐，立即让病人取头侧位，及时清除口鼻分泌物和呕吐物，预防窒息和吸入性肺炎。

失语或构音障碍的病人应鼓励其采取不同方式向医护人员或家属表达自己的需要，可借助卡片、笔、本、图片、表情或手势等进行简单有效的交流；运动性失语者尽量提一些简单的问题让病人回答“是”“否”或点头、摇头表示，与病人交流时语速要慢；感觉性失语的病人与其交流时应减少外来干扰，避免病人精神分散；听力障碍的病人可利用实物或图片与其交流；对于有一定文化，无书写障碍的病人可用文字书写法进行交流；护士可以配合语言治疗师指导病人进行语言训练。

加强用药护理：使用溶栓抗凝药物时应严格把握药物剂量，密切观察意识和血压变化，定期进行神经功能评估，监测出凝血时间、凝血酶原时间，观察有无皮肤及消化道出血倾向，有无头痛、急性血压升高、恶心、呕吐和颅内出血的症状；有无栓子脱落引起的小栓塞，如肠系膜上动脉栓塞可引起腹痛，下肢静脉栓塞可出现皮肤肿胀、发红及肢体疼痛、功能障碍等；使用钙通道阻滞药如尼莫地平时，因能产生明显的扩血管作用，可导致病人头部胀痛、颜面部发红、血压降低等，应监测血压变化，控制输液滴速，一般小于每分钟30滴，告知病人和家属不要随意自行调节输液速度；使用低分子右旋糖酐时应密切观察有无发热、皮疹甚至过敏性休克的发生。

大脑左前半球受损可以导致抑郁，加之由于沟通障碍，肢体功能恢复的过程长，日常生活依赖他人照顾，如果缺少家庭和社会支持，病人可能产生焦虑或抑郁，而焦虑和抑郁情绪阻碍了病人的有效康复，从而严重影响病人的生活质量。因此应重视对精神情绪变化的监控，提高对抑郁、焦虑状态的认识，及时发现病人的心理问题，进行针对性心理治疗（解释、安慰、鼓励、保证等），以消除病人思想顾虑，稳定情绪，增强战胜疾病的信心。

（三）健康指导

1. *疾病知识和康复指导*　指导病人和家属了解本病的基本病因、主要危险因素和危害，告知本病的早期症状和就诊时机，掌握本病的康复治疗知识与自我护理方法，帮助分析和消除不利于疾病康复的因素，落实康复计划；鼓励病人树立信心，克服急于求成心理，循序渐进，坚持锻炼，增强自我照顾的能力；鼓励家属关心体贴病人，给予精神支持和生活照顾，但要避免养成病人的依赖心理。

2. *合理饮食*　进食高蛋白、低盐低脂、低热量的清淡饮食，多吃新鲜蔬菜、水果、谷类、鱼类和豆类，戒烟、限酒。

3. *日常生活指导*　适当运动，如慢跑、散步等，每天30min以上，合理休息和娱乐；日常生活不要依赖他人，尽量做力所能及的家务；病人起床、坐起或低头系鞋带等体位变换时动作宜缓慢，转头不宜过猛过急，洗澡时间不宜过长，平时外出时有人陪伴，防止跌倒；气候变化时注意保暖，防止感冒。

4. *预防复发*　遵医嘱正确服用降压、降糖和降脂药物；定期门诊检查，了解血压、血糖、血脂和心功能情况，预防并发症和脑卒中复发。当病人出现头晕、头痛、一侧肢体麻木无力、讲话吐词不清或进食呛咳、发热、外伤时应及时就诊。

第五节　脑　出　血

脑出血系指原发性非外伤性脑实质出血，占急性脑血管病的20%～30%。年发病率60～80/10万人口，急性期病死率为30%～40%，是急性脑血管病变中死亡率最高的。

一、病因及发病机制

1. *高血压并发细、小动脉硬化*　是脑出血最常见原因。细小动脉变性增厚、玻璃样变以及微小动脉瘤形成等病理变化是其脑出血的病理基础。

2. *颅内动脉瘤*　主要是先天性动脉瘤。动脉瘤经血流旋涡和血压的冲击，常使其顶端增大、破裂。

3. *脑血管畸形*　因血管壁发育异常，常较易出血。

4. *其他*　脑动脉炎、脑底异常血管网症、血液病、抗凝及溶栓治疗等。

二、临床表现

起病突然，病情发展迅速，大多数在情绪紧张、兴奋、活动、排便、用力时发病，数分钟至数小时内病情发展至高峰。主要表现为：头痛、呕吐、偏瘫、失语、意识障碍、大小便失禁等，血压常明显升高。由于出血部位和出血量不同，临床表现各异，分述如下。

1. *壳核出血*　最常见，占脑出血的50%～60%。因出血最常累及内囊而表现“三偏征”：偏瘫、偏身感觉障碍、偏盲。优势半球出血可有失语。出血量少（<30ml）时，临床症状轻，预后较好；出血量较大（>30ml）时，临床症状重，可出现意识障碍和占位效应，严重者可引起脑疝、甚至死亡。

2. *丘脑出血*　约占脑出血的20%。病人常出现丘脑性感觉障碍（对侧偏身深浅感觉减退、感觉过敏或自发性疼痛）、丘脑性失语（言语缓慢而不清、重复语言、发音困难等）、丘脑性痴呆（记忆力和计算力减退、情感障碍等）和眼球运动障碍（眼球向上注视麻痹等）。出血侵及内囊可出现对侧肢体瘫痪，多为下肢重于上肢。

3. *脑干出血*　约占脑出血的10%，绝大多数为脑桥出血。常表现为突然发病，剧烈头痛、眩晕、复视、呕吐、一侧面部麻木等。出血常先从一侧开始，表现为交叉性瘫痪，头和眼转向非出血侧，呈“凝视瘫肢”状。出血量大时多迅速波及两侧，出现双侧面部和肢体瘫痪，双侧病理反射阳性。由于交感神经纤维受损，双侧瞳孔极度缩小，但对光反射存在。

严重者由于出血破坏了联系丘脑下部调节体温的纤维出现中枢性高热、呼吸不规则，病情常迅速恶化，多数在24～48h死亡。

4.小脑出血　约占脑出血的10%。常开始为一侧枕部的疼痛、眩晕、呕吐、病侧肢体共济失调，可有脑神经麻痹、眼球震颤、双眼向病变对侧同向凝视，可有肢体瘫痪。

5.脑叶出血　占脑出血的5%～10%。以顶叶出血多见，依次为颞叶、枕叶、额叶，40%为跨叶出血。

(1)顶叶出血：偏瘫较轻，而偏身感觉障碍较重；对侧下象限盲；优势半球出血可出现混合性失语。

(2)颞叶出血：对侧中枢性面舌瘫；对肢体瘫痪以上肢为主；对侧上象限盲；优势半球出血可出现感觉性失语或混合性失语；可有颞叶癫痫、幻嗅、幻视。

(3)枕叶出血：对侧同向性偏盲，可有一过性黑矇和视物变形；多无肢体瘫痪。

(4)额叶出血：前额痛、呕吐、痫性发作、对侧偏瘫、精神障碍，优势半球出血表现运动性失语。

6.脑室出血　占脑出血的3%～5%。表现为突然头痛、呕吐，立即昏迷或昏迷加深；双侧瞳孔缩小，四肢肌张力增高，病理反射阳性，早期出现去大脑强直，脑膜刺激征阳性；常出现丘脑下部受损的症状和体征，如应激性溃疡、消化道出血、中枢性高热、血糖增高、尿崩症等。如出血量少，仅部分脑室出血，表现酷似蛛网膜下腔出血，病人意识清楚或仅有轻度障碍，预后良好。

三、实验室检查

1.CT检查　临床疑诊脑出血是首选CT检查。可明确诊断出血的部位、范围、出血量及是否破入脑室。CT动态观察可发现进展型脑出血。

2.MRI检查　可发现CT不能辨认的脑干或小脑小量出血。

3.DSA检查　可清晰显示异常血管、破裂的血管和部位。

4.腰椎穿刺检查　多为血性脑脊液、压力常增高。已明确诊断的重症脑出血病人，不宜行腰穿检查，以免诱发脑疝。

5.血液检查　血常规、生化检查，有白细胞计数增高、血尿素氮和血糖升高。

6.其他　心电图、X线。

四、治疗要点

脑出血急性期的主要治疗原则是：控制脑水肿、防止再出血、维持生命功能和防治并发症。

1.控制脑水肿　脑出血后，由于脑实质内突然出现了血肿的占位效应，引起脑室受压，中线结构移位，颅内压急剧增高，可出现脑疝，危及生命。因此，控制脑水肿，降低颅内压是脑出血急性期处理的一个重要环节。根据病情，遵医嘱可选用甘露醇、甘油果糖、呋塞米、白蛋白等治疗。

2.调控血压　由于脑出血后颅内压升高，为保证脑组织供血的代偿性反应，急性期血压常升高，当颅内压下降时血压也会随之下降，故急性期一般不应用降压药。当收缩压超过200mmHg或舒张压超过110mmHg可适当使用温和的降压药如硫酸镁等。急性期后血压持续过高时可系统地应用降压药。

3.止血药和凝血药　仅用于并发消化道出血或有凝血障碍时，常用药物有6-氨基己酸、氨甲环酸、酚磺乙胺、立止血等。

4.防治消化道出血　常用奥美拉唑、西咪替丁等药物，对预防和控制应激性溃疡导致的消化道出血有较好的效果。

5.手术治疗　手术宜在发病后6～24h进行。如大脑半球出血量在30ml以上或小脑出血量在10ml以上，可考虑开颅手术清除血肿或小脑减压术；出血破入脑室可行脑室穿刺引流；脑叶出血也可行颅骨钻孔微创颅内血肿清除术。

6.对症治疗　吸氧、吸痰、保持呼吸道通畅、预防感染，维持水、电解质、酸碱平衡等。

7.早期康复治疗　脑出血病情稳定后宜尽早进行康复治疗。包括：肢体康复、语言康复、吞咽功能康复、心理康复等。有条件者应由专业的康复治疗师进行康复治疗，可有效降低病死率和致残率，改善病人的预后，提高生活质量，缩短住院时间和减少医疗费用，有利于出院后的管理和社区治疗与康复。

五、护理措施

(一)基础护理

1.休息与体位　急性期绝对卧床休息2～4周，抬高床头15°～30°，以减轻脑水肿。

2.环境与安全　保持环境安静、安全，严格限制探视，避免各种刺激，各项治疗护理应集中进行。

有条件者可单人房间。有谵妄、躁动病人，应加保护性床栏，必要时约束带适当约束。

3. *生活护理*　①做好口腔清洁，每天协助口腔护理2～3次。②做好皮肤护理，预防压疮，每天床上擦浴1～2次；每2～3h协助更换体位1次，注意在发病后24～48h变换体位时应尽量减少头部的摆动幅度，以防加重出血；保持床单元整洁、干燥，有条件者可使用气垫床或自动减压床。③协助床上大小便，尿失禁者做好接尿处理。④有肢体瘫痪者，协助做好良肢位的摆放，并指导和协助肢体进行主、被动运动，预防关节僵硬和肢体挛缩畸形。

4. *饮食护理*　出血量少、意识清醒的病人，给予高蛋白、高维生素的清淡饮食。昏迷或有吞咽障碍者，遵医嘱予留置胃管鼻饲流食。

5. *心理护理*　对意识清楚的病人，讲解疾病有关知识，消除其不良心理，避免情绪激动及过度紧张，注意保持情绪稳定。

(二)疾病护理

1. *对症护理*　主要是颅内压增高，及早发现脑疝先兆与急救处理。

(1)评估有无脑疝的先兆表现：严密观察病人意识、瞳孔变化、定时测量生命体征，注意病人有无剧烈头痛、喷射性呕吐、烦躁不安、血压增高、脉搏减慢、呼吸不规则、一侧瞳孔散大、意识障碍加重等脑疝的先兆表现，一旦出现，应立即报告医师。

(2)急救处理：①立即建立静脉通路，遵医嘱给予快速脱水、降颅内压药物，如20%甘露醇250ml在15～30min滴完。②保持呼吸道通畅，及时清除呕吐物和口鼻腔分泌物，防止舌后坠和窒息。③氧气吸入。④心电监护，监测生命体征、血氧饱和度变化。⑤备好气管插管、气管切开、呼吸机、抢救药物和脑室穿刺引流包等。

(3)用药观察：使用脱水降颅内压药物时，注意监测尿量和电解质的变化，防止低钾血症和肾功能受损。

2. *并发症的护理*　脑出血常见的并发症有肺部及泌尿系统感染、上消化道出血、中枢性高热、电解质紊乱、下肢深静脉血栓形成、癫痫发作等，最常见的并发症是上消化道出血，主要是因为病变导致下丘脑功能紊乱，继而引起胃肠黏膜血流量减少，胃、十二指肠黏膜出血性糜烂、点状出血和急性溃疡所致。

(1)病情监测：①注意观察病人有无呃逆、上腹部饱胀不适、胃痛、呕血、便血、尿量减少等症状和体征。②留置胃管鼻饲的病人，注意回抽胃液，观察胃液的颜色，如发现为血色或咖啡色应立即汇报医师。③观察有无黑粪，并及时留取标本检测大便隐血试验。④如发现病人出现呕血、或从胃管内抽出咖啡色胃液，解柏油样大便，同时伴有面色苍白、口唇发绀、呼吸急促、皮肤湿冷、烦躁不安、血压下降、尿少等，应考虑上消化道出血和出血性休克，要立即报告医师，积极止血、抗休克处理。

(2)饮食护理：遵医嘱禁食，或给予清淡、易消化、无刺激性、营养丰富的流质饮食，注意少量多餐和温度适宜，防止损伤胃黏膜。

(3)用药护理：遵医嘱给予保护胃黏膜和止血药物，如奥美拉唑、立止血、氢氧化铝凝胶等，注意观察用药后的反应。

(三)健康指导

1. *避免诱因*　应避免各种使血压骤然升高的各种因素，指导病人应注意：①保持情绪稳定和心态平衡，避免过分喜悦、愤怒、焦虑、恐惧、悲伤等不良心理和惊吓等刺激；②建立健康的生活方式，保证充足睡眠；③适当运动，避免体力或脑力的过度劳累和突然用力过猛；④养成定时排便的习惯，保持大便通畅，避免用力排便；⑤戒烟酒；⑥预防呼吸道感染，避免用力屏气、咳嗽和打喷嚏；天气变化时注意保暖。

2. *控制高血压*　遵医嘱正确服用降压药，定时监测血压，维持血压稳定，减少血压波动对血管的损害。

第六节　蛛网膜下腔出血

蛛网膜下腔出血(subarachnoid hemorrhage，SAH)是各种原因引起出血、血液直接流入蛛网膜下腔的总称，分原发性或自发性SAH、继发性SAH。原发性SAH是指脑底部或脑及脊髓表面血管破裂流入蛛网膜下腔；继发性SAH是脑实质、脑室出血和硬膜下血管破裂，血液穿破脑组织和蛛网膜流入蛛网膜下腔；还有外伤性SAH。SAH约占急性脑卒中10%，占出血性脑卒中20%，年发病率 5～20/10 万。

一、病因及发病机制

蛛网膜下腔出血最常见的病因为颅内动脉瘤(占 50%～80%)破裂,其中先天性粟粒样动脉瘤约占 75%,还见高血压、动脉粥样硬化所致梭形动脉瘤及感染所致真菌性动脉瘤。其次是血管畸形(约占 10%),其中动静脉畸形占血管畸形 80%。其他如颅内肿瘤、垂体卒中、血液病、各种感染所致的脑动脉炎、脑基底异常血管网病、颅内静脉系统血栓和抗凝治疗的并发症等。另约 10%患者病因不明。

粟粒样动脉瘤可能与遗传和先天发育缺陷有关。炎症动脉瘤是由动脉炎或颅内炎症引起的血管壁病变。脑动静脉畸形是发育异常形成的畸形血管团。其他:如肿瘤或转移癌侵蚀血管,引起血管壁病变。当重体力劳动、情绪变化、血压突然升高、饮酒或酗酒时,瘤壁或管壁破裂,血液进入蛛网膜下腔,可引起颅内压增高,甚至因脑推移压迫脑干而骤死;血液的刺激也可发生无菌性脑膜炎,因蛛网膜粘连,阻碍脑脊液循环和吸收,出现不同程度的脑积水;流入蛛网膜下腔的血液直接刺激血管或血细胞,破坏产生多种血管收缩物质刺激血管,使部分病人发生血管痉挛,病人出现剧烈的头痛。

二、临床表现

SAH 临床表现差异大,轻者可无明显临床症状和体征,重者可突发昏迷甚至死亡。先天性动脉瘤破裂多见于中青年患者,老年病者以动脉硬化多见。常由于突然用力或情绪兴奋等诱因,数分钟内病人出现剧烈头痛,呕吐、面色苍白、全身冷汗,半数病人可伴不同程度的意识障碍,部分病人可出现精神症状,如欣快、谵妄和幻觉等,或有痫性发作、失语、轻偏瘫、视野缺损等,部分病人可见眼底出血。

最具特征性的体征为颈项强直、Kerning(＋)等脑膜刺激征。后交通动脉的动脉瘤破裂可出现一侧动眼神经麻痹,个别重症病人可很快进入深昏迷,出现去大脑强直。因脑疝形成而迅速死亡。

再出血是 SAH 主要急性并发症,在病情稳定后再次出现临床症状加重,使病情恶化,死亡率增加一倍。脑血管痉挛是另一并发症,其严重程度与出血量相关,常表现为波动性轻偏瘫或失语,是死亡和致残的重要原因。SAH 患者有不同程度脑积水并发症,急性脑积水轻者表现嗜睡、短时记忆受损、下肢腱反射亢进等体征,严重者引起颅内高压,甚至脑疝。亚急性脑积水表现隐匿出现痴呆、步态异常和尿失禁。

三、实验室及其他检查

1. 头颅 CT、MRI 是诊断 SAH 首选方法,CT、MRI 显示蛛网膜下腔内高密度影可确诊。

2. 腰椎穿刺脑脊液(CSF)检查:若 CT 扫描不能确诊,可行 CSF 检查(12h 后),注意与穿刺误伤鉴别。若脑脊液压力增高,肉眼观察为均匀一致血性,镜检可见大量红细胞,可提供 SAH 诊断重要依据。若无再出血,1 周后脑脊液内的红细胞大部分溶解,2～3 周后可找到较多的含铁血黄素吞噬细胞。

3. 病因检查:有血常规、凝血功能、肝功能等血液检查;TCD;确定蛛网膜下腔出血病因诊断的最有意义的辅助检查是脑血管造影。目前常用的磁共振血管显像(MRA)和数字减影全脑血管造影。

四、治疗要点

蛛网膜下腔出血的治疗原则:制止再出血,降低颅内压、防止血管痉挛,减少并发症,查找出血原因、治疗原发病和预防复发。

1. 内科治疗

(1)一般治疗:监护生命体征、降低颅内压,维持水、电解质酸碱平衡,维持呼吸循环功能,加强营养支持、预防感染、防止并发症。

(2)SAH 引起的颅内压增高:临床常用 20%甘露醇、呋塞米、白蛋白等脱水降颅压,颅内高压征象明显有脑疝趋势者,可行脑室引流。

(3)预防再出血:6-氨基已酸(EACA);立止血;酚磺乙胺等。

(4)预防血管痉挛:临床常用钙通道拮抗药,如急性期尼莫同静脉泵入,恢复期尼莫地平口服。

(5)放脑脊液疗法:腰椎穿刺放出少量脑脊液(10～20ml),以缓解头痛,减少出血引起的脑膜刺激症状。为防止脑疝,此法需慎重。

2. 手术治疗

(1)动脉瘤:常采用瘤颈夹闭术、瘤切除术、瘤体栓塞术。

(2)动静脉畸形:可采用整块切除术、供血动脉结扎术、血管内介入栓塞或 γ 刀治疗。

五、护理措施

(一)基础护理

1.休息与体位　急性期绝对卧床休息4～6周,复发者延长8周,床头抬高15°～30°。禁止起坐、沐浴、洗头、下床等活动。

2.环境与安全　提供舒适休养环境,保持病室安静,减少探视;治疗护理活动集中进行,避免打扰患者。

3.生活护理　按Orem自理模式,提供全部生活补偿系统,如压疮护理、口腔护理、排便护理等。

4.饮食护理　急性期禁食72h,意识清楚后患者逐步改为流食、半流食、软食;昏迷及吞咽功能障碍者给予留置胃管。

5.心理护理　安慰患者,提供疾病相关知识,列举治疗成功范例,避免紧张、焦虑、恐惧情绪。尽量避免一切可能增加病人的血压和颅内压的诱因。

(二)疾病护理

1. 对症护理

(1)病情监测:首次蛛网膜下腔出血后1个月内再出血的危险性最大,2周内再发率最高,应严密观察生命体征、瞳孔、意识及与出血部位相对应的神经系统症状体征,如语言、吞咽、肢体活动情况。对病情稳定后再次出现的剧烈头痛、呕吐、抽搐发作、脑膜刺激征等应引起重视。

(2)头痛护理:①观察头痛部位、性质、持续时间,是否伴随呕吐,如出现头痛剧烈、呕吐频繁、烦躁不安和意识迟钝、嗜睡、两侧瞳孔不等大、血压急骤升高、脉搏由弱转慢,即为脑疝前驱症状,应及时通知医师;②遵医嘱给予止痛药对症处理;③指导病人采用轻音乐、缓慢深呼吸及引导式想象等方法减轻疼痛。

2. 专科护理

(1)腰穿护理:腰穿术后去枕平卧6～8h。观察腰穿后可能发生的并发症,如脑疝、头痛、局部感染等。

(2)使用钙通道阻滞药者,遵医嘱严格控制输液速度,观察血压变化和肢体活动。

(3)预防并发症:①控制补液量和速度,避免补液过多过快或因脱水造成低钾、血液浓缩加重心脏负担;②观察胃管所抽出的胃液颜色,留取大便标本做隐血试验,以了解胃内有无出血;③定时监测生化指标,防止水、电解质、酸碱平衡失调;④预防压疮、挛缩、坠积性肺炎及泌尿道感染等。

(三)健康教育

1.合理饮食　宜低盐、低脂、充足蛋白质、丰富维生素饮食,限制钠盐(<6g/d)和动物脂肪的摄入;戒烟、忌酒;控制食物热量,维持理想体重;忌辛辣、咖啡、浓茶等刺激性食物。

2.避免诱因　避免使血压升高的各种因素,如用力屏气、排便,剧烈咳嗽、打喷嚏等诱发因素;平日注重保持情绪稳定、心态平和,戒骄戒躁;避免外界环境不良刺激;建立良好生活方式,保证充足睡眠,适度运动和锻炼,保持大便通畅;避免过度劳累、突然发力和过重的体力劳动等。

3.控制高血压　遵医嘱正确使用降压药,避免血压波动对血管的损害。

4.检查指导　SAH患者常规首次出血3周病情稳定后行DSA检查,做好围术期护理,指导患者积极配合,尽早查明病因,采取进一步治疗。

5.照护者指导　创造良好休养环境;关心、体贴患者,安抚其情绪,给予其心理支持;督促其早检查、早确诊、早手术;了解再出血征象及时就诊。

6.女性育龄病人应告知1～2年避免怀孕。

第七节　急性炎症性脱髓鞘性多发性神经病

急性炎症性脱髓鞘性多发性神经病(Acute Inflammatory Demyelinating Polyradiculoneuropathies,AIDP)又称吉兰-巴雷综合征(Guillain-Barré syndrome,GBS),为急性或亚急性起病的大多可恢复的多发性脊神经根(可伴脑神经)受累的一组疾病。主要病理改变为周围广泛炎症性节段性脱髓鞘和小血管周围淋巴细胞及巨噬细胞的炎性反应。病前可有非特异性病毒感染或疫苗接种史,部分病人病前有空肠弯曲菌感染史。本病的预后大多良好,通常在病情稳定后2～4周开始恢复,70%～75%的病例可完全或接近完全康复;25%的病人可遗留轻微神经功能缺损;死亡率约为5%,主要死因为呼吸肌麻痹、肺部感染及心力衰竭;2%的病例可痊愈后再发。

一、病因与发病机制

本病的病因及发病机制不明,但众多的证据提示为免疫介导的周围神经病。一般认为本病属一种迟发性自身免疫疾病，病理及发病机制类似于 T 细胞介导的实验性变态反应性神经病，其免疫致病因子可能为存在于病人血液中的抗周围神经髓鞘抗体或对髓鞘有害性的细胞因子等。支持自身免疫学说的理由有：①本病发病前有上呼吸道、肠道感染史；有些局部地区在肠道感染流行时本病有流行倾向；预防流感的疫苗接种后，本病发病率增加；②实验性变态反应性神经病的临床症状与本病极为类似。

二、临 床 表 现

各年龄组均可发病，男性略高于女性，一年四季都可发病。多数病人病前 1～4 周有上呼吸道或消化道感染症状，少数有疫苗接种史。多为急性或亚急性起病，首发症状常为四肢对称性无力。可自远端向近端发展或相反，亦可远、近端同时受累，并可累及躯干，严重病例可因累及肋间肌及膈肌而致呼吸麻痹。瘫痪为弛缓性，腱反射减低或消失，病理反射阴性。早期肌肉萎缩不明显，严重者可因继发性轴突变性而出现肌肉萎缩。

发病时多有肢体感觉异常，如麻木、刺痛和不适感，感觉缺失或减退呈手套袜子样分布。脑神经损害以双侧周围性面瘫多见，尤其在成年人；延髓麻痹以儿童多见。偶见视盘水肿。

自主神经症状有多汗、皮肤潮红、手足肿胀及营养障碍。严重病例可有心动过速、直立性低血压。括约肌功能多无影响。

三、实验室检查

(一)脑脊液检查

本病的实验室检查主要为腰椎穿刺取脑脊液化验，典型的脑脊液改变为细胞数正常，而蛋白质明显增高(为神经根的广泛炎症反应)，称蛋白-细胞分离现象，为本病的重要特点，通常在病后第 3 周最明显。

(二)肌电图检查

F 波异常示神经近端或神经根损害，对 GBS 诊断有重要意义。

(三)腓肠肌活检

可作为 GBS 辅助诊断方法，活检可见炎症细胞浸润及神经脱髓鞘。

四、治 疗 要 点

(一)辅助呼吸

呼吸麻痹是 GBS 的主要危险，呼吸麻痹的抢救成功与否是增加本病的治愈率、降低病死率的关键，而呼吸机的正确使用是成功抢救呼吸麻痹的保证。因此，应严密观察病情，对有呼吸困难者及时进行气管切开和人工辅助呼吸。

(二)病因治疗

1. *血浆交换疗法*　周围神经脱髓鞘时，由于体液免疫系统的作用，病人血液中存在与发病有关的抗体、补体及细胞因子等，在发病 2 周内采用血浆交换疗法，可缩短临床症状，缩短需用呼吸机的时间，降低并发症发生率，并迅速降低抗周围神经髓鞘抗体滴度。适应证为不能独立行走、肺活量明显减少或延髓麻痹等病情较严重的病人。但本法只能在具有一定条件和经验的医疗中心进行，且费用昂贵。

2. *免疫球蛋白*　应用大剂量的免疫球蛋白静滴治疗急性病例，可获得与血浆交换治疗相接近的效果，而且安全。但有部分病例可复发，再治疗仍然有效。

3. *糖皮质激素*　糖皮质激素曾长期广泛地用于本病的治疗，近年来的临床研究发现其效果未优于一般治疗，且可能发生并发症，现多已不主张应用，但慢性 GBS 对激素仍有良好的反应。

(三)对症治疗

窦性心动过速常见，无需治疗；严重心脏阻滞及窦性停搏少见，发生时可立即植入临时性心内起搏器。高血压用小剂量的β受体阻滞药治疗，低血压可补充胶体液或调整病人体位；便秘可给予缓泻剂和润肠剂；抗生素预防和控制坠积性肺炎、尿路感染。

(四)康复治疗

早期行肢体被动活动，防止关节挛缩，可行针灸、理疗及按摩等。

五、护 理 措 施

(一)基础护理

协助生活护理，保持床单位清洁、整齐、干燥，肢体瘫痪者给予功能位，每 2h 更换体位 1 次；保留鼻饲者按时鼻饲流食；保持口腔、会阴部清洁；每天擦浴 1～2 次。

行走不稳者活动时有专人陪伴，体位改变时嘱病人动作缓慢，防止跌倒；感觉障碍者注意防烫伤。

(二)疾病护理

持续低流量给氧，当病人血氧饱和度下降时应加大氧流量。

给予病人半卧位，鼓励其深呼吸和有效咳嗽，协助翻身、叩背或体位引流，及时清除口、鼻腔和呼吸道分泌物，必要时吸痰。

心电监护，监测血压、脉搏、呼吸、氧饱和度变化，询问病人有无胸闷、气短、呼吸费力等症状，观察呼吸困难的程度和血气分析的变化以及病人情绪；当病人出现烦躁不安、呼吸费力、出汗、口唇发绀等缺氧症状，血氧饱和度降低，血气分析血氧分压低于70mmHg，应立即报告医师，遵医嘱及早使用人工呼吸机。一般先用气管内插管，如1d以上无好转，则行气管切开，外接呼吸机。

给予高热量、高蛋白、高维生素易消化的软食，多食新鲜蔬菜、水果，补充足够的水分；延髓麻痹不能进食者以及气管切开、呼吸机辅助呼吸者给予鼻饲流食，维持水、电解质平衡。

预防肺部感染、压疮、营养不良、深静脉血栓、失用性萎缩、便秘、尿潴留等并发症，帮助病人活动肢体，按摩腹部，必要时穿弹力袜、灌肠、导尿等。

注意观察药物的作用和不良反应。

加强心理护理，病人常因呼吸费力而紧张、恐惧，害怕呼吸停止，害怕气管切开，护理人员应主动关心病人，尽可能陪伴在病人身边，耐心倾听病人感受，并给予安慰和鼓励，告知本病经过积极治疗和康复锻炼后大多预后良好，增强病人战胜疾病的信心。

(三)健康指导

1. 指导病人及家属掌握本病相关知识及自我护理方法，鼓励病人保持心情愉快和情绪稳定，树立战胜疾病的信心。

2. 避免诱因：加强营养，增强体质和机体抵抗力，避免淋雨、受凉、疲劳和创伤。

3. 运动指导：加强肢体功能锻炼和日常生活活动训练，肢体被动和主动运动均应保持关节的最大活动度；运动过程中有专人陪护，防止跌倒、受伤；家属应关心病人，督促其坚持运动锻炼。

4. 病情观察：告知消化道出血、营养失调、压疮及深静脉血栓形成的表现以及预防窒息的方法。当病人出现胃部不适、腹痛、柏油样大便、肢体肿胀疼痛，以及咳嗽、咳痰、发热、外伤等情况时立即就诊。

第八节　癫　痫

癫痫是多种原因导致脑部神经元高度同步化异常放电的临床综合征，临床表现具有发作性、短暂性、重复性、刻板性的特点。是神经系统中仅次于脑血管病的第二大疾病，一般人群年发病率50～70/10万，患病率约0.5%。

一、病因及发病机制

(一)病因

1. *原发性癫痫*　又称特发性癫痫，至今尚无脑部器质性损害的病理变化或代谢异常的证据，多数病人在儿童或青年期首次发病，可能与遗传因素密切相关。

2. *继发性癫痫*　又称症状性癫痫，占癫痫的大多数，是由脑部器质性病变和代谢疾病所引起的，可发生于各个年龄组。引起继发性癫痫的常见疾病有：①脑部疾病：先天性或发育异常性脑病、颅脑损伤、中枢神经系统感染、脑寄生虫病、脑血管疾病、颅内肿瘤等；②全身性疾病：各种原因引起的脑缺氧后遗症、儿童期的发热惊厥、中毒性脑病，内科疾病的神经系统并发症等。

(二)影响癫痫发作的因素

1. *遗传因素*　在原发性癫痫的近亲中，癫痫的患病率为1%～6%，在症状性癫痫的近亲中，癫痫的患病率为1.5%，都高于一般人群。遗传学研究发现这与病人的常染色体基因突变有关。

2. *环境因素*　癫痫的发生与年龄、内分泌、睡眠等环境因素有关；饥饿、暴食、疲劳、感情冲动、代谢紊乱等可诱发癫痫；部分病人在闪光、音乐、下棋、阅读、沐浴、刷牙等特定的条件下发作。

(三)发病机制

迄今为止尚未完全阐明。可能与脑内的兴奋性递质——谷氨酸和天门冬氨酸显著增加时，使钙离子和钠离子进入神经元，破坏了正常的神经细胞膜电位的稳定，出现异常的过度同步的放电现象有关。

二、临床表现

癫痫的表现极为多样，并都具有短暂性、刻板性、间歇性、反复发作的特征。可分为痫性发作和癫痫症两方面。

(一)痫性发作

痫性发作可表现为不同程度的运动、感觉、意识、行为、自主神经障碍,或兼而有之。每次发作或每种发作称之为痫性发作。

1. 部分性发作　为痫性发作最常见的类型,发作起始症状和脑电图特点均提示起于一侧脑结构,也可以扩散至两侧。可分为:①单纯部分发作,又可分为部分性运动性发作、体觉性发作或特殊感觉性发作、自主神经性发作和精神性发作等。部分性运动性发作时局部肢体的抽搐大多见于一侧口角、眼睑、手指或足趾,也可涉及整个一侧面部和一个肢体的远端。如局部抽搐持续数小时或数日,则称为持续性部分性癫痫。②复杂部分性发作,伴有意识障碍,表现为遗忘症、自动症、精神运动性发作等。③部分性发作继发为全面性强直-阵挛发作。

2. 全面性发作　可有失神发作、肌阵挛发作、阵挛性发作、强直性发作、强直-阵挛发作多种发作类型。

全面强直-阵挛发作(GTCS),开始即累及两侧脑结构,伴有两侧对称的运动症状和意识改变。全面强直-阵挛发作以全身对称性抽搐和意识丧失为特征。其发作经过可分为 3 期:强直期、阵挛期和惊厥后期。

(1)强直期:突发意识丧失,全身骨骼肌持续收缩、眼球上窜、喉肌痉挛,发出叫声。口部先强张后突闭,可咬破舌头。颈部和躯干先屈曲后反张,上肢先上举、后旋变为内收、前旋,下肢自屈曲转为伸直。常持续 10～20s 后转入阵挛期。

(2)阵挛期:不同肌群强直和松弛交替出现,由肢端延及全身。阵挛频率逐渐减慢,松弛期逐渐延长,持续 0.5～1min。最后 1 次强直痉挛后抽搐停止,进入痉挛后期。

以上两期都出现心率增快,血压升高,汗、唾液和支气管分泌物增多,瞳孔散大等自主神经征象。瞳孔对光反射及深浅反射消失,病理征出现以及呼吸暂停、缺氧导致皮肤发绀。

(3)惊厥后期:阵挛期后,尚有短暂的强直痉挛,造成牙关紧闭和大小便失禁。首先恢复呼吸,口鼻喷出泡沫和血沫,心率、血压、瞳孔等相继恢复正常,意识逐渐恢复。自发作开始至意识恢复 5～10min。醒后觉头痛、疲乏,对抽搐过程全无记忆。一些病人意识障碍减轻后进入昏睡状态。若在短期内强直-痉挛频繁发作,发作间歇期意识或神经功能未恢复至正常水平;或癫痫发作持续 30min 以上未自行停止,称为癫痫持续状态。

(二)癫痫症

有一种或数种发作类型而且反复发作者即为癫痫症。发作的类型可分为部分性癫痫症和全面性癫痫症;任何一种发作类型就其发病的原因,又分为特发性和症状性癫痫。部分性癫痫多为儿童期癫痫。有部分性发作和局灶性脑电图异常,无神经系统体征和智能缺陷,常有家族史,与痫性发作不尽相同,但每个病儿的症状相当固定,继发性部分性癫痫因不同的病灶部位可出现不同类型的发作,并均可继发为全面性阵挛-强直性发作。

三、辅助检查

1. 脑电图　脑电图检查对癫痫的诊断及分型具有十分重要意义。脑电图记录可以发现棘波、尖波、棘漫综合波以及爆发活动等癫痫样波。脑电图的线性活动可由过度换气、闪光刺激和药物诱发,也可被大剂量抗癫痫药物所压抑。

2. 长程脑电　即 24h 脑电图。临床适用 1d 内发作较多并有特征性脑电图变化患者。

3. 视频脑电　临床对癫痫诊断及致痫灶定位帮助很大。

4. 脑磁图　是国内近年新开展检查项目,目前对癫痫临床诊断及致痫灶定位帮助最大。

5. 神经影像学检查　CT、MRI 检查可发现脑部器质性病变。

四、治疗原则

1. 发作时治疗　当病人处于全身抽搐和意识丧失时,以保安全、预防外伤和其他并发症为主,而不是立即用药,因为任何药物已无法控制本次发作,而且可能药物尚未准备好,此次发作已经停止。

2. 发作间歇期治疗　癫痫病人发作间歇期应定时服用抗癫痫药物以预防再发作。药物治疗的原则为:①药物剂量由小到大,逐步增加,用血液浓度监测有效剂量;②一个首选药物增加到有效血液浓度仍不能控制发作,或因不良反应而不能继续应用时应撤换,改用次选药物。撤换时一增一减,也需缓慢,至少 1 周时间;③应避免常规地同时使用多种药物,因为抗癫痫药物间常有相互影响;④治疗的终止:全面强直-痉挛发作和单纯部分性发作在完全控制 2～5 年后,脑电图随访痫性活动消失者可以开始停药;停药必须缓慢减量,停药过程中可参考脑电图的变化,病程越长,剂量越大,用药越多，停药越缓慢，整个过程一般不少于1～2年；⑤偶尔发病、脑电图异常而临床无癫痫症状和5岁以下、每次发作均有发热的儿童，一般不服用抗癫痫药物。

3. 癫痫持续状态的治疗　应在给氧、防护的同时从速制止发作，并及时纠正酸碱失衡、电解质紊乱和脑水肿。可选用下列抗癫痫药物制止发作：

(1)地西泮10～20mg，静脉注射，速度不超过每分钟2mg，无效改用其他药物；有效而复发者可在30min后重复注射，或将地西泮100～200mg溶于5%葡萄糖溶液500ml中，于12h内缓慢静脉滴注。

(2)苯妥英钠10～20mg/kg稀释于生理盐水20～40ml做静脉注射，速度不超过50mg/min。

(3)异戊巴比妥钠0.5g溶解于注射用水10ml做静脉注射，速度不超过0.1g/min。应注意有无呼吸抑制和血压降低。

(4)10%水合氯醛20～30ml保留灌肠。

4. 病因治疗

五、护理措施

(一)基础护理

1. 休息与活动　癫痫频发期间多卧床休息，减少外出活动；即使外出活动应有专人陪护，若出现发作先兆应立即卧床休息。

2. 环境与安全　室内保持安静，地面配设柔软，光线柔和，无危险物品；限制陪护人数；床单元应配置柔软的床垫、床旁有护栏，床旁桌备有若干缠有纱布的压舌板；床边备好吸氧和吸痰装置。

3. 生活护理　①口腔护理：意识障碍者每天协助口腔护理2～3次；②皮肤护理：意识障碍者每天床上擦浴1～2次；每2～3h协助更换体位1次，预防压疮；③排便排尿的护理：癫痫发作伴意识障碍或大小便失禁者，需及时清除污物，做好会阴护理；④意识障碍者协助做好良肢位的摆放，预防关节僵硬和肢体挛缩畸形。

4. 饮食护理　意识清醒患者，给予高蛋白、高维生素的清淡饮食。昏迷或有吞咽障碍者，遵医嘱予留置胃管鼻饲流质。

5. 心理护理　对意识清楚的病人，讲解疾病有关知识，正确对待疾病，保持精神愉快，心情舒畅地接受治疗。

(二)疾病护理

1. 对症护理

癫痫发作时的护理　①立即解开衣领、衣扣和腰带，迅速将缠有纱布的压舌板或小布卷置入病人一侧上、下臼齿间，以防咬伤舌和面颊部。有义齿者必须取出。②病人抽搐发作时，需有专人守护、观察和记录全过程，注意意识状态和瞳孔的变化，以及抽搐的部位、持续时间、间隔时间等。③全面强直-阵挛发作者要扶持病人卧倒，防止跌伤或伤人。④不可强行按压或用约束带捆扎抽搐的肢体以防骨折，可用枕头或其他柔软物保护大关节不致碰撞床栏等硬物，在背后垫一卷衣被之类的软物可以防止椎骨骨折。⑤将病人的头部侧向一边，及时吸出呼吸道分泌物和呕吐物并给予吸氧，以减少呼吸道阻塞和改善缺氧。必要时配合行气管切开术或人工呼吸机辅助呼吸。⑥禁止口腔测温，应测腋下温度或肛温。⑦少数病人在抽搐停止、意识恢复过程中有短时间的兴奋躁动，应防止自伤或伤人。

2. 专科护理

(1)药物治疗的护理。①观察疗效：观察痫性发作的次数是否减少、间歇期是否延长、发作时程是否缩短等。②观察不良反应：各种药物都有多项不良反应，轻者如胃肠道反应等，一般不影响治疗；中度者如眼球震颤、共济失调等是药物过量所致的神经中枢中毒现象，减量后即可消失；偶可发生严重的不良反应，如有精神症状、粒细胞缺乏症等应及时提醒医师撤换药物。③注意事项：用药期间监测血药浓度，同一病人每次采血样的时间应固定，并须在上次服药后间隔6h以上采取血样；苯妥英钠有强碱性，宜在饭后吞服；对于发作多在夜晚和清晨的病人，用药可以集中在下午和入睡前；地西泮有抑制呼吸现象，静脉注射时需注意观察，有不良反应则需即刻停止注射，并采取对症措施。

(2)检查脑电图时的注意事项。①检查应在停止服用各种扩血管药、神经调节药、镇静药、兴奋药及麻醉药品，72h后进行；②做脑电图前应吃饱饭，洗干净头发，洗发时不要使用任何护发素、摩丝等护发定型用品；③应在生理和病理状态比较稳定的情况下做脑电图。急性感染、神志障碍、发热、急性脑卒中、低血糖、电解质紊乱、酸碱失衡、妊娠、代谢性疾病、应激状态等均可影响脑电波变化，不利于诊断。

(三)健康教育

1. 日常生活护理：①患者应养成良好的生活习惯，生活应有规律，保证充足睡眠，避免过度劳累、紧张，减少精神感觉刺激等；②饮食应给予富于营养和容易消化的食物；③尽量避开危险场所及危险品，不宜从事高空作业及精力高度紧张的工作；④病人如有义齿，应在每日睡觉前摘下。癫痫病人睡单人床时，要在床边设置床档，以防发病时坠落跌伤。

2.起居护理：①癫痫患者独自休息的卧室，最好不要陈放棱角突出的家具；②地板应保持清洁，条件许可时可铺设地毯；③床上不要放剪刀之类的尖锐物品；④经常发作的病人最好不佩戴眼镜，如果必须佩戴，应戴镜框镜片结实眼镜。

3.照护者指导：安排好病人生活，避免各种诱发因素；病人随身携带药物、写有姓名、住址、联系电话及病史的个人资料，以备发作时及时联系与处理等。

4.婚育知识教育：①禁止近亲婚配和生育；②在医生指导下结婚生育。

5.指导患者克服害怕、恐惧心理，积极参与社区活动。

第九节　帕金森病

帕金森病（Parkinson disease，PD），又称震颤麻痹（paralysis agitans），是一种中老年常见的神经系统变性疾病，以黑质多巴胺能神经元变性缺失和路易小体形成为病理特性，以静止性震颤、运动迟缓、肌强直和姿势步态异常为临床特征。本病起病缓慢，逐渐进展。男性稍多于女性。65岁以上的老年人群患病率为2%。目前，我国帕金森病患者人数已超过200万。高血压脑动脉硬化、脑炎、外伤、中毒、基底核附近肿瘤以及吩噻嗪类药物等所产生的震颤、强直等症状，称为帕金森综合征。

一、病　因

本病的病因未明，目前认为PD非单因素引起，可能为多因素共同参与所致，可能与下列因素有关：

1.年龄老化　本病40岁以前极少发病，主要发生于50岁以上的中老年人，60岁以上发病明显增多，提示年龄老化与发病有关。实际上，只有当黑质多巴胺能神经元数目减少50%以上，纹状体多巴胺递质含量减少80%以上，临床才会出现帕金森病的运动障碍症状。正常神经系统老化并不会达到这一水平，故年龄老化只是帕金森病发病的一个促发因素。

2.环境因素　流行病学调查显示，长期接触环境中与吡啶类衍生物1-甲基-4-苯基-1，2，3，6-四氢吡啶（MPTP）分子结构类似的杀虫剂、除草剂或某些工业化学品等可能是PD发病的危险因素。MPTP本身并无毒性，但在脑内经B型单胺氧化酶（MAO-B）的作用转变成有毒性的甲基-苯基-吡啶离子（MPP^+），后者被多巴胺转运载体选择性摄入黑质多巴胺能神经元内，抑制线粒体呼吸链复合物Ⅰ型的活性，抑制细胞的能量代谢，从而导致细胞死亡。故PD的发病与工业、农业毒素有关。

3.遗传因素　本病在一些家族中呈聚集现象，有报道10%左右的PD患者有家族史，包括常染色体显性遗传或常染色体隐性遗传。目前分子遗传学的研究证明导致PD发病的重要致病基因有：PARK1、PARK2、PARK5、PARK7等。

二、发病机制

1.神经递质的平衡受到破坏。多巴胺和乙酰胆碱是纹状体内两种重要的神经递质，功能互相拮抗，维持二者之间的平衡对于基底节环路活动起着重要的调节作用。脑内多巴胺递质主要是黑质-纹状体通路。帕金森病时由于黑质多巴胺能神经元变性、缺失，纹状体多巴胺含量显著降低（超过80%），造成乙酰胆碱系统功能相对亢进，导致肌张力增高、运动减少等临床表现。

2.导致黑质多巴胺能神经元变性死亡的确切发病机制目前尚不完全清楚，但已知氧化应激、线粒体功能缺陷、蛋白错误折叠和聚集、胶质细胞增生和炎性反应等在黑质多巴胺能神经元变性死亡中起着重要作用。

三、临床表现

1.静止性震颤　常为本病的首发症状。多自一侧上肢远端开始，表现为规律性手指屈曲和拇指对掌运动，类似"搓丸样"动作。具有静止时明显、精神紧张时加重，做随意动作时减轻，睡眠时消失等特征。震颤可逐渐扩展至四肢，但上肢通常比下肢明显，下颌、口、唇、舌及头部受累较晚。少数患者无震颤，尤其是发病年龄在70岁以上者。

2.肌强直　本病肌强直系锥体外系性肌张力增高，即伸肌和屈肌的张力同时增高。当腕、肘关节被动运动时,检查者感受到的阻力增高是均匀一致的,称为"铅管样肌强直"。如患者合并有震颤,则在伸屈肢体时可感到在均匀阻力上出现断续的停顿,如同齿轮转动一样,称为"齿轮样肌强直"。另外,有一种具有早期诊断价值的体征称为"路标现象",即嘱患者将双肘关节立于桌面上,使前臂和桌面呈垂直位置,双臂及腕部肌肉放松,正常人腕关节和前臂成 90°角,而 PD 患者由于腕部肌肉强直而使腕关节呈伸直位置,很像铁路上竖立的路标。

3.运动迟缓 患者可表现多种动作的减慢、随意运动减少,尤其以开始动作时为明显。如坐下时不能起立,起床、翻身、解系纽扣或鞋带、穿鞋、穿衣、洗脸、刷牙等日常活动均发生困难。有书写时字越写越小的倾向,称为"写字过小征"。面部表情肌少动,表现为面部无表情、不眨眼、双眼凝视,称为"面具脸"。

4.姿势步态异常 由于颈肌、躯干肌强直而使患者站立时呈特殊屈曲体态,表现头前倾、躯干俯屈、肘关节屈曲、腕关节伸直、前臂内收、髋、膝关节略弯曲等。步态异常最为突出,表现为走路拖步,迈步时身体前倾,行走时步距缩短,上肢协同摆动的联合动作较少或消失。"慌张步态"是帕金森患者特有的体征,表现为行走时起步困难,一迈步时即以极小的步伐前冲,越走越快,不能立刻停下脚步。

5.其他症状 ①口、咽和腭肌运动障碍表现为:讲话缓慢、语调低、吐字不清、流涎和吞咽困难等;②自主神经紊乱表现为:顽固性便秘、夜间大量出汗、直立性低血压;③精神症状表现为:抑郁症、幻觉、思维迟钝等;④疾病晚期可出现智力衰退现象。

四、实验室检查

1.生化检测 采用高效液相色谱(HPLC)可检测到脑脊液和尿中高香草酸(HVA)含量降低。

2.基因诊断 采用 DNA 印记技术、PCR、DNA 序列分析等可能发现基因突变。

3.功能显像诊断 采用 PET 或 SPECT 进行特定的放射性核素检测,可显示脑内多巴胺转运体(DAT)功能显著降低,多巴胺递质合成减少以及 D_2 型多巴胺受体活性早期超敏、晚期低敏等,对早期诊断、鉴别诊断及监测病情有一定价值。

五、治疗要点

(一)药物治疗

目前,药物治疗是 PD 最主要的治疗方法。通过维持纹状体内的乙酰胆碱和多巴胺两种神经递质的平衡,使临床症状得以改善。患者需长期或终身服药,遵循从小剂量开始,缓慢递增的原则,尽量以较小的剂量取得较满意的疗效。

1.抗胆碱药 对震颤和肌强直有效,对运动迟缓疗效较差。适用震颤突出且年龄较轻的患者。常用药物有:苯海索(安坦)、甲磺酸苯扎托品等。合并有青光眼和前列腺肥大者禁用。

2.金刚烷胺 能促进神经末梢释放多巴胺,并阻止其再吸收。能改善震颤、肌强直、运动迟缓等症状,适用于轻症患者,可单独使用,但维持时间短,常与左旋多巴等药合用。癫痫患者慎用。

3.多巴胺替代治疗 可补充黑质纹状体内多巴胺的不足,是 PD 最重要的治疗方法。由于多巴胺不能透过血-脑屏障,常用左旋多巴替代治疗,可增强疗效和减少外周反应,主要复方左旋多巴制剂药物有:美多巴(由左旋多巴 200mg 和苄丝肼 50mg 组成)及息宁(由左旋多巴 200mg 和卡比多巴 20mg 组成)。

4.多巴胺受体激动剂 通过直接刺激突触后膜多巴胺受体而发挥作用,已逐渐成为治疗 PD 的另一大类重要药物。主要药物有:溴隐亭、吡贝地尔(泰舒达)、普拉克索等。

5.单胺氧化酶 B(MAO-B)抑制药 可阻止多巴胺降解,增加脑内多巴胺含量。主要药物有:司来吉米。精神病患者慎用,不宜与氟西汀合用。

6.儿茶酚-氧位-甲基转移酶抑制药(COMTI) 通过抑制左旋多巴在外周代谢,维持左旋多巴血浆浓度的稳定,加速通过血-脑屏障,增加脑内纹状体多巴胺的含量。该药单独使用无效,需与美多巴或息宁等合用方可增强疗效,减少症状波动反应。主要药物有:托卡朋(答是美)和恩托卡朋(柯丹)。

(二)外科治疗

适用于药物治疗无效或不良反应严重患者。手术治疗可改善症状,但术后仍需继续服药,故不能作为首选治疗方法。目前开展的手术有:苍白球毁损术、丘脑毁损术、脑深部电刺激术等。

(三)细胞移植治疗及基因治疗

目前尚处在动物实验阶段,是在探索中具有广阔前景的治疗方法。

（四）康复治疗

对改善 PD 症状有一定作用，通过进行语言、进食、肢体运动等训练和指导，改善患者生活质量，减少并发症发生。

六、护理措施

（一）基础护理

1. *皮肤护理*　①预防压疮：注意保持床铺清洁、平整、干燥，协助翻身，避免长时间坐位；②促进舒适：出汗多患者，穿柔软、宽松的棉布衣裤，协助勤换衣服、被褥，勤洗澡。

2. *提供生活方便*　①注意床的高度适中，方便患者上下床，两边有床栏保护；②呼叫器、茶杯、纸巾、便器、手杖等放于患者伸手可触及处，方便取用；③室内或走道配备扶手等辅助设施。

3. *饮食护理*　给予高热量、高维生素、高纤维素、低盐、低脂、适量优质蛋白质的易消化饮食。

4. *心理护理*　PD 患者常常有自卑、焦虑、忧郁、恐惧甚至绝望心理。①应细心观察患者的心理反应，鼓励患者表达并注意倾听其心理感受；②与患者讨论身体健康状况改变所造成的影响，及时给予正确的信息和引导；③鼓励患者尽量维持过去的兴趣和爱好，帮助培养和寻找新的简单易做的嗜好；④鼓励患者多与人交往并指导家属关心体贴患者，以创造良好的亲情和人际关系氛围。

（二）疾病护理

1. *对症护理*

(1)运动护理：目的在于防止和推迟关节僵直和肢体挛缩，克服运动障碍的不良影响。①尽量参与各种形式的活动，如散步、太极拳等，注意保持身体和各关节的活动强度和最大活动范围。②有目的、有计划地锻炼，鼓励患者自主活动及做力所能及的事情，尽可能减少对他人的依赖，如患者起坐有困难，应每天做完一般运动后反复练习起坐动作。③注意头颈部直立姿势，预防畸形。④有起步困难和步行时突然僵住不动者，指导其思想放松，目视前方，双臂自然摆动，脚抬高，足跟先着地，家属不要强行拖曳；感到脚沾地时，可先向后退一步，再往前走，比直接向前容易。⑤过度震颤者，可坐在有扶手的椅子上，手抓住椅臂，控制震颤。⑥有显著运动障碍而卧床不起者，应帮助患者采取舒适体位，被动活动，按摩四肢肌肉，注意动作轻柔，避免造成疼痛和骨折。

(2)安全护理：①防烫伤和烧伤，如对上肢震颤未能控制、日常生活动作笨拙的患者，应避免患者自行使用液化气和自行从开水瓶倒水，让患者使用带有大把手且不易打碎的不锈钢饭碗、水杯和汤勺等；②防自伤、自杀、走失、伤人等意外发生，如患者有幻觉、错觉、忧郁、欣快等精神症状或意识模糊、智能障碍，应专人陪护；严格交接班制度，禁止患者自行使用锐利器械和危险品；按时服药，送服到口等。

2. *并发症护理*　PD 常需要长期或终身服药，做好用药指导及护理可有效预防并发症发生。

(1)根据患者的年龄、症状类型、严重程度、就业情况、药物价格和经济承受能力等选择药物。

(2)注意药物疗效观察。服药过程中要仔细观察震颤、肌强直和其他运动功能、语言功能的改善程度、观察患者起坐的速度、步行的姿势，讲话的音调与流利程度、写字、梳头、扣纽扣、系鞋带以及进食动作，以确定药物疗效。

(3)药物不良反应的观察及处理

①胃肠道反应：如服用复方多巴制剂、多巴胺受体激动药等常可出现食欲减退、恶心、呕吐、腹痛、便秘等不适。在吃药前吃一点面包、饼干等面食或者服用多潘立酮对抗，可有效缓解胃肠道反应。

②体位性低血压：抗 PD 药物几乎都能导致体位性低血压。注意起床或由坐位起立时动作缓慢，遵医嘱减少服药剂量或改用影响血压较小的药物。

③精神、神经系统症状：多数抗 PD 药物可出现兴奋、失眠、幻觉、错觉、妄想等不良反应，应注意观察，做好安全护理并遵医嘱对症处理、调整药物剂量或种类。

④开-关现象：是长期服用复方左旋多巴制剂后出现的副作用。指患者突然出现症状加重，全身僵硬，寸步难行，但未进行任何治疗，症状数分钟后又突然消失的现象。此现象可在患者日常生活的任何时间和状态下发生，与服药时间和剂量无关。可能是由多巴胺受体的功能失调引起。在每天保持总药量不变的前提下，通过减少每次剂量、增加服药次数或适当加用多巴胺受体激动剂，减少左旋多巴用量，可以减少该现象发生。

⑤剂末现象：又称疗效减退。指每次服药后作用时间逐渐缩短，表现为症状有规律性的波动，即刚服药后不久症状最轻，几小时后症状逐渐加重，直到下一顿药服下后症状才又减轻。与有效血药浓度有关，可以预知，增加每天总剂量并增加服用

次数可以预防。

⑥异动症：是长期左旋多巴治疗中常见的副作用。表现舞蹈症或手足徐动样不自主运动，如肢体的舞动、躯干的摇摆、下颌的运动、做各种姿势和痉挛样活动等。一般在服药后1～2h或清晨服药前出现。减少左旋多巴单次剂量或睡前服用多巴胺受体激动剂可缓解症状。

(三)健康指导

1.预防便秘　应指导患者多食含纤维素多、新鲜的蔬菜、水果，多喝水，指导腹部按摩，促进肠蠕动，每日养成定时排便的习惯以促进排便。如有顽固性便秘，可遵医嘱使用果导、番泻叶等缓泻剂或给予开塞露塞肛、灌肠、人工排便等。

2.服药指导　①左旋多巴：一般每天三餐前1h的空腹状态下服用，可以保证药物充分的吸收，并发挥最大效果。每天服药的时间应该相对固定，要尽量避免忽早忽晚，甚至漏服、多服的不规则用药方式。美多巴和息宁两种药物不能同时服用，以避免左旋多巴过量。避免在每次吃药前，进食高蛋白食物，如牛奶、豆浆、鱼类、肉类，更不能用牛奶、豆浆替代开水服药(蛋白质在肠道内分解成氨基酸，妨碍左旋多巴的吸收，影响疗效)。可以在服药起药物疗效后，适当补充蛋白质食物。②金刚烷胺：不能与酒同时服用；对于失眠者，建议早、中各服1片，尽量避免晚上睡前服用，以免影响睡眠。③单胺氧化酶B型(MAO-B)抑制药：早、中餐后服用可避免恶心和失眠。④儿茶酚-氧位-甲基转移酶抑制药：部分患者尿液可变成深黄色或橙色，与药物的代谢产物本身颜色有关，对健康无害。⑤抗胆碱药：槟榔是拟胆碱能食物，可降低该药疗效，应避免食用。

3.照顾者指导　①应关心体贴患者，协助进食、服药和日常生活的照顾；②督促患者遵医嘱正确服药，防止错服和漏服，细心观察，积极预防并发症和及时识别病情变化，及时就诊；③患者外出有专人陪伴，如患者有精神、智能障碍，可在患者衣服口袋放置写有患者姓名、住址、联系电话的“安全卡片”，或佩带手腕识别牌、以防走失。

第十节　多发性神经病

多发性神经病(polyneuropathy)又称末梢神经病，以往也称为周围神经炎、末梢神经炎。是不同病因引起的，表现为四肢远端对称性的或非对称性的运动、感觉以及自主神经功能障碍性疾病。

一、病因与发病机制

1.感染

(1)周围神经的直接感染：如麻风、带状疱疹。

(2)伴发或继发于各种急性和慢性感染：如流行性感冒、麻疹、水痘、腮腺炎、猩红热、传染性单核细胞增多症、钩端螺旋体、疟疾、布氏杆菌病、AIDS病等。

(3)细菌分泌的毒素对周围神经有特殊的亲和力：如白喉、破伤风、菌痢等。

2.代谢及内分泌障碍　糖尿病、尿毒症、血卟啉病、淀粉样变性、痛风、甲状腺功能减退、肢端肥大症，各种原因引起的恶病质。

3.营养障碍　B族维生素缺乏，慢性酒精中毒、妊娠、胃肠道的慢性疾病及手术后。

4.化学因素　药物、化学品、重金属。

5.感染后或变态反应　吉兰-巴雷综合征、血清注射或疫苗接种后、注射神经节苷脂等。

6.结缔组织疾病　如红斑狼疮、结节性多动脉炎、硬皮病、巨细胞性动脉炎、类风湿关节炎、结节病、干燥综合征等。

7.遗传　遗传性共济失调性周围神经病、进行性肥大性多发性神经病、遗传性感觉性神经根神经病等。

8.其他　原因不明、癌瘤性、动脉粥样硬化性、慢性、进行性、复发性或多发性神经病。

多发性神经病的病理改变主要是周围神经的节段性脱髓鞘和轴突变性或两者兼有，少数病例可伴有神经肌肉连接点的改变。

二、临床表现

1.感觉障碍　受累肢体远端感觉异常，如针刺、蚁走、烧灼感、触痛等。与此同时或稍后出现肢体远端对称性深浅感觉减退或缺失，呈或长或短的手套-袜子样分布。

2.运动障碍　肢体远端对称性无力，轻重不等，可有轻瘫甚至全瘫。肌张力低下，腱反射减弱或消失。肌肉萎缩，在上肢以骨间肌、蚓状肌、鱼际肌；下肢以胫前肌、腓骨肌明显。可出现垂腕与垂足。后期可出现肌肉萎缩、肢体挛缩及畸形。

3. 自主神经障碍　肢体末端皮肤对称性菲薄、光亮或脱屑、变冷、苍白或青紫、汗多或无汗、指(趾)甲粗糙、松脆，甚至溃烂。

上述症状通常同时出现，呈四肢远端对称性分布，由远端向近段扩展。

三、实验室检查

1. 实验室检查　除个别病人可有脑脊液蛋白含量轻度增高外，一般均正常。

2. 肌电图　可见神经源性改变，不同神经传导速度检查可见不同程度的传导阻滞。

3. 神经组织活检　可有不同程度的髓鞘脱失或轴突变性。

四、治疗要点

1. 病因治疗　根据不同病因采取不同的方法。如铅中毒应立即脱离中毒环境、阻止毒物继续进入体内，及时应用特殊解毒剂治疗。异烟肼中毒除立即停药，加大输液量、利尿、通便外，大剂量维生素B_6的应用，具有重要的治疗意义。乙醇中毒者，禁酒是治疗的关键，并应用大剂量维生素B_1肌内注射。糖尿病性者应调整控制糖尿病的药物用量、严格控制病情发展。结缔组织疾病及变态反应性可应用皮质类固醇治疗。因营养缺乏及代谢障碍或感染所致者，应积极治疗原发疾病。

2. 一般治疗　急性期应卧床休息。各种原因引起的多发性神经炎，均应早期足量地应用维生素B_1、维生素B_2、维生素B_6、维生素B_{12}及维生素C等。尚可根据情况选用ATP、辅酶A、地巴唑、肌苷等药物。疼痛剧烈者可选用止痛药、卡马西平、苯妥英钠或阿米替林。

五、护理措施

(一)基础护理

1. 生活护理

(1)评估病人的生活自理能力，满足病人的生活所需，给予进食、穿衣、洗漱、大小便及个人卫生等生活上照顾。

(2)做好口腔护理，以增进病人舒适感。

(3)做好皮肤护理，勤换衣服、被褥，勤洗澡，保持皮肤清洁，指导涂抹防裂油膏，预防压疮发生。

2. 饮食护理

(1)戒烟、戒酒。

(2)给予高热量、高维生素、清淡易消化饮食，多吃新鲜水果、蔬菜，补充B族维生素。

3. 环境护理

(1)床铺要有保护性床栏，防止病人坠床。

(2)走廊厕所要装有扶手，以方便病人起坐、扶行。

(3)地面要保持平整干燥，去除门槛，防潮湿。

4. 心理护理

(1)给病人提供有关疾病、治疗及预后的可靠信息。

(2)关心、尊重病人，多与病人交谈，鼓励病人表达自己的感受，指导病人克服焦虑、悲观情绪，适应病人角色。

(3)鼓励病人正确对待康复过程中遇到的困难，增强病人自我照顾能力与自信心。

(二)疾病护理

1. 指导病人进行肢体的主动和被动运动，并辅以针灸、理疗、按摩，防止肌肉萎缩和关节挛缩，促进知觉恢复。

2. 鼓励病人在能够承受的活动范围内坚持日常生活活动锻炼，并为其提供宽敞的活动环境和必要的辅助设施。

3. 避免高温或过冷刺激，谨慎使用热水袋或冰袋，防止烫伤或冻伤。

(三)健康指导

1. 疾病知识指导　告知病人及家属疾病相关知识与自我护理方法，帮助病人分析寻找病因和不利于恢复的因素，指导病人保持平衡心态，积极治疗原发疾病。

2. 合理饮食　多吃富含B族维生素的食物，如绿叶蔬菜、新鲜水果、大豆、谷类、蛋、瘦肉、肝等，戒烟酒，保证营养均衡。

3. 自我护理指导　生活有规律，经常适当运动和肢体功能锻炼，注意防止跌倒、坠床和烫伤。每晚睡前用温水泡脚，以促进血液循环和感觉恢复，增进睡眠。糖尿病周围神经病者应特别注意保护足部，预防糖尿病足。

4. 就诊指导　定期门诊复查，当感觉和运动障碍症状加重或出现外伤、感染、尿潴留或尿失禁时立即就诊。

第十一节 重症肌无力

重症肌无力(myasthenia gravis,MG)是乙酰胆碱受体抗体(AchR-Ab)介导的,细胞免疫依赖及补体参与的神经-肌肉接头处传递障碍的自身免疫性疾病。临床表现为部分或全身骨骼肌易疲劳,常于活动后加重,休息后减轻。MG在一般人群中年发病率为8/10万～20/10万,患病率约为50/10万。在我国南方发病率较高,任何年龄均可发病,常见于20～40岁,40岁以前女性患病率为男性的2～3倍,中年以后发病者以男性多见。

一、病因与发病机制

1.目前普遍认为神经-肌肉接头突触后膜乙酰胆碱受体数目减少和功能丧失,可能是该病患者发生肌无力的原因。

2.一致认为成人MG中免疫学异常在发病机制中占主导地位,可伴发胸腺瘤或甲状腺疾病。

3.越来越多的报道认为,MG的发病与遗传有关。

4.本病的发病诱因有感染、精神创伤、过度疲劳、妊娠、分娩等,这些因素也可使病情加重甚至诱发MG危象。

二、临床表现

1.受累骨骼肌病态疲劳。肌肉连续收缩后出现严重肌无力甚至瘫痪,经短暂休息后可见症状减轻或暂时好转。肌无力症状易波动,多于下午或傍晚劳累后加重,晨起和休息后减轻,有"晨轻暮重"的现象。

2.受累肌肉的分布。首发症状常为一侧或双侧眼外肌麻痹,如上睑下垂、斜视或复视。重者眼球运动明显受限,甚至眼球固定,但瞳孔括约肌不受累。若累及面部肌肉和口咽肌则出现表情淡漠、苦笑面容;连续咀嚼无力、进食时间长;说话带鼻音、饮水呛咳、吞咽困难。若胸锁乳突肌和斜方肌受累则颈软、抬头困难、转颈、耸肩无力。四肢肌肉受累以近端为重,表现为抬臂、梳头、上楼梯困难,腱反射通常不受影响,感觉正常。呼吸肌受累出现咳嗽无力、呼吸困难,称为重症肌无力危象,是致死的主要原因。

3.胆碱酯酶抑制药治疗有效,这是重症肌无力一个重要的临床特征。

4.起病隐袭,病情进展缓慢。整个病程有波动,缓解与复发交替,晚期病人休息后不能完全恢复,但重症肌无力不是持续进行性加重疾病。

5.常见的三种危象

(1)肌无力危象:为最常见的危象,往往由于抗胆碱酯酶药量不足引起。注射腾喜龙后症状减轻有助于诊断。

(2)胆碱能危象:由于抗胆碱酯酶药物过量引起,患者肌无力加重,出现肌束颤动及毒蕈碱样反应,可伴有苍白、多汗、恶心、呕吐、流涎、腹痛和瞳孔缩小等。

(3)反拗危象:由于对抗胆碱酯酶药物不敏感,腾喜龙试验无反应。

三、实验室检查

1.疲劳试验(Jolly试验) 受累肌肉重复活动后症状明显加重。如嘱病人用力眨眼30次后,眼裂明显变小;或持续上视出现上睑下垂;或两臂持续平举后出现上臂下垂,休息后恢复则为阳性。

2.抗胆碱酯酶药物试验

(1)新斯的明试验:新斯的明0.5～1.5mg肌内注射,20min后症状明显减轻者为阳性,可持续2h,可同时注射阿托品0.5mg以对抗新斯的明的毒蕈碱样反应(瞳孔缩小、心动过缓、流涎、多汗、腹痛、腹泻、呕吐等)。

(2)腾喜龙试验:腾喜龙10mg用注射用水稀释至1ml,静脉注射2mg,观察20s,如无出汗、唾液增多等副作用,再给予8mg,1min内症状如好转为阳性,持续10min后又回复原状。

3.重复神经电刺激 为常用的具有确诊价值的检查方法。应在停用新斯的明17h后进行,否则可出现假阳性。典型改变为低频(2～3Hz)和高频(10Hz以上)重复刺激尺神经、面神经和腋神经等运动神经时,出现动作电位波幅第5波比第1波递减10%以上(低频刺激)或30%以上(高频刺激)时为阳性。80%的病例低频刺激为阳性,且与病情轻重相关。

4.单纤维肌电图(single fibre electromyography,SFEMG) 用特殊的单纤维针电极测量同一神经支配的肌纤维电位间的间隔时间是否延长,以反映神经肌肉接头处的功能,重症肌无力为间隔时间延长。

5. AchR抗体滴度测定　对重症肌无力的诊断具有特征性意义。80%以上重症肌无力病例的血清中AchR抗体浓度明显升高，但眼肌型病例的AchR抗体升高不明显，且抗体滴度与临床症状的严重程度不成比例。

6. 胸腺CT、MRI或X线断层扫描检查　可发现胸腺增生和肥大。

7. 其他检查　5%重症肌无力患者有甲状腺功能亢进，表现为T_3、T_4升高。类风湿因子、抗核抗体、甲状腺抗体也常升高。

四、治疗要点

1. 药物治疗

(1)胆碱酯酶抑制药

①溴化吡啶斯的明：成人每次口服60～120mg，每日3～4次。口服2h达高峰，作用时间为6～8h，作用温和、平稳、副作用小。

②溴化新斯的明：成人每次口服15～30mg，每日3～4次。可在餐前15～30min服用，释放快，30～60min达高峰，作用时间为3～4h，副作用为毒蕈碱样反应，可用阿托品对抗。

③安贝氯铵：成人每次口服5～10mg，每日3～4次。口服20～30min起作用，维持4～6h，副作用为低血钾。

辅助药如氯化钾、麻黄碱可加强胆碱酯酶抑制药的作用。

(2)肾上腺皮质激素：可抑制自身免疫反应，适用于各种类型的MG。它通过抑制AchR抗体的生成，增加突触前膜Ach的释放量及促使运动终板再生和修复。

①冲击疗法：适用于住院危重病例、已用气管插管或呼吸机者。

甲泼尼龙1 000mg静脉滴注，每日1次。连用3～5d，随后地塞米松10～20mg静脉滴注，每日1次，连用7～10d。若吞咽功能改善或病情稳定，停用地塞米松，改为泼尼松80～100mg每晨顿服。当症状基本消失后，每周减2次，每次减10mg，减至60mg/d时，每周减1次，每次减5mg。减至40mg/d时，开始减隔日量，每周减5mg，即周一、三、五、日服40mg，周二、四、六服35mg，下1周的隔日量为30mg，依次类推，直至隔日量减为0。以后隔日晨顿服泼尼松40mg，维持1年以上。若病情无反复，每月减5mg，直至完全停药或隔日5～15mg长期维持。若中途病情波动，则需随时调整剂量。也可一开始就口服泼尼松每天60～80mg，大约2周后症状逐渐缓解，常于数月后疗效达高峰，然后逐渐减量。

②小剂量递减法：从小剂量开始，隔日每晨顿服泼尼松20mg，每周递增10mg，直至隔日每晨顿服60～80mg或症状明显改善，最大疗效常在用药后5个月出现，然后逐渐减量，每月减5mg，至隔日15～30mg维持数年。病情无变化再逐渐减量至完全停药。此法可避免用药初期病情加重。长期应用激素者应注意胃溃疡出血、血糖升高、库欣综合征、股骨头坏死、骨质疏松等并发症。

(3)免疫抑制药：适用于因有高血压、糖尿病、溃疡病而不能用肾上腺糖皮质激素或不能耐受肾上腺皮质激素，而对肾上腺糖皮质激素疗法不佳者。副作用有周围血白细胞、血小板减少、脱发、胃肠道反应、出血性膀胱炎等。一旦白细胞小于3×10^9/L或血小板小于60×10^9/L应停药，同时注意肝、肾功能的变化。

①环磷酰胺：口服每次50mg，每日2～3次；或200mg，每周2～3次静脉注射，总量10～20g；或静脉滴注1 000mg，每5d 1次，连用10～20次。

②硫唑嘌呤：口服每次25～100mg，每日2次，用于泼尼松治疗不佳者，用药后4～26周起效。

③环孢素A：口服6mg/(kg·d)，12个月为1个疗程。对细胞免疫和体液免疫均有抑制作用，可使AchR抗体下降。副作用有肾小球局部缺血坏死、恶心、心悸等。

④禁用和慎用药物：奎宁、吗啡及氨基糖苷类抗生素、新霉素、多黏菌素、巴龙霉素等均严重加重神经肌肉接头传递障碍或抑制呼吸肌的作用，应禁用。安定、苯巴比妥等镇静药应慎用。

2. 胸腺治疗

(1)胸腺切除：手术切除胸腺可去除重症肌无力患者自身免疫反应的始动抗原。适应证为伴有胸腺肥大和高AchR抗体效价者；伴胸腺瘤的各类重症肌无力；年轻女性全身型；对抗胆碱酯酶药治疗反应不满意者。约70%的患者术后症状缓解或治愈。

(2)胸腺放射治疗：对不适于做胸腺切除者可行胸腺深部^{60}Co放射治疗。

3. 血浆置换　通过正常人血浆或血浆代用品置换患者血浆，能清除血浆中AchR抗体及免疫复合物。起效快，近期疗效好，但不持久。疗效维持1

周～2个月，之后随抗体水平逐渐增高而症状复现。交换量平均每次2L，每周1～2次，连用3～8次，适用于危象和难治性重症肌无力。

4.大剂量注射免疫球蛋白 外源性IgG可使AchR抗体的结合功能紊乱而干扰免疫反应。IgG 0.4g/(kg·d)静脉滴注，5d为1个疗程，作为辅助治疗缓解病情。

5.危象的处理 一旦发生呼吸肌瘫痪，应立即进行气管切开，应用人工呼吸器辅助呼吸，但应明确是何种类型的危象，然后积极抢救。

(1)肌无力危象：为最常见的危象，往往由于抗胆碱酯酶药量不足引起。如注射腾喜龙或新斯的明后症状减轻，则应加大抗胆碱酯酶药的剂量。

(2)胆碱能危象：由于抗胆碱酯酶药物过量引起，患者肌无力加重，出现肌束颤动及毒蕈碱样反应。可静脉注射腾喜龙2mg，如症状加重，则应立即停用抗胆碱酯酶药物，待药物排出后重新调整剂量。

(3)反拗危象：由于对抗胆碱酯酶药物不敏感，腾喜龙试验无反应，此时应停止抗胆碱酯酶药而用输液维持。过一段时间后如抗胆碱酯酶药物有效时再重新调整剂量，也可改用其他治疗方法。

危象是重症肌无力最危急状态，病死率15.4%～50%。不管何种危象，基本处理原则是：①保持呼吸道通畅，当自主呼吸不能维持正常通气量时应及早气管切开用人工辅助呼吸；②积极控制感染，选用有效、足量和对神经肌肉接头无阻滞作用的抗生素控制肺部感染；③皮质类固醇激素，选用大剂量甲基泼尼松龙500～2 000mg/d静滴3～5d，再逐步递减；④血浆置换；⑤给氧，严格气管切开和鼻饲护理，无菌操作、保护呼吸道湿化、严防窒息和呼吸机故障。

五、护理措施

(一)基础护理

1.生活护理

(1)指导病人充分休息，避免疲劳。平时活动宜选择清晨、休息后或肌无力症状较轻时进行，且应自我调节活动量，以省力和不感疲劳为原则。

(2)评估病人日常生活活动的能力，肌无力症状明显时，应协助做好洗漱、进食、穿衣、个人卫生等生活护理，保持口腔清洁，防止外伤和皮肤并发症。

(3)各类物品要防置稳妥，将病人经常使用的物品放在易拿取的地方，以减少体力消耗。

(4)备好呼叫器，方便病人有事时随时呼叫。

2.饮食护理

(1)了解病人的吞咽和进食情况，记录病人的进食量，有呛咳、吞咽困难时可以考虑保留鼻饲，保证病人的营养供应。

(2)给予高蛋白、高维生素、高能量，富含钾、钙的软食或半流食，避免干硬或粗糙食物。

(3)给病人创造安静的就餐环境，减少环境影响病人进食的不利因素。

(4)进餐时尽量取坐位，抬头并稍向前倾，卧床病人应将床头抬高。进餐前充分休息或在服药后15～30min产生药效时进餐。

(5)用餐过程中因咀嚼肌无力，病人往往会感到疲劳，很难连续咀嚼，应让病人适当休息后再进食。

(6)鼓励病人少量慢咽，给病人充足的进食时间，不要催促和打扰病人进食。

3.环境护理

(1)提供温、湿度适宜的住院环境。

(2)地面保持干燥，防止病人跌倒。

4.心理护理

(1)耐心倾听，鼓励病人说出自己的感受和顾虑，不催促打断病人的表达，为构音障碍的病人准备纸、笔、画板等交流工具，指导病人用文字形式和肢体语言表达自己的需求。

(2)详细告知本病的病因、临床过程、治疗效果、注意事项以及负性情绪与预后的关系，使病人积极配合治疗和护理，树立治疗信心。

(二)疾病护理

1.密切观察病情，注意呼吸形态、频率与节律改变，观察有无呼吸困难加重、发绀、咳嗽无力、腹痛、瞳孔变化、出汗、唾液或喉头分泌物增多等现象。

2.避免感染、外伤、疲劳和过度紧张等诱发肌无力危象的因素。

3.保持呼吸道通畅，鼓励病人咳嗽和深呼吸，抬高床头，及时吸痰，清除口鼻分泌物，遵医嘱给氧。

4.准备好各种抢救器材，如吸痰器、气管插管、气管切开包、呼吸机等。

5.及时发现危象的发生，及时处理和抢救。

(三)健康指导

1.用药指导 本病病程长，常需长期服药治疗，告知病人常用药物的服用方法、不良反应与服药注意事项，避免因服药不当而诱发肌无力危象和胆碱能危象。

(1)抗胆碱酯酶药物：自小剂量开始治疗，用药间隔时间尽可能延长，如剂量不足可缓慢加量，防止出现胆碱能危象。如出现恶心、呕吐、腹痛、腹泻、出汗、流涎等不良反应时，可用阿托品对抗；抗胆碱酯酶药必须按时服用，有咀嚼和吞咽无力者应在餐前 30min 口服，在病人出现感染、处于月经前或其他应激状态时，常需增加给药剂量。

(2)糖皮质激素：长期服药者，要注意有无消化道出血、骨质疏松、股骨头坏死等并发症。必要时服用抑酸剂，以保护胃黏膜。

(3)免疫抑制药：应随时检查血象，并注意肝肾功能的变化。一旦发现外周血白细胞计数低于 $4\times10^9/L$，应停用此类药物。

2. 活动与休息指导　病人应建立健康的生活方式，生活有规律，保证充分休息和充足睡眠；根据季节、气候及时增减衣服，尽量少去公共场所，预防受凉、呼吸道感染。

3. 防止并发症的指导

(1)预防误吸或窒息：指导病人掌握正确的进食方法，当咽喉、软腭和舌部肌群受累出现吞咽困难、饮水呛咳时，不能强行服药和进食，以免导致窒息或吸入性肺炎。

(2)预防营养失调：发现病人摄入明显减少、体重减轻或消瘦、精神不振、皮肤弹性减退等营养低下表现时，及时去医院就诊。

(3)预防危象：遵医嘱正确服用抗胆碱酯酶药，避免漏服，自行停服或更改药量，防止因用药不足或过量导致危象发生；避免使用影响神经-肌肉接头传递的药物及肌肉松弛药，以免使肌无力加剧或加重病情；育龄妇女应避免妊娠、人工流产，防止诱发危象。

4. 照顾者的指导　家属应理解和关心病人，给予精神支持和生活照顾；细心观察和及时发现病情变化，及时就诊。

（屠丽君）

参考文献

[1] 王维治. 神经病学. 北京：人民卫生出版社，2008：774-780

[2] 吴江. 神经病学. 北京：人民卫生出版社，2009

[3] 尤黎明，吴瑛. 内科护理学. 4 版. 北京：人民卫生出版社，2006

[4] 杨莘. 神经疾病护理. 北京：人民卫生出版社，2005

[5] 陈生娣. 帕金森病. 上海：上海科学技术文献出版社，2005

[6] 贾建平. 神经病学. 6 版. 北京：人民卫生出版社，2009

[7] 唐维新. 实用临床护理三基理论篇. 南京：东南大学出版社，2004

[8] 屠丽君. 护理管理与护理规范. 南京：南京河海大学出版社，2007

第20章

理化因素所致疾病病人的护理

第一节　有机磷杀虫药中毒

有机磷杀虫药对人畜的毒性主要是对乙酰胆碱酯酶的抑制，使乙酰胆碱不能水解而蓄积，从而使胆碱能神经受到持续冲动，出现先兴奋后衰竭的一系列毒蕈碱样、烟碱样和中枢神经系统等症状；重者可因昏迷和呼吸衰竭而死亡。其基本化学结构见图。R和R′为烷基、芳基、羟基或其他基因，X为烷氧基、丙基或其他取代基，Y为氧或硫。

```
     Y  O—R
     ‖ ／
X—P
     ＼
       O—R
```

我国生产的有机磷杀虫药根据毒性分为四类：

1. 剧毒类　如甲拌磷(3911)、内吸磷(1059)、对硫磷(1605)、丙氟磷、毒鼠磷、治螟磷、特普等。

2. 高毒类　如甲基对硫磷、甲胺磷、敌敌畏、磷胺(大灭虫)、马拉氧磷、水胺硫磷(羟胺磷)、稻瘟净、保棉丰(亚砜)、谷硫磷(保棉磷、谷赛昂)等。

3. 中度毒类　如乐果、乙硫磷、美曲膦酯、久效磷(永伏虫)、乙酰甲胺磷(高灭磷)、除草磷、除线磷、二嗪农(地亚农)、倍硫磷(百治屠、番硫磷)、杀蝗松(速灭虫)等。

4. 低毒类　如马拉硫磷(马拉赛昂、4049)、辛硫磷(肟硫磷、腈硫磷)、氯硫磷、四硫特普等。

一、病　　因

1. 生产性中毒　在生产过程中生产者的手套破损或衣服口罩污染；也可因生产设备密闭不严，化学物泄漏，或在事故抢修过程中，杀虫药污染手和皮肤或吸入呼吸道所致。

2. 使用性中毒　在使用过程中施药人员喷洒杀虫药时，药液污染皮肤以及吸入空气中的杀虫药所致；配药浓度过高或手直接接触杀虫药原液也可引起中毒。

3. 生活性中毒　主要由于误服、自服，或饮入被杀虫药污染的水和食物；也可因滥用有机磷杀虫药治疗皮肤病或驱虫而发生中毒。

二、毒物的吸收和代谢

有机磷杀虫药主要经胃肠道、呼吸道、皮肤和黏膜吸收，在肝内进行代谢。有机磷杀虫药排泄较快，吸收后6～12h血中浓度达高峰，24h内通过肾由尿排泄，48h后完全排出体外。

三、发 病 机 制

有机磷杀虫药的毒性作用主要是抑制胆碱酯酶。有机磷酸酯进入人体后，其磷原子迅速与乙酰胆碱酯酶解部位的丝氨酸上的氧原子形成共价键结合，同时酯键断裂，磷酰基与胆碱酯酶结合，形成稳定的磷酰化胆碱酯酶，从而抑制胆碱酯酶活性，丧失水解乙酰胆碱能力，使乙酰胆碱大量积聚引起一系列毒蕈碱样、烟碱样和中枢神经系统症状。

四、临 床 表 现

急性中毒发病时间与毒物种类、剂量和侵入途径有关。皮肤吸收中毒常在接触2～6h后发病，口服中毒在10min至2h发病，且病情发展迅速。临床分为三级。①轻度中毒：有头晕、头痛、恶心、呕吐、多汗、胸闷、视物模糊、无力、瞳孔缩小；②中度中毒：除上述症状外，还有肌纤维颤动、瞳孔明显缩小、轻度呼吸困难、流涎、腹痛、腹泻、步态蹒跚，意识清楚；③重度中毒：除上述表现外，并出现昏迷、肺水肿、呼吸麻痹、脑水肿。

1. 毒蕈碱样表现　主要是副交感神经末梢兴奋所致的平滑肌痉挛和腺体分泌增加的表现。有瞳孔缩小，恶心、呕吐、腹泻、腹痛，尚有流泪、流涕、流涎，尿频、大小便失禁，心跳减慢等症状。支气管痉挛和分泌物增加，咳嗽、气促，严重者出现肺水肿。

2. 烟碱样表现　乙酰胆碱在横纹肌神经肌肉接头处过多蓄积和刺激，使面、眼睑、舌、四肢和全身横纹肌发生肌纤维颤动或强直性痉挛。而后发生肌力减退和瘫痪，呼吸肌麻痹引起周围性呼吸衰竭。

交感神经节受乙酰胆碱刺激，其节后交感神经纤维末梢释放儿茶酚胺使血管收缩，引起血压增高、心率加快和心律失常。

3. 中枢神经系统　中枢神经系统受乙酰胆碱刺激后有头晕、头痛、疲乏、共济失调、烦躁不安、谵妄、抽搐和昏迷。

(1)乐果和马拉硫磷口服中毒，经急救后临床症状好转，可在数日至 1 周后突然再次昏迷，甚至发生肺水肿或突然死亡。症状复发可能与残留在皮肤和胃肠道的有机磷杀虫药重新吸收或解毒药停用过早有关。

(2)急性中毒个别患者在重度中毒症状消失后 2～3 周可发生迟发性脑病。主要累及肢体末端，且可发生下肢瘫痪、四肢肌肉萎缩等症状。

(3)少数患者在急性中毒症状缓解后和迟发性脑病发生前，在急性中毒后 24～96h 突然发生死亡，称“中间型综合征”。其发病机制与胆碱酯酶受到长期抑制，影响神经-肌肉接头处突触后的功能有关。死亡前可先有颈、上肢和呼吸肌麻痹。累及颅神经者，出现睑下垂、眼外展障碍和面瘫。

4. 局部损害　敌敌畏、美曲膦酯、对硫磷、内吸磷接触皮肤后可引起过敏性皮炎，并可出现水疱和剥脱性皮炎。有机磷杀虫药滴入眼部可引起结膜充血和瞳孔缩小。

五、实验室检查

1. 全血胆碱酯酶活力测定　是诊断有机磷杀虫药中毒、中毒程度轻重、疗效判断和预后估计的重要指标。以正常人血胆碱酯酶活力值为 100%，急性中毒者，胆碱酯酶活力值在 70%～50%为轻度中毒；50%～30%为中度中毒；30%以下为重度中毒。

2. 尿中有机磷杀虫药分解产物测定　对硫磷和甲基对硫磷在体内氧化分解生成对硝基酚由尿中排出，而美曲膦酯中毒时在尿中出现三氯乙醇，均可反映毒物吸收，有助于有机磷杀虫药中毒的诊断。

六、治　　疗

1. 迅速清除毒物　立即离开现场，脱去污染的衣服，用肥皂水清洗污染的皮肤、毛发和指甲。口服中毒者用清水、2%碳酸氢钠溶液(美曲膦酯忌用)或 1∶5 000 高锰酸钾溶液(对硫磷忌用)反复洗胃，直到洗清为止。然后再用硫酸钠导泻，20～40g 溶于 20ml 水，1 次口服，观察 30min 无导泻作用则再追加水 500ml 口服。眼部污染可用生理盐水和 2%碳酸氢钠溶液冲洗。同时，应及早使用有机磷解毒药治疗中毒。

2. 特效解毒药的应用

(1)胆碱酯酶复活剂：肟类化合物能使被抑制的胆碱酯酶恢复活性。常用的药物有碘解磷定(PAM，解磷定)和氯解磷定(PAM-Cl)，此外还有双复磷(DMO_4)和双解磷(TMB_4)、甲磺磷定(P_4S)等。

氯解磷定的副作用有短暂的眩晕、视物模糊和复视等。碘解磷定用量较大时，有口苦、咽干、恶心、呕吐、血压升高。注射速度过快可导致暂时性呼吸抑制。双复磷副作用较明显，有口周、四肢及全身麻木和灼热感，恶心、呕吐、颜面潮红。剂量过大可引起室性心律失常和传导阻滞。个别患者可发生中毒性肝病。目前常用氯解磷定和双复磷，疗效高，副作用较碘解磷定小。

(2)抗胆碱药阿托品：抗胆碱药能与乙酰胆碱争夺胆碱受体，起到阻断乙酰胆碱的作用。阿托品能阻断乙酰胆碱对副交感神经和中枢神经系统毒蕈碱受体的作用，对缓解毒蕈碱样症状和对抗呼吸中枢抑制有效，但对烟碱样症状和胆碱酯酶活力的恢复无效。阿托品剂量可根据病情每 10～30min 或 1～2h 给药 1 次，指导出现“阿托品化”为止。阿托品化即出现瞳孔较前扩大、口干、皮肤干燥和颜面潮红、肺部湿啰音消失及心率加快。此时应减少阿托品剂量或停用。如出现瞳孔扩大、神志模糊、烦躁不安、抽搐、昏迷和尿潴留等，提示阿托品中毒，应停用阿托品。对有心动过速及高热患者，应慎用阿托品。在阿托品应用过程中应密切观察患者的症状和瞳孔大小，并随时调整剂量。

3. 对症治疗　有机磷杀虫药中毒主要的死亡原因是呼吸衰竭、休克、急性脑水肿、中毒性心肌炎、心搏骤停等。因此，应以：①维持正常心肺功能为重点，保持呼吸道通畅，正确氧疗及应用人工呼吸机。肺水肿用阿托品。②脑水肿应用脱水药和糖皮质激素。③心律失常及时应用抗心律失常药物，休克用升压药。④危重患者可用输血疗法。⑤预防感染，适当选用抗生素。⑥为了防止病情复发，中毒症状缓解后应逐步减少解毒药用量，直至症状消失后停药，并观察 3～7d。

七、护理措施

1. 病情观察　定时测量生命体征，观察神志状态、瞳孔大小及肺部啰音、尿量及呼吸困难、发绀情况，全血胆碱酯酶活力测定结果，以便及时了解治疗、护理效果，写出病情报告。

2. 清除未吸收毒物的护理　洗胃后若保留胃管，注意洗出液体有无蒜臭味以决定胃管保留时间。喷洒农药中毒者除脱去衣物用肥皂清洗皮肤外，注意指甲缝隙、头发是否清洗过，若未做需再补做，否则可引起病情反复。

3. 保持呼吸道的通畅　昏迷者肩部要垫高，以保持颈部伸展，或头偏一侧，防止舌根后坠，定时吸痰。松解紧身内衣，减少呼吸运动的障碍，一旦出现呼吸肌麻痹，应及时报告医师并准备人工呼吸机。

4. 吸氧　根据呼吸困难程度调节氧气流量，并给予持续吸氧。

5. 药物治疗的护理　遵医嘱给予阿托品及胆碱酯酶复能药，用药过程中要注意其副作用，对阿托品化、阿托品中毒的表现应该会区分，怀疑阿托品中毒时应提醒医师，做好给药、输液及药物反应的记录。

6. 预防感染　对昏迷病人要做好口腔、皮肤清洁、定时翻身的护理。吸痰时要注意吸痰管 1 次性操作，定期消毒吸痰管，避免交叉感染。

7. 健康教育

（1）普及预防有机磷农药中毒的有关知识：向生产者、使用者特别是农民要广泛宣传各类有机磷农药都可通过皮肤、呼吸道、胃肠道吸收进入体内而中毒。喷洒农药时应遵守操作规程，加强个人防护。农药盛具要专用，严禁装食品、牲口饲料等。

有机磷肥厂，生产设备应经常进行检修，防止外溢有机磷化合物。工人应定期体检，测定全血胆碱酯酶活力。

（2）患者出院时应向家属交代，病人需要在家休息 2～3 周，按时服药不可单独外出，以防发生迟发性神经症。一般无后遗症。

（3）因自杀致中毒者出院时，病人要学会如何对应激源的方法，并争取社会支持。

第二节　急性一氧化碳中毒

在生产和生活中，含碳物质燃烧不完全，可产生一氧化碳。吸入过量一氧化碳后可发生急性一氧化碳中毒。

一、病　因

分职业性中毒如煤气、炼钢、炼焦、烧窑等生产过程中煤气管道漏气；生活性中毒如家庭室内使用煤炉取暖及煤气加热淋浴器因通风不良均可造成一氧化碳中毒。

二、发病机制

CO 与 Hb 的亲和力比氧与 Hb 的亲和力大 240 倍，吸入较低浓度 CO 即可产生大量 COHb。COHb 无携氧能力，且不易解离，比氧合血红蛋白（O_2Hb）解离速度慢 3 600 倍。COHb 的存在还能使血红蛋白氧解离曲线左移，血氧不易释放给组织而造成细胞缺氧。此外，CO 还可与含二价铁的肌球蛋白结合，影响氧从毛细血管弥散到细胞内的线粒体，损害线粒体功能。同时 CO 与还原型的细胞色素氧化酶的二价铁结合，抑制细胞色素氧化酶的活性，影响细胞呼吸和氧化过程，阻碍对氧的利用。

CO 中毒时，主要是引起组织缺氧，大脑和心脏对缺氧最敏感，易遭受损害，脑内小血管迅速麻痹、扩张。脑内三磷腺苷在无氧代谢下迅速耗尽，钠泵运转障碍：钠离子蓄积于细胞内而诱发脑水肿。缺氧使血管内皮细胞发生肿胀而造成脑血管循环障碍。血管通透性增加，脑细胞间质水肿。脑血管循环障碍可发生脑血栓形成、脑皮质和基底节局灶性缺血性坏死以及广泛的脱髓鞘病变，致使少数患者发生迟发脑病。缺氧使脑内酸性代谢产物增多，心肌缺氧使心肌损伤并出现心律失常。

三、临床表现

CO 中毒程度与空气中 CO 和血液中 COHb 浓度呈正比例关系。血液中碳氧血红蛋白浓度与空气中 CO 浓度及接触时间有密切关系，即空气中 CO 浓度愈高、接触时间愈长，则血液中 COHb 浓度愈高。

1. 轻度中毒　可出现搏动性剧烈头痛、头晕、恶心、呕吐、无力嗜睡、心悸、意识模糊等。血液 COHb 浓度可在 10%～20%。此时若及时脱离中毒环境，吸入新鲜空气，症状可较快消失。

2. 中度中毒　除上述症状加重外，常出现神志不清多为浅昏迷，面色潮红，口唇呈樱桃红色，脉快、多汗。血液中 COHb 浓度 30%～40%。如能及时脱离中毒环境，积极抢救，多在数小时后清醒。一般无明显并发症。

3. 重度中毒　病人出现深昏迷、抽搐、呼吸困难、面色苍白、四肢湿冷、全身大汗、血压下降。最后因脑水肿，呼吸、循环衰竭而死亡。血液 COHb 浓度可高于 50%。

4. 迟发性脑病（神经精神后发症）　急性 CO 中毒病人在清醒后，经过 2～60d 的“假愈期”，可出现下列一种临床表现。

（1）精神意识障碍：出现幻视、幻听、忧郁、烦躁等精神异常，少数可发展为痴呆。

（2）锥体外系神经障碍：出现震颤麻痹综合征，部分病人逐渐发生表情缺乏，肌张力增加，肢体震颤及运动迟缓。

（3）锥体系神经损害及大脑局灶性功能障碍：可发生肢体瘫痪、大小便失禁、失语、失明等。

四、实验室检查

1. 血液 COHb 测定。

2. 脑电图检查　可见弥漫性低波幅慢波。

3. 头部 CT 检查　脑水肿时可见脑部有病理性密度减低区。

五、治　疗

迅速将患者转移到空气新鲜的地方，纠正缺氧和防治脑水肿及并发症。

1. 迅速纠正缺氧状态　高压氧治疗可增加血液中溶解氧，提高动脉血氧分压，使毛细血管内的氧容易向细胞内弥散，迅速纠正组织缺氧的有效率达 95%～100%。呼吸停止时，应及时进行人工呼吸，或用呼吸机维持呼吸。危重患者可考虑血浆置换。

2. 防治脑水肿　严重中毒后，脑水肿可在24～48h 发展到高峰。应采用脱水疗法。常用 20% 甘露醇，静脉快速滴注。待 2～3d 后颅内压增高现象好转时减量。如有频繁抽搐、脑性高热或昏迷时间超过 10～20h 者，目前首选药是地西泮，10～20mg 静脉注射，抽搐停止后可实施人工冬眠疗法。

3. 促进脑细胞代谢　应用能量合剂，常用药物有 ATP、辅酶 A、细胞色素 C、大量维生素 C。

4. 防治并发症和后发症　定时翻身以防发生压疮和肺炎。注意营养，必要时鼻饲。高热能影响脑功能，可采用物理降温方法，使体温保持在 32℃ 左右。如降温过程中出现寒战或体温下降困难时，可用冬眠药物。如有后发症，给予相应的治疗，严防神经系统和心脏后发症的发生。为有效控制肺部感染，应选用广谱抗生素。临床尽可能严密观察 2 周。

六、护理措施

1. 昏迷者要防止舌后坠，使颈部伸展，保持呼吸道通畅。应迅速用鼻导管给高浓度氧（60%），流量 8～10L/min，有条件可用高压氧舱治疗。呼吸停止者应做人工呼吸，必要时做气管切开。

2. 惊厥者用镇静药如地西泮等，注意口内放置开口器或压舌板，严防舌咬伤。高热者给予物理降温。

3. 鼻饲营养应进高热量维生素饮食。做好口腔、皮肤护理，定时翻身拍背，以防压疮和肺部感染。

4. 清醒后仍要休息 2 周，并向病人及家属解释可能发生迟发性脑病及其病因，使之主动配合。

5. 健康教育

（1）加强预防 CO 中毒的宣传。居室用火炉要装烟囱，保持室内通风。

（2）厂矿要认真执行安全操作规程，煤气管道要维修，应有专人负责矿井空气中 CO 浓度的检测和报警，进入高浓度 CO 的环境，要戴好 CO 防毒面具，系好安全带。我国规定车间空气中 CO 最高容许浓度为 $30mg/m^3$。

（张培生）

学习培训及学分申请办法

一、《国家级继续医学教育项目教材》经国家卫生和计划生育委员会（现更名为国家卫生健康委员会）科教司、全国继续医学教育委员会批准，由全国继续医学教育委员会、中华医学会联合主办，中华医学电子音像出版社编辑出版，面向全国医学领域不同学科、不同专业的临床医生，专门用于继续医学教育培训。

二、学员学习教材后，在规定时间（自出版日期起 1 年）内可向本教材编委会申请继续医学教育Ⅱ类学分证书，具体办法如下：

方法一：PC 激活

1. 访问“中华医学教育在线”网站 cmeonline. cma-cmc. com. cn，注册、登录。

2. 点击首页右侧“图书答题”按钮，或个人中心“线下图书”按钮。

3. 刮开本书封底防伪标涂层，输入序号激活图书。

4. 在个人中心“我的课程”栏目下，找到本书，按步骤进行考核，成绩必须合格才能申请证书。

5. 在“我的课程”－“已经完成”，或“申请证书”栏目下，申请证书。

方法二：手机激活

1. 微信扫描二维码 关注“中华医学教育在线”官方微信并注册。

2. 点开个人中心“图书激活”，刮开本书封底防伪标涂层，输入序号激活图书。

3. 在个人中心“我的课程”栏目下，找到本书，按步骤进行考核，成绩必须合格才能申请证书。

4. 登录 PC 端网站，在“我的课程”－“已经完成”，或“申请证书”栏目下，申请证书。

三、证书查询

在 PC 端首页右上方帮助中心“查询证书”中输入姓名和课程名称进行查询。

《国家级继续医学教育项目教材》编委会